U0273257

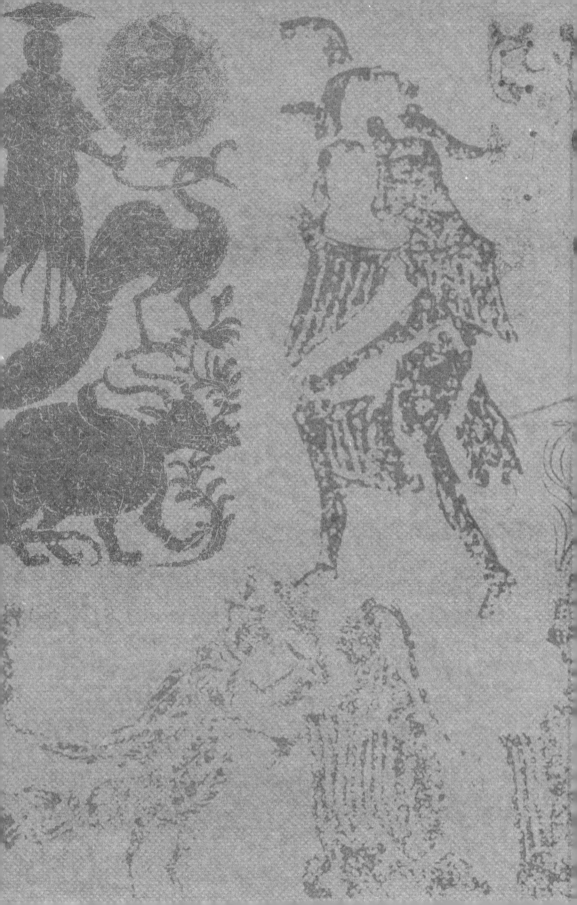

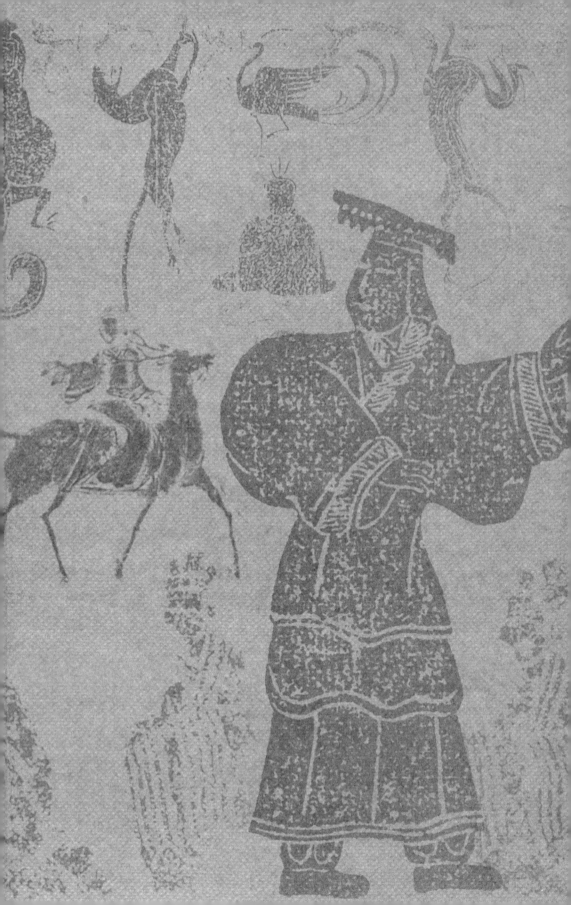

中国古医籍整理丛书

丹溪心法附余

明·方广 撰

王英 曹钒 林红 校注

中国中医药出版社

·北京·

图书在版编目（CIP）数据

丹溪心法附余/（明）方广撰；王英，曹钒，林红校注．—北京：中国中医药出版社，2015.12

（中国古医籍整理丛书）

ISBN 978 - 7 - 5132 - 2871 - 8

Ⅰ.①丹⋯　Ⅱ.①方⋯ ②王⋯③曹⋯④林⋯　Ⅲ.①中国医药学 - 中国 - 明代　Ⅳ.①R2 - 75

中国版本图书馆 CIP 数据核字（2015）第 264715 号

中 国 中 医 药 出 版 社 出 版
北京市朝阳区北三环东路 28 号易亨大厦 16 层
邮政编码　100013
传真　010 64405750
三河鑫金马印装有限公司印刷
各地新华书店经销

*

开本 710 × 1000　1/16　印张 77.25　字数 535 千字
2015 年 12 月第 1 版　2015 年 12 月第 1 次印刷
书　号　ISBN 978 - 7 - 5132 - 2871 - 8

*

定价　195.00 元
网址　www.cptcm.com

社长热线　010 64405720
购书热线　010 64065415　010 64065413
微信服务号　zgzyycbs
书店网址　csln.net/qksd/
官方微博　http：//e.weibo.com/cptcm
淘宝天猫网址　http：//zgzyycbs.tmall.com

国家中医药管理局
中医药古籍保护与利用能力建设项目
组织工作委员会

前 言

中医药古籍是传承中华优秀文化的重要载体，也是中医学传承数千年的知识宝库，凝聚着中华民族特有的精神价值、思维方法、生命理论和医疗经验，不仅对于传承中医学术具有重要的历史价值，更是现代中医药科技创新和学术进步的源头和根基。保护和利用好中医药古籍，是弘扬中国优秀传统文化、传承中医学术的必由之路，事关中医药事业发展全局。

1949 年以来，在政府的大力支持和推动下，开展了系统的中医药古籍整理研究。1958 年，国务院科学规划委员会古籍整理出版规划小组在北京成立，负责指导全国的古籍整理出版工作。1982 年，国务院古籍整理出版规划小组召开全国古籍整理出版规划会议，制定了《古籍整理出版规划（1982—1990）》，卫生部先后下达了两批 200 余种中医古籍整理任务，掀起了中医古籍整理研究的新高潮，对中医文化与学术的弘扬、传承和发展，发挥了极其重要的作用，产生了不可估量的深远影响。

2007 年《国务院办公厅关于进一步加强古籍保护工作的意见》明确提出进一步加强古籍整理、出版和研究利用，以及

"保护为主、抢救第一、合理利用、加强管理"的方针。2009年《国务院关于扶持和促进中医药事业发展的若干意见》指出，要"开展中医药古籍普查登记，建立综合信息数据库和珍贵古籍名录，加强整理、出版、研究和利用"。《中医药创新发展规划纲要（2006—2020）》强调继承与创新并重，推动中医药传承与创新发展。

2003～2010年，国家财政多次立项支持中国中医科学院开展针对性中医药古籍抢救保护工作，在中国中医科学院图书馆设立全国唯一的行业古籍保护中心，影印抢救濒危珍本、孤本中医古籍1640余种；整理发布《中国中医古籍总目》；遴选351种孤本收入《中医古籍孤本大全》影印出版；开展了海外中医古籍目录调研和孤本回归工作，收集了11个国家和2个地区137个图书馆的240余种书目，基本摸清流失海外的中医古籍现状，确定国内失传的中医药古籍共有220种，复制出版海外所藏中医药古籍133种。2010年，国家财政部、国家中医药管理局设立"中医药古籍保护与利用能力建设项目"，资助整理400余种中医药古籍，并着眼于加强中医药古籍保护和研究机构建设，培养中医古籍整理研究的后备人才，全面提高中医药古籍保护与利用能力。

在此，国家中医药管理局成立了中医药古籍保护和利用专家组和项目办公室，专家组负责项目指导、咨询、质量把关，项目办公室负责实施过程的统筹协调。专家组成员对古籍整理研究具有丰富的经验，有的专家从事古籍整理研究长达70余年，深知中医药古籍整理研究的重要性、艰巨性与复杂性，履行职责认真务实。专家组从书目确定、版本选择、点校、注释等各方面，为项目实施提供了强有力的专业指导。老一辈专家的学术水平和智慧，是项目成功的重要保证。项目承担单位山东中医药大学、南京中医药大学、上海中医药大学、福建中医药大学、浙江省中医药研究院、陕西省中医药研究院、河南省中医药研究院、辽宁中医药大学、成都中医药大学及所在省市中医药管理部门精心组织，充分发挥区域间互补协作的优势，并得到承担项目出版工作的中国中医药出版社大力配合，全面推进中医药古籍保护与利用网络体系的构建和人才队伍建设，使一批有志于中医学术传承与古籍整理工作的人才凝聚在一起，研究队伍日益壮大，研究水平不断提高。

本着"抢救、保护、发掘、利用"的理念，该项目重点选择近60年未曾出版的重要古医籍，综合考虑所选古籍的保护价值、学术价值和实用价值。400余种中医药古籍涵盖了医经、基础理论、诊法、伤寒金匮、温病、本草、方书、内科、外科、女科、儿科、伤科、眼科、咽喉口齿、针灸推拿、养生、医案医话医论、医史、临证综合等门类，跨越唐、宋、金元、明以迄清末。全部古籍均按照项目办公室组织完成的行业标准《中医古籍整理规范》及《中医药古籍整理细则》进行整理校注，绝大多数中医药古籍是第一次校注出版，一批孤本、稿本、抄本更是首次整理面世。对一些重要学术问题的研究成果，则集中收录于各书的"校注说明"或"校注后记"中。

"既出书又出人"是本项目追求的目标。近年来，中医药古籍整理工作形势严峻，老一辈逐渐退出，新一代普遍存在整理研究古籍的经验不足、专业思想不坚定等问题，使中医古籍整理面临人才流失严重、青黄不接的局面。通过本项目实施，搭建平台，完善机制，培养队伍，提升能力，经过近5年的建设，锻炼了一批优秀人才，老中青三代齐聚一堂，有效地稳定了研究队伍，为中医药古籍整理工作的开展和中医文化与学术的传承提供必备的知识和人才储备。

本项目的实施与《中国古医籍整理丛书》的出版，对于加强中医药古籍文献研究队伍建设、建立古籍研究平台，提高古籍整理水平均具有积极的推动作用，对弘扬我国优秀传统文化，推进中医药继承创新，进一步发挥中医药服务民众的养生保健与防病治病作用将产生深远影响。

第九届、第十届全国人大常委会副委员长许嘉璐先生，国家卫生计生委副主任、国家中医药管理局局长、中华中医药学会会长王国强先生，我国著名医史文献专家、中国中医科学院马继兴先生在百忙之中为丛书作序，我们深表敬意和感谢。

由于参与校注整理工作的人员较多，水平不一，诸多方面尚未臻完善，希望专家、读者不吝赐教。

国家中医药管理局中医药古籍保护与利用能力建设项目办公室
二〇一四年十二月

许 序

"中医"之名立，迄今不逾百年，所以冠以"中"字者，以别于"洋"与"西"也。慎思之，明辨之，斯名之出，无奈耳，或亦时人不甘泯没而特标其犹在之举也。

前此，祖传医术（今世方称为"学"）绵延数千载，救民无数；华夏屡遭时疫，皆仰之以度困厄。中华民族之未如印第安遭染殖民者所携疾病而族灭者，中医之功也。

医兴则国兴，国强则医强。百年运衰，岂但国土肢解，五千年文明亦不得全，非遭泯灭，即蒙冤扭曲。西方医学以其捷便速效，始则为传教之利器，继则以"科学"之冕畅行于中华。中医虽为内外所夹击，斥之为蒙昧，为伪医，然四亿同胞衣食不保，得获西医之益者甚寡，中医犹为人民之所赖。虽然，中国医学日益陵替，乃不可免，势使之然也。呜呼！覆巢之下安有完卵？

嗣后，国家新生，中医旋即得以重振，与西医并举，探寻结合之路。今也，中华诸多文化，自民俗、礼仪、工艺、戏曲、历史、文学，以至伦理、信仰，皆渐复起，中国医学之兴乃属必然。

迄今中医犹为国家医疗系统之辅，城市尤甚。何哉？盖一则西医赖声、光、电技术而于20世纪发展极速，中医则难见其进。二则国人惊羡西医之"立竿见影"，遂以为其事事胜于中医。然西医已自觉将入绝境：其若干医法正负效应相若，甚或负远逾于正；研究医理者，渐知人乃一整体，心、身非如中世纪所认定为二对立物，且人体亦非宇宙之中心，仅为其一小单位，与宇宙万象万物息息相关。认识至此，其已向中国医学之理念"靠拢"矣，虽彼未必知中国医学何如也。唯其不知中国医理何如，纯由其实践而有所悟，益以证中国之认识人体不为伪，亦不为玄虚。然国人知此趋向者，几人？

国医欲再现宋明清高峰，成国中主流医学，则一须继承，一须创新。继承则必深研原典，激清汰浊，复吸纳西医及我藏、蒙、维、回、苗、彝诸民族医术之精华；创新之道，在于今之科技，既用其器，亦参照其道，反思己之医理，审问之，笃行之，深化之，普及之，于普及中认知人体及环境古今之异，以建成当代国医理论。欲达于斯境，或需百年欤？予恐西医既已醒悟，若加力吸收中医精粹，促中医西医深度结合，形成21世纪之新医学，届时"制高点"将在何方？国人于此转折之机，能不忧虑而奋力乎？

予所谓深研之原典，非指一二习见之书、千古权威之作；就医界整体言之，所传所承自应为医籍之全部。盖后世名医所著，乃其秉诸前人所述，总结终生行医用药经验所得，自当已成今世、后世之要籍。

盛世修典，信然。盖典籍得修，方可言传言承。虽前此50余载已启医籍整理、出版之役，惜旋即中辍。阅20载再兴整理、出版之潮，世所罕见之要籍千余部陆续问世，洋洋大观。

今复有"中医药古籍保护与利用能力建设"之工程，集九省市专家，历经五载，董理出版自唐迄清医籍，都400余种，凡中医之基础医理、伤寒、温病及各科诊治、医案医话、推拿本草，俱涵盖之。

噫！璐既知此，能不胜其悦乎？汇集刻印医籍，自古有之，然孰与今世之盛且精也！自今而后，中国医家及患者，得览斯典，当于前人益敬而畏之矣。中华民族之屡经灾难而益蕃，乃至未来之永续，端赖之也，自今以往岂可不后出转精乎？典籍既蜂出矣，余则有望于来者。

谨序。

第九届、十届全国人大常委会副委员长

许嘉璐

二〇一四年冬

王 序

　　中医学是中华民族在长期生产生活实践中，在与疾病作斗争中逐步形成并不断丰富发展的医学科学，是中国古代科学的瑰宝，为中华民族的繁衍昌盛作出了巨大贡献，对世界文明进步产生了积极影响。时至今日，中医学作为我国医学的特色和重要医药卫生资源，与西医学相互补充、相互促进、协调发展，共同担负着维护和促进人民健康的任务，已成为我国医药卫生事业的重要特征和显著优势。

　　中医药古籍在存世的中华古籍中占有相当重要的比重，不仅是中医学术传承数千年最为重要的知识载体，也是中医为中华民族繁衍昌盛发挥重要作用的历史见证。中医药典籍不仅承载着中医的学术经验，而且蕴含着中华民族优秀的思想文化，凝聚着中华民族的聪明智慧，是祖先留给我们的宝贵物质财富和精神财富。加强对中医药古籍的保护与利用，既是中医学发展的需要，也是传承中华文化的迫切要求，更是历史赋予我们的责任。

　　2010 年，国家中医药管理局启动了中医药古籍保护与利用能力建设项目。这既是传承中医药的重要工程，也是弘扬优秀民族文化的重要举措，不仅能够全面推进中医药的有效继承和创新发展，为维护人民健康做出贡献，也能够彰显中华民族的璀璨文化，为实现中华民族伟大复兴的中国梦作出贡献。

相信这项工作一定能造福当今，嘉惠后世，福泽绵长。

国家卫生与计划生育委员会副主任
国家中医药管理局局长
中华中医药学会会长

王国强

二〇一四年十二月

王序

二

马 序

新中国成立以来，党和国家高度重视中医药事业发展，重视古籍的保护、整理和研究工作。自 1958 年始，国务院先后成立了三届古籍整理出版规划小组，分别由齐燕铭、李一氓、匡亚明担任组长，主持制订了《整理和出版古籍十年规划（1962—1972）》《古籍整理出版规划（1982—1990）》《中国古籍整理出版十年规划和"八五"计划（1991—2000）》等，而第三次规划中医药古籍整理即纳入其中。1982 年 9 月，卫生部下发《1982—1990 年中医古籍整理出版规划》，1983 年 1 月，中医古籍整理出版办公室正式成立，保证了中医古籍整理出版规划的实施。2002 年 2 月，《国家古籍整理出版"十五"（2001—2005）重点规划》经新闻出版署和全国古籍整理出版规划领导小组批准，颁布实施。其后，又陆续制定了国家古籍整理出版"十一五"和"十二五"重点规划。国家财政多次立项支持中国中医科学院开展针对性中医药古籍抢救保护工作，文化部在中国中医科学院图书馆专门设立全国唯一的行业古籍保护中心，国家先后投入中医药古籍保护专项经费超过 3000 万元，影印抢救濒危珍、善、孤本中医古籍 1640 余种，开展了海外中医古籍目录调研和孤本回归工作。2010 年，国家财政部、国家中医药管理局安排国家公共卫生专项资金，设立了"中医药古籍保护与利用能力建设项目"，这是继 1982～1986 年第一批、第二批重要中医药古籍整理之后的又一次大规模古籍整理工程，重点整理新中国成立后未曾出版的重要古籍，目标是形成并普及规范的通行本、传世本。

为保证项目的顺利实施，项目组特别成立了专家组，承担咨询和技术指导，以及古籍出版之前的审定工作。专家组中的许多成员虽逾古稀之年，但老骥伏枥，孜孜不倦，不仅对项目进行宏观指导和质量把关，更重要的是通过古籍整理，以老带新，言传身教，培养一批中医药古籍整理研究的后备人才，促进了中医药古籍保护和研究机构建设，全面提升了我国中医药古籍保护与利用能力。

作为项目组顾问之一，我深感中医药古籍保护、抢救与整理工作的重要性和紧迫性，也深知传承中医药古籍整理经验任重而道远。令人欣慰的是，在项目实施过程中，我看到了老中青三代的紧密衔接，看到了大家的坚持和努力，看到了年轻一代的成长。相信中医药古籍整理工作的将来会越来越好，中医药学的发展会越来越好。

欣喜之余，以是为序。

中国中医科学院研究员

马继兴

二〇一四年十二月

校注说明

一、方广及《丹溪心法附余》

方广，字约之，号古庵。明代嘉靖年间休宁（今安徽休宁）人。方广早年习儒，因其母病，时医误以天疱疮治之，遽然而卒。事后，"读书之余，恒取医书《丹溪心法》览之"，始知其母亲的病是因前医误治，悲愤之余，"由是心之于医"。方广曾旅居河南洛阳、陈留等地，以医术闻名于中原一带，其博览前贤医籍，尤其推崇于丹溪之学，尝谓"得医道之全者，丹溪一人；发丹溪之蕴者，《心法》一书"。认为丹溪能够"贯通乎诸君子，尤号集医道之大成者也"。方广在研读《丹溪心法》时，体会到程充（字用光）所校定的《丹溪心法》，其"附录"中赘列了一些与朱震亨学术理论相矛盾的地方，遂删削其"附录"部分，另增以诸家方论于后，前后历时五年，编撰成《丹溪心法附余》，并于明嘉靖十五年（1536）刊刻发行。

二、版本选择

《丹溪心法附余》是以《丹溪心法》为纲，将诸家方论缀于《丹溪心法》各门之后，所选诸论大多能与朱氏学术经验互相发明、补充，深受历代医家所喜爱，影响较大，刊本颇多。据《中国医籍考》《中国医籍通考》《中国中医古籍总目》《中国古籍善本书目·子部》《三百种医籍录》等介绍，本书现存最早的版本为明嘉靖十五年丙申（1536）姚（文清）、陈（讲）刻本，此外还有明隆庆六年壬申（1572）施笃臣刻本、明万历二十八年庚子（1600）沈九畴刻本、明万历天启间金陵唐鲤耀刻本、明崇祯八年乙亥（1635）彭塈重修本及清大兴堂、大文堂、多文堂、宝章堂等明清刻本，还有上海文瑞楼、浙江绍兴墨润堂、上海洋左书局石印本等共 20 余种。本次整理以明嘉靖十五年丙申（1536）姚（文清）、陈（讲）刻本为底本，以明万历二十八年庚子（1600）沈九畴刻本（简称万历本）为主校本，明崇祯八年乙亥（1635）彭端重修本（简称崇祯本）为参校本，《丹溪医集》《医方类聚》等为他校本。

三、校注方法

本次校注主要方法说明如下：

1. 校勘采取"四校"（对校、本校、他校、理校）综合运用的方法，一般以对校、他校为主，辅以本校，理校则慎用之。

2. 原书每卷前有"丹溪心法附余""休宁东山古庵方广约之类集"字样，今一并删去。

3. 底本与校本文字不一，若显系底本错讹而校本正确者，则据校本改正或增删底本原文，并出校记；如属校本有误而底本不误者，则不出校；若难以肯定何者为是，但校本文义较胜而有一定参考价值，或两者文字均有可取需要并存者，则出校记，说明互异之处，但不改动底本原文。

4. 对难读难认的字，注明读音，一般采取拼音和直音相结合的方法标明之，即拼音加同音汉字。如无对应直音，仅标拼音。

5. 对费解的字和词、成语、典故等，予以训释，用浅显的文句，解释其含义，力求简洁明了，避免繁琐考据。一般只注首见者，凡重出的，则不重复出注。

6. 原书中少数文句难以读通，又限于条件无法予以校正，姑存其旧，有待考证。

7. 繁体字、异体字、俗字直接改为通行简化字，不出校记。

8. 原书引用他人论述，特别是引用古代文献，每有剪裁省略，凡不失原意者，不据他书改动原文；若引文与原意有悖者，则予以校勘。

9. 原书中个别字前后不统一，本次整理予以律齐，不出校记，如"傅、付、敷"全部律齐为"敷"，斑疹之"瘢、斑、班"全部律齐为"斑"；有些俗写的中药名也予径改，如"射香"改"麝香"，"姜蚕"改"僵蚕"等，不出校记；有些通用的药名则予以保留，如栝蒌与瓜蒌、钩藤与钓藤等。

10. 原书中"已""己""巳"不分，"日""曰"不分，或系一般笔划之误者，据文意径改。

11. 全书添加现行的标点符号，以利阅读。值得说明的是，文中涉及书名或书名简称如《内》《难》等一律加书名号；凡引用《灵枢》《素问》等篇名时，亦加书名号；书名与篇名同时引用时，用书名号，且书名与篇名间用间隔号隔开，如《素问·上古天真论》《灵枢·小针解》等。若泛言"经云""本草云"时，其"经"与"本草"不加书名号。原书引用古代文献，因其往往不是古籍原文，故引文后只用冒号而不用引号。

12. 原书为竖排版，现改为横排，故凡指方位的"右""左"，均相应地径改为"上""下"。

13. 原书"凡例"中正文文字前均有"——"，此次一并删去。

14. 原书目录有"门类目录"与"目录"两项，今据正文重新整理，合编为一个目录，列于正文前。为了便于阅读，特编制了方名索引列于书末。

重修丹溪心法附余说①

医道莫精于丹溪，昔人谓其集群医之大成，而《心法》一书，尤丹溪发其独得之旨，笔之书以昭示后世者。顾②是书详于法或略于方，后人未窥其壸奥③，辄谬录诸方附于各门之下，至有讹舛④不伦，浅学或泥其方、拜其旨而失之，大为是书之累。程用光氏出，重订其法，然于诸不伦方未尽删去，仍足为不辨淄渑⑤者眩⑥。新安方约之氏，以儒而沉酣兹⑦道，复取是书之法，与方互考而详证焉。惟取衷正法正方勿令纰漏，至一切偏攻峻烈戕生伐性之剂悉芟除⑧之，且摘集脉理、病机、药性志要语，胪列《心法》之后，又于王节斋医论备述之，以其最的《心法》之旨，足相发明也，命曰《心法附余》，此则方氏之有功于丹溪，即有功于医道，有功于世道，非鲜矣。樵郡旧有藏板，岁久漶漫⑨蠹蚀⑩者强半，堈守郡之二年，因阅是书实济民之宝筏，救世神丹，爰⑪捐

---

① 重修丹溪心法附余说：此序原无，据崇祯本补。
② 顾：文言连词，但，但看。
③ 壸奥：比喻事理的奥秘精微。壸，宫巷；奥，室隅。
④ 讹舛（chuǎn 喘）：错误，误谬。
⑤ 淄渑（zīmiǎn 自面）：比喻性质截然不同的两种事物。
⑥ 眩：迷惑，迷乱。
⑦ 兹（zī 姿）：此也。
⑧ 芟（shān 山）除：删除。芟，割草。
⑨ 漶漫：模糊不清。
⑩ 蠹蚀：被虫蛀坏。
⑪ 爰：于是。

奉，命剞劂①，朽者重刻之，阙者改补之，凡二百二十余叶②俾不失，为全书行世，其于摄生之道或亦有小补乎哉，工成聊述其始末如此。

崇祯乙亥夏季百药生彭瑞书于樵郡之坐啸斋

---

① 剞劂（jījué 机决）：雕板；刻印。
② 叶：同"页"。构成书册的一张。

沈　序①

　　道于方伎②，莫重于医，盖死生寄之矣。古神良之术，洞见幽微，弘济夭枉，率立论设方以贻③后世，吾谓即秦劫，亦当与卜筮④并存，并黄岐问答刊之，伪书则惑之大者也。割骨洗肠，不可为训，是故仲景、叔和由此选矣。斯人不作，不其邈欤？望气察声之术，世尤不传，即问切末伎，高阳流孽⑤焉。彼以金注，此以瓦全，夫乌足赖也。后世《局方》之害，丹溪辞而辟之，为功至伟，钜称大将元戎⑥不虚，今之业丹溪，不由《局方》乎！新安方约之著《丹溪心法附余》，脉证方药开卷了然，予故校雠⑦梓之，使业医者不为《局方》，病者按证而自求，亦不为庸医误，若家挟一国手，无索之途也。凡正字共三千有奇，古人曰：谓沉为伏，则方治永乖⑧；以缓为迟，则危殆立至。是书流布日广，沉伏迟缓之误乎！其甚者乎！朱丹溪名震亨，乌伤⑨人，宋承旨有述，中采杂著最多，称节斋者吾慈水中丞王公纶也，居官，每衡日之半，治病无不立起。

明中奉大夫江西布政司左布政使古鄞沈九畴撰⑩
时万历庚子六月望日

---

① 沈序：此序原无，据万历本补。
② 方伎：即"方技"，医药及养生之类的技术。
③ 贻：遗留，留下。
④ 卜筮：古时预测吉凶，用龟甲称卜，用蓍草称筮，合称卜筮。
⑤ 流孽：犹流贼。
⑥ 元戎：主将，统帅。
⑦ 校雠（chóu 酬）：谓考订书籍，纠正讹误。
⑧ 乖：背戾，不和谐。
⑨ 乌伤：即今浙江义乌。
⑩ 明中奉大夫……撰：原在"丹溪心法附余序"标题下，据上下文例改。

贾　序

　　窃惟人之有生，负阴抱阳，而形神爰发，故其为情，不能无感，如喜怒之动于中，寒暑之荡于外，是以痫瘵①攸萌，而夭昏②凶扎③之患，所不免也。粤④自上古，轩岐首出，巫彭⑤继起，《内经》作而医道兴矣。迨至中古，代有其人，而医道以传。秦汉以还，下及近代，若张长沙、李东垣、刘河间、朱丹溪之四子者，皆深于医而各极其圣者也。其所著方书，口义传布既久，不能无舛，而世之庸士，往往昧此而不知变，胶固拘泥，药罔奏功，遂使微言奥义举失其真，毫厘之差，千里之谬，贻患可胜言哉？予以多病，恳乞，赐休⑥林下⑦，暇日检方亦窃

---

　　① 痫瘵：泛指痼疾。唐·刘知几《史通·书志》："四支六府，痫瘵所缠，苟详其孔空，则砭灼无误，此养生之尤急也。"

　　② 夭昏：亦作"夭昬"。夭折，早死。《左传·昭公十九年》："寡君之二三臣，札瘥夭昏。"杜预注："短折曰夭，未名曰昏。"孔颖达疏："子生三月，父名之，未名之曰昏，谓未三月而死也。"

　　③ 凶札：谓五谷歉收，疾疫流行。《周礼·地官·司关》："国凶札，则无关门之徵。"郑玄注引郑司农云："凶，谓凶年饥荒也；札，谓疾疫死亡也。"

　　④ 粤：文言助词，用于句首或句中。古与"聿""越""曰"通用。

　　⑤ 巫彭：传说中的神医名。《山海经·海内西经》："开明东有巫彭、巫抵、巫阳、巫履、巫凡、巫相，夹窫窳之尸，皆操不死之药以距之。"郭璞注："皆神医也。"

　　⑥ 赐。构成书册的一张。休：请皇帝准予辞官退休。

　　⑦ 林下：幽僻之境，引申指退隐或退隐之处。

疑之，于是远延方君过颍①，因出所次②《丹溪心法附余》，凡二十四卷，相与订之。夫方君名广，字约之，古庵其号，新安儒医也。尝游河洛③，旅寓陈留④，野亭⑤刘公亦雅重之，恒以药活人。乃谓是书超迈⑥群识，尤切日用，虽经杨楚玉辈再纂，而不能备集脉诀之详；程用光氏翻刻，而不能尽芟附录之误。于是重加概括，讹者正之，伪者去之，且萃诸君子方论于下，精切简要，不畔古经，铨次⑦成帙，间亦窃附己意以发明之。呜呼！三皇之书，古称坟典⑧，所谓《内经》乃其一焉，实与《周易》分庭抗礼，奈何人自《易》之目为末技⑨，则其道安得与《易》⑩并传哉！方君沉潜古典有年矣，惟是书之成，几易星霜，而于药脉证治分演详明，论著切当，有识之士，谓真有补于丹溪不惑乎后学矣，功亦伟哉！吾省大方伯姚、陈二公见而喜之，因命工镂梓⑪，以嘉惠人人，甚盛心也。方恳请为序，

---

① 颍（yǐng 影）：颍河，水名，源于河南省，流经安徽省，入淮河。

② 次：编次，编撰。

③ 河洛："河"指黄河，"洛"指洛河。指黄河与洛水两水之间的地区。

④ 陈留：地名。即今河南省开封市陈留镇，具有悠久的历史和丰富的文化资源。

⑤ 野亭：野外供人休息的亭子。宋·陆游《有客》诗云："有客南山至，相携饭野亭。"

⑥ 超迈：超越；胜过。《梁书·武帝纪下》："文质彬彬，超迈今古。"

⑦ 铨次：谓编排次序。

⑧ 坟典：三坟、五典的并称，后转为古代典籍的通称。晋·葛洪《抱朴子·遐览》："先生既穷观坟典，又兼综奇秘。"

⑨ 末技：谓不足道的技艺；小技。

⑩ 易：崇祯本作"坟典"。

⑪ 镂（qín 寝）梓：刻板印刷。书板多用梓木，故称。

遂书此，刻诸卷端，外有地理书、药性书、伤寒书若干卷，亦君手自为之，欲同惠诸人而未果者，兹固不赘及云。

嘉靖十五年岁丙申秋七月朔旦①

特进②光禄大夫柱国③少保④兼太子太保礼部尚书

武英殿大学士知制诰⑤同知⑥经筵⑦

国史总裁致仕⑧临颍⑨贾咏书于南坞草堂之暇

---

① 朔旦：旧历每月初一。亦专指正月初一。《书·大禹谟》："正月朔旦，受命于神宗。"

② 特进：官名。始设于西汉末，授予列侯中有特殊地位的人，位在三公下。东汉至南北朝仅为加官，无实职，隋唐以后为散官。明以特进光禄大夫为正一品。

③ 柱国：官名。指肩负国家重任的大臣。

④ 少保：古代官名。"三孤"之一。周代始置，为君国辅弼之官。后一般为大官加衔，以示恩宠而无实职。《书·周官》："少师、少傅、少保曰三孤。"孔传："此三官名曰三孤。孤，特也。言卑于公，尊于卿，特置此三者。"

⑤ 制诰：指承命草拟诏令。

⑥ 同知：官名。称副职。宋代中央有同知阁门事、同知枢密院事，府州军亦有同知府事、同知州军事。元明因之。

⑦ 经筵（yán 延）：汉唐以来帝王为讲论经史而特设的御前讲席。宋代始称经筵，置讲官以翰林学士或其他官员充任或兼任。元、明、清三代沿袭此制，而明代尤为重视。

⑧ 致仕：旧时指交还官职，即辞官。

⑨ 临颍：地名，位于河南省漯河市，因濒临颍水而得名。

自　序

　　昔予母年艾①时，以家事繁冗②不暇，啜粥惟饮冷酒，以致内伤脾胃，遍身发出赤斑，是时天疱疮传染，斑与相类，医之者多不能辨，遽然③而卒，罔觉其咎④。盖斑无头粒，疮有头粒，易分别而不知尔。厥⑤后葬母，不得已而与邻人讼，三载始白，既而感激，乃志于学，读书之余，恒取医书《丹溪心法》览之，见其所谓饮食内伤脾胃，发出赤斑之论，乃喟然⑥悲叹！其前病果误于医者，正程夫子所谓"病卧于床，委之庸医，譬之不孝"者也。终天之恨⑦，曷有穷耶？由是心之于医，若口之于刍豢⑧，不能释也。窃惟斯道，肇⑨自轩岐，迄汉而下，代不乏贤，求其可以为万世法者，张长沙外感、李东垣内伤、刘河间热证、朱丹溪杂病，数者而已。然而丹溪实又贯通乎诸君子，尤号集医道之大成者也。先生既没，而其遗书则有《丹溪

----

　　① 　年艾：年老。五十岁叫艾。

　　② 　繁冗：犹繁忙。

　　③ 　遽（jù 巨）然：骤然，突然。

　　④ 　咎（jiù 旧）：过失，罪过。《诗·小雅·北山》："或惨惨畏咎。"郑玄笺："咎，犹罪过也。"

　　⑤ 　厥：其，那。

　　⑥ 　喟（kuì 溃）然：感叹、叹息貌，形容叹气的样子。

　　⑦ 　终天之恨：到死的时候都清除不了的悔恨或不称心的事情。终天，终身。

　　⑧ 　刍豢（huàn 幻）：牛羊犬豕之类的家畜。泛指肉类食品。《孟子·告子上》："故义理之悦我心，犹刍豢之悦我口。"朱熹集注："草食曰刍，牛羊是也；谷食曰豢，犬豕是也。"

　　⑨ 　肇（zhào 兆）：开始，初始。

心法》传于世，盖其术至精，故其为言至切，实保命之良规，济人之妙诀也。惜乎是书详于法而犹略于方，《袖珍》等书则又详于方而略于法，皆不便检阅，时祥符郑尚宜、张汝孝辈，亦达于医者也，以予言为然，予于是乃将《心法》去讹留正，群方删繁就简，合为一书，凡五年余，始脱稿，不敢他有所名，名之曰《丹溪心法附余》。其间病目分之以门，药方聚之以类，每证之下，先具心法，后附群方，俾法不离乎方，方不离乎法。又取丹溪《本草衍义补遗》及崔真人《脉诀举要》、王节斋《明医杂著》附载于中，而于医之药性、脉理、病机、治法、经络、运气六者粗备，其正误补阙以俟后之君子。然初学之士与养生之家或有取焉，庶乎得医道之正而不为他歧所惑，僭妄①之罪，固知无所逃矣。谨序。

嘉靖十五年丙申春三月谷旦②新安后学方广序

---

① 僭（jiàn 建）妄：越分而狂妄。
② 谷旦：良晨，晴朗美好的日子。旧时常用为吉日的代称。

立书本旨

　　予观得医道之全者，丹溪一人；发丹溪之蕴者，《心法》一书。然其书自程用光重订之后，若无余憾，第①附录不尽削去，而与正法矛盾焉。《丹溪纂要》《医学集成》虽能备丹溪群书，然因《心法》混淆，而采取亦不免于差谬。盖丹溪群书，其门人戴元礼、赵以德、刘叔渊已采，载于《丹溪心法》之上矣，而《纂要》《集成》二书，又是将丹溪群书翻誊一次，今以百年之后追想其人之言，何若亲炙②领教之为的哉！《玉机微义》搜辑群书，条陈洁白，为医书之折衷，惜乎《丹溪心法》而不得与焉；《袖珍方》《乾坤生意》《保生余录》等书虽备群方，然其间有一等用药辛香燥热与夫瞑眩③之剂，实非气血虚者所宜乎！因此而留心焉。今除《玉机微义》一书不烦之外，谨将《丹溪心法》除去附录，止以正法正方具于前，群书惟取切合病情之剂附于后，彪分胪列④，集为一书，名曰《丹溪心法附余》，将与《玉机微义》同驱并驾于世，而医之方书庶几乎备矣，观者详焉。

---

　　① 第：但。
　　② 亲炙：指直接受到传授、教导。谓亲受教育熏陶。《孟子·尽心下》："非圣人而能若是乎？而况于亲炙之者乎？"朱熹集注："亲近而熏炙之也。"
　　③ 瞑眩：指用药后而产生的头晕目眩的强烈反应。《书·说命上》："若药弗瞑眩，厥疾弗瘳。"孔颖达疏："瞑眩者，令人愤闷之意也。"
　　④ 胪（lú卢）列：罗列，列举。

凡　例

病目谨依《丹溪心法》之旧，凡有增入者，注"新增"二字以别之，其间以门而分者，庶见病机之同也。

各证首具丹溪正法正方，依程用光考索①精确，为医门万世之规矩、准绳者也。

附诸贤论庶见病之源流，治之方法也不能悉载，其间有阙者，君子宜于《玉机微义》求之。

附脉理庶知病之阴阳、表里、虚实、寒热之情也，亦不能悉载，其间有阙者，宜于《脉经》《脉诀》求之。

附诸方以辅丹溪所不及，其间以类而聚者，庶见治法之异也。然方书汗牛充栋，不胜其多，姑取不违于理者列载于上，以待君子采择焉。

王节斋《明医杂著》方论取附于各证之下，盖节斋深得丹溪之旨，故备载以俟参考焉。

病证欠发明处，药方有疑难处，予缀②俗说以通之，有"广按"二字别之，倘有差谬，后之君子幸赐教焉。

丹溪《本草衍义补遗》虽另成一书，然陕板、蜀板、闽板《丹溪心法》咸载之，程用光重订《丹溪心法》而徽板乃削去之，反不为美，今仍取载书首，使人获见丹溪用药之旨也。

---

① 考索：考查探究。清·黄宗羲《与陈介眉庶常书》："王应麟欲举是科，乃于制度典故考索殆遍。"

② 缀（zhuì 坠）：著作，组织文字以成篇章。

目　录

卷之二十四

附　录

广按：先儒曰：学者必务知要，知要则能守约，守约则足以尽博矣。至哉言也！不独可施于读书穷理而已，今予于医道亦然。夫医经所言，人有四百四病，可谓博矣；而丹溪定为病目一百，可谓约矣。然简约之中，又有枢要存焉。何则？医之末流虽繁，其本源也不过外感、内伤二者而已，故今定门类先之以外感、内伤。然外感又有风寒暑湿致疾之殊，故继之以风寒暑湿；内伤又有湿热痰火为病之异，故继之以湿热痰火。况外感、内伤久而不治，则成郁积，故郁积次之；郁积之久而无以解，则致虚损，故虚损又次之。至于妇人、小儿有病不同于男子、大人者，故妇人、小儿又其次之，可谓博而约且要矣。孰谓医道无统纪也哉？

卷　首

本草衍义补遗 凡一百五十三种

石钟乳　为慓悍①之剂。经曰：石钟乳之气悍。仁哉言也！天生斯民不厌药，则气之偏，可用于暂而不可久，夫石药又偏之甚者也。自唐时太平日久，膏粱之家，惑于方士服食致长生之说，以石药体厚气厚，习以成俗，迨至宋及今，犹未已也。斯民何辜受此气悍之祸而莫知能救？哀哉！本草赞：服有延年之功。而柳子厚又从而述美之，予不得不深言也。唐本注云：不可轻服，多发渴淋②。

硝　属阳金，而有水与火、土，善消化驱逐，而经言无毒，化七十二种石，不毒而能之乎？以之治病，以致其用，病退则已。若玄明粉者，以火煅而成，当性温，曰长服、多服、久服，且轻身固胎，驻颜益寿，大能补益，岂理也哉！予观见一二朋友，不信予言而亡，故书此以为戒云。仙经以朴硝制伏为玄明粉。硝是太阴之精华，水之子也，阴中有阳之药也。

白滑石　属金，而有土与水，无甘草以和之勿用。燥湿，分水道，实大腑，化食毒，行积滞，逐凝血，解燥渴，补脾胃，降妄火之要药也。凡使有多般，勿误使，有黄滑石、绿滑石、乌滑石、冷滑石，皆不入药，又青黑色者勿用，杀人。惟白滑石似方

---

① 慓悍：轻捷勇猛。此处形容石钟乳之药性。
② 淋：原作"林"，据万历本改。

解石，色白，于石上画有白腻文者佳。

铅丹 属金，而有土与水火，丹出于铅而曰无毒，又曰凉，予观窃有疑焉。曾见中年一妇人，因多子，于月内服铅丹二两，四肢冰冷强直，食不入口，时正仲冬，急服理中汤加附子，数贴而安，谓之凉而无毒可乎？铅丹，本谓之黄丹，化铅而成。别有法，唐本注：炒锡作。然经称铅丹，则炒锡之说误矣。亦不为难辨，盖锡则色黯暗，铅则明白，以此为异尔。

浆水 味甘酸而性凉，善走，化滞物，解消烦渴。宜作粥，薄暮啜之，解烦去睡，调理脏腑。妇人怀妊，不可食之，食谱所忌也。

自然铜 世以为接骨之药，然此等方尽多。大抵骨折，在补气、补血、补胃，俗工惟在速效，以图利迎合病人之意。而铜非煅不可用，若新出火者，其火毒、金毒相扇，挟香热药毒，虽有接骨之功，燥散之祸甚于刀剑，戒之。石髓铅，即自然铜也。凡使勿用方金牙，其方金牙真似石髓铅，若误饵，吐煞人。

二术 本草不分苍、白，议论甚多，《四家本草》言之详矣。如古方平胃散，苍术为最要之药，《衍义》为气味辛烈，发汗尤速。其白术味亦微辛苦而不烈，除湿之功为胜。又有汗则止，无汗则发，与黄芪同功，味亦有辛，能消虚痰。

荪 无剑脊如韭叶者是。菖蒲有脊，一如剑刃，而绝无韭叶之细，未知孰是？

山药 属土，而有金与水火，补阳气，生者能消肿硬。经曰虚之所在，邪必凑之而不去，其病为实，非肿硬之谓乎？故补血气则留滞自不容不行。山药，即薯蓣也。本草不言山药言薯蓣者，盖上一字犯今英庙讳①，下一字曰蓣。唐代宗名预，故改下一字为药，如此则尽失当日之本名。恐以山药为别物，故书之。又干之意者，盖生湿则滑，不可入药；熟则只堪啖，亦滞气也。

鞠花 属金，而有土与水、火，能补阴，须味甘者。若山野苦者勿用，大伤胃气。一种青茎而大，作蒿艾气，味苦不堪啖者，名苦薏。丹溪所言苦者勿用，语曰苦如意是也。惟单叶花小而黄，味甘，应候开者佳。《月令》菊有黄花者也。

甘草 味甘，大缓诸火，黄中通理，厚德载物之君子也。下焦药少用，恐太缓不能直达。此草能为众药之王，经方少不用者，故号国老之名。国老，即帝师之称也，为君所宗，是以能安和草石，解百药毒。

人参 入手太阴而能补阴火，与梨芦相反，若服一两参，入芦一钱，其一两参虚费矣，戒之。海藏云：用时须去芦头，不去令人吐。萧炳云：人参和细辛密封，经年不坏。

薏苡仁 寒则筋急，热则筋缩，急因于坚强，缩因于短促；若受湿则弛，弛因于宽而长。然寒与湿，未尝不挟热，三者皆因于湿热，外湿非内湿有以启之不能成病。故湿之病因，酒面为多，而鱼与肉继以成之者，甘滑、陈久、烧炙、辛香、干硬，皆致湿之因，宜戒哉！丹溪先生详矣。又若《素问》言，因寒则筋急，不可更用此也。凡用之须倍于他药，此物力势和缓，须倍用即见效。盖受寒使人筋急，受热使人筋挛，若但热而不曾受寒，亦能

---

① 庙讳：封建时代称皇帝父祖的名讳。《魏书·崔玄伯传》："崔玄伯，清河东武城人也，名犯高祖庙讳。"

使人筋缓，受湿则又引长无力也。

菟丝子 未尝与茯苓相共，种类分明，不相干涉，女萝附松而生，遂成讹而言也。本草云：续绝伤，补不足，强阴坚骨，主茎中寒，精自出，溺有余沥，鬼交泄精。

肉苁蓉 属土，而有水与火，峻补精血，骤用反致动大便滑。河西自从混一之后，人方知其真形，何曾有所谓鳞甲者。以酒洗净去黑汁，作羹，黑汁既去，气味皆尽。然嫩者方可作羹，老者苦，入药少则不效。

防风、黄芪 人之口通乎地，鼻通乎天，口以养阴，鼻以养阳。天主清，故鼻不受有形而受无形为多；地主浊，故口受有形而兼乎无形。王太后病风，不言而脉沉，其事急，若以有形之汤药，缓不及事，令投以二物汤，气熏蒸如雾满室，则口鼻俱受，非智者通神不可回也。

蓝 属水，而有木，能使散败血分归经络。

决明子 能解蛇毒。贴脑止鼻洪，作枕胜黑豆，治头痛，明目也。

芎 久服致气暴亡，以其味辛性温也，辛甘发散之过欤？《局方》以沉、麝、檀、脑、丁、桂诸香作汤，较之芎散之祸，孰为优劣？试思之。若单服既久，则走散真气，既使他药佐使，又不可久服，中病便已，则乌能至此也？《春秋》注云：麦曲鞠穷，所以御湿。详见楚子伐萧。

五味子 属水，而有木与金，今谓五味，实所未晓，以其大能收肺气，宜其有补肾之功，收肺气非除热乎？补肾非暖水脏乎？食之多致虚热，盖收补之骤也，何惑之有？又云：火热嗽必用之。《尔雅》云：菋，一名荎蕏，又五味，皮肉甘酸，核中苦，都有咸味，此五味具也。

栝蒌实 属土，而有水，本草言治胸痹，以味甘性润，甘能补肺，润能降气。胸有痰者，以肺受逼，失降下之令，今得甘缓润下之助，则痰自降，宜其为治嗽之要药也。又云：洗涤胸膈中垢腻，治消渴之细药也。雷公云：栝蒌，凡使皮、子、茎、根，效各别。其栝并蒌样全别，若栝自圆，黄皮厚蒂，小苦；其蒌唯形长，赤皮蒂粗，是阴人服其实，《诗》所谓果蓏①之实，正谓此也。根亦名白药，其茎叶疗中热伤暑最效。

苦参 属木，而有火，能峻补阴气，或得之而致腰重者，以其气降而不升也，非②伤肾之谓。治大风有功，况风热细疹乎？

郁金 本草无香，属火属土与水，性轻扬，能致达酒气于高远也。正如龙涎无香，能散达诸香之气耳。因轻扬之性，古人用以治郁遏不能散者，恐命名因于此始。《周礼》：人凡祭祀之裸，用郁鬯③。又《说文》曰：芳草也，合酿之以降神。

肉豆蔻 属金与属土，温中补脾，为丸。《日华子》称其下气，以其脾得补而善运化，气自下也，非若陈皮、香附之駃④泄。《衍义》不详其实，谩⑤亦因之，遂以为不可多服，云多服则泄气，得中则和平其气。

大黄 属水属火，苦寒而善泄，仲景用之，以心气不足而吐衄者，名曰泻心汤。正是因少阴经不足，本经之阳亢甚无辅著，

---

① 果蓏（luǒ 裸）：瓜类植物的果实。
② 非：原作"升"，据万历本改。
③ 郁鬯（chàng 畅）：用鬯酒调和郁金之汁而成，古代用于祭祀或待宾。鬯，香酒。
④ 駃（kuài 快）：古通"快"，迅疾。
⑤ 谩：原作"谞"，据万历本改。谩：欺骗；蒙蔽。

以致血妄行飞越，故用大黄泄去亢甚之火，使之平和，则血归经而自安。夫心之阴气不足，非一日矣。肺与肝俱各受火而病作，故芩救肺，连救肝。故肺者阴之主，肝者心之母、血之舍也。肝肺之火既退，宜其阴血复其旧。《衍义》不明说，而曰邪热因不足而客之，何以明仲景之意，开后人之盲瞶①也！

葶苈 属火属木，性急善逐水，病人稍涉虚者，宜远之。且杀人甚捷，何必久服而后致虚也。葶苈有甜、苦两等，其形则一。经既言味辛苦，即甜者不复更入药也。大概治体皆以行水走泄为用，故不可久服。

附子 《衍义》论五等同一物，以形象命名，而为用至哉，斯言犹有未善。仲景八味丸，附子为少阴之向导，其补自是地黄，后世因以附子为补，误矣。附子走而不守，取健悍走下之性，以行地黄之滞，可致远，亦若乌头、天雄，皆气壮形伟，可为下部药之佐，无人表其害人之祸，相习用为治风之药，杀人多矣。治寒、治风有必用者，予每以童便煮而浸之，以杀其毒，且可助下行之力，入盐尤捷。又堕胎为百药之长，慎之！

半夏 属金属土，仲景用于小柴胡汤，取其补阳明也，岂非燥脾土之功。半夏，今人惟知去痰，不言益脾，盖能分水故也。又诸血证禁服。仲景《伤寒》渴者去之，半夏燥津液故也。又妊妇姜炒用之。

常山 属金，而有火与水，性暴悍，善驱逐，能伤其真气，切不可偃过多也。病人稍近虚怯，勿可用也。惟《雷公》云老人与久病切忌之，而不明言其害。《外台秘要》乃用三两作一服，

---

① 瞶（guì 桂）：瞎子，眼昏花。《类篇》："瞶，目无精也。"

煎，顿服，以治疟。予恐世人因《秘要》之言而不知《雷公》之意云。常山，蜀漆根①也。

羊蹄草 属水，走血分，叶似荬②，甘而不苦，多食亦令人大腑泄滑，亦取为菜。羊蹄，经不言根，《图经》加根字。今人生采根用，摩涂癣疥，立效。俗呼为秃菜。又诗云"言采其蓄"，正谓此草。

苎 属水，而有土与金，大补肺金而行滞血，方药似未曾用，故表而出之。或恶其贱。其根善能安胎，又汁疗渴甚验。

牵牛 属火，善走，有两种，黑者属水，白者属金，若非病形与证俱实者，勿用也。稍涉虚，以其驱逐之致虚，先哲深戒之。不胀满，不大便秘者，勿用。

蓖麻 属阴，能出有形质之滞物，故取胎产胞衣，剩骨胶血者用之。其叶治脚风肿。又油涂叶，炙热熨囟上，止鼻衄效。

荔子肉 属阳，主散无形质之滞气，故消瘤癭赤肿者用之，苟不明者，则措用之而不应。

灯心 属土，火烧为灰，取少许吹喉中，治急喉痹甚捷。小儿夜啼，亦用灯心烧灰，涂乳上与吃。

威灵仙 属木，治痛之要药，量病稍涉虚者，禁用。采得流水声响者，知其性好走也。采不闻水声者佳。痛风在上者服之，此药去众风，通十二经脉，朝服暮效。《衍义》治肠风，根性快，多服疏人五脏真气。

---

① 根：原作"杨"，据崇祯本改。

② 荬（mǎi 买）：苦荬菜，即苣荬菜。菊科，一种野生的多年生草本植物，叶卵状披针形，边缘波状齿裂或羽状分裂，春夏间开黄花。嫩叶作猪饲料。全草入药。

五倍子 属金与水，噙口中，善收顽痰有功，且解诸热病。口疮，以末掺之，便可饮食。即文蛤①也。其内多虫，又名百虫仓。

金樱子 属土，而有金与水。经络隧道以通畅为和平，昧者取涩性为快，遂熬为煎食之。自不作靖，咎将谁执？沈存中云：止遗泄。取其温且涩，须十月熟时采，不尔复令人利。

萱草 属木，性下走阴分，一名宜男，宁无微意存焉。俗谓之鹿葱。又稽康《养生论》云：合欢蠲怒，萱草忘忧。

茯苓 得松之余气而成，属金，仲景利小便多用之，此暴新病之要药也。若阴虚者，恐未为相宜。其上有菟丝，下有茯苓之说，甚为轻言。又宋王微《茯苓赞》：皓苓下居，彤纷上荟，中状鸡凫②，具容龟蔡③。神侔少司，保延幼艾，终志不移，柔红可佩。

琥珀 属阳，今古方用为利小便，以燥脾土有功。脾能运化，肺气下降，故小便可通。若血少不利者，反致其燥急之苦。茯苓、琥珀二物，皆自松出，而所禀各异，茯苓生成于阴者也，琥珀生于阳而成于阴，故皆治荣而安心利水也云。

松 属阳金，用其节炒焦，治筋骨间病，能燥血中之湿也。花多食，能发上焦热病。其花上黄粉名松黄。拂取似蒲黄，酒服，轻身疗病。又树皮绿衣，名艾蒳④，合和诸香烧之，其烟团聚，青

---

① 文蛤：五倍子的异名。

② 凫（fú 扶）：水鸟，俗称"野鸭"。

③ 龟蔡：古代蔡地出龟，后因以称占卜用的大龟为"龟蔡"。

④ 艾蒳：亦作"艾纳"。也称大艾。菊科，木质草本植物，叶互生，春末开花。将其叶片蒸馏后所得艾粉，精炼成艾片（也称冰片或艾脑香），可供药用，有解热、驱风、止痛、镇静之效。

白可爱。

柏　属阴与金，性善守，故采其叶随月建方，以取得月令之气也。此补阴之要药，其性多燥，久得之大益脾土，以涩其肺。其柏子仁出于乾州者佳。

桂　虚能补，此大法也。仲景救表用桂枝，非表有虚以桂补之。卫有风寒，故病自汗，以桂枝发其邪，卫和则表密，汗自止，非桂枝能收汗而治之。今《衍义》乃谓仲景治表虚，误矣。本草止言出汗，正《内经》辛甘发散之义，后人用桂止汗，失经旨矣。曰官桂者，桂多品，取其品之高者，可以充用而名之，贵之之辞也。曰桂心者，皮之肉厚，去其粗厚而无味者，止留近其木一层，而味辛甘者，故名之曰心，美之之辞也。何必置疑著此。桂，固知三种之桂，不取菌桂、牡桂者，盖此二种性止温而已，不可以治风寒之病。独有一字桂，经言甘辛大热，正合《素问》辛甘发散为阳之说。又《别说》云：以菌桂养精神，以牡桂利关节。又有一种柳桂，乃桂之嫩小枝条也，尤宜入治上焦药用也。

枫香　属金，而有水与火，性疏通，故木易有虫穴，其液名曰白胶香，为外科家要药。近世不知，误以松脂之清莹者，甚失《本经》初意也。枫树上菌，食之令人笑不止，以地浆解之。

竹沥　本草大寒，泛观其意，以与石膏、芩、连等同类，而诸方治产后、胎前诸病，及金疮口噤，与血虚、自汗、消渴、尿多，皆阴虚之病无不用，缩手待尽，哀哉！《内经》曰：阴虚发热。大寒而能补，正与病对。薯蓣寒而能补，世或用之。惟竹沥因大寒置疑，是犹因盗嫂受金①，而弃陈平之国士也。竹沥味甘性缓，能除阴虚之有大热者。大寒者，言其功也，非以气言，幸相与可否？若曰不热，世人吃笋，自幼至老者，可无一人因笋寒而有病。沥即笋之液也，况假于火而成者，何寒如此之甚？

合欢　属土，而有水与金，补阴之有捷功也。长肌肉，续筋骨，概可见矣，而外科家未曾录用，何也？又名夜合，人家多植庭除②间，蠲人之忿。

凌霄花　治血中痛之要药也，且补阴捷甚，盖有守而独行。妇人方中多用，何哉？云：紫葳即凌霄花也，善治酒齄热毒，甚良。

龙脑　属火，世知其寒而通利，然未达其暖而轻浮飞扬。《局方》但喜其香而贵细，动辄与麝同用，为桂、附之助。人身阳易于动，阴易于亏，幸思之。

墨　属金，而有火，入药甚助补性。墨当松烟为之者，入药能止血，及产后血运、崩中、卒下血，醋磨服之。又主眜③目，物芒入目，磨点瞳子。又鄜延界内有石油，燃之烟甚浓，其煤可为墨，黑光如漆，松烟不及。其识文曰：延川石液者是，不可入药，当附于此。

秦椒　属火，而有水与金，有下达之能，所以其子名椒目者，正行渗，不行谷道。世人服椒者，无不被其毒。以其久，久则火自水中起，谁能御之？能下水肿湿。凡使以蜀椒为佳。子谓椒目，治盗汗尤效，又能行水。

---

①　盗嫂受金：《史记·陈丞相世家》载，绛侯、灌婴等咸谗陈平曰：臣闻平居家时，盗其嫂；臣闻平受诸将金，金多者得善处，金少者得恶处。于是汉王疑之。后以盗嫂受金以之为因小眚而遭谗被疑的典实。

②　庭除：庭前阶下，庭院。

③　眜（mò 末）：万历本作"眯"。眜，目不明，目不正。《说文》："眜，目不明也。"

杉材 属阳金，而有火，用节作汤，洗脚气肿。言用屑者，似乎相近。又云：削作楂，煮洗漆疮，无不差。

榧实 属土与金，非火不可，多啖则热矣。肺家果也，引火入肺，则大肠受伤，识者宜详。其子治寸白虫。又五痔人，常如果食之愈，过多则滑肠。

诃子 下气，以其味苦而性急喜降。经曰：肺苦急，急食苦以泻之。谓降而下走也。气实者宜之，若气虚者似难轻服。诃子，即诃黎勒也，六路黑色肉厚者良。此物虽涩肠，又泄气，盖其味苦涩。又其子未熟时，风飘堕者，谓之随风子，尤珍贵，小者益佳。治痰嗽，咽喉不利，含三五枚，殊胜。又云：治肺气因火伤极，遂郁遏胀满，盖其味酸苦，有收敛降火之功也。

胡椒 属火，而有金，性燥，食之快膈。喜食者，大伤脾、胃、肺气，积久而大气则伤，凡痛气疾大其祸也。一云：向阴者澄茄，向阳者胡椒也。

椰子 属土，而有水，生海外极热之地，土人赖此解夏月暍渴。天之生物，盖可见矣。多食动气也。

发 补阴之功甚捷。此即乱发也。烧灰研末，调方寸匕，治鼻衄欲死者，立效。更以末吹鼻中甚验。

人尿 尝见一老妇，年逾八十，貌似四十，询之，有恶病，人教之服人尿。此妇服之四十余年，且老健无他病，而何谓性寒不宜多服欤？降火最速。人尿须童男者良。又产后即温饮一杯，厌①下败血恶物，不致他病也。又热劳方中亦用之。

---

① 厌：抑制。《汉书·翼奉传》："东厌诸侯之权，西远羌胡之难。"师古曰："厌，抑也。"

犀角 属阳，性走散，比诸角尤甚。痘疮后用此散余毒，俗以为常。若不有余毒而血虚者，或以燥热发者，用之祸至，人故不知。凡用须乌色未经汤水浸煮入药，已经浸煮不入药。用鹿取茸，犀取尖，其精锐之力尽在是矣。汤散用则屑之为末，取屑，以纸裹于怀中，良久，合诸色药物，绝为易捣。

羚羊角 属木，入厥阴经为捷，紫雪方中用之近理。羚羊角，今昔取有挂痕者。陈藏器云：取其耳听之，集集鸣者良。亦强出此说，未尝遍试也。今将他角附耳，皆集集有声，不如挂痕一说尽矣。然多伪之，不可不察也。

犬 世俗言虚损之病，言阳虚而易治，殊不知人身之虚，悉是阴虚。若果虚损，其死甚易，敏者亦难措手。夫病在可治者，皆阴虚也。《衍义》书此方于犬条下，以为习俗所移之法，惜哉！犬肉不可炙食，恐致消渴；不与蒜同食，必顿损人。

鸡 风之为病，西北气寒，为风所中人者，诚有之矣。东南气温，而地多湿，有风病者，非风也，皆湿生痰，痰生热，热生风也。《经》曰：亢则害，承乃制。河间曰：土极似木。数千年得经意，河间一人耳。《衍义》云：鸡动风者，习俗所疑也。鸡属土，而有金与木火，性补，故助湿中之火。病邪得之，为有助而病剧，非鸡而已，与夫鱼肉之类，皆能助病者也。《衍义》不暇及也。又云：鸡属巽①，助肝火。

鲫鱼 诸鱼皆属火，惟鲫鱼属土，故能入阳明而有调胃实肠之功。若得之多者，未尝不起火也，戒之。又云：诸鱼之性无德

---

① 巽（xùn 迅）：八卦之一。《易·说卦》：“巽为木，为风。”

之伦，故能动火。鲫鱼合莼①作羹，主胃弱不下食；作鲙，主久赤白痢。

白僵蚕 属火而有土，属火与木，得金气僵而不化。治喉痹者，取其火中清化之气，从以治相火，散浊逆结滞之痰耳！僵蚕，然蚕有两三番，惟头番蚕白色而条直者为佳。其蚕蛾则第二番者，以其敏于生育。四月取自死者，勿令中湿，中湿有毒，不可用。

虾蟆 属土与水，味甘性寒，南人多食之。本草明言可食，不患热病，由是病人喜食之矣。本草之义盖是或炙或干，或烧或灰，和在药剂用之，非若世人煮为羹，入盐抹②而啜其汤。此物湿化，火能发湿，久则湿以化热，此七气原自然有火也。《衍义》谓：解劳热之谓也，非羹之谓也。戒之！凡用，五月五日取东行者良。又取眉间有白汁谓之蟾酥。以油单裹眉，裂之酥出单上，收之入药。又人患齿缝中血出，以纸纤子蘸干蟾酥少许，于血出处按之，立止。

蚯蚓 属土，而有水与木，性寒，大解诸热毒，行湿病。凡使白颈自死者良，然亦应候而鸣。此物有毒，人被其毒，以盐水浸咬处，又以盐汤饮之，立差。若治肾脏风下疰③病，不可阙也，仍须盐汤送。王荆公所谓寡壤大牢俱有味，可能蚯蚓独清廉者也。

马刀 与蛤蚌、蛳蚬大同小异，属金而有水、木、土。《衍义》言其冷，而不言湿，多食发疾。以其湿中有火，久则气上升而下降因生痰，痰生热，热生风矣。何冷之有？

---

① 莼：即莼菜。
② 抹：万历本作"酱"。
③ 疰：原作"产"，据《本草衍义》改。

葡萄 属土，而有水与木、火，东南食之多病热，西北食之无恙。盖性能下走渗道，西北气厚，人之禀厚耳！俗呼其苗为木通，逐水利小肠为佳。昔魏玄帝诏群臣说葡萄，云：醉酒宿醒，掩露而食，甘而不饴，酸而不酢，冷而不寒，味长汁多，除烦解悁①，他方之果，宁有匹之？

杏仁 属土而有水与火，能坠，亦须细研用之。其性热，因寒者可用。其实不可多食，能伤筋骨。

枣 属土而有火，味甘性缓。经曰：甘先入脾。《衍义》乃言益脾。脾，土也。经言补脾，未尝用甘，今得此味多者，惟脾受病，习俗移人，《衍义》亦或不免。小儿患秋痢与虫，食之良。

樱桃 属火而有土，性大热而发湿。本草调中益脾，《日华子》言令人吐，《衍义》发明其热，能致小儿之病。旧有热病与嗽喘，得之立病，且有死者矣。司马相如赋云：山朱樱，即樱桃也。又《礼记》谓之唅桃，可荐宗庙。又王维诗云：才是寝园春荐后，非干御苑鸟衔残。

橘柚 属木，有土与水，本草于条下叙功用至五十余字，皆言橘皮之能，非橘柚之谓也。橘柚并言，穰有浆者而名，橘之大者曰柚，则厚于橘。《衍义》以柚为橘，有无穷之患，何至是之甚耶？其橘核，炒，去壳，为末，酒调服，治肾疰腰痛、膀胱气痛甚良。

柿 属金而有土，为阴，有收之义焉。止血，治嗽，亦可为助。此物能除腹中宿血。又干饼治小儿痢尤佳。

石蜜 甘喜入脾，其多之害，必生于脾，而西北人得之有益，

---

① 悁（yuān渊）：忧愁；忧郁。《声类》：“悁，忧貌也。”

东南人得之未有不病者，亦气之厚薄不同耳。虽然东南地下多湿，宜乎其得之为害也；西北地高多燥，宜乎其得之为益也。石蜜今谓之乳糖也，川浙最佳。用牛乳汁、沙糖相和煎之，并作饼，坚重。本草云：石蜜除众病，和百药。

糖 多食能生胃中之火，此损齿之因也。非土制水，乃湿土生火热也。食枣多者，齿病齲，亦此意也。

乌芋 即经中凫茨，以其凫喜食之，茨草之别名，故俗为之荸脐，语讹耳。有二等，皮厚，色黑，肉硬白者，谓猪荸脐；皮薄泽，色淡紫，肉软者，谓羊荸脐。并下石淋，效。

胡桃 属土而有火，性热。本草言其平，是无热也。下文云能脱人眉，动风，非热何伤肺乎？《衍义》云：过夏至不堪食。又其肉煮浆粥，下石淋良。

茄 属土，故甘而喜降火府者也。易种者忌之食之。拆者烧灰治乳。本草言味甘寒，久冷人不可多食，损人动气，发疮及痼疾。又根煮汤，淋洗脚疮，甚效。拆蒂烧灰，以治口疮，皆甘以缓火之急。

石榴 味酸，病人须戒之，性滞，其汁恋膈成痰。榴者留也。多食损肺。其酸皮止下痢，其东行根治蛔虫寸白。又其花白叶者，主心热吐血及衄血等，干之为末，吹鼻中立差。

梨 味甘，浊者①宜之。梨者，利也，流利下行之谓也。《食疗》谓：产妇、金疮人忌②之，血虚也戒之。《衍义》谓：多食动脾，惟酒病烦渴人食之佳。

---

① 者：万历本此下有"甚"字。
② 忌：原作"思"，据万历本改。

橄榄　味涩而生甘，醉饱宜之。然其性热，多食能致上壅，解鱼毒。《日华子》云：开胃，下气，止泻。

冬瓜　性走而急，久病与阴虚者忌之。《衍义》取其分散热毒气，有取于走而性急也。九月勿食。俟被霜食之，不尔，令人成反胃病。又差五淋。

苦丁香　性急，损胃气。吐药不为不多，胃弱者勿用。设有当吐之证，以他药代之可也。病后、产后宜深戒之。仲景有云：诸亡血、诸虚家，不可与瓜蒂。花主心痛咳逆。

苋　本草分六种，而马齿在其数，马齿自是一种，余苋皆人所种者。下血，而又入血分，且善走。红苋与马齿同服，下胎妙。临产时煮食，易产。本草云：利大小便。然性寒滑故也。又其节叶间有水银。

莱菔根　属土而有金与水。本草言下气速，往往见煮食之，多者停滞膈，成溢饮病，以其甘多而辛少也。其子推墙倒壁之功。俗呼为萝卜，亦治肺痿吐血。又其子水研服，吐风痰甚验。《衍义》曰：散气用生姜，下气用莱菔。

韭　研取其汁，冷饮细呷之，可下膈中瘀血，甚效。以其属金而有水与土，且性急。韭能充肝气，又多食则昏神。其子止精滑甚良。又未出粪土为韭黄，最不宜食之，滞气，盖啥噎郁未升之气，故如是。孔子曰"不时不食"，正谓此也。又花食之动风，戒之。

香薷　属金与水，而有彻上彻下之功，治水甚捷。肺得之，则清化行而热自下。又云：大叶香薷，治伤暑，利小便。浓煎汁成膏，为丸服之，以治水胀病，效。本草言：治霍乱不可缺也。

大蒜 性热，喜散，善化肉，故人喜食。属火，多用于暑月，其伤脾伤气之祸积久自见，化肉之功不足言也。有志养身者，宜自知之。久食伤肝气，损目，令人面无颜色。

香油 须炒芝麻，乃可取之。人食之，美且不致病。若又煎炼食之，与火无异，戒之。

饴 属土，成于火，大发湿中之热。《衍义》云动脾风，是言其末而遗其本也。此即饴糖，乃云胶饴，乃是湿糖，用米麦而为，即饧也。

大麦 初熟时，人多炒而食之，此等有火，能生热病，人故不知。大麦水浸之，生芽为蘖，化宿食，破冷气，去心腹胀满。又云：蘖微暖，久食消肾，不可多食，戒之。

栗 属水与土，陈者难化。《衍义》云：生者难化，熟者滞气，隔食生虫。所谓补肾者，以其味咸之故也。

酒 本草止言其热而有毒，不言其湿中发热，近于相火，大醉后，振寒战栗者可见矣。又云：酒性善升，气必随之，痰郁于上，溺涩于下，肺受贼邪，金体大燥，恐饮寒凉，其热内郁，肺气得热，必大伤耗。其始也，病浅，或呕吐，或自汗，或疼痒，或鼻齄①，或自泄，或心脾痛，尚可散而出也；病深，或消渴，为内疽，为肺痿，为内痔，为鼓胀，为失明，为哮喘，为劳嗽，为癫痫，为难明之病，倘非具眼，未易处治，可不谨乎？陶云：大寒凝海，惟酒不冰。大热明矣。方药所用，行药势故也。

醋酸浆 世以之调和，尽可适口，若鱼肉，其致病以渐，人故不知酸收也，人能远之。醋亦谓之醯，俗呼为苦酒，即米醋也。

---

① 鼻齄：亦作"齄鼻"，即酒糟鼻。

可入药，能消痈肿，散水气。

面 热而麸凉，饥年用以代谷。须晒麦令燥，以少水润之，舂去皮，煮以为饭食之，无面热之后患。治暴淋，煎小麦汤饮之。

漆 属金而有水与火，性急，能飞补，用为去积滞之药。若有之中病，积去后补性内行，人不知也。生漆去长虫。又漆叶见《华佗传》同青粘①服之，去三尸虫，利五脏，轻身益气，使人头不白。彭城樊阿从②之，年五百余岁。

桑寄生 药之要品也。自《图经》以下失之，而医人不谙其的，惜哉！以于近海州邑及海外，其地暖，其地不蚕，由是桑木得气厚，生意浓，而无采挀③之苦，但叶上自然生出，且所生处皆是光燥皮肤之上，何曾有所为节间可容化树子也。此说得之于海南北道宪金老的公云。《衍义》云：似难得真者，若得真桑寄生，下咽必验如神。向承之吴山，有求药于诸邑，乃遍令人搜摘，卒不得，遂以实告，甚不乐。盖不敢以伪药罔④人。邻邑有人伪以他木寄生送之，服之逾月而死，哀哉！

丁香 属火，而有金，补泻能走，口居上，地气出焉。肺行清令，与脾气相和，惟有润而甘芳自适焉。有所谓口气病者，令口气有而已，自嫌之，以其脾有郁火，溢入肺中，失其清和甘美之意，而浊气上干，此口气病也。以丁香含之，扬汤止沸耳。惟香薷治之甚捷，故录之。如钉长三四分，紫色，中有粗大如茱萸者，俗呼为母丁香，可入心腹之药尔。以旧本丁香根注中有"不

① 青粘：原作"青粗"，据万历本改。青粘，即玉竹的异名。
② 从：万历本作"服"。
③ 采挀（lǚ吕）：犹摘取。
④ 罔：蒙蔽。

入心腹之用"六字，恐其根必是有毒，故云不入心腹也。

柏皮 属金，而有水与火，走手厥阴，而有泻火为补阴之功，配细辛治口疮有奇功。

厚朴 属土，而有火，气药之温而能散泻胃中之实也。而平胃散用之，佐以苍术，正为上焦之湿，平胃土不使之大过，而复其平，以致于和而已，非谓温补脾胃。习以成俗，皆为之补，哀哉！又云：厚朴能治腹胀，因其味辛，以提其气。

桔梗 能开提气血，气药中宜用之。桔梗能载诸药不能下沉，为舟楫之剂耳。

干姜 散肺气，与五味子同用治嗽，见火则止而不移。治血虚发热，该与补阴药同用。入肺中利肺气，入肾中燥下湿，入气分引血药入血也。《象》云：治沉寒痼冷，肾中无阳，脉气欲绝，黑附子为引用。又云：发散寒邪，如多用则耗散元气，辛以散之，是壮火食气故也。见火候故止而不移，所以能治里寒，非若附子行而不止也。凡止血须炒令黑用之。生尤良，主胸满，温脾燥胃，取以理中，其实主气而泄脾。又人言干姜补脾，今言泄脾，而不言补者，何也？东垣谓：泄之一字，非泄脾之正气，是泄脾中寒湿之邪，故以姜辛热之剂燥之，故曰泄脾也。

缩砂 安胎止痛，行气故也。《日华子》云：治一切气，霍乱，心腹痛。又云：止休息痢。其名缩砂蜜也。

香附子 必用童便浸。凡血气药必用之，引至气分而生血，此阳生阴长之义也。即莎草根也。一名雀头香，大能下气，除胸腹中热。又云：长须眉。

麦蘖 行上焦之滞血，腹中鸣者用之。化宿食，破冷气良。并见前大麦条。

神曲　性温，入胃。麸皮面性凉，入大肠。俱消食积。红曲活血消食。健脾暖胃，赤白痢下水谷，陈久者良。

红蓝花　破留血，养血，多用则破血，少用则养血。本草云：产后血晕口噤，腹内恶血，胎死腹中，并酒煮服。又其子吞数颗，主天行疮子不出。又其胭脂，治小儿聤耳，滴耳中妙。

苍术　治上中下湿疾，皆可用之，一名山精。经曰：必欲长生，可服山精。结阴阳之精气故也。又见前

白芍药　酒浸，炒，与白术同用则能补脾，与川芎同用则泻肝，与人参、白术同用则补气。治腹中痛而下痢者，必炒，后重不炒。又云：白芍惟治血虚腹痛，诸腹痛皆不可治。芍药，白补赤泻。又云：赤者利小便下气，白者止痛散血。又云：血虚寒人，禁此一物。古人有言曰：减芍药以避中寒。诚不可忽。

木香　行肝经气火，煨用可实大肠。木香专泄胸腹间滞寒冷气，多则用之。其昆仑青木香尤行气。又土青木香不入药。

栀子　屈曲下行降火，又能治块中之火。本草云：去热毒风，利五淋，通小便。又云：栀子虽寒无毒，治胃中热气。既亡血、亡津液，腑脏无润养，内生虚热，非此物不可去之。

黄芩　安胎者，乃上中二焦药，降火下行也。缩砂安胎者，治痛，行气也。若血虚而胎不安者，阿胶主之。治痰热者，假此以降其火也。坚实者名子芩，为胜。破者名宿①芩。其腹中皆烂，名腐肠，可入肺经也。其坚实条芩，入大肠除热也。

黄连　以姜汁炒，辛散冲热有功。《日华子》云：治五劳七伤，止心腹痛，惊悸烦躁，天行热疾及目痛。又宋王微云：黄连

---

① 宿：万历本作"片"。

味苦，左右相因，断凉涤暑，阐命轻身。缙云昔御，飞毕上旻，不行而至，吾闻其人。又梁江淹云：黄连上草，丹砂之次。御孽辟妖，长灵久视。骖龙行天，驯马匝地。鸿飞以宜，顺道则利。

枳实　泻痰，能冲墙倒壁，滑窍泻气之药。枳实、枳壳，一物也。小则其性酷而速，大则其性详而缓。故张仲景治伤寒仓卒之病，承气汤中用枳实，此其意也。皆取其疏通决泄，破结实之义。

皂角刺　治痈疽已溃，能引至溃处，甚验。《神仙传》云：崔言者，职隶左亲骑军，一旦得疾，双眼昏，咫尺不辨人物，眉发自落，鼻梁崩倒，肌肤疮癣，皆为恶疾，势不可救。一道流不言名，授其方曰：皂角刺一二斤，为久蒸久晒①，研为末，食上，浓煎大黄汤调一钱匕，服一旬，须发再生而愈。又铁砧以煅金银，虽百十年不坏，以捶皂角，则一夕破碎。

射干　属金，而有木与火、水，行太阴、厥阴之积痰，使结核自消，甚捷。又治便毒，此足厥阴湿气，因疲劳而发。取射干三寸，与生姜同煎，食前服，利三两行效。又治喉痛，切一片嚼之，效。紫花者是，红花者非。此即乌翣，根为射干，叶为乌翣，又为乌扇，又名草姜。《外台》云：治喉痹甚捷。

巴豆　去胃中寒积，无寒积者勿用。

天南星　欲其下行，以黄柏引之。天南星，今市人多以由跋②小者似天南星，但南星小，柔腻肌细，炮之易裂，差可辨尔。

石膏　尝观药命名，固有不可晓者，中间亦多有意义，学者

---

① 久蒸久晒：万历本作"九蒸九晒"。
② 由跋：为天南星科植物由跋的块茎。性味辛苦，温，有毒。《别录》载："主毒肿结热。"

卷首

二一

不可不察。如以色而名者，大黄、红花、白前、青黛、乌梅之类是也；以气而名者，木香、沉香、檀香、麝香、兰[1]香之类是也；以质而名者，厚朴、干姜、茯苓、生地黄之类是也；以味而名者，甘草、苦参、龙胆草、淡竹叶、苦酒之类是也；以能而名者，百合、当归、升麻、防风、硝石之类是也。石膏，火煅细研，醋调封丹炉，其固密甚于石脂，苟非有膏，焉能为用？此兼质兼能而得名，正与石脂同意。阎孝忠妄以方解石为石膏。况石膏甘辛，本阳明经药。阳明主肌肉，其甘也，能缓脾益气，止渴去火；其辛也，能解肌出汗，上行至头，又入手太阴、手少阳。彼方解石止有体重质坚性寒而已，求其所谓石膏，而可为三经之主者焉在哉？医欲责效，不其难乎？又云：软石膏可研为末，醋和丸如绿豆大，以泻胃火、痰火、食积，殊验。生钱塘者，如棋子白澈最佳，彭城者亦好。又有一种玉火石，医人常用之，云味甘微辛温，治伤寒发汗，止头痛、目昏眩，功与石膏等，故附之。

白粉 胡粉另是一种，乃是锡粉，非铅粉也。盖古人以锡为粉，故名胡粉，不可入药。惟妇人用以附面，喜其色类肌肉也，又名镴子粉，即是锡也。

鳖甲 鳖肉补阴。鳖，《左传》云：三足者为之能奴菜切，不可食。凡使须九肋者佳。《药性》云：治劳瘦，除骨热，酽醋炙黄用。又治心腹癥瘕坚积，尤效。

牛膝 能引诸药下行。凡用土牛膝，春夏用叶，秋冬用根，惟叶汁之效尤速。本草云：男子阴消，老人失溺，及寒湿痿痹，腰腿之疾，不可缺也。又竹木刺入肉，涂之即出。

---

① 兰：原作“南”，据万历本改。

茺蔚子 即益母草。产前产后诸疾，行血养血，难产作膏服。此草即益母也。其苗捣取汁服，主浮肿下水，其子入洁面药，令人光泽。又《毛诗》云：中谷有蓷①，益母也。又云臭秽，臭秽即茺蔚也。

牛蒡子 一名恶实。洁古云：主风肿毒，利咽膈，吞一粒，可出痈疽头。《主治秘诀》云：辛温，润肺散气，捣碎用之。东垣云：味辛平甘温，主明目补中及皮肤风，通十二经。其未去萼时，又为之鼠粘子。根谓之牛菜，作菜茹②尤益人。

锁阳 味甘，可啖，煮粥弥佳。补阴气，治虚而大便燥结者用，虚而大便不燥结者勿用，亦可代苁蓉也。

水萍浮芹 发汗尤甚麻黄。此是水中大萍，非今沟渠所生者。昔楚王渡江所得，非斯实也。又高供奉采萍时日歌：不在山不在岸，采我之时七月半。选甚瘫风与缓风，些小微风都不算。豆淋酒内下三丸，铁幞头上也出汗。

青黛 能收五脏之郁火，解热毒，泻肝，消食积。青黛杀恶虫，物化为水。又《宫气方》小儿疳痢，羸瘦毛焦方，歌曰：孩儿杂病变成疳，不问强羸女与男，恰似脊傍多变动，还如瘦尰困耽耽。又歌曰：烦热毛焦鼻口干，皮肤枯槁四肢瘫。腹中时时更下痢，青黄赤白一般般。眼涩面黄鼻孔赤，谷道开张不欲看。忽然泻下成疳淀，又却浓潆一团团。唇焦呕逆不乳哺，壮热增寒卧不安。腹中有病须医药，何须祈祷信神盘。此方便是青黛散，孩儿百病服来看。

---

① 蓷（tuī 推）：即益母草。
② 菜茹：菜蔬。《汉书·食货志上》："还庐树桑，菜茹有畦。"颜师古注："茹，所食之菜也。"

马鞭草　治金疮，行血活血。通妇人月经，及血气肚痛，效。

木贼　用发汗至易，去节锉，以水润湿，火上烘用。本草不言发汗至易，传写之误也。又云：味甘微苦，无毒，治目疾，退翳膜，益肝胆，妇人月水不断。得禹余粮、当归、芎䓖，治崩中赤白；得槐鹅、桑耳，肠风下血服之效。

夏枯草　无臭味，治瘰疬。臭草，有臭味，方作洁面药，即芫蔚是也。凡此两物俱生于春，但夏枯草先枯而无子，蔚臭草后枯而结黑子。又云：有补养血脉之功，三月四月开花，五月夏至时候复枯。盖禀纯阳之气，得阴气则枯也。本草云：散瘿结气，脚肿湿痹。

灯笼草　寒，治热痰嗽，佛耳治寒嗽。

兰叶　禀金水之清气，而似有火，人知其花香之贵，而不知为用有方。盖其叶能散久积陈郁之气，甚有力，入药煎煮用之，东垣方中常用矣。东垣云：味甘性寒，其气清香，生津止渴，益气润肌。《内经》云消诸痹，治之以兰是也。消渴证，非此不能凉。胆痹必用。即今之人栽植座右，花开时满室尽香。

蒲公草　又名蒲公英，属土，开黄花似菊花，化热毒，消恶肿结核，有奇功。在处田间路侧有之，三月开黄花，味甘，解食毒，散滞气，可入阳明、太阴经。洗净，细锉，同忍冬藤煎浓汤，入少酒佐之，以治乳痈，服罢随手欲睡，是其功也。睡觉病已安矣。麦熟有之，质甚脆，有白汁，四时常花，花罢飞絮，絮中有子，落处即生，即今之地丁也。治丁肿有奇功，故书之。

樗木皮　臭椿根，其性凉而能涩血。樗木臭疏，椿木香实，其樗用根叶荚，故曰未见椿上有荚，惟樗木上有荚，以此为异。又有樗鸡，故知命名。不言椿鸡，而言樗鸡者，以显有鸡者为樗，无鸡者为椿，其义明矣。

山楂子 消食行结气，健胃催疮痛。治妇人儿枕痛，浓煎此药汁，入沙糖调服，立效。

杜仲 洁古云：性温味辛甘，气味俱薄，沉而降，阳也。其用壮筋骨，及弱无力以行。东垣云：杜仲能使筋骨强。石思仙治肾冷暨腰痛。患腰病人，虚而身强直，风也。腰不利加而用之。

漏芦 东垣云：是足阳明本经药。大寒无毒，主皮肤热，恶疮疽，通小肠，治泄精、尿血、乳痈及下乳汁，俗名英蒿是也。

姜黄 东垣云：味苦甘辛，大寒无毒，治癥瘕血块痈肿，通月经，消肿毒。姜黄真者，是经种三年以上老姜也，其主治功力烈于郁金，又治气为最。

御米壳 洁古云：味酸涩，主收固气。东垣云：入肾治骨病尤佳。今人虚劳嗽者，多用止嗽，及湿热泄痢者，用止痢。治病之功虽急，杀人如剑，深可戒之。

乌桕木 解蛇毒。

卤咸 一名咸，或作碱，去湿热，消痰磨积块，洗涤垢腻，量虚实用之，若过服则顿损人。又云：石碱、阿魏皆消磨积块。

缲丝汤 口干消渴者，可用此吐之。此物属火，有阴之用，能泻膀胱水中相火，以引清气上朝于口。按《究原方》治消渴，以此汤饮之，或以茧壳丝绵汤饮之，效。

麻沸汤 成无己云：泻心汤以麻沸汤渍服者，取其气薄而泄虚热也。

潦水 成无己：赤小豆汤用潦水者，亦取其水味薄，则不助湿气。

白马胫骨 煅过再研用，味甘寒，可代黄芩、黄连，中气不足者用之。其白马茎味咸，能主男子阴痿，房中术偏用。又阴干者，末，和苁蓉蜜丸，空心，酒下四十丸。

羊肉、羊胫骨 治牙齿疏豁，须用之。东垣云：《别录》羊肉味甘热。《日华子》治脑风并大风，开胃肥健，补中益气。又羊头凉，治骨蒸脑热。凡治目疾，以青羊肝为佳。

败龟板 属金而有水，阴中阳也，大有补阴之功，而本草不言，惜哉！其补阴之功力猛，而兼去瘀血，续筋骨，治劳倦。其能补阴者，盖龟乃阴中至阴之物，禀北方之气而生，故能补阴。治阴血不足，止血，治四肢无力，酥酒、猪脂皆可炙用。龟以其灵于物，方家故用以补心，然甚有验。

天雄 洁古云：非天雄不补上焦之阳虚。

蛤粉 治痰气，能降能消，能软能燥，同香附末、姜汁调服，以治痛。以蛤蜊壳火煅过，研为粉，不入煎剂。

鳝鱼 善补气。本草云：补中益血。又妇人产前有疾可食。

五灵脂 能行血止血。此即寒号虫粪也。本草云：治心腹冷气，妇人心痛，血气刺痛，甚效。又止血，行经血有功，不能生血。

人中白 能泻肝火，散阴火。该置于风露下三年者，始可用也。

人中黄 性凉，治温病，《日华子》有方。

新增补四十三种

防己 气寒苦辛，阳中之阴。治腰以下至足湿热肿盛，补膀胱，去留热，通行十二经，及治中风，手脚挛急。本草云：汉防己君，木防己使，如陶所注，即是木防己，体用小同。按：木、汉二防己，即是根苗为名，汉主水气，木主风气。又云：木防己不入药，古方亦通用之，治肺痿咯血多痰，汉防己、葶苈等分为末，糯米饮调下一钱，甚效。

当归 气温味辛，气味俱轻扬也。又阳中微阴，大能和血补血，治血证通用。雷公云：若破血，即使头一节硬实处，若止痛止血即用尾。若一时①用不如不使，服之无效。易老以为头破血，身行血，尾止血。又云：身养血，若全用和血。《别说》云：大补不足，决取立效之药。气血昏乱，服之而定，气血各有所归之名，故名当归。本草云：主咳逆上气，温疟，及女子诸疾不足。此说尽当归之用矣。

升麻 阳中微阴，主脾胃，解肌肉间热。脾痹非升麻梢不能除，手足阳明伤风引用之的药，及发解本经风邪。若元气不足者，用此于阴中升阳气上行，不可缺也。本草云：治肺痿咳唾脓血。

细辛 气温味辛，手少阴引经之药，治诸顶头痛，诸风通用之药。独活为使，温阴经去内寒，故东垣治邪在里之表。本草云：主咳逆，头痛，百节拘挛，最能温中下气，破痰，利水道。若单服末，不可过半钱匕，多即气闭塞不通者死，故书于此。

藁本 味辛苦，阳中微阴，太阳经本药。治寒气郁结，及巅顶痛，脑、齿痛，引诸药上至巅顶，及与木香同治雾露之气，是各从其类也。

苏木 味辛甘咸，乃阳中之阴。主破血，产后血胀满欲死，排脓止痛，消痈肿瘀血，月经不调，及血晕口噤，极效。

---

① 时：万历本作"概"。

天麻 气平和味苦。一名定风草，即此是也。其苗名赤箭。主诸风湿痹，四肢拘挛，小儿痫惊，及诸虚眩晕，非此不能除也。凡使勿误用，御风草与天麻相似，误服则令人有肠结之患，戒之！慎之！

赤箭 谨按：今医家见用天麻，即是此赤箭根，今本草别是一物。古方用天麻者不用赤箭，用赤箭者即无天麻，方中诸药皆同。天麻、赤箭本为一物，今所用不相违。然赤箭则言苗，用之有自表入里之功；天麻则言根，用之有自内达外之理。根则抽苗，径直而上；苗则结子，成熟而落，从干①中而下，至土而生，似此粗可识其外内主治之理。

柴胡 气平味微苦，阴中之阳，乃少阳、厥阴行经药也。去往来寒热，非柴胡梢子不能除。本草治心腹，去肠胃中结气，推陈致新，除伤寒心下烦热痰实。生银州者为胜。《衍义》曰：柴胡，《本经》并无一字治劳，今人治劳方中，鲜有不用者。呜呼！凡此误世甚多。尝原病劳，有一种真脏虚损，复受邪热，邪因虚而致劳，故曰劳者牢也，当须斟酌用之。如《经验方》中治劳热，青蒿丸用柴胡，正合宜尔，服之无不效。《日华子》又谓：补五劳七伤。《药性论》亦谓：治劳之羸瘦。若有此等病，苟无实热，医者概而用之，不死何待？注释本草，一字亦不可忽，盖万世之后，所误无穷耳。苟有明哲之士，自可处治；中下之学，不肯考究，枉致沦没，可不谨哉！可不戒哉！如张仲景治伤寒寒热往来如疟状，用柴胡正合其宜。

旋覆花 甘微冷利，有小毒。主结气胁下满，消胸上痰结，

---

① 干：万历本作"茎"。

唾如胶漆。一名金沸草也。《衍义》云：行痰水，去头目风，亦走散之药。病人涉虚者，不宜多服，利大肠，戒之。

泽泻 咸寒，阴中微阳，入足太阳、少阴经之药，除湿行水之功尤捷。治小便淋闭，去阴间汗。若无此疾，服之令人眼疾，诚为行去其水故也。仲景八味丸用之，亦不过接引桂、附归就肾经，别无他意。服此未有不小便多者，小便既多，肾气焉得复实？今人止泄精多不敢用。

熟地黄 气寒味苦，阴中之阳，入手足少阴、厥阴。一名芐，一名芑。大补。血衰者须用之。又能填骨髓，长肌肉，男子五劳七伤，女中伤中胞漏下血，破恶血、溺血。初采得以水浸，有浮者名天黄，不堪用；半沉者名人黄，为次；其沉者名地黄，最佳也。其花即地髓花，可单服，延年。凡蒸以木甑、砂锅，不可犯铁器，令人肾消，男子损荣，女损卫。生地黄，大寒，治妇人崩中血不止，及产后血上薄心闷绝，胎动下血，胎不落堕，折伤瘀血、留血、衄血、吐血，皆可捣饮之。病人虚而多热者勿用，慎之！

前胡 本草云：主痰满，胸胁中痞，心腹结气，推陈致新，半夏为之使。

知母 阴中微阳，肾经之本药。主消渴热中，下水，补不足，益气。骨热劳、传尸疰病、产后蓐劳、消痰止嗽、虚人口干，加而用之。

贝母 本草主伤寒烦热，淋沥，瘕疝，喉痹，金疮，腹中、心下结实满，咳嗽上气。《日华子》云：消痰润肺，及烧灰、油调敷人恶疮，至能敛疮口。《别说》云：能散心胸郁结之气，殊有功，则诗人所谓言采其虻者是也。盖作诗者，本以不得志而言之，今用治心中气不快，多愁郁者，甚有功，信矣。

草豆蔻 气热味辛，入足太阴、阳明经，治风寒客邪在胃，痛及呕吐，一切冷气，面裹煨用。《衍义》云：虚弱不能食者宜此。

玄胡 辛温，手足太阴经药。《象》云：破血。治妇人月水不调。小腹痛，及产后诸疾，因血为病，皆可疗之。

茴香 气平味辛，手足少阴、太阳经药也。破一切臭气，调中止呕，下食。本草云：主肾劳、癫疝。《液》云：本治膀胱药，以其先丙，故云小肠也。能润丙燥，以其先戊，故从丙至壬。又手足少阴二药，以开上下经之通道，所以壬与丙交也。即怀香子也。

连翘 苦，阴中微阳，升也，入手少阴经。泻心火，降脾胃湿热，及心经客热，非此不能除，疮瘘痈肿，不可缺也。治血证以防风为上使，连翘为中使，地榆为下使，不可不知。《衍义》治利有微血。不可执以连翘为苦燥剂，虚者多致危困，实者宜用之。连轺又名《本经》不见所注，但仲景方注云：即连翘根也。

大戟 甘寒，有毒，主下十二水，腹满急痛，积聚，利大小肠，通月水，治瘀血，能堕胎孕。其叶名泽漆，味甘无毒，主治颇同。

甘遂 甘寒，有毒，惟用连珠者，然经中不言。此药专于行水攻决为用，入药须斟酌之。

麦门冬 甘微寒，阳中微阴。治肺中伏火，主肺保神，强阴益精，又补肺中元气不足，及治血妄行。《衍义》云：治肺热及虚劳客热，若与地黄、麻仁、阿胶，润经益血，复脉通心。

天门冬 苦甘大寒。《药性》云：主肺热咳逆，喘息促急，保定肺气，除寒热，通肾气，治肺痿生痈，吐脓血，止消渴，利小便。《衍义》云：治肺热之功为多，其味苦，但专泄不专收，寒多之人禁服。

桑白皮 气寒味苦酸，主伤中，五劳羸瘦，补虚益气，除肺中水气，止唾血，消水肿，利水道，须炒而用之。

牡丹皮 苦辛，阴中微阳，厥阴、足少阴之药，治肠胃积血，及衄血、吐血之要药，及治无汗骨蒸。一名百两金。惟山中单叶花红者为佳。

青皮 苦辛咸，阴中之阳，主气滞，破积滞结气，消食，少阳经下药也。陈皮治高，青皮治低，气虚弱少用。治胁痛，须醋炒为佳。

槟榔 纯阳，破气滞，泄胸中至高之气。《象》云：治后重如神，性如铁石之沉，重坠诸药于至下。

桃仁 苦重于甘，阴中阳也，治大便血结、血秘、血燥，通润大便，破血，不可无。《心》云：苦以泄滞血，甘以生新血，故凝血须用。又去血中之坚，及通月经。老人虚秘，与柏子仁、火麻仁、松子仁等分同研，熔白蜡和丸，如桐子大，以黄丹汤下。仲景治中焦蓄血用之。

生姜 辛温，俱轻阳也，主伤寒头痛鼻塞，咳逆上气，止呕吐之圣药。治咳嗽痰涎多用者，此药能行阳而散气故也。又东垣曰：生姜辛温入肺，如何是入胃口？曰：俗皆以心下为胃口者，非也。咽门之下，受有形之物系谓之系，便为胃口，与肺同处，故入肺而开胃口也。又问曰：人云夜间勿食生姜，食则令人闭气，何也？曰：生姜辛温，主开发，夜则气本收敛，反食之，开发其气，则违天道，是以不宜。若有病则不然。若破血，调中去冷，除痰开胃，须热即去皮，若要冷即留皮。

赤石脂 气温，味甘酸。本草主养心气，明目益精。治腹痛泄癖，下利赤白，小便利，及痈疽疮痔，女子崩漏产难，胞衣不出。其五色石脂，各入五脏补益。涩可以去脱，石脂为收敛之剂。胞衣不出，涩剂可以下之，是赤入丙，白入庚也。

玄参 气微寒，味苦，乃足少阴肾经之君药也。本草云：主腹中寒热积聚，女子产乳余疾，补肾气，令人目明，主暴中风。易老云：玄参乃枢机之剂，管领诸气，上下肃清而不浊。以此论之，治虚中氤氲之气、无根之火，以玄参为圣药也。

款冬花 气温，味甘辛，温肺止嗽。本草主咳逆上气，喘急呼吸，杏仁为之使。《日华子》：消痰止嗽，肺痿肺痈，吐血，心虚惊悸。《衍义》云：有人病嗽多日，或教以烧款花两三枚，于无风处，以笔管吸其烟，满口则咽，数日效。

芦根 气寒味甘。本草主消渴客热，止小便。《金匮玉函》治五噎，隔气烦闷，吐逆不下食，芦根五两，锉，水三盏，煮二盏服，无时，甚效。

广茂 气温，味辛平，主心膈痛，饮食不消，破痃癖气最良。止痛，醋炒用。

京三棱 辛苦，主老癖癥瘕结块，妇人血脉不调，心腹刺痛，火炮用之。

草龙胆 苦寒，治赤目肿痛睛胀，瘀肉高起，痛不可忍，以柴胡为主，治眼疾必用之药也，酒浸上行。

车前子 气寒味甘，主气癃闭，利水道，通小便，除湿痹，肝中风热，冲目赤痛。

麻黄 苦甘，阴中之阳，泄卫中实，去荣中寒，发太阳、少阳之汗。入手太阴经。

郁李仁 阴中之阳，破血润燥。

豉 苦咸，纯阳，去心中懊憹，伤寒头痛烦躁。

瞿麦 辛，阳中微阴，利小便为君。

牡蛎 咸，软痞。又治带下、温疟、疮肿，为软坚收敛之剂。

十二经见证

足太阳膀胱经见证

头苦痛　目似脱　头两边痛　泪出　脐反出　下肿，便脓血　肌肉痿　项似拔　小腹胀痛，按之欲小便不得

足阳明胃经见证

恶与火，闻木声则惊狂，上登而歌，弃衣而走　颜黑　不能言　唇肿　呕　呵欠　消谷善饮　颈肿　膺、乳、冲、股、伏兔、胻外廉、足跗皆痛　胸傍过乳痛　口㖞　腹大水肿　奔响腹胀　跗内廉胕痛　髀不可转，腘似结，腨似裂　膝膑肿痛　遗溺失气　善伸数欠　癫疾　湿浸　心欲动，则闭户独处　惊　身前热，身后寒栗

足少阳胆经见证

口苦　马刀挟瘿　胸中、胁肋、髀、膝外至胻绝骨外踝前诸节痛　足外热　寝寒憎风　体无膏泽　善太息

手太阳小肠经见证

面白　耳前热，苦寒　颊颔肿不可转　腰似折　肩、臑、肘、臂外后廉肿痛　臑、臂内前廉痛

手阳明大肠经见证

手大指、次指难用　耳聋辉辉焞焞，耳鸣嘈嘈　耳后、肩、臑、肘、臂外皆痛　气满，皮肤壳壳然，坚而不痛

足太阴脾经见证

五泄注下五色　大小便不通　面黄　舌本强痛　口甘　食即吐，食不下咽　怠惰嗜卧　抢心　善饥善味，不嗜食，不化食　尻阴股膝臑胻足背①痛　烦闷，心下急痛　有动痛，按之若牢，痛当脐　心下若痞　腹胀肠鸣，飧泄不化　足不收，行善瘈，脚下痛　九窍不通　溏泄，水下后出余气则快然　饮发中满，食减善噫，形醉，皮肤润而短气，肉痛，身体不能动摇　足胻肿若水

足少阴肾经见证

面如漆　眇中清　面黑如炭　咳唾多血　渴　脐左、胁下、背、肩、髀间痛　胸中满，大小腹痛　大便难　饥不欲食，心悬如饥　腹大颈肿，喘嗽　脊、臀、股后痛　脊中痛，脊、股内后廉痛　腰冷如冰及肿　足痿，厥　脐下气逆，小腹急痛，泄　下肿，足胻寒而逆　肠澼，阴下湿　四指正黑　手指清，厥　足下热，嗜卧，坐而欲起　冻疮　下痢　善思　善恐　四肢不收，四肢不举

足厥阴肝经见证

头痛　脱色善洁　耳无闻　颊肿　肝逆颊肿　面青　目赤肿痛　两胁下痛引小腹　胸痛，背下则两胁肿痛　妇人小腹肿　腰痛不可俯仰　四肢满闷　挺长热　呕逆　睾丸肿，睾疝　暴痒

---

① 背：崇祯本作"皆"。

足逆寒　腨善瘛，节时肿　遗沥，淋溲，便难，癃，狐疝，洞泄，大人癫疝　眩冒　转筋　阴缩，两筋挛　善恐，胸中喘，骂詈　血在胁下，喘

手太阴肺经见证

善嚏　缺盆中痛　脐上、肩痛　肩背痛　脐右、小腹胀引腹痛　小便数　溏泄　皮肤痛及麻木　喘，少气，颊上气见　交两手而瞀，悲愁欲哭　洒淅寒热

手少阴心经见证

消渴　两肾内痛　后廉、腰背痛　浸淫　善笑，善惊，善忘　上咳吐，下气泄　眩仆　身热而腹痛　悲

手厥阴别脉经见证心主①

笑不休　手心热　心中大热　面黄目赤　心中动

手足阴阳经合生见证

头顶痛，足太阳、手少阴　黄疸，足太阴、少阴　面赤，手少阴、厥阴，手、足阳明　目黄，手阳明、少阴、太阳、厥阴，足太阳　耳聋，手太阳、阳明、少阳、太阴，足少阴　喉痹，手、足阳明，手少阳　鼻鼽衄，手足阳明、太阳　目𥆨𥆨无所见，足少阴、厥阴　目瞳人痛，足厥阴　面尘，足厥阴、少阳　咽肿，足少阴、厥阴　嗌干，手太阴，足少阴、厥阴，手少阴、太阳　哕，手少阳，足太阴　膈咽不通，不食，足阳明、太阴　胸满，手太阴，足厥阴，手厥阴　胸支满，手厥阴、少阴　腋肿，手厥阴，足少阳　胁痛，手少阴，足少阳　胸中痛，手少阴，足少阳

---

① 　心主：万历本无此二字。

善呕苦汁，足少阳、足阳明逆　少气咳嗽，喘渴上气，手太阴，足少阴　喘，手阳明，足少阴，手太阴　臂外痛，手太阳、少阳　臂，一作臀　掌中热，手太阳、阳明、厥阴　肘挛急，手厥阴、太阴　肠满胀，足阳明、太阴　心痛，手少阴、厥阴，足少阴　痔，足太阳，手、足太阴热　凄然振寒，足阳明、少阳　如人将捕，足少阴、厥阴　疟，足太阴，足三阳　汗出，手太阳、少阴，足阳明、少阳　身体重，手太阴、少阴

论 五 篇

不治已病治未病

与其救疗于有疾之后，不若摄养于无疾之先，盖疾成而后药者，徒劳而已。是故已病而不治，所以为医家之法；未病而先治，所以明摄生之理。夫如是则思患而预防之者，何患之有哉？此圣人不治已病治未病之意也。尝谓备土以防水也，苟不以闭塞其涓涓之流，则滔天之势不能遏；备水以防火也，若不以扑灭其荧荧之光，则燎原之焰不能止。其水火既盛，尚不能止遏，况病之已成，岂能治软？故宜夜卧早起于发陈之春，早起夜卧于蕃秀之夏，以之缓形无怒而遂其志，以之食凉食寒而养其阳，圣人春夏治未病者如此；与鸡俱兴于容平之秋，必待日光于闭藏之冬，以之敛神匿志而私其意，以之食温食热而养其阴，圣人秋冬治未病者如此。或曰：见肝之病，先实其脾脏之虚，则木邪不能传；见右颊之赤，先泻其肺经之热，则金邪不能盛，此乃治未病之法。今以顺四时调养神志，而为治未病者，是何意耶？盖保身长全者，所以为圣人之道，治病十全者，所以为上工术。不治已病治未病之说，著于《四气调神大论》，厥有旨哉？昔黄帝与天师难疑答问之

书，未尝不以摄养为先，始论乎天真，次论乎调神，既以法于阴阳，而继之以调于四气，既曰食欲有节，而又继之以起居有常，谆谆然以养生为急务者，意欲治未然之病，无使至于已病难图也。厥后秦缓达乎此，见晋侯病在膏肓，语之曰不可为也；扁鹊明乎此，视齐侯病至骨髓，断之曰不可救也。噫！惜齐、晋之侯不知治未病之理。

亢则害承乃制

气之来也，既以极而成灾，则气之乘也，必以复而得平，物极则反，理之自然也。大抵寒、暑、燥、湿、风、火之气，木、火、土、金、水之形，亢极则所以害其物，承乘则所以制其极，然则极而成灾，复而得平，气运之妙，灼然而明矣，此亢则害，承乃制之意。原夫天地阴阳之机，寒极生热，热极生寒，至神不测，有以斡旋宰制于其间也。故木极而似金，火极而似水，土极而似木，金极而似火，水极而似土，盖气之亢极，所以承之者，反胜于己也。夫惟承其亢而制其害者，造化之功可得而成也。今夫相火之下，水气承而火无其变；水位之下，土气承而水无其灾；土位之下，木承而土顺；风位之下，金乘而风平；火热承其燥金，自然金家之疾；阴精承其君火，自然火家之候，所谓亢而为害，承而乃制者，如斯而已。且尝考之《六元正纪大论》云：少阳所至为火生，终为蒸溽。火化以生，则火生也。阳在上，故终为蒸溽。是水化以承相火之意。太阳所至为寒雪、冰雹、白埃，是土化以承寒水之意也。霜雪、冰雹，水也。白埃，下承土也。以至太阴所至为雷霆骤注、烈风。雷霆骤注，土也。烈风，下承之木气也。厥阴所至为风生，终为肃。风化以生，则风生也。肃，静也。阳明所至为散落，温。散落，金也。温，下承之火气也。少阴所至为热生，中为寒。热化以生，则热生也。阴精承上，故中为寒也。岂非亢为害，则承乃制者欤？昔者黄帝与岐伯，上穷天纪，下极地理，远取诸物，近取诸身，更相问难，以作《内经》。至于《六微旨大论》有及于六气相承之言，以为制则生化，外别盛衰，害则败乱，生化大病，诸以所胜之气来于下者，皆折其标盛也。不然，曷以水发而雹雪，土发而骤飘，木发而毁折，金发而清明，火发而曛昧？此皆郁极乃发，以承所亢之意也。呜呼！通天地人曰儒，医家者流，岂止治疾而已？当思其"不明天地之理，不足以为医工"之语。

审察病机无失气宜

邪气各有所属也，当穷其要于前；治法各有所归也，当防其差于后。盖治病之要，以穷其所属为先，苟不知法之所归，未免于无差尔。是故疾病之生，不胜其众，要其所属，不出乎五运六气而已。诚能于此审察而得其机要，然后为之治，又必使之各应于运气之宜，而不至有一毫差误之失。若然，则治病求属之道，庶乎其无愧矣。《至真要大论》曰：审察病机，无失气宜。意蕴诸此。尝谓医道有一言而可以尽其要者，运气是也。天为阳，地为阴，阴阳二气，各分三品，谓之三阴三阳。然天非纯阳而亦有三阴，地非纯阴而亦有三阳，故天地上下，各有风、热、火、湿、燥、寒之六气，其斡旋运动乎两间者，而又有木、火、土、金、水之五运。人生其中，脏腑气穴亦与天地相为流通，是知众疾之作，而所属之机无出乎是也。然而医之为治，当如何哉？惟当察乎此，使无失其宜而后可。若夫诸风掉眩，皆属肝木；诸痛痒疮，皆属心火；诸湿肿满，皆属脾土；诸气膹郁，皆属肺金；诸寒收引，皆属肾水。此病属于五运者也。诸暴强直，皆属于风；诸呕吐酸，皆属于热；诸躁扰狂越，皆属于火；诸痉强直，皆属于湿；

诸涩枯涸，皆属于燥；诸病水液，澄澈清冷，皆属于寒。此病机属于六气者也。夫惟病机之察，虽曰既审，而治病之施，亦不可不详。故必别阴阳于疑似之间，辨标本于隐微之际。有无之殊者，求其有无之所以殊；虚实之异者，责其虚实之所以异。为汗、吐、下，投其所当投；寒、热、温、凉，用其所当用。或逆之以制其微，或从之以导其甚，上焉以远司气之犯，中焉以辨岁运之化，下焉以审南北之宜，使小大适中，先后合度，以是为治，又岂有差殊乖乱之失耶？又考之《内经》曰：治病必求其本。本草曰：欲疗病者，先察病机。此审病机之意也。《六元正纪大论》曰：无失天信，无逆气宜。《五常大论》曰：必先岁气，无伐天和。此皆无失气宜之意也。故《素问》《灵枢》之经，未尝不以气运为言，既曰先立其年以明其气，复有以戒之曰，治病者必明天道、地理、阴阳更胜，既曰不知年之所加，气之盛衰，虚实之所起，不可以为工矣。谆谆然若有不能自已者，是岂圣人私忧过计哉？以医道之要，悉在乎此也。观乎《原病式》一书，比类物象，深明乎气运造化之妙，其于病机气宜之理，不可以有加矣。

能合色脉可以万全

欲知其内者，当以观乎外，诊于外者，斯以知其内。盖有诸内者形诸外，苟不以相参，而断其病邪之逆顺，不可得也。为工者深烛厥理，故望其五色，以青、黄、赤、白、黑以合于五脏之脉，穷其应与不应；切其五脉，急、大、缓、涩、沉以合其五脏之色，顺与不顺。诚能察其精微之色，诊其微妙之脉，内外相参而治之，则万举万全之功，可坐而致矣。《素问》曰：能合色脉可以万全。其意如此。原夫道之一气，判而为阴阳，散而为五行，而人之所禀皆备焉。夫五脉者，天之真，行血气，通阴阳，以荣于身；五色者，气之华，应五行，合四时，以彰于面。惟其察色按脉而不偏废，然后察病之机，断之以寒热，归之以脏腑，随证而疗之，而获全济之效者，本于能合色脉而已。假令肝色如翠羽之青，其脉微弦而急，所以为生，若浮涩而短，色见如草滋者，岂能生乎？心色如鸡冠之赤，其脉当浮大而散，所以为顺，若沉濡而滑，色见如衃血者，岂能顺乎？脾色如蟹腹之黄，其脉当中缓而大，所以为从；若微弦而急，色见如枳实者，岂能从乎？肺色如豕膏之白，其脉当浮涩而短，所以为吉，若浮大而散，色见如枯骨者，岂能吉乎？以至肾色见如乌羽之异①，其脉沉濡而滑，所以为生，或脉来缓而大，色见如炲②者死。死生之理，夫惟诊视相参，既以如此，则药证相对，厥疾弗瘳者，未之有也。抑尝论之，容色所见，左右上下各有其部；脉息所动，寸关尺中皆有其位。左颊者，肝之部，以合左手关位，肝胆之分，应于风木，为初之气；颜为心之部，以合于左手寸口，心与小肠之分，应于君火，为二之气；鼻为脾之部，合于右手关脉，脾胃之分，应于湿土，为四之气；右颊肺之部，合于右手寸口，肺与大肠之分，应于燥金，为五之气；颐为肾之部，以合于左手尺中，肾与膀胱之分，应于寒水，为终之气。至于相火，为三之气，应于右手，命门、三焦之分也。若夫阴阳五行相生相胜之理，当以合之于色脉而推之也。是故《脉要精微论》曰：色合五行，脉合阴阳。《十三难》曰：色之与脉，当参相应，然而治病，万全之功，苟非合于色脉者，莫之能也。《五脏生成篇》云：心之合脉也，其荣色也。

---

① 异：《丹溪医集》作"黑"。
② 炲（tái 苔）：古同"炱"。炱，烟气凝积而成的黑灰。

夫脉之大小、滑涩、沉浮，可以指别，五色微甚可以目察，继之以能合色脉可以万全。谓夫赤脉之至也，喘而坚；白脉之至也，喘而浮；青脉之至也，长而左右弹；黄脉之至也，大而虚；黑脉之至也，上坚而大。此先言五色，次言五脉，欲后之学者，望而切之以相合也。厥后扁鹊明乎此，述之曰：望而知之谓之神，切脉而知之谓之巧。深得《内经》之理也。下逮后世，有立方者，目之曰神巧万全，厥有旨哉！

治病必求于本

　　将以施其疗疾之法，当以穷其受病之源。盖疾疢①之原，不离于阴阳之二邪也，穷此而疗之，厥疾弗瘳者鲜矣。良工知其然，谓夫风、热、火之病，所以属乎阳邪之所客，病既本于阳，苟不求其本而治之，则阳邪滋蔓而难制；湿、燥、寒之病，所以属乎阴邪之所客，病既本于阴，苟不求其本而治之，则阴邪滋蔓而难图。诚能穷原疗疾，各得其法，万举万全之功，可坐而致也。治病必求于本，见于《素问·阴阳应象大论》者如此。夫邪气之基，久而传化，其变证不胜其众也。譬如水之有本，故能游至汪洋浩瀚，泒而趋下以渐大；草之有本，故能荐生茎叶实，秀而在上以渐蕃。若病之有本，变化无穷，苟非必求其本而治之，欲去深感之患，不可得也。今夫厥阴为标，风木为本，其风邪伤于人也，掉摇而眩转，瞤动而瘈疭，卒暴强直之病生矣。少阴为标，君火为本，其热邪伤于人也，疮疡而痛痒，暴注而下迫，水液浑浊之病生矣。少阳为标，相火为本，其火邪伤于人也，为热而瞀瘛，躁

---

　　① 疾疢：泛指疾病。《隋书·经籍志三》："医方者，所以除疾疢，保性命之术者也。"

扰而狂越，如丧神守之病生矣。善为治者，风淫所胜，平以辛凉；热淫所胜，平以咸寒；火淫所胜，平以咸冷，以其病本于阳，必求其阳而疗之，病之不愈者，未之有也。太阴①为标，湿土为本，其湿邪伤于人也，腹满而身肿，按之而没指，诸痉强直之病生矣。阳明为标，燥金为本，其燥邪伤于人也，气滞而膹郁，皮肤以皴揭，诸涩枯涸之病生矣。太阳为标，寒水为本，其寒邪伤于人也，吐利而腥秽，水液以清冷，诸寒收引之病生矣。善为治者，湿淫所胜，平以苦热，燥湿所胜，平以苦温，寒淫所胜，平以辛热，以其病本于阴，必求其阴而治之，病之不愈者，未之有也。岂非将以施其疗疾之法，当以穷其受病之源者哉？抑尝论之，邪气为病，各有其候，治之之法，各有其要，亦岂止于一端而已。其在表者，汗而发之；其入里者，下而夺之；其在高者，因而越之，谓可吐也；慓悍者，按而收之，谓按摩也；藏寒虚夺者，治以灸烙；脉病挛痹者，治以针刺；血实蓄结肿热者，治以砭石；气滞、痿厥、寒热者，治以导引；经络不通，病生于不仁者，治以醪醴；血气凝泣，病生于筋脉者，治以熨药。始焉求其受病之本，终焉蠲其为病之邪者，无出于此也。噫！昔黄帝处于法宫之中，坐于明堂之上，受业于岐伯，传道于雷公，曰：阴阳者，天地之道也。纲纪万物，变化生杀之妙，盖有不测之神，斡旋宰制于其间也。人或受邪生病，不离于阴阳也。病既本于此，为工者岂可他求哉？必求于阴阳可也。《至真要大论》曰：有者求之，无者求之。此求其病机之说，与夫求于本其理一也。

---

① 阴：原作"阳"，据万历本改。

附：刘河间风热湿燥寒论 出《宣明论》

诸风 风本生热，以热为本，风为标，言风者，即风热病也。

诸热 热甚而生风，或热微风甚，即兼治风热，或风微热甚，但治其热，即风自消矣。

诸湿 湿本土气，火热能生土湿，故夏热则万物湿润，秋凉则湿复燥干也。湿病本不自生，因于火热怫郁，水液不能宣行，即停滞而生水湿也。凡病湿者，多自热生，而热气尚多，以为兼证，当云湿热。亦犹风热，义同。虽病水寒，不得宣行，亦能为湿。虽有此异，亦以鲜矣。或跗肿体寒，而有水者，以为蓄热入里极深，本非病寒也。及夫寒热吐泻，因得湿而成也。

诸燥 燥干者，金肺之本。肺藏气，以血液内损，气虚成风则皴揭。风能胜湿，热能耗液，皆能成燥。故经云：风热火兼为阳，寒湿燥同为阴。又燥湿亦异也，然燥金虽属秋阴，而其性异于寒湿。燥阴盛于风热火也，故风热甚而寒湿同于燥也。然中寒吐泻，亡液而成燥者，亦以此矣。故经云：诸涩枯涸，干劲皴揭，皆属于燥也。

诸寒 寒者，上下所生水液，澄澈清冷，谷不化，小便清白不涩，身凉不渴，本末不经有见阳热证，其脉迟者是也。此因饮食冷物过多，阴胜阳衰，而为中寒也。或冷热相并，而反阳气怫郁，不能宣散，怫热内作，以成热证者，不可亦言为冷，当以热①证辨之。夫湿热吐泻，当见阳脉，若亡液气虚，亦能反见诸阴脉也，当以标本明之，不可妄治。或热证误服白术调中汤，温药亦能开发，阳气宣通而愈，别无加害也。

附：《诊家枢要》

滑伯仁曰：人之为病，虽曰不过寒热虚实四者，而其脉多兼见也。热则流通，凡浮大数长，皆热也；寒则坚凝，凡沉小迟短，皆寒也。实则形刚，凡实滑弦紧，皆实也；虚则形柔，凡虚涩濡缓，皆虚也。细而推之，浮为在表，沉为在里，大数为热，小迟为寒，长为热流通，短为寒凝结，实为气实，虚为气虚，滑为血实为有痰，涩为血虚为有郁，弦紧为痛，弦坚为积聚，濡缓为湿，缓大为湿热。

浮沉以举按轻重言，浮甚为散，沉甚为伏。大小以盈亏言，大以统洪，小以该①细。数迟以息至多少言，数甚为疾，数止为促。长短以部位之过与不及言，实滑弦紧以形状有力言，实以该牢革，滑以统动，弦甚为紧。虚涩濡缓以形状无力言，虚以统弱微，涩以该芤，缓止为结，结甚为代。此又合三十脉也。自此以往，尽推无穷，知者观之，思过半矣。

附：十二经脉歌

手太阴肺中焦生，下络大肠出贲门，上膈属肺从肺系，系横出腋臑中行，肘臂寸口上鱼际，大指内侧爪甲根。支络还从腕后出，接次指属阳明经。此经多气而少血，是动则病喘与咳。肺胀膨膨缺盆痛，两手交瞀为臂厥。所生病者为气咳，喘渴烦心胸满结。臑臂之外前廉痛，小便频数掌中热。气虚肩背痛而寒，气盛

---

① 该：表示范围，相当于"全""都"。

亦疼风汗出。欠伸少气不足息，遗矢无度溺变别。

阳明之脉手大肠，次指内侧起商阳，循指上连出合谷，两筋岐骨循臂膊①。入肘外廉循臑外，肩端前廉柱骨傍，从肩下入缺盆内，络肺下膈属大肠。支从缺盆上入颈，斜贯颊前下齿当，环出人中交左右，上侠鼻孔注迎香。此经血盛气亦盛，是动颈肿并齿痛。所生病者为鼻衄，目黄口干喉痹生。大指次指难为用，肩臑外侧痛相仍。

胃足阳明交鼻起，下循鼻外下入齿，还出侠口绕承浆，颐后大迎颊车里，耳前发际至额颅，支下人迎缺盆底，下膈入胃络脾宫，直者缺盆下乳内。一支幽门循腹中，下行直合气冲逢。遂由髀关抵膝膑，胻跗中指内关同。一支下膝注三里，前出中指外关通。一支别走足跗指，大指之端经尽矣。此经多气复多血，是动欠伸面颜黑。凄凄恶寒畏见人，忽闻木声心振慑。登高而歌弃衣走，甚则腹胀仍贲响。凡此诸疾皆骭厥，所生病者为狂疟。湿温汗出鼻流血，口喝唇裂又喉痹，膝膑疼痛腹胀结，气膺伏兔骭外廉，足跗中指俱痛彻。有余消谷溺色黄，不足身前寒振栗。胃房胀满食不消，气盛身前皆有热。

太阴脾起足大指，上循内侧白肉际，核骨之后内踝前，上臑循胻胫膝里，股内前廉入肠中，属脾络胃与膈通，侠喉连舌散舌下，支络从胃注心宫。此经气盛而血衰，是动具病气所为，食入即吐胃脘痛，更兼身体痛难移，腹胀善噫舌本强，得后与气快然衰；所生病者舌亦痛，体重不食亦如之。烦心心下仍急痛，泄水溏瘕寒疟随，不卧强立股膝肿，疸发身黄大指瘘。

---

① 膊：原作"肪"，据万历本改。

手少阴脉起心中，下膈直与小肠通。支者还从肺系走，直上咽喉系目瞳。直者上肺出腋下，臑后肘内少海从，臂内后廉抵掌中，兑骨之端注少冲，多气少血属此经，是动心脾痛难任，渴欲饮水咽干燥，所生胁痛目如金，胁臂之内后廉痛，掌中有热向经寻。

手太阳经小肠脉，小指之端起少泽，循手外廉出踝中，循臂骨出肘内侧，上循臑外出后廉，直过肩解绕肩甲，交肩下入缺盆内，向腋络心循咽嗌，下膈抵胃属小肠，一支缺盆贯颈颊，至目锐眦却入耳，复从耳前仍上颊，抵鼻升至目内眦，斜络于颧别络接。此经少气还多血，是动则病痛咽嗌，颔下肿兮不可顾，肩如拔兮臑似折，所生病兮主肩臑，耳聋目黄肿腮颊，肘臂之外后廉痛，部分犹当细分别。

足经太阳膀胱脉，目内眦上颧额尖。支者巅上至耳角，直者从巅脑后悬。络脑还出别下项，仍循肩膊侠脊边，抵腰脊肾膀胱内，一支下与后阴连，贯臀斜入委中穴，一支膊内左右别，贯胛侠脊过髀枢，髀内后廉腘中合，下贯踹内外踝后，京骨①之下指外侧。是经血多气少也，是动头疼不可当，项如拔兮腰似折，髀强痛彻脊中央，腘如结兮踹如裂，是为踝厥筋乃伤；所生疟痔小指废，头囟顶痛目色黄，腰尻腘脚疼连背，泪流鼻衄及癫狂。

足经肾脉属少阴，小指斜透涌泉心，然骨之下内踝后，别入跟中踹内侵，出腘内廉上股内，贯脊属肾膀胱临，直者属肾贯肝膈，入肺循喉舌本寻，支者从肺络心内，仍至胸中部分深。此经多气而少血，是动病饥不欲食，喘嗽唾血喉中鸣，坐而欲起面如

---

① 骨：原作"国"，据崇祯本改。

垢，目视晥晥气不足，心悬如饥常惕惕。所生病者为舌干，口热咽痛气贲逼，股内后廉并脊疼，心肠烦痛疸而澼，痿厥嗜卧体怠堕，足下热痛皆肾厥。

手厥阴心主起胸，属包下膈三焦宫。支者循胸出胁下，胁下连腋三寸同。仍上抵腋循臑内，太阴少阴两经中，指透中冲支者别，小指次指络相通，是经少气原多血，是动则病手心热，肘臂挛急腋下肿，甚则胸胁支满结，心中澹澹或大动，善笑目黄面赤色。所生病①者为心烦，心痛掌热病之则。

手经少阳三焦脉，起自小指次指端，两指歧骨手腕表，上出臂外两骨间，肘后臑外循肩上，少阳之后交别传，下入缺盆膻中分，散落心膈高里穿，支者膻中缺盆上，上项耳后耳角旋，屈下至颐仍注颊，一支出耳入耳前，却从上关交曲颊，至目内眦乃尽焉，斯经少血还多气，是动耳鸣喉肿痹，所生病者汗自出，耳后痛兼目锐眦，肩臑肘臂外皆疼，小指次指亦如废。

足脉少阳胆之经，始从两目锐眦上②，抵头循角下耳后，脑空风池次第行，手少阳前至肩上，交少阳右上缺盆，支者耳后贯耳内，出走耳前锐眦循，一支锐眦大迎下，合手少阳抵项根，下加颊车缺盆合，入胸贯膈络肝经，属胆仍从胁里过，下入气街毛际萦，横入髀厌环跳内，直者缺盆下腋膺，过季胁下髀厌内，出膝外廉是阳陵，外辅绝骨踝前过，足跗小指次指分；一支别从大指去，三毛之际接肝经。此经多气乃少血，是动口苦善太息，心胁疼痛难转移，面尘足热体无泽，所生头痛连锐眦，缺盆肿痛并两

---

① 病：原作"之"，据《针灸大全》改。
② 上：原作"生"，据万历本改。

腋，马刀挟瘿生两旁，汗出振寒痎疟疾，胸胁髀膝至骺骨，绝骨踝痛及诸节。

厥阴足脉肝所终，大指之端毛际丛，足跗上廉太冲分，踝前一寸入中封；上踝交出太阴后，循腘内廉阴股充，环绕阴器抵小腹，侠胃属肝络胆逢，上贯膈里布胁肋，侠喉项颡目系同，脉上巅会督脉出，支者还生目系中，下络颊里还唇内，支者便从膈肺通，是经血多气少焉，是动腰疼俯仰难，男疝女人小腹肿，面尘脱色及咽干。所生病者为胸满，呕吐洞泄小便难，或时遗溺并狐疝，临证还须仔细看。

附：古庵药监

治风门升生

风属阳，善行数变，自外而入，以郁正气，故治风多行气开表药。又风入久变热，热能生痰，宜用祛风化痰药。又热极生风，风能燥液，宜用清热润燥药。

行气开表药

羌活苦甘辛平微温　独活同上　防风甘辛温　细辛大辛温　升麻甘苦平微寒　麻黄苦甘温　白芷辛温　藁本辛苦温　天麻辛甘平　秦艽苦辛平微温　威灵仙苦温　菓耳实苦甘温　蔓荆实苦辛微温　牡荆实苦温　恶实辛苦平　紫苏辛甘温　薄荷辛苦凉温　荆芥辛苦温

祛风化痰药

天南星苦辛平　何首乌甘苦微温　白附子甘辛温　皂荚辛咸温　藜芦辛苦寒　瓜蒂苦寒　蝉蜕咸甘寒　蝎甘辛　白僵蚕咸辛平　白花蛇甘咸温　牛黄苦平凉　虎骨辛微温

清热润燥药

菊花苦甘平寒　密蒙花甘平　蒺藜子苦辛微寒　青葙子苦微寒
木贼甘微苦　白薇苦咸平寒　女萎甘平　巴戟天辛甘微温　天竺黄甘寒
五加皮辛苦微寒

主治各经风药

肝川芎　心细辛　脾升麻　肺防风　肾独活　胃升麻　大肠白芷
小肠藁本　三焦黄芪　膀胱羌活

以上诸药发散风寒，升散郁火，兼治表湿之剂。

治热门沉藏

治热以寒，寒药属阴，故治热多阴药。又郁火宜发散，宜用
风门药，火郁则发之，升阳散火也。夫热燥皆属阳，宜与治燥门
通看。

治上焦热药

黄芩苦平寒　栀子苦寒　沙参苦甘微寒　玄参苦咸微寒　前胡苦微
寒　青黛咸甘寒　山豆根甘寒　百部根甘苦微寒　桑白皮甘辛温　丹
参苦微寒　白前甘辛微寒　桔梗苦微温

治中焦热药

黄连苦寒　胡黄连苦平　连翘苦平微寒　葛根甘平　香薷辛微温
石斛甘平　滑石甘寒　石膏辛甘微寒　玄明粉辛甘寒　茵陈蒿苦辛平微
寒　大黄苦大寒　芒硝辛咸寒　犀角甘辛咸寒　羚羊角咸苦寒

治下焦热药

檗木苦微辛寒　柴胡苦平微寒　龙胆草苦涩大寒①　防己辛苦平寒
车前子甘咸寒　地肤子苦寒　石韦苦甘平微寒　通草辛甘平　地榆苦

---

① 寒：原无，据万历本补。

甘酸微寒　苦参苦寒沉　秦皮苦寒①　文蛤咸平　龟甲咸甘平　鳖甲咸平

主治各经热药

肝气，柴胡；血，黄芩　心气，麦门冬；血，黄连　脾气，白芍药；血，生大黄　肺气，石膏；血，栀子　肾气，玄参；血，黄柏　胆气，连翘；血，柴胡　胃气，葛根；血，大黄　三焦气，连翘；血，地骨皮　膀胱气，滑石；血，黄柏　大肠气，连翘；血，大黄　小肠气，赤茯苓；血，木通　胞络气，麦门冬；血，牡丹皮

主治骨肉分劳瘵发热药

肝气，当归；血，柴胡　心气，生地黄；血，黄连　脾气，芍药；血，木瓜　肺气，石膏；血，桑白皮　肾气，知母；血，生地黄　胆气，柴胡；血，瓜蒌　胃气，石膏；血，芒硝　大肠气，芒硝；血，大黄　小肠气，赤茯苓；血，木通　三焦气，石膏；血，竹叶　膀胱气，滑石；血，泽泻

以上诸药，治上中下三焦内热，兼治湿热之剂。

治湿门中化

湿因气虚不能运化水谷而生，宜用补气除湿药，又宜调中消导药、行湿利大小便药。外湿宜汗散，宜用风门药，风能胜湿也。夫湿寒皆属阴，宜与治寒门通看。

补气除湿药

黄芪甘微温　人参甘微苦温微寒　甘草甘平生寒熟温　白术苦甘辛温　茯苓甘淡平　薯蓣甘温平

---

① 苦寒：万历本作"苦甘平微寒"。

调中消导药

苍术_{苦甘辛温性烈} 半夏_{辛微苦平，生寒熟温} 橘皮_{辛苦温} 青皮_{苦辛寒} 枳壳_{苦酸辛气微寒} 枳实_{苦咸寒} 厚朴_{苦辛温} 射干_{苦平微温①} 旋覆花_{咸甘温} 大腹皮_{辛微温} 白扁豆_{甘微温} 大麦蘖_{咸甘温} 神曲_{甘温} 山楂子_{酸苦②} 京三棱_{苦辛平} 蓬莪术_{苦辛温} 阿魏_{辛平热} 使君子_{甘温} 薏苡仁_{甘微寒} 罂粟壳_{甘平性涩}

行湿利大小便药

猪苓_{甘苦淡平} 泽泻_{甘咸寒} 瞿麦_{苦辛寒} 紫草_{苦寒} 木瓜实_{酸温} 赤小豆_{辛甘酸温平} 百合_{甘平} 葶苈_{辛苦③大寒} 牵牛子_{苦寒} 大戟_{苦甘寒} 芫花_{辛苦温} 甘遂_{苦甘大寒} 海藻_{苦咸寒} 昆布_{咸寒}

主治各经湿药

肝_{白术，一云川芎} 心_{黄连，一云赤茯苓} 脾_{白术} 肺_{桑白皮} 肾_{泽泻} 胃_{白术} 小肠_{车前子} 三焦_{陈皮} 膀胱_{茵陈} 大肠_{秦艽} 心包络_著

以上诸药治上中下三焦内湿，兼补气调气之剂。

治燥门_{降收}

燥因血虚而然。盖血虚生热，热生燥是也。宜用解热生津药及滋血润燥药。夫燥热皆属阳，宜与治热门通看。

解热生津药

天门冬_{苦甘平大寒} 麦门冬_{甘微苦平微寒} 知母_{苦辛寒} 贝母_{辛苦平微寒} 栝蒌根_{苦寒} 枇杷叶_{苦平} 五味子_{酸温} 地骨皮_{苦寒} 兰草

---

① 苦平微温：原无，据万历本补。
② 酸苦：原无，据万历本补。
③ 苦：万历本此下有"甘"字。

辛甘平寒　梅实酸平　马兜铃苦寒　款冬花辛甘温　紫菀苦辛温　阿胶甘辛平微温　诃梨勒苦酸温喜降　淡竹叶甘辛寒　远志苦温　菖蒲辛苦温　酸枣仁酸平　牡丹皮苦寒

滋血润燥药

生地黄甘苦大寒　熟地黄甘苦寒微温　当归甘辛温　芎䓖辛温　芍药苦酸微寒　麻子甘平　杏核仁甘苦温　桃核仁甘苦平　红蓝花辛甘温　蜀葵花甘寒　郁李仁酸苦平　苏方木甘咸酸平　槐实苦酸咸寒　柏实甘平　蒲黄甘平　牛膝苦酸平①　枸杞苦寒　肉苁蓉甘酸咸微温　琐阳甘咸　鹿茸苦辛温

主治各经燥药

肝当归　心麦门冬　脾麻仁　肺杏仁　肾柏子仁　大肠硝石　小肠茴香　三焦山药　膀胱茴香　心包络桃仁

以上诸药治上中下三焦内燥兼补血和血之剂。

治寒门浮长

治寒以热。热药属阳，故治寒多阳药。外寒宜汗散，宜用风门药，寒从汗解也。夫寒湿皆属阴，宜与治湿门通看。

治上焦寒药

附子辛甘温大热　乌头辛甘温　生姜辛甘微温　桂枝辛温②

治中焦寒热药

干姜辛温大热　桂甘辛大热　高良姜辛苦大温　白豆蔻辛大温　草豆蔻辛温　肉豆蔻苦辛温　莎草根甘辛气③微寒　缩砂蜜辛苦温　益智

---

① 平：万历本无此字。
② 辛温：原无，据万历本补。
③ 气：万历本无此字。

子辛温　藿草甘辛微温　丁香辛温　巴豆辛温　蜀椒辛大温　胡椒辛大温　艾叶苦微温　韭子微辛酸温　白芥子辛温　莱菔子辛甘温　木香辛苦温　槟榔辛苦温　紫真檀咸辛温　沉香辛温　常山苦辛温　草果辛温　延胡索辛苦温　郁金辛苦寒　姜黄辛苦寒　五灵脂甘平①

治下焦寒药

菟丝子辛甘平温　山茱萸酸涩平微温　怀香子辛平　吴茱萸辛苦温大热　补骨脂苦辛大温　杜仲辛甘平温　萆薢苦甘平　乌药辛温

主治各经寒药

肝气，吴茱萸；血，当归　心气，桂心；血，同上　脾气，吴茱萸；血，同上　肺气，麻黄；血，干姜　肾气，细辛；血，附子　胆气，生姜；血，川芎　大肠气，白芷；血，秦艽　小肠气，茴香；血，玄明　三焦气，附子；血，川芎　膀胱气，麻黄；血，桂枝　心包络气，附子；血，川芎

以上诸药治上中下三焦内寒兼治湿寒之剂。

治 疮 门

疮属热属毒，故治疮多清热解毒药，亦因气逆血滞，又宜行气活血药。其内服药已见前五门下，此惟赘其外敷药而已，又有各门载不尽者，亦附于此焉。

敷诸疮药

白及苦辛平微寒　白蔹苦甘平微寒　五倍子苦酸平　商陆辛甘酸平　茺蔚子辛甘微温　蒲公草甘平　狗脊苦甘平微温　蛇床子苦辛甘②平　芫荑辛平　雷丸苦咸寒　松脂苦甘温　枫香脂辛苦平　乳香辛苦温　没

---

① 甘平：原无，据万历本补。

② 甘：崇祯本无此字。

药苦辛平　麒麟竭甘咸平　龙脑香辛苦温　麝香辛温　芦荟苦寒　樟脑辛温①　丹砂甘微寒　雄黄苦甘辛平寒　水银辛寒性滑重　硇砂咸苦辛温　蓬砂苦辛温　无名异甘平　凝水石辛甘寒　五石脂甘平　石硫黄酸甘温　矾石酸涩寒　砒霜苦酸　青礞石微寒　伏龙肝辛温　龙骨甘平微寒　牡蛎咸平微寒　斑蝥辛寒　蟾酥微寒②　鲮鲤甲微寒　乌贼鱼骨咸微温　水虻苦平微寒　水蛭咸苦平微寒

　　以上诸药敷贴疮肿及理气血之剂。

　　上五品药性乃治风、热、湿、燥、寒五气切要之剂，除治风门通用外，治热门宜与治燥门兼用，治湿门宜与治寒门兼用，热燥属阳，寒湿属阴故也。盖瘦人血虚多热燥，肥人气虚多寒湿，宜仔细分类治之。

　　又按：药有寒热温凉平和之气，辛甘淡苦酸咸之味，升降浮沉之性，宣通泻补之能。经曰：补泻在味，随时换气。故辛以散之谓散其表里怫郁也，甘以缓之谓缓其大热大寒也，淡以渗之谓渗其内湿利小便是也，苦以泄之谓泄其上升之火也，酸以收之谓收其耗散之气也，咸以软之谓软其燥结之大热也。春气温而宜凉药，夏气热而宜寒药，秋气凉而宜温药，冬气寒而宜热药。若病与时违，不拘此例。病在上而宜升药，病在下而宜降药，病在外而宜浮药，病在内而宜沉药，故曰升降浮沉则顺之谓顺其药之升降浮沉之性也，寒热温凉则逆之谓逆治其时之寒热温凉之病也。

　　附　药监何哉？盖欲人按病察方，按方察药，俾药性与病情相对，坦然无疑，慨然乐服，则药无不效，病无不瘳者也。夫医

---

　① 辛温：原无，据万历本补。
　② 微寒：原无，据万历本补。

之为道，曰药性，曰脉理，曰病机，曰治法，曰经络，曰运气，六者不可缺一焉。然学之之序，必先于药性，何以言之？良医之用药如良将之用兵，良医知药之性则可以处方而愈疾，良将知兵之法则可以破敌而取胜，其理一也。

卷之一

外感门上

中风一　附中气　预防中风

《丹溪心法》

中风大率主血虚有痰，治痰为先，次养血行血，或属虚挟火一作痰与湿，又须分气虚血虚。半身不遂，大率多痰，在左属死血少一作瘀血，在右属痰有热并气虚。在左以四物汤加桃仁、红花、竹沥、姜汁；右以二陈汤、四君子等汤加竹沥、姜汁。痰壅盛者、口眼㖞斜者、不能言者，皆当用吐法，一吐不已再吐。轻者用瓜蒂一钱，或稀涎散，或虾汁。以虾半斤，入酱、葱、姜等料物，水煮，先吃虾，次饮汁，后以鹅翎探引吐痰。用虾者，盖引其风出耳！重者用藜芦半钱或三分，加麝香少许，齑汁调。若口噤昏迷者，灌入鼻内吐之。虚者不可吐。初昏倒，急掐人中至醒，然后用痰药，以二陈汤、四君子汤、四物汤加减用之。气虚卒倒者，用参、芪补之。有痰浓煎参汤，加竹沥、姜汁。血虚用四物汤，俱用姜汁炒，恐泥痰故也。有痰再加竹沥、姜汁入内服；能食者去竹沥，加荆沥。肥白人多湿，少用乌头、附子行经。凡用乌、附，必用童便煮过，以杀其毒。瘦人阴虚火热，用四物汤加牛膝、竹沥、黄芩、黄柏，有痰者加痰药。治痰气实而能食，用荆沥；气虚少食，用竹沥。此二味开经络行血气故也。入四物汤，必用姜汁助之。遗尿属气虚，以参、芪补之。筋枯者，举动则痛，是无血不能滋养其筋，不治也。《脉诀》内言诸不治证：口开手撒，眼合遗尿，吐沫直视，喉如鼾睡，肉脱筋痛，发直，摇头上窜，面赤如妆，或头面青黑，汗缀如珠。皆不可治。

按：《内经》以下皆谓外中风邪。然地有南北之殊，不可一途而论，惟刘守真作"将息失宜，水不能制火"极是。由今言之，西北二方亦有真为风所中者，但极少尔。东南之人多是湿土生痰，痰生热，热生风也。邪之所凑，其气必虚。风之伤人，在肺脏为多。许学士谓气中者亦有，此七情所伤。脉微而数，或浮而紧，缓而迟，必也。脉迟浮可治，大数而极者死。若果外中者，则东垣所谓中血脉、中腑、中脏之理，其于四肢不举，亦有与痿相类者，当细分之，《局方》风痿同治大谬！发挥甚详，子和用三法，如的系邪气卒中，痰盛实热者可用，否则不可。

入方

肥人中风，口㖞，手足麻木，左右俱作痰治①。

贝母十分　瓜蒌六分　南星制，六分　荆芥七分　防风七分　羌活五分　黄柏炒，六分　黄芩炒，六分　黄连炒，六分　白术八分　陈皮去白，六分　半夏制，七分　薄桂四分　甘草四分　威灵仙五分　天花粉五分

多食湿面加附子、竹沥、姜汁，酒下，是②行经③。

一妇手足左瘫，口不能言，健唉④。

①　左右俱作痰治：此下方剂中药物剂量原无，据万历本补。

②　下是：崇祯本作"一匙"。

③　多食湿面……是行经：万历本作"上共作一服，水钟半，加竹沥、姜汁煎服"。

④　健唉：此下方剂中药物剂量原无，据万历本补。

防风七分　荆芥六分　羌活六分　南星六分　没药六分　乳香六分　木通六分　茯苓八分　厚朴六分　桔梗六分　麻黄六分　甘草三分　全蝎三个

上为末，汤酒下。不效时，春脉伏，渐以淡盐汤、韭汁，每早一碗，五日，仍以白术、陈皮、茯苓、甘草、厚朴、菖蒲，日二贴。后以川芎、山栀、豆豉、瓜蒂、绿豆粉、韭汁、盐汤吐之，吐甚快，不食。后以四君子汤服之，以当归、酒芩、红花、木通、粘子、苍术、姜、南星、牛膝、茯苓为末，酒糊丸服，十日后夜间微汗，手足动而能言。

一人瘫左。

酒连　酒芩　酒柏　防风　羌活　川芎　当归半两　南星　苍术　人参一两　麻黄　甘草三钱　附子三片

上丸如弹子，酒化下。

一人体肥中风，先吐后以药①。

苍术八分　南星七分　酒芩七分　酒柏七分　木通七分　茯苓七分　牛膝七分　红花六分　升麻四分　厚朴六分　甘草三分

上共作一服，姜三片，水煎服②。

【附诸贤论】

《溯洄集》曰：人有卒暴僵仆，或偏枯，或四肢不举，或不知人，或死或不死者，世以中风呼之，而方书亦以中风治之。余尝考诸《内经》则曰：风者，百病之始也。又曰：风者，百病之长也。至其变化，乃为他病，无常方。又曰：风者，善行而数变。

---

① 先吐后以药：此下方剂中药物剂量原无，据万历本补。

② 上共作一服……水煎服：原无，据万历本补。

又曰：风之伤人也，或为寒热，或为热中，或为寒中，或为疠风，或为偏枯，或为风也，其卒暴仆不知人，四肢不举者，并无所论，止有偏枯一语而已。及观《千金方》，则引岐伯曰：中风大法有四：一曰偏枯，二曰风痱，三曰风懿，四曰风痹。解之者曰：偏枯者，半身不遂；风痱者，身无痛，四肢不收；风懿者，奄忽不知人；风痹者，诸痹类风状。《金匮要略》中风篇曰：寸口脉浮而紧，紧则为寒，浮则为虚，寒虚相搏，邪在皮肤。浮者血虚，络脉空虚，贼邪不泻，或左或右，邪气反缓，正气即急，正气引邪，喝僻不遂。邪在于络，肌肤不仁；邪在于经，即克不胜；邪入于腑，即不识人；邪入于脏，舌即难言，口吐涎沫。由是观之，知卒暴僵仆不知人，偏枯，四肢不举等证，固为因风而致者矣，故用大小续命、西州续命、排风、八风等诸汤散治之，及近代刘河间、李东垣、朱彦修三子者出，所论始与昔人异矣。河间曰：中风瘫痪者，非谓肝木之风实甚而卒中之，亦非外中于风，由乎将息失宜，心火暴甚，肾水虚衰不能制之，则阴虚阳实而热气怫郁，心神昏冒，筋骨不用而卒倒无所知也，多因喜、怒、思、悲、恐五志有所过极；而卒中者，由五志过极，皆为热甚故也。俗云风者，言末而忘其本也。东垣曰：中风者，非外来风邪，乃本气病也。凡人年逾四旬，气衰之际，或因忧喜忿怒伤其气者，多有此疾，壮岁之时无有也。若肥盛则间有之，亦是形盛气衰而如此。彦修曰：西北气寒，为风所中，诚有之矣。东南气温而地多湿有风，病者非风也，皆湿土生痰，痰生热，热生风也。三子之论，河间主乎火，东垣主乎气，彦修主乎湿，反以风为虚象，而大异于昔人矣。吁！昔人也，三子也，果孰是欤？果孰非欤？以三子为是昔人为非，则三子未出之前固有从昔人而治愈者矣；以昔人为是三子为非，则三子已出之后，亦有从三子而治愈者矣。故不善读其书者，往往致乱。以予观之，昔人、三子之论皆不可偏废，但三子以相类中风之病视为中风而立论，故使后人狐疑而不能决，殊不知因于风者，真中风也；因于火、因于气、因于湿者，类中风而非中风也。三子所论者，自是因火、因气、因湿而为暴病、暴死之证，与风何相干哉？如《内经》所谓三阴三阳发病为偏枯痿易，四肢不举，亦未尝必因于风而后能也。夫风、火、气、湿之殊，望、闻、问、切之间，岂无所辨乎？辨之为风则从昔人以治，辨之为火、气、湿则从三子以治，如此庶乎析理明而用治当矣！惟其以因火、因气、因湿之证，强引风而合论之，所以真伪不分而名实相紊；若以因火、因气、因湿证分出之，则真中风病彰矣。所谓西北有中风，东南无中风者，其然欤？否欤？

【附脉理】

《脉诀举要》曰：中风脉浮，滑兼痰气；其或沉滑，勿以风治；或浮或沉，而微而虚。扶危温①痰，风未可疏。

【附诸方】

通关散　治卒中风邪，昏闷不醒，牙关紧闭，汤水不下。

细辛洗去土叶　猪牙皂角去子。各一钱

上为末，每用少许，搐入鼻内，候喷涕服药。一方加半夏一钱。

不卧散　治中风卒倒不知人事，用此搐鼻即苏。

川芎一两半　石膏七钱半　藜芦半两　甘草二钱半

---

① 温：《崔氏脉诀》作"降"。

上为细末，口噙水搐之。

通顶散 治中风中气，昏愦不知人事，急用吹鼻即苏。

藜芦 生甘草 川芎 细辛 人参各一钱 石膏五钱

上为末，吹入鼻中一字，就提头顶中发，立苏。有嚏者可治，无嚏者不可治。

搐鼻通天散 治卒暗中风倒地，牙关紧急，人事昏沉。

川芎 细辛 藜芦 白芷 防风 薄荷各一钱 猪牙皂角刮去皮，三个

上为细末，用芦筒纳药，每用少许，吹入鼻中。

破棺散《经验方》 治中风，牙关已紧，无门下药。

天南星末半钱 龙脑少许

上五月五日午时合，每用半钱，频擦令热，牙自开。

夺命散《杨氏家藏方》 治卒暴中风，涎潮气闭，牙关紧急，眼上视，破损伤风，搐搦潮作，及小儿急惊风证，并皆治之。

甜葶苈 香白芷 天南星 半夏汤泡去滑 巴豆去壳不去油。各等分

上为细末，每服半钱，用生姜自然汁一呷调下，牙关紧急汤剂不下者，此药辄能治之，小儿以利痰或吐为愈。

解毒雄黄丸《和剂方》 治中风卒然倒仆，牙关紧急，不省人事。并解上膈壅热，痰涎不利，咽喉肿闭，一应热毒。

郁金二钱半 巴豆去皮油，十四个 雄黄研飞，二钱半

上为末，醋煮面糊丸，如绿豆大，每服七丸，用热茶送下，吐出顽涎立苏，未吐再服，如牙关急紧，斡开灌下。

稀涎散 治中风，忽然若醉，形体昏闷，四肢不收，涎潮搐搦，气闭不通。

光明晋矾一两　猪牙皂角四个，肥实不蛀者，去黑皮

上为末，每服半钱，温水调下，风涎自出。又云：每服一钱至二钱不妨，须要研匀调服，吐出痰涎便醒。

独圣散

二神①散

三仙②散

四灵散

以上四方并治痰涎壅盛，口眼㖞斜，不能言者，用此吐出痰涎，稍醒方可进药。其四灵散，又吐虚痰之剂也。方见吐法。

以上诸方开关窍之剂。

麻黄膏《宣明方》　治中风不省人事，卒然倒地。

上须王相日乙卯者，采麻黄一秤，拣去根，一寸长，取东流水三石三斗，以无油腻铛量大小盛五七斗者，可先煮五沸，掠去滓，逐旋添水尽至三五斗以来，漉去麻黄，淘在盆中澄定，良久，用细罗子滤去滓，取清者，铛内再熬至一斗，再澄再滤，取汁再熬至升半以来为度，只是勤搅，勿令著底，恐焦了。熬时忌鸡犬、阴人。澄时须盖覆，不得飞入尘土，其药放一二年不妨。如膏稠，用水解熬，再匀。凡中风卒倒，用此膏加入汤药内服，或用此膏丸药。

---

① 神：万历本、崇祯本均作"圣"。

② 仙：万历本、崇祯本均作"圣"。

小续命汤①《拔粹方》 经云：阳之气，以天地之疾风名之。此中风者，非外来风邪，乃本气病也，凡人年逾四旬，气衰之际，或因忧喜忿怒伤其气者，多有此疾，壮岁之时无有也。若肥盛则间有之，亦是形盛气衰而如此，治法当和脏腑、通经络，便是治风。然亦有贼风袭虚伤之者也，治法轻重有三，治各不同。中血脉，外有六经之形证，则从小续命加减；中府，内有便溺之阻隔，宜三化汤等通利之，外无六经之形证，内无便溺之阻隔，宜养血通气，大秦艽汤、羌活愈风汤主之；中脏，痰涎昏冒，宜至宝丹之类镇坠。若中血脉、中府之病，初不宜用龙、麝、牛黄。盖麝香入脾治肉，牛黄入肝治筋，龙脑入肾治骨，恐引风深入骨髓，如油入面，莫之能出。又不可一概用大戟、芫花、甘遂泻大肠大便，损其阴血，真气愈虚。《和剂方》云：此药治邪在血脉最妙。

麻黄去节 人参去芦 黄芩去腐 芍药 甘草炙 川芎 杏仁去皮尖，麸炒 防己 肉桂各一两 防风去芦，一两半 附子炮，去皮脐，半钱

上㕮咀，每服一两②，生姜三片，水二盏，煎至一盏，去滓，通口服。如治中风，不审六经之形证加减，虽治与不治无异也。开则洒然寒，闭则热而闷，知暴中风邪，宜先以加减续命汤，随证治之。

麻黄续命汤《拔粹方》 治中风无汗恶寒。

麻黄 防风 杏仁

---

① 小续命汤：万历本本方中药物剂量为"麻黄八分，人参八分，黄芩八分，芍药八分，甘草四分，川芎七分，杏仁五分，防己七分，肉桂七分，防风一钱，附子半两"。

② 每服一两：每，原作"共"，据崇祯本改。万历本作"共作一贴"。

依本方加一倍，宜针太阳经至阴出血，昆仑举蹻。

桂枝续命汤《拔粹方》 治中风有汗恶风。

桂枝 芍药 杏仁

依本方加一倍，宜针风府，此二证太阳中风也。

白虎续命汤《拔粹方》 治中风身热无汗，不恶寒。

石膏 知母一料中各加二两 甘草

依本方加一倍。

葛根续命汤《拔粹方》 治中风身热有汗，不恶风。

葛根 桂枝 黄芩

依本方加一倍。宜针陷谷，刺厉兑。针陷谷者，去阳明之贼
也；刺厉兑者，泻阳明之实也。此二证阳明中风也。

附子续命汤《拔粹方》 治中风无汗身凉。

附子加一倍 干姜加二两 甘草加二两

宜针隐白穴，去太阴之贼也。此一证太阴经中风也。

桂附续命汤《拔粹方》 治中风有汗无热。

桂枝 附子 甘草

依本方加一倍，宜针大溪。此一证少阴经中风也。

羌活连翘续命汤《拔粹方》 无此四证，六经混淆，系于少
阳、厥阴，或肢节挛痛，或麻木不仁，宜服。

小续命八两 羌活四两 连翘六两

上古之续命混淆无经，今立分经治疗，又分各经针刺，无不
愈也。治法：厥阴之井大敦刺，以通其经；少阳之经绝骨灸，以
引其热。此通经引热，是针灸同象治法之大体也，服法并如前。

三化汤《拔粹方》 治中风，外有六经之形证，先以加减续命
汤随证治之，内有便溺之阻隔，复以此导之。

厚朴姜制　大黄　枳实　羌活等分

上㕮咀，每服三两，水三升，煎至一升半，终日服之，以微利则已。如内邪已除，外邪已尽，当从愈风汤以行中道。久服大风悉去，纵有微邪，只从愈风汤加减治之。然治病之法不可失于通塞，或一气之微汗，或一旬之通利，如此为常治之法也，久则清浊自分，荣卫自和矣。

润肠丸　治证同前，老人宜服。

麻子仁另研　大黄酒煨。各一两半　桃仁泥　当归尾　枳实去穰，麸炒　白芍药　升麻各半两　人参　生甘草　陈皮各三钱　木香　槟榔各二钱

上除麻仁、桃仁外，为末，却入二仁泥蜜丸，梧子大，每服七八十丸，温水食前下。

大秦艽汤《拔粹方》　治中风，外无六经之形证，内无便溺之阻隔，知为血弱不能养于筋，故手足不能运动，舌强不能言，宜养血而筋自荣。

秦艽　石膏各三两　甘草　川芎　当归　羌活　独活　防风去芦　黄芩　白芍药　吴白芷　白术　生地黄　熟地黄　白茯苓各二两　细辛五钱

上㕮咀，每服一两，水二盏，煎至一盏，去滓，通口服。如天阴雨，加生姜七八片[①]；如心下痞，加枳实一钱煎。

羌活愈风汤《拔粹方》　治肝肾虚，筋骨弱，语言难，精神昏愦。及治风湿内弱，风热体重，或瘦而一肢偏枯，或肥而半身不遂。心乱则百病生，静则万病息，此药能安心养神，调阴阳无

---

①　七八片：万历本、崇祯本均作"三大片"。

偏胜。

羌活　甘草炙　防风去芦　黄芪去芦　人参去芦　蔓荆子　川芎　细辛去芦　枳壳去穰，麸炒　地骨皮　麻黄去根　知母去皮　独活　白芷　杜仲炒断丝　秦艽去芦　柴胡去苗　半夏汤洗，姜制　厚朴姜制　防己　熟地黄　前胡各二两　芍药去皮　黄芩去腐　白茯苓各三两　石膏　生地黄　苍术各四两　桂一两

上锉，每服一两，水二盏，煎至一盏，去滓温服。如遇天阴，加生姜三片煎，空心一服，临卧再煎渣服。常服之药不可失四时之辅，如望春大寒之后，加半夏、柴胡、人参各二两；望夏谷雨之后，加石膏、黄芩、知母各二两；季夏之月，加防己、白术、茯苓各二两；望秋大暑之后，加厚朴、藿香各二两，桂一两；望冬霜降之后，加附子、官桂各一两，当归二两。

祛风至宝丹《拔粹方》　治风中脏痰涎，昏冒，及治诸风热。

防风　芍药各一两半　石膏　黄芩　桔梗　熟地黄　天麻　人参　羌活　独活各一两　川芎　当归各二两半　滑石三两　甘草二两　白术一两三钱　连翘　荆芥穗　薄荷　麻黄去根不去节　芒硝　黄连　大黄　黄柏　细辛　全蝎各五钱　栀子六钱

上为末，炼蜜为丸，如弹子大，每服一丸，细嚼，茶酒任下，临卧温服。

排风汤《和剂方》　治中风邪气入于五脏，令人狂言妄语，精神错乱，以至手足不仁，痰涎壅盛。

白鲜皮一两　当归去芦，二两　肉桂去粗皮　芍药　杏仁去皮尖，麸炒　白术二两　麻黄三两　甘草　防风去芦。各二两　芎䓖二两　独活　茯苓去皮。各三两

上㕮咀，每服五钱，水一钟，姜四片，同煎温服，不拘时。

广按：此方以上治风中血脉、中腑、中脏之剂也。

防风天麻散《宣明方》 治风麻痹走注，肢节疼痛，中风偏枯，或暴喑难语，内外风热壅滞，解头目昏眩。

天麻 防风 草乌头 甘草 川芎 羌活 当归尾 香白芷 白附子 荆芥穗各半两 滑石二两

上为末，热酒化蜜少许，调半钱，加至一钱，觉药力运行微麻为度。或炼蜜为丸，如弹子大，热酒化下一丸或半丸，细嚼，白汤化下亦得，散郁结，宣气道。如甚者，更服防风通圣散。

广按：此方以下开郁行气散风，泛治之剂也。

疏风汤《拔粹方》 治半身不遂，或肢体麻痹，筋骨疼痛。

麻黄去节，二两 益智仁 杏仁炒，去皮。各一两 甘草炙 升麻各三①两

上咬咀，每服一两，水二盏，煎至一盏，去滓，通口服。脚登热水葫芦，以大汗出，去葫芦，冬月不去。

御风丹《圣惠方》 治一切中风，半身不遂，神昏语塞，口眼㖞斜，妇人头风、血风、暗风倒仆，呕哕涎痰，手足麻痹。

川芎 白芍药 桔梗 细辛 白僵蚕 川羌活 天南星姜制。各半两 麻黄去根节 防风去芦 白芷各一两半 干生姜 甘草炒。各七钱半 朱砂二钱半，为衣

上为细末，炼蜜为丸，如弹子大，每服一丸，热酒化下，食前，日三服。神昏有涎者，加朱砂二钱半。

续命煮散《大全良方》 治风气留滞心中，昏愦，四肢无力，口眼瞤动，或时搐搦，亡失津液，渴欲饮水。此药能扶荣卫，去虚

---

① 三：万历本、崇祯本均作“五”。

风。中风自汗及产后中风自汗，尤宜服之。

防风　独活　当归　人参　细辛　葛根　芍药　川芎　甘草　熟地黄　远志去心　荆芥各五钱　官桂七钱半　半夏五钱

汗多不止加牡蛎粉。

上咬咀，每服一两，生姜三片，水二盏，煎至一盏，去渣，通口服。

独活汤《大全良方》　治虚风，昏愦不自知觉，手足瘫痪，坐卧不宁，或发寒热。若血虚，不能服发汗药及中风自汗，尤宜服之。

川独活　羌活　人参去芦　防风　当归　细辛　茯神去木　半夏　桂心　白薇　远志　菖蒲去毛　川芎各五钱　甘草五钱

上咬咀，每服一两，水二盏，生姜五片，煎至八分，去渣，食后温服。

防风汤《本事方》　治中风内虚，语言謇涩。

石斛一两半，酒炒　干地黄　杜仲去皮切，姜汁炒　丹参各一两三钱五分　防风去芦　川芎　麦门冬去心　桂心　川独活各一两

上咬咀，每服八钱，枣子二枚，水二盏，煎至八分，去渣温服，不拘时①。

大防风汤《和剂方》　去风顺气，活血壮筋。又治痢后脚痛，缓弱不能行履，名曰痢风，或两膝肿痛，脚胫枯腊，名曰鹤膝风。

熟地黄酒洗，二两　白术二两　羌活去芦，一两　人参去芦，一两　川芎酒洗　附子炮，去皮脐。各一两半　防风去芦，二两　牛膝去芦，酒

---

① 水二盏……不拘时：原作“煎至八分，去渣温服，不拘时，水二盏煎”，据万历本乙正。

浸，一两　甘草炙，一两　川当归酒浸，二两　黄芪去芦，炙，二两
白芍药二两　杜仲去粗皮，炒令丝断，二两

上㕮咀，每服四钱，水一盏半，生姜七片，枣一枚，煎至八
分，食后温服。

芎归饮　治中风后人事虚弱。

芎䓖　当归去芦，酒浸　防风去芦。各等分

上㕮咀，每服五钱，水一钟，煎至半钟，不拘时服。

以上诸方散风之剂。

苏合香丸　疗传尸骨蒸，殗滞肺痿，痓忤鬼气，卒心痛，霍
乱吐痢，时气鬼魅瘴疟，赤白暴痢，瘀血月闭，痃癖丁肿，惊痫，
及小儿吐乳，大人狐狸等病。小儿用大绯绢袋盛，当心带之，一
切邪鬼不敢近。凡人痰气，及中风痰涎壅上，喉中有声不能下者，
用青州白丸子同丸，生姜自然汁化下，立效。产妇中风，小儿惊
风，牙关紧硬不开，及不省者，擦牙即开，然后用风药治之。小
儿吐泻惊疳，先用火焙此药，然后用生姜、葱白自然汁化开，白
汤调灌。脚气冲心，用蓖麻子去壳捶碎，和丸敷贴脚心，疼痛立
止。心腹绞痛，中满呕吐，姜汤化服①。大人小儿伤风咳嗽，姜葱
汁白汤调下。中风狂乱如见鬼神者，白汤调服。

白术　青木香　朱砂研，水飞　乌犀屑　沉香　麝香研　诃梨
勒煨，取皮　丁香　安息香另为末，用无灰酒一升，熬膏　荜茇　白檀
香　香附子各二两　龙脑研　熏陆香另研　苏合香油入安息香膏内。各
一两

上为末，研匀，用安息香膏并炼白蜜和剂，每服旋丸如梧桐

---

①　服：万历本、崇祯本均作"下"。

子大，取井花水温冷任意下四丸。老人、小儿服一丸，温酒化服。

乌药顺气散　治男子、妇人一切风气攻注，四肢骨节疼痛，肢体顽麻，手足瘫痪，言语蹇涩者，宜先服此药，疏通气道，然后进以风药。气升上为逆，降下为顺。顺气者，正所谓降气也。

麻黄去根节　陈皮去白　乌药各二两　僵蚕去嘴，炒令丝断　川芎　枳壳去穰，麸炒　甘草　白芷　桔梗各一两　干姜炮，半两

上㕮咀，姜水煎服①。

八味顺气散②　凡中风之人先服此药，顺气后进风药。

白术一钱　白茯苓八分　青皮七分　陈皮七分　白芷六分　乌药六分　人参八分　甘草四分

每服六钱，水一盏，煎半盏，温服，仍以酒化苏合香丸间服，妙。

人参顺气散《和剂方》　治感风头疼，鼻塞声重，及一应中风，宜先服此药，疏通气道，然后进以风药。

干姜　人参各一两　川芎去芦　甘草炙　桔梗去旁枝　厚朴去皮，姜制　白术去梗　陈皮去白　白芷　麻黄去节。各四两　葛根三两半

上㕮咀，每五钱，水一盏，姜三片，枣一枚，薄荷五叶，煎至七分，温服。

匀气散《瑞竹方》　治腰腿疼痛，手足挛拳，及治中风不语，口眼㖞斜，半身不遂等证。前代曾服有效。

白术二两，煨　天台乌药一两　天麻半两　沉香　青皮去穰　白芷　人参去芦　甘草　紫苏　木瓜各二钱半

---

① 上㕮咀姜水煎服：原无，据万历本补。
② 八味顺气散：本方中药物剂量原无，据万历本补。

上哎咀，作十服，每服水一盏，生姜三片，煎至半盏，去渣温服。

广按：中风中气之症，乃痰火郁滞，便用散风泻火豁痰之剂，卒不能开，宜先用此等开郁行气之药治之，郁开气行，其病自已。

以上诸方顺气之剂。中风先宜服此，兼治中气。

川芎石膏汤《宣明方》 治风热上攻，头目昏眩痛闷，风痰喘嗽，鼻塞口疮，烦渴淋闭①，眼生翳膜。此药清神爽志，宣通气血，治中风偏枯，解中外诸邪，调理诸病劳复传染。

川芎 芍药 当归 山栀子 黄芩 大黄 菊花 荆芥穗 人参 白术以上各半两 滑石四两 寒水石二两 甘草三两 桔梗二两 砂仁二钱半 石膏一两 防风 连翘 薄荷叶各一两

上为末，每服三钱，水一盏，煎至六分，去渣，食后服，水调亦得。忌姜、醋、发热物。

防风通圣散《宣明方》 论曰：风寒热诸疾之始生也。人之脏腑皆风之起，谓火热，阳之本也；谓曲直动摇，风之用也；眩晕呕吐，谓风热之甚也。夫风热怫郁，风火生于热，以热为本而风为标。凡言风者，即风热病也，气壅滞，筋脉拘倦，肢体焦痿，头目昏眩，腰脊强痛，耳鸣鼻塞，口苦舌干，咽嗌不利，胸膈痞闷，咳呕喘满，涕唾稠黏，肠胃燥热，便结溺淋闭。或夜卧寝汗，咬牙睡语，筋惕惊悸；或肠胃怫郁结，水液不能浸润于周身而但为小便多出者；或湿热内余而时有汗泄者；或因亡液而成燥淋闭者；或因肠胃燥郁，水液不能宣行于外，反以停湿而泄；或燥湿往来而时结时泄者；或表之阳和，正气卫气是也与邪热相合，并入

---

① 闭：原作"闷"，据万历本改。

于里，阳极似阴而战，烦渴者表气寒故战，里热甚则渴；或虚气久不已者经言：邪热与卫气并入于里则寒战也，并出之于表则发热，大则病作，离则病已；或风热走注疼痛麻痹者；或肾水真阴衰虚，心火邪热暴甚而僵仆；或卒中久不语，或一切暴喑而不语，语不出声，或喑风痼者；或洗头风，或破伤风，或中风，诸潮搐，并小儿诸疳积热，或惊风积热，伤寒疫疠不能辨者；或热甚怫结而反出不快者；或热极黑陷将死，或大人小儿风热疮疥及久不愈者；或头生屑，偏身黑黐，紫白斑驳，或面鼻生紫赤风刺瘾疹，俗呼为肺风者；或成疠风，世传为大风疾者；或肠风痔漏，并解酒过热毒，兼解利诸邪所伤，及调理伤寒未发汗，头项身体疼痛者。并两感诸证，兼治产后血液损虚，以致阴气衰残，阳气郁甚，为诸热证，腹满涩痛，烦渴喘闷，谵妄惊狂，或热极生风，而热燥郁，舌强口噤，筋惕肉瞤，一切风热燥证，郁而恶物不下，腹满撮痛而昏者。恶物过多而不吐者，不宜服之。兼消除大小疮及恶毒，兼治堕马打扑，伤损疼痛，或因热结，大小便涩滞不通，或腹急痛，腹满喘闷者，并皆治之。

防风　川芎　当归　芍药　大黄　薄荷叶　麻黄　连翘　芒硝将硝制过者是。以上各半两　石膏　黄芩　桔梗各一两　滑石三两甘草三两　荆芥　白术　栀子各二钱五分

上为末，每服三钱，水一大盏，生姜三片，煎至六分，温服。涎嗽加半夏半两姜制，此药不可无生姜同煎。刘廷瑞方有宿砂无芒硝，其余皆同。

泻青丸　治中风自汗昏冒，发热不恶寒，不能安卧，此是风热烦躁之故也。

当归　川芎　栀子　羌活　大黄　防风　龙胆草各等分

上为末，蜜丸弹子大，每服一丸，竹叶汤化下。

广按：此剂乃泻肝火之药。盖肝主风，风动则木摇，故以此药主之。又予尝见中风之证多是老年因怒而成，盖老年肾水真阴衰虚，火寡于畏，适因怒动肝火，火无所制，得以上升。心火得助，邪热暴甚，所以僵仆不知人事也；火载痰上，所以舌强不语，口眼㖞斜，痰涎壅盛也。治法：先吐痰火以治其标，次则豁痰泻火以治其本。豁痰用星附汤、省风汤，泻火用防风通圣散、泻青丸之类是也。左瘫右痪者，因气血虚而痰火流注也，血虚则痰火流注于左而为左瘫，气虚则痰火流注于右而为右痪。治法：左瘫宜补血药兼散痰火药，右痪宜补气药兼散痰火药，急治则可，久则痰火郁结难治也。

愈风丹 治风疾，常宜服此调理。

防风 连翘 麻黄 黄柏 黄连各半两 川芎 当归 赤芍药 薄荷叶 石膏 桔梗 何首乌各一两 熟地黄 羌活 细辛 甘菊花 天麻各一两 黄芩一两半 白术 荆芥各二钱半 栀子七钱半 滑石五两 甘草二两 僵蚕半两

热甚加大黄、朴硝各一两，朱砂金箔为衣。

上为细末，炼蜜为丸如弹子大，每服一丸，细嚼茶酒化下。

龙星丹 治诸风热壅痰涎盛。

牛胆南星 朱砂另研为衣。各三钱 片脑另研，三字 牛黄另研，三字 麝香另研，一①字 全蝎 防风 薄荷各一钱 黄芩 黄连各二钱

加青黛另研，一钱。

---

① 一：万历本、崇祯本均作"三"。

上为细末，炼蜜为丸如龙眼大，每服一丸，嚼化。

广按：此方既治风热，又兼理痰之剂。夫中风之证多是湿土生痰，痰生热，热生风也，若是泻热散风而不豁痰，则病何由而止哉！此方但是风热兼痰为病，无不治也。

清凉丹　治风热壅实，上攻头面，口眼㖞斜，语言不正，肌肉瞤动，面若虫行，及治伤寒热盛，狂言昏冒，刚痉，及一切风热，并皆治之。

片脑半两，另研　牛黄三两，另研　蝎梢去毒，炒　石膏各一两半　白花蛇酒浸，取肉　犀角屑　防风去芦①　甘草炙　珍珠末　朱砂大黄各一两　南星末，四两，腊月黄牛胆制者

上为细末研匀，炼蜜为丸，每两作十丸，每服一丸，薄荷汤化下，食后临卧服。

千金保命丹徐同知方　治诸风瘫痪不能语言，心忪②健忘，恍惚去来，头目晕眩，胸中烦郁，痰涎壅塞，抑气攻心，精神昏愦。又治心气不足，神志不定，惊恐怕怖，悲忧惨戚，虚烦少睡，喜怒不时，或发狂颠，神情昏乱，及小儿惊痫惊风，抽搐不定，及大人暗风，并羊颠、猪颠发叫。

朱砂一两　珍珠二钱　南星一两　麻黄去根节　白附子炮　雄黄龙脑各半两　琥珀三钱　僵蚕炒　犀角镑　麦门冬去心　枳壳　地骨皮　神曲　茯神　远志去心　人参　柴胡各一两　金箔一百片　牛黄三钱　天麻半两　脑子少许　麝香少许　胆矾半两　牙硝四钱　毫车天竺黄　防风　甘草　桔梗　白术　升麻各一两　蝉蜕半两　黄芩

---

① 芦：原作"文"，据万历本改。
② 忪：惊惧不安。《玉篇·心部》："忪，心动不定，惊也，遽遽也。"

二两　荆芥二两

上为细末，炼蜜为丸，如弹子大，每服一丸，薄荷汤化下，不拘时候。忌猪、羊、虾、核桃动风引痰之物，及猪、羊血。更加大川乌炮去皮脐、姜制半夏、白芷、川芎各一两，猪牙皂角一两，和前药丸服尤妙。

真珠丸《本事方》　治肝虚为风邪所干，卧则魂散而不守舍，状若惊悸。

真珠母三钱，另研　当归　熟地黄各一两半　人参　酸枣仁　柏子仁各一两　犀角　茯神　沉香各五钱

上为细末，炼蜜为丸如梧桐子大，辰砂为衣，每服四五十丸，金钱薄荷汤食后吞下，日三服。

活命金丹　治中风神不清。

凉膈散加青黛、蓝根。

上为细末，炼蜜为丸如弹子大，朱砂为衣，金箔盖，每服一丸，清茶化开，食后临卧服。凉膈散见伤寒类

豨莶丸《济生方》　治中风口眼㖞斜，时吐涎沫，语言蹇涩，手足缓弱。

豨莶草一名火杴①草，生于沃土间，带猪苓气者是

上五月五日、六月六日收采，洗去土，摘其叶，不拘多少，九蒸九曝，每蒸用酒蜜水洒之，蒸一饭久，曝干为末，炼蜜丸如梧桐子大，每服百丸，空心，温酒、米饮任下。

清阳汤《拔粹方》　治中风口㖞，颊腮②急紧，胃中火盛，必

① 杴：原作"㰦"，据万历本改。
② 颊腮：即腮帮子，两颊的下半部。

汗不止，小便频数。

升麻　黄芪　当归身各二钱　葛根一钱半　红花一分　苏木半钱
炙甘草一钱　酒黄柏一分　生甘草五分　桂枝一分

上㕮咀，作一服，酒三盏，煎至一盏三分，去渣温服。

正舌散《圣惠方》　专治中风舌本强硬，语言不正。

蝎梢去毒，二钱五分　茯神去木，微炒，一两　薄荷焙，一两　一方
无茯神有茯苓

上为末，每服一二钱，温酒调下，或以擦牙颊间亦好。

转舌膏　治中风瘈疭，舌塞不语。

凉膈加石菖蒲、远志。

上为末，炼蜜为丸，如弹子大，朱砂为衣，每服一丸，薄荷
汤化开，食后或临卧服。凉膈散见伤寒类

柯子汤　治诸风失音不语。

柯子四个，半生半炮　桔梗一两，半生半熟　甘草一寸，半生半熟

上为末，每服五钱，用童子小便一钟，煎至七沸调服，甚者
不过三服。

竹沥饮　治中风不语。

用淡竹，或苦竹，或青水竹去枝叶，截作一尺余长，劈作二
片，每用不拘多少，或五六十片，以新汲井水浸一宿，如用急，
只浸一二时，却以砖二片侧立，阁竹仰于砖上，砖内以热①火烘竹
青热，砖外以碗盛竹流下清水，以瓦瓶收贮，外以冷水浸瓶收用，
或沉井底亦好，每用半钟，与病人服之，或入煎药内服亦可。

一方　治中风面目举引，口偏不能言。

---

① 热：原作"熟"，据崇祯本改。

独活　竹沥　生地黄汁

上等分，水二盏，煎至一盏，通口食后服。

一方　治肝脏中风，心神烦热，言语謇涩，不得卧。

竹沥　荆沥　葛根汁　生姜汁　白蜜各一两①

上五味汁和匀，频频服，不拘时，加童子小便尤妙。

以上诸方泻火之剂。瘦人宜此。

苏青丹　治风痰壅盛，手足瘫痪，及小儿惊风。

青州白丸子末三两　苏合香丸末一两

上二味和匀，用姜汁面糊为丸，如梧桐子大，淡姜汤吞下三四十丸。

星香汤《易简方》　治中风痰盛，服热药不得者。

南星八钱　木香一钱

上㕮咀，每服四钱，姜十片，水一大盏，煎至七分，温服。

星附汤《济生方》　治中风痰壅，六脉沉伏，昏不知人。

附子生用，去皮　南星生用。各一两　木香半两，不见火

上㕮咀，每服四钱，水一大盏，姜九片，煎七分，去渣温服。虚寒甚者，加天雄、川乌，名三建汤；痰涎壅盛，声如牵锯，服药不下者，宜于关元、丹田二穴多灸之。

广按：风本于热而生，岂有虚寒之理？用附子取效者，因肥白人多湿，故中节耳，正丹溪所谓"肥白人多湿，少用乌头、附子行经"是也。非肥白人，决不可用。夫三建汤只可用于中寒阴毒之症，岂可施于中风阳热之症乎？学者详之。

星附散《本事方》　治中风虽能言，口不喎斜，而手足軃曳者。

---

① 两：崇祯本作"合"。

天南星姜制　半夏姜制　人参　黑附子去皮脐①　白附子　白茯苓去皮　川乌去皮脐②　白僵蚕　没药各等分

上㕮咀，每服五钱，水、酒各一盏，煎至八分，热服，并进得汗为度。

大醒风汤《和剂方》　治中风痰涎壅盛，半身不遂，及历节痛风，筋脉拘急。

天南星生用，八两　防风生用，四两　独活生用　附子生，去皮脐　全蝎微炒　甘草生用。各二两

上㕮咀，每服四钱，水一盏，姜十片，煎七分，温服。

三生饮　治卒中风昏迷，痰涎壅并，口眼歪斜，脉沉无热者可服。

天南星生用，一两　川乌生用，半两　附子生用，去皮，半两　木香二钱半

上㕮咀，每服五钱，水二盏，姜十片，煎八分，温服。

省风汤《济生方》　治中风痰涎壅盛，口眼歪斜，半身不遂。丶

半夏生用　防风各一两　甘草炙，半两　全蝎去毒，二两　白附子生用　川乌生用　木香　天南星生。各半两

上㕮咀，每服半两，水一盏，姜十片，煎七分，温服。

省风汤《和剂方》　治卒急中风，口噤全不能言，口眼喎斜，筋脉挛急，抽掣疼痛，风盛痰实，旋晕僵仆，头目眩重，胸膈烦满，左瘫右痪，手足麻痹，骨节烦疼，步履难辛，恍惚不定，神志昏愦，一切风证可服。

---

① 脐：万历本此下有"炮"字。
② 脐：万历本此下有"炮"字。

防风去芦　天南星生用。各四两　半夏白好者，汤泡七次，去滑生用
生甘草　黄芩去腐。各二两

上㕮咀，每服一两，水二盏，生姜十片，煎至一盏，去渣温
服，不拘时①。与导痰汤相合服尤妙。导痰汤见痰类。

广按：此方散风豁痰降火，可谓标本兼治者也。

涤痰汤　治中风痰迷心窍，舌强不能言。

南星姜制　半夏汤泡七次。各二②钱半　枳实麸炒，二钱　茯苓去
皮，二钱　橘红一钱半　石菖蒲　人参各一钱　竹茹七分　甘草半钱

上作一服，水二钟，生姜五片，煎至一钟，食后通口服。

广按：中风不语，虽是痰火上壅如此，多有挟虚者，此药豁
痰清热、利气补虚兼备，可谓简而当者也。

三生丸　治痰厥头痛，中风痰涎壅盛者。

半夏　白附子　天南星各等分

上为末，生姜自然汁浸蒸饼为丸，如绿豆大，每服四五十丸，
食后姜汤下。

青州白丸子《和剂方》　治男、妇风痰壅盛，手足瘫痪，呕吐
涎沫，及小儿惊风，并皆治之。

半夏生用，七两　天南星生用，二两　白附子生用，二两　川乌头
去皮脐，生用，半两

上捣罗为末，以生绢袋盛，于井花水内摆出，未出者，更以
手揉令出，以滓更研，再入绢袋摆尽为度，于瓷盆中日晒夜露，
每日一换，新水搅而复澄，春五、夏三、秋七、冬十日，去水晒

---

① 时：万历本此下有"时医屡验效，加天麻六钱"句。
② 二：万历本作"一"。

干，如玉片碎研，以糯米粉煎粥清为丸，如绿豆大，常服二十丸，生姜汤下，不拘时。如瘫痪风，以温酒送下；如小儿惊风，薄荷汤下三五丸。

加味青州白丸子《百一选方》 治卒中风邪，半身不遂，口眼㖞斜，痰涎闭塞，及小儿诸风，并皆治之。

白附子 天南星 半夏 川姜各二两。一云川芎 天麻 白僵蚕 全蝎各一两 川乌头去皮尖，半两

上并生用，为细末，面糊为丸如梧桐子大，每服三五十丸，生姜汤下，不拘时。如瘫痪风，温酒下；小儿惊风，薄荷汤下。

真方白丸子《瑞竹方》 治中风痰涎壅盛，口㖞不语，半身不遂，及小儿惊风潮搐。初觉中风可常服之，永无风疾壅隔之患。

大半夏汤泡七次 白附子洗净略炮 天南星略炮 川乌头去皮，炮 天麻 全蝎去毒，炒 木香 枳壳去穰麸炒。各一两

上为细末，生姜汁打糊丸如梧桐子大，每二十丸，食后临卧，茶清、热水下。瘫痪风，酒下，日三服；小儿惊风，薄荷汤下二丸。

广按：此方既是散风豁痰，又能利气，此上二方尤为得之。

上清白附子丸 治诸风痰甚，头目疼眩，旋晕欲倒，呕哕恶心，恍惚不宁，神思昏愦，肢体倦痛，颈项强硬，手足顽麻，常服除风化痰，清利头目。

白附子炮 半夏汤洗 川芎 菊花 南星炮 僵蚕炒 陈皮去白 旋覆花 天麻各一两 全蝎炒，半两

上为细末，用生姜汁浸，蒸饼为丸，如梧桐子大，每服三十丸，食远①生姜汤下。

---

① 远：万历本作"后"。

半夏饮 治风痰心腹烦满，呕吐不欲饮食。

半夏汤洗　麦门冬去心　赤茯苓去皮　白术　桔梗　青皮去白　前胡　枇杷叶去毛①，炙　防风　大腹皮各三分。系七钱半　厚朴生姜汁制，一两

上㕮咀，每服三钱，水一盏，生姜三片，煎至六分，去滓，不拘时热服。

龙脑丸 治中风身如角弓反张，不语昏闷。

龙脑细研，一钱　麝香细研　蝉壳　牛黄细研。各二钱半　干蝎炒　南星炮　朱砂研　阿胶炒　香墨　白附子炮裂②　防风去芦　羚羊角屑　肉桂去皮　羌活各半两　乌蛇肉酒浸，去皮骨，炙黄，七钱半

上为末，入别研药和匀，炼蜜和捣三五百杵，丸如绿豆大，每服十丸，用水、酒下，不拘时。

牛黄定志丸 治心经中风，精神不宁。此药压惊镇心，化涎安神。

牛黄研　龙脑研　干蝎炒　僵蚕炒　白附子炮。各半两　雄黄研，一两　丹砂研，二两　天麻酒浸，焙　甘草炙。各一两　琥珀研，七钱半　半夏汤洗七次，焙干，炒黄色③用，二两　麝香研，三钱半　乌蛇酒浸，去皮骨，炙，一两　南星牛膝制，半两

上为细末，炼蜜为丸如鸡头子大，每服一丸，细嚼，荆芥人参汤下，食后临卧服。

琥珀寿星丸 宁神定志，去风化痰。

天南星一片，掘坑深二尺，用炭火三十斤于坑内，烧红取出

---

① 毛：原作"皮"，据万历本改。
② 裂：万历本作"制"，崇祯本无此字。
③ 色：万历本作"炙"。

炭，扫净，用好酒五升浇之，将南星趁热下坑内，用盆急盖讫，泥壅合，经一宿开，取出，焙干为末，入琥珀末一两，朱砂末五钱，和匀，以生姜汁煮糊熟，然后入猪心血三具，搅匀和末为丸，如梧桐子大，朱砂为衣，每服五十丸，人参汤空心送下，日三服神效①。

搜风丸 治风热上攻，目昏耳鸣，鼻塞头痛，眩晕，及治躁热上壅，痰逆涎嗽，心腹痞痛，大小便结滞。

人参 茯苓 天南星 薄荷各半两 藿香叶二钱半 干生姜 白矾生 寒水石 半夏各一两 蛤粉 黄芩 大黄各二两 滑石 牵牛各四两

上为末，滴水为丸，如小豆大，每服十丸，生姜汤下，加至二十丸，日三服②。

广按：此方治痰与热，兼利大小二便，老年常服之药也。

不换金丹 治中风口㖞。

荆芥穗 白僵蚕 甘草 防风各一两 天麻一两 川乌头生用 白附子生用 羌活去芦 细辛去叶 川芎 蝎梢去毒，炒 藿香各半两 薄荷三两

上为细末，炼蜜和丸如弹子大，每服一丸，细嚼，茶酒任下。如口㖞向左，用此药右腮上涂之便正。

三蚣散 治诸风口眼㖞斜。

蜈蚣三条，用蜜炙一条，酒浸一条，纸里煨熟一条 南星三个，每个切作四块，逐个如蜈蚣法制 白芷半两

---

① 效：万历本此下有"时医用屡效"五字。
② 服：原无，据万历本、崇祯本补。

上为细末，入真麝香少许，热酒调一钱，食后服。

牵正散杨氏方　治中风口眼㖞斜，半身不遂。

白附子　白僵蚕　全蝎去毒，并生用

上等分为末，每服二钱，热酒调下，不拘时。

天仙膏仁存方　治卒暴中风，口眼㖞斜。

天南星大一个　白及二钱　大草乌头一个　僵蚕七个

上为末，用生鳝血调成膏，敷㖞处，觉正洗去。

天南星膏仁存方　治证同前。

天南星不拘多少，为末

上用生姜自然汁调，左㖞贴右，右㖞贴左，如正洗去。

一方用蓖麻子去壳烂捣，右㖞涂左，左㖞涂右。或鳝鱼血入麝香少许，涂之即正。

治中风口㖞灸法。

以笔管五寸长插入耳内，外以面塞四围，勿使透风，一头以艾灸二①七壮，右㖞灸左，左㖞灸右，耳痛亦灸得。

又灸法仁存方　治口㖞即效。

耳垂下用麦粒大艾炷灸三壮，左㖞灸右，右㖞灸左。

以上诸方豁痰之剂。肥人宜此。

广按：中风之证，有因外感，有因内伤。昔人言风者，外感也；东垣言气、河间言火、丹溪言痰者，内伤也。外感者，其人内有郁热，以致腠理疏豁，适遇暴风而卒中之也；内伤者，其人膈间有痰，下元水亏，适因忿怒伤肝，肝气上升为火，火无所制，火载痰壅，遂致不救矣。气也，火也，痰也，其实一源流也。为

---

① 二：万历本、崇祯本均作"七"。

治之法，外感者，分中血脉、中腑、中脏之异而治之；内伤者，论是气、是火、是痰之的而理之，先用开关窍之药，次用治本病之剂是也。

又按：中气之证，亦与中风相类，但中风之证身温有痰涎，多不能治；中气之证，身凉无痰涎，须臾便醒。其故何也？夫中风、中气一源流也，皆由忿怒所致。人之喜、怒、思、悲、恐五志，惟怒为甚，所以为病之暴也。盖少壮之人，气血未虚，真水未竭，适因怒动肝火，火畏于水，不能上升，所以身凉无痰涎，然须臾便醒者，水旺足以降火也，此名为中气；老衰之人，气血俱虚，真水已竭，适因怒动肝火，火寡于畏，得以上升，所以身温有痰涎，然多不能治者，水竭无以降火也，此名为中风。虽然亦有少壮之人而中风不治者，男子乃色欲过多，下元水亏，不能制火；女人乃经后产后，去血过多不能配气，适因忿怒动火，而阳气无所依附，则随火而发越矣。阴也、血也，岂不为阳气之根本乎？

大乌药顺气散 治诸风气，手足瘫痪。

归芍地黄芎，乌药陈地龙，香附缩砂枳，芩半与防风，苏桔并甘草，乳没沉香停，姜枣均煎服，诸风气立通。

当归　芍药　生地黄　川芎　乌药　陈皮　地龙　香附子砂仁　枳壳　黄芩　半夏　防风　紫苏　桔梗　甘草各半两　乳香没药　沉香各二钱五分。此三味为末，煎熟，药加内服

上用姜、枣同煎①。

换骨丹《宣明方》 治瘫痪风，中风，口眼㖞斜，半身不遂，并一切风痫、暗风，并宜服之。

---

① 煎：万历本此下有"每一贴一两，后入乳、没、沉香调下"句。

我有换骨丹，传之极幽秘。疏开病者心，扶起衰翁臂。气壮即延年，神清自不睡。南山张仙翁，三百八十岁。槐皮芎术芷，仙人防首蔓。十件各停匀，苦味香减半。龙麝即少许，朱砂作衣缠。麻黄煎膏丸，大小如指弹。修合在深房，勿令阴人见。夜卧服一粒，遍身汗津满。万病自消除，神仙为侣伴。

麻黄煎膏　仙术　槐角子取子　桑白皮　川芎　香白芷　威灵仙　人参　防风　何首乌　蔓荆子各一①两　苦参　五味子　广木香各半两　麝香少许，研　龙脑少许，研　朱砂研，为衣，不拘多少

上为末，桑白单捣细秤，以麻黄膏和就，杵一万五千下，每两分作十丸，每服一丸，以硬物击碎，温酒半盏浸，以物盖，不可透气，食后临卧一呷咽之，衣盖覆当自出汗即差和胃汤调补。及避风寒，茶下半丸，盖出汗，入膏时如稠，再入水少许煎动。入药唯少为妙，其麻黄膏不可多。其麻黄膏炼法见前。

续命丹一名神授保生丹　治男子妇人左瘫右痪，口眼㖞斜，半身不遂，失音不语，遍身疼痛，打扑伤损，外感风邪，及诸风痫暗风，角弓反张，目睛上视，搐搦无时，但患风疾，皆可服之。

天南星用米泔水浸七日，每日换水，削去皮脐，薄切，晒干，寒天加二日，六两　川乌头清水浸七日，每日换水，去皮脐，薄切，晒干，寒天加二日，六两　草乌头制法与前同，去皮脐尖，六两　五灵脂清水淘去砂石，晒干，用姜汁浸，晒十日，每日添姜汁，直候其色转黑，晒干②，六两　地龙去土，水洗净，晒干，四两　滴乳香研　没药　白僵蚕铁铛炒丝断，净，去足嘴　羌活　天麻各二两　全蝎去毒，晒干，生用　白附子生用

---

① 一：万历本作"二"。
② 干：原无，据万历本、崇祯本补。

辰砂研　轻粉研　雄黄研。各一两　片脑研，一钱半　麝香研，一两二钱五分

上为细末，用生①姜自然汁煮糯米饭搜和作剂，于石臼内杵五千下，丸成锭子，晒干，以瓦罐收贮，每服一锭，生姜自然汁和好酒一处磨化，临卧通口热服，以衣被厚盖，汗出为度。服药后，忌诸动风之物三七日。

广按：瘫痪之证，因虚而痰火流注为病，当时遇治为妙，若失之于初，痰火停久便成郁，郁久便生火，火能伤气耗血，而病尤难治矣。若疼痛则为实，用疏通关节之药，而以脑、麝少许为引经，如刘河间换骨丹之类可取效也，其续命丹虽相仿换骨丹，然麝香似乎太多，耗散真气必矣。后人修合此药，当知减去麝香为美。若不疼痛则为虚，服此疏通关节之药亦要兼服补气血药，如左瘫每日服四物汤一剂，右痪每日服四君子汤一剂，如此则攻补兼施而瘫痪可愈矣。其脑、麝乃引经之药，龙脑既是一钱五分，想麝香只是一钱二分五厘，恐传写之误也。

脑麝祛风丸　治左瘫右痪最效。

白花蛇头一个，带颈三寸，酒浸，炙　乌梢蛇尾二个，长七寸，酒浸，炙　川乌尖七个，去黑皮　附子底四个，去黑皮　南星炮　半夏姜制　白附子　防风　细辛　天麻　全蝎去毒，炒　僵蚕炒，去丝嘴　草乌炮。各半两　片脑一分，研　麝香一分，研

上为细末，生姜汁糊为丸，如梧桐子大，每服五十丸，煎小续命汤下。

家宝丹　治一切风疾瘫痪，痿痹不仁，口眼㖞斜者，邪入骨

---

① 生：原无，据万历本补。

髓可服。

川乌① 南星② 五灵脂姜汁制，另研 草乌各六两③ 白附子④
全蝎 没药⑤ 乳香 辰砂各二两 羌活 僵蚕炒。各三两 片脑半
两 天麻三两 麝香二钱半 地龙四两 雄黄 轻粉各一两

上为末作散⑥，调三分，不觉调五分，或蜜丸如弹子大，含
化，茶酒送下⑦。

白龙丹 治男子妇人诸般风证，左瘫右痪，半身不遂，口眼
㖞斜，腰膝⑧疼痛，手足顽麻，语言蹇涩，行步艰难，遍身疮疥，
上攻头目，耳内蝉鸣，痰涎不利，皮肤瘙痒，偏正头疼，一切诸
风并皆治之。

川芎 防风各十二两 滑石一斤 草乌十两，生用 两头尖⑨
甘草各八两 川乌⑩ 桔梗 寒水石各四两 何首乌二两四钱 茴香
地骨皮各一两七钱 广木香一两半 白及一两四钱 藁本 甘松 白
芷 香附子 良姜 薄荷 当归 白芍药 羌活 川椒去子，炒
广零陵香 藿香叶 全蝎不炒 细辛 荆芥穗 甘菊花 麻黄去
根。各一两 人参 升麻 天麻 僵蚕炒断丝 干葛各七钱 靳州
白花蛇一条，去头尾，酒浸三日，去骨皮，将肉焙干为末 乌梢蛇一条，

---

① 川乌：万历本此下注有"炮，去皮尖"四字。
② 南星：万历本此下注有"炮烈"二字。
③ 两：万历本此下有"炮，去皮尖"四字。
④ 白附子：万历本此下注有"炮"字。
⑤ 没药：万历本此下注有"研"字。
⑥ 作散：万历本作"温酒"。
⑦ 下：原无，据万历本补。
⑧ 膝：原作"脑"，据万历本改。
⑨ 两头尖：万历本此下注有"炮"字。
⑩ 川乌：万历本此下注有"炮，去皮尖"四字。

同上 麝香二①钱，同滑石为衣 豆粉四两，为糊出 白面半斤，蛇酒为糊出

上四十一味为末，蛇酒打糊为丸，如弹子大，滑石为衣，晒干收用，每服一丸，临卧茶清或酒化服。忌诸热性物。

广按：丹溪曰：予每治病，用东垣之药效仲景处方，庶品味数少则药方专精。今白龙丹用四十一品药，可谓太繁矣，幸而有君臣佐使之分，有二蛇可杖，似可用尔。

神效活络丹 治风湿诸痹，肩臂、腰膝、筋骨疼痛，口眼㖞斜，半身不遂，行步艰辛，筋脉拘挛。能清心明目宽膈，宣通气血，年逾四十预服十数丸，至老不生风病。

白花蛇二两，酒浸，焙干 乌梢蛇半两，酒浸，焙干 麻黄二两，去节 细辛一两，去土 全蝎一两半，去毒 两头尖二两，酒浸 赤芍药一两 贯芎二两 防风二②两半 葛根一两半 没药一两，另研 血竭七钱半，另研 朱砂一两，另研 乌犀屑半两 地龙半两，去土 甘草二两，去皮，炙 丁香一两，去枝 白僵蚕一两，炒 乳香一两，另研 麝香半两，另研 片脑一钱半，另研 官桂二两，去粗皮 草豆蔻二两 川羌活二两 虎胫骨一两，酥炙 玄参一两 牛黄二钱半，另研 天麻二两 威灵仙一两半，酒浸 藿香二两，去土 天竺黄一两 败龟板一两，炙 人参一两③ 何首乌二两 白芷二两 乌药一两 安息香一两 青皮一两 黑附子一两，去皮，炮 香附一两 白豆蔻一两 骨碎补一两 黄连二两 茯苓一两 黄芩二两 白术一两 熟地黄二两 松香脂半两 大黄二两 当归一两半 木香二两

---

① 二：万历本、崇祯本均作"一"。
② 二：万历本作"一"。
③ 一两：原无，据万历本、崇祯本补。

沉香二两　金箔为衣

上为细末，炼蜜为丸如弹子大，每服一丸，细嚼，温酒茶清漱下，随证上下食前后服。头风，擂茶下。

侧子散　治中风手足不随，言语蹇涩。今用累效。

侧子炮，一两　附子炮　罗参　白术煨　白茯苓去皮　肉桂　赤芍药　当归去芦，酒浸　川芎　秦艽去芦土。各一两　防己七钱半　防风　麻黄　粉草炙。各五钱　甘菊花去梗　北细辛去苗　白茯神①去皮。各二两

上㕮咀，每五钱，水一盏半，姜三片，枣一枚，煎服，不拘时。

广按：用药治病之法，寒因热用，热因寒用，正治也。今中风瘫痪之证，本风火阳邪，而用乌、附等热药治之，何哉？盖中风瘫痪，乃湿②痰死血结滞于脏腑经络之间，非乌、附等热药而能开散流通之乎！此非正治，乃从治也。书云：从少从多，各观其事。则从治之药，只可为引经而已。丹溪云：肥白人多湿，少用乌、附行经是也。此方既用附子，又用侧子、官桂助之，其理安在哉？本欲削去，姑存以待肥白多湿之人减而用之，中病则已，不可过服，非肥白多湿之人不可用也。

乌荆丸《和剂方》　治诸风缓纵，言语蹇涩，遍身顽麻，皮肤瘙痒。又治妇人血风，头疼眩晕，如肠风脏毒下血不止，服之尤效。

川乌炮，去皮脐，一两　荆芥穗二两

①　白茯神：万历本、崇祯本均作"白茯苓"。
②　湿：崇祯本作"顽"。

上为末，醋煮面糊丸如梧子大，每服二十丸，温酒热水任下。

乌附丸《澹寮方》　去风疏气。

川乌二十个① 　香附子半斤，姜汁浸一宿，炒

上焙为末，酒糊为丸梧子大，每服十数丸，酒下。肌体肥壮及有风疾宜服。

乌龙丸《秘方》　治诸风。

乌头三两② 　天南星③ 　半夏曲　僵蚕炒　乌药　白胶香另研。各半两

上为末，酒糊为丸如梧桐子大，每服四丸，空心，酒下。

四生丸《简易方》　治中风左瘫右痪，口眼㖞斜。

川乌去皮　五灵脂　当归尾④ 　骨碎补各等分

上为末，用无灰酒打糊，丸如梧桐子大，每服十丸，加至十五丸，温酒下。服此药不可服灵宝丹。

如圣散　治左瘫右痪，半身不遂，口眼㖞斜，腰膝疼痛，手足顽麻，语言謇涩，行步艰难，偏身疮癣，上攻头目，耳内蝉鸣，痰涎不利，皮肤瘙痒，偏正头疼，一切诸风及破伤风，角弓反张，蛇伤犬咬，金疮，诸风湿等疮，并皆治之。

川乌⑤ 　草乌⑥ 　苍术各四两　金钗石斛一两　白芷　川芎　细辛　当归　防风　麻黄　荆芥　何首乌　全蝎　天麻　藁本各五钱

---

① 个：万历本此下有"炮，去皮"三字。
② 两：万历本此下有"炮"字。
③ 天南星：万历本此下注有"炮"字。
④ 尾：原作"丸"，据万历本改。
⑤ 川乌：万历本此下注有"炮"字。
⑥ 草乌：万历本此下注有"炮"字。

甘草二①两　人参三钱　两头尖二钱

上为细末，每服一钱，临卧用温茶或温酒少许调下，切不可多饮酒。服药后忌一切热物饮食，一时恐动风气，服药觉有麻是效也，亦可敷贴。

神仙飞步丹　治诸风湿瘫等证。

苍术八两　草乌四两，不去皮尖　杜芎　香白芷各一两

上用生姜、连须葱各四两，捣烂，和药末拌匀，以瓷器筑药于内，纸封，勿令出气，春三、夏二、秋五、冬七日，取出晒干，或焙干，与姜葱同为细末，醋糊丸如梧桐子大，每服十五丸，空心，茶酒任下。忌发热之物，加至二十丸，孕妇勿用。

仙传黑虎丹　治男子妇人虚弱，血气衰败，筋骨寒冷，外感风湿传于经络，手足麻木，腰腿疼痛，久则偏枯，左瘫右痪，口眼㖞斜，诸中风气不能行履，并皆治之。

苍术米泔水浸二宿，去皮，切作片　草乌洗净，去皮②，切作片　生姜洗净捣碎。各一斤　葱连须叶白捣碎，半斤

上四味和一处拌匀淹之，春五日，夏三日，秋七日，冬十日，每日一番拌匀，候日数足晒干。

五灵脂洗净　乳香研　没药研。各五钱　穿山甲炮，去灰土③，二两　自然铜火煅，醋淬七次，一两

上同前药为末，用好醋糊为丸，如梧桐子大，每服三十丸，空心，热酒送下，间日服尤妙。妇人血海虚冷，肚腹疼痛，临卧醋汤下，止服二三十丸，不可多服，服后不可饮冷水冷物，但觉

---

①　二：万历本作“三”。
②　皮：万历本此下有“炮”字。
③　炮去灰土：崇祯本作“火煅存性”。

麻木为效。孕妇不可服。

虎胫骨酒《济生方》 治中风偏枯，四肢不随，一切诸风挛拳者，并治之。

石斛去根 石楠叶 防风去芦 虎胫骨炙 当归去芦 茵芋叶 杜仲去粗皮，炒丝断 牛膝川者，去芦 川续断 川芎䒷 金毛狗脊撩去毛 川巴戟去心。各一两

上件锉如豆大，以绢囊盛药，用无灰好腊酒一斗渍之，十日后每服一盏，有量服二三盏，温服。

广按：中风之证，本风火阳邪，宜用辛凉之剂以治之，而中风成瘫痪既久者，乃痰火怫郁于辛凉药中，若无香热之药为之向导，则将扞格①而不能入也，古方中或用脑、麝，或用乌、附，或用酒浸，正此意耳。后人不谙方中既有乌、附、脑、麝，而又用酒浸，不无积薪救火乎？夫大寒冻海，惟酒不冰，其性寒欤？热欤？今观虎胫骨酒，用药辛凉最合其宜，故特录之，以为矜式②。若夫治风药与补虚药中如无乌、附、脑、麝，皆可用酒浸，假酒行药势，及便于服饵也。

舒筋保安散 治左瘫右痪，筋脉拘挛，身体不遂，脚腿少力，干湿脚气，及湿滞经络，走注疼痛，久不能去，用此宣通则愈。

木瓜五两 草薢 五灵脂 牛膝酒浸 续断 白僵蚕炒 松节白芍药 乌药去木 天麻 威灵仙 黄芪 当归 防风 虎骨酒炙。各一两

上用无灰酒一斗，浸上药二七日，紧封扎坛口，待日数足，

---

① 扞（hàn汉）格：互相抵触，格格不入。
② 矜式：犹示范。

取药焙干，捣为细末，每服二钱，用药酒半盏调下，如酒尽用米汤调下。

又方

金毛狗脊一两，却将乳香、白胶香各一两同研，入干药末内。

一方 治风瘫不能行动。

防风去芦 萆薢 当归 桔梗 败龟板 虎骨 川牛膝 枸杞 秦艽 晚蚕砂炒黄色 羌活 干茄根饭上蒸过 苍术炒七次，捶碎 苍耳子 五加皮各二两

上锉碎，用绢袋盛药，以无灰酒一斗浸坛内，密固煮滚，封七日，开取时不可以面向坛口，恐药气冲眼。每日早午晚间，病人自取酒一小盏服之，不许多服，病痊药尽，以药渣晒干，研为细末，酒糊为丸如梧桐子大，每服五十丸，酒送下，日三服。忌食动风物。

广按：以上二方浸酒亦妙。亦不让于虎胫骨酒矣。

灵应丹 治瘫痪，四肢不举，风痹等疾。

用麻黄五斤，去根节锉一寸，取河水五斗，以无油腻锅煮至一斗以来，漉去麻黄，冷定，用细罗子滤去渣，取清者，锅内再熬成膏。

白芷 桑白皮 苍术 甘松 浮萍各二两 川芎 苦参各三两

上为细末，以麻黄膏为丸如弹子大，每服一丸，温酒化下，临卧服，隔二三日再服，手足即时轻快，及治卒中风邪，涎潮不利，小儿惊风，服之立效。但熬时要勤搅，勿令着底焦了，熬膏时忌鸡、犬、妇人见之。

全生虎骨散《简易方》 治半身不遂，肌肉干瘦，名曰偏枯。忌用麻黄发汗，恐津液枯竭，惟当润筋去风。

当归一两半　赤芍药　川续断　白术　藁本　虎骨各一两　乌蛇肉半两

上为末，每服二钱，温酒食后调下。骨中疼痛加生地黄一两，脏寒自利者加天雄半两。

安魂琥珀丹　治中风左瘫右痪，口眼㖞斜，心神不宁。

天麻　川芎　防风　细辛　白芷　羌活　川乌炮，去皮脐　荆芥穗　僵蚕各一两　薄荷叶三两　全蝎　粉甘草　藿香　朱砂细研，水飞。各半两　麝香　珍珠　琥珀各一钱

上为细末，炼蜜为丸，如弹子大，金箔为衣，空心，茶清或酒送下一丸。若蛇伤狗咬，破伤风，牙关紧急，先用一丸擦牙，后用茶清调下一丸。如小儿初觉出痘疹，即用茶清调一丸与服，大能安魂定魄及疏风顺气。

以上诸方治瘫痪之剂。

预防中风新增　出《乾坤生意》①

【附诸贤论】

夫圣人治未病之病，知未来之疾，此其良也。其中风者，必有先兆之证，觉大拇指及次指麻木不仁，或手足少力，或肌肉微掣者，此先兆也，三年内必有大风之至。经云：急则治其标，缓则治其本。宜调其荣卫，先服八风散、愈风汤、天麻丸各一料为效，宜常服加减防风通圣散预防其病，则风疾不作而获其安矣。

愈风汤　初觉风动，服此不致倒仆，此乃治未病之圣药也。

---

①　乾坤生意：综合性医书。明·朱权撰。约刊于明永乐四年（1406）。内容分述用药大略、运气、各科病证治法以及丹药、膏药、针灸等，卷帙不多，包罗颇广。

又治中风证，内邪已除，外邪已尽，当服此药以行导诸经，久服大风悉去，纵有微邪，只从此药加减治之。然治病之法不可失于通塞，或一气之微汗，或一旬之通利，如此乃常治之法也。久则清浊自分，荣卫自和矣。

羌活　甘草　防风　当归　蔓荆子　川芎　细辛　黄芪　枳壳　人参　麻黄　香白芷　甘菊花　薄荷　枸杞　柴胡　知母　地骨皮　独活　杜仲　秦艽　黄芩　芍药各三两　石膏　苍术　生地黄各四两　肉桂一两

上锉，每服一两，水二钟，生姜三片煎，空心服，临卧煎滓服。空心一服吞下二丹丸，谓之重剂；临卧一服吞下四白丹，谓之轻剂。立其法是动以安神，静以清肺。假令一气之微汗，用愈风汤三两，加麻黄一两，匀作四服，加生姜空心服，以粥投之，得微汗则佳。如一旬之通利，用愈风汤三两加大黄一两，亦匀作四服，如前服，临卧服，得利为度，此药常服之，不可失四时之辅。如望春大寒之后，本方中加半夏、人参、柴胡各二两，通前四两，谓迎而夺少阳之气也。如望夏谷雨之后，本方中加石膏、黄芩、知母各二两，通前四两，谓迎而夺阳明之气也。季夏之月，本方中加防己、白术、茯苓各二两，通前四两，谓胜脾土之湿也。望秋大暑之后，本方中加厚朴二两、藿香二两、桂一两，通前四两，谓迎而夺太阴之气也。望冬霜降之后，本方中加附子、官桂各一两，当归二两，通前四两，谓胜少阴之气也。如得春气候，减冬所加，四时类此。此虽立四时加减，更宜临病之际审察虚实寒热，土地之宜，邪气多少。此药具七情六欲，四气无使，五脏偏胜，及不动于荣卫，如风秘服之永不结滞。此药与天麻丸相为表里，治未病之圣药也。若已病者，更宜常服，无问男女老幼、惊痫搐搦、急慢惊风、四时伤寒等病，服之神效。

四白丹　能清肺气养魄，谓中风者，多昏冒气，不清利也。

白术　砂仁　白茯苓　香附　防风　川芎　甘草　人参各半两
白芷一两　羌活　独活　薄荷各二钱半　藿香　白檀香各一钱五分
细辛　知母各一钱　甜竹叶二①两　麝香一钱，另研　龙脑另研　牛黄另研。各半钱

上为末，炼蜜丸，每两作十丸，临卧嚼一丸，分五七次细嚼之，煎愈风汤咽下。能上清肺气，下强骨髓。

二丹丸　治健忘，养神定志和血，内以安神，外华腠理。

丹参　天门冬　熟苄②各两半　甘草　麦门冬　白茯苓各一两
人参　远志　菖蒲　朱砂研，为衣。各半两

上为末，炼蜜丸如梧桐子大，每服五十丸至百丸，空心服③，食前煎愈风汤送下。

天麻丸　治风因热而生，热胜则动，宜以静胜其躁，是养血也。

天麻　牛膝二味用酒同浸三日，焙干　草薢　玄参各六两　杜仲炒断丝，七两　附子炮，一两　羌活十四两　川归十两　生苄一斤

一方有独活五两去肾间风。

上为末，炼蜜丸，如梧桐子大，每服五七十丸，空心，温酒、白汤皆可下。

加减防风通圣散　预防风疾，常服取效。

---

① 二：万历本作"三"。
② 熟苄：即熟地黄。苄，又名地黄。
③ 服：原无，据万历本补。

防风　川芎　当归　芍药　薄荷　麻黄　连翘各半两　黄芩
桔梗各一①两　甘草二两　荆芥　白术各二钱半　乌药　羌活　天麻
僵蚕各一钱五分②

体虚气弱者磨木香，痰涎壅盛者加南星、半夏、枳实。

每服六钱，水一盏半，生姜三片，煎服。

牛黄清心丸《和剂方》　治诸风缓纵不随，语言蹇涩，心忪健
忘，恍惚去来，头目眩冒，胸中烦郁，痰涎壅塞，精神昏愦。又
治心气不足，神志不定，惊恐怕怖③，悲忧惨戚，虚烦少睡，喜怒
无时，或发狂颠，神情昏乱。

白芍药一两半　羚羊角末，一两　人参去芦，二两半　白茯苓去
皮，一两二钱半　芎䓖一两二钱④　防风去苗，一两半　阿胶炒，一两七
钱　干姜炮，七钱半　白术一两半　牛黄研，一两二钱⑤　麝香研，一
两　犀角末二两　雄黄研飞，八钱　龙脑研，一两　金箔一千二百片，
内四百片为衣　当归去芦，一两半　柴胡去苗，一两二钱半　甘草锉炒，
五两　干山药七两　麦门冬去心，一两半　桔梗一两二钱半　杏仁去皮
尖取仁，面炒黄，一两二钱半，另研　黄芩去腐，一两半　神曲研，二两
半　大枣一百个蒸熟，去皮核，研成膏　白蔹七钱半　蒲黄二两半⑥，炒
大豆黄卷一两七钱半，炒　肉桂去皮，一两七钱半

上除枣、杏、金箔、二角末，及牛黄、麝香、雄黄、龙脑四
味别为细末，入余药和匀，炼蜜枣膏为丸，每两作十丸，以金箔

卷之一　九七

---

① 一：万历本、崇祯本均作“二”。
② 各一钱五分：原无，据万历本补。
③ 怖（xī 吸）：悲伤。
④ 一两二钱：崇祯本作“一两二钱半”。
⑤ 研一两二钱：崇祯本作“一两二钱半”。
⑥ 半：原作“辛”，据万历本、崇祯本改。

为衣，每服一丸，食后温水化下。小儿惊痫，即酌度多少，以竹叶汤或温酒化下。

金箔牛黄丸　治风邪除热中。

金箔十片，研　牛黄研　龙脑研。各一两　犀角镑　琥珀研　人参各二钱半　丹砂研，水飞　白茯苓去皮。各二两　天麻　白花蛇酒浸，去皮骨，炙。各半两　白附子炮　僵蚕炒

上为细末，入别研药和匀，炼蜜和捣一千杵，丸如樱桃大，以金箔为衣，每服一丸，细嚼，温酒或温薄荷汤下，茶汤亦可，常服半丸，不拘时候。

一方　治风病不愈者，此药宁心定志。

人参　菖蒲　茯神去木。各等分

每服五钱，水一钟，生姜三片，煎六分，温服。

搜风顺气丸《圣惠方》　治肠胃积热，以致膈间痞闷，大便结燥，小便赤涩，肠风痔漏，腰膝酸疼，肢节顽麻，手足瘫痪，行步艰辛，语言蹇涩，三十六般风及七十二般气，无不治之。此药宣通气血，清热润燥，通利大小便，则诸病自愈。

车前子一两半　白槟榔　大麻子微炒，去壳，另研　菟丝子酒浸，焙干　牛膝酒浸二宿　干山药各二两　枳壳去穰，麸炒　防风去芦　独活各一两　郁李仁汤泡，去皮，研　大黄五钱，半生半熟

上为细末，炼蜜丸如梧桐子大，每服二十①丸，茶酒米饮任下，早晨、临卧各一服，久觉大肠微动，以羊肚肺羹补之。此药膏粱之家，肥甘太过，以致大便结燥，尤宜服之。老人大肠无血，大便结燥最宜。

---

① 二十：崇祯本作"一十"。

选奇汤 治眉骨痛不可忍，此乃风疾先兆也。

羌活 防风各三钱 甘草二钱，夏月生冬月炒 黄芩酒制，冬月不可用，热甚可用

上㕮咀，每服一两，水二钟，煎至一钟，食后时时温服，免致风动倒仆。

八风散见风热

灸法 风池、百会、曲池、合谷、肩髃、风市、绝骨、环跳、三里等穴，皆可灸之。

伤风二 冒风同治

《丹溪心法》

伤风属肺者多，宜辛温或辛凉之剂散之。

戴云：新咳嗽，鼻塞声重者是也。

【附诸方】

桂枝汤 治太阳经伤风，头疼身痛，或翕翕发热，或洒洒恶风，自汗无汗者不可服。

桂枝 芍药各三两 甘草炙，一两

上㕮咀，每服三钱，水一盏，姜三片，枣二枚，煎七分，去滓，温服，不拘时候。惟春初可依此方，自春末夏至以前，宜加黄芩半两；夏至后加知母半两、石膏二两，或升麻半两。若病人素虚寒，不用加减。

神术散《和剂方》 治四时瘟疫，头痛发热，及伤风鼻塞声重。

苍术米泔浸，五两 藁本去土 香白芷 细辛去叶土 羌活去芦 川芎 甘草炙。各二两

上为细末，每服三钱，水一盏，姜三片，葱白三寸，煎七分，温服不拘时。如伤风鼻塞，用葱茶调下二钱。

定风饼子《简易方》 治风客阳经，邪伤腠理，背脊强直，言语蹇涩，体热恶寒，痰厥头痛，肉瞤筋惕，手颤鼻渊，及饮酒过多，呕吐涎沫，头目晕眩，常服消风去邪。

川乌① 南星② 川芎 干姜③ 甘草 半夏④ 天麻 白茯苓各等分，生用⑤

加白附子⑥。

上为末，姜汁丸如龙眼大，作饼子，生⑦朱砂为衣，每服一饼，细嚼，热生姜汤下，不拘时。

荆芥丸杨氏方 治一切风邪上攻头目，咽膈不利，或伤风发热头疼，鼻塞声重，并皆治之。

荆芥惠二两 天麻 附子炮 白附子炮 乌药 当归酒洗 川芎各一两

上为末，炼蜜丸，每一两作十丸，朱砂为衣⑧，食后，细嚼茶吞下。

广按：以上二方治风邪客于经络既久，正邪交攻，遂成风痰，郁热变见诸证，故用辛温之剂以开发之，乃从治之法也。

以上数方辛温发散之剂。

金沸草散《和剂方》 治肺经受风，头目昏痛，咳嗽声重，涕

---

① 川乌：万历本此下注有"炮"字。
② 南星：万历本此下注有"炮"字。
③ 干姜：万历本此下注有"炮"字。
④ 半夏：万历本此下注有"制"字。
⑤ 生用：万历无此二字。
⑥ 白附子：万历本此下注有"炮"字。
⑦ 生：万历本作"以"。
⑧ 衣：原作"丸"，据万历本改。

唾稠黏，及治时行寒疫，壮热恶风。

旋覆花去梗，二两　荆芥穗四两　麻黄去节　前胡去芦。各三两
甘草炙　赤芍药　半夏汤洗七次，姜汁浸。各一两

上㕮咀，每服五钱，水一盏，姜三片，枣一枚，煎八分，温服。

参苏饮《和剂方》　治感冒风邪，发热头疼，咳嗽声重，涕唾稠黏。此药大解肌热，宽中快膈，或欲或劳瘵，潮热往来，并能治之。

木香　紫苏叶　干葛洗①　半夏汤泡七次，姜制　前胡去苗　人参去芦　茯苓去皮。各七钱半　枳壳去穰麸炒　桔梗去芦　甘草炙　陈皮去白。各半两

上㕮咀，每服四钱，水一盏半，姜②七片，枣一枚，煎六分，去滓热服，不拘时。《简易方》以气盛不用木香。

冲和散《简易方》　治感冒风湿之气，头目不清，鼻塞声重，肢体倦怠，欠伸出泪。

苍术米泔浸，炒，六两　荆芥穗二两　甘草一两一钱半

上㕮咀，每服五钱，水一盏，煎八分，去滓热服，不拘时。

消风百解散《和剂方》　治四时伤寒，头疼，发热恶寒，及风壅咳嗽，鼻塞声重。

荆芥　白芷　陈皮去白　麻黄去节　苍术各四两　甘草炙，二两

上㕮咀，每服五钱，水一盏，姜三片，葱白三茎，煎七分，不拘时。如咳嗽，再加乌梅煎。

---

① 洗：万历本、崇祯本均无此字。
② 姜：万历本、崇祯本均作“生姜”。

川芎茶调散《和剂方》 治诸风上攻，头目昏重，偏正头疼，鼻塞声重。

薄荷去梗，不见火，八两 川芎四两 羌活二两 甘草二两 细辛去叶，一两 防风去芦，一两半 白芷二两 荆芥去梗，四两

上为细末，每服二钱，食后茶清调下，常服清头目。一方无细辛。

消风散《和剂方》 治诸风上攻，头目昏眩，项背拘急，鼻嚏声重，耳作蝉鸣，及皮肤顽麻，瘙痒瘾疹，妇人血风，头皮肿痒，并皆治之。

荆芥穗 甘草炒。各二两 陈皮去穰，洗焙，半两 人参去芦 茯苓去皮，用白者 白僵蚕炒 防风去芦 芎䓖 藿香叶去梗 蝉蜕去土炒。各一两 厚朴去粗皮，半两，姜制 羌活一两

上为细末，每服二钱，感风头痛，鼻流清涕者，用荆芥汤茶清调下。遍身疮癣，温酒下。

大辰砂丸《御药院方》 清头目，化痰涎，及感冒风寒，声重，头目昏眩，项背拘急，皮肤瘙痒，并皆治之。

天麻去苗，一两 防风去芦，二两 细辛去苗叶土，半两 薄荷叶半两 川芎一两 甘草炙，一两 吴白芷一两 朱砂一两，为衣

上以七味为细末，炼蜜丸如弹子大，朱砂为衣，每服一丸，细嚼，食后生姜汤下，茶清亦可。

以上数方辛平发散之剂。

人参败毒散《和剂方》 治伤寒头痛，壮热，恶寒，及风痰咳嗽，鼻塞声重。如心经蕴热，口舌干燥者，加黄芩。

柴胡去苗 甘草炙 桔梗 人参去芦 羌活去苗 芎䓖 茯苓去皮 枳壳去穰，麸炒 前胡去苗，洗 独活去芦。各等分

上咬咀，每服三钱，水一盏，姜三片，薄荷少许，同煎七分，

去渣温服。

葱白散《和剂方》 治四时伤寒，头痛壮热，肢体烦疼，小便赤涩，及伤风鼻塞，咳嗽痰涎，山岚瘴气，并皆治之。

川芎 苍术米泔浸 白术各二两 麻黄去根节，三两 甘草炙 石膏煅 干葛各一两

上咬咀，每服五钱，水一盏，姜三片，葱白二寸，煎七分，热服，不拘时。如欲汗，并进数服。

羌活散《和剂方》 治风气不调，头目昏眩，痰涎壅滞，遍身拘急，及风邪塞壅，头痛项强，鼻塞声重，肢节烦疼，天阴风雨，预觉不安。

前胡去芦 羌活去芦 麻黄去根节 白茯苓去皮 川芎 黄芩 甘草炙 蔓荆子去白皮 枳壳去瓤，麸炒 细辛去苗 石膏另研 菊花去梗萼① 防风去芦。各一两

上咬咀，每服一两，姜四片，薄荷三叶，水二盏，煎至一盏，去渣温服。

羌活丸《御药院方》 治风气不调，头目昏眩，痰涎壅滞，遍身拘急，及风邪塞壅，头痛项强，鼻塞声重，肢节烦疼，天阴先觉不安。

羌活去芦 甘菊花去梗 麻黄去根节 川芎 防风去芦 石膏 前胡去芦 黄芩 细辛去叶 甘草炙 枳壳去瓤，麸炒 白茯苓去皮 蔓荆子去白皮。各一两 朱砂一两五钱，为衣

上为末，水糊丸，梧桐子大，每服四十丸，食后姜汤下。

以上数方辛凉发散之剂。

---

① 萼：崇祯本无此字。

中　寒三

《丹溪心法》

主乎温散。有卒中天地之寒气者，有口得寒物者，从补中益气汤中加发散药。属内伤者，十居八九，其法邪之所凑，其气必虚，只用前汤中从所见之证出入加减，必先用参、芪托住正气，气虚甚者少加附子以行参、芪之剂，如果气虚者，方可用此法。若①胃气大虚，必当温散，理中汤相宜，甚者加附子。仓卒感受大寒之气，其病即发，非若伤寒之邪循经以渐而深也。

戴云：此伤寒谓身受肃杀之气，口伤生冷之物，因胃气大虚，肤腠疏豁，病者脉沉细，手足厥冷，息微身倦，虽身热亦不渴倦言动者是也，宜急温之，迟则不救矣。与热证若相似而实不同，凡脉数者，或饮水者，烦躁动摇者，皆热病。寒热二证若水火，然不可得而同治，误则杀人。

【附诸方】

生料五积散《和剂方》　治感冒寒邪，头疼身痛，项强拘急，恶寒呕吐，或有腹痛。又治伤寒发热头疼恶风，无问内伤生冷、外感风寒，及寒湿客于经络，腰脚酸疼，及妇人经滞腹痛，并皆治之。

苍术米泔水浸，去粗皮，二十四两　桔梗去芦，十二两　陈皮去白　麻黄去根节　枳壳去穰，麸炒。各②六两　厚朴　干姜各四两③　白芷　川芎　甘草炙　茯苓去皮　肉桂去粗皮　芍药　当归各三两　半夏汤

---

① 若：原无，据崇祯本补。
② 各：原作"合"，据万历本、崇祯本改。
③ 两：万历本此下有"炮"字。

泡七次，二两①

上咬咀，每服四钱，水一盏半，生姜三片，葱白三根，煎七分，热服。冒寒用煨姜，挟气加吴茱萸，妇人调经则入艾醋。

广按：此药气味辛温，发表温中，开郁行气有殊功，去寒湿之圣药也。夫寒湿属阴，热燥属阳，人之为病不过二者而已矣。善用药者，以苦寒而泻其阳，以辛温而散其阴，病之不愈者，未之有也。予尝以防风通圣散为泻热燥之药也，生料五积散为散寒湿之药也，不识明哲以为何如？

正气散《和剂方》 治伤寒阴证，憎寒恶风，正气遂冷。

半夏② 厚朴各三两，并为末，以生姜四两研烂，同为饼子，微炒 甘草炒，七钱 藿香叶 白术 陈皮各一两

上为细末，每服三钱，生姜三片，枣一枚，水一盏，煎七分，食前稍热服。常服顺气宽中，辟除瘟疫。

理中汤《和剂方》 治脏腑中寒，口噤失音，四肢强直，兼治胃脘停痰，冷气刺痛。

人参 干姜炮 甘草炙 白术各等分

上咬咀，每服四钱，水一盏煎服。《三因方》加附子，名附子理中汤。

姜附汤《和剂方》 治中寒昏不知人，身体强直，口噤不语，逆冷，及腹脐冷痛，霍乱转筋，一切虚寒并皆治之。

干姜一两③ 附子生，去皮脐，细切，一枚

上咬咀，每服三钱，水盏半，煎七分，食前温服。挟气不仁加

---

① 汤泡七次二两：崇祯本作"汤泡二次"。

② 半夏：万历本此下注有"姜制"二字。

③ 两：万历本此下有"炮"字。

防风一钱，挟湿加白术，筋脉牵急加木瓜；肢节痛加桂二钱。

四逆汤《和剂方》 治伤寒自利，脉微欲绝，手足厥冷。四逆名者，四肢逆冷也。

甘草炙，二两 干姜一两半，炮 附子去皮脐①，半两

上㕮咀，每服五钱，水一盏，煎七分，温服，不拘时。

白术散《活人方》 治阴毒伤寒，心间烦躁，四肢逆冷。

川乌炮，去皮脐 桔梗去芦 白术 附子炮，去皮脐 细辛各一两

干姜泡，半两

上为末，每服二钱，水一盏，煎六分，热服，不拘时。

三建汤

大川乌 附子 天雄并炮，等分

上锉，每四钱，水二盏，姜十五片，煎服。

霹雳散

用附子一枚及半两者，炮熟取出，用冷灰焙之，细研，入真腊茶一大钱同和，分二服，每服水一盏，煎六分，临熟入蜜半匙，放温服之。

真武汤 治伤生冷饮食，数日以后，发热腹痛，头目昏沉，四肢疼痛，大便自利，小便或利或涩，或呕或咳，并宜服之。或已经发汗不解仍发热者，心下悸，头眩晕，肉𥆧动，振振欲擗地者，此由饮食停留中脘所致。

白茯苓 白芍药 白术各一两 附子一枚，炮②

每服五钱③，水一钟半，生姜五片煎，食前温服。小便利者，

---

① 脐：万历本此下有"炮"字。

② 炮：万历本此下有"去皮"二字。

③ 五钱：原无，据万历本补。

去茯苓；大便利者，去芍药，加干姜；咳加五味子、细辛、干姜；呕去附子，加生姜汁。

搐鼻夺命散《德生堂方》 治阴证及中风不省人事，大效。一方无细辛，名通神散。

藜芦二钱，去芦 川芎二钱半 谷精草 石菖蒲 东平薄荷 头荆叶各二钱 细辛二钱半

上为细末，先令患者吃葱茶一盏，后噙水在口，次以芦管吹药入鼻中，即时痰唾涕喷见效。

一方葱熨法《秘方》 治阴证。

用葱白一大握，如茶盏大，用纸卷紧，却以快刀切齐一指厚片，安于脐中，以热熨斗熨之，待汗出为度，一片未效，再切一片熨之，服后药：

胡椒五钱 滑石煅七次，五钱 麝香一钱

上为末，酒调服之，神效。

治阴毒伤寒。

用乌豆一合，炒令黑烟起，入水中，煎三五沸服，候汗出回阳，立瘥。

灸法 脐下一寸五分气海、二寸石关、三寸关元，皆可灸。

补中益气汤见内伤

伤寒四 新增 附冒寒 温热病

【附诸贤论】

《心法》曰：凡证与伤寒相类者极多，皆杂证也。其详出《内经·热论》。自长沙以下，诸家推明甚至千世之下，能得其粹者，东垣也。其曰：内伤极多，外伤间而有之。此发前人之所未发，后人徇俗，不能真切雷同，指为外伤，极谬！其或可者，盖亦因

其不敢放肆，而多用和解及平和之药散之尔，若粗率者，则必杀人。切有感冒等轻证，不可便认作伤寒妄治，西北二方极寒，肃杀之地，故外感甚多，东南二方温和之地，外伤极少，杂病亦有六经所见之证，故①世俗混而难别。

广按：真伤寒证，自冬至以后春分以前，天气严肃，人之内有郁热者，以致腠理疏豁，加以不谨则伤于寒，然谓之伤寒者，乃寒气自表入中，自中入里，即病之名也，何以明之？人之平时荣卫周流无少间断，一旦邪气入内，阻碍正气，不得流行，郁而为热，仲景先师治此证，在表发汗，在中和解，在里攻下，随其所而驱散之，不过使邪热退而正气复行也。况人之经络，三阳三阴分布一身太阳、少阴经在身之后，阳明、太阴经在身之前，少阳、厥阴在身之侧，邪之所凑，岂有定所。黄仲理先生云：风寒六气之邪伤人，或入于阳经，或中于阴络，孰为之先？孰为之后？乌可专以太阳为受邪之始？故各经皆能受邪，但太阳经受邪居多，为差等尔。以此观之，六经皆能受邪，故取仲景六经见证七方发散以先之。夫阴经受邪不复传变，惟用前方温经散寒而已；阳经受邪传入半表半里，又取小柴胡汤一方和解以继之；邪传于里，理宜攻下，又取大柴胡汤、调胃承气、大小承气汤四方以继之，此治真伤寒表、中、里三证之大略也。然真伤寒证传变不一，其数满百，此外有伤风，有两感，有三阳合病、三阳并病、春温、夏热、暴寒、时疫、刚痉、柔痉、风温、湿温、风湿、中湿、温毒、中暍、瘴气、温疟诸证诸方，及伤寒六经传尽，七日当愈，然犹未愈者，谓之杂证，不可枚举。仲景先师治伤寒三百九十七法，一百一十

---

① 故：原作"大"，据万历本改。

三方，变故无穷，岂曰易哉！学者宜于陆氏《伤寒类证》便览，陶氏《伤寒六书》求之，此非广所能周知，亦非此书所能悉载也欤！

【附脉理】

《脉诀举要》曰：寒伤太阳，脉浮而涩，及传而变，名状难悉，阳明则长，少阳则弦，太阴入里，迟沉必兼，及入少阴，其脉遂紧，厥阴热深，脉伏厥冷。在阳当汗，次利小便，表解里病，其脉实坚。此其大略，治法之正，至于大法，自有仲景。伤寒有五，脉非一端，阴阳俱盛紧涩者，寒阳浮而滑，阴濡而弱，此名伤风，勿用寒药；阳濡而弱，阴小而急，此非风寒，乃湿温脉；阳脉浮滑，阴脉濡弱，或遇于风变成风湿；阳脉洪数，阴脉实大，更遇湿热，变成湿毒；阳脉濡弱，阴脉弦紧，更遇湿气，变为湿温；阴阳俱盛，重感于寒，变为温疟。同病异名，同脉异经。

【附诸方】

麻黄汤　治伤寒恶风寒，发热，身疼无汗。

麻黄六钱　桂枝四钱　甘草炙，三钱　杏仁二十个

上咬咀，水煎，如法服。

按：此太阳经药也。

葛根汤　治伤寒恶寒，项背强几几，无汗恶风，或下利。

葛根四钱　麻黄　生姜各三钱　桂枝　芍药各二钱　甘草炙，二钱　大枣三枚

上咬咀，水煎如法服之。

按：此出太阳例阳明药也。

柴胡桂枝汤　治伤寒发热潮热，脉弦，自汗，或渴或利。

桂枝二钱　黄芩　人参　白芍各一钱半①　甘草炙　半夏　生姜各一钱②　柴胡四钱　大枣二枚

上吹咀，水煎服③。

按：此出太阳例少阳经药也。

桂枝汤　治伤风寒发热，自汗，鼻鸣干呕者。

桂枝　白芍　生姜各三钱　甘草炙，二钱　大枣二枚

上吹咀，水煎如法服④。

按：此出太阳例太阴经药也。

麻黄附子细辛汤　治感寒脉沉，或微细，反发热，或但欲寐者。

麻黄　细辛各四钱　附子炮，二钱半⑤

上吹咀，每服五钱，水一钟，煎七分服⑥。

按：此少阴经药也。

当归四逆汤　治感寒手足厥冷，脉细欲绝者。

当归　桂枝　白芍　细辛各三钱　大枣三枚　甘草炙　通草各二钱

上吹咀，每服五钱，水一钟，煎七分服⑦。

按：此厥阴经药也。

以上六经治寒之例，随脉证加减变法，自有仲景论例，兹不

---

①　一钱半：崇祯本作"四钱半"。
②　钱：崇祯本此下有"炮"字。
③　水煎服：万历本作"每服五钱，水一钟，煎七分服"。
④　水煎如法服：万历本作"每服五钱，水一钟，煎七分服"。
⑤　半：万历本此下有"去皮"二字。
⑥　每服五钱……七分服：原作"水煎"，据万历本改。
⑦　每服五钱……七分服：原作"水煎"，据万历本改。

详录。

桂枝麻黄各半汤　治伤寒见风脉，发热，自汗或无汗。

桂枝二钱　白芍　生姜　甘草炙　麻黄各二①钱半　大枣二枚
杏仁十一个

上㕮咀，水煎。

按：此足太阳、手足太阴、手少阴经药，出太阳例，治风寒之剂也。夫仲景论以上六经药，然其中有发表、解肌、温经不同，盖风寒有浅深，荣卫有虚实故也，学者审此，则用药汤液之源可得而悉。

小柴胡汤《宣明方》　治伤寒中风，其病半在表半在里，筋脉拘急，身体疼痛，寒热往来，或呕或咳，胸胁痞满硬痛，下之前后无问日数，及汗后余热不解，或无问瘟疫、伤寒、杂病蒸热作发，并两感可和解者，肌体羸瘦，倦怠少力。

柴胡三两，去苗　黄芩　甘草　人参各三钱　半夏一两，汤洗七次

上锉如麻豆大，每服五钱，水一钟，煎至半钟，姜枣同煎，不拘时温服。

大柴胡汤《宣明方》　治诸服小柴胡汤证后病不解，表里热势更甚，而心下急郁微烦，或发热汗出不解，心下痞硬，呕吐下利上属太阳，或阳明病多汗，或少阴病下利清水，心下痛而口干，或太阴病腹满，或无表里证但发热七八日，脉浮而数，脉在肌肉，实而滑数者，及两感诸证，可微下者，双除表里之热，并阳明、少阳合病下利，日晡发热如疟。

柴胡去苗，半两　黄芩　芍药各二钱半　大黄半两　半夏汤泡洗七

---

① 二：万历本、崇祯本均作"一"。

次，切作片子，二钱　枳实三钱，生用，小者是也。兼不去穰，其效甚速

上锉如麻豆大，作三服，水一盏半，生姜、枣子同煎至半盏，温服，如未利再服。

调胃承气汤《宣明方》　治诸发汗和解，不恶寒但发热蒸蒸然者，或日深心下兀兀欲吐，胸中痛，大便溏腹满，郁郁微烦，先此时吐下者，或日深里热谵语，法当下之。以银粉巴豆燥热大毒丸药下之，致使真阴损虚，邪热转甚，因而协热下利不止，及表里热，下之太早，乘虚而入，不成结胸，但为热利不止，心下满硬或痛，烦渴咽干，滑数而实，诸腹满实痛者，烦渴谵妄，小便赤，大便鞕，脉滑实紧。

大黄　芒硝　甘草各等分

上锉，每服临期斟酌多少，先煮二味熟，去渣，下硝，上火煮二三沸，顿服之，以利为度，未利再服。

小承气汤《宣明方》　治伤寒日深，恐有燥屎，腹中转矢气，乃可攻之，不转矢气者，必初硬后溏，未可攻之，攻之则腹满不能食，饮水而哕，其后发热，大便复硬，若腹大满不通，或阳明多汗，津液外出，肠胃燥热，大便必硬而谵语，脉滑，吐下微烦，小便数，大便结，或下利谵语，自得病二三日，脉弱，无太阳证、柴胡证；烦心，心下结，至四五日虽能食，少少与小承气汤和之，令小安。

大黄半两　厚朴去皮　枳实去穰。各三钱

上锉如麻豆大，分作二服，水一盏，姜三片，煎至半盏，绞汁服，未利再服。

大承气汤《宣明方》　治表里俱热，病势更甚者，阳明脉迟，汗出，不恶寒反恶热，身重短气，狂语如见鬼状，剧者发则不识

人，循衣摸床，惕而不安，微喘直视，阳明里热极甚；或吐下后不解，不大便五六日至十余日，日晡潮热，心胃燥热而懊憹复如疟状，脉沉实，或小便不利，大便乍难乍易，喘冒不能卧；或腹满实痛，烦渴谵妄，脉实数而沉，里热燥甚，肠胃怫郁，留饮不散，胸腹高起，痛不可忍，但呕冷液，大渴反不能饮，强饮不能止，喘急闷乱者。

大黄酒洗　厚朴姜制　枳实麸炒　芒硝各等分

上锉，每服看证斟酌多少，先煮厚朴、枳实二物至七分，纳大黄煮至五分，去渣，纳芒硝，煎一二沸，通口服，以利为度，不利再服。

冒寒 新增

【附诸方】

九味羌活汤　治发热恶寒，无汗或自汗，头痛项强，或伤风见寒脉，伤寒见风脉，并宜服之。此药不犯三阳禁忌，为四时发散之通剂也。

羌活　防风　苍术各一钱半　甘草　川芎　白芷　生地黄　黄芩　细辛各一钱。一云细辛只用五分

每服水一钟半，生姜三片，葱白三根，煎至一钟，温服，食后。取微汗为度，如无汗，啜稀热粥助之。

六神通解散①　治时行三月后，谓之晚发，头痛身热，恶寒，脉洪数，先用九味羌活汤，不愈，后服此药。

①　六神通解散：万历本本方药物剂量为："麻黄一钱，甘草三分，黄芩七分，石膏八分，滑石八分，苍术八分，加川芎八分，羌活八分，细辛五分。"

麻黄　甘草　黄芩　石膏　滑石　苍术　加川芎　羌活
细辛

水二钟，姜三片，豆豉一撮，葱白二茎，煎之热服，取汗，中病则已①。

竭起散②　治秋冬伤风伤寒，发散。

麻黄　葛根　石膏　川芎　升麻　甘草炙　羌活　防风

春去麻黄加薄荷，夏去麻黄加荆芥。

上㕮咀，每服一两，水二盏，煎至一盏，去渣，通口服。

麻黄汤　治严冬伤寒头痛，发热恶寒，骨节疼痛，喘满无汗。

麻黄一两半，去节　桂枝一两，去皮　甘草半两，锉　杏仁二十个，汤泡去皮尖

上㕮咀，每服三钱，水一盏半，煎至八分，去渣温服，不计时候，衣覆以取汗。加石膏、大枣、生姜名大青龙汤，治伤寒头痛，发热恶寒，无汗烦躁，六脉浮紧者。

以上数方发表之剂。

人参养胃汤《和剂方》　治外感风寒，内伤生冷，憎寒壮热，头目昏疼，不问风寒二证、夹食停痰，俱能治之。但感风寒。以微汗为度。

半夏汤泡，去滑　厚朴去皮，姜制　苍术米泔浸一宿，去粗皮，炒。各一两　人参半两，去芦　橘红七钱半　藿香叶去土　草果去壳　茯苓去皮。各半两　甘草炙，二钱半

上㕮咀，每服四钱，水盏半，姜七片，乌梅一个，煎六分，

---

① 已：万历本此下有"时医官经验定就分量"句。

② 竭起散：万历本本方药物剂量为："麻黄一钱，葛根八分，石膏八分，川芎八分，升麻七分，甘草三分炙，羌活六分，防风六分。"

热服。兼治饮食伤脾，证为痎疟。寒多者，加附子名十味不换金散。

藿香正气散　伤寒头疼，憎寒作热，上喘咳嗽，反胃呕恶，气泻霍乱，脏腑虚鸣，山岚瘴气。

大腹皮洗　白芷　白茯苓去皮。各一两　白术　厚朴姜制，炒　桔梗　甘草炙　紫苏各二两　藿香　陈皮去白。各三两　半夏汤泡洗七次，二两

每服水一钟半，生姜三片，枣一枚，同煎，热服。如欲汗，加葱白一①茎，以衣被盖，再煎服；冷嗽喘满，加人参、杏仁、五味子；心腹痛，加木香、玄胡索；呕恶甚，加生姜五片，名顺气木香散。

不换金正气散《和剂方》　治四时伤寒，瘟疫时气，及山岚瘴气，寒热往来，霍乱吐泻，下痢赤白，并宜服。若出远方不服水土者，宜常服之。

厚朴去皮，姜制　藿香去枝土　甘草　陈皮去白　半夏制　苍术米泔水浸，去粗皮。各等分

上㕮咀，每服四钱，水一盏半，姜三片，枣二枚，煎七分去滓，食前热服。

僧伽应梦人参散《和剂方》　治伤寒体热头痛，及风壅痰嗽，咯血等证。

甘草炙，六两　人参　桔梗微炒　青皮去穰　白芷　干葛　白术各三两②　干姜炮，五钱半

---

①　一：万历本、崇祯本均作"二"。
②　各三两：原无，据万历本补。

一方加豆豉。

上咬咀，每服三钱，水一盏，姜二片，枣一枚，煎七分，去滓热服。

香苏散《和剂方》 治四时伤寒头疼，发热恶寒。

紫苏叶 香附子各二两 陈皮一两 甘草半两

上咬咀，每服四钱，水一盏，姜葱煎七分，空心热服。如头疼，加川芎、白芷，名芎芷香苏散。

和解散《和剂方》 治四时伤寒头痛，烦躁自汗，咳嗽吐痢。

陈皮洗 厚朴去皮制。各四两 藁本 桔梗 甘草炙。各半斤 苍术去皮，一斤

上为粗末，每服三钱，水盏半，姜枣煎七分，不拘时热服。

八解散《和剂方》 治四时伤寒头疼，体热恶风多汗，呕吐恶心，咳嗽喘满，痞闷。

人参去芦 茯苓去皮 甘草炙 陈皮去白 藿香去土 白术去芦 厚朴去皮，姜制 半夏汤泡七次。各一两

上咬咀，每服五钱，水一盏，姜三片，葱枣同煎，不拘时服。

十味和解散杨氏方 治外感内伤寒邪，头痛发热。

白术二两 桔梗一两 人参去芦 甘草炙 当归酒洗 陈皮去白 枳壳去穰麸炒 赤芍药 防风 厚朴姜制。各半两

上咬咀，每服四钱，水一盏，姜三片，葱白三根，煎热服。

以上数方发表和中之剂。

大柴胡汤 治外感风寒，内伤饮食，郁结在里，身热烦躁，语言谵妄，大便不通，绕脐刺痛。

枳实去穰麸炒，半两 柴胡去芦，八两 大黄一两 芍药 黄芩各三两 半夏汤洗七次，二两半

上㕮咀，每服五钱，水一盏，姜五片，枣一枚，煎七分，温服，微利为度。此药治伤寒内热里实，用此下之。若身体疼痛，是表证未解，不可服之。

调中汤《活人方》　治夏秋之间，暴寒折于盛热，热结于四肢则壮热头疼，伤寒于胃则下利或血或水，脉数，宜用此下之。

大黄去皮，七钱　葛根　黄芩　藁本真者　白术　芍药　桔梗茯苓去皮　甘草炙。各半两

上㕮咀，每服五钱，水盏半，煎八分，移时再服，得利即止。

防风通圣散　治风寒暑湿，饥饱劳役，及伤寒表不解，半入于里，下证未全，下后燥热，怫结于心，内烦懊憹不得眠，脏腑积热，烦渴，头昏唇焦，咽燥喉痹，目赤耳闭，口舌生疮，咳唾稠黏，谵语狂妄，肠胃燥涩，便溺秘结，及风热①壅滞，并皆治之。

以上数方发表攻里之剂。

温热病新增　夏至前发为温夏至后发为热谓之伏气伤寒

【附论】

广按：经曰：春伤于风，夏必泄泻；夏伤于暑，秋必疟疾；秋伤于湿，冬必咳嗽；冬伤于寒，春必病温。此言感时气不即发，藏于肤腠之间，过期遇触动而发也。且以即病伤寒、伤风，与伏气温热病三者而言之。伤寒则身热无汗恶寒，伤风则身热有汗恶风，二者皆邪自外入，故表病里和，鼻塞而口不渴；温热病则邪自内出，故身热或有汗或无汗，鼻不塞而口渴也。伤寒、伤风之邪循经而入，以渐而深，故治法要分三阳三阴，清切表里、寒热、

---

①　热：万历本此下有"隐疹"二字。

虚实明白，方可施治，不可一毫而少差也。温热之邪自内而出，不过发攻表、中、里三者之热而已，何难之有哉！

【附脉理】

《脉诀举要》曰：阴阳俱盛，病热之极，浮之而滑，沉之散涩。惟有温病，脉散诸经，各随所在，不可指名。

【附诸方】

十神汤①《和剂方》　治时令不正，瘟疫妄行，感冒发热，或欲出疹，此药不问阴阳，两感风寒，并宜治之。

川芎八分　甘草三分，炙　麻黄去根，一钱　干葛一钱　紫苏二钱升麻七分　赤芍药七分　白芷七分　陈皮七分　香附子八分

上㕮咀，每服三钱，水一盏半，姜五片，煎七分，去滓温服，不以时候。如发热头痛，加连须葱白；中满气实，加枳壳同煎②。

葛根解肌汤《和剂方》　治伤寒头痛，发热恶寒，肢体拘急，胸膈烦闷。

葛根四两　麻黄去节，三两　肉桂去皮，一两　甘草炙　黄芩　芍药各一两

上㕮咀，每服五钱，水一盏，枣一枚，煎八分，去滓温服。

十味芎苏散《澹寮方》　治四时伤寒，发热头痛。

川芎七钱　紫苏叶　干葛各半两　桔梗生，二钱半　柴胡　茯苓去皮。各半两　甘草三钱，炙　半夏六钱，汤泡　枳壳去穰炒，三钱　陈皮三钱半

上㕮咀，每服三钱，姜、枣煎服。

---

① 十神汤：本方药物剂量原无，据万历本补。
② 煎：万历本此下有"时医官定分两有君臣佐使"句。

升麻葛根汤《和剂方》 治大人、小儿时气瘟疫，头痛发热，及疮疹已发未发疑似之间，并宜服之。

川升麻 白芍药 甘草炙。各一两 葛根一两半

上㕮咀，每服三钱，水一盏，煎七分，热服。

柴胡升麻汤《和剂方》 治时行瘟疫，壮热恶风，头痛体疼，鼻塞咽干，痰盛咳嗽，涕唾稠黏。

柴胡去芦 前胡去芦 干葛各一两 荆芥去根，一两半 赤芍药去芦 石膏炒。各一两 升麻半两 桑白皮 黄芩去皮。各六钱半

上㕮咀，每服五钱，水一盏，姜三片，豉十余粒，煎热服。

香葛汤 治四时感冒不正之气，头痛身疼，项强寒热，呕恶痰嗽，腹痛泄泻，不问阴阳两感，风寒湿瘴，并宜服之。

紫苏 白芍药 香附子 川升麻 白干葛 薄荷 陈皮去白。各一两 白芷 大川芎 甘草各半两 苍术制，一两

上㕮咀，每服五钱，水一盏半，生姜三片，煎热服，不拘时。

清热解肌汤 治伤寒瘟病天行，头痛壮热。

葛根一两 黄芩 芍药 甘草炙。各半两

上㕮咀，每服五钱，水一盏半，枣一枚，煎七分，温服，日三①次。如三四日不解，脉浮者，宜重服发汗；脉沉实，宜下之。

以上数方发表之剂。

小柴胡汤 伤寒四五日，寒热往来，胸胁满痛，或胁下痞鞕，身有微热，或过经未解，潮热未除，半表半里，非汗非下之证，瘥后劳复昏沉，妇人伤风，经水适断，此为热入血室，故如疟状，产后伤寒头痛发热，小儿寒热并治。

---

① 三：万历本作"二"。

柴胡二两　半夏汤泡七次，九钱　黄芩　人参　甘草炙。各七钱半

上锉，每服五钱，水盏半，生姜五片，枣一枚，煎，食前服。咳嗽加五味子，胸中烦加栝蒌根，渴加栝蒌，胁下痞鞕加枳实，鼻衄加生地黄、白茅花，痰盛或喘加桑白皮、乌梅。

凉膈散—名连翘饮子《宣明方》　治伤寒表不解，半入于里，下证未全，下后燥热怫结于内，心烦懊憹。不得眠，脏腑积热烦渴，头昏唇焦，咽燥喉痹，目赤烦躁，口舌生疮，咳唾稠黏，谵语狂妄，肠胃燥涩，便溺闭结，风热壅滞，疮疹发斑，惊风热极，黑陷将死。

连翘—两　山栀子　大黄　薄荷叶　黄芩各半两　甘草—两半
朴硝二钱半

上为粗末，每服五钱，水一盏，蜜少许，煎七分，温服，量虚实加减。咽喉痛痰嗽，加桔梗一两，荆芥半两；咳而呕者，加半夏半两，生姜三片煎；衄血呕血，加当归、芍药各半两，生地黄一两；淋者加滑石四两，茯苓一两；风眩加川芎、防风各半两，石膏三两；酒毒加葛根一两；斑疹加葛根一两，荆芥、赤芍药、川芎、防风、桔梗各半两，三岁小儿可服七八分；或痘热甚黑陷，腹满喘急，小便赤色而将死者，此一服更加大承气汤约以下之，得利者立效。凡言加者，皆以本方加也，以意消息加减。退表里热，加益元散效速。一方热加竹叶蜜煎。

以上数方和解半表半里之剂。

大柴胡汤　治伤寒十余日，邪气结在里，寒热往来，大便秘涩，腹满胀痛，语言谵妄，心中痞鞕，饮食不下，口生白胎，不大便五六日，绕脐刺痛，时发烦躁，及汗后如疟，日晚发热，或发热汗出，脉有力者可服之。方见前

双解散 即防风通圣散与益元散相合。《宣明方》 治风寒暑湿，饥饱劳役，内外诸邪所伤，以致气血怫郁，变成积热，发为汗病、杂病，非此不除，但觉不快，便可用此通解。小儿生疮疹，用此解出尤快，其大黄、芒硝、麻黄三味对证旋入，自利去大黄、芒硝，自汗去①麻黄。

防风 川芎 当归 赤芍药 大黄 麻黄 薄荷 连翘 芒硝各二分半 石膏 黄芩 桔梗各五分 滑石一钱半 甘草一钱 荆芥 白术 栀子各一分二厘半（以上共六钱六分二厘半，系防风通圣散） 滑石三钱 甘草五分（以上三钱五分，系益元散）

上㕮咀，作一服，水二盏，生姜三片，葱白一茎，豆豉三十粒，同煎一盏，去滓热服。

广按：温热之病，皆因秋冬之时外感风寒，内伤饮食，其时天气收藏，不能即发，以致气血怫郁，变成积热，至春夏之际，又因外感内伤触动积热，其时天气升浮，故能发出，其热自内达外，用双解散者，正所以发攻表里之热也。然表里俱实者，用此最妙，如表里或虚者，犹未当也。夫自汗属表虚里实，宜用双解散去麻黄；若里实甚者，宜用大柴胡汤；若表里俱虚者，宜用人参白虎汤。夫泄泻属里虚，宜用双解散去大黄、芒硝，或用五苓散，若里虚甚者，宜用柴苓汤。此虽予浅见之言，亦未尝外于理也。柴苓汤即小柴胡汤、五苓散相同是也。

以上数方发攻表里之剂。

人参白虎汤 治发热自汗表虚者。

石膏五钱三分 知母二钱 甘草七分 人参一钱

① 去：原作"出"，据崇祯本改。

上用水二盏，加粳米五十粒，煎至一盏，温服。

柴苓汤　治发热泄泻里虚者。

柴胡一钱六分　半夏汤泡七次，七分　黄芩　人参　甘草各六分

白术　猪苓　茯苓各七分半　泽泻一钱二分半　桂五分

上用水二盏，生姜三片，煎至一盏，温服。

广按：此方即小柴胡汤、五苓散相合是也。除伤寒表证不治，外邪传半表半里，及内伤发热，杂病发热，无不治也。

以上数方补虚散邪之剂。

温热病治例 出《伤寒直格·心要论》

夫伤寒者，前三日法当汗，可用双解散连进数服必愈，若不解者，病已传变。

后三日在里，法当下，殊不知下之太早，则表邪乘虚入里，遂成结胸，虚痞懊忱，斑疹发黄之证。轻者必危，危者必死，但当以平和之药宣散其表，和解其里，病势或有汗而未愈，或无汗而愈，当用小柴胡、凉膈、天水三药合而服之。

病若半在表半在里，法亦当和解，小柴胡、凉膈二药主之。

若里热微者，则当微下，大柴胡合解毒汤主之。热势未退，又以大柴胡合三一承气下之，两除表里之热；病至七八日里证已甚，表热渐微，脉虽浮数，则以三一承气合解毒下之。

其病胸膈满闷，或喘或呕，阳脉紧甚者，可用瓜蒂散以涌之。

汗、吐、下三法之后，别无异证者，凉膈散调之。

病热已去微热者，以益元散服之，无令再病，此伤寒治法之大要也。

或伤风自汗，脉浮缓者，双解去麻黄以汗之。

其病半表半里，白虎汤和解之。

病在里，脉沉细者，无问风寒暑湿，或表里证俱不见，或内外诸邪所伤，有汗无汗，心腹痛满，谵语烦躁，蓄热内盛，但是脉沉者，并用承气合解毒下之。

或中暑自汗，解以白虎汤。《直格》云：夏至前为温，夏至后为暑。是以至后不用白虎宜乎。《局方》云：立秋后不用白虎。子和云：若有白虎证，亦不用乎？却用详审之耳！

白虎解后，以五苓合天水调之，多进数服无妨。

或腹胀满脉沉者，亦当承气合解毒微下之。

或发汗之后热不解，脉尚浮者，白虎加苍术再解之。

或里热内盛，阳厥极深，皆因失下而成此证，以致身冷脉微，昏愦将死，切不得以寒药下之，误下即死。又一辈庸医妄言是阴厥，便欲换易用玄武、四逆温热之剂，投之①下咽立死。殊不知此证乃阴耗阳竭，阴气极弱谓之耗，阳厥极深谓之竭，蓄热怫郁将欲绝者，当此之证，寒剂热剂俱不可投，但进凉膈、解毒二药以养阴退阳，宣散蓄热，脉气渐生，得大汗而愈，有无汗气和而愈者。

未愈加解毒合承气下之，次以解毒、凉膈、天水合而为一，调和阴阳，洗涤脏腑，则其他别证自不生矣。

有大下之后热不退，再三下之，热愈盛，若下之不愈，脉微气虚力弱，不加以法则无可生之理，若辍而不下，则邪热极盛，阴气极衰，脉息断绝，必不可救。似此之证，是下之亦死，不下亦死，医者到此，杀人活人一弹指间，其不至手足失措者，几希矣！《直格》云：伤寒汗后，汗出不解，或及不汗，脉尚浮者，白虎加

---

① 之：原作"下"，据万历本改。

苍术汤再解之。又按：余论云：伤寒下后自汗，虚热不已，白虎加苍术、人参，一服如神，汗止身凉，此通仙之法也。如此则汗下之后，热不退，不问有汗无汗，宜白虎加苍术解之，又加人参亦妙，仍服凉膈、解毒调之。

经云：三下而热不退者，即死。后人有四五次下加至十数行而生者，此乃偶误中耳！活者未一二，死者已千百，后学切不可以为法，但当依前用解毒合凉膈调之，使阳热徐退，阴脉渐生，庶不失人命。

若伤饮不解散成结胸之证，临时择用大小陷胸汤丸累下之，脉浮者不可下，是表证未出，小柴胡合小陷胸汤投之。脉虽浮而热大极者，承气徐徐疏利之。

或有留饮过度，湿热内生，自利不止，其热未退，解毒汤治之。

阳毒生斑，凉膈加当归。

佛郁热盛在表，燥而无汗，湿热在里，不能发于外，相搏遂成发黄，茵陈汤调五苓散，甚者茵陈合承气下之。

烦心不得卧，栀子汤。又名栀子豆豉汤。

误下太早，遂成结胸虚痞，凉膈加枳壳、桔梗，刚柔二痓，谵语发狂，踰垣赴井，皆阳热极盛，承气合解毒下之。

汗下之后，烦渴饮水，则凉膈减桂，五苓、甘露、益元选而用之。小便不通，五苓泄之；大便闭结，承气下之；更有外证，加减通圣散方内随证用药。

妇人证治皆然，惟孕妇三四月并七八月不用硝，其余月份用之无妨。小儿减剂服之。

此中有古人治伤寒不传之妙，后之学者其慎宝之。

防风通圣散见中风类

歌曰：防芎归芍大麻黄，薄翘芒硝半两强，芩梗石膏各一两，滑三草二要相当，荆芥白术山栀子，一①钱半重细消详。

上大黄、芒硝、麻黄三味对证旋入，自利去大黄、芒硝，自汗去麻黄。

益元散《宣明方》。又名天水散、六一散　治身热吐痢，泄泻肠澼，下痢赤白，癃闭淋痛，利小便，偏主石淋，荡胃中积聚寒热，宣积气，通九窍六腑，生津液，去留结，消蓄水，止渴宽中，除烦热心躁，腹胀痛闷，补益五脏，大养脾肾之气，理内伤阴痿，安魂定魄，补五劳七伤，一切虚损，主痫痉，惊悸健忘，止烦满短气，脏伤咳嗽，饮食不下，肌肉疼痛，并口疮，牙齿疳蚀，明耳目，壮筋骨，通经脉，和血气，消水谷，保元真，解百药、酒食、邪毒，耐劳役饥渴，宣热，辟中外诸邪所伤，久服强志轻身，注颜延寿，及解中暑伤寒疫疠，饥饱劳损，忧愁思虑，恚怒惊恐传染，并汗后遗热劳复诸疾，并解两感伤寒，能令遍身结滞宣通，气和而愈。及妇人下乳催生，产后损伤血衰，阴虚热甚，一切热证，兼吹奶乳痈，此神验之仙药也。惟孕妇不宜服，滑胎也。

桂府腻白滑石六两　甘草炙，一两

上为末，每服三钱蜜少许，温水调下无蜜亦得，日三服。欲冷饮者，新汲水调下。解利伤寒发汗，煎豆豉、葱白汤下四钱每服水一钟，葱白五寸，豆豉五十粒，煮取汁一钟，调下，并三服，效为度。此药是寒凉解散郁热，若病甚不解，多服此药无害，但有益而无损。俗恶性寒，兼易得之贱物，而不明《素问》造化之理，故不取本

---

① 一：崇祯本作"二"。

草神验之言，而多不用焉。若以随证验之，乃凡人之仙药也，不可阙之。

双解散见前　即防风通圣散与益元散相合。

小柴胡汤见前

凉膈散见前

大柴胡汤见前

黄连解毒汤《宣明方》　治伤寒杂病热毒，烦躁干呕，口渴喘满，阳厥极深，蓄热内甚，世俗妄传为阴毒者，及汗吐下后，寒凉诸药不能退其热势者。两感证同治。

黄芩　黄连　黄檗　大栀子各等分

上㕮咀，每服一两，水二钟，煎一钟。如腹满呕吐或欲作利者，每服加半夏三枚生全用，厚朴二钱，茯苓二钱，生姜三片，煎热服，名曰半夏黄连解毒汤。

三一承气汤《宣明方》　治伤寒杂病内外所伤，日数远近，腹满咽干，烦渴谵妄，心下按之硬痛，小便赤涩，大便结滞，或湿热内甚而为滑泄，热甚喘咳闷乱，惊悸狂颠，目疾口疮，舌肿喉痹，痈疡，阳明胃热，发斑，脉沉可下者；小儿热极惊风，潮搐烦喘昏塞，并斑疹黑陷，小便不通，腹满欲死，或斑疹后热不退，久不作痂，或作斑痈疮癣久不已者。怫热内成，疹癖坚积黄瘦，疟疾久新，卒暴心痛，风痰酒膈，肠垢积滞，久壅风热，暴伤酒食，烦心闷乱，脉数沉实；或肾水阴虚，阳热毒甚，而僵仆卒中，一切暴喑不语，一名失喑，蓄热内伤，阳厥极深，脉反沉细欲绝；或表之冲和，正气与邪热并之于里，则里热亢极，阳极似阴，反为寒战，脉微而绝；或风热燥甚，客于下焦，而大小便涩滞不通者；或产妇死胎不下，及两感表里热甚须可下者。

大黄锦纹者　芒硝　厚朴去皮　枳实各半两　甘草一两

上㕮咀，每服一两，水二钟，生姜三片，煎至一钟，内芒硝再煎一沸，去滓，通口服，不拘时。

瓜蒂散《宣明方》　治伤寒表证罢，邪热入里，结于胸中，烦满不得息，而饥不能食，四肢微厥，而脉乍紧者，宜以此吐之。经云：在上吐之，在下泄之。

瓜蒂炒黄　赤小豆等分

上为末，香豉半合豆豉是也，水一钟半，煮取汁半钟，调下一钱。不吐加服，亡血体虚者不可服。

白虎汤《宣明方》　治伤风自汗，桂枝证表未解半入于里，中暑自汗脉虚弱，伤寒自汗脉滑数而实，表里俱热，三阳合病，腹满身重，口燥面垢，谵语发黄，厥逆自汗，和解两感，解头痛，止自汗，杂病时疫，烦渴发斑。兼治小儿痘疱疮疹伏热。

知母一两半　石膏四两，为末　甘草一两，炙　粳米一合

上锉如麻豆大，抄五钱，水一钟煎至六分，去滓，温服无时候，日三四服。或眩咳呕者，加半夏半两，橘红半两，每服生姜三片，煎服。伤寒发汗不解，脉浮者，加苍术半两，名苍术白虎汤。或汗吐下后烦渴，口干舌燥，脉洪大，加人参半两，名人参白虎汤。此药立夏后立秋前可服，春时秋后并亡血虚家并不可服。不恶寒反恶热，大便不秘者，亦可服。

五苓散《宣明方》　治伤寒中暑大汗后，胃中干，烦躁不得眠，脉浮，小便不利，微热烦渴，及表里俱热，饮水反吐名曰水逆。或攻表不解，当汗而反下之利不止，脉浮表不解，自利或一切留饮不散，水停心下，并两感中湿而昏躁，霍乱吐泻，惊风。

猪苓去皮　茯苓去皮　白术各半两　泽泻一两　桂去皮，二钱半

上为末，每服二钱，热汤调下。加滑石二两尤佳。喘嗽烦心不得眠者，加阿胶半两枯①。夏月大暑，新水调服立愈。

广按：西北之地高燥，又兼居人多食葱蒜、油烙、面食及煎炒、鱼肉、烧酒，以致内火燔盛，至春夏升浮之时，适因所感而郁火遂得以发于外，发则烦渴饮水，以致水停心下，宜用此药治之。如兼涉虚，用柴苓汤尤妙。柴苓汤见前

大陷胸汤《宣明方》　治汗下之后，不大便五六日，舌干而渴，日晡潮热，从心至小腹胀满而痛，不可近，脉当沉紧滑数，或但胸结，则无大段热，头微汗出，脉沉涩者，水结也。

大黄去皮，三钱　芒硝三钱半　甘遂末五分

上锉如麻豆大，分作二服，每服②水一钟，煎大黄至六分，纳硝一二沸，绞汁，调甘遂末二分半，温服。未快利再服，势恶不能利，以意加服。

大陷胸丸《宣明方》　治发热而下之太早，热入内作结胸者，项亦强如柔痉状，下之则和也。

大黄半两　芒硝二钱半　杏仁十二个，去皮尖双仁，草灰炒变色　葶苈三钱，微炒

上大黄为末，下葶苈杵罗，研杏仁、硝③如泥，和弹子大，每服一丸，入甘遂末三字，白蜜半匙，水一钟煮半钟，温服。当一宿许乃下，未利再服。

小陷胸汤《宣明方》　治小结胸，心下按之痛，脉浮而滑，无

---

① 枯：万历本作"炒"。
② 每服：原无，据万历本、崇祯本补。
③ 硝：万历本作"烂"。

大段热，表未罢不可下之，下之即死。水结胸亦宜服此。

半夏四钱，汤洗，全用不锉　生姜二钱，切　黄连二钱，锉　栝楼实大者半两，惟锉其壳，子则不锉，若锉其子者，非也

上水三钟，煮栝楼汁一钟半，纳药至一钟，绞汁，两次温服，以微吐黄涎为愈。

茵陈汤《宣明方》　治阳明里热极甚，烦渴热郁，留饮不散，以致湿热相搏而身发黄疸，但头汗出，身无汗，小便不利，渴引水浆，身必发黄，宜茵陈汤调下五苓散，利大小便。

茵陈蒿一名山茵陈，一两，去茎　大栀子七个，色深坚实好者，稍小者用十个　川大黄半两

上锉如麻豆大，水二钟半，慢火煮至一钟，绞汁温服，以利为度，甚者再服。当下如烂鱼肚及脓血胶膘等物，及小便多出金色如皂荚汁，或见证将欲发黄，此一剂分作四服，调五苓散三钱。凡治发黄者，无越此法妙。

栀子豆豉汤《宣明方》　治汗吐下后胸满痛，头微汗，虚烦不得眠，反覆颠倒，心内懊憹，乃燥热怫郁于内而气不宣通故也。

大栀子七个，锉碎，如小者用十个　豆豉半合，俗言盐豉，少气者加甘草二钱半，呕者误以丸药下之者，用生姜半两，或用温汤濯手足，使心胸结热宣通而已

上锉如麻豆大，或先以水二盏，煮栀子至一钟半，纳豉煮至半钟，绞汁温服。凡加者，皆用栀子先煮，或吐止后服。凡用栀子汤，皆非吐人之药，以其燥热，郁结之甚而药顿攻之，不能开通则热发而吐，因其呕吐发达郁结，则气通津液宣行而已，故不须再服也。

桂苓甘露散《宣明方》　治伤寒、中暑、冒风、饮食、中外一

切所伤传受，湿热内甚，头痛口干，吐泻烦渴①，小便赤涩，大便急痛，湿热霍乱吐下，腹满痛闷，及小儿吐泻惊风。

茯苓一两，去皮　甘草二两，炙　白术半两　泽泻一两　桂半两，去皮　石膏二两　寒水石一两　滑石四两　猪苓半两

上为末，每服三钱，温汤调下，新水亦得，生姜汤尤良。小儿每服一钱，同上法。

上共一十八方并苍术白虎汤等，如无大承气，以三一承气代之尤妙。通三十九药味，调理伤寒，曲尽其妙，百发百中，后之学者，详辨脉证，审而用之，起沉疴于反掌，策奇功以活人，方知其妙也。

以上诸方治温热病切要之剂。

小青龙汤《宣明方》　治伤寒表未罢，心下有水气，干呕，发热而咳，或渴利，或小便不利，小腹满喘。

麻黄去节汤泡，去黄汁，焙干，三钱。利者去麻黄，加芫花，弹子大；噎者去麻黄，加附子二钱，泡，以开怫热结滞；小便不利，小腹胀满，去麻黄，加茯苓四钱；喘者去麻黄，加杏仁三钱，去皮尖　桂枝三钱，去皮　芍药三钱　半夏二钱，汤泡；渴者去半夏，加瓜蒌根三钱　细辛三钱　五味子二钱　甘草三钱，炙　干姜三钱

上锉如麻豆大，每服五钱，水一钟半，生姜四片，煎至七分，去滓温服。

真武汤《活人方》　治伤寒数日以后，发热腹痛，头目昏沉，大便自利，小便或利或涩，或呕或咳，或已经汗不解仍复发热，心下悸悸，头目眩晕，皆由渴后饮水停留中脘所致，并皆治之。

---

① 渴：此下原衍"不利间"三字，据《宣明论》卷六删。

芍药七钱半，下利者可去之，加干姜半两　生姜七钱半　附子泡，一个，用四分之一，呕者去之，加生姜二钱半　白术五钱　茯苓七钱半，去皮，小便利者去之

咳者加五味子一钱半，细辛、干姜各二钱半。

上㕮咀，每服五钱，水一钟半，煎八分，温服不拘时。

十枣汤《宣明方》　治太阳中风，下利呕逆，短气，不恶寒热，热汗出，发作有时，头痛，心下痞硬引痛，兼下水肿腹胀，并酒食积，肠垢积滞，痃癖①坚积，蓄热暴痛，疟气久不已，或表之正气与邪热并甚于里，热极似阴，反寒战，表气入里，阳厥极深，脉微欲绝，并风热燥甚，结于下焦，大小便不通，实热腰痛，及小儿热结乳癖，积热作发，惊风潮搐，斑疹热毒不能了绝者。

芫花慢火炒变色，仲景乡俗异语言炒作熬，下凡言熬者，皆干炒也　大戟　甘遂各等分

上为末，水一钟，枣十枚，切开，煮取汁半钟，调半钱，实人每服一钱。

三黄泻心汤　治伤寒阴证下之太早，致心下痞，按之软，其脉关上浮者主之。若未解，未可攻，宜先随风寒二证投桂枝麻黄汤，表解即服此药。

大黄蒸　黄连　黄芩各等分

每服一两，锉如麻豆大，沸汤二钟热渍之一时久，去渣，分二服，温服。或汗出恶寒，加附子别煎汁，入一合同服，名附子泻心汤。

半夏泻心汤　治心下痞满而不痛者。

---

① 痃癖：病名，与积聚相类。系脐腹部或胁肋部患有癖块类病症的泛称。

半夏汤泡七次，一两一钱　黄芩　人参去芦　甘草炙　干姜炮。各一两半　黄连半两

每服五钱，水一钟，生姜五片，枣一枚，煎半钟，温服。或伤寒伤风反下之，日利数十行，谷不化，腹中鸣，心下痞鞭，干呕心烦者，加甘草、人参，名甘草泻心汤；或汗出解后，胃中不和，心下痞鞭，干噫食臭，胁下水鸣下利者，加生姜减干姜，名生姜泻心汤。

槟榔散《宣明方》　治伤寒阴病下之太早，心下痞满而不痛，按之软虚也。

槟榔　枳壳等分

上为末，每服三钱，煎黄连汤调下，不计时候温服。

旋覆代赭汤《伤寒论》　治伤寒发汗，若吐下解后，心下痞硬，噫气不除者。

旋覆花　甘草炙。各三两　人参二两　生姜五两　代赭石一两　大枣十二个　半夏半升，汤洗

上㕮咀，每服一两，水二钟，煎至一钟，去滓，通口服。

枳实理中丸《三因方》　治伤寒曾经吐利后，胸痞欲绝，膈高起急痛者。

枳实去穰，麸炒　茯苓去皮　人参　白术　干姜炮　甘草炙。各等分

上为末，蜜和一两作四丸，米汤化下。渴加栝蒌根，下痢加牡蛎。一方只用枳实麸炒为末，米饮调服三钱，日三服，加桔梗等分尤妙。

近效方　阳证结胸垂死。

用活蚯蚓十条，捣烂，入水半碗，蜜半钟，灌下。

结胸灸法

巴豆十四粒　黄连大者七寸

上为末，用津唾和成膏，填入脐心，以艾炷不拘壮数灸其上，候腹中有声为度，灸毕汤浸，用帛拭净，恐生疮。

丁香柿蒂汤　治咳逆噎汗阴证者。

丁香　柿蒂各一钱　甘草炙　良姜各半两

上为末，每服二钱，用热汤点服，不拘时。

橘皮竹茹汤《活人方》　治阳证哕逆恶寒，及吐利后胃虚，膈热而咳者。

橘皮一升　竹茹一升半　甘草二①两半　人参半两

上㕮咀，水煎②，温服。

小柴胡加生姜橘皮竹茹汤　治阳证咳逆潮热。

小柴胡汤　生姜　橘皮　竹茹

上㕮咀，水煎③温服。

咳逆灸法《活人方》

其法妇人屈乳头向下，尽处骨间是穴，丈夫及乳小者以一指为率正，男左女右，与乳相直间陷中动脉是穴，艾炷如小豆大，灸三壮。

化斑汤　治斑毒。

人参　石膏各半两　玄参　知母　甘草各一两

上㕮咀，每服五钱，水一钟半，入糯米一合煎，温服。

---

① 二：万历本作"三"。

② 水煎：万历本、崇祯本均作"每服五钱，水一钟半，生姜七片，枣二枚，煎至八分"。

③ 水煎：万历本作"每服五钱，水一钟半，煎至七分"。

栀子檗皮汤《宣明方》　治头微汗，小便利而微发黄者，湿热相搏故也。微者宜此，甚者宜茵陈汤下五苓散。见前

黄檗半两　甘草二钱半　大栀子十五个

上锉如麻豆大，水三钟，煮至一钟，绞汁，分次作一日温服之。

桃仁承气汤　治太阳病不解，热结膀胱，其人如狂，血自下，但小腹胀结者是。方见吐血类

抵当汤《宣明方》　治伤寒日深①，表证仍在，蓄热下焦，脉微沉，不结胸，发狂者。小腹胀而硬，小便自利者，瘀血证也；小便不利，无血也。或阳明蓄热内甚而喜忘或狂，大便虽硬而反易，其色黑者，有蓄血也；无表里证但发热日深，脉虽浮者，亦可下之，或已下后脉数胃热，消谷善饥，数日不大便，有瘀血也。

桃仁七个　大黄二钱半　水蛭炒　虻虫各十个。去翅足，炒

上锉如麻豆大，分作二服，水一钟，煮半钟，绞去滓，温服，未下再服。

抵当丸《宣明方》　治伤寒有热，小腹满，小便不利者，为瘀血也，当下之，不可余药。

桃仁八个　大黄二钱半　水蛭炒　虻虫各七个。依前炒

上为末，蜜和作二丸，用水一小钟，煮一丸至六分，温服。晬时②血未下，再服。

辰砂五苓散《和剂方》　治伤寒表里未解，头疼发热，心胸郁闷，唇口干焦，神思昏沉，狂言谵语如见神鬼。

---

① 日深：崇祯本作"口燥"。
② 晬时：一整天。《灵枢经·上膈》："下膈者，食晬时乃出。"

五苓散内加辰砂末如桂分两。方见前

犀角地黄汤　治伤寒及温病应发而不发汗，内有瘀血，鼻衄吐血，面黄大便黑者。方见吐血类

竹叶石膏汤　伤寒时气表里俱虚，遍身发热，心胸烦闷，得汗已解，内无津液，虚羸少气欲吐，及诸虚烦热，与寒相似，但不恶寒，身不疼，头不痛，不可汗下者。

石膏一两六钱，研　半夏二钱半，汤洗七次　人参二钱，去芦　麦门冬五钱半，去心　甘草炙，二钱

上㕮咀，每服五钱，水一钟，入青竹叶、生姜各五片，煎至半钟，去滓，入粳米百余粒，再煎米熟去米，温服，不拘时。又云竹叶十片。

人参石膏汤《宣明方》　治伤寒咳嗽不已，心烦，及风湿头痛，精神不利，昏愦宜服。

人参一钱半　半夏汤泡，洗　大栀子　黄芩各三钱　川芎　白术　茯苓去皮　知母各五钱　甘草一两，炙　石膏三两

上㕮咀，每服一两，水二钟，姜三片，煎至一钟，去滓温服。

酸枣汤①　治伤寒吐下后心烦乏②气，昼夜不眠。

酸枣仁炒　麦门冬一钱　甘草三分　知母八分　茯苓八分　川芎七分　干姜炮，三分

上用五钱，水一钟，煎七分，温服。

温胆汤《易简方》　治伤寒一切病后，虚烦不得睡卧，兼治心胆虚怯。

---

① 酸枣汤：本方中药物炮制及剂量原无，据万历本补。
② 乏：万历本作"少"。

半夏 枳实去穣。各一两 橘红一两半 茯苓五钱半,去皮 甘草四钱,炙

上咬咀,每服四钱,水钟半,生姜七片,枣一枚,竹茹一块,煎七分,去滓,食前热服。

加味温胆汤《秘方》 治心胆虚怯,触事易惊,梦寐不祥,异象感惑,遂心惊胆慑,气郁生涎,涎与气搏,亦生诸证,或短气悸乏,或复自汗,四肢浮肿,饮食无味。

枳实麸炒 半夏汤泡七次 竹茹各八两 橘红十二两 白茯苓六两 甘草四两,炙 香附子一斤半 人参 柴胡去芦 麦门冬去心 桔梗各六钱

上咬咀,每服一两,生姜五片,枣二枚,水二钟,煎至一钟,温服不拘时。

枳实栀子汤《千金方》 治大病瘥后,食复劳复者。

枳实二枚 栀子十四个 豆豉一升

上咬咀,每服一两,用清浆水二钟,煎至一钟,去滓温服,不拘时。如有宿食,加大黄如棋子大五六片。

白术散《和剂方》 治伤寒病后气脉不和,食复劳复,病证如初者。

桔梗三两 茯苓去皮,三两 干姜泡,二两 白术四两 白芷 陈皮去白 香附子 甘草炙 青皮去白 山药各三两

上咬咀,每服五钱,水一钟,姜三片,枣三枚,干木瓜一片,紫苏二叶,煎七分,食前服。若吐泻入白梅,喘入桑白皮、杏仁,伤寒劳复入薄荷,膈气入木通三寸、麝香少许,中暑呕逆入香薷,产后血气不和入荆芥,霍乱入藿香煎,气厥为末入盐汤调下。

增损白术散《御药院方》 治伤寒杂病后一切吐泻烦渴,虚损

气弱，保养衰老，及治酒积呕哕。

白术一两　人参一两　茯苓一两　甘草半两　木香半两　藿香一两　葛根一两①　陈皮一两　干生姜半两

上咬咀，每服四钱，水大②钟，煎七分，去滓温服。

茯苓半夏汤《宣明方》　治伤寒杂病一切呕吐，或喘嗽疼痛，痞满头痛者。

茯苓去皮，二钱半　半夏一钱　生姜二钱半，取汁

一方加黄芩二钱半，去腐，甘草二钱，陈皮去白，二钱半，治风痰。

上锉如麻豆大，水一钟，煎至四分，绞汁下，生姜汁温服，不计时候。

赤茯苓汤　治胸膈满闷，头痛已得汗者。

陈皮　甘草　人参　半夏　川芎　白术等分

上锉，每服五钱，水一钟半，生姜三片，煎一钟，温服。

栀子厚朴汤《宣明方》　治伤寒下后心烦腹满，坐卧不安者。

大栀子七个　厚朴姜汁制，半两　枳实二钱

上咬咀，水一钟，煎七分，去滓，通口服，不拘时。

五味子汤　治汗下后气闭咳嗽。

五味子半两　麦门冬去心　人参　杏仁去皮尖　陈皮　生姜各一钱五分　枣子二枚

上锉，每服二③钱，水二钟，煎一钟，作二服。

甘桔汤　治咽痛。

---

① 葛根一两：万历本无此药，而在本方服法后有"酒积加葛根一两"句。

② 大：万历本作"一"。

③ 二：万历本作"五"。

桔梗　甘草

上用水一钟半，煎至八分，通口服。

大橘皮汤　治汗后胃虚。

陈皮　甘草各二两　人参一两

上锉，每服五钱，水钟半，姜二片，煎至一钟，温服。

四逆汤《宣明方》　治伤寒表热未入里，误以寒药下之太早，表热不已又里寒，下利不止，因表热里寒自利，急以温里，利止。又治少阴病脉沉，下利厥逆，烦渴呕吐。

甘草一钱，炙　干姜二钱半　附子半个，生，去皮脐。附子以半两者佳，小者力弱，大者性恶，非古方之宜也，不但以美其大者，要知古人之有则也

上锉如麻豆大，水二钟，煮至一钟，绞汁温服。或蓄热极深而手足厥冷者，不宜此方，当以下之。

坏证夺命散　治伤寒汗下后不解，或投药错误，致患人困重垂死昏沉，或阴阳二证不明，七日以后皆可服。

好人参一两，去芦

上为片，水二钟，于银石器内熬至一钟，温服。病人喜冷，以新水沉冷服之，渣再煎服，连进数服，服至鼻尖上润汗出，是其应也。此药不拘男子、妇人伤寒、时气、疫证，二七三七不解，不知人事者，并宜服之。

以上数方治伤寒温热病，汗下后杂证之剂。

蜜煎导法　阳明病汗下后，体盛气弱，津液枯竭，脏腑闭塞，大便不行，须宜蜜导。

上用蜜一两，铜器中微火煎之，稍凝如饴状，搅之勿令焦，可丸，入皂角末、盐少许，捻作挺子，如指许长二寸，当令头锐，

纳谷道中，以手急抱，欲大便时乃去之。

猪胆汁导法　以大猪胆一枚泻汁，和醋少许，灌谷道中，如一食顷，当大便。一方用萝卜子一勺，研烂取汁，入蜜调服。

温粉扑汗法　凡发汗不欲多，多即亡阳，用此扑之即愈。

白术　藁本　川芎　白芷

上为末，一两入米粉三两匀和，扑之。

蒸法　以薪火烧地，良久，扫除去火，以水洒之，取蚕砂、柏叶、桃叶①、糠麸相和，铺地上一寸厚，以草席令病人当上卧，温覆之，夏月热只被单覆之，汗移时立至，俟②周身至脚心皆汗，如汗出不止，乃用温粉扑之，移于寝处。

水渍法　以青棉布数层，将水渍之，稍捩去水，搭于胸胁上，须臾蒸热，又渍令冷，如前用之，仍数易新水，日数十易。热甚者置病人于水中，热势渐退则已。

汤渍法　以绿豆汤一锅，候稍温，用青棉布数层蘸汤，搭于胸膈，冷则再蘸再搭，日数十易，用被少覆，移时病人得汗而愈。盖热则腠理开通，使内热得以外达，气血宣通，汗自出而病解矣。又绿豆、青布性凉，能退热故也。

发汗法　凡发汗，务要以衣被厚盖汗出，欲令手足俱周，漐漐然一时许为佳，不欲如水淋漓。服药中病即已，不必尽剂。三日内者可汗，病在表，恶寒者可汗。

取汗法　伤寒初觉头疼，恶寒发热，身体疼痛，脉洪者，用葱白一握，姜、豉一两，以水煮，热服，以被盖暖取汗。如不汗，

---

①　桃叶：万历本、崇祯本均无此药。
②　俟（sì四）：等待。

更用葛根、升麻煎服，必汗。若又不汗，更加麻黄取汗。

转下法 凡转下，须体认得合下之证，明白在阳明胃经则不拘日数，过时失下，则气血不通，四肢便厥，不识反疑是阴厥，复进热药，祸如反掌。若少阴肾经、太阴脾经下证悉，用药已大便利者，止，不须尽剂。阳明病得利瘥。

取吐法 凡取吐，服吐药后不大吐，当以手指探之便吐，不吐稍增药，以吐为度。若吐少病不除，明日再服，吐药可至再三，但人虚宜少吐。药力过时不吐者，啜热汤一升以助药力，不必尽剂。吐讫稍待气定方可食，若服药过多者，饮水解之。

广按：温热之病，因外感内伤触动，郁火自内而发之于外，初则表里俱热，宜用凉膈散、双解散之类辛凉之剂，两除表里之热，久则表热微而里热甚，又宜用大柴胡汤、承气汤之类苦寒之剂以泻之，则热退身凉而病自已也。今人不谙伏气温热之证表里俱热，认作即病伤寒之证表热里和，便用麻黄汤、桂枝汤、五积散、圣散子辛温之剂以发表，则内热愈甚，而斑黄狂乱之证起矣。或未用辛凉之剂以发表，便用承气汤苦寒之剂以攻里，则表热未去而结胸虚痞之证作矣。呜呼！伤寒温热之源流，发表攻里之先后，不可一毫而少差也。

卷之二

外感门下

中暑五 附暑风 注夏

《丹溪心法》

暑证用黄连香薷饮。挟痰加半夏、南星；如虚加参、芪。暑病内伤者，用清暑益气汤。暑气一作风是痰，用吐。注夏属阴虚，元气不足，夏初春末，头疼脚软，食少体热者是，宜补中益气汤去柴胡、升麻，加炒柏、白芍药。挟痰者，加南星、半夏、陈皮煎服，又或用生脉汤。暑风挟痰、挟火实者，可用吐法。

暑乃夏月炎暑也，盛热之气着人也。有冒、有伤、有中，三者有轻重之分，虚实之辨。或腹痛水泻者，胃与大肠受之；恶心者，胃口有痰饮也。此二者冒暑也，可用黄连香薷饮、清暑益气汤。盖黄连退暑热，香薷消蓄水，或身热头疼，躁乱不宁者，或身如针刺者，此为热伤在分肉也。当以解毒汤、白虎汤加柴胡，如气虚者加人参，此为伤暑。或咳嗽，发寒热，盗汗出不止，脉数者，热在肺经，用清肺汤、柴胡汤、天水散之类，急治则可，迟则不救，盛火乘金也，此为中暑。凡治病，须要明白辨别，慎勿混①同施治。春秋间亦或有之，切莫执一，随病处方为妙。

---

① 混：原作"滚"，据万历本、崇祯本改。

戴云：暑风者，夏月卒倒，不省人事者是也。有因火者，有因痰者。火，君相二火也；暑，天地二①火也，内外合而炎烁，所以卒倒也。痰者，人身之痰饮也，因暑气入而鼓激痰饮，塞碍心之窍道，则手足不知动蹑而卒倒也。此二者皆可吐。《内经》曰：火郁则发之。吐即发散也，量其虚实而吐之，吐醒后可用清剂调治之。

入方 治暑渴。

生芐一钱 麦门冬一钱 牛膝一钱 炒柏一钱半 知母八分 葛根八分 甘草三分

上锉，作一服，水一钟，煎七分，温服。

【附脉理】

《脉诀举要》曰：暑伤于气，所以脉虚，弦细芤迟，体状无余。

【附诸方】

黄龙丸 治伏暑发热烦渴，呕吐恶心。

黄连二斤

上以好酒五升，煮干，为末，面糊丸梧子大，热汤下三十丸。

玉露散张子和方 治暑渴。

寒水石 滑石 石膏 栝楼根各二两 甘草一两

上为细末，每服五钱，新水调服。

枇杷叶散《和剂方》 治中暑伏热，烦渴引饮，呕哕恶心，头目昏眩。

枇杷叶去毛，炙，三两 香薷七钱半 白茅根 麦门冬去心 甘

---

① 二：原作"一"，据万历本、崇祯本改。

草炙　干木瓜各一两　丁香　陈皮去白　厚朴去皮，姜汁炙

上为末，每服二钱，水一钟，姜三片，煎服。如止渴燥，去丁香，加知母，冷水调下。

以上诸方止渴之剂。

生脉汤　生津止渴。

人参一钱　麦门冬二钱　五味子八分

上锉，水一钟，煎七分，服①。

人参白虎汤徐同知方　治伏暑发渴，呕吐身热，脉虚自汗。

人参一钱半　知母二钱　石膏半两　甘草炙，一钱

上咬咀，入粳米一合，水二钟，煎至一钟，不拘时热服。如伏暑作寒热未解，宜和五苓散同煎服。伏热后，或冷水沐浴，或吃冷物，清气在脾，不觉散，令日晡作寒惨壮热，浑身洒淅，宜加桂煎服，出汗便解。

竹叶石膏汤　治伏暑内外发热烦躁，大渴。见湿热类

以上诸方补虚止渴之剂。

香薷饮《和剂方》　治伏暑引饮，口燥咽干，或吐或泻，并皆治之。一方加黄连四两，用姜汁同炒令老黄色，名黄连香薷饮。如有搐搦，加羌活煎服。

厚朴去皮，姜汁炙熟，半斤　白扁豆微炒，半斤　香薷去土，一斤

上咬咀，每服三钱，水一钟，入酒少许，煎七分，沉冷，不拘时服，热则作泻。香薷须陈者佳。

五物香薷饮《直指方》　驱暑和中通用。

香薷去土，二两　白扁豆姜汁炒　厚朴去皮，姜制，炒　白茯苓去

---

① 服：万历本此下有"不拘时"三字。

皮。各一两半　甘草五分

上㕮咀，每服五钱，水二钟，煎至一钟，去滓温服。

二香散　治暑湿相搏，霍乱转筋，烦渴闷乱。见霍乱类

香薷缩脾饮《直指方》　驱暑和中，除烦止渴。

缩砂仁　草果仁　乌梅肉　香薷　甘草炒。各两半　白干葛
白扁豆各一两

上锉，每服三钱，生姜五片，水煎，去滓，微温服。

缩脾饮《和剂方》　消暑气，除烦渴，止吐泻霍乱。

缩砂仁四两　干葛二两　白扁豆二两　乌梅肉　草果炒，去壳
甘草炙。各四两

一方无干葛，有干姜。

上㕮咀，每服四钱，水一大碗，煎七分，以水沉冷服。

却暑散　治冒暑伏热，头目眩晕，呕吐泄痢，烦渴背寒，
面垢。

赤茯苓　生甘草各四两　寒食面　生姜各一斤
上为末，每服二钱，白汤调下。

大顺散《和剂方》　治冒暑伏热，引饮过多，脾胃受湿，水谷
不分，霍乱呕吐，脏腑不调。

甘草三斤　干姜　杏仁去皮尖，炒　肉桂去皮。各六两四钱
上先将甘草用白砂蜜炒及八分黄熟，次入干姜同炒，却入杏
仁，候杏仁不作声为度，用筛筛净，后入肉桂，一处捣罗为末，
每服三钱，水一钟，煎五七分，温服。如烦躁，井花水调下，不
拘时候。以沸汤点服亦可。

广按：寒则伤形，热则伤气，何以言之？人与天地同一橐
籥①，夏月天之气浮于地表，则人之气浮于肌表，况被盛暑所伤，
肤腠疏豁，气液为汗发泄于外，是表里之气俱虚矣。不善摄生者，
暑热伤于外，生冷戕于中，若之何而能运化也！是以水谷停积而
为湿热，发为呕吐，为泄泻，甚则吐泻俱作而挥霍闷乱也。若不
即病，湿热怫郁于内，他日为疟为痢之所由起矣。今大顺散非治
暑热之药，乃治暑月饮凉过多为病之剂也欤！

以上诸方消导之剂。

香朴饮子②《圣惠方》　　治大人小儿伏热吐泻，虚烦作乱。

人参去芦，八分　茯苓去皮，一钱　甘草炙，三分　紫苏叶七分
木瓜七分　泽泻六分　香薷去土，一钱　半夏汤泡七次，五分　白扁豆
炒，七分　陈皮七分　乌梅肉七分　厚朴七分

上㕮咀，每服一两，水二钟，生姜三片，枣一个，煎至一钟，
食前热服。

六和汤《和剂方》　　治心脾不调，气不升降，霍乱转筋，呕吐
泄泻，寒热交作，痰喘咳嗽，胸膈痞满，头目昏痛，肢体浮肿，
嗜卧倦怠，小便赤涩，并伤寒阴阳不分，冒暑伏热烦闷，或成痢
疾，中酒烦渴畏食。妇人胎产中亦可服。

缩砂仁　半夏汤泡七次　杏仁去皮尖　人参　甘草炙。各一两
赤茯苓去皮　藿香叶去土　白扁豆姜汁略炒　木瓜各二两　香薷　厚
朴姜汁制。各四两

上㕮咀，每服一两，水二钟，生姜三片，枣子一枚，煎至一

① 橐籥（tuó yuè 陀月）：古代冶炼时用以鼓风吹火的装置。喻指造化，
大自然。

② 香朴饮子：本方中药物剂量崇祯本作"各四两"。

钟，温服。

十味香薷饮 《百一选方①》 消暑气和脾胃。

香薷一两 人参去芦 陈皮去白 白术 黄芪去芦 白扁豆炒，去壳 甘草炙 厚朴去皮，姜汁炒黑色 干木瓜 白茯苓去皮。各半两

上为末，每服二钱，热汤、冷水任调下。

清暑益气汤 东垣方 治长夏湿热蒸人，人感之，四肢困倦，精神减少，懒于动作，胸满气促，支节疼痛，或气高而喘，身热而烦，心下膨闷，小便黄而数，大便溏而频，或痢或渴，不思饮食，自汗体虚。

黄芪 苍术米泔制 升麻各一钱 人参 白术 神曲 陈皮 泽泻各五分 甘草炙 酒柏 麦门冬 当归各五②分 葛根二分 五味子九粒 青皮二分半

上㕮咀，作一服，水二大钟，煎至一钟，去滓，大温服，食远。

以上诸方补虚消导之剂。

消暑丸 《和剂方》 治伏暑引饮，脾胃不和。

半夏一斤 甘草生用 茯苓去皮。各半斤

上为末，姜汁煮湖为丸，如梧桐子，每服五十丸，热汤下。

解暑三白饮 《和剂方》 治冒暑伏热，霍乱呕吐，小便不利，头目昏眩。

泽泻 白术 白茯苓各等分

上㕮咀，每服四钱，水一钟，姜五片，灯心十茎，煎八分，不

---

① 方：原无，据万历本补。
② 五：崇祯本作"三"。

拘时服。

五苓散《和剂方》　治中暑烦渴，身热头痛，霍乱吐泻，小便赤少。如心神恍惚，加辰砂如桂分两，又名辰砂五苓散。见温热

加味五苓散《济生方》　治伏暑热二气，及冒湿，泄泻注下，或烦或渴，或小便不利。

赤茯苓去皮　泽泻　猪苓去皮　白术各一两　官桂不见火　车前子各半两

上㕮咀，每服四钱，水一钟，姜五片，灯心十茎，煎药八分，不拘时温服。

益元散《御药院方》　治中暑身热，小便不利。此药性凉，除胃脘积热，又淡能渗湿，故利小便而散湿热也。见湿热

桂苓甘露饮《御药院方》　治伏暑引饮过度，肚腹膨胀，霍乱泻利。

白茯苓去皮　白术　猪苓去皮　滑石研。各二两　寒水石研　甘草炙　泽泻各一两　肉桂去皮，半两

上为末，拌匀，每服二钱，热汤、冷水任下，入蜜少许尤好。

桂苓甘露散张子和方

官桂半两　人参去芦，半两　藿香半两　茯苓去皮　白术　甘草炙　葛根　泽泻　石膏　寒水石各一两　滑石二两　木香二钱半

上为细末，每服二钱，白汤下，新汲水或生姜汤亦好。

桂苓白术散《宣明方》　治冒暑湿热，吐泻转筋腹痛。小儿亦可服。

官桂去皮　白术　猪苓各五钱　茯苓去皮　泽泻各一两　甘草炙石膏　寒水石各二两　滑石四两

上为末，每服二钱，热汤、新汲水或生姜汤调下。刘廷瑞方

不用猪苓。

以上诸方利湿清热之剂。

龙须散—名甘草散《圣惠方》 治中暑迷闷不省人事，及泄泻霍乱作渴，一服即愈，亦能解暑毒。

白矾生，一两 五倍子生，一作五味子 乌梅捶，去仁。各二两
甘草一两半，炙，一方生用 飞罗面一两，一方用清明日面尤佳

上为末，入飞罗面拌匀，每服二钱，新水调下。一方加柯子肉，滴水为丸，如弹子大，细嚼水下，名龙涎丸。

二气丹 治伏暑伤冷，二气交错，中脘痞结，或泄或呕。

硝石 硫黄各等分

上为末，于银石器内，火炒令黄色，再研，用糯米糊为丸，如梧桐子大，每服四十丸，新汲井花水下。

来复丹《和剂方》 治上盛下虚，伏暑泄泻如水。

硝石一两，同硫黄为末，入铫①内，以微火炒，用柳条搅，不可火太过，恐伤药力，再研极细，名二气末 舶上硫黄通明者，二两 太阴玄精石研飞，一②两 五灵脂水澄过，晒干，一两 陈皮去白，二两 青皮去白，二两

上先用五灵脂、陈皮、青皮为末，次入玄精石末及二气末拌匀，好醋打糊为丸，如豌豆大，每服三十丸，空心，米饮送下。

大黄龙丸《百一选方》 治中暑身热头疼，状如疟疾，或烦渴呕吐，昏闷不食。

舶上硫黄 硝石各一两 白矾 滑石各半两 雄黄半两 白面

---

① 铫（diào 吊）：煮开水熬东西用的器具。
② 一：崇祯本作"二"。

四两

上五味研末，入面和匀，滴水丸如梧子大，每服三十丸，新水下。

广按：以上三方皆劫剂也。夫暑热流金烁石，人到其时，肤腠开窍，气液耗散而烦渴，纵饮寒凉而不顾，况气液为汗，发泄于外，其中虚矣，所以不能克化水谷，而停积胶固于内，发为呕吐泄泻、腹痛、头疼身热诸证，非石药其性慓悍而能开散之乎？

以上诸方攻散暑毒之剂。

暑病治例 出《明医杂著》

王节斋曰：夏至日后病热为暑。暑者，相火行令也，夏月人感之，自口齿而入，伤心包络之经，其脉虚，或浮大而散，或细弦芤迟。盖热伤气则气消而脉虚弱，其为症，汗烦则喘渴，静则多言，身热而烦心痛，大渴引饮，头疼自汗，倦怠少气，或下血，发黄生斑，甚者火热制金不能平木，搐搦，不省人事。治暑之法，清心利小便最好。暑伤气宜补真气为要，又有恶寒，或四肢逆冷，甚者迷闷不省，而为霍乱吐利，痰滞呕逆，腹痛泻痢，此则非暑伤人，乃因暑而自致之病也。以其因暑而得，故亦谓之暑病，然治法不同也。

若行人或农夫于日中劳役得之者，是动而得之，阳证也，其病必苦头痛，发躁热恶热，扪之肌肤火热，必大渴引饮，汗大泄，无气以动，乃天热外伤元气也，宜清暑益气，用香薷、黄连、扁豆、人参、黄芪、五味、知母、石膏之类。暑热发渴，脉虚用人参白虎汤见前，或用竹叶膏汤亦好见湿热。

东垣清暑益气汤治长夏湿热蒸人，人感之，四肢困倦，精神少，胸满气促，肢节痛，或气高而喘，身热而烦，心下痞闷，小便黄而数，大便溏而频，或痢或渴，不思饮食，自汗体虚，此汤最好见前。

若暑热之时，无病之人或避暑热，纳凉于深堂大厦，凉台冷馆，大扇风车，得之者是静而得之，阴证也，其病必头痛恶寒，身形拘急，肢节疼痛而烦心，肌肤大热无汗，此为阴寒所遏，使周身阳气不得伸越，宜用辛温之剂以解表散寒，用厚朴、紫苏、干葛、藿香、羌活、苍术之类，若外既受寒，内复伤冰水、生冷、瓜果之类，前药再加干姜、缩砂、神曲之类，此非治暑也，治因暑而致之病也。

若外不受寒，止是内伤冰水冷物，腹痛泄泻，或霍乱吐逆，宜缩脾饮见前，或理中汤见中寒类。加神曲、麦芽、缩砂、苍术，此专治内温中消食也。

若吐泻脉沉微甚者，不可用凉药，可用大顺散见前，加熟附子等分，或附子理中汤加炒芍药。

夏月多食冷物及过饮茶水致伤脾胃，吐泻霍乱，故治暑药多用温脾消食，治湿利小便之药，医者要识此意。

若既伤暑热复伤生冷，外热内寒，宜先治其内，温中消食，次治其外，清暑补气，而以理脾为主，于前阴阳二条内相兼取用。东垣清暑益气汤已兼此意，其用黄芪、升麻、人参、白术、甘草、麦门冬、当归、五味、黄柏、葛根，是清暑补气也，苍术、神曲、陈皮、泽泻、青皮是治内补脾也。

治暑风卒倒法　凡人中暑，先着于心，一时昏迷，切不可与冷水饮，并卧湿地。其法先以热汤灌，或童便灌，及用布蘸热汤熨脐并气海，续续令暖气透彻脐腹，俟其甦省，然后进药。若旅途中卒然晕倒，急扶在阴凉处，掬①路中热灰土作窝于脐中，令人

---

①　掬（jū 菊）：两手相合捧物。

尿其内即甦，却灌以人尿，或搅地浆饮之半碗，或车轮土五钱，冷水调，澄清服皆可。一方用大蒜三两瓣，细嚼，温汤送下，禁冷水，即愈。

补中益气汤见内伤类

清肺汤见咳嗽类

中湿六　阴湿热

《丹溪心法》

本草云：苍术治湿，上下部皆可用。二陈汤中加酒芩、羌活、苍术，散风行湿。脾胃受湿，沉困无力，怠惰好卧。去湿痰须用白术。上部湿，苍术功烈；下部湿，宜升麻提之。外湿宜表散，内湿宜淡渗。若燥湿，以羌活胜湿汤、平胃散之类。若风湿相搏，一身尽痛，以黄芪防己汤。若湿胜气实者，以神佑丸、舟车丸服之；气虚者，桑皮、茯苓、人参、葶苈、木香之类。凡肥人沉困怠惰，是湿热，宜苍术、茯苓、滑石。凡肥白之人沉困怠惰，是气虚，宜二术、人参、半夏、草果、厚朴、芍药。凡黑瘦而沉困怠惰者，是热，宜白术、黄芩。凡饮食不节，脾胃受伤，不能递送，宜枳术丸。去上焦湿及热，须用黄芩，泻肺火故也。又如肺有湿，亦宜黄芩；如肺有虚热，宜天门冬、麦门冬、知母，用黄芩多则损脾。去中焦湿与痛，热用黄连，泻心火故也；如中焦有实热，亦用黄连；若脾胃虚弱不能运转而郁闷，宜黄芩、白术、干葛；若中焦湿热积久而痛，乃热势甚盛，宜黄连，用姜汁炒。去下焦湿肿及痛，并膀胱有火邪者，必须酒洗防己、黄柏、知母、草龙胆。又云：凡下焦有湿，草龙胆、防己为君，甘草、黄柏为佐。如下焦肿及痛者，是湿热，宜酒防己、草龙胆、黄柏、苍术。

若肥白气虚之人肿痛，宜二术、南星、滑石、茯苓。黑瘦之人下焦肿痛，宜当归、桃仁、红花、牛膝、槟榔、黄柏。

戴云：湿有自外入者，有自内出者，必审其方土之致病源。东南地下，多阴雨地湿，凡受必从外入，多自下起，以重腿脚气者多，治当汗散，久者宜疏通渗泄；西北地高，人多食生冷湿面、乳酪，或饮酒后寒气怫郁，湿不能越作，致腹皮胀痛，甚则水鼓胀满，或通身浮肿，按之如泥不起，此皆自内而出也。辨其元气多少而通利其二便，责其根在内也。此方土内外，亦互相有之.但多少不同，须对证施治，不可执一。

【附脉理】

《脉诀举要》曰：或涩或细，或濡或缓，是皆中湿，可得而断。

【附诸方】

麻黄白术散　治感风湿，身体烦疼，无汗发热者。

麻黄去节，三两　白术四两　甘草炙，二两　桂心一两　杏仁十六个，去皮尖

上㕮咀，每四钱，水一钟，煎七分，空心服。

羌活胜湿汤《拔粹方》　治脊痛项强，腰似折，项似拔，上冲头痛，及足太阳经不行。

羌活去芦　独活去芦。各一钱　藁本　防风去芦。各五分　蔓荆子二分　川芎二分　甘草五分，炙

如身重腰沉沉然，乃经中有湿热也，加黄柏一钱，附子半钱，苍术二钱。

水二钟，煎至一钟，去渣温服，食后。

平胃散《和剂方》　治脾胃不和，不进饮食，常服暖胃消痰。

苍术米泔浸，五斤　厚朴姜制，炒　陈皮各三斤二两　甘草炒，三

十两

上为末，每服五钱，姜三片，枣一枚煎服，入盐一捻，沸汤点服亦得。一方加草果，名平胃草果散。

一方　治风湿。

用苍术一斤，米泔浸，竹刀刮去皮，晒干为片，以半斤用童便浸一宿，半斤用酒浸一宿，焙干为末，每服一钱，空心，盐汤或酒调下，常服除湿壮筋骨明目。

防己黄芪汤　治风湿相搏，客在皮肤，四肢少力，关节烦疼，脉浮身重，汗出恶风。

防己一两　甘草炙，半两　白术七钱半　黄芪一两二钱五分

上咬咀，每服一两，入姜枣煎。喘者加麻黄，胃气不和加芍药，气上冲加桂枝，下有寒加细辛。

术附汤①《和剂方》　治风湿相搏，腰膝疼痛，四肢重著，不呕不渴，大便坚硬，小便自利。

白术四两　附子泡，去皮脐，一两半

上咬咀，每服三钱，水一钟，姜枣煎，热服。

生附汤《直指方》　治受湿腰痛腿疼②。

附子生，二钱半　苍术炒　杜仲姜炒，半两　牛膝酒浸，焙　厚朴姜制　干姜生　白术　茯苓去皮　甘草炙。各三钱半

上咬咀，每服五钱，姜三片，枣一枚，水一钟半，食前煎服。

羌附汤《济生方》　治风湿相搏，手足掣痛，不可屈伸，或身微浮肿。

---

①　术附汤：崇祯本本方中有"甘草炙，二两"。
②　疼：崇祯本作"肿"。

羌活去芦　附子泡，去皮脐　白术　甘草炙。各等分

上㕮咀，每服五钱，姜五片，水一钟，煎七分，温服。

除湿汤《百一选方》　治寒湿所伤，身体重著，脚腰酸疼，大便溏泄，小便或涩或利。

半夏曲炒　厚朴姜制　苍术米泔浸。各二两　藿香叶　陈皮去白　白茯苓去皮。各一两　甘草炙，七钱　白术生用，一两

上㕮咀，每服五钱，水一钟，姜七片，枣一枚，煎七分，食前温服。

以上治外湿表散之剂。

神仙飞步丹　治诸风湿瘫痪等证。见中风类

仙传黑虎丹　治感风湿，传于经络，手足麻木，骨节遍身疼痛，腰腿疼痛。见中风类

乳香黑虎丹　治诸风寒湿客于经络，浑身骨节疼痛。

苍术三两　草乌五两　白芷　五灵脂　羌活　川芎　自然铜醋淬七次　当归各二两　乳香一两

上为细末，酒糊为丸，如梧桐子大，百草霜为衣，每服五七十丸，临卧温酒下。忌热物。

以上治外湿客于经络既久，疏通之剂。

五苓散　治内伤饮食有湿，小便赤少，大便溏泻。方见中暑类

赤茯苓丸《圣惠方》　治内湿太过，四肢肿满，腹胀喘急，气不宣通，小便赤涩。

葶苈四两　防己二两　赤茯苓一两　木香半两

上为末，枣肉丸如梧桐子大，每服五十丸，桑白皮汤下。

茯苓汤《秘方》　治脾气不实，手足浮肿，小便赤涩，气急喘满。

赤茯苓　泽泻　香附子　陈皮　桑白皮　大腹皮　干姜各等分

上㕮咀，每服一两，水二钟，煎至一钟，去滓，温服，不拘时。

消肿丸《三因方》　治水肿喘满，小便不利。

白术　黑牵牛炒　滑石　陈皮各一钱半　木通　茯神去木　半夏汤泡七次　通脱木　木香各一钱二分半　茯苓　瞿麦穗　丁香各半两

上为末，酒糊丸，如梧桐子大，每服五十丸，灯草麦门冬汤下。

以上治内湿淡渗之剂。

三花神佑丸《宣明方》　治一切水湿肿病，大腹实胀，喘满。

轻粉一钱　大黄一两　牵牛二两　芫花醋拌炒　甘遂　大戟各半两

上为末，滴水丸，小豆大，初服五丸，每服加五丸，温水下，无时，日三服。

广按：世传银粉为治水肿膨胀之药，以其善开湿热怫郁故也。俱可少用为引经而已，多则耗气，戒之戒之！

舟车丸

大黄二两　甘遂　大戟　芫花　青皮　陈皮各一两　牵牛头末，四两　木香半两

上为细末，水丸如梧桐子大，每服六七十丸，白汤下，随证加减。

以上治湿胜气实者之剂。

枳术丸　治饮食不节，脾胃受伤不能递送。见痞类

升阳除湿汤　治脾虚不能运化，湿胜泄泻。见泄泻类

太安丸 治脾胃有湿，饮食减少。见伤食

白术和胃丸 治脾虚有湿，不能饮食。见调胃

以上健脾燥湿之剂。

湿热新增

【附论】

广按：湿热之原，盖因寒温饥饱失常，喜怒劳役过度，以伤脾胃，夫脾胃乃水谷之海也，今脾胃受伤而动火，火则熏蒸水谷而为湿热者也。

又按：胃司纳受，脾司运化，今脾不能运化饮食，饮食停积而生湿热，亦良多矣。为治之法，人壮实则专攻其湿热，人弱虚则攻补并施，而补脾、消谷、导水，三者不可阙一也。

【附脉理】

《脉理提纲》曰：湿热脉缓大。

【附诸方】

神芎导水丸《宣明方》 治一切热证，常服保养，除痰饮，消酒食，清头目，利咽膈，能令遍身结滞宣通，气和而愈。神强体健耐伤者病，并妇人经病及产后血滞腰脚重痛、小儿积热惊风潮搐，名曰藏用丸，亦曰显仁丸。加黄连、薄荷、川芎各半两，名曰神芎丸。

大黄锦纹者 黄芩中枯者。各二两 牵牛 滑石各四两

上为细末，滴水为丸，如小豆大，温水下十丸至十五丸，每服加十丸，日三①服，冷水下亦得，炼蜜丸愈佳。或久病热郁，无问瘦悴老弱，并一切证可下者，始自十丸，每服加十丸，以利为度。如常服此药，但除肠垢积滞，不伤和气，推陈致新，得利便

---

① 三：万历本作"二"。

快，并无药燥搔扰，亦不困倦虚损，颇遂病人心意。或热甚必须急下者，便服四五十丸，未利再服，以意消息①。三五岁孩儿，丸火②麻子大。凡此一法，此药至善，常服二三十丸，不利脏腑但有益无损。或妇人血下恶物，加桂枝半两，病微者常服，病重者亦取利，因而结滞开通，恶物自下也。此方除脏腑滑泄者，或里寒脉迟者，或妇人经病、产后血下不止者，但孕妇等则不宜服。除此以外，一切风热杂病，烦闷壅塞，神气不和，或平人保养，常服自显其功。若以效验观其药味，则非明本草造化之理者，不可得而知其然也。犹孔子赞易道，明显应化万仁之善而不见其大道之用功，故曰显诸仁，藏诸用，因以云藏用丸，亦其义也。兼以世讹之久矣，而反不喜此等妙方，不肯服之，每有久获大效而诚恳求其方，不得已而授之，既见其方，及生疑惧，不复用焉。亦有效而志信求其方，务以广传救疾，因众议百端拟疑，妄生谤说，致使俗医皆畏之，致道不能神。但有妨病者，后之君子但行其药明显诸人，勿示其方而密藏诸用耳。或以一法加黄连、川芎、薄荷等各半两，治一切头昏目眩者，愈加。

广按：此方泻湿热、通利大小二便之药也。然湿热内甚，不从二便而疏导之，何能使之去乎？盖诸病皆生于热，脏腑为本，经络为标，脏腑之热既去，经络之热岂能留乎？此河间刘先生议此方，诚千载治热病之筌蹄③也。果能依此方所云丸如小豆大，每服十九至十五丸，以次而加以通利为度，何患之有哉？但有益而

① 消息：信息，征兆。
② 火：崇祯本作"如"。
③ 筌（quán 全）蹄：比喻达到目的的手段或工具。筌，捕鱼用的竹器；蹄，捕兔器。

无损也。又尝论之，地土有南北下湿高燥之殊，人之赋质有肥白黑瘦之异，所养有膏粱淡食之别，所病有寒湿热燥之差，不可不详审而明辨也。若夫高燥之地、黑瘦之人、膏粱之家、热燥之病，此药切当；若夫下湿之地、肥白之人、淡食之家、寒湿之病，此药犹未当也。古人所立之方，君臣佐用、主治、引经范围已定，不可分毫移易，但后人不善于用，所施不当，反生疑议，良可叹息。

玄青丸《宣明方》　治下痢势恶，频并窘痛，或久不愈，诸药不能，须此下之，以开除湿热痞闷积滞，而使气血宣通而愈。兼宣利积热、酒食积、黄瘦中满、水肿腹胀，兼疗小儿惊疳、积热、乳癖诸证。惟泄泻者勿服。见痢类

除湿丹《拔粹方》　治诸湿客搏，腰膝重痛，足胫浮肿，筋脉紧急，津液凝涩，便溺不利，目赤瘾疹，疽痈发背，疥癣，走注脚气无首尾，疮疖，不可尽述。

槟榔　甘遂　威灵仙　赤芍药　葶苈各二两　乳香　没药各一两　牵牛　大戟炒，三两　陈皮去白，四两

为末，面糊丸如梧桐子大，每服五十丸，加至七八十丸，温水下，食前，得更衣止。如服药前后忌酒二日，药后亦忌湿面两三日，食温淡粥补胃尤佳。《经验良方》有泽泻、青皮，无葶苈。

温疫七　附大头病　冬温病　岭南诸病　运气证治

《丹溪心法》

瘟疫，众人一般病者是，又谓之天行时疫。治有三法，宜补，宜散，宜降。热甚者，加童便三法中。

入方宜①

大黄中　黄连上　黄芩上　人参中　桔梗中　防风中　苍术中　滑石中　香附中　人中黄下

上为末，神曲糊丸，每服六七十丸，分气血与痰作汤使。气虚者四君子汤，血虚者四物汤，痰多者二陈汤送下，热甚者童便下。

又方　温病，亦治食积痰热，降阴火。

人中黄

饭为丸，绿豆大，下十五丸。

又时病②

半夏中　川芎上　茯苓上　陈皮中　山楂中　白术上　苍术上　甘草下

如头痛加酒芩，口渴加干葛，身痛加羌活、薄桂、防风、芍药。

大头天行病，此为湿气在巅高之上，切勿用降药，东垣有方③。

羌活中　酒黄芩上　酒蒸大黄中

冬温为病，非其时而有其气也。冬时严寒，当君子闭藏，而反发泄于外，专用补药而带表药，如补中益气之类。

作人中黄法

以竹筒两头留一节，作一窍，纳甘草于中，仍以竹木钉闭窍，

① 入方宜：方中药物下所注"上、中、下"存疑，下同。

② 又时病：崇祯本作"又时疫方"，且无方中药物下所注"上、中、下"。

③ 东垣有方：本方中药物所注"上、中"崇祯本无。

于大粪缸中浸一月，取出晒干。大治疫毒。

左手脉大于右手，浮缓而盛，按之无力。

大病虚脱，本是阴虚，用艾灸丹田者，所以补阳，阳生阴长故也，不可用附子，止可多服人参。

【附诸方】

十神汤　治时令不正，瘟疫妄行。

升麻葛根汤　治大人小儿时气瘟疫，头痛发热。

柴胡升麻汤　治时行瘟疫，壮热恶风，头痛体疼，鼻塞咽干，咳嗽，涕唾稠黏。

清热解肌汤　治伤寒瘟病天行，头痛壮热。俱见温热类

黄连橘皮汤　瘟毒发斑。

黄连四两,去土　陈橘皮　杏仁去皮尖　枳实　麻黄去节,汤泡　葛根各二两　厚朴姜汁炙　甘草

每服五钱，水一钟煎，温服。

小柴胡汤　治瘟疫，内虚发热，胸胁痞闷。渴加瓜蒌仁。

竹叶石膏汤　伤寒时气，表里俱虚，遍身发热，心胸烦闷，得汗已解，内无津液，虚羸少气欲吐。俱见温热类

化斑汤　治斑毒。见湿热

黄连解毒汤　治时疫三日已汗解，或因饮酒复剧，若烦闷干呕，口燥呻吟，错语不睡。见温热

漏芦汤①　治脏腑积热，发为肿毒，时疫疙瘩，头面洪肿，咽嗌填塞，水药不下，一切危恶疫疠。

---

① 漏芦汤：本方中药物所注"上、中、下"崇祯本无。

漏芦上　升麻下　大黄中　黄芩中　蓝叶中　玄参下①

上㕮咀，每服二钱，水煎服。肿热甚，加芒硝二钱。

消毒丸② 治时毒疙瘩恶证。

大黄上　牡蛎中　僵蚕中，炒③

上为末，炼蜜丸，如弹子大，新水化一丸，内加桔梗、大力子汤尤妙。

洁古雄黄丸 辟时疾，可与病人同床，传著衣服亦不相染。

雄黄一两，研　赤小豆炒　丹参　鬼箭羽各二两

上为细末，蜜丸，每服五丸，空心，温水下。

治大头病，兼治喉痹歌：

人间治疫有仙方，一两僵蚕二大黄，姜汁为丸如弹子，井花调蜜便清凉。

四君子汤　四物汤俱见补损类

二陈汤见痰类

补中益气汤见内伤类

岭南诸病新增　出《明医杂著》

【附诸方】

春秋时月人感山岚瘴雾毒气，发寒热，胁膈饱闷，不思饮食，此毒气从鼻口入内也，治当清上焦解内毒，行气降痰，不宜发汗。

黄连一钱，姜水洗　黄芩一钱，酒拌炒　升麻一钱半　生甘草七分
木香一钱　苍术一钱半，泔浸，盐水炒　厚朴一钱，姜制　枳实一钱，麸

---

① 下：崇祯本作"等分"。
② 消毒丸：本方中药物所注"上、中"崇祯本无。
③ 炒：崇祯本此下有"等分"二字。

炒　半夏一钱，汤泡七次　桔梗一钱，去芦　柴胡一钱　木通一钱

　　上生姜五片，水一钟半，煎七分，食前热服，渣煎四分继服。

　　寒温不节，汗身脱衣巾，感冒风寒之气，气闭，发热头疼，此伤寒类也。但岭南气温易出汗，故多类疟，重则寒热不退，轻则为疟；南方气升，故岭南人得此病者卒，皆胸满痰涎壅塞，饮食不进，与北方伤寒只伤表而里自和者不同，治当解表清热，降气行痰，此方用于寒凉时月及虽在温暖时而感冒风寒者。

　　羌活一钱半　苍术一钱，泔浸　柴胡一钱　黄芩一钱　橘红一钱，去白　半夏一钱，汤洗　枳实一钱　甘草一钱，炙　川芎一钱

　　上生姜五片，水一钟半，煎七分，食前温服，渣煎四分，随再服，取汗出止服。

　　瘴疟时疟，寒热往来。

　　柴胡一钱半　知母一钱半，炒　苍术一钱，泔浸　黄芩一钱，酒炒　干葛一钱　陈皮一钱　半夏一钱半，汤洗　川芎一钱　甘草七分，炙

　　上生姜三大片，乌梅肉二个，水一钟半，煎七分，食前、清晨服，渣煎四分，午前服。

　　疟久者加人参一钱半、当归一钱，汗多者去苍术，换白术，加酒炒白芍药各一钱半。

　　后变成痢疾，疟后之痢从虚治，用补脾胃药。

　　黄连一钱，炒　木香一钱　缩砂一钱　黄芩一钱，炒　橘皮一钱　白术一钱半　白芍药二钱，炒　甘草五分，炙　当归一钱，酒洗

　　上生姜三片，水二钟，煎八分，食前热服。

　　温暑之月民病天行瘟疫热病，治宜清热解毒，兼治内外。

　　枯黄芩一钱，酒炒　知母一钱，酒炒　石膏一钱半　升麻一钱　黄

连五分，酒炒　生甘草七分　羌活三钱　白芍药一钱半①，酒炒　生地黄五分，酒洗　人参一钱半　干葛一钱

上生姜三片，水一钟半，煎七分，食前热服。渣煎四分继服。若胸膈痞闷，痰涎壅塞者，加枳实、半夏各一钱，生姜汁四五匙；若脾胃不实，加白术一钱半。

时气发热变为黄病，所谓瘟癀也，宜治内泻湿热。

茵陈一钱　黄连一钱，姜水炒　山栀仁一钱　白术一钱　白茯苓一钱，去皮　厚朴一钱，姜水炒　木通一钱，去皮　木香七分　白芍药一钱半，酒炒　干葛一钱半　人参一钱

用生姜三大片，水二钟，煎七分，食前温服，渣煎四分继服。

运气证治新增　出《乾坤生意》

【附诸贤论】

运气证治者，所以参天地阴阳之理，明五行衰旺之机，考气候之寒温，察民病之凶吉，惟加临补泻之法，施寒热温凉之剂。古人云：治时病不知运气，如涉海问津。诚哉言也！今遵先贤图诀，撮其要领，使人一览而知其悉也矣。

五运配十干之年

甲己得合为土运，乙庚得合为金运，丁壬得合为木运，丙辛得合为水运，戊癸得合为火运。

六气为司天之岁

子午少阴君火，丑未太阴湿土，寅申少阳相火，卯酉阳明燥金，辰戌太阳寒水，巳亥厥阴风木。

---

① 一钱半：崇祯本作"一钱"。

南政北政

甲巳土运为南政，盖土居中央，君尊南面而行余四运，以臣事之面北而受令，所以有别也。

十二支年分运气

子午年，少阴君火司天，岁气热化之候。

司天者，天之气候也。

君火者，手少阴心经也。心者，君主之官，神明出焉。君火乃主宰阳气之本，余象生土乃发生万物之源。

阳明燥金在泉。

在泉者，地之气候也。

初之气，厥阴风木用事，子上父下，益辛泻苦。

自年前十二月大寒节起，至二月惊蛰终止。

天时：寒风切冽，霜雪水冰，蛰虫伏藏。

民病：关节禁固，腰腿疼，中外疮疡。

二之气，少阴君火用事，火盛金衰，补肺泻心。

自二月春分节起至四月立夏终止。

天时：风雨时寒，雨生羽虫。

民病：淋气郁于上而热，令人目赤。

三之气，少阳相火用事，君相二火泻苦益辛。

自四月小满节起至六月小暑终止。

天时：大火行热气，生羽虫不鸣燕百舌杜字之类。

民病：厥热心痛寒，更作咳喘目赤。

四之气，太阴湿土用事，子母相顺，泻肺补肾。

自六月大暑节起至八月白露终止。

天时：大雨时行，寒热互作。

民病：黄疸衄血①，咽干呕吐，痰饮。

五之气，阳明燥金用事，心盛肺衰，火怕水复。

自八月秋分节起至十月立冬终止。

天时：温气乃至，初冬犹暖，万物尚荣。

民病：寒热伏邪，于春为疟。

六之气，太阳寒水用事，火衰心病，泻咸益苦。

自十月小雪节起至十二月小寒终止。

天时：暴寒劲切，火邪恣毒，寒气暴止。

民病：生肿咳喘，甚则血溢，下连小腹而作寒中。

丑未年，太阴湿土司天，岁气湿化之候。

太阴湿土者，足太阴脾经也。脾属中央戊己土，每季寄旺一十八日，合为七十二日，以应一岁，六六三百六十日之成数也。

太阳寒水在泉。

初之气，厥阴风木用事，主旺客衰，泻酸补甘。

自年前十二月大寒节起至闰二月惊蛰终止。

天时：大风发荣，雨生毛虫。

民病：血溢经络拘强，关节不利，身重筋痛。

二之气，少阴君火用事，以下生上，泻甘补咸。

自二月春分节起至四月立夏终止。

天时：太火至疫疠，君令宣行，湿蒸相搏，暴雨时降。

民病：瘟疫盛行，远近咸若。

三之气，少阳相火用事，土旺克水，补肾泻脾。

自四月小满节起至六月小暑终止。

---

① 黄疸衄血：原作"黄瘟劫血"，据崇祯本改。

天时：雷雨电雹，地气腾，湿气降。

民病：身重跗肿，胸腹满，感冒湿气。

四之气，太阴湿土用事，甘旺咸衰，补肾益膀胱。

自六月大暑节起至八月白露终止。

天时：炎热沸腾，地气升，湿化不流。

民病：腠理热血暴溢，寒疟，心腹胀浮肿。

五之气，阳明燥金用事，土能生金，益肝泻肺。

自八月秋分节起至十月立冬终止。

天时：大凉雾露降。

民病：皮肤寒，疟痢甚行。

六之气，太阳寒水用事，以上克下，泻脾补肾。

自十月小雪节起至十一月小寒终止。

天时：大寒凝冽。

民病：关节禁固，腰腿拘痛。

寅申年，少阳相火司天，岁气火化之候。

少阳相火者，三焦浮流之火，火邪炎上，上克肺金，金受克，肾水失母则上盛下虚，虚阳上攻，变生诸疾，致伤元气。

厥阴风木在泉。

初之厥阴风木用事，子父相逢，泻苦益辛。

自年前十二月大寒节起至二月惊蛰终止。

天时：热风伤人，时气流行。

民病：寒热交作，咳逆头痛，血气不调，心腹不快。

二之气，少阴君火用事，肺衰心盛，制苦益辛。

自二月春分节起至四月立夏终止。

天时：暴风疾雨，温湿相蒸。

民病：上热咳逆，胸膈不利，头痛寒热。

三之气，少阳相火用事，夏旺火炽，补肺益大肠。

自四月小满节起至六月小暑终止。

天时：炎暑亢旱，草萎河输。

民病：烦热目赤，喉闭失血，热渴，风邪人多暴死。

四之气，太阴湿土用事，火能生土，泻甘补咸。

自六月大暑节起至八月白露终止。

天时：风雨时降，炎暑未去。

民病：疟痢交作，寒热头疼。

五之气，阳明燥金用事，肺金受邪，泻苦补辛。

自八月秋分节起至十月立冬终止。

天时：寒热风雨，草木黄落。

民病：寒邪风热，君子周密。

六之气，太阳寒水用事，心火受克，泻咸补苦。

自十月小雪节起至十一月小寒终止。

天时：寒温无时，地气正寒，霜露乃降。

民病：感冒寒邪，关节不利，心腹痛。

卯酉年，阳明燥金司天，岁气燥化之候。

阳明燥金者，肺与大肠之气，象庚辛金也。

少阴君火在泉。

初之气，厥阴风木用事，金木相克，补酸泻辛。

自年前十二月大寒节起至二月惊蛰终止。

天时：阴始凝，风始肃，水乃冰，寒雨多，花开迟。

民病：寒热浮肿，失血呕吐，小便赤淋。

二之气，少阴君火用事，火盛金衰，泻苦益辛。

自二月春分节起至四月立夏终止。

天时：臣居君位，大热早行。

民病：疫疠流行，人多卒暴。

三之气，少阳相火用事，主盛客衰，泻心补肺。

自四月小满节起至六月小暑终止。

天时：燥热交合，风雨暴至。

民病：寒热头疼，心烦作渴。

四之气，太阴湿土用事，以下生上，泻辛益酸。

自六月大暑节起至八月白露终止。

天时：早秋寒雨，有伤苗稼。

民病：卒暴寒热，风邪伤人，心疼浮肿，疮疡失血。

五之气，阳明燥金用事，金盛木衰，泻肺补肝。

自八月秋分节起至十月立冬终止。

天时：冬行春令，草木生青，风雨生虫。

民病：寒热作痢，气血不和。

六之气，太阳寒水用事，客来助主，益苦泻咸。

自十月小雪节起至十二月小寒终止。

天时：气候反温，蛰虫出现，反行春令。

民病：疫疠温毒，寒热伏邪。

辰戌年，太阳寒水司天，岁气寒化之候。

太阳寒水者，足膀胱经也，与足少阴肾经合为表里，属北方壬癸水。

太阴湿土在泉。

初之气，厥阴风木用事，脾胃受邪，泻咸助甘。

自年前十二月大寒节起至二月惊蛰终止。

天时：气早暖，草早荣，温风至。

民病：瘟疫寒热，头疼呕吐，疮疡。

二之气，少阴君火用事，心火受邪，泻咸补甘。

自二月春分节起至四月立夏终止。

天时：春寒多雨，寒湿无时。

民病：气郁中满，浮肿寒热。

三之气，少阳相火用事，以上克下，泻咸助苦。

自四月小满节起至六月小暑终止。

天时：暴热乍凉，疾风暴雨。

民病：寒热吐利，心烦闷乱，痈疽疮疡。

四之气，太阴湿土用事，水旺土衰，泻甘补酸。

自六月大暑节起至八月白露终止。

天时：风湿交争，雨生羽虫，暴风疾雨。

民病：大热短气，赤白痢泻。

五之气，阳明燥金用事，金生水旺，制咸益苦。

自八月秋分节起至十月立冬终止。

天时：湿热而行，客行①主令。

民病：气虚客热，血热妄行，肺气壅盛。

六之气，太阳寒水用事，水盛火衰，泻咸助苦。

自十月小雪节起至十二月小寒终止。

天时：凝寒雨雪，地气正，湿令行。

民病：病乃凄惨，孕妇多灾，脾受湿，肺旺肝衰。

巳亥年，厥阴风木司天，岁气风化之候。

---

① 行：原无，据万历本、崇祯本补。

厥阴风木者，足厥阴肝经也，肝属东方甲乙木，春旺七十二日也。

少阳相火在泉。

初之气，厥阴风木用事，脾胃受邪，泻酸补甘。

自年前十二月大寒节起至二月惊蛰终止。

天时：寒始肃，客行主令，杀气方至。

民病：寒居右胁，气滞，脾胃虚壅。

二之气，少阴君火用事，火旺金衰，泻心补肺。

自二月春分节起至四月立夏终止。

天时：寒不去，霜雪冰，杀气施，草木焦，寒雨至。

民病：热中，气血不升降。

三之气，少阳相火用事，肺金受邪，泻苦益辛。

自四月小满节起至六月小暑节①止。

天时：风热大作，雨生羽虫。

民病：泪出耳鸣掉眩。

四之气，太阴湿土用事，木土相刑，泻酸益甘。

自六月大暑节起至八月白露终止。

天时：热气返用山泽，浮云暴雨溽湿。

民病：心受邪，黄疸，面为浮肿。

五之气，阳明燥金用事，以金刑木，泻肺益肝。

自八月秋分节起至十月立冬终止。

天时：燥湿更朦，沉阴乃布，风雨乃行。

民病：寒气及体，肺受风，脾受湿，发为疟。

---

① 节：原作"终"，据崇祯本改。

六之气，太阳寒水用事，主助客胜，泻酸补甘。

自十月小雪节起至十二月小寒终止。

天时：畏火司令，阳乃火化，蛰虫出现，流水不冰，地气大发，草乃生。

民病：瘟疫，心肾相制。

广按：运气之说，《内经》言之详矣。夫人在气交之中，与天地相为流通，苟不先立其年以明其气，临病施治之际，乌乎以用补泻之药哉！此运气证治不可不知也。又尝按而验之，多有不应，何则？阴阳之消长，寒暑之更易，或失其常，在智者通其活变，岂可胶住鼓瑟，按图索骥也耶？

又按：时气流行，或有病者不病者，盖邪之所凑，其气必虚，故虚者感邪而实者邪难入也。又有一家传染者，盖家有病人，有忧患而饮食少，饮食少则气馁矣。时与病人相近，感其病①气从鼻口入也。

---

① 病：原无，据崇祯本补。

卷之三

内 伤 门

内 伤八

《丹溪心法》

内伤，东垣《内外伤辨》甚详，世之病此者为多，但有挟痰者，有挟外邪者，有热郁于内而发者，皆以补元气为主，看所挟而兼用药。如挟痰者，则以补中益气汤加半夏、竹沥，仍少入姜汁传送。凡内伤发斑，因胃气虚甚，是火游行于外，亦痰热所致。火则补而降之，痰热则微汗以散之，切不可下，恐生危证。内伤病退后，燥渴不解者，有余热在肺家，可用参、苓、甘草少许，姜汁冷服，或茶匙挑姜汁与之，虚者可用人参。

广按：外感内伤病之关键，于此昧焉何足云医。夫外感张长沙已言之矣，内伤李东垣已言之矣，至于内伤挟外感，未有言之者也。况外感风寒则身热鼻塞，声重，左手脉洪盛，乃有余之症，当发不当补；内伤喜怒、饥饱、劳役，则身热口苦，声微，右手脉洪盛，乃不足之证，当补不当发；至于内伤挟外感之症，又当补发兼施，辨之不可不详，施之不可不当也。予怀是论久矣，及观《丹溪心法》内伤条云：东垣《内外伤辨》甚详，世之病此者为多，有挟外邪者，有挟热郁于内而发者，有挟痰者，皆以补元气为主，看所挟而兼用药。此得吾心之同然者也。但先生之言引而未发，今予补之，如内伤挟外感者，则于补中益气汤内，春加川芎、防风、柴胡、荆芥、紫苏、薄荷之类；夏加葛根、石膏、甘草、薄荷、升麻、柴胡之类；秋加羌活、防风、苍术、荆芥之类；冬加麻黄、桂枝、干姜、附子之类。两手脉俱洪盛而身热、鼻塞、口苦兼见也。如内伤挟热郁于内而发者，则于补中益气汤内加火郁汤之类，其人平素心胸膂闷，手足心发热，小便赤，脉沉数，今脉洪数，身热是也。如内伤挟痰者，则于补中益气汤内加半夏、竹沥、姜汁之类，其人肥白，平素喘满吐痰，脉沉滑，今脉洪滑，身热是也。噫嘻！外感内伤不同，发表补中有异，如冰炭之相反，天壤之悬隔，学者苟无定见于中，临证投剂鲜不眩惑也矣！

火郁汤见发热类

【附诸贤论】

东垣曰：甚哉！阴阳之证，不可不详也。遍观《内经》中所说，变化百病，其源皆由喜怒过度，饮食失节，寒温不适，劳役所伤而然。夫元气、谷气、营气、清气、卫气、生发诸阳上升之气，此六者皆饮食入胃，谷气上行，胃气之异名，其实一也。既脾胃有伤，则中气不足，中气不足，则六腑阳气皆绝于外，故经言五脏之气已绝于外者，是六腑之元气病也。气伤脏乃病，脏病则形乃应，是五脏六腑真气皆不足也。惟阴火独旺，上乘阳分，故营卫失守，诸病生焉。其中变化，皆由中气不足乃生发耳，后有脾胃已受劳役之疾，饮食又复失节，耽病日久，事息心安，饱食太甚，病乃大作。概其外伤风寒，六淫客邪皆有余之病，当泻不当补；饮食失节，中气不足之病，当补不当泻。举世医者，皆以饮食失节、劳役所伤、中气不足当补之证，认作外感风寒有余客邪之病，重泻其表，使荣卫之气外绝，其死只在旬日之间，所谓差之毫厘，谬以千里，可不详辨乎！夫外感有余之证，寒热甚而齐作，鼻塞声重，头常痛，手背热；内伤不足之证，寒热微而间作，口渴声轻，头间痛，手心热，于此可以稽验矣！始受饮食劳倦所伤之病，必气高而喘，身热而烦，及短气上逆，鼻息不调，怠惰嗜卧，四肢困倦不收，无气以动，亦无气以言，皆为热伤元气，以甘温之剂以补元气，即是泻火之药。凡所受病，扪摸之肌肤间，必大热，必燥热闷乱，心烦不安，或渴久病必不渴，或表虚恶风寒，慎不可以寒凉药与之。经言：劳者温之，损者温之。惟以补中益气汤温药以补元气而泻火邪。《内经》云：温能除大热。正此谓也。

王节斋曰：东垣论饮食劳倦为内伤不足之证，治用补中益气汤。《溯洄集》中又论不足之中又当分别，饮食伤为有余，劳倦伤为不足。予谓伤饮食而留积不化，以致宿食郁热，热发于外，此为有余之证，法当消导，东垣自有枳术丸等方，治法具于饮食门矣。其补中益气方论，却谓人因伤饥失饱致损脾胃，非有积滞者也，故只用补药。盖脾胃全赖饮食之养，今因饥饱不时，失其所养，则脾胃虚矣。又脾主四肢，若劳力辛苦伤其四肢，则根本竭矣。或专因饮食不调，或专因劳力过度，或饮食不调之后加之劳力，或劳力过度之后继以不调，故皆谓之内伤元气不足之证，而宜用补药也，但须于此四者之间审察明白，略为加减，则无不效矣。

【附脉理】

东垣曰：古人以脉上辨内外伤于人迎气口，人迎脉大于气口为外伤，气口脉大于人迎为内伤。此辨固是，但其说有所未尽耳。外感风寒皆有余之证，是从前客邪来也，其病必见于左手，左手主表，乃阳行二十五度；内伤饮食及饮食不节劳役所伤，皆不足之病也，必见于右手，右手主里，乃行阴二十五度。故外感寒邪则独左寸人迎脉浮紧，按之洪大。紧者，急甚于弦，是足太阳寒水之脉，按之洪大而有力，中见手少阴心火之脉，丁与壬合，内显洪大，乃伤寒脉也。若外感风邪，则人迎脉缓而大，或大于气口一倍或两倍三倍；内伤饮食，则右寸气口脉大于人迎一倍，伤之重者，过在少阴则两倍，太阴则三倍，此内伤饮食之脉；若饮食不节，劳役过甚则心脉变见于气口，是心火刑肺，其肝木挟心火之势亦来薄肺，经云侮所不胜寡于畏者是也。故气口脉急大而数，时一代而涩也。涩者，肺之本脉；代者，元气不相接，脾胃不及之脉；洪大而数者，心脉刑肺也，急者肝木挟心火而反克肺金也。若不甚劳役，惟右关脾脉大而数，谓独大于五脉，数中显缓时一代也；如饮食不节，寒暑失所，则先右关胃脉损弱，甚则隐而不见，惟内显脾脉之大数微缓时一代也。宿食不消，则独右关沉而滑。经云：脉滑者，有宿食也。

【附诸方】

补中益气汤　治形神劳役，或饮食失节，劳倦虚损，身热而烦，脉洪大而虚，头痛，或恶寒而渴，自汗无力，气高而喘。

黄芪一钱半　人参　甘草炙。各一钱　白术　当归身　柴胡　升麻　陈皮各半钱

渴加葛根五分，嗽加麦门冬一钱，五味子十五粒。一方有白芍药半钱秋冬不用，黄柏三分以滋肾水泻伏火，红花三分入心养血。

上作一服，水煎，午前稍热服。

按：立方本旨云：夫脾胃虚者，因饮食劳倦，心火亢甚而乘其土位，其次肺气受邪，须用黄芪最多，人参、甘草次之。脾胃

一虚，肺气先绝，故用黄芪以益皮毛而闭腠理，不令自汗；上喘气短，损其元气，人参以补之；心火乘脾，炙甘草之甘温以泻火热而补脾胃中元气，若脾胃急痛，腹中急缩者，宜多用之，经云急者缓之。白术苦甘温，除胃中热，利腰脐间血；胃中清气在下，升麻、柴胡以引之，引黄芪、甘草甘温之气味上升，能补卫气之散解而实其表也，又缓带脉之缩急，二味苦平味之薄者，阴中之阳，引清气上升也。气乱于胸中，为清浊相干，用陈皮以理之，又能助阳气之升以散滞气，助诸甘辛为用也。脾胃气虚不能升浮，为阴火伤其生发之气，荣血大亏，营气不荣，阴火炽盛，是血中伏火日渐煎熬，血气日减，心主血，血减则心无所养，致使心乱而烦，病名曰悗悗者，心惑而烦闷不安也，故加辛甘微温之剂生阳气，阳旺则能生阴血，更以当归和之，少加黄柏以救肾水，能泻阴中之伏火。如烦不止，少加生地黄补肾水，水旺而心火自降。如气浮心乱，以朱砂安神丸镇固之则愈。若病日久者，以权立加减法。若头痛，加蔓荆子三分，痛甚，加川芎五分，顶疼脑痛者，加藁本五分，细辛三分，诸头痛，并用此药四味。头痛有痰，沉重懒倦者，乃太阴、厥阴头疼，加半夏半钱或一钱，生姜三片。若耳鸣目黄，颊颔肿，颈肩臑肘臂外后廉痛，面赤，脉洪者，加羌活一钱，防风七分，甘草三分，藁本五分，通其经血；加黄芩、黄连各三分，消其肿。嗌痛颔肿，脉洪大，面赤，加黄芩三分，桔梗七分，甘草三分。口干嗌干，或渴者，加葛根五分，升胃气上行以润之。心下痞，瞀闷者，加芍药、黄连各一钱。如痞腹胀，加枳实三分，厚朴七分，木香、砂仁各三分，如天寒加干姜。腹中痛者，加白芍药炒半钱、炙甘草三分。如恶寒觉冷痛，加桂心半钱。夏月腹中痛，不恶寒反恶热者，加黄芩五分，芍药一钱，甘草五分，以治时热。脐下痛者，加真熟地黄半钱。如胸中滞气，加四花青皮①一分或二分，壅滞可用，气促少气者去之。如身体重疼，乃风湿相搏，加羌活半钱，防风半钱，升麻一钱，柴胡半钱，藁本根半钱，苍术一钱。如病去，勿再服。若大便秘涩，加当归梢一钱。若久病痰嗽者，去人参，冬月加不去节麻黄，秋凉亦加不去根节麻黄，春月天温只加佛耳草三分，款花一分，勿加麻黄。若初病之人，虽痰嗽不去，人参必不增添。若久病肺中伏火者，去人参，以防痰嗽增益耳。长夏湿土，客邪太旺，加苍术、白术、泽泻，上下分消其湿热之气，湿热大胜，主食不消，故食减，不知谷味，则加曲以消之，加五味子、麦门冬，助人参泻火益肺气，助秋损也，在三伏中为圣药。胁下急或痛，俱加柴胡、甘草、人参。多唾或唾白沫，胃口上停寒也，加益智仁。若胃脘当心痛，加草豆蔻仁三分。疲甚之人，参、芪、白术有用至一两二两者。

朱砂安神丸 治心神烦乱，怔忡，兀兀欲吐，气乱而热，似懊恢状。

黄连一钱半　生地黄　当归身　甘草炙。各钱半　朱砂一钱，另研，为衣

上为末，蒸饼丸，黍米大，每服十丸或十五二十丸，唾津下。

升阳顺气汤 治因饮食不节，劳役所伤，腹胁满闷，短气，遇春则口无味，遇夏虽热犹寒，饥常如饱，不喜食冷。

升麻　柴胡各一钱　黄芪一两　半夏三钱　甘草炙，半钱　陈皮一钱　人参一钱　神曲一钱，炒　归身一钱　黄柏半钱　草豆蔻仁二钱

---

① 四花青皮：青橘个大者用刀将皮削成四片至蒂部为止，除净内瓤，晒干，称"四花青皮"。崇祯本作"连翘、青皮"。

上咬咀，每服三钱或半两，水煎，入生姜三片。

按：论云：脾胃不足之证，须用升麻、柴胡苦平，味之薄者，阴中之阳引脾胃中清气行于阳道，及诸经生发阴阳之气以滋春气之和也。又引黄芪、人参、甘草甘温之气味上行充实腠理，使阳气得卫外而为固也。凡治脾胃之药，多以升阳补气名之者也。

参术调中汤　泻热补气，止嗽定喘，和脾胃进饮食。

黄芪四分　桑白皮五分　人参　甘草炙　白茯苓各三①分　五味子二十个　白术三分　地骨皮　麦门冬　陈皮各二②分　青皮一分

上咬咀，作一服，水煎，大温服，早饭后。忌多言语，劳役。

按：论云：《内经》曰火位之主，其泻以甘，以黄芪甘温泻热补气，桑白皮苦微寒泻肺火定喘，故以为君，肺欲收，急食酸以收之，以五味子之酸收耗散之气，止咳嗽，脾胃不足以甘补之，白术、人参、炙甘草苦甘温补脾缓中为臣；地骨皮苦微寒，善解肌热，茯苓甘平降肺火，麦门冬甘微寒保肺气为佐，青陈皮苦辛温，散胸中滞气为使也。

升阳益胃汤　治脾胃虚则怠惰嗜卧，四肢不收，时值秋燥令行，湿热少退，体重节痛，口干舌干，饮食无味，大便不调，小便频数，食不消。兼见肺病洒淅恶寒，惨惨不乐，面色恶而不和，乃阳气不伸故也，当以升阳益胃治③之。

柴胡　白术　茯苓渴者勿用　泽泻各三钱　羌活　独活　防风各半两。以秋旺故以辛温泻之　黄芪二两　人参　半夏　甘草各一两，炙　黄连一钱　陈皮四钱　白芍五钱

---

①　三：万历本作"二"。
②　二：万历本作"一"。
③　治：原作"名"，据崇祯本改。

何故秋旺用参、术、芍药之类反补？盖脾胃虚则肺俱受邪，故因时而补，易为力也。

上每服三钱，水煎，入姜、枣，早饭后温服。或加至半两。服药后如小便罢而病加剧，是不宜利小便，当少去茯苓、泽泻，若喜食，初一二日不可饱食，恐胃再伤，以药力尚少，胃气不得转运并升发也，须薄味之食或美食助其药力，益外浮之气而滋其胃气，慎不可淡食以损力而助邪气之降沉也。可以少役形体，使胃与药得转运升发，慎勿大劳役使气复之，若脾胃得安静为佳，若胃气稍强，少食果以助谷药之力。经云五谷为养，五果为助者也。

此类诸方俱是补益之剂。

伤　食九

《丹溪心法》

伤食恶食者，胸中有物，宜导痰补脾，用二陈汤加白术、山楂、川芎、苍术服之。

忧抑伤脾，不思饮食，炒黄连、酒芍药、香附，同清六丸末，用姜汁浸，蒸饼丸服。

入方

治气抑痰，倦不思饮食。

白苍二术　半夏制　陈皮　黄连　黄柏各二两　香附　白芍各一两半　扁柏七钱半

上为末，姜汁面糊丸，每服五十丸，滚白水下，姜汤下更效。

治心腹膨胀，内多食积所致。

南星一两半，姜制　半夏制　瓜蒌仁研和润，一两半　香附一两，童便浸　黄连三两，姜制炒　礞石硝煅　萝卜子　连翘半两　麝香少许又方加陈皮半两。

上为末，曲①糊丸。

一人因吃面内伤，吐热头痛。

白术一钱半　白芍　陈皮　苍术各一钱　茯苓　黄连　人参甘草各半钱

上作一服，姜二片，煎服。如口渴，加干葛二钱，再调理。

补脾丸

白术半斤　苍术　茯苓　陈皮各三两

粥为丸，如梧子大，每服五十丸，白滚水下。

二陈汤见痰类

清六丸见泄泻类

【附脉理】

《脉诀举要》曰：气口紧盛，为伤于食，食不消化，浮滑而疾。

《心法·附录》曰：伤食之证，右手气口必紧盛，胸膈痞塞，噫气如败卵臭，亦有头痛发热，但身不痛为异耳。

【附诸方】

豆蔻橘红散《杨氏家藏方》　温脾养胃，升降阴阳，和三焦，化宿食。

丁香　木香各一两　白豆蔻仁　人参　厚朴姜制　神曲炒　干姜炮　半夏曲　橘红去白　甘草炙　藿香叶去土　白术各半两

上㕮咀，每服三钱，水一盏，生姜三片，枣一枚，煎七分，去滓温服。

---

① 曲：万历本作"面"。

红丸子《和剂方》 壮脾胃，消宿食，并治冷疟。

京三棱水浸软　莪术　陈皮去白　青皮去白。各五斤　干姜炮
胡椒各二斤

上为末，醋煮糊丸，如梧子大，以矾红为衣，每服二十丸，
食后姜汤下。

丁香烂饭丸《拔粹方》 治食伤，又治卒心痛。

丁香皮　甘草炙。各二钱　砂仁三钱　益智仁二钱　香附子半两
甘松三钱　丁香　京三棱炮　木香　广术炮。各一钱半

上为细末，汤浸蒸饼为丸，如绿豆大，每三十丸，白汤下，
或细嚼亦可，不拘时候。

木香当归散 实脾顺气消食。

川芎　当归　人参　官桂　三棱炮　莪术炮　青皮炒　厚朴
麦蘖　干姜炮　小茴香炒　木香　陈皮　甘草　神曲炒　枳壳各
等分

上㕮咀，每服八钱，水二盏，生姜三片，枣子一枚，葱白三
茎，煎至一盏，温服。大便闭，倍加枳壳，加槟榔一两炒，去干
姜，食前服。

以上辛温消导宿食之剂。

曲蘖枳术丸 治为人所勉强食之，故心腹满闷不快。

白术二两　枳实　神曲炒　麦蘖面炒。各一两

上为细末，荷叶烧饭丸如桐子大，每服五十丸，温水下。

消食化气香壳散 醒脾去积，顺气化痰。

青皮炒　陈皮炒。各四两　萝卜子炒　木香　三棱炒　蓬术炒
神曲炒　麦蘖炒。各一两　枳壳炒，二两　半夏二两半　枳实炒，一两
香附子一两半，醋浸　槟榔　山楂　草果各一两　陈仓米一升，用巴豆

二十粒炒黄色，去巴豆不用

上为末，醋糊丸如桐子大，每服四五十丸，渐加至七八十丸，食后米汤或白汤下。

一方 治食过饱满闷。

青橘皮二两，汤浸去穰，炒黄 葛根一两 缩砂半两

上为细末，浓煎茶调一二钱服，干舔吃亦可。常服消食化气醒酒。

宽中丸丹溪秘方 治胸膈痞闷，停滞饮食。

山楂不以多少，蒸熟晒干

上为末，作丸服。

大安丸丹溪秘方 脾经消导之药。

山楂二两 神曲炒 半夏 茯苓各一两 陈皮 萝卜子 连翘各半两 白术二两

上为细末，粥糊丸服，滚白水或米汤送下。

以上辛平消导宿食之剂。

除湿益气丸 治伤湿面，心腹满闷，肢体沉重。

枳实麸炒 白术 黄芩各一两 萝卜子炒熟去壳，半两 神曲炒，一两 红花三钱

上为细末，荷叶烧饭为丸，如绿豆大，每五六十丸，白汤下，或姜汤下。

二黄丸 治伤热食痞闷，兀兀欲吐，烦乱不安。

黄芩二两 黄连酒浸，一两 升麻 柴胡各三钱 甘草二钱 枳实半两，炒

上为极细末，汤浸蒸饼丸，如绿豆大，每五七十丸，白汤下，或姜汤下。

白术丸　治伤豆粉、湿面、油腻之物。

白术　半夏汤洗　神曲炒　枳实炒。各一两　橘皮七钱　黄芩半两　白矾枯，一①钱

上为细末，汤浸蒸饼为丸，如绿豆大一倍，每五十丸，白汤下，量所伤加减服。

以上辛凉消导宿食之剂。

木香见晛丸　治伤生冷硬物，心腹满闷疼痛。

巴豆霜半钱　荆三棱一两，煨　神曲炒，一两　木香二钱　香附半两，炒　石三棱②半两，煨　升麻三钱　柴胡二钱　草豆蔻面裹煨，半两

上为末，汤浸烝饼③丸，如绿豆大一倍，每二十丸，白汤下，量所伤服之。

三棱消积丸　治伤生冷硬物，不能消化，心腹满闷。

丁皮　益智各三钱　陈皮　青皮各五钱　茴香炒，半两　炒曲　广术炮　京三棱炮。各七钱　巴豆和米炒，去米，五钱

上为细末，醋糊丸，如梧桐子大，每十丸至二十丸，温姜汤下，食前，看虚实加减。如更衣，止后服。

如意丸《济生方》　治气虚积冷，停食不消，心下坚痞，噫宿腐气，及霍乱吐泻，水谷不消，一切食积之疾并皆治之。

半夏汤洗七次　三棱　枳壳去穣　槟榔　陈皮　干姜　黄连　蓬术各二两　巴豆三十七粒，连壳，用同前药，醋煮

上除巴豆外，余药锉如豆大，用好酒煮干，用巴豆同药焙为

---

① 一：崇祯本作"三"。
② 石三棱：崇祯本作"京三棱"。
③ 烝（zheng 蒸）饼：一种黏糕。

末，薄糊丸如绿豆大，每服十丸，加至二十丸，用茶清姜汤任下，食后温服，孕妇不宜服之。

阿魏丸《济生方》　治脾胃怯弱，过食肉面生果之物，停滞中焦，不能克化，以致腹胀刺痛，呕恶不食，或利或秘，并皆治之。

百草霜三钱　巴豆去皮心膜油，七个　阿魏酒浸化　官桂不见火　蓬术炒　麦蘖炒　神曲炒　青皮去白　萝卜子炒　白术　干姜炮。各半两

上为末和匀，用薄糊丸如绿豆大，每服二十丸，不拘时。面伤用面汤下，生果伤用麝香汤下。

混元邓山房神效感应丸　常服消食除积滞，不动脏腑。

丁香　木香　檀香　陈皮　角沉香不见火　青皮　黄连　砂仁　香附去毛　三棱煨　半夏汤泡七次，去衣　莪术十分，大者用面裹煨

以上药各一两，净研为细末，外用肥乌梅有肉者一百枚，去核，巴豆三百粒肥白者，去皮膜心。上用瓷器一只，盛巴豆以乌梅肉盖之，却用陈米醋浸，与乌梅肉平，于甑上蒸，以巴豆红色为度，却捣二件令极烂，次用糯米粽和前件诸药搜匀，捣千百下，以黑为度，众手丸如萝卜子大，每服十丸。饮食不消，陈皮汤下；气滞，茴香汤下；酒后呕吐痰涎，生姜汤下。

秘方化滞丸　理一切气，化一切积，夺造化有通塞之功，调阴阳有补泻之妙。久坚沉痼，磨之自消；暴积乍留，导之立去。

南木香坚实者，不见火　丁香去苞，不见火　青皮四花者，去穰　红橘皮水湿，去白　黄连大者。各二钱半　京三棱慢火煨　莪术慢火煨。各四钱八分　半夏曲拣白净半夏研末，捣，生姜自然汁和为饼，晒干，二钱五分

前八味晒干，和研为细末

巴豆去壳，滚汤泡，逐一研开去心膜，以瓦器盛，用好醋浸过一指，慢火熬至醋干，秤六钱重，碾细，将前药末和，再碾令匀，入后乌梅肉膏、马豆若干，止用四钱五分　乌梅用肉厚者，打碎去核，细锉，火焙干为细末，秤五钱重，用米醋调，略清，慢火熬成膏，和入前药

上通和匀了，用白面八钱重，水调得所，慢火调，糊为丸，如粟米大，每服五七丸，人盛者十丸，五更空心用橘皮汤下。常服磨滞，不欲通泄，津液咽下。停食饱闷，枳壳汤下。但有所积物，取本汁冷下；因食吐不止，津液咽下即止；食泻不休，及霍乱呕吐，俱用冷水下；赤痢，冷甘草汤下；白痢，冷干姜汤下；心痛，石菖蒲汤下；赤白痢，冷甘草干姜汤下；诸气痛，生姜橘皮汤下；小肠气痛，茴香酒下；妇人血气，当归汤下；若欲宣积，滚姜汤下，仍加丸数，未利再服，利多饮冷水一口补住。小儿量岁数加减丸服，疳积常服，米饮下，不拘时服。孕妇勿服此药，得热则行，得冷则止。

海藏神应丸　治因一切冷物、冷水及潼乳酪水，腹痛肠鸣，水谷不化。

巴豆　杏仁　干姜　百草霜各半两　丁香　木香各二钱　黄蜡一两

上先将黄蜡用好醋煮去渣，将巴豆、杏仁同炒黑烟尽，研如泥，将蜡再上火，入麻①油半两溶开，入在杏仁等泥子内，同搅旋下丁香等药末，研匀，搓作挺子，油纸裹了，旋丸，每用三五十丸，温米饮下，食前服。

以上辛温推逐宿食之剂。

---

①　麻：原作"小"，据万历本改。

大柴胡汤 治内伤饮食，郁结在里，身热烦躁，日晡发热如疟，脉实而滑数者，用此微利。方见冒寒类

三黄枳术丸 治伤肉食、湿面、辛辣味厚之物，填塞，闷乱不安。

黄芩二两　黄连　大黄煨　神曲炒　白术　橘皮各一两　枳实炒，半两

上为末，汤浸蒸饼丸，如绿豆大一倍，每五十丸，白汤下，量所伤服之。

枳实导滞丸 治伤湿热之物不得施化，而作痞闷不安。

茯苓　黄芩　白术　黄连各三钱　泽泻二钱　大黄一两　枳实炒神曲各五钱

上为细末，如上法丸，服至七十丸。

大枳壳丸《御药院方》　治一切酒食伤，胸膈闭闷，疼痛，饮食不消，两胁刺痛，呕逆恶心，并皆治之。

蓬莪术煨香熟　厚朴去粗皮，姜汁制　人参去芦　青皮　黑牵牛炒　枳壳麸炒，去穰　茯苓去皮　木香　陈皮去白　白术各一两　槟榔　大黄绵纹者。各二两　半夏汤炮七次　麦糵微炒　神曲炒黄　三棱各一两

一方有干生姜五钱。

上为末，姜汁糊丸，如梧桐子大，每服三四十丸，姜汤下，常服美食。

木香槟榔丸 治一切滞气，心腹痞满，胁肋胀闷①，大小便结滞不利者，并亦服之。

---

① 闷：崇祯本作"满"。

木香　槟榔　青皮去白　陈皮去白　枳壳麸炒　广茂煨，切　黄连各一两　黄柏去粗皮，一两　香附　大黄炒。各三两　黑牵牛生取头末。各三两

上为末，滴水丸如豌豆大，每服三五十丸，食后生姜汤送下，加至以利为度。

木香和中丸　和脾胃，消宿食，利胸膈，化痰涎，除隔热，进饮食。

木香　黄芩　青蒙石　枳壳　槟榔　青皮　橘红各半两　滑石二两　沉香二钱　大黄一两一钱　黑牵牛头末，二两三钱

上为末，水丸，如梧桐子大，每服五十丸，姜汤或茶清下。

以上辛凉推逐宿食之剂。

广按：以上方中用巴豆、大黄者，盖取其推逐积滞，积滞去而正气自复矣。如用石灰于田中杀稂莠①，稂莠死而禾苗自茂也。夫巴豆性大热，号为斩关夺门之将，若伤生冷硬物不能消化，用之推逐可也，若施之于伤湿热之物，则是以火济火而反助病邪矣！大黄性寒，号为将军，若伤湿热之物不能转运，用之推逐可也，若施之于伤生冷之物，则是以寒治寒而扞格不入矣！又常论之，人有虚实，病有新久，若夫少壮新病者，固当用药推逐，急去为美；若夫衰老久病者，又当用药消导，渐去为佳。东垣所谓轻则损其谷，重则逐其滞是也。虽然病之新久要分，而用药寒温不可不察，丹溪所谓明知身受寒气、口吃寒物而得病者，于初得之时当与温散温利之药，若曰病得之稍久则成郁，久郁即

---

① 稂莠（láng yǒu 郎有）：稂和莠，都是形状像禾苗、妨害禾苗生长的杂草。

卷之三

一八七

蒸热，热久必生火，若欲行温散温利之药，宁无助火添病耶？惟当用辛凉以发表，辛寒以理中，则邪易伏，病易退，正易复而病安矣。

葛花解醒汤《拔粹方》 治饮酒太过，呕吐痰逆，心神烦乱，胸膈痞塞，手足战摇，饮食减少，小便不利。

白豆蔻 砂仁 葛花各半两 木香半钱 青皮三钱 陈皮 白茯苓 猪苓 人参各一钱半 白术 神曲炒 泽泻 干生姜各二钱

上为细末，和匀，每三钱，白汤调下，但得微汗，酒病去矣。论云：此盖不得已用之，岂可恃赖①日日饮酒耶？是方气味辛温，偶因酒病服之，则不损元气，何者？敌酒病故也。若频服之，损人天年也。

广按：药乃气之偏，可用于暂而不可用于久，有病则病当之，无病则正气当之，所以不可久也。

除湿散 治伤马乳并牛酪水，一切冷病。

车前子炒 泽泻各半两 神曲炒，一两 半夏汤炮七次 干生姜各三钱 红花 甘草炙。各二钱 茯苓七钱

上为细末，每三钱匕，白汤调，食前服。

五苓散见中暑类

广按：酒作湿热，治之之法，或发汗，或利小便，使上下分消其湿是也。

以上三方并渗利之剂也。

益脾丸 治饮酒不醉，又益脾胃。

---

① 恃赖：依赖；凭借。《南史·鲁广达传》："公，国之重臣，吾所恃赖。"

葛花二两　小豆花一两　绿豆花五钱　木香二钱半

一方加草豆蔻一两，去皮。

上件为末，蜜丸如梧子大，大葛花汤下十丸，或夜饮，津液下五丸最妙。

葛花散《御药院方》　治饮酒令人不醉。

葛花　小豆花各一两

上件为末，每服三钱水调。仍进葛汁及枇杷叶饮，倍能饮酒。又九月九日甘菊花末，饮酒时先服方寸匕。又小豆花叶阴干百日，为末，服之能消酒。

乌梅丸　消酒食。

神曲炒　乌梅　麦蘗　龙脑叶

上以甘草膏子为丸。

硼砂丸　消酒清膈。

硼砂三钱　片脑五分　麝香半钱　薄荷叶一钱

上以甘草膏子为丸，朱砂为衣，每服一丸，噙化。

不醉方

绿豆　赤豆　葛根等分

上为末，当未饮酒之前，用冷水调一匙或二匙，服之令人不醉。

又方

鸡胚胫、干葛等分为末，面糊丸如梧桐子大，每服五十丸，酒送下。

神妙列仙散　治饮酒所伤，以致遍身疼痛，腰脚强跛，手足顽麻，胃脘疼痛，胸膈满闷，肚腹膨胀，呕吐泻利，及酒食停久成一应积聚、黄疸、热鼓，并皆治之。

木香　沉香各一钱　茴香微炒　槟榔各一钱　萹蓄三钱　大黄一两，微焙，炒　麦蘖一两半　瞿麦五钱

上为末，每服三钱或五钱，五更热酒调下，能饮者多饮二三杯不妨，仰面卧，手叉胸前至天明，取下大便如鱼脑，小便如血为效。忌生冷硬物及荤腥，止啜米粥。

以上消导宿酒之剂。

备急大黄丸　疗心腹诸痛，卒暴百病。

大黄　干姜　巴豆去皮。各一两

上精择药品为末，蜜和更捣一千杵，丸如小豆大，每服三丸，大小量之。若中恶客忤，心腹胀满，卒痛如锥刀刺痛，气急口噤，尸厥卒死者，以热水或酒服之。或口噤，用木棒撑起牙关，令下咽，须臾差，未差更与三丸，以腹中鸣转即吐下便愈。若口噤，须折齿灌之，令入为妙。忌芦笋、猪肉、冷水、肥腻之物。易水张先生又名独行丸，乃急剂也。

瓜蒂散　治上部有脉，下部无脉，其人当吐不吐者，死。何谓也？下部无脉，此所谓木郁也，饮食过饱，填塞胸中者，太阴之分。《内经》云：气口反大于人迎三倍，食伤太阴。故曰木郁即达之，吐者是也。

瓜蒂　赤小豆

上二味为极细末，每服一钱匕，温浆水调下，取吐为度。若不两手尺脉绝无者，不宜便用此药，恐损元气，令人胃气不复。若止胸中窒塞闷乱不通，以指探去之，如不得吐者，以物探去之，得吐则已。如是食不得去者，方用此药去之。

以上二方劫夺壅滞之剂。

调补脾胃十　<small>新增</small>

【附论】

广按：《内经》曰：胃者，五脏六腑之海也。水谷皆入于胃，五脏六腑皆禀气于胃。胃者五脏之本，六腑之大源也。又曰：胃为水谷之海，饮食入胃，游溢精气，上输于脾，脾气散精，上归于肺，通调水道，下输膀胱，水精四布，五经并行，合于四时，五脏阴阳揆度以为常也。以此论之，若夫饮食有节，寒温适宜，则脾胃壮实而能纳受水谷，运化精微，充溢五脏六腑，荣卫四肢百骸，以供给日用动作云为①；若夫饮食失节，寒温不适，则脾胃虚弱不能纳受水谷，运化气液，则五脏六腑失其所禀受，四肢百骸失其所荣卫，而日用动作云为失其所供给也。况土为五行之本，万物籍土而生，古人以扶持脾胃为王道之药，厥有旨哉！今于调补脾胃条下谨述《内经》之旨及予僻见，欲人知节饮食、适寒温为养脾胃之本，倘脾胃虚弱，又当以后开诸方择而用之，苟得脾胃壮实，则外邪不能侵，内邪不能起，固本澄源之事也。

【附诸方】

调中益气汤　夫脉弦洪缓而沉，按之中之下得一涩，其证四肢满闭，肢节烦疼，难以屈伸，身体沉重，烦心不安，忽肥忽瘦，四肢懒倦，口失滋味，大小便清利而数，或上饮下便，或大便涩滞不行，一二日一见，夏月飧泄，米谷不化，或便后见血，见白脓，胸满短气，咽膈不通，安卧嗜睡无力，不思饮食。

---

① 云为：言论行为。《易·系辞下》："变化云为，吉事有祥。"孔颖达疏："或口之所云，或身之所为也。"

升麻二分　黄芪一钱　甘草半钱　苍术四分　木香一分　人参五分　柴胡二分　橘皮二分

上㕮咀，作一处水煎，食前热服。如时显热燥，是下元蒸蒸发也，加生地黄、黄柏；如大便虚坐不得，或大便了而不了，腹常逼迫，血虚血涩也，加归身。

白术和胃丸　治久病不能食而脏腑或结或溏，此胃气虚弱也。常服则和中理气，消痰去湿，和脾胃进饮食。

厚朴制　半夏各一两　白术一两二钱　陈皮八钱　槟榔　枳实各二钱半　木香一钱　人参七钱　甘草炙，三钱

上为末，生姜汁浸蒸饼丸，如梧桐子大，每三十丸，温水食远服。

补脾丸心法秘方　有脾虚而恶汤药者，制此丸，用汤吞，省口苦而易于从也。

白术半斤　苍术　茯苓　陈皮各三两　芍药半两

上为末，粥糊丸，加润下丸可作催生用。上热甚者，加清金丸尤妙。与此药必无产患。

润下丸见痰类

青金丸见咳嗽

白术丸心法秘方　同前。

白术一两　白芍药半两

冬月不用芍药，加肉豆蔻，泄者炒丸服。

上为末，粥丸。

一方　枯矾、半夏各一钱半，治脾泄。

养脾丸《和剂方》　治脾胃虚冷，心腹胀闷，呕逆恶心，泄泻。

大麦蘗炒　白茯苓去皮　人参去芦。各一斤　白术半斤　干姜炮

缩砂去皮。各二斤　甘草炙，一斤半

上为末，炼蜜为丸，每两作八丸，每服一丸，细嚼，姜汤下。

思食调中丸《御药院方》　治脾胃久弱，三焦不调，气滞胸膈，痞闷不食，呕逆恶心，或吐痰水。

神曲炒　麦蘖炒　陈皮去白　半夏曲炒①　乌药各一两　槟榔人参各七钱　白术一两半　木香　沉香各半两

上为末，蜜调，白面打糊丸，如梧桐子大，每服三十丸，米饮吞下。

治中汤《和剂方》　治脾胃不和，呕逆霍乱，中满虚痞，或泄泻。

人参去芦　甘草炙　干姜炮　白术　青皮去白　陈皮去白。各一两

上㕮咀，每服三钱，水一盏，煎七分，去滓，空心温服。呕吐不已，加半夏等分，丁香减半，名丁香温中汤。

补脾汤《三因方》　治脾胃虚寒，泄泻腹满，气逆呕吐，饮食不消。

人参去芦　茯苓去皮　草果去皮　干姜炮。各一两　麦蘖炒　甘草炙。各一两半　厚朴去皮，姜制　陈皮去白　白术各七钱半

上㕮咀，每服四钱，水一盏，煎七分，去滓，空心温服。

温脾散《本事方》　开胃进食，利气，散寒湿，温中。

青皮去白　陈皮去白　缩砂仁　舶上茴香炒　良姜　桔梗　白芷　厚朴各一两　木香　麦蘖　香附　白术各半两　甘草一两半　红豆　干葛各三钱

---

① 炒：崇祯本无此字。

上㕮咀，每服三钱，水一盏，枣一枚，煎七分，去滓，空心服。

生胃丹 生胃，消痰沫，开胸膈，进饮食。

粟米四两，温水浸透，炊作饭，焙干，乘热用生姜自然汁和湿，再焙干，如是制七次 天南星二[①]两，姜汁浸一宿，次日用生姜自然汁和纸筋、黄土泥裹南星，晒干，慢火煨半日，泥焦干，取出南星用 人参 白术 茯苓各二两 陈皮 白豆蔻 缩砂 麦蘖炒 半夏曲 青皮 荜澄茄 石莲肉各一两 南木香三钱

上为末，米粉糊丸如绿豆大，每服五十丸，姜汤送下。

广按：脾胃气虚则不能运化水谷，水谷停积则为湿痰，曰补气，曰消食，曰燥湿痰，三者不可偏废也。此方中人参、白术以补气，麦蘖、砂仁以消食，南星、半夏以燥湿痰，其余茯苓渗湿，陈皮、青皮利气，白豆蔻、荜澄茄开膈，南木香调气，石莲肉清心，可谓周而且备矣。肥白人气虚有湿，尤宜服之。

道宁纯阳丹 治真元虚损，心肾不安，精神耗散，脾土湿败不能化食，所食五味之物不成精液，乃成痰涎，聚于中脘，不能传导，以致大肠燥涩，小便及多而赤，或时呕吐酸水，久成翻胃结肠之证。

苍术坚实者，米泔水浸三日，再换净水浸洗，切晒干，以青盐水浸一宿 莲肉好者，去心皮净，酒浸一宿。各四两

上大公猪肚一个，壁上揉洗浸，纳入前二味，以绵缝密，用无灰酒煮烂，取起，入石臼中捣烂，捏成小饼，烘干，研为细末，入后药：

---

① 二：崇祯本作"三"。

南星四两，净切细，以姜汁一小钟浸一宿，以灶心土同炒，去土不用
大半夏四两，汤炮去涎，晒干为末，以好醋浸七日，蒸熟，不麻为度，入药
中　橘红四两，锉，以灶心土炒，去土不用　谷芽炒　厚朴　白术　麦
芽炒　甘草　人参　茯苓　白豆蔻　三棱　莪术　缩砂　荜澄茄各
一两　木香　丁香　沉香各半两　粟米四两，姜汁浸炒

上为细末，稀面糊为丸，如梧桐子大，每服六七十丸，空心，
米饮下。

八味理中丸《百一选方》　治脾胃虚寒，饮食不化，胸膈痞闷，
或呕吐痰水，或肠鸣泄泻。

缩砂仁　川姜　麦蘖各二两　白茯苓　神曲炒　人参各一两
白术四两　甘草炙，一两半

上为末，炼蜜丸，每两分作十丸，空心用一丸，姜汤嚼下，
或加半夏曲一两为末，入盐点服亦可。

大藿香散　治一切脾胃虚寒，呕吐霍乱，心腹撮痛，泄泻不
已，最宜服之。方见泄泻类

养胃汤《三因方》　治脾胃虚寒，呕逆恶心，腹胁胀痛，肠鸣
泄泻，或有外感，寒热如疟，骨节烦疼，并皆治之。

藿香去梗　厚朴姜炒　半夏汤洗　茯苓各一两　草果　附子炮
甘草炙　陈皮去白　人参各一钱　白术半两

上㕮咀，每服四钱，水一盏半，姜五片，枣一枚，乌梅半个，
煎温服。

天下受拜平胃散《澹寮方》　治脾胃不和，呕吐痰水，胸膈痞
滞，不美饮食，并治。

厚朴去皮　陈皮汤洗存白　生姜　甘草炙。各三两　茅山苍术米
泔水浸一宿，去皮，晒干，五两，锉　南京小枣二百枚，去核

上用水五升，煮干，捣作饼子，晒干，再研为末，每服二钱，盐汤点服。泄泻，姜五片，乌梅二个，水盏半，煎服。

平胃散《御药院方》　治脾胃不和，不思饮食，心腹胁肋胀满刺痛，口苦无味，胸满短气，呕哕恶心，噫气吞酸，面色痿黄，肌体瘦弱，怠惰嗜卧，体重节痛，常多自利，或发霍乱，及五噎八痞，膈气反胃，宜服。

厚朴制　橘皮各五两　苍术泔浸，八两　甘草　茯苓各二两　人参二两

上㕮咀，水二盏，生姜三片，枣一枚，煎至一盏，去滓温服，不拘时。一方枣肉丸小豆大，服五十丸，姜汤下，空心。常服调气暖胃，化宿食，消痰饮，辟风寒冷湿四时非节之气。

加减平胃散《拔粹方》　治脾胃不和，不进饮食，常服暖胃消痰。

苍术米泔浸，八两　厚朴姜制，炒　陈皮各五两　甘草炒，三两

上为末，每服五钱，姜三片，枣一枚，煎服。入盐一捻，沸汤点服亦可。若泻脾湿，加茯苓、丁香、白术为调胃散。一法加藿香、半夏。若加干姜，为厚朴汤；若温疫、时气二毒，伤寒头痛壮热，加连根葱白五寸，豆豉三十粒，煎二三沸，微出汗愈；若五劳七伤，手脚心热，烦躁不安，百节酸疼，加柴胡；若痰嗽疟疾，加姜制半夏；若本脏气痛，加茴香；若水气肿满，加桑白皮；若妇人赤白带下，加黄芪；若酒伤，加丁香；若饮冷伤食，加高良姜；若滑脱泄泻，加肉豆蔻；若风痰四肢沉困，加荆芥；若腿膝冷痛，加牛膝；若浑身虚壅拘急，加地骨皮；若腿膝湿痹，加菟丝子；若白痢，加吴茱萸；若赤痢，加黄连；若头风，加藁本；若转筋霍乱，加楠木皮；若七邪六极，耳鸣梦泄，盗汗，四

肢沉重，膝腿酸疼，及妇人宫脏久冷，月脉不调者，加桂；若胃寒呕吐多，加生姜，一法加茯苓、丁香各三两，共成六味；若气不舒快，中脘痞塞，加缩砂仁、香附子各三两，生姜煎服；若五苓散相拌，为对金饮子；若与六一散相合，为黄白散；若与钱氏异功散相合，为调胃散；若欲进饮食，加神曲、麦蘖、吴茱萸、蜀椒、干姜、桂，为吴茱萸汤；若加藁本、桔梗，为和解散，治伤寒吐利；若加藿香、半夏，为不换金正气散；若疟疾寒热，加柴胡；若小肠气加苦楝、茴香。

五苓散、六一散方见暑门

异功散方见本门

调胃散《御药院方》　疗阴阳气不和，三焦痞膈，五劳七伤，山岚瘴气，八般疟疾，四时伤寒，头目肢节疼痛，腹胀满，呕吐恶心，痰嗽，手足虚肿，五种膈气噎塞，寒热水泻诸痢，脾胃不和，饮食减少，并皆治之。

藿香　甘草炙　陈皮去白　厚朴去皮，每两用姜一两制　半夏曲每两用生姜三两半制

上五味各二两，同为细末，每服四钱，水一盏，生姜三片，煎至半盏，食前温服。

异功散《拔粹方》　治脾胃虚冷，肠鸣腹痛，自利，不思饮食。

人参　茯苓　白术　甘草炙　橘皮各等分

上㕮咀，每服五钱，生姜三片，枣一枚，水二盏，煎八分，温服。

六君子汤《圣惠方》　治脾脏不和，不进饮食，上燥下寒，服热药不得者。

人参　白术各一两　橘红　半夏汤炮七次　枳壳去穰，麸炒　甘草炙。各半两

上㕮咀，每服一两，生姜七片，枣一枚，水二盏，煎至一盏，去渣温服。

枳术丸《拔粹方》　治痞，消食强胃。见痞类

橘皮枳术丸《卫生宝鉴》　治老幼元气虚弱，饮食不消，或脏腑不调，心下痞闷。见痞类

半夏枳术丸《拔粹方》　治因饮食内伤。

白术　枳实麸炒　半夏汤泡七次。各等分①

上为末，用荷叶烧饭为丸，如梧桐子大，每服五十丸，白汤下。

木香干姜枳术丸《兰室秘藏》　破除寒滞气，消寒饮食。

木香三钱　干姜半两，炮　枳实一两，炒　白术一两半

上件为末，用荷叶烧饭为丸，如梧桐子大，每服二②十丸，温水送下，食前服。

木香人参生姜枳术丸《拔粹方》　开胃进食。

木香三钱　人参三钱半　干生姜一钱半　枳实一两，炒　白术一两半　橘皮四钱

上件为末，用荷叶烧饭为丸，如梧桐子大，每服三五十丸，温水送下，食前服。

藿香安胃散《卫生宝鉴》　治脾胃虚弱不能饮食，呕吐，不待腐熟。

---

① 各等分：崇祯本作"各半分"。
② 二：万历本作"三"，崇祯本作"五"。

藿香　丁香　人参各二钱半　橘红半两

上㕮咀，水二盏，生姜三片，煎至一盏，温服，不拘时。

和中丸《拔粹方》　治病久虚弱，厌厌不能食，而脏腑或秘或溏，此胃气虚也，常服则和中理气，消痰去湿，厚肠进饮食。

厚朴制，一两　白术一两二钱　半夏制，一两　陈皮去白，八钱槟榔四钱半　木香二钱半　甘草炙，二钱半　枳实炒，三钱半

上为末，姜汁浸饼为丸，如梧桐子大，每服三五十丸，温水下。

枳缩二陈汤　理脾胃，顺气宽膈，消痰饮。

砂仁　枳实　茯苓　半夏　陈皮　甘草炙，等分

上锉，每服六钱，水一盏半，生姜五片，煎八分，温服。

宽中进食丸　滋形气，美饮食。

神曲炒，四钱　甘草炙，一钱　木香五分　草豆蔻仁五钱　枳实炒，四钱　半夏七钱　人参一钱　干生姜一钱　青皮一钱　陈皮　白术　白茯苓　泽泻各二钱　猪苓一钱　砂仁一钱半　大麦芽一两

上为细末，汤浸蒸饼丸，如梧桐子大，每服三四十丸，温米饮下，食远服之。

参香散《三因方》　治心气不足，诸虚百损，常服调荣卫，宁心志，去脾胃寒湿，进饮食。

莲肉去心，一两　甘草炙，七钱半　人参　白术　白茯苓　丁香　干姜炮。各半两①　山药　乌药　砂仁　沉香各二钱　橘红　黄芪　南木香　檀香各二钱半

上每服四钱，水一盏，生姜三片，枣一枚，煎，食前服。一

---

① 半两：崇祯本作"一两半"。

方加附子一枚。

广按：脾恶湿而好燥，古方中多用燥药，为脾湿故也。然胃火亢甚，口燥咽干，呕哕不食，又当以润剂治之。

以上诸方治脾湿之剂，以下诸方治胃火之剂也。

参苓白术散《和剂方》　治脾胃虚弱，饮食不进，或致呕吐泄泻，及大病后调助脾胃，此药最好。

白术　人参　甘草　山药　白茯苓去皮。各二斤　白扁豆一斤半，去皮，姜汁炒　莲子肉　薏苡仁　砂仁　桔梗炒，一斤

上为末，每服二钱，枣汤调下。

七珍散《本事方》　开胃养气，温脾进食。

人参　白术　黄芪蜜炙①　山芋　茯苓　粟米　甘草各一两②

一方加白扁豆一两，蒸用，名八珍散。

上为末，每服三钱，水一盏，姜枣煎服。

橘皮竹茹汤《济生方》　治胃热多渴，呕哕不食。

赤茯苓去皮　橘皮去白　枇杷叶去毛　麦门冬去心　青竹茹　半夏汤炮。各一两　甘草炙　人参各半③两

上㕮咀，每服四钱，水一盏，姜五片，煎至七分，不拘时服。

八珍汤《御药院方》　和血气，理脾胃。

当归　赤芍药　川芎　熟地黄　人参　白茯苓　甘草　砂仁各等分

上㕮咀，每服三钱，水一盏，姜七片，枣三枚，煎至七分，空心温服。

---

① 蜜炙：万历本无此二字。
② 各一两：万历本无此三字。
③ 半：崇祯本作“二”。

和中散《直指方》 和胃气，止吐泻。

石莲肉 茯苓各二钱半 藿香 人参 甘草炙 白扁豆 天麻 木香 白术各半两

上哎咀，每服四钱，水一盏，姜三片，煎七分，去渣温服。

增损白术散《御药院方》 生津止渴，顺气下痰。

白术 葛根 茯苓 藿香叶 人参 木香以上各一两 陈皮二两 干生姜一钱

上哎咀，每服一两，用水二盏，煎至一盏，温服，不拘时。

生姜和中汤《拔粹方》 治食不下，口干虚渴，四肢困倦。

柴胡二分 升麻三分 藁本半钱 羌活七分 苍术一钱 黄芩一钱，生 酒黄芩一分 葛根半钱 甘草一分，生 甘草炙，一分 橘皮二分 白术五分

上哎咀，作一服，水二盏，生姜五片，枣二枚，煎至一盏，去滓温服。

凝神散 病后收敛胃气，清凉肌表。

人参 白术 茯苓 山药各一两 粳米 扁豆炒 知母 生芐 甘草炙。各五钱 淡竹叶 地骨皮 麦门冬各二钱半

上哎咀，每服五钱，水盏半，姜三片，枣一枚，煎至一盏，去滓温服。

加减枳术丸《明医杂著》 论曰：人之一身脾胃为主，胃阳主气，脾阴主血，胃司纳受，脾司运化，一纳一运，化生精气，津液上升，糟粕下降，斯无病矣。人惟饮食不节，起居不时，损伤脾胃，胃损则不能纳，脾损则不能化，脾胃俱损，纳化皆难，元气斯弱，百邪易侵，而饱闷痞积、关格吐逆、腹痛泄痢等证作矣。况人于饮食，岂能一一节调，一或有伤，脾胃便损，饮食减常，

元气渐惫矣，故洁古制枳术之丸，东垣发脾胃之论，使人常以调理脾胃为主，后人称为医中王道，厥有旨哉！近世论治脾胃者，不分阴阳气血，而率皆理胃，所用之药又皆辛温燥热，助火消阴之剂，遂致胃火益旺，脾阴愈伤，清纯中和之气变为燥热，胃脘干枯，大肠燥结，脾脏渐绝而死期迫矣。殊不知脾胃属土，属湿，位居长夏，故湿热之病十居七八，况土居四季，寒热温凉各依其时，岂可偏用辛热之剂哉！今举枳术丸方，立加减法于后。

白术二两，去梗　枳实一两，麸炒

上为细末，荷叶包饭烧，取出杵烂，和药杵匀，丸如绿豆大，每服五六十丸，清米汤下。此法一补一消，取饮食缓化不令有伤。东垣加陈皮一两，名橘皮枳术丸，治老幼元气衰弱，饮食少进，久服令人多食而不伤。

若元气素弱，饮食难化，食多即腹中不和，疼痛泄泻，此虚寒也，加人参、白芍药酒炒、神曲炒、大麦芽炒，杵，去皮，各一两、缩砂、木香各五钱；若素有痰火，胸膈郁塞，咽酸噫气，及素有吞酸吐酸之证，或有酒积泻结痛，此皆湿热也，加黄连姜汁炒、白芍药酒炒、陈皮各一两、石膏、生甘草各五钱、缩砂、木香各二钱、川芎四钱；若伤食饱闷，痞塞不消，加神曲、大麦芽、山楂子各一两，有食积痞块在腹者，再加黄连、厚朴、瓜蒌制，各五钱；积坚者，再加蓬术醋煮、昆布各二①钱；若伤冷食不消，腹痛溏泄，加半夏姜制，一两、缩砂、干姜各炒、神曲、大麦芽各五钱；若人性多气恼，夹气伤食，气滞不通，加川芎、香附米各一两、木香、黄连姜制，各五钱；若胸膈不利，人过服辛香燥热之药，以致上焦受伤，胃脘

---

① 二：崇祯本作"三"。

干燥，呕吐膈噎反胃，加黄连_{姜炒}、山栀子_炒，各五钱、白芍药、当归_{各一两}、桔梗、生甘草、石膏_{各五钱}，胸膈顽痰胶结及大便燥秘，再加芒硝五钱；若素有痰者，加半夏_{姜炒}、橘红、白茯苓_{各一两}、黄芩_炒、黄连_{姜炒}，各五钱；若人能食好食，但食后反饱难化，此胃火旺脾阴虚也，加白芍药_{酒炒一两半}、人参七钱、石膏_{火煅}，一两、生甘草五钱、黄连_炒、香附米_炒、木香各四钱；若年高人脾虚血燥，易饥易饱，大便燥难，加白芍药、当归_{各一两}、人参七钱、升麻、甘草_炙，各四钱、山楂子、大麦芽、桃仁_{去皮尖}，各五钱，此老人常服药也。

加减保和丸 消痰利气，扶脾胃进饮食。_{古庵方。}

山楂 神曲_炒 半夏_{汤炮七次} 茯苓_{去皮。各三两} 陈皮_洗 连翘 萝卜子_{各二两} 白术_{五两} 苍术_{米泔浸，去粗皮} 枳实_{去皮。各一两} 香附_{去皮，酒浸} 厚朴_{姜汁制。各三两} 黄芩_{去腐，酒浸炒} 黄连_{去须，酒浸炒。各一两}

上为细末，姜汁面糊为丸，如梧桐子大，每服五十丸，渐加至七八十丸，食后茶汤任下。

橘连枳术丸_{古庵方} 健脾，消痞，清热。_{见痞类}

广按：脾胃虚弱不能运化水谷，初时则为寒湿，宜用辛香燥热之剂以散之。丹溪曰：《局方》用燥药，为劫湿病也。湿得燥则豁然而收，正犹久雨山川溟濛①，地土厌浥②不能生物，必在杲③日普照，然后山川晴明，地土和爽，方能生物也。苟饮食停积日

---

① 溟濛（míng méng 名蒙）：形容烟雾弥漫，景色模糊。
② 厌浥（yā yì 压抑）：潮湿。《诗·召南·行露》："厌浥行露，岂不夙夜，谓行多露。"毛传："厌浥，湿意也。"
③ 杲：日出明亮。

久，湿能生热，热化为火，火能伤气耗血，则为燥热，宜用辛甘苦寒之剂以润之，正犹久旱山川蒸溽，地土干燥不能成物，必须甘霖遍及，然后山川清凉，地土滋润，方能成物也，故调补脾胃之剂，知新久之异，燥润之宜可也。

此类诸方一补一消之剂。

广按：内伤用药曰补益之剂，调补脾胃用药曰一补一消之剂，伤食用药曰消导之剂、曰推逐之剂，其实一源流也。

卷之四

风　门

破伤风+一

《丹溪心法》

破伤风多死。防风、全蝎之类，非全蝎不开，十个为末，酒调，日三次。破伤风血凝心，鸦翎①烧灰存性研细，酒调一钱。

入方　破伤风发热。

瓜蒌子九钱　滑石一钱半　南星　苍术　赤芍　陈皮一钱　黄连　炒柏　黄芩　白芷半钱　甘草些小

上姜一片，煎服。

【附诸方】

防风汤《拔粹方》　治破伤风同伤寒表证，未传入里，宜急服此药。

防风　羌活　独活　川芎各等分

上㕮咀，每服五七钱，水二盏，煎至一盏，去滓，通口服，不拘时候。服后宜调蜈蚣散大效。

蜈蚣散《拔粹方》

蜈蚣一双　江鳔五钱　左盘龙五钱，炒烟尽

上为末，每服二钱，用防风汤调下。如前药解不已，觉转入

---

① 翎：鸟翅和尾上的长而硬的羽毛。

里，当服左龙丸，服之渐渐看脏腑硬软加巴豆霜。

左龙丸《拔粹方》 治直视在里者。

左盘龙炒 僵蚕炒 江鳔炒。各五钱 雄黄一钱

上为末，烧饭丸，桐子大，服十丸，酒下。如里证不已，当于左龙丸内一半末，入巴豆霜半钱，烧饭丸，桐子大，同左龙丸一处，每服加一丸，渐加服至利为度。若利后更服后药，若搐搦不已，亦宜服后药羌活汤。

羌活汤《拔粹方》

羌活 独活 地榆 防风各一两

上㕮咀，每服五七钱，水二盏，煎至一盏，去渣，通口服。有热加黄芩，有涎加半夏。若病日久气血渐虚，邪气入胃，全气养血为度。

养血当归地黄汤《拔粹方》

当归 地黄 芍药 川芎 藁本 防风 白芷各二两 细辛五钱

上为粗末，每服一两，水二盏，煎至一盏，通口服，食前。

以上五方治破伤风自表入里之剂。

羌活防风汤《拔粹方》 治破伤风邪初伤在表。

羌活 防风 川芎 藁本 当归 芍药 甘草各四两 地榆细辛各二两

上㕮咀，每服一两，水二盏，煎至一盏，去渣温服，不拘时，量紧慢加减用之。热加黄芩二两，大便秘加大黄一两，缓缓令过。

白术防风汤《拔粹方》 若服前药过多有自汗者。

白术 黄芪各一两 防风二两

上㕮咀，每服五六钱，水二盏，煎至一盏，去渣温服，不拘时

候。破伤风，脏腑秘，小便赤，用热药自汗不休，故知无寒也，宜速下之，先用芎黄汤三二服，后用大芎黄汤下之。

芎黄汤《拔粹方》

川芎—两　黄芩六钱　甘草—①钱

上㕮咀，每服五七钱，水二盏，煎至一盏，去渣温服，不拘时候。

大芎黄汤《拔粹方》　下药。

川芎半两　羌活　黄芩　大黄各—两

上㕮咀，每服—两，水二盏，煎至一盏，去渣温服，不拘时。

羌活汤《拔粹方》　治半在表半在里。

羌活去芦　菊花去梗　麻黄去根节　白茯苓去皮　川芎　防风去芦　石膏研　前胡去芦　黄芩　蔓荆子　细辛去叶　枳壳各—两　甘草炙，—钱　薄荷　香白芷各半两

上㕮咀，每服—两，水二盏，生姜五片，煎至一盏，去渣，通口服。食后，渣再煎服。

白术汤《拔粹方》　治破伤风大汗不止，筋挛搐搦。

白术　葛根　芍药　升麻　黄芩各五钱　甘草三钱半

上㕮咀，每服—两，水二盏，煎至一盏，去渣温服，不拘时。

江鳔丸《拔粹方》　治破伤风惊而发搐，脏腑秘涩，知病在里，可用下药。

江鳔锉，炒　野鸽粪炒　白僵蚕各五钱　雄黄—两　蜈蚣—对　天麻—两

上为末，作三分，二分用烧饭丸，桐子大，朱砂为衣；一分

---

① 一：崇祯本作"二"。

巴豆霜二钱半，亦烧饭丸，桐子大。每服朱砂衣丸三十丸，加巴豆霜丸一丸，第二服加二丸，加至利为度，再服朱砂丸病愈止。

以上七方亦治破伤风邪表里之剂。

玉真散《瑞竹堂方》　治破伤风及金刃伤，打扑伤损。

天南星　防风等分

上为末，破伤风以药敷贴疮口，然后以温酒调一钱，如牙关紧急，角弓反张，用药二钱，童子小便调下；或因殴打内有损伤，以药一钱，温酒调下；打伤欲死，但心头微温，以童便灌下二钱，并进二服。天南星为防风所制，服之不麻，《卫生宝鉴》名定风散，治癫狗咬破，先口噙浆水洗净，用绵干贴药，更不再发，无脓大有效。

如圣散《圣惠方》　治破伤风，止血定疼。

苍术六两　川乌头炮，去皮，四两　防风　草乌头炮，去皮　细辛各二两半　两头尖炮，去皮，四两　天麻　川芎　白芷各两半　蝎梢微炒　雄黄各半两

骨损加乳香半两。

上为细末，每服一钱，酒调下，不拘时服。

一方　治破伤风手足颤掉不已者。

人手足指甲炒绝烟，六钱　朱砂另研　天南星姜制　独活各二钱

上为末，分作三服，酒调下，不拘时候。

保命丹　治破伤风。

辰砂　麝香　川乌去皮尖　大半夏生。各一钱　藜芦去土，三钱雄黄半两

上为末，枣肉丸，如鸡头实大，每一丸，嚼细，温酒下。若牙关急，斡开灌下，吐涎为效。如吐不止，生葱汤止之，不吐更

用半丸，大效。

一字散　如前。

金头蜈蚣一条，去头足，炙　天麻半两　草乌头去芦，半两　全蝎
十个　香白芷少许

上为末，每服一字，发热茶清下，发寒温酒或半夏茯苓汤下。

见湿热类

天麻丸　治破伤风神效。

天麻　川乌生，去皮。各三钱　草乌生　雄黄各一钱

上为末，酒糊丸梧子大，每服十丸，温酒下无时。

《元戎》方　治破伤风欲死者。

川乌　南星　半夏并生　天麻去芦，等分

上为细末，每服一钱，豆淋酒调下，稍温服，次以酒三盏
投之。

夺命散　治破伤风角弓反张，牙关紧急。

天麻　白芷　川乌去皮。各二钱　草乌　雄黄各一钱

上为末，酒糊丸梧子大，每服十丸，温酒送下，不拘时。

蜈蚣散　治破伤风搐搦，角弓反张。

蜈蚣去毒，炒，一条　全蝎一对，炒，去毒

上为细末，如发时用一字或二字，擦牙缝内，或吹鼻中。

乌梢散　治破伤风及洗头风。

乌梢蛇酒浸一宿，去骨，六钱　麻黄一两　草乌　干姜　附子炮
川芎　白附子　天麻各半两　蝎梢二钱半

上为末，每服一钱，热酒调下，日三服。重者三五日见效。

治破伤风方　极有神效。

初觉有风时，急取热粪堆内蛴螬虫一二个，用手捏住，待虫

口中吐些小水①，就抹在破伤处，身穿稍厚衣裳，待片时疮口觉麻，两胁微汗，风出立效。如风紧急，速取此虫三五个，剪去尾，将肚内黄水涂疮口，再滴些小水热酒内饮之，汗出立效。

以上诸方攻散风毒之剂。

胃风十二

《丹溪心法》

此因初饮食讫，乘风凉而致。其证胀满，食饮不下，形瘦腹大，恶风头汗，隔塞不通，胃风汤正始此，然亦看挟证加减。脉右关弦而缓带浮。

【附诸方】

胃风汤《拔粹方》　治虚风证，能食麻木，牙关急搐，目内蠕瞤，胃风面肿。

白芷一钱二分　升麻二钱　葛根一钱　苍术一钱　甘草炙，一钱半柴胡　藁本　羌活　黄柏　草豆蔻各三分　麻黄半钱，不去节　蔓荆子一分　当归身一钱

上㕮咀，水二盏，姜三片，枣一枚，煎至一盏，去渣温服。

胃风汤　治风冷入于肠胃，泄下鲜血，或肠胃湿毒，下如豆汁，或瘀血。

人参　茯苓　川芎　当归　桂　白术　白芍等分

上锉，水煎，入粟米百余粒同煎。腹痛加木香。

痛风十三　附肢节痛　肩背痛

《丹溪心法》

四肢百节走痛是也，他方谓之白虎历节风证。大率有痰、风

---

① 小水：即小便。《景岳全书·寒热真假篇》："或大便不实，或先鞭后溏，或小水清频，或阴枯黄赤。"

热、风湿、血虚。因于风者，小续命汤；因于湿者，苍术、白术之类，佐以竹沥；因于痰者，二陈汤加酒炒黄芩、羌活、苍术；因于血虚者，用芎、归之类，佐以红花、桃仁。大法之方，苍术、川芎、白芷、南星、当归、酒黄芩。在上者，加羌活、威灵仙、桂枝；在下者，加牛膝、防己、木通、黄柏。血虚，《格致余论》详言，多用川芎、当归，佐以桃仁、红花、薄桂、威灵仙。治痛风，取薄桂味薄者，独此能横行手臂，领南星、苍术等药至痛处。

入方

治上中下疼痛。

南星姜制　苍术泔浸　黄柏酒炒。各二两　川芎一两　白芷半两　神曲炒，一两　桃仁半两　威灵仙酒拌，三钱　羌活三钱，走骨节　防己半两，下行　桂枝三钱，横行手臂　红花酒洗，钱半　草龙胆半钱，下行

上为末，曲糊丸，梧子大，每服一百丸，空心，白汤下。

张子元血气虚有痰，白浊，阴火痛风。

人参一两　白术　熟节　川黄柏炒黑。各二两　山药　海石　南星各一两　败龟板酒炙，二两　锁阳半两　干姜烧灰，半两，取其不走

上为末，粥丸。一云酒糊丸。

臂痛方

苍术一钱半　半夏　南星　白术　酒芩炒　香附各一钱　陈皮茯苓各半钱　威灵仙三钱　甘草少许

别本加羌活一钱。

上㕮咀，作一服，入生姜二三片，水煎服。

二妙散　治筋骨疼痛因湿热者。有气加气药，血虚者加补血药，痛甚者加生姜汁，热辣服之。

黄柏炒　苍术米泔浸，炒

上二味为末，沸汤入姜汁调服。二物皆有雄壮之气，表实气实者，加酒少许佐之。若痰带热者，先以舟车丸，或导水丸、神芎丸下伐，后以趁痛散服之。

趁痛散

乳香七分　没药七分　桃仁去皮尖，五分　红花五分　当归八分　地龙酒炒，六分　牛膝酒浸，五分　羌活六分　甘草四分　五灵脂酒淘，六分　香附童便浸，一钱

或加酒芩、炒酒柏各七分

上为末，酒调二钱服。

八珍丸　治痛风走注脚疾。

乳香　没药　代赭石　穿山甲生用。各三钱　羌活　草乌生用。各五钱　全蝎二十一个，炒　川乌生用，一两，不去皮尖

上为末，醋糊丸如梧子大，每服二十一丸，温酒送下。

四妙散　痛风走注。

威灵仙酒浸，五钱　羊角灰二钱　白芥子一钱　苍耳一钱半，一云苍术

上为末，每服一钱，生姜一大片，擂汁入汤调服。又二妙散同调服。

又方　治酒湿痰痛风。

黄柏酒炒　威灵仙酒炒。各五钱　苍术　羌活　甘草三钱　陈皮一钱　芍药一钱

上为末，每服一钱或二钱，沸汤入姜汁调下。

治气实表实，骨节痛方。

滑石六钱　甘草一钱　香附　片芩各三钱

上为末，姜汁糊丸如梧子大，每服五七十丸，白汤吞下。

又方

糯米一盏　黄蹲躅根一握　黑豆半合

上用酒水各一碗煎，徐徐服之，大吐大泻，一服便能行动。

治食积肩腿痛。

龟板酒浸，炙，一两　酒柏叶　香附半两　辣芥子二钱　凌霄花
一钱半

上为末，酒糊丸如梧子大，煎四物汤加陈皮甘草汤下。

【附诸方】

控涎丹　治一身及两胁走痛，痰挟死血者。

甘遂面裹煨　大戟制　真白芥菜子炒。各等分

上为末，加桃仁泥糊丸如梧子大，每服五七丸，渐加至十丸，
临卧姜汤下。

龙虎丹　治走注疼痛，或麻木不遂，或半身痛。

草乌　苍术　白芷各一两，碾粗末拌，发热盒过，入后药　乳香
没药各三钱，另研　当归　牛膝各五钱

上为末，酒糊丸如弹子大，每服一丸，温酒化下。

乳香丸

白附子炮　南星　白芷　没药　赤小豆　荆芥　藿香去土①
骨碎补去毛　乳香各一两。另研　五灵脂　川乌炮，去皮脐尖　糯米
炒。各二两　草乌炮，去皮尖　京墨煅。各五两　松脂半两，研

上为末，酒糊丸梧子大，每服十丸至十五丸，冷酒吞下，茶
亦得，不拘时，忌热物。

一粒金丹　治一切风疾走注疼痛，手足瘫痪，麻木不仁，及

---

①　去土：崇祯本无此二字。

白虎历节等风。

麝香二钱半　好真墨烧烟尽，一钱半　乳香　当归酒洗晒干　没药各七钱半　白胶香另研　草乌去皮脐　地龙去土　木鳖子去油　五灵脂各一两半

上为细末，与前药和匀，用糯米糊为丸，如鸡头实大，每服一丸，温酒化下。远年、近日寒湿脚气，临发时，空心服一丸，脚面黑汗出为效。初中风不醒人事，牙关不开，研二丸，酒调灌下立醒。

天麻丹　治诸风瘫痪及白虎历节风。

乌头八两　苍术四两　全蝎一两　荆芥　防风　天麻各二两

上为细末，用豆腐和匀作饼，入铜铫，以水满煮药至半沉半浮，存性为度，取出待半干为丸，如梧桐子大，以朱砂为衣，临卧时先嚼木瓜一片，以好酒吞下二三十丸，服后觉昏沉吐痰涎一二时为效。

金枣丹　治一切风疾等证。

川乌去皮脐，生用　防风生用　两头尖　香白芷　独活　荆芥　蔓荆子各四两　白术　羌活　细辛去土。各半两　全蝎　威灵仙　天麻　僵蚕各二两　木香　雄黄各一两　苍术八两，泔浸　川芎五两　乳香一两　何首乌一两八钱　没药　草乌各一两五钱　藁本二两五钱　当归三两

上为细末，以糯米糊丸，如枣样大，金箔为衣，每服一锭。伤风流涕，好酒调服；诸般头风，细茶调服，薄荷汤亦可；中风不语，生姜汤调下；左瘫右痪，好酒调下；白虎历节风，遍身走痛，生姜汤或好酒调服；破伤风昏倒在地，牙关紧急，用好酒调服，仍将敷患处；雷头风并干癣麻痹，温酒调服；洗头风，温酒

调服；偏正头疼及夹脑风，研为末，吹鼻孔中，吐涎，再用生姜汁调药涂两太阳穴，仍用茶清调服；疯狗咬伤，噙水洗净，敷之；蜈蚣伤，口噙水洗过，敷之；蛇伤入白矾少许敷患处，以津唾调搽亦可；蝎伤，唾调搽；痔漏，口漱浆水洗过，敷之；多年恶疮口不合者，口漱盐水洗过，敷徐合；嗽喘，桑白皮汤调服；红丝、鱼眼、裤脚、脑疽、发背、疔疮、里外臁疮，用自己小便洗过，井水调敷，薄纸贴上，再用里外搽之；丹瘤，井花水调药，毛翎扫三二次；不发灸疮口，噙水洗过，贴三二次，知大可方止。

乳香黑虎膏　治诸风寒湿，骨节浑身疼痛。见中湿类

虎骨散《和剂方》　治风毒邪气乘虚攻注经络之间，痛无常处，昼静夜甚，筋脉拘挛不得屈伸。

苍耳子微炒，三两　五加皮一两　骨碎补三两　虎胫骨酥炙，二两没药三两　当归去苗，三两　天麻一两　自然铜醋淬，研细　防风去苗肉桂去粗皮。各三两　败龟板酥炙，二两　麒麟竭细研　白芷　赤芍药白附子炮。各三两　槟榔一两　羌活去芦，一两　牛膝去苗，二两

上为末，入研药令匀，每服一钱，温酒调下，不拘时。

趁痛丸《澹寮方》　治走注历节，诸风软痛，卒中倒地，跌仆伤损。

草乌头三两，不去皮　熟地黄或用生者　南星　半夏曲　白僵蚕乌药各半两，焙干

上为末，酒糊丸如梧桐子大，晒干，每服五七丸，空心，温酒下。如跌扑伤损，姜汁和酒研十数丸，涂伤处；如卒中倒地，姜汁茶清研五七丸，灌下立醒。

虎骨丸《御药院方》　治经络凝滞，骨节疼痛，筋脉挛急，遇

阴寒愈痛。

乳香另研　没药另研　赤芍药　当归　熟地黄　虎骨酥炙。各一两　血竭二钱半，另研

上为末，用木瓜一枚，切破去子，入乳香一钱末在内，麻缠定，毋令透气，好酒二升，煮酒尽，取木瓜去皮研，入蜜杵和丸，如梧桐子大，每服三五十丸，酒下。

麒麟竭散　治寒湿搏于经络，以致气血凝泣，疼痛不可忍者。《拔粹方》

血竭　乳香　没药　白芍药　当归　水蛭炒令烟尽　麝香各二钱　虎胫骨酥炙黄，半两

上为末，每三钱，温酒调下，食前。

透骨丹　治风湿腰腿筋骨疼痛。

天麻散《秘方》　治风湿疼痛黄肿。

天麻　全蝎各四两　地黄　木瓜各二两　没药　乳香　川山甲各一钱　川芎　乌豆各二钱　牛膝二钱，酒浸一宿　当归三钱

上为末，每服三钱，空心，温酒调服。

广按：风寒湿入于经络，以致气血凝泣，津液稽留，久则怫郁坚牢，阻碍荣卫难行，正邪交战，故作痛也，须气味辛烈暴悍之药，开郁行气，破血豁痰，则怫郁开，荣卫行，而病方已也。又尝论之：成怫郁，乃有形之物，不过痰与血也，以上方中有偏于豁痰者，有偏于破血者，有均治痰血者，在人对证施治，不差可也。

小续命汤见中风类

二陈汤见痰类

舟车丸见中湿类

神芎导水丸见湿热类

肢节痛

《丹溪心法》

肢节痛，须用羌活，去风湿亦宜用之。如肥人肢节痛，多是风湿与痰饮流注经络而痛，宜南星、半夏；如瘦人肢节痛，是血虚，宜四物汤加防风、羌活；如瘦人性急躁而肢节痛，发热，是血热，宜四物汤加黄芩、酒炒黄柏；如肢节肿痛，脉滑者，当用燥湿，宜苍术、南星，兼行气药木香、枳壳、槟榔，在下者加汉防己；若肢节肿痛，脉涩数者，此是瘀血，宜桃仁、红花、当归、川芎及大黄微利之；如倦怠无力而肢节痛，此是气虚兼有痰饮流注，宜参、术、星、半。丹溪无肢节痛条。此文又纯似丹溪语，姑书以俟知者。

肩背痛新增

【附诸方】

通气防风汤《拔粹方》　肩背痛不可回顾者，此太阳气郁而不行，以风药散之，脊痛项强，腰似折，项似拔者，此足太阳经不通也。

羌活　独活各一钱　藁本　防风　甘草各半钱　川芎　荆子各三分

水煎服。

当归拈痛汤《拔粹方》　治湿热为病，肢节烦痛，肩背沉重，胸膈不利，及遍身疼痛，下注于足胫，痛肿不可忍。见脚气类

苍术复煎散《拔粹方》　治寒湿相合，脑痛，恶寒，烦闷，脊骨、胛眼痛，膝膑痛，脉沉洪。

苍术四两，水二碗，煎至一碗，去渣，入下项药末，再煎一沸，温服

羌活　升麻一方无此　泽泻　柴胡　藁本　白术各半钱　黄柏三钱
红花少许

上为末，先煎苍术三分之二，后下众药同煎，切忌酒面。

加减当归饮子《圣惠方》　治肩忽痛。

防风　当归　柴胡各一两半　芍药一两　生地黄一两半　黄芩
人参各一两　黄连半两　甘草一两三钱　滑石六两　大黄一两半

上㕮咀，每服五钱，水二盏，煎至一盏，去渣，食后通口服。

人参益肺散《拔粹方》　治肩背痛，汗出，小便数而少者，风
热乘脾，脾气郁胀也，当泻风热则愈。

柴胡　升麻　黄芪各一钱　羌活　防风　人参　甘草　陈皮各
半钱　藁本三分　青皮　黄芩　白豆蔻各二分

上㕮咀，都作一服，水二盏，煎至一盏，去渣，通口服。如面
色白脱色气短者不可服。

舒经汤《澹寮方》　治臂痛不能举，有人常善左臂痛，或以为
饮，或以为风，为湿，诸药悉投，继以针艾，俱不效，得此方而
愈。盖是气血凝滞，经络不行所致，非风非饮非湿。腰以下食前
服，腰以上食后服。一名通气饮子。

片子姜黄四两，无则用嫩莪术代之　甘草炙　羌活各一两　海桐皮
去外皮　当归　赤芍药　白术各二两

上㕮咀，每服三钱，水一盏半，生姜三片，磨沉香水少许，煎
至一盏，去渣，通口服。

治背痛

姜黄四两　甘草炙　羌活一两　白术一两

上㕮咀，水二盏，煎随意至一盏，去滓温服，食后。

痹十四 新增

【附诸贤论】

《神珍方》曰：凡痹病目有五种，皮痹、脉痹、肌痹、骨痹、筋痹是也。多由体虚之人腠理空疏，为风、寒、湿三气侵入于皮、脉、肌、筋、骨，不能随时驱散，留滞于内，久而为痹。其为病也，寒多则掣痛，风多则引注，湿多则重著尔。

【附脉理】

《脉诀举要》曰：风寒湿气，合而为痹，浮涩而紧，三脉乃备。

【附诸方】

防风汤《宣明方》　风寒湿三气合为痹，风气胜者行痹，上下左右无留，随所至作，防风汤主之。治行痹行走无定。

防风　甘草　当归　赤茯苓去皮　杏仁去皮，炒熟　桂各二两　黄芩　秦艽　葛根各二钱　麻黄半两，去节

上为末，每服五钱，酒水各一①盏，枣三枚，姜五片，煎至一盏，温服。

茯苓汤《宣明方》　寒气胜者为痛痹，大宜宣通，阴寒为痛，宜通气温经而愈，茯苓汤加减主之。治痛痹四肢疼痛，拘倦浮肿。

赤茯苓去皮　桑白皮各二②两　防风　官桂　川芎　芍药　麻黄去节。各一两半

上为末，每服五钱，水一盏，枣一枚，煎至八分，温服，以姜粥投之，汗泄为度效矣。

---

① 一：崇祯本作"二"。
② 二：万历本作"一"。

茯苓川芎汤《宣明方》　湿气胜者为着痹，湿地水气甚重着而不去，多汗而濡者，茯苓川芎汤主之。治着痹留注不去，四肢麻木，拘挛浮肿。

赤茯苓　桑白皮　防风　官桂　川芎　麻黄　芍药　当归甘草炙。各五分

上为末，每服四钱半，水二盏，枣三枚，同煎至一盏，去滓，空心温服。如欲出汗，以粥投之。

升麻汤《宣明方》　阳气多，阴气少，阳热共阴寒故痹，脏腑热熻①然而闷也，升麻汤主之。治热痹肌肉热极，体上如鼠走，唇口反纵，皮色变，兼诸风，皆治。

升麻三两　茯神去皮　人参　防风　犀角镑　羚羊角镑　羌活各一两　官桂半两

上为末，每服四钱，水二盏，生姜一块碎，竹沥少许，同煎至一盏，温服。

五痹汤《和剂方》　治风寒湿之气客留肌体，手足缓弱，麻顽不仁。

片子姜黄一两，洗去灰土　羌活　白术　防己各二两　甘草微炙，半两

上㕮咀，每服四钱，水一盏半，姜七片，煎八分，去渣，病在上食后服，病在下食前服。

蠲痹汤《济生方》　治手足冷痹，腰腿沉重，及身体烦疼，背项拘急。

当归去芦，酒洗　赤芍药　黄芪去芦　防风去芦　片子姜黄　羌

---

① 熻（xī夕）：燃烧；热。《玉篇》："热也。"

活各一两半　甘草炙，半两

上㕮咀，每服四钱，水一盏半，姜五片，枣一枚，煎八分，去渣，温服。

防风汤《济生方》　治血痹，皮肤不仁。

川当归去芦，洗　赤茯苓去皮　川独活各一两　甘草炙，半两
防风二①两　赤芍药　黄芩各一两　杏仁去皮尖，半两　秦艽去芦，一两　桂心不见火，半两

上㕮咀，每服四钱，水一盏，姜五片，煎七分，去渣温服，不拘时。

茯苓汤《济生方》　治停蓄支饮，手足麻痹，多睡眩冒。

半夏汤洗七次　赤茯苓去皮　陈皮各一两　枳实去穰麸炒　桔梗去芦　甘草炙。各半两

上㕮咀，每服四钱，水一盏半，姜七片，煎七分，温服。

羌活汤《济生方》　治白虎历节，风毒攻注，骨节疼痛，发作不定。

羌活去芦，二两　附子炮。去②皮脐　秦艽去芦　桂心　木香不见火　川芎　当归去芦　牛膝川者，去芦，酒浸　甘草炙。各半两　桃仁去皮尖，麸炒　骨碎补　防风去芦。各一两

上㕮咀，每服四钱，水一盏半，姜五片，煎七分，温服。

虎骨散《济生方》　治白虎风，肢节疼痛，发则不可忍。

虎骨酥炙，二两　甘草炙　全蝎去毒。各半两　麝香一分，研　天麻　防风去芦　川牛膝去芦，酒浸　白僵蚕去丝嘴，炒　川当归去芦，

---

① 二：崇祯本作"一"。
② 去：原无，据《医方类聚》引济生方补。

酒浸　乳香另研　桂心不见火。各二两　白花蛇酒浸，取肉，二两

上为末，每服三钱，豆淋酒调服。

广按：以上二方治白虎历节风骨节疼痛，即《宣明》所谓痛痹也。盖风、寒、湿三气客于经络，为病不一，或为痛，或为痒，或为麻痹不仁，或为手足缓弱，所以然者，有新久轻重之分，有湿痰死血之异，《济生》防风汤、茯苓汤所治已露讹倪也。学者宜细心求之。丹溪不言痹病，盖已该①于痛风、肾著、痿厥条内矣，但丹溪所言病之见证，古人所言病之原因，即中庸费隐②之义也。

续断丸《本事方》　治风湿流注，四肢浮肿，肌肉麻痹。

当归炒　川续断　萆薢各一两　川芎七钱半　乳香半两　天麻
防风　附子各一两　没药半两

上为末，炼蜜丸如梧桐子大，每服四十丸，温酒、米饮任下。

广按：用附子、大黄之剂多有所嫌者。殊不知寒湿充满经络，四肢浮肿，非附子性浮而不沉而能散之乎！热燥销烁肠胃，二便秘结，非大黄性走而不守而能润之乎！故善用药者，天下无弃物；善用兵者，天下无弃人。况大黄、附子乃药中之元首，用其所当用，何嫌之有哉！

增损续断丸《本事方》　治寒湿之气痹滞关节，麻木疼痛。

人参　防风　鹿角胶　白术炮。各七两　麦门冬　干地黄　黄
芪　续断　薏苡仁　山芋　牡丹皮　桂心　山茱萸　白茯苓　石
斛各二两

上为末，蜜丸如梧桐子大，每服五十丸，温酒空心下。

---

① 该：包容，包括。
② 费隐：谓政治主张不同则隐居不仕。

三痹汤危氏方　治血气涩滞，手足拘挛，风痹等疾，皆疗。

川续断　杜仲去皮姜炒　防风　桂心　人参　白茯苓　当归

白芍药　甘草各一两　秦艽　生地黄　川芎　川独活各半两　黄芪

川牛膝　细辛各一两

上㕮咀，每服五钱，水二盏，姜三片，枣一枚，煎至一盏，去

滓热服。

黄芪酒《济生方》　　治风湿痒痛，筋脉挛急，或身体顽麻。

当归　云母粉　茵芋叶　白术　虎骨　萆薢　木香不见火　仙

灵皮　川续断　甘草炙　白芍药　黄芪去芦　防风去芦　官桂不见火

天麻　石斛去根。各一两

上㕮咀，用绢袋盛，以好酒一斗浸之，春五夏三秋七冬十日，

每服一盏，温暖服之，常令酒气相续为佳。

防风天麻散《宣明方》　　治风麻痹走注，肢节疼痛。见中风类

疠风十五　附血风疮　身上虚痒　瘾疹

《丹溪心法》

大风病是受天地间杀物之风，古人谓之疠风者，以其酷烈暴

悍可畏耳。人得之者，须分在上在下。夫在上者，以醉仙散取臭

涎恶血于齿缝中出；在下者，以通天再造散取恶物陈虫于谷道中

出。所出虽有上下道路之殊，然皆不外乎阳明一经，治此病者，

须知此意。看其疙瘩与疮，若上先见者、上体多者在上也；若下

先见者、下体多者在下也；上下同得者，在上复在下也。阳明经

胃与大肠也，无物不受，此风之入人也，气受之则在上多，血受

之则在下多，气血俱受者甚重，自非医者神手，病者铁心，罕有

免此。夫从上或从下，以渐而来者，皆是可治之病，人见病势之

缓多忽之，虽按此法施治，病已全然脱体，若不能绝味绝色，皆不免再发，再发则终不救矣。某曾治五人矣，中间惟一妇女得免，以其贫甚且寡，无物可吃也，余四人三两年后皆再发。孙真人云：吾尝治四五百人，终无一人免于死。非孙真人不能治也，盖无一人能守禁忌耳。此妇人本病外，又是百余贴加减四物汤，半年之上，方得月经行，十分安愈。

醉仙散

胡麻仁　牛蒡子　蔓荆子　枸杞子各半两，同炒黑色　防风　瓜蒌根　白蒺藜　苦参各半两

上为末，每一两半，入轻粉二钱，拌匀，大人每用一钱，空心，日午、临卧各服，茶汤调下。吃后五七日间，先于牙缝内出臭涎水，浑身觉疼，昏闷如醉，利下臭屎为度，量大小虚实加减与之。证候重而急者，须先以再造散下之，候补养得还，复与此药吃，须断盐、酱、醋、诸般肉、鱼腥、椒料、水果、煨烧炙煿及茄子等物，只宜淡粥、煮熟时菜，并乌梢菜花蛇，用淡酒煮熟食之，以助药力也。

再造散

锦纹大黄一两　皂角刺一两半，独生经年黑大者　郁金半两，生白牵牛头末，六钱，半生半炒

一本无郁金、牵牛二味。

上为细末，每服二钱一云五钱，临卧冷酒调服一云日未出面东服。以净桶伺候泄出虫，如虫黑色乃是多年，赤色是为方近。三四日又进一服，直候无虫则绝根矣。后用通圣散调理，可用三棱针刺委中出血。终身不得食牛、马、驴、骡等肉，大忌房事，犯者必不救。

黄精丸

苍耳叶　紫背浮萍　大力子各等分　乌蛇肉中半酒浸，去皮骨

黄精倍前三味，生捣汁，和四味研细，焙干

上为末，神曲糊丸，如梧子大，每服五七十丸，温酒下。一方加炒柏、生芐、甘草节。

又方

苍耳叶　浮萍　鼠粘子　乌蛇肉等分

上用豆淋酒炒，等分为末，每服一二钱，豆淋酒调下。

治麻风，脉大而虚者。

苦参七钱半　苍耳　牛蒡子　酒蒸柏一作酒柏。各二两　黄精浮萍各一两

上为末，用乌蛇肉酒煮，如无蛇，以乌蠡鱼亦可，糊丸服之。候脉实，再用通天再造散取虫。

治麻风，四物汤加羌活、防风、陈皮、甘草。

又方

大黄　黄芩　雄黄三两

上为末，用樟树叶浓煎汤，入药蒸洗。

【附论】

广按：大风证者，所因不一，或因色欲当风，或因醉卧湿地，或乘热脱衣，或汗出入水，或空心饥饿山行①，感山岚瘴气，或劳役奔走，途中冒寒雨阴露，皆由内伤形体，不知避忌，外感风湿毒气，入于皮毛、血脉、肌肉、筋骨之间，当时罔觉，失于驱散，停积既久，以致荣卫不行，内外熏蒸，内则生虫，外则生疮，而脏腑经络皆受患矣。古人谓：大风疾三因五死。三因者，一曰风毒，二曰湿毒，三曰传染。五死者，一曰皮死，麻木不仁；二曰脉

---

①　山行：在山中行走。

死，血溃成脓；三曰肉死，割切不痛；四曰筋死，手足缓纵；五曰骨死，鼻梁崩塌。与夫眉落眼昏，唇翻声喑，甚可畏也。所以然者，盖由邪正交攻，气血沸腾，而湿痰死血充满于经络之中，故生虫生疮，痛痒麻木也。治疗大法，内通脏腑，外发经络，而虫疮痛痒麻木自出矣，亦须首尾断酒戒色，忌食发风动气、荤腥盐酱、炙煿生冷之物，清心寡欲，方保无虞也。今将所用药方次序开具于后。

【附诸方】

消风散 第一日服。

香白芷 全蝎 人参各一两

上为细末，每服二钱，先一日午间宜吃粥，忌生姜、胡椒、葱、蒜一切热性之物，晚间不可饮食，次日空心，温酒调下，觉身渐溃燥为妙。

追风散 第二日服，泻血追虫。

大黄锦纹者，六两 郁金小者，一两八钱 皂角刺一两半

上为末，初服六钱或七钱，大枫油一钱半，净朴硝少许，入内好酒一碗调化，五更空心温服，直待辰时又如前调药一碗，入熟蜜少许，勿令患人知，先以水与患人盥漱净，然后服药，必以蜜解口忌，人与患者同坐卧良久，腹中疼为妙，候泻十数次，以薄粥补之。凡老弱者难治，五十岁以下者可治。精壮者十日三服，谓初一日服消风散，初二日服追风散，初三日服磨风丸；损弱者十日内一服，稍痊如壮健人，十日内三服。每月后二十日一服，须要记其日数。

磨风丸 第三日服，日进二次。

川当归 羌活 独活 川芎 天麻 细辛 防风 荆芥 威灵仙 麻黄 何首乌 石京子 牛蒡子 车前子 皱面草即地松

苍耳草各一两

上皆不见火，晒干为细末，酒煮面糊为丸，如梧桐子大，每服三十丸，食前温酒下，服后煎药熏洗。

洗药

地骨皮　荆芥　苦参　细辛各等分

上锉片，每用二两，以水煎熏洗，遍身血出为效，如洗，务要汤宽浸洗良久方佳。

敷药　第四日治疮大烂，遍身涂之。

黑狗脊二两，如无以杜仲代之　蛇床子一两　寒水石　硫黄　白矾枯。各二两　朴硝少许

上为细末，用腊猪油或香油调敷，不烂不必敷。

一方

密陀僧　白附子　苍耳子　细辛　香白芷各等分

上为细末，用生姜汁调搽患处。

一方

蛇床子根烧灰存性　雄黄　硫黄　白矾　草乌各等分

上为细末，用香油或蜜水调敷患处。

以上诸方治大风次第之剂。

加减大造苦参丸　治大风疮及诸风、赤白癜风。

苦参一斤　防风　荆芥　苍耳子　胡麻子半生半熟　皂角刺各十两　蔓荆子　牛蒡子　黄荆子　枸杞子　何首乌　禹余粮　蛇床子各三两　香白芷一两半

上为细末，用皂角捣烂熬膏，入前药匀为丸，丸如梧桐子大，每服五十丸，茶酒任下。

一方　治大风肌顽麻木，皮肤瘙痒，遍身疥癞瘾疹，面上游

风，或如虫行，紫白癜风，或贼风攻注，腿脚生疮者。

川乌　白芷　苦参　胡麻炒①　荆芥　防风各三两　当归　川芎　独活　羌活　白蒺藜　赤芍药　白附子　山栀子各一两　蔓荆子一两半　何首乌　大枫子去壳　威灵仙各二两　地龙二两

上为细末，先取乌蛇一条，用好酒浸煮熟，去骨取肉，晒干或焙，同为末，酒糊丸，如梧桐子大，每服四十丸，茶汤下。

一方

威灵仙　何首乌　地松即皱皮草　防风　蔓荆子　荆芥　车前子　细辛　牛蒡子酒浸　猪牙皂角　当归　苍耳草　天麻　甘草　羌活　独活　麻黄　泽兰　川芎　苦参各等分

上为末，酒糊丸如梧桐子大，每服四十丸，茶酒任下。

一方

用苍耳草于五月五日或六月六日五更时带露采，捣绞取汁，熬成膏，作锭子，取一斤半重鲤鱼一个，剖开，不取肚肠，入药一锭在内，以线缝之，用酒二碗，慢火煮干为度，令患人吃尽鱼，不过三五个即愈。忌盐百日。

一方

用白花蛇一条，先蒸糯米二斗，缸底先用酒曲，次将蛇以绢袋盛之，顿于曲上，然后以糯米饭和匀，顿于蛇上，用纸封缸口，候三七日开取酒，将蛇去皮骨，焙干为末，每服温酒一盏，调蛇末少许服之，仍以酒脚并糟做饼食之。

一方

用苍耳为末，以大枫子油丸如梧桐子大，每三四十丸，荆芥

---

① 炒：万历本无此字。

汤送下，茶汤亦可。

一方　治大风眼昏不辨人物，眉发自落，鼻梁崩塌，肌肤生疮如癣。

用皂角刺一二斤，蒸晒为末，食后煎大黄汤调服一钱，服一旬后，眉发再生，肌肤光润，眼目复明。

一方　治大风疮，令眉发再生。

用柏叶九蒸九曝，为末，炼蜜为丸，如梧桐子大，日三服夜一服，白汤下，每服五六十丸，百日后生眉发。

一方　治大风后，生眉毛。

皂角夹焙干　鹿角烧存性。各等分

上为细末，生姜汁调涂眉上，一日二次则生。

一方　治大风眉毛脱落，肌肤拆裂。

用防风通圣散加苦参、天麻、蝉蜕，早晚各一服，至百贴必愈。忌房事、盐酱、荤腥、生冷、油腻之物。

一方　治大风后断根。

于脚大拇指筋骨缝间约半寸，灸三壮，以出毒气。

四物汤见补损类

通圣散见斑疹类

防风通圣散见中风类

血风疮新增

【附诸方】

马齿苋膏　治两足血风疮，并两肩①背风湿疮，疼痒至骨。

马齿苋切碎，焙干，五钱　黄丹飞　黄柏　枯白矾　孩儿茶各三

---

① 肩：崇祯本作"脚"。

钱　轻粉一钱

上为细末，和匀，后入轻粉，用生桐油调摊于厚桐油纸上，用葱椒汤洗净，患处贴之。

一方　治血风疮。

川椒　贝母　白芷　蛇床子炒　黄丹飞　枯白矾　黄连各三钱
轻粉五钱

上为细末，生桐油调摊厚油纸上，贴疮，扎定，七日方开。忌胡椒、生姜、葱、蒜、一切热毒物。

当归拈痛汤　治两足血风疮，痛痒等证。见脚气类

瘾疹新增

【附诸方】

胡麻散《和剂方》　治脾肺风毒攻冲，遍身皮肤瘙痒，或生疮疥，或生瘾疹，用手搔时，浸淫成疮，久而不差，愈而复作，面上游风，或如虫行，紫白癜顽麻，或肾脏风攻注，脚膝生疮，宜服。

胡麻一两二钱　荆芥穗　苦参各八钱　何首乌炮，焙，一两　甘草炙　威灵仙各一钱

上为末，每服二钱，薄荷茶或酒或蜜汤调服，服药后频频浴，自得汗出立效。

苍耳丸　治诸风及诸风疮瘾疹，白紫癜风。

五月五日割取苍耳草叶，洗净，晒干为末，炼蜜丸，如梧桐子大，每服十丸，日三服。若身体有风处或如麻豆粒，此为风毒出也，可以针刺黄汁出尽乃愈。

灵草丹　治一切风疾及瘾疹，紫白癜风，痛痒顽麻。

采紫背浮萍草摊于竹筛内，下着水，晒干为细末，炼蜜丸如

弹子大，每服一丸，用黑豆淋酒化下。及治脚气，打扑伤损，浑身麻痹。

一方

用干浮萍四两，汉防己五钱，浓煎热汤洗，白癜风、一切斑疹疥癣，神效。

《丹溪心法》

身上虚痒，血不荣于腠理，所以痒也。

上用四物汤加黄芩煎，调浮萍末服之。见补损类

又方

凌霄花一钱，酒调下。

【附诸方】

澡洗药①《御药院方》 治一切风疾燥痒，淋洗。

威灵仙去土 零陵香 茅香各一斤 干荷叶 藁本去土 藿香叶 香白芷 甘松各半斤

上㕮咀，每用四两，生绢袋盛，用水三桶，熬数沸，放稍热，于无风房内沐浴，避风，勿令风吹。光腻皮肤，去瘙痒。

---

① 澡洗药：原作"燥洗方"，据《御药院方·卷八》改。

卷之五

寒　门

咳嗽十六　附肺痿　肺痈

《丹溪心法》

咳嗽有风寒、痰饮、火郁、劳嗽、肺胀。春作是春升之气，用清凉药，二陈加薄、荆之类；夏是火气炎上，最重，用芩、连；秋是湿热伤肺；冬是风寒外来，以药发散之后，用半夏逐痰，必不再来。风寒，行痰开腠理，用二陈汤加麻黄、桔梗、杏仁。逐痰饮降痰，随证加药。火，主清金化痰降火。劳嗽，四物汤加竹沥、姜汁，补阴为主。干咳嗽难治，此系火郁之证，乃痰郁其火邪，在中用苦梗开之，下用补阴降火之剂，四物加炒柏、竹沥之类，不已则成劳。此不得志者有之，倒仓法好。肺虚嗽甚，此好色肾虚者有之，用参膏，以陈皮、生姜佐之，大概有痰加痰药。上半日多嗽者，此属胃中有火，用贝母、石膏降胃火。午后嗽多者，属阴虚，必用四物汤加炒柏、知母降火。黄昏嗽者，是火气浮于肺，不宜用凉药，宜五味子、五倍子敛而降之。五更嗽多者，此属胃中有食积，至此时火气流入肺，以知母、地骨皮降肺火。肺胀而嗽，或左或右，不得眠，此痰挟瘀血，碍气而病，宜养血以流动乎气，降火疏肝以清痰，四物汤加桃仁、诃子、青皮、竹沥、姜汁之类。嗽而胁下痛，宜疏肝气，以青皮挟痰药，实者白芥子之类，在后以二陈汤加南星、香附、青黛、青皮、姜汁。血碍气作嗽者，桃仁去皮尖，大黄酒炒，姜汁丸服。治嗽多用生姜，以其辛散故也。痰因火动，逆上作嗽者，先治火，次治痰，以知母止嗽清肺，滋阴降火。夜嗽，用降阴分火。治嗽多用粟壳，不必疑，但要先去病根，此乃收后药也，治痢亦同。劳嗽，即火郁嗽，用诃子能治肺气，因火伤极，遂成郁遏胀满，不得眠，一边取其味酸苦，有收敛降火之功，佐以海石、童便浸附、瓜蒌、青黛、杏仁、半夏曲之类，姜蜜调，嚼化，必以补阴为主。治嗽，灸天突穴、肺腧穴，大泻肺气。肺腧穴在三椎骨下两傍各一寸五分。

师云：阴分嗽者，多属阴虚治之。有嗽而肺胀，壅遏不得眠者，难治。肺痿，专主养肺气，养血清金。嗽而肺气有余者，宜泻之，桑白皮为主，半夏、茯苓佐之，泻其有余，补其不足。肺燥者当润之，属热者，桔梗、大力、知母、鸡清。声哑者属寒，宜细辛、半夏、生姜，辛以散之。肺虚者，人参膏、阿胶为主。阴不足者，六味地黄丸为要药，或知母茯苓汤为妙。阴虚气喘，四物汤加陈皮、甘草些小，以降其气，补其阴。白芍药须用酒浸晒干。湿痰带风喘嗽者，不可一概苦寒折之，如千缗汤、坠痰丸，更以皂角、萝卜子、杏仁、百药煎，姜汁丸嚼化。湿痰带风，以千缗汤、坠痰丸固捷。痰积嗽，非青黛、瓜蒌不除。有食积人，面青白黄色不常，面上有如蟹爪路，一黄一白者是。咳逆嗽，非蛤粉、青黛、瓜蒌、贝母不除。口燥咽干有痰者，不用半夏、南星，用瓜蒌、贝母。饮水者，不用瓜蒌，恐泥膈不松快。知母止嗽清肺，滋阴降火。杏仁泻肺气，气虚久嗽者，一二服即止。治酒嗽，青黛、瓜蒌、姜蜜丸，嚼，救肺。食积痰作嗽，发热者，半夏、南星为君，瓜蒌、萝卜子为臣，青黛、石碱为使。

戴云：风寒者，鼻塞声重，恶寒者是也。火者，有声痰少，面赤者是也。劳者，盗汗出。兼痰者，多作寒热。肺胀者，动则喘满，气急息重。痰者，嗽动便有痰声，痰出嗽止。五者大概耳，亦当明其是否也。

入方

治痰嗽。

杏仁去皮尖　萝卜子各半两

上为末，粥丸服。

清化丸　治肺郁痰喘嗽，睡不安宁。

贝母一两　杏仁五钱　青黛三钱

上为末，沙糖入姜汁泡，蒸饼丸如弹大，噙化。

治久嗽风入肺。

鹅管石一钱　雄黄一钱　郁金一钱　款花三钱

上为末，和艾中，以生姜一片，安舌上灸之，以烟入喉中为度。

治饮酒伤肺痰嗽，以竹沥煎紫苏，入韭汁，就吞瓜蒌杏连丸。

治咳嗽劫药。

五味子五钱　甘草二钱半　五倍子　风化硝各一钱

上为末，蜜丸，噙化。又云干噙。

治咳嗽声嘶者，此血虚火多。

青黛中　蛤粉上

上为末，蜜调噙化。

治嗽喘，去湿痰。

白术　半夏　苍术　香附各一两　贝母　杏仁去皮尖，炒　黄芩各半两上为末，姜汁打糊丸。

治妇人形瘦，有时夜热痰嗽，月经不调。

青黛下　瓜蒌仁中　香附童便浸，晒干，上

上为末，姜蜜调，嚼化豆大一丸。

治一人风热痰嗽。

南星　海粉各二两　半夏一两，制　青黛　黄连　瓜蒌子　石
碱　萝卜子各半两　防风　皂角炭各三钱

上为末，神曲糊丸服，姜汤下。

治劳嗽吐血。

人参中　白术上　茯苓上　百合上　红花下　细辛下　五味子
中　官桂下　阿胶上　黄芪中　半夏制，中　杏仁去皮尖，中　甘草
下　白芍中　天门冬上

上锉，水煎。若热，去桂、芪，用桑白皮、麻黄不去节、杏
仁不去皮同煎。

又方　治嗽血。

红花中　杏仁去皮尖，上　枇杷叶去毛，中　紫菀茸上　鹿茸炙，
中　木通中　桑白皮上

又云：加大黄。

上为末，炼蜜丸，嚼化，一钱作一丸。

嗽烟筒　治痰嗽久远者。

佛耳草　款花二钱　鹅管石　雄黄半钱

上为末，铺艾上卷起，烧烟，吸入口内，细茶汤送下。

定嗽劫药

诃子中　百药煎上　荆芥穗中

上为末，姜蜜丸，嚼化，一钱作一丸。

又方 治心烦咳嗽等证。

六一散加辰砂服，温水调下。

青金丸 治食积火郁嗽劫药。

贝母 知母各半两，为末 巴豆去油膜，半钱

上为末，姜泥丸，辰砂为衣，食后服，每五丸，白汤下。一云青黛为衣。

青金丸 一名与点丸。与清化丸同用，泻肺火，降膈上热痰。

片子黄芩炒

上为末，糊丸，或蒸饼丸梧桐子大，每服五十丸，滚白水下。

青化丸 与青金丸同用，专治热嗽及咽痛，故苦能燥热湿，轻能治上。

灯笼草炒

上为末，蒸饼丸。又细末，醋调敷咽喉间痛处。

又方 治痰嗽。

礞石半两，煅 风化硝二钱半 半夏二两，制① 白术一两 茯苓陈皮各七②钱半 黄芩半两，炒③

上为末，粥丸。

又方 治咳嗽气实，无虚热者可服，汗多者亦用之。

粟壳四两，蜜炒，去蒂膜 乌梅一两 人参半两 款花半两 桔梗半两 兜铃一两 南星姜制，一两

上为末，蜜丸弹子大，含化。

苍莎丸 调中散郁。

---

① 制：崇祯本无此字。

② 七：崇祯本作"一"。

③ 炒：崇祯本无此字。

苍术　香附子各四两　黄芩二两

上为末，蒸饼丸梧桐子大，每服五十丸，食后，姜汤下。

人参清肺散　治痰嗽咽干，声不出。

人参一钱半　陈皮一①钱半　半夏一钱　桔梗一钱　麦门冬半钱
五味子十②个　茯苓一钱　甘草半钱　桑白皮一钱　知母一钱　地骨
皮半钱　枳壳一钱　贝母一钱半　杏仁一钱　款花七分　黄连一钱

上水煎，生姜三片，如法煎服。

四物汤见补损

六味地黄丸见补损

知母茯苓汤见肺痿

千缗汤　**坠痰丸**　**二陈汤**俱见痰类

【附脉理】

《脉诀举要》曰：咳嗽所因，浮风紧寒，数热细湿，房劳涩
难。右关濡者，饮食伤脾；左关弦短，疲极肝衰；浮短肺伤，法
当咳嗽。五脏之嗽，各视本部，浮紧虚寒，沉数实热，洪滑多痰，
弦涩少血。形盛脉细，不足以息，沉少伏匿，皆是死脉，惟有浮
大而嗽者生。外证内脉，参考称停。

【附诸方】

华盖散《和剂方》　　治肺感寒邪，咳嗽声重，胸膈烦闷，头目
昏眩。

紫苏子炒　赤茯苓去皮　陈皮去白　桑白皮　杏仁去皮尖，炒
麻黄去根节。各一两　甘草炙，半两

---

① 一：崇祯本作"二"。
② 十：崇祯本作"一"。

上为末，每服二钱，水一盏，煎七分，食后温服。

败毒散 治伤寒发热，咳嗽头疼。

参苏饮 治上膈有热，咳嗽声重。

金沸草散 治感冒寒邪，鼻塞声重，咳嗽不已。并见伤风

小青龙汤《和剂方》 治感寒咳嗽，喘息不得睡卧，及治伤寒表证不解，心下有水气，干呕发热，咳嗽气喘。见温热

五拗汤《澹寮方》 治风寒咳嗽，肺气喘急。

麻黄不去节　杏仁不去皮　甘草生用　荆芥穗　桔梗各一钱二分①

上吹咀，生姜三片，同煎温服。咽痛甚者，煎熟后加朴硝少许。一方去桔梗、荆芥，用半夏、枳实等分。

加味理中汤《仁斋直指》 治肺胃俱寒，咳嗽不已。

甘草炙　半夏汤泡　茯苓去皮　干姜不炒　白术　橘红　细辛　北五味　人参各等分

上吹咀，每服三钱，姜枣煎，食前服。

易简杏子汤《拔粹方》 治咳嗽不问外感风寒、内伤生冷、痰饮停积，悉治。

人参去芦　半夏汤泡　茯苓去皮　甘草炙　芍药　五味子各二②两　细辛　干姜　官桂各五钱③

上吹咀，每服四钱，水一盏半，用杏仁去皮尖五枚，姜五片，乌梅一个，煎至七分，去滓服。若新感冒，加麻黄等分。

橘苏散《济生方》 治伤寒咳嗽，身热有汗，恶风，脉浮数，有热服杏子汤不得者。

① 各一钱二分：崇祯本作"各等分"。
② 二：崇祯本作"一"。
③ 各五钱：崇祯本作"各等分"。

紫苏叶　杏仁去皮。各一两　甘草炙，半两　白术　橘红　半夏洗七次　桑白皮炒　贝母去心　五味子各一两

上㕮咀，每服四钱，水一盏，姜五片，煎七分，温服，不拘时。

紫苏饮子《拔粹方》　治脾肺虚寒，痰涎咳嗽。

紫苏叶　桑白皮　青皮去白　五味子　杏仁　麻黄　甘草　陈皮各五钱　人参　半夏汤泡。各二钱

上㕮咀，每服一两，生姜三片，水二盏，煎八分，食后温服。

人参荆芥散《济生方》　治肺感风邪，上壅咳嗽，头目不清，言语不出，咽干项强，鼻流清涕。

陈皮去白　荆芥穗　桔梗　半夏汤泡七次　细辛洗去土　甘草炙　人参　杏仁去皮尖　通草　麻黄去根节①

上㕮咀，每服四钱，水一盏半，姜五片，煎八分，食后温服。

人参润肺汤《圣惠方》　治肺气不足，喘咳②不已，并伤寒壮热，头疼身痛。

人参　干葛　桔梗　白芷　麻黄去节。各五钱　干姜五钱　白术　甘草炙。各一两

上㕮咀，每服八钱，水一盏半，生姜三片，葱白二③茎，煎至八分，温服。

橘皮汤《圣惠方》　疗春冬伤寒，秋夏冷湿，咳嗽喉中有声，上气头痛。

陈皮　紫菀　麻黄去根　杏仁炒　当归　官桂　甘草炙　黄芩

① 去根节：崇祯本无此三字。

② 咳：此下原衍"嗽"字，据崇祯本删。

③ 二：崇祯本作"一"。

各等分

上咬咀，每服一两，水二盏，煎八分，去滓温服，食后。

蜡煎散《御药院方》　顺肺气，利咽膈，止咳嗽，化痰涎。

款冬花　茶花　甘草炙。各七钱半　五味子半两　桑白皮炒　桔梗　杏仁　紫苏叶各一两

上咬咀，每服四钱，水二盏，入黄蜡少许，同煎，临卧服。

柯子散　咳嗽声音不出。

柯子三钱，去核，半煨半生　甘草二钱，半炒半生　桔梗五钱，半炒半生　木通三钱

上每服水一盏半，煎至八分，入生地黄汁一小盏，搅匀，临卧，徐徐咽。

四圣散《圣惠方》　治咳嗽，有失声音。

晋盐　葛根　槐花子　山栀子等分

上咬咀，水二盏，加乌梅、甘草少许，煎一盏，入蜜少许，食后通口服。

八味款冬花散《御药院方》　治肺经寒热不调，涎嗽不已。

款冬花洗，焙　紫菀茸　五味子　甘草炙。各七钱半　桑白皮炒①　麻黄去节　杏仁汤泡去皮，炒　紫苏叶各一两

上为粗末，每服五钱，水盏半，入黄蜡皂角子大，煎至一盏，热服。

以上数方治感冒风寒新咳嗽之剂。

三拗汤　治感冒风邪，鼻塞声重，语音不出，咳嗽喘急。方见喘类

---

① 炒：崇祯本无此字。

杏参散　治胸胁胀满，上气喘急，咳嗽不得睡卧。

桃仁去皮，炒　人参　桑白皮蜜炙，米泔浸焙　杏仁去皮炒。各等分

上㕮咀，每服四钱，水一盏，姜枣煎，不拘时服。

苏沉九宝汤《简易方》　治老幼素有喘急，遇寒暄不常，发则连绵不已，咳嗽哮吼，夜不得暝。

桑白皮　甘草　大腹皮　官桂　麻黄　薄荷　陈皮　紫苏
杏仁各六分

上㕮咀，每服三钱，水盏半，姜三片，乌梅半个，煎六分，服。

平肺散《简易方》　治肺气上壅，喘嗽痰实，寒热往来，咽干口燥。

陈皮一两　半夏洗，七次　苦梗炒　薄荷各七钱半　紫苏　乌梅去核　紫菀　知母　桑白皮蜜炒　杏仁炒　五味子各钱半　甘草半两
罂粟壳蜜炒，七钱半

上㕮咀，每服五钱，水一盏，姜三片，煎六分，食后温服。

泻白散《济生方》　治肺脏气实，心胸壅闷，咳嗽烦喘，大便不利。

桔梗去芦，炒　地骨皮去木　甘草炙　瓜蒌子　升麻　半夏汤泡七次　杏仁去皮尖　桑白皮炙。各等分

上㕮咀，每服四钱，水盏半，姜五片，煎八分，食后温服。

加减泻白散《拔粹方》　治阴气在下，阳气在上，咳嗽，呕吐喘促。

桑白皮一两　地骨皮七钱　甘草　陈皮去白　青皮　五味子
人参各五钱　白茯苓三钱

上咬咀，每服一两，水二盏，加粳米煎至一盏，食后温服。

青龙散《御药院方》 治咳嗽，上气不得卧。

人参去芦 陈皮去白 五味子 紫苏各一两

上咬咀，每服一两，水二盏，生姜三①片，煎至八分，去滓，食后温服。

加减三奇汤《拔粹方》 治咳嗽上气，痰涎喘促，胸膈不利。

桔梗五钱，去芦 半夏洗，七钱 陈皮去白 甘草 青皮去白。各半两 杏仁三钱 五味子四钱 人参 桑白皮 苏叶各五钱

上咬咀，每服八钱，姜三片，水二盏，煎至八分，去滓，通口服食后。

人参润肺散《直指方》 治嗽喘急，痰壅鼻塞。

麻黄去根节，二两 杏仁去皮尖②，一两半 桔梗半两 人参去芦，二两 阿胶炒，半两 甘草炙，一两 橘红二钱半 贝母去心，炒，一两半

上咬咀，每服八钱，水二盏，紫苏二叶，煎至八分，去渣，温服食后。

杏仁煎丸《瑞竹堂方》 治老人久患肺喘，咳嗽不已，睡卧不安，服之立效。

杏仁去皮尖 胡桃肉汤泡，去皮衣

上各等分，研为膏，入炼蜜少许，和搜得宜，丸如弹子大，每服一二丸，食后临卧，细嚼，姜汤送下。

紫苏半夏汤《拔粹方》 治喘嗽痰涎，寒热往来。

---

① 三：崇祯本作"五"。
② 皮尖：原作"尖"，据万历本改。万历本此下并有"炒"字。

桑白皮二两半　陈皮去白　五味子各五钱　紫菀茸五钱　杏仁去皮尖，一两，炒　半夏汤泡七次　紫苏各五钱

上为粗末，每服五钱，生姜三片煎，日进三服。

清金汤《圣惠方》　治男妇远年近日咳嗽，上气喘急，喉中涎声，胸膈满气逆，坐卧不安，饮食不下。

粟壳蜜炒，半两　甘草炙，五钱　陈皮去白　茯苓去皮　杏仁去皮尖，炒　阿胶炒　五味子　桑白皮炒　薏苡仁　紫苏　贝母去心半夏曲

加百合、款冬花各一两，人参五钱。

上㕮咀，每服八钱，水一盏半，生姜三片，乌梅一个，煎至八分，食后服。

润肺膏　治咳嗽痰喘。

紫菀　杏仁去皮尖　款冬花各一两　麻黄　桔梗　细辛　柯子各五钱　枯矾一钱　生姜二两，取汁　清油半斤　蜜一斤　核桃肉一两

上先将油炼香熟，次入蜜又炼，去沫，却下末药搅匀，每服二三匙，临卧，白汤调服。

夺命丹　上气喘急，经岁咳嗽，跼䠖久不愈者。

信石一钱　白矾二钱　白附子三钱　南星四钱　半夏五钱，洗

上先用信石与白矾一处于石器内，火煅红，出火，黄色为度，切不可犯铁器，却和半夏、南星、白附子为细末，生姜汁面糊为丸，如黍米大，朱砂为衣，每服七丸，小儿三丸，井花水吞下。忌食诸恶毒热物。

广按：此方治咳嗽痰喘，劫剂也。盖肺受火邪，气从火化，有升无降，加以脾湿生痰，则上壅而为喘嗽满闷，不得安卧矣。病作之时，固宜用此药以劫痰，然病安之后，即当用知母茯苓汤

或人参五味子散、宁肺汤以补虚可也。

一方 治咳嗽痰喘。

南星炮 半夏汤泡。各一两 甘草三钱，炙 陈皮去白，一两半 杏仁五钱，去皮尖 款冬花二钱 五味子三钱 人参二钱

每服水一钟半，生姜五片煎，临卧，温服。忌生冷、油腻。

广按：此方治咳嗽痰喘，攻补兼施也。

烟筒喘嗽方

款冬花 佛耳草 凝水石 人参 白芷 金精石 银精石等分 甘草少用

上为末，不以多少，用香炉烧烟，芦筒吸入肺管，用米饮下。

以上数方治咳嗽喘急肺胀之剂。

半夏丸《济生方》 治肺脏郁热痰嗽，胸膈塞满。

瓜蒌子去壳，另研 半夏汤泡七次，焙，取末。各一两

上二件和匀，姜汁打面糊丸，梧桐子大，每服五十丸，食后姜汤下。

玉液丸《和剂方》 治风壅，化痰涎，利咽膈，清头目，除咳嗽，止烦热。

寒水石烧令赤，出火毒，水飞过，三十两 半夏洗焙，为末，十两 白矾枯，十两，研细

上合研面糊丸，如梧子大，每服三十丸，食后，淡姜汤下。

玉芝丸《和剂方》 治风壅痰实，头目昏眩，咳嗽声重，咽喉不利。

人参去芦 干薄荷 白茯苓去皮 白矾枯 天南星米泔浸，焙。各三两 半夏汤洗七次，姜汁和作曲，六十两

上为末，生姜汁煮面糊丸，如梧桐子，每服三十九，食后姜

汤下。如痰盛燥热，薄荷汤下。

祛痰丸《瑞竹堂方》 治风痰喘嗽。

人参去芦 木香 天麻各一两 槐角子七钱半 陈皮去白 茯苓去皮 青皮去穰 白术煨。各一两 半夏七钱半 牙皂角去皮弦，酥炙，九钱

上为细末，生姜自然汁打糊为丸，如梧桐子大，每服五七十丸，食后、临卧，温酒送下，姜汤亦可。

利膈丸《拔粹方》 治风痰实，喘满咳嗽，风气上攻。

牵牛四两，生用 半夏汤炮，二两 木香半两 青皮去白，二两槐角一两，炒 皂角去皮弦，酥炙，二两

加槟榔、大黄各五钱。

上为细末，生姜面糊为丸，如梧桐子大，每服五十丸，生姜汤下。

星香丸 治诸气嗽生痰。

南星 半夏各三两。用白矾一两，研，同水浸二味一宿 陈皮五两，泔浸一周时，去白，取三两 香附子三两，皂角水浸一周①时，晒

上四味，不见火，为末，姜汁糊丸，梧桐子大，每服五十丸，临卧姜汤下。

此方家传秘方，累验。

星辛丸 治诸般咳嗽。

南星姜制 半夏曲 凝水石 枯矾 僵蚕炒 干生姜各一两

上为末，生姜汁糊丸如梧子，每服五十丸，姜汤下，食后。

瓜蒌半夏丸 治咳嗽喘满。

---

① 周：崇祯本作"昼"。

瓜蒌　杏仁去皮尖　枯矾各一两　半夏汤泡，二两　款冬花一两半 麻黄去根节，一两

上为末，用瓜蒌汁、生姜自然汁，用水糊为丸，如梧桐子大，每服三十丸，食后、临卧，淡茶汤下。忌生冷咸酸。

玉壶丸　治风痰吐逆，咳嗽。

南星生用　半夏生用①　天麻生用。各一两　白面三两

上为细末，同白面和均，滴水丸如梧桐子大，晒干，每服三十丸，以水一大钟，先煎令沸，下之煮五七次，候药浮起，即漉出晾干，用姜汤下。

透罗丹　治痰实咳嗽，胸膈不利。

皂角去皮弦，酥炙　黑牵牛炒　半夏各一两　大黄湿纸包煨，焙，一两　巴豆一钱，去油，另研　杏仁去皮尖，麸炒，一两

上为细末，生姜自然汁丸，如梧桐子大，每服三十丸，姜汤下。咳嗽甚者，三四服立效。

一方　取痰。

藜芦　人参用芦。各二钱　牙皂角去皮弦，炮，一钱　防风去皮 细辛去土。各一②钱半

上用酸浆水一碗，食后温服。候吐痰觉胸中痰尽，用冷葱汤时呷，饮止为度。

人参散《直指方》　治咳嗽痰壅，通用。

人参去芦　桔梗　半夏曲　五味子　细辛去叶　枳壳制　赤茯苓去皮　杏仁不去皮。各一分　甘草炙，半分

---

① 用：此下原衍"各"字，据万历本删。
② 一：崇祯本作"二"。

上㕮咀，每服一两，生姜五片，乌梅半个，水二盏，煎至八分服，食后。一方无杏仁，乌梅不用。痰嗽，加紫菀，添甘草。

人参饮　治痰嗽。

半夏汤泡七次　南星　寒水石　柴胡去芦　五味子　猪牙皂角甘草①　款冬花

热加黄芩各等分。

上㕮咀，每服八钱，生姜五片，水一盏半，煎至八分，临卧通口服。

人参饮子《百一选方》　治痰嗽，寒热壅盛。

人参去芦　桔梗　半夏　五味子　赤茯苓　白术各一②两　枳壳　甘草炙。各半两

上㕮咀，每服三钱，水一盏，姜五片，煎七分，空心服。治寒壅者，加杏仁不去皮、紫苏各半两。

辰砂半夏丸　治一切痰饮咳嗽。

用大半夏一斤，汤泡七次，晒干为末，用生绢袋盛，贮于瓷盆内，用净水洗出，去粗渣，将洗出半夏未就于盆内，日晒夜露，每日换新水，七日七夜，澄去水，将半夏粉晒干，每半夏粉一两，入飞过细朱砂末一钱，用生姜汁糊为丸，如梧桐子大，每七十丸，用淡生姜汤下，食后服。

黄芩半夏丸　治上焦有热，咳嗽生痰。

黄芩末一钱　制过半夏粉一两

上二味和匀，用生姜汁为丸，如梧桐子大，每服七十丸，用

---

① 甘草：崇祯本此下注有"炙"字。

② 一：原脱，据崇祯本补。

淡生姜汤送下，食后服。

天竺黄饼子 治一切痰嗽，上焦有热，心神不宁，其效甚验。

牛胆南星三钱　薄荷叶二钱　天竺黄二钱　朱砂二钱　片脑三①
分　茯苓一钱　甘草一钱　天花粉一钱

上为末，炼蜜，入生地黄汁和药作饼子，每用一饼，嚼化下，
食后服。

白术汤《济生方》　治五脏受湿，咳嗽痰多气喘，身体重著，
脉来濡细。

白术二两　五味子　半夏汤泡七次　白茯苓去皮　橘红各二两
甘草炙,半两

上咬咀，每服四钱，水一盏，姜五片，煎八分，温服不拘时。

以上数方治痰饮咳嗽之剂。

款冬花散《和剂方》　治肺感寒邪，咳嗽喘满，胸胁烦闷，痰
涎壅盛，喉中哮喘，鼻塞流涕，咽喉肿痛。

杏仁　阿胶炒　麻黄去根节　半夏汤洗,姜制　款冬花各一两
桑叶　知母　甘草炙　贝母各二两

上咬咀，每服二钱，水一盏，姜三片，煎，食前温服。

洗肺散 治咳嗽痰盛，肺气不利。

黄芩二钱　半夏三钱　天门冬去心　麦门冬去心　五味子各一两
半　甘草半钱　杏仁去皮尖,一钱

上咬咀，作一服，水二钟，生姜五片，煎至七分，食后服，滓
再煎服。

百花膏《济生方》　治喘咳嗽不已，或痰中有血。

---

① 三：崇祯本作"二"。

款冬花　百合蒸焙。各等分

上为细末，炼蜜为丸，龙眼大，每服一丸，食后细嚼姜汤下，噙化尤佳。

贝母散《御药院方》　治咳嗽多日不愈。

贝母去心，五钱　桑白皮五钱　五味子五钱　甘草半两，炙　知母一钱五分　款冬花二两　杏仁三两，去皮尖，麸炒

上咬咀，每服一两，水一盏半，生姜三片，煎至八分，去滓温服，食后。

人参散《圣惠方》　治诸咳嗽喘急，不出言语，年久五服，日近三服，效。

人参　知母　贝母　半夏　杏仁　马兜铃去皮用肉　麻黄不去节。各半两　天仙藤二两

上咬咀，每服八钱，水二盏，乌梅一个，蜜一匙，煎至八分，去滓温服，食后临卧服。忌酒醋、鸡面、咸酸、生冷。

广按：古方治火郁干咳嗽者甚少，治风寒湿咳嗽者甚多，盖由不分内外所因、新久之异故也。夫形寒饮冷，新咳嗽有痰，固当以温寒散湿为主，如人参、半夏之类可也；若夫气动火炎久咳嗽无痰，又当以清热润燥为先，然人参、半夏之类又在所禁，如天门、麦门、知母、贝母、石膏、瓜蒌之类可也。世人徒知肺主皮毛，外感风寒为寒，殊不知传里郁久变为热也，况肺为华盖，而五脏六腑火自内起，熏蒸焚灼作咳嗽者，亦良多矣。以上诸方颇合，亦须加减可也。

以上数方治火郁咳嗽之剂。

钟乳补肺汤《和剂方》　治肺气不足，久年咳嗽，以致皮毛焦枯，唾血腥臭，喘乏不已。

钟乳碎如米　桑白皮各三两　肉桂去皮　白石英如米　五味子拣

款冬花去梗　紫菀洗去土　人参去芦，二两　麦门冬去心，三两

上除钟乳、白石英外，同为粗末，后入钟乳等同拌匀，每服四钱，水一盏半，姜五片，枣一枚，粳米三十粒，煎七分，用绵滤去滓，食后服。

人参润肺丸《和剂方》　治肺气不足，咳嗽喘急久年不愈，渐成虚劳，及疗风壅痰实，头目昏眩，口舌干燥，涕唾稠黏。

人参　款冬花去梗　细辛去叶　甘草炙。各四两　官桂去皮　桔梗各五两　杏仁去皮炒，四两　知母六两

上为末，炼蜜丸如鸡头子大，每服一丸，食后细嚼，淡姜汤下。

人参养肺丸《和剂方》　治肺胃俱伤，气奔于上，客热熏肺，咳嗽喘急，胸中烦悸，涕唾稠黏，或有劳伤肺胃，吐血呕血，并皆治之。

人参　黄芪去芦，蜜炙。各一两八钱　瓜蒌根　白茯苓去皮。各六两　杏仁去皮，炒，二两四钱　皂角子三百个　半夏汤泡七次，为末，生姜和作曲，四两，炒

上为末，炼蜜丸如弹子大，每服一丸，食后，细嚼，用紫苏汤下。如喘急，用桑白皮汤下。

团参饮子《济生方》　治忧思喜怒，饥饱失宜，致伤脾肺，咳嗽脓血，增寒壮热，渐成劳瘵者。

人参　紫菀茸洗　阿胶蛤粉炒　百合蒸　细辛洗，去叶土　款冬花　杏仁炒，去皮尖　天门冬汤泡，去心　半夏汤泡七次　经霜桑叶　五味子各一两　甘草炙，半两

上咬咀，每服四钱，水盏半，姜五片，煎七分，食后温服。气

嗽加木香；唾血而热加生地黄；唾血而寒加钟乳粉；疲极咳嗽加黄芪；损肺唾血加没药、藕节；呕吐、肢满、不食加白术；咳而小便多者加益智仁；咳而面浮气逆加沉香橘皮煎，大便溏者去杏仁，加钟乳粉。

紫菀茸汤《济生方》　治饮食过度，或食煎煿，邪热伤肺，咳嗽咽痒，痰多唾血，喘急胁痛，不得安卧。

紫菀茸洗　经霜桑叶　款冬花　百合蒸焙　杏仁去皮尖　阿胶蛤粉炒　贝母去心　蒲黄炒　半夏汤洗。各一两　犀角镑　甘草炙　人参各半两

上㕮咀，每服四钱，水盏半，姜五片，煎八分，食后温服。

人参保肺汤　治五劳七伤，喘气不接，涎痰稠黏，骨蒸潮热。
见发热类

补肺汤《拔粹方》　治劳嗽。

桑白皮　熟地黄各三两　人参　紫菀　黄芪　五味子各一两

上㕮咀，每服一两，水二盏，煎至八分，入蜜少许，食后温服。

宁肺汤《杨氏家藏方》　治荣卫俱虚，发热自汗，肺气喘急，咳嗽痰唾。

人参去芦　当归去芦　白术　熟地黄　川芎　白芍药　甘草炙　五味子　麦门冬　桑白皮　白茯苓去皮。各半两　阿胶蛤粉炒，一两

上㕮咀，每服一两，生姜五片，水二盏，煎至一盏，去滓，通口服，食后。

五味黄芪散《拔粹方》　治嗽咯血成劳，眼睛疼痛，四肢困倦，脚膝无力。

麦门冬_{去心}　熟地黄　黄芪　桔梗各半两　人参三钱　甘草
芍药　五味子各二钱

上咬咀，每服八钱，水二盏，煎至八分，去滓，温服，食后。

温金散《大全良方》　治劳嗽。

甘草　黄芩　桑白皮　防风各一两　杏仁一十七粒，制　人参去
芦　茯神各五钱　麦门冬去心，二钱半

上以前五味用米泔水浸一宿，晒干，次入人参、茯神、麦门
冬三味同为末，每服二钱，水一盏，蜡一豆大，煎至八分，食后
温服。

人参润肺丸

人参　山药　莲肉　款冬花　蛤粉　杏仁去皮尖。各一两　藕
节五两　红枣煮，去核半斤　大萝卜一个，煮熟

上为末，枣肉丸，梧子大，每服五十丸，白汤下，食后。

人参五味子散《圣惠方》　治男女老稚诸虚百损，气血劳伤，
涎喘咳脓，或嗽咯血，寒热往来，夜有盗汗，羸瘦困乏，一切
虚损。

人参　五味子　桔梗　白术　白茯苓　甘草炙　熟地黄　当归
各半两　地骨皮　前胡去苗　桑白皮炒①　枳壳去穰，炒　黄芪炙
陈皮去白　柴胡各二钱

上咬咀，每服八钱，水一盏半，生姜三片，煎至八分，去滓温
服，食后，日三。烦渴加乌梅、青蒿煎，咳脓血加知母、阿胶煎，
尤妙。

大宁嗽汤《直指方》　治劳嗽，诸嗽通用，如神效。

---

① 炒：万历本、崇祯本无此字。

北五味　茯苓去皮　桑白皮炒　紫苏　细辛　橘皮　枳壳麸炒

杏仁麸炒，去皮　甘草炙　阿胶炒　粟壳去穰，蜜炒。各二钱　半夏汤
洗，五钱

劳嗽加川芎。

上㕮咀，每服一两，水二盏，枣一①枚，姜三片，乌梅半个，
煎至一盏，温服。

加味人参紫菀散《直指方》　治虚劳咳嗽。

五味子　人参　紫菀茸　陈皮　贝母　紫苏叶　桑白皮炒　白
茯苓各一两　杏仁炒，去皮　甘草各七钱半

加川芎、半夏曲各一两，阿胶蛤粉炒，五钱。

上㕮咀，每服一两，水二盏，姜七片，枣二枚，乌梅一个，煎
至一盏，温服。

人参蛤蚧散　治三年肺气上喘咳嗽，咯唾脓血，满面生疮，
遍身黄肿。

蛤蚧一对，全者，河水浸五宿，日换水，洗去腥，酥炙黄　杏仁去皮
尖　人参　甘草炙。各五两　知母　桑白皮　茯苓去皮　贝母各
三②两

上为细末，净瓷盒儿内盛，每日用茶点服一钱匕，神效。

广按：治嗽方中多用人参，以其肺虚故也。然肺受火邪，久
嗽喘满吐血，与夫阴虚火动，午后发热兼嗽者，切宜忌之。然肺
受寒邪喘嗽，与夫阳虚火动，昼夜发热兼嗽者宜用。亦须知母、
贝母、天门冬、麦门冬、瓜蒌之类择其一二味监制可也。丹溪云：

---

① 一：崇祯本作"二"。
② 三：崇祯本作"五"。

予每治病，以某药为主治，以某药为引经，以某药为监制是也。

以上数方治劳嗽之剂。

二母散　治嗽久不愈者，常服除根，累效。

知母　贝母等分

上为细末，老生姜切片，蘸药细嚼，白汤下。

人参紫菀汤《百一选方》　治肺气不调，咳嗽喘急久不愈者。

五味子二钱半　杏仁半两　人参　紫菀　甘草各二钱　缩砂一两
桂枝二钱半　款冬花半两　罂粟壳去穰，姜炒制，一两

上㕮咀，每服四钱，水一盏，姜五片，乌梅二枚，煎服。

人参理肺散《拔粹方》　治喘嗽不止。

麻黄去节，炒黄，一两　米壳三两，炒　人参二两，去芦　当归
木香各一两　杏仁三两，麸①炒

上为粗末，每服四钱，水煎服。

人参款花膏《和剂方》　治肺受虚寒，久嗽不已，咽膈满闷，
咳嗽痰涎，呕逆恶心，腹胁胀满，腰背倦痛，或劳虚冷嗽，及远
年近日一切嗽病服诸药不效者，皆治。

款冬花去梗　人参去芦　北五味去梗，炒　紫菀洗，去芦　桑白
皮各一两

上为末，炼蜜丸，鸡头实大，每服一丸，细嚼，姜汤下，临
卧、食后服。

人参款冬花散《拔粹方》　治喘嗽久不已者。

人参去芦　款冬花各五钱　知母　贝母　半夏各三钱　粟壳一
两，炒黄

---

①　麸：崇祯本作"面"。

上哎咀，每服八钱，水一盏半，乌梅一个，煎至八分，食后、临卧温服，加生姜五片同煎①。

补肺汤《直指方》　治肺虚气乏久嗽。

阿胶炒　苏子　桔梗　半夏制②　甘草炙。各半两　款冬花　砂仁　紫菀　细辛　杏仁去皮，炒　陈皮去白　桑白皮炒　青皮去白　五味子　石菖蒲　草果各二钱半

上哎咀，每服一两，水二盏，生姜四片，紫苏三叶，煎至八分，温服。

治多年喘嗽。

人参　麻黄　甘草各二两

上为末，每服二钱，杏子五个，擂碎，无根水同煎，和滓食后服。

治远年近日一切咳嗽。

人参　五倍子　杏仁去皮尖。各五钱　半夏七钱

上用萝卜去顶取空，以蓖麻子去壳四十丸粒、明矾五钱为末，二味入萝卜内，以顶盖，纸裹煨，研丸，每服十丸，临卧，乌梅汤下。

人参汤《经验方》　治远年嗽。

麻黄去节　杏仁去皮尖炒。各一两　甘草炙，四两　桑白皮　五味子　粟壳制　陈皮各五钱　麦门冬三钱　紫菀一两　人参去芦，四钱　阿胶七钱，炒

上哎咀，每服一两，水二盏，煎至八分，去滓，温服，食后。

---

① 加生姜五片同煎：崇祯本无此句。
② 制：万历本无此字。

治多年嗽。《百一选方》

杏仁去皮尖　半夏汤泡七次　南星生用　甘草生用。各等分

上㕮咀，每服八钱，生姜七片，枣一枚，水一盏半，煎至八分，食后温服。

诸般嗽不已。

粟壳制，上　乌梅去核，中　陈皮去白，上　人参去芦，上　木香下　五味子中　桔梗炒，上　杏仁去皮尖，炒，上　石膏中　甘草下

上㕮咀，每服八钱，薑水二盏，煎至八分，去滓温服，食后。

九仙散　治一切咳嗽。

人参　款冬花　桔梗　五味子　阿胶　乌梅各一两　贝母　罂粟壳各半两　桑白皮①一两

上为细末，每服三钱，白沸汤点服。

人参清肺汤《和剂方》　治肺胃虚热，咳嗽喘急，坐卧不安。并治久年劳嗽，唾血腥臭。

阿胶炒　杏仁去皮，炒　桑白皮　地骨皮　人参　知母　乌梅去核　甘草炙　罂粟壳去蒂盖，蜜炙。各等分

上㕮咀，每服三钱，水盏半，生姜、枣子各一枚，煎至一盏，食后温服。

以上数方治咳嗽喘急久不愈之剂。

广按：肺主皮毛，人之无病之时，荣卫周流，内气自皮肤腠理普达于外，一或风寒外束，则内气不得于外达便从中起，所以气升痰上故咳嗽，宜用辛温、辛凉之剂以发散风寒，则邪退正复而嗽止也。

又按：肺为华盖，凡饥饱劳役，喜怒忧恐，与夫饮醇醪、食

---

① 桑白皮：崇祯本作“桑花”。

厚味，则火升痰上而伤于肺，亦作咳嗽，宜用降火豁痰之剂，则火降痰消而咳止也。

又按：肺主气，运行血液，周流一身，今也肺受火邪，气从火化，有升无降，为嗽为喘，久而不治，虚极至损，则不能运行气液，发为烦热、惊悸，咳唾黏涎脓血，宜用补虚润燥、开郁散火之剂，则肺得清正而嗽止也。故治咳嗽，要知新久之异、虚实之殊、补泻之宜也矣。

咳嗽治例 出《明医杂著》

王节斋曰：咳谓有声，肺气伤而不清；嗽谓有痰，脾湿动而生痰。咳嗽者，因伤肺气而动脾湿也，病本虽分六气、五脏之殊，而其要皆主于肺，盖肺主气而声出也，须分新久虚实。新病，风寒则散之，火热则清之，湿热则泻之；久病，便属虚、属郁，气虚则补气，血虚则补血，兼郁则开郁。滋之、润之、敛之、降之，则治虚之法也。

主方

杏仁去皮尖　白茯苓各一钱　橘红七分　五味子　桔梗　甘草各五分

春作多上升之气，宜润肺抑肝，加川芎、芍药、半夏各一钱，麦门冬炒、黄芩、知母各五分；春若伤风致咳，鼻流清涕，宜辛凉解散，加防风、薄荷、紫苏、炒黄芩、麦门冬各一钱；夏多火热炎上，最重，宜清金降火，加桑白皮、知母、炒黄芩、麦门冬、石膏各一钱；秋多湿热伤肺，宜清热泻湿，加苍术、桑白皮各一钱，防风、黄芩、山栀炒，各五钱；冬多风寒外感，宜解表行痰，加麻黄、桂枝、半夏、生干姜、防风各一钱，肺经素有热者，再加酒炒黄芩、知母各五分。若发热头疼，鼻塞声重，再加藁本、川芎、前胡、柴胡各一钱；若有痰加半夏、枳壳，风痰再加南星姜汁炒，湿痰脾困少食加白术、苍术，有痰而口燥咽干，勿用半夏、南星，宜加知母蜜水拌炒、贝母、瓜蒌仁、黄芩炒；若夏月热痰，或素热有痰，加黄芩、黄连、知母、石膏；上半日咳者胃中有火，加贝母、石膏、黄连，五更嗽者同治；黄昏咳者火浮于肺，不宜正用寒凉药，宜加五味子、诃子皮敛而降之；若咳嗽久肺虚，滋气补血，加人参、黄芪、阿胶、当归、生姜、天门冬、款冬花、马兜铃、酒芍药之类，肺热咳喘去人参，用沙参，此兼补气血也；若午后咳者属阴虚，即劳嗽也，宜补阴降火，加川芎、当归、芍药、熟地黄、黄柏、知母、竹沥、姜汁、天门冬、瓜蒌仁、贝母，此专补阴血也；若火郁嗽，谓痰郁火邪在中，宜开郁消痰，用诃子皮、香附米、瓜蒌仁、半夏曲、海石、青黛、黄芩为末，蜜调为丸，噙化，仍服前补阴降火汤药，失治则成劳；若痰积、食积作咳嗽者，用香附、瓜蒌仁、贝母、海石、青黛、半夏曲、软石膏、山楂子、枳实、姜炒黄连为末，蜜调噙化；若劳嗽见血，加阿胶、当归、芍药、天门冬、知母、贝母、桑白皮，亦于前肺虚、阴虚二条择用。大抵咳嗽见血，多是肺受热邪，气得热而变为火，火盛而阴虚，不得安宁，从火上升，故治宜泻火滋阴，忌用人参等甘温补气之药，然亦有气虚而咳血者，则宜用人参、黄芪、款冬花之类，但此等证不多耳。因咳而有痰者，咳为重，主治在肺；因痰而致咳者，痰为重，主治在脾。但是食积成痰气上升以致咳嗽，只治其痰，消其积而咳自止，不必用肺药以治嗽也。

肺痿

《丹溪心法》

肺痿治法，在乎养血养肺，养气清金。曾治一妇人，二十余岁，胸膺间一窍口中所咳脓血，与窍相应而出，以人参、黄芪、当归补气血之剂，加退热排脓等药而愈。

【附脉理】

《脉诀举要》曰：寸数虚涩，肺痿之形。

【附诸方】

人参养肺汤　治肺痿证，咳嗽有痰，午后热，并声飒者。

人参去芦　甘草　阿胶珠各一钱　茯苓一钱半　柴胡四钱　五味子　贝母　杏仁炒　桔梗炒。各一钱半　桑白皮二钱　枳实一钱五分

上㕮咀，每服八钱，生姜三片，枣一枚，水一盏半，煎至八分，食后温服。

知母茯苓汤《宣明方》　治肺痿喘嗽不已，往来寒热，自汗。

茯苓　甘草炙。各一两　知母　五味子　人参去芦　薄荷　半夏洗七次　柴胡去苗　白术　款冬花　桔梗　麦门冬去心　黄芩各半两　川芎　阿胶炒。各三钱

上㕮咀，每服一两，水二盏，生姜十片，煎至一盏，去渣，通口服，食后。

人参平肺散《拔粹方》　治心火克肺，传为肺痿，咳嗽喘呕，痰涎壅盛，胸膈痞满，咽嗌不利。

桑白皮炒，一两　知母七钱　甘草炙　地骨皮各半两　五味子三百个　茯苓　青皮　人参各四钱　陈皮去白，半两　天门冬去心，四钱

如热加黄芩四钱，紫苏叶、半夏各半两。

上㕮咀，每服五钱，水二盏，生姜三片，煎至八分，去滓温服。或为末，姜汁丸，弹子大，噙化亦得，食后。

紫菀散《拔粹方》　治咳嗽唾中有脓血，虚劳证，肺痿变痈。

人参一钱　紫菀半钱　知母一钱半　贝母一钱半　桔梗一钱　甘

草半钱　五味十五粒　茯苓一钱　阿胶炒，五分

上㕮咀，水煎服。一云各等分，水二盏，生姜三片，煎至一盏，食前^①服。

劫劳散《拔粹方》　治心肾俱虚，劳嗽，二三声无痰，遇夜发热，热过即冷，时有盗汗，四肢倦怠，体劣黄瘦，饮食减少，夜卧恍惚，神气不宁，睡多异梦。此药能治微嗽，唾中有红线，名曰肺痿，若不治，便成羸劣之疾。

白芍药六两　黄芪　甘草　人参　半夏洗　白茯苓　熟地黄
当归　五味子　阿胶炒。各二两

上㕮咀，每服一两，水二盏，生姜三片，枣三枚，煎至一盏服，不拘时。

肺痈

《丹溪心法》

肺痈已破，入风者不治。用《医垒元戎》搜风汤吐之。或用太乙膏成丸，食后服。收敛疮口，止有合欢树皮、白蔹煎饮之。合欢，即槿树皮也，又名夜合。

【附论】

广按：书云：咳嗽有浊唾涎沫，或咳嗽唾中有红线、脓血，名曰肺痿，热在上焦故也。如口中辟辟燥咳，即胸中隐隐痛，名曰肺痈，咳伤肺叶成也。

【附脉理】

《脉诀举要》曰：寸数而实，肺痈已成，寸数虚涩，肺痿之形。肺痈色白，脉宜短涩，死者浮大，不白而赤。

---

① 前：崇祯本作"后"。

【附诸方】

桔梗汤《济生方》 治肺痈咳嗽脓血，咽喉多渴，大小便赤涩。

桔梗去芦 贝母去心膜 当归去芦，酒浸 瓜蒌子 枳壳去穰，麸炒 薏苡仁炒 桑白皮蜜水炙 防己各二两 黄芪去芦。一两半 甘草节生用 杏仁去皮尖，麸炒 百合蒸。各半两

上㕮咀，每服五钱，水盏半，生姜五片，煎八分，不拘时服。如大便秘，加大黄；小便赤少，加木通。

消脓饮《直指方》 治肺痈脓腥，气上冲而呕，咳嗽。

南星生，一两 知母 贝母 白芷 生地黄 阿胶炒 川芎 桑白皮炒 白及各半两 甘草炙 防风 射干 桔梗 紫苏叶 天门冬去心 薄荷 杏仁不去皮 半夏姜制。各七钱半

上㕮咀，每服一两，水二盏，生姜七片，乌梅一个，煎至八分，食后温服。

黄芪散 治肺痈。

用白紫蜜炙，为细末，每服一大匙，食远，黄芪汤调服。

一方 治肺痈吐脓。

桔梗炒，一两 甘草炙，半两

上每服一两，水一钟半，煎八分，空心服，吐尽脓为效。

霍乱十七

《丹溪心法》

内有所积，外有所感，致成吐泻，仍用二陈汤加减，作吐以提其气。此非鬼神，皆属饮食，前人确论，乃阳不升，阴不降，乖隔而成。切莫与谷食，虽米饮一呷，入口即死。必待吐泻过二三时，直至饥甚，方可与稀粥食之。脉多伏欲绝。见成吐泻不彻，

还用吐提其气起。或用樟木煎汤吐之亦可。大法生姜理中汤最好，不渴者可用。如渴者用五苓散，有吐者以二陈汤探吐，亦有可下者。转筋不住，男子以手挽其阴，女子以手牵乳近两边，此《千金》妙法也。转筋皆属乎血热，四物汤加酒芩、红花、苍术、南星煎服。干霍乱者最难治，死在须臾，升降不通，当以吐提其气，极是良法，世多用盐汤。此系内有物所伤，外有邪气所遏，有用吐者，则兼发散之义，有用温药解散者，不可用凉药，宜二陈汤加解散药。

二陈汤加川芎　苍术　防风　白芷又云白术

上锉，姜五片，煎服。

治霍乱方

苍术　厚朴　陈皮　葛根各一①钱半　滑石三钱　白术二钱　木通一钱　甘草炙，五分

上锉，入姜煎汤，下保和丸四五十丸。

戴云：霍乱者吐也，有声有物。凡有声无物而躁乱者，谓之干霍乱也。

二陈汤见痰类

理中汤见中寒

五苓散见湿热

四物汤见补损

【附论】

广按：人于夏月多食生冷，因脾虚不能运化，加以外感风寒，则挥霍紊乱上吐下泻也。人见仓卒，躁扰痛闷似有鬼神，然实非

---

① 一：崇祯本作"二"。

鬼神，乃饮食痞隔，上下不通，将欲吐泻，故如是也。

【附脉理】

《脉诀举要》曰：滑数为呕，代者霍乱，微滑者生，涩数凶断。又曰：滑而不匀，必是吐泻霍乱之候，脉代勿讶。

【附诸方】

姜附汤　治中寒，霍乱转筋，手足厥冷。

理中汤　治中寒，霍乱吐泻。并见中寒

通脉四逆汤《济生方》　治霍乱多寒，内冷脉绝。

吴茱萸炒，二两　附子炮，一两　桂心去皮，不见火　木通　细辛　白芍药　甘草炙。各半两　当归去芦，三钱

上㕮咀，每服四钱，水一盏，酒半盏，姜七片，枣一枚，煎七分，温服。

七气汤《三因方》　治七气郁结五脏之间，互相刑克，阴阳不和，挥霍变乱，吐利交作。

半夏汤洗，五两　厚朴姜制　桂心各二两　白芍药　茯苓去皮。各四两　紫苏叶　橘皮各二两　人参去芦，一两

每服四钱，水一盏，酒半盏，生姜七片，枣一枚，煎七分，温服。

五苓散　治霍乱吐泻，烦渴引饮。见湿热

香朴饮子　治伏热吐泻，虚烦作乱。见中暑

藿香正气散　治中湿霍乱吐泻。

不换金正气散　治霍乱转筋，呕吐泄泻，头疼。并见冒寒

二香散　治暑湿相搏，霍乱转筋，烦渴闷乱。

藿香二两　半夏　陈皮　桔梗　白术　大腹皮　茯苓　厚朴　紫苏　白芷各一两　甘草二两半　黄连二两　香薷一斤　扁豆半斤

每服用水一钟半，生姜三片，葱白二根煎，食后热服。此即藿香正气散、黄连香薷饮相合也。

既济汤《医方集成》　治霍乱后虚烦不得眠。

人参去芦　甘草炙　淡竹叶炙。各半两　麦门冬去心，一两　附子炮，半两　半夏汤洗，五钱

上咬咀，每服四钱，水二盏，姜五片，粳米百余粒，煎，空心温服。

麦门冬汤《济生方》　治霍乱已愈，烦热多渴，小便不利。

麦门冬去心　橘皮去白　半夏汤泡七次　白茯苓去皮　白术各一两　人参去芦　甘草炙。各半两　小麦半合

上咬咀，每服四钱，水盏半，姜五片，乌梅少许，煎八分，温服。

木瓜汤《直指方》　治霍乱吐泻，转筋扰闷。

酸木瓜二两　茴香微炒，二钱半　甘草炙，二钱　吴茱萸洗炒七次，二两

上咬咀，每服四钱，姜五片，紫苏十叶，煎服，空心。

桂苓甘露散　治中暑霍乱吐泻，发渴引饮。见中暑

加减理中汤

人参　白术　干姜　甘草炙。各等分

若为寒气、湿气所干者，加附子一两，名附子理中汤；若霍乱吐泻，加陈皮、青皮各一两，名治中汤；若干霍乱心腹作痛，先以盐汤少许频服，候吐出，令透，即进此药；若呕吐者，于治中汤内加丁香、半夏一两，每服生姜十片，同煎；若泄泻者加橘红、茯苓各一两，名补中汤；若溏泄不已者，于补中汤内加附子一两；不喜饮，米谷不化者，再加缩砂仁一两，共成八味；若霍

乱吐下心腹作痛，手足逆冷，于本方内去白术，加熟附，名四顺汤；若伤寒结胸，先以桔梗、枳壳等分煎服，不愈者，及诸吐利后胸痞欲绝，心隔高起急痛，手不可近者，加枳实、茯苓各一两，名枳实理中汤；若渴者，再于枳实理中汤内加栝蒌根一两；若霍乱后转筋者，理中汤内加火煅石膏一两；若脐上筑者，肾气动也，去术，加官桂一两半，肾恶燥故去术，恐作奔豚故加官桂；若悸多，加茯苓一两；若渴欲饮水者，添加术半两；若腹满者，去白术，加附子一两；若饮酒过多及啖炙煿热食，发为鼻衄，加川芎一两；若伤胃吐血，以此药能理中脘，分利阴阳，安定血脉，只用本方。

三因白术散 治中暑，呕吐晕眩，及大病后调理失宜，劳复如初，及脾胃虚损，面色痿黄，饮食不美，口吐酸水，滑泄腹鸣，饮食所伤，霍乱吐泻，并宜服之。

白芷 甘草炙 青皮去白 白茯苓 桔梗 山药 香附子各三两 干姜半两 白术 陈皮各一两

每服水一钟，生姜三片，枣一枚，木瓜一片，紫苏叶三二片，煎，食前服。若吐泻，加白梅煎；喘加桑白皮、杏仁；伤寒劳复加薄荷；膈气加木通，入麝香少许；中暑呕逆，加香薷，霍乱加藿香；产后泄泻加荆芥；气厥入盐煎服。

调中白术散 治大病后吐泻烦渴，霍乱，虚损气弱，及酒毒呕哕。

白术 茯苓去皮 人参各半两 甘草一两五钱，炙 木香一钱 藿香半两 葛根一两

上为末，白汤调服二钱，烦渴加滑石二两，甚者加姜汁。

人参汤①《经验方》　止吐逆，及治泻后烦渴，常服调中和气。

茯苓去皮　人参各半两　葛根一两　藿香去土　木香　甘草炙。
各一钱半

上㕮咀，每用水二盏，煎至一盏，通口服。泻后渴甚者，加滑石一钱。

止渴汤《经验方》　治霍乱烦渴。

甘草炙　人参去芦　麦门冬去心　茯苓去皮　桔梗　瓜蒌根泽泻　葛根各半两

上为末，蜜汤调二钱服。

回生散《百一选方》　治霍乱吐泻，但一点胃气存者，服之回生。

陈皮去白　藿香去土，等分

上㕮咀，每服一两，水二盏，煎至一盏，去滓温服，不拘时候。

姜盐饮《直指方》　治霍乱欲吐不吐，欲泻不泻。

盐一两　生姜半两，切

上同炒令色变，以水一碗煎熟，温服。甚者，加童子小便一盏。

治绞肠沙证《经验方》　治手足厥冷，腹痛不可忍者，以手蘸温水于病者膝腕内拍打，有紫黑点处，以针刺去恶血即愈。又一法用麻弦小竹弓，蘸香油或热水，括手足、胸背、额项，即愈。

备急大黄丸　疗心腹诸痛，卒暴百病，用此药吐下即愈。方见

① 汤：原作"散"，据万历本及下文服用法改。

广按：干霍乱者，乃寒湿太甚，脾被绊而不能动，气被郁而不能行，所以卒痛而手足厥冷、恶心呕哕也。俗名搅肠沙者，盖言痛之甚也。除用药不言外，北方刺青筋以出气血、南方括胸背手足以行气血，俱能散病。然出气血不如行气血之为愈也。盖霍乱乃气病，非血病也，今刺青筋固能散气，而血因之以伤，况人之一身气常有余，血常不足，今不足者，又从而伤之，是不足之中又不足也。少壮之人庸或得免，而衰老之人则不免于死也。何以言之？气为血之先导，血为气之依附，今阴血既乏，则阳气失其依附，必然发越，不死何待？书曰：阳虚必恶寒，阴虚必发热。盖气有余便生火，火动则发热，热久而阴血愈消。经曰：阴虚则病，阴竭则死。此之谓也。

卷之六

暑　门

疟十八

《丹溪心法》

疟疾有风、暑、食、痰、老疟、疟母。大法风暑当发汗。夏月多在风凉处歇，遂闭其汗而不泄故也。恶饮食者，必自饮食上得之。无汗者要有汗，散邪为主，带补；有汗者要无汗，正气为主，带散。一日一发者，受病一月；间日一发者，受病半年；三日一发者，受病一年；二日连发住一日者，气血俱病。疟病感虚者，须以人参、白术一二贴，托住其气，不使下陷，后使他药。内伤挟外邪同发，内必主痰，外以汗解散，二陈汤加柴胡、黄芩、常山、草果煎服。久疟不得汗者，二陈汤加槟榔，倍苍术、白术①。一方加柴胡、葛根、川芎，一补一发，不可直截。老疟病，此系风暑于阴分，用血药引出阳分则散。

入方宜

川芎　抚芎　红花　当归　炒柏　白术　苍术　甘草　白芷

上锉，水煎，露一宿，次早服。

治疟一日、间一日发者，补药带表药，后以截疟丹截之，若在阴分者，用药掣起阳分，方可截，即前药之属。

---

① 白术：万历本、崇祯本均无此药。

充①按：疟在阴分，须彻起阳分者，即《格致论》中云，脏传出至腑，乱而失期也。又当因其汗之多寡而为补养升发之术。下陷，谓阳气下陷入阴血中，无汗要有汗，多用川芎、苍术、干葛、升麻、柴胡之属，此丹溪治疟之微旨，学者所当知也。

截疟常山饮②

穿山甲炮，五分　草果八分　知母一钱　槟榔七分　乌梅八分
炙甘草三分　常山八分

上㕮咀，水酒一大碗，煎半碗，露一宿，临发日早服，得吐为顺。一云：加半夏、柴胡，去穿山甲；如吐，加厚朴，又或加青皮、陈皮。

又方

柴胡　草果　常山　知母　贝母　槟榔各等分③

上用酒水同煎，露一宿，临发前二时服。

又治疟母，此药消导。

青皮　桃仁　红花　神曲　麦芽　鳖甲醋炙　三棱　莪术　海粉　香附并用醋煮

上为末，丸如梧子大，每服五七十丸，白汤下。

又治疟，寒热，头痛如破，渴饮冰水，外多汗出。

人参　白术　黄芪　黄芩　黄连　山栀炒　川芎　苍术　半夏天花粉

上㕮咀，水二④钟，姜三片，煎服。

---

① 充：万历本作"广"。
② 截疟常山饮：本方中药物剂量原无，据万历本补。
③ 各等分：原无，据万历本补。
④ 二：万历本作"三"。

又治疟疾发渴。

生芐　麦门冬　天花粉　牛膝　知母　葛根　炒柏　生甘草

上咬咀，水煎。

截疟青蒿丸

青蒿半斤　冬瓜叶　官桂　马鞭草各三两①

上焙干为末，水丸胡椒大，每一两分四服，于当发之前一时服尽。又云：青蒿一两，冬青叶二两，马鞭草二两，桂二两。未知孰是，姑两存之，以俟知者。

截疟

槟榔　陈皮　白术　常山各三钱　茯苓　乌梅　厚朴各一钱半

上咬咀，作二服，水酒各一钟，煎至一钟，当发前一日一服，临发日早一服，服后少睡片时。

又疟疾后

白术　半夏一两　黄连半两　白芍三钱　陈皮半两

上为末，粥丸梧子大，每服六十丸，姜汤下。

【附诸贤论】

《心法·附录》曰：世用砒霜等毒，不可轻用，俗谓之脾寒，此因名而迷其实也。苟因饮食所伤而得，亦未必全是寒，况其他乎？在其阳分者易治，阴分者难治。疟母必用毒药消之，行气消坚为主。东垣谓：寒疟属太阳，热疟属阳明，风疟属少阳，在三阴经则不分，总曰温疟。此言是。但三阴经说不明，凡作于子午卯酉日者，少阴疟也；寅申巳亥日者，厥阴疟也；辰戌丑未日者，太阴疟也。

---

①　各三两：原无，据万历本补。

【附脉理】

《脉诀举要》曰：疟脉自弦，弦迟多寒，弦数多热，随时变迁。

《心法·附录》曰：疟脉多弦，但热则弦而带数，寒则弦而带迟。亦有病久而脉极虚微而无力，似乎不弦，然而必于虚数之中见弦，但不搏手耳，细察可见也。

【附诸方】

黄连香薷饮　治伏暑发疟烦渴者。见中暑

桂枝羌活汤《拔粹方》　治疟疾，处暑前发，头痛项强，脉浮，恶寒有汗者。

桂枝　羌活　防风　甘草各半两

上为粗末，每服半两，水煎，如吐者，加半夏曲等分。

麻黄羌活汤《拔粹方》　治疟疾，头痛项强，脉浮，恶风无汗者。

麻黄去节　羌活　防风　甘草各半两

上为粗末，每服五钱，水一盏半，煎服。如吐，加半夏曲等分。

麻黄桂枝汤《拔粹方》　治疟疾如前，病而夜发者，或恶风，或恶寒。

麻黄一两，去节　炙甘草三钱　黄芩五钱　桂二钱　桃仁二十个，去皮尖

上为末，水煎服。桃仁散血缓肝，夜发乃阴经而有邪，用此汤散血中风寒也。

桂枝黄芩汤《拔粹方》　治疟，服药寒热转大者，知太阳、阳明、少阳三阳合病也。

甘草　人参　黄芩各四两半　半夏四钱　柴胡一两二①钱　石膏

知母各五钱　桂枝二钱

上为粗末，每服五钱，水煎服。

桂枝石膏汤《拔粹方》　治疟疾先寒后热，热多寒少。

桂枝五钱　石膏　知母各一两半　黄芩一两

上为末，分三服②，每水二盏，煎服。间日者，邪气所合

故也。

以上数方发散之剂。

人参养胃汤　治疟疾寒多热少者，必须先用此药发散，然后

用四兽饮之类截之。因食，倍加草果。见胃寒类

万安散《济生方》　治一切疟疾得病之初，以其气壮，进此药

以取效。气虚胃弱及妊娠不宜服之。

苍术泔浸，去皮炒　厚朴姜制，炒　陈皮去白　槟榔　常山酒浸

甘草炙。各一钱半

上㕮咀，水一盏半，煎至一盏，露一宿，当发日作二服。忌热

性物片时。

定斋草果饮子《简易方》　快脾治疟。

草果　苍术泔浸　厚朴　陈皮　半夏曲　甘草炙　乌梅去核。

各等分

上㕮咀，每服半两，水盏半，姜五片，枣二个，同煎七分，不

拘时服。寒多者，加干姜、附子；热多者，只加柴胡；瘴疟，加

槟榔。

---

① 二：万历本作"四"。

② 分三服：原作"三分服"，据万历本乙正。

柴胡桂姜汤《活人方》　治疟疾，寒多微热，或但寒而不热者，并治劳疟。

柴胡四两　桂枝去皮，一两半　黄芩一两半　瓜蒌根一两　牡蛎炮，碎，炒　甘草炙　干姜各一两。炮

上咬咀，每服五钱，水一盏半，煎至八分，温服。

柴胡加桂汤《活人方》　治疟，先寒后热，兼治支结。

柴胡八两，去苗　人参去芦　甘草炙　半夏炮七次　黄芩　肉桂去皮。各二两

上咬咀，每服五钱，水盏半，姜七片，枣二个，煎服。若渴者，去半夏，加人参、瓜蒌根，同煎服之。

以上数方治疟寒多热少，发散之剂。无汗可用。

小柴胡汤　治疟疾，热多寒少，但或单热，头疼口干，胸满者。方见温热类

柴胡栝蒌根汤　治疟疾，往来寒热，烦渴引饮。

柴胡去苗，一两七钱半　天花粉一两　黄芩去黑心　人参　甘草炙，七钱半

上服一两，姜五片，枣一枚，水二盏，煎一盏，去渣，通口服。

白虎加桂枝汤《活人方》　治疟疾，但热不寒，及有汗者。

知母六两　甘草炙，三两　桂枝三两　粳米三两　石膏一斤

上咬咀，每服五钱，水盏半，煎至一盏，去滓温服。

清脾饮《济生方》　治瘅疟，脉来弦数，但热不寒，或热多寒少，口苦咽热，小便赤涩。

青皮去白　厚朴姜制　白术　半夏汤洗七次　黄芩　草果仁　柴胡去苗　茯苓去皮　甘草炙。各等分

上咬咀，每服四钱，水盏半，姜五片，煎七分，温服，不拘时。

参苏饮 治发疟，热多寒少，兼咳嗽者。见伤风类

驱疟饮 治发疟，热多寒少者。

前胡 柴胡各四两 桂心 桔梗 厚朴 半夏各三两 黄芪 干姜炮 甘草炙。各二两

上锉，水二盏，生姜三片，枣四个，煎至一钟，温服①。

以上数方治疟热多寒少，发散之剂。有汗可用。

大柴胡汤 治疟热多寒少，目痛多汗，脉大，以此汤微利为度。余邪未尽，以白芷石膏三物汤以尽其邪。方见温热

白芷石膏三物汤

白芷一两 知母一两七钱 石膏四两

上为粗末，每半两，水一盏，煎服②。

以上二方治疟热多寒少，推逐调和之剂。

四兽饮《简易方》 治五脏气虚，喜怒不节，致阴阳相胜，结聚涎饮，与卫气相搏，发为疟疾。

人参去芦 白术 茯苓去皮 橘红 草果仁 半夏汤炮 枣子 生姜 乌梅去核。各等分 甘草炙，减半

上咬咀，以盐少许淹，食顷用厚皮纸裹了，以水湿之，慢火炮令香熟，焙干，每服半两，水二盏，煎六分，未发前并进数服。

七宝饮《简易方》 治一切疟疾，无问寒热多少，及山岚瘴气，寒热如疟。

---

① 煎至一钟温服：原作"煎"，据万历本改。
② 服：此下原衍"清"字，据万历本删。

厚朴姜制　陈皮　甘草炙　草果仁　常山鸡骨者　槟榔　青皮各等分

上㕮咀，每服五钱，水一盏半，酒半盏，煎取一盏，露一宿，空心向东温服，睡少顷时。须忌热性物。寒多加酒服。

清肺饮《三因方》　治饮食伤脾，停滞痰饮，发为寒热。

厚朴四两，姜炒　乌梅去核　半夏汤去滑　青皮　良姜各二两　草果去皮，一两　甘草炙，半两

上㕮咀，每服四钱，水一盏，姜三片，枣一枚，煎七分，未发前并三服。忌生冷、油腻之物。

以上三方治疟寒多热少，止截之剂。

常山饮《和剂方》　治疟疾，发散不愈，渐成劳瘵。

知母　川常山　草果各三两二钱　良姜二两　甘草　乌梅去核。各一两六钱

上㕮咀，每服五钱，水一盏，姜五片，枣一枚，煎七分，温服。

六和汤

人参　知母　草果　贝母　乌梅　白芷　槟榔　柴胡各一钱，用酒拌　常山二钱

上锉，姜三片，枣一枚，酒水同煎，露一宿，临发前二时服。

以上二方治疟热多寒少，止截之剂。

鬼哭丹　治疟，三二日一发者。

常山一斤，醋浸，春五夏三①日，秋七冬十日　槟榔各四两　半夏贝母各二两

---

① 三：万历本作"二"。

上为末，用鸡子清、面糊为丸，如梧桐子大，每服三十丸，隔夜临睡，冷酒吞服，次日早再进一服。

秘方清脾丸　治疟三日一发，或十日一发。

姜黄三钱　白术一两半　人参　槟榔　草果　莪术醋炒　厚朴各半两　黄芩　半夏　青皮各一两　甘草三钱

上为末，饭丸如梧子大，每六十丸，食远白汤下，日二服。

红丸子《济生方》　专治食疟。

青皮炒，三两　阿魏醋化，二钱五分　蓬术醋煮　京三棱醋煮。各二两　胡椒一两

上为末，别用陈仓米同阿魏醋煮糊丸，如梧子大，每服五十丸至百丸，淡姜汤下，或因食生果成疟，用麝香汤吞下。

老疟饮《三因方》　治久疟结成癥瘕痃癖在胸胁，诸药不愈者。

苍术泔浸　草果去皮　桔梗　青皮　陈皮　良姜各半两　白芷　茯苓　半夏汤洗，去滑　甘草炙　枳壳麸炒　桂心　干姜炮。各三钱　紫苏叶　川芎各一①钱

上㕮咀，每服四钱，水一盏，盐少许，煎七分，空心服。

山甲汤　久疟、疟母不治者，宜服四兽饮，间服此汤。

川山甲　木鳖子等分

上为末，每服二钱，空心，温酒调下。

鳖甲饮子《济生方》　治疟疾久不愈，胁下痞满，腹中结块，名曰疟母。

草果仁　鳖甲醋炙　黄芪去芦　白术　白芍药　厚朴姜制，炒

---

① 一：崇祯本作"二"。

槟榔　橘红　川芎　甘草炙。各等分

上咬咀，每服四钱，水一钟，姜七片，枣一枚，乌梅少许煎，温服。

十将军丸　久疟不瘥，腹痛，有疟母。

三棱一①两，去毛土，炮　莪术生　青皮去白　陈皮去白。各一两　草果去壳，二两　川常山二②两　砂仁　槟榔　乌梅　半夏汤泡七次。各一两

上先将常山、草果二味锉，用好酒、醋各一碗，入瓦器内先浸一宿，后入八味药同浸，至晚用瓦铫内炭火煮干，取出晒，如无日色，用火焙干为末，半酒半醋打糊为丸，如梧桐子大，每服三四十丸，白汤吞下，日进三服。忌生冷、鱼腥、咸酸、油腻、面、诸死毒物，服四两至八两，即除根。凡有积聚，及行瘴湿地，方宜服之。

以上诸方消导之剂。

四将军饮《良方》　治寒热疟疾，作而仆厥，手足俱冷，昏不知人，此虽一时急救之方，用之有验。

附子一个，炮，去皮　诃子四个，去核　陈皮四个，全洗净　甘草炙，四钱

上咬咀，为四服，每服水一钟半，生姜七片，枣七枚，煎取一半，令热灌，病者立可甦省。

广按：疟疾发作而僵仆不省人事者，盖由顽痰、老痰胶固于中，荣卫不行故也。所以中风、中暑而卒倒不省人事者，亦由痰

---

① 一：万历本作"二"。
② 二：万历本作"一"。

之所致也。附子性大热，走而不守，本是治寒湿之药，今疟疾发作僵仆而用之，以其性大热，能开散顽痰，使荣卫得行故耳！乃是劫剂，非正治之药也。

露姜饮《澹寮方》

用生姜四两，和皮捣汁一碗，夜露至晓，空心冷服，大治脾胃聚痰，发为寒热。

广按：生姜自然汁，凡中风、中暑、中气、中毒、干霍乱，一应卒暴之证，与童便同用，立可解散。盖生姜能开痰、童便能降火故也。

分利顺元散《澹寮方》　治体虚之人患疟疾，寒多，不可用截药者。

川芎　附子各一两　南星二两　木香五钱。另锉，临时入

上除木香不见火外，三味各将一半去皮生用，一半炮熟合和，㕮咀，每服四钱，枣七枚，生姜十片，水一钟，煎七分，当发前一日及当发日早晨连进二三服，半生半熟，能分解阴阳也。

一方　治久疟。

用青蒿、桂枝各为末，若寒多用桂多蒿少，热多用蒿多桂少，三七分互用，各以生姜二两，连皮捣汁，和热酒调服，以衣被盖卧，即愈。

雄黄散《保命集》　治久疟不能食，胸中兀兀，欲吐而不吐，此药吐之，必愈。

雄黄　瓜蒂　赤小豆各等分

上为细末，每服半钱，温水调下，以吐为度。

辰砂丸《宣明方》　治一切脾胃虚疟热毒者。

信砒　甘草各一钱　朱砂二钱　大豆四十九粒

上为末，滴水和丸，匀分作四十丸服，发日日欲出，煎桃心汤下一丸。忌热性物。

克效饼子《和剂方》　治一切疟疾，发作有时先觉，伸欠乃作，寒栗股振，头颔中外皆寒，腰脊俱痛，寒战既已，或内外皆热，头痛如破，渴饮冷水，或痰聚胸中，烦满欲吐，或先寒后热，或寒多热少，或热多寒少，或但热不寒，但寒不热，或一日，或隔日，或发后六七日再发，皆治之。

龙脑　麝香　定粉研。各五钱　荷叶　绿豆　甘草爁①。各五两　朱砂一两二钱半，研　信醋煮，二两半　金箔二十五个②，为衣

上为末，炼蜜搜和匀，每两作二十丸，捏扁，金箔为衣，每服一饼子，以新汲水磨化。日发者，未发前服之；间日发者，头夜服；隔数日发者，前一日夜服；连日发，凌晨服。

不二散

人言一两，为末　飞面四两，与人言、水和软饼，锅内焙干，为末用　白扁豆末，二两　细茶末，二两

上同和匀，每服小半钱，已前半日用温茶调下，再用茶荡净。忌食酒、面、鱼等物。

雄朱丹

用雄黑豆四十九粒，五月五日以冷水浸，从早至巳时，去皮晒③干，研为末，入信末一钱，再研匀细为丸，雄黄为衣，晒干收贮，少壮人如梧桐子大，衰老人如小黄豆大，小儿如绿豆大，临

---

① 爁（lǎn 览）：烤炙。万历本无此字，崇祯本作“煨”。

② 个：万历本作“张”。

③ 晒：原作“眼”，据万历本改。

发时五更，面东，井水下一丸，不止，并①服黑豆圆者是。

一方 治久疟。

天南星二枚　好信三②钱

上先将南星开孔，用信三③钱，研为末，装入孔内，两星相对，用泥固济，炭火煅存性，取出研为细末，用绿豆粉打糊为丸，如豆大，每服一二丸，临发日五更，温茶清下，白汤亦可。

一方

人言二钱　雄黄　绿豆各五钱

上为细末，面糊为丸，如筋头大，朱砂为衣，每服一丸，用桃柳条各七寸煎汤，露一宿，临发日空心服，面向东。忌食热物、鱼腥、油腻十日。

疟疾良方《百一选方》　今人治疟疾多用常山、砒霜之类，发吐取涎，纵使得安，脾胃不能不损，不若此药最为稳当。

辰砂光明者　阿魏真者。各一两

上研匀和，稀糊为丸，如皂角子大，每服一丸，空心，人参汤下。

以上数方劫夺之剂。

灸法《济生方》　治疟疾久不愈。

不问男女，于大椎中第一骨节尽处，先针后灸三七壮，立效。或灸第三骨节亦可。

对金饮子《和剂方》　治寒热疟疾愈后，理调脾胃。

厚朴去皮，姜汁炒　苍术泔浸，去粗皮　甘草炙。各二两　陈皮去

---

① 并：万历本作"再"。
② 三：万历本作"二"。
③ 三：万历本作"二"。

白，一两①

上㕮咀，每服四钱，水一钟，姜三片，枣一个，煎服。一方加草果，倍用苍术，名草果平胃散。

正气散_{徐同知方}　退寒疟，止胃寒，进食。

藿香四两　草果四两　半夏　陈皮　厚朴　砂仁　甘草各一两

上锉为散，生姜枣子煎，温服。如疟未至，俟发日早服。

草果饮《和剂方》　治寒热疟疾，初愈，服此进食理脾。

紫苏　草果仁　良姜炒　川芎　青皮　甘草炙　陈皮去白　白芷各等分

上㕮咀，每服四钱，水一钟，煎七分，热服。

以上数方治疟初愈，理脾进食之剂。

广按：疟疾之源，盖由暑月中、表气虚而致。中气虚，则水谷停聚而为痰饮于胸胁矣；表气虚，则风暑入内而使血液稽留于经络矣。久则痰饮、血液怫郁，稠黏胶固，痞塞不通。人之荣卫，昼行阳分二十五度，脊与背也；夜行阴分二十五度，胸与腹也。荣卫行到病所不通，乃作寒战股振，头领中外皆寒，腰脊俱痛，此正气入于内也。寒战俱已，内外皆热，头痛如破，渴欲饮水，烦满欲吐，自汗，此邪火发于外也。或独寒而无热，或寒多而热少，或无汗者，宜开郁豁痰为主，用人参养胃汤、草果饮子之类以发散之；或热多而寒少，或独热而无寒，或有汗者，宜清热补虚为主，用白虎加桂枝汤、小柴胡汤之类以发散之。用发散之药三五服后，则用四兽饮、六和汤之类以截之。或疟久在阴分，亦须用血药彻起阳分，然后截之可也。

---

① 一两：原无，据万历本补。

疟疾治例 _{出《明医杂著》}

王节斋曰：疟是风暑之邪，有一日一发，有二日一发，有三日一发，有间一日连二日发，有日与夜各发，有有汗，有无汗，有上半日发，有下半日发，有发于夜者。治法邪从外入，宜发散之，然以扶持胃气为本，又须分别阳分阴分而用药。邪疟及新发热者，可散可截；虚疟及久者，宜补气血。若过服截药，致伤脾胃，则必延绵不休。

主方

柴胡去苗　白术各一钱　苍术泔浸，一钱。以上三味疟疾必用之
陈皮七分　甘草炙，五分　干葛一钱二分

若一日一发及午前发者，邪在阳分，加枯黄芩、茯苓、半夏各一钱；热甚头痛，再加川芎、软石膏各一钱；口渴，加石膏、知母、麦门冬各一钱。若间日或三日发、午后或夜发者，邪在阴分，加川芎、当归、酒炒芍药、熟地黄、酒炒知母各一钱，酒洗红花、酒炒黄檗各四分，提起阳分，可截之。若间一日连发二日，或日夜各发者，气血俱病，加人参、黄芪、白茯苓各一钱以补气，川芎、当归、白芍药、熟地黄各一钱以补血。若阳疟多汗，用黄芪、人参、白术以敛之；无汗，柴胡、苍术、白术、黄芩、干葛以发之。若阴疟多汗，用当归、白芍药、熟地黄、黄芪、黄檗以敛之；无汗，柴胡、苍术、大川芎、红花、升麻以发之。故曰：有汗者要无汗，扶①正气为主；无汗者要有汗，散邪为主。若病人胃气弱，饮食少，或服截药伤脾胃而少食者，加人参一钱半，酒炒芍药、大麦芽各一钱。若伤食痞闷，或有食积者，加神曲、麦芽、枳实炒，各二钱，炒黄连

---

① 扶：原无，据万历本补。

五分；若痰盛，加姜制半夏、南星、枳实炒，各一钱，黄芩、黄连各六分。若欲截之，加槟榔、黄芩、青皮、常山各一钱，乌梅净肉三个，肥者。若日久虚疟，寒热不多，或无寒而但微热者，邪气已无，只用四君子合四物汤，加柴胡、黄芩、黄芪、陈皮以滋补气血。

痢十九

《丹溪心法》

痢，赤属血，白属气，有身热，后重，腹痛，下血。身热挟外感，小柴胡汤去人参。后重，积与气坠下之故，兼升兼消，宜木香槟榔丸之类。不愈者，用秦艽、皂角子、煨大黄、当归、桃仁、黄连、枳壳。若大肠风盛，可作丸服。保和丸亦治因积作后重者，五日后不可下，盖脾胃虚故也。后重窘迫者，当和气，木香、槟榔。腹痛者，肺金之气郁在大肠之间，如实者，以刘氏之法下之，虚则以苦梗开之，然后用治痢药，气用气药，血用血药，有热用黄芩、芍药之类，无热腹痛，或用温药，姜、桂之属。下血，四物为主。下血，多主食积与热，或用朴硝者。青六丸治血痢，效。痢疾初得一二日间，以利为法，切不可便用止涩之剂。若实者，调胃承气、大小承气、三一承气下之；有热先退热，然后看其气病血病，加减用药，不可便用参、术，然气虚者可用，胃虚者亦用之。血痢久不愈者，属阴虚，四物汤为主，凉血和血，当归、桃仁之属。下痢久不止，发热者，属阴虚，用寒凉药，必兼升散药并热药。下痢大孔痛者，因热流于下也，以槟榔、木香、黄连、黄芩、炒干姜。噤口痢者，胃口热甚故也。大虚大热，用香连及①莲肉各一半，共为末，米汤调下。又方，人参二分，姜炒

① 及：崇祯本作"丸"。

黄连一分，为末，浓煎，终日细细呷之。如吐则再服，但一呷下咽便开。人不知此，多用温热药甘味，此以火济火，以滞益滞。封脐引热下行，用田螺肉捣碎，入麝香少许，盦①脐内。下痢不治之证，下如鱼脑者半死半生，下如尘腐色者死，下纯血者死，下如屋漏水者死，下如竹筒注者不治。赤痢乃自小肠来，白痢乃自大肠来，皆湿热为本，赤白带②浊同法。下痢有风邪下陷，宜升提之，盖风伤肝，肝主木故也。有湿伤血，宜行湿清热。《内经》所谓"身热则死，寒则生"，此是大概言，必兼证详之方可，今岂无身热而生寒而死者？脉沉小留连或微者易治，洪大数者难治也。脉宜滑大，不宜弦急。仲景治痢疾，温者五法，可下者十法，或解表，或利小便，或待其自已，还分易治、难治、不治之证，至为详密，但与泻同，立论不分，学者当辨之。大孔痛，一曰温之，一曰清之，按久病身冷，脉沉小者，宜温宜补；暴病身热，脉浮洪者，宜清。有可吐者，亦有可汗可下者。初得之时，元气未虚，必推荡之，此通因通用之法，稍久气虚则不可下。壮实初病宜下，虚弱衰老久病宜升之。先水泻后脓血，此脾传肾，贼邪难愈；先脓血后水泻，此肾传脾，微邪易愈。下痢如豆汁者，湿也。盖脾胃为水谷之海，无物不受，常兼四脏，故五色之相杂，当先通利，此迎而夺之之义。如虚者，亦宜审之。因热而作，不可用巴豆。如伤冷物者，或可用，宜谨。又有时疫作痢，一方一家之内，上下传染相似，却宜明运气之胜复以治之。

戴云：痢虽有赤白二色，终无寒热之分，通作湿热治，但分

---

① 盦（ān 安）：覆盖。《说文解字》："覆盖也。"
② 带：原作"滞"，据万历本改。

新久，更量元气，用药与赤白带同。

入方

黄连　滑石　甘草　白芍　苍术　白术　当归　青皮　条芩

上锉，水煎。里急后重，炒黄连、滑石，加桃仁、槟榔，甚者大黄。呕者，用姜汁、半夏。

又方

干姜一钱　当归二钱半　乌梅三个　柏一钱半　黄连一钱

上锉，作一服，水煎，食前。若水泻，可等分用，或加枳壳。

又方　治热与血。

大黄　黄连　黄芩　黄柏　枳壳　当归　芍药　滑石　桃仁　甘草　白术等分

上为末，或汤调，或作丸，用面糊，或神曲糊丸服。一本云：误服热药、涩药，毒犯胃者，当明审，以祛其毒。

治白痢。

苍术　白术　神曲　茯苓　地榆　甘草等分

上锉，水煎。

治赤痢。

地黄　芍药　柏　地榆　白术等分①

上锉，水煎。腹痛，加枳壳、厚朴；后重，加滑石、木香、槟榔；有热，加黄芩、山栀。

又治痢方。

滑石一两　苍术半两　川芎三钱　桃仁　芍药半两，炒　甘草一钱

① 等分：原无，据万历本补。

上为末，姜一片，擂细，煎滚服。

又方 孙郎中因饮水过多，腹胀，泻痢带白。

苍术　白术　厚朴　茯苓　滑石

上㕮咀，水煎，下保和丸。又云：加炒曲、甘草。

又方

苍术　龟板　白芍各二两半　酒柏炒，半两

上为末，粥丸，以四物汤加陈皮、甘草，水煎汤下。

又方 痢后腰痛，两脚无力。

陈皮　半夏　白芍各一钱　茯苓　苍术　当归　酒芩各半钱
白术　甘草各二钱

上㕮咀，作一服，姜煎，食前服。

又方 治小儿八岁下痢纯血，作食积治。

苍术　白术　黄芩　滑石　白芍　茯苓　甘草　陈皮　神曲
炒。各等分①

上㕮咀，水煎，下保和丸。

一老年七十，面白，脉弦数，独胃脉沉滑，因饮白酒作痢，
下血淡脓水，腹痛，小便不利，里急后重，参、术为君，甘草、
滑石、槟榔、木香、苍术为佐，下保和丸二十五丸，第二日前证
俱减，独小便不利，以益元散与之安。

治痢十法

其或恶寒发热，身首俱痛，此为表证，宜微汗和解，用苍术、
川芎、陈皮、芍药、甘草、生姜三片煎。其或腹痛后重，小水短，
下积，此为里证，宜和中疏气，用炒枳壳、制厚朴、芍药、陈皮、

① 各等分：原无，据万历本补。

滑石、甘草，煎。其或下坠异常，积中有紫黑血，而又痛甚，此为死血证，法当用擂末桃仁、滑石行之。或口渴，及大便口燥辣，是名夹热，加黄芩；或口不渴，身不热，喜热手熨烫，是名挟寒，加干姜。其或下坠在血活之后，此气滞证，宜于前药加槟榔一枚。其或在下则缠住，在上则呕食，此为毒积未化，胃气未平证，当认其寒则温之，热则清之，虚则用参、术补之，毒解积下食自进。其或力倦，自觉气少，恶食，此为夹虚证，宜加白术、当归身尾，甚者加人参，又十分重者，止用此一条加陈皮补之，虚回而利自止。其或气行血和积少，但虚坐努责，此为无血证，倍用当归身尾，却以生芍药、生苄、生桃仁佐之，复以陈皮和之，血生自安。其或缠坠退减十之七八，秽积已尽，糟粕未实，当炒芍药、炒白术、炙甘草、陈皮、茯苓煎汤，下固肠丸三十粒。然固肠丸性燥，恐尚有滞气未尽行者，但当单饮此汤，固肠丸未宜遽用，盖固肠丸有去湿实肠之功。其或利后，糟粕未实，或食粥稍多，或饥甚方食，腹中作痛，切不可惊恐，当以陈皮、白术各半煎汤和之自安。其或久痢后体虚气弱，滑下不止，又当以药涩之，可用诃子皮、肉豆蔻、白矾、半夏，甚者添牡蛎，可择用之。然须用陈皮为佐，恐大涩亦能作痛。又甚者，灸天枢、气海。上前方用厚朴，专泻滞凝之气，然厚朴性大温而散气，久服大能虚人，滞气稍行即去之。余滞未尽，则用炒枳壳、陈皮，然枳壳亦能耗气，比之厚朴稍缓，比陈皮稍重，滞气稍退当去之，只用陈皮以和众药。然陈皮去白，有补泻之兼，若为参、术之佐，亦纯作补药用。凡痢疾腹痛，必以白芍药、甘草为君，当归、白术为佐，恶寒痛者加桂，恶热痛者加黄柏。达者更能参以岁气时令用药，则万举万全，岂在乎执方而已哉！

【附脉理】

《脉诀举要》曰：涩则无血，厥寒为甚，尺微无阴，下痢逆冷。又曰：无积不痢，脉宜滑大，浮弦急死，沉细无害。

【附诸方】

五苓散　治伏热下痢，分利阴阳。见温热

黄连香薷饮　治感暑，下痢鲜血。

清暑益气汤　治暑病，内伤下痢，不思饮食，发热。

六合汤　治伏热烦闷，或成痢疾。俱见中暑

以上数方治因暑下痢之剂。

败毒散加石莲肉　治下痢热毒，不进饮食。

仓廪方仁存方　治下痢赤白，或因先是寒邪中脏腑，致发热者，败毒散加陈米、姜、枣同煎。俱见伤风

防风芍药汤《拔粹方》　治滞痢飧泄，身热脉弦，腹痛而渴，及头痛微汗。

防风　芍药　黄芩各一两

上㕮咀，每服一两，水二钟，煎至一钟，去滓，食前通口服。

以上数方治痢疾身热者之剂。

香连丸《和剂方》　治冷热不调，下痢赤白，脓血相杂，里急后重。

黄连去芦，二十四两，用吴茱萸十两同浸，炒令赤色，去茱萸不用

木香四两八钱，不见火

上为细末，醋糊为丸，如梧桐子大，每服二十丸，空心，米饮下。

导气汤《拔粹方》　治下痢脓血，里急后重，日夜无度。

芍药一两　当归半两　大黄二钱半　黄连一钱　黄芩二钱半　木

香　槟榔各一钱

上咬咀，每一①两，水二钟，煎至七分，温服，食前。

木香枳壳丸《圣惠方》　治痢疾，里急后重，兼开胸膈，进饮食，破滞气，散内热。

木香　槟榔　陈皮去白　黄连去须　蓬术煨　当归去芦　枳壳去穰，炒　青皮各五钱　香附子去毛　黄柏各一两半　黑牵牛头末，二两

上为末，水丸如梧桐子大，每服五十丸，或七十丸，姜汤下。如肿毒，加服至二百丸，利五七行立消。

戴人木香槟榔丸　治证同前。

木香　槟榔　青皮　陈皮　广术　枳壳　黄连　黄柏　大黄各半两　丑末　香附各二两

上为末，水丸梧子大，每五六十丸，煎水下，量虚实与之。《绀珠》多三棱、黄芩、当归，分两不同。见鼓胀

保和丸　治脾虚因积作后重者，不可下，用此消导。方见积聚

和中丸　同前。方见调补脾胃

以上数方治痢疾后重者之剂。

黄连阿胶丸《和剂方》　治冷热不调，下痢赤白，里急后重，脐腹疼痛，口燥烦渴，小便不利。

阿胶炒，二两　黄连去须，三两　茯苓去皮，三两

上黄连、茯苓为末，水熬阿胶膏，搜和丸，如梧子大，每三十丸，米饮下。

当归丸《济生方》　治冷留肠胃，下痢纯白，腹痛不止。

当归　芍药　附子　白术　干姜　厚朴　阿胶蛤粉炒。各一两

---

① 一：崇祯本作"二"。

乌梅肉二两

上为末，醋糊丸，梧子大，每服五十丸，空心，米饮下。

苍术芍药汤《拔粹方》　治痢疾痛甚者。

苍术二两　芍药一两　黄芩　官桂各五钱

上咬咀，每一两，水二钟，煎至一钟，温服。

四味阿胶丸仁存方　治挟热下痢色黄，烦躁多渴，脐腹疼痛，小便不利。

黄连净，四两　茯苓去皮，二两　赤芍药三两　阿胶蛤粉炒，一两

上为末，醋糊丸，梧子大，每服五十丸，米饮下。

当归导气汤《拔粹方》　治脓血痢无度，腹中痛。

当归　芍药各一钱　甘草一钱半　青皮七钱　槐花七分　生地黄酒洗，阴干，二钱

上咬咀，水二钟，煎至一钟，去滓温服，食前。如后重，加木香、槟榔末各三分，泽泻半钱；如小便利，去泽泻。

以上数方治痢疾腹痛者之剂。

乌梅丸　治热留肠胃，脐腹疠痛，下痢纯血，或服热药过多，毒蕴于内，渗成血痢。《济生方》

乌梅肉二两　黄连三两　当归　枳壳去穰，麸炒。各二两

上为末，醋糊丸梧子大，每服七十丸，空心，米饮下。

茜根丸《济生方》　治一切毒痢及蛊注，下血如鸡肝，心烦腹痛。

茜根洗　川升麻　犀角镑　地榆洗　当归去芦，洗　黄连去须枳壳去穰，麸炒　白芍药各等分

上为末，醋煮米糊丸，如梧桐子大，每服七十丸，空心，米饮下。

槐花散《拔粹方》 治血痢久不止，腹中不痛，不里急后重。

青皮　槐花　荆芥穗各等分

上为末，水煎，空心热服。

地榆散《百一选方》 治中暑昏迷，不省人事，欲死。并治血痢、暑痢。

地榆　赤芍药　黄连　青皮去白

上等分为末，每服三钱，浆水调，如无，只以新水亦得。若血痢，水煎。

地榆散 治下血，远年不瘥及血痢。

地榆　卷柏等分

上咬咀，用水沙瓶煮数十沸，通口服。

檗皮汤《经验方》 治伤寒下痢，亦治久血热痢。

檗皮二①两　黄芩二两　黄连一两

上咬咀，每服一两，水二钟，煎至一钟，去滓，通口服。腹痛加山栀子，小便不利加赤茯苓、阿胶煎服。

椿皮丸《经验方》 治下痢清血，腹中刺痛。

用椿根白皮不拘多少，为末，米醋糊丸，如梧桐子大，空心，米饮下三四十丸。

四物汤《保命集》 治下痢纯血。

川芎　当归　白芍　生苄　槐花　黄连　御米壳等分

上锉，水煎服。

苦参丸 治血痢。

用苦参不以多少，炒焦为末，滴水丸如梧子大，每服五十丸，

---

① 二：崇祯本作"三"。

米饮下。

治痢血方

昔曹鲁公痢血百余日，国医无能疗者，陈应之取盐水梅除核研一枚，合腊茶，加醋汤沃服之，一啜而瘥。大丞相庄肃梁公亦痢血，应之曰：此挟水谷，当用三物散。亦数服而愈。三物散用胡黄连、乌梅肉、灶心土等分为末，腊茶清调下，食前服。

治下痢纯血《经验方》

黄柏蜜炙令香黄色，一两

上为末，每服三钱，空心，温浆水调下。

一方　治血痢。

用地锦草不以多少，晒干，碾为细末，每服二钱，空心，米饮调下。

一方　治肠风血痢。

用鲫鱼一个，破开，去肠胆，酿白矾二钱，烧灰存性为末，米饮调服。

以上数方治痢疾下血者之剂。

地榆散《和剂方》　治大人小儿脾胃气虚，冷热不调，下痢脓血，赤多白少，或下鲜血，里急后重，小便不利。

地榆炒　干葛各半斤　干姜炮，二两　当归去苗，三两　茯苓去皮赤芍药各六两　甘草炙，四两　罂粟壳蜜炒，十二两

上为末，每服一钱，用温热水调下，不拘时服。若下痢纯白及紫黑血，并肠滑不禁者，不可服之。

地榆芍药汤《拔粹方》　治泄痢脓血，乃至脱肛。

苍术八两　地榆二两　卷柏　芍药各三两

上咬咀，每服一两，水二钟，煎至一钟，食前，通口服。

阿胶汤《拔粹方》　治伤寒热毒入胃，下痢脓血。

黄连炒，二两　栀子五钱　阿胶蛤粉炒　黄檗去皮，炙。各一两

上㕮咀，每服一两，水二钟，煎至一钟，温服食前。

大黄汤《拔粹方》　治泄痢久不愈，脓血稠黏，里急后重，日夜无度，久不愈者，用此微利。

大黄一两

上用好酒二钟浸半日，煎至一钟，去大黄，将酒分二服，如未止再服，以利为度。复服芍药汤和之，痢止再服芍药黄芩汤，以彻其毒也。

芍药汤《拔粹方》　下血调气，溲而便脓血，知气行而血止，行血则便自愈，调气则后重除。

芍药一两　当归　黄连　黄芩各半两　肉桂二钱半　槟榔　大黄各三钱　甘草炙　木香各二钱

上㕮咀，每服半两，水二钟，煎至一钟，去渣温服。如痢不减，渐加大黄；如汗后脏毒，加黄柏半两。

芍药黄芩汤《拔粹方》　治泄痢腹痛，或后重身热久不愈，脉洪疾者，及下痢脓血稠黏。

黄芩　芍药各一两　甘草炙，半两

上㕮咀，每服一两，水二钟，煎至一钟，去渣，通口服，食前。

芍药檗皮丸《拔粹方》　治便脓血。

芍药　黄檗皮等分

上为末，醋糊丸如梧桐子大，米饮送下五十丸①。

---

①　五十丸：原无，据万历本补。

专治赤痢。《秘方》

黄连二两　木香　甘草各二钱

上㕮咀，水二钟，煎至一钟，去滓，温服，食前。先一日服五苓散三贴，次日早服此药，即止如神。

又方

用连白青韭一大握，多要取汁，和煮酒①一盏温饮之，极验。又治妇人心痛有效，散气行血故也。

解毒金花散《经验方》　治下痢脓血，热毒。

黄芩　白术　赤茯苓　赤芍药各半两　黄连　黄檗各一两

上㕮咀，每服一两，水二钟，煎至一钟，去滓温服，食前。如腹痛，加栀子仁二枚同煎。

一方　治热痢不止。

用车前叶捣烂，取汁一钟，入蜜一合，煎服。

黄连乌梅丸《圣惠方》　治湿热痢不瘥。

乌梅炒　黄连各四两，净

上为末，炼蜜丸，梧子大，每服二十丸，米饮下，食前。

芍药檗皮丸子和方　治一切湿热恶痢，频并窘痛，无问脓血。

芍药　黄檗各一两　当归　黄连各半两

上为末，水丸小豆大，温水下三四十丸等服。忌油腻、生冷、一切热物。

以上数方治湿热伤血赤痢之剂。

戊己丸《和剂方》　治脾经受湿，泄痢不止，米谷不化，脐腹刺痛。

---

① 煮酒：烫酒，热的酒。

黄连去须　　吴茱萸去梗　　白芍药各二①两

上为末，面糊丸，梧子大，每服三十丸，米饮空心下，日三服。

升阳除湿防风汤《拔粹方》　　如大便闭或里急后重，数至圊而不能便，或少有白脓，或少有血，慎勿利之，升举其阳，则阴气自降矣。

苍术四两，米泔水制　　防风三钱　　白术二②钱　　茯苓一钱　　白芍药一钱

上㕮咀，每服一两，除苍术另作片子，水一碗半，煮至二盏，纳诸药同煎至一盏，去滓，稍热，空心，食前服。

升阳益胃汤　治脾虚湿胜，阳气下陷作痢。见内伤类

胃风汤　治风入肠胃作痢，或白或赤，或豆汁。见冒风类

钱氏白术散　治气血俱虚，神弱之人或泻或痢或吐。

人参　白茯苓　白术　木香　甘草　藿香各一两　干姜半两

上为粗末，每服五钱，水一钟，煎七分，食前温服。

一方　治白痢。

酸石榴皮半个　草果一个　陈皮三片　乌梅一个　甘草一寸　干姜一块

上㕮咀，都作一服，水二钟，煎至一钟，去渣，食前温服。

一方　山药锉如豆大，一半瓦器内炒熟，一半生用，为细末，米饮调下。

以上数方治湿热伤气白痢之剂。

---

① 二：崇祯本作“三”。
② 二：崇祯本作“一”。

噤口痢

石莲肉 日干

上为末，每服二钱，陈仓米调下，便觉思食，仍以日照东方壁土炒真橘皮为末，姜、枣略煎，佐之。

一方 治噤口痢。

用黄连半斤，咬咀，生姜四两，切作片，与黄连同炒，待姜焦黄色，去姜，只取黄连为细末，同陈米饭一处捣烂，丸如梧桐子大，每服七八十丸。赤者陈米饮下，白者陈皮汤下，赤白相参者陈米橘皮汤下。

一方 用独子肥皂一枚去核，用盐实其内，火烧存性为细末，先煮白米粥用少许，入在粥内，食之立效。

一方 梨一枚，去心，入好蜜一匙，煨过食之。

以上数方治噤口痢之剂。

曲芀丸 治食积作痢。

川芎　神曲　白术　附子各等分

上为细末，面糊丸梧子大，每服三五十丸，温米饮下。此药亦治飧泄。

广按：此治冷饮食作痢，热则开散之理。

木香丸 治痢疾。

木香三钱　豆豉一两，洗净　巴豆四十九粒，去壳，针穿，灯上烧存性，另研

上为末，豆豉为丸，绿豆大，每服三丸，红痢甘草汤下，白痢干姜汤下。

木香不二丸 治痢疾或赤或白，或赤白交杂。

木香不见火　肉豆蔻面裹煨　柯子煨过取肉。各一钱　巴豆一两，

去壳油，另研　淡豆豉末一①钱半，一半入药，一半打糊

上为末，淡豆豉末同面打糊为丸，如黄豆大，小儿如绿豆大，量大小虚实，每服只许一丸，切忌服二丸，食前或临卧冷汤下。赤痢地榆汤下，白痢干姜汤下，赤白交杂甘草汤下。服此药后多行二三次即住。

广按：此二方用巴豆，即通因通用之理。然于伤冷饮食暴痢用之庶乎可也，殊不知痢本因水谷停积，湿而生热，湿热为病，但有伤气伤血、为白为赤之分，终无寒冷之义。经曰：苦寒除湿热。用大黄以推荡，乃是正治也。

圣饼子　治积滞作痢。

黄丹二钱　定粉三钱　蜜佗僧二钱　舶上硫黄二钱　轻粉少许

上为细末，入白面四钱，滴水和为丸，指尖大，捻作饼子，阴干，食前浆水磨化服之，大便黑色为妙。

苏感丸　治冷积作痢。

以苏合香丸与感应丸二药合匀，如粟大，每五丸，淡姜汤空心下。

苏合香丸见中风

感应丸见伤食

以上数方治积滞作痢之剂。

治赤白痢。

吴茱萸拣净　黄连去须。各等分

上为一处，以好酒浸透取出，各自拣焙，或晒干为末，糊丸如梧桐子大。赤痢用黄连丸三十粒，甘草汤下；白痢用茱萸丸三

十粒，干姜汤下；赤白痢各用十五粒相合，并甘草干姜汤下。

驻车丸《和剂方》 治一切下痢，无问冷热。

阿胶捣碎，蛤粉炒如珠子，为末，以醋四合，熬成膏，一两半 黄连去须，二两 当归去芦，一两半 干姜炮，一两

上为末，以阿胶膏丸如梧桐子，每服三十丸，食前米饮下。

阿胶梅连丸《宣明方》 治下痢，无问久新，赤白青黑，疼痛诸证。

金井阿胶净，草灰炒透明白，别研细 赤茯苓 乌梅肉去核，炒 赤芍药 黄柏锉，炒 黄连去须 干姜炮 当归焙。各等分

上为细末，入阿胶研匀，水丸梧子大，温米饮下十丸，食前连夜五六服，小儿丸如绿豆大。忌油腻脂肥诸物。

三味黄丸子《经验方》 止诸痢。

黄连八两 枳壳四两 黄柏四两

上为细末，面糊为丸，梧子大，空心，饭①汤下二三十丸。如里急后重，加枳壳汤下。

香连丸 治一切痢。

黄连五两，锉 粉草一两，研碎 木香二两，不见火

上先将草②连用蜜水略拌湿，安在铫中，重汤熏③之，良久取出，晒干，再依上法蒸之，得九蒸九曝九炒，再晒十分干，与木香一处为末，水糊丸，梧子大，每服五十丸，食前酒下或米饮下。

又方 治一切痢。

黄连一两 枳壳 甘草炙 乌梅各半两

---

① 饭：万历本作"饮"。

② 草：万历本作"黄"，义胜。

③ 熏：万历本作"蒸"。

上咬咀，每半两，水煎，空心服。忌鱼猪肉油、生冷果子。

遇仙立效散　治诸恶痢，或赤或白，或脓血①相杂，里急后重，脐腹结痛，或下五色，或如鱼脑，日夜无度，或口噤不食，不问大人小儿、虚弱老人、产妇，并宜服之。

罂粟壳去蒂盖，炒黄　当归洗。各二两　甘草　赤芍药　酸石榴皮　地榆各一两

上咬咀，每服水一钟半，煎，空心温服。忌生冷、油腻之物。

神效参香散《和剂方》　治大人小儿脏气虚怯，冷热不调，积而成痢，或下鲜血，或如豆汁，或如鱼脑，或下瘀血，或下紫黑血，或赤白相杂，里急后重，日夜频，无问新久，并能治之。

白扁豆炒　人参去芦　木香各一两　茯苓去皮　肉豆蔻煨。各四两　陈皮去白　罂粟壳去蒂。各十二两

上为末，每服三大钱，用温米饮下，不拘时服。

水煮木香丸《和剂方》　治一切下痢赤白，脓血相杂，里急后重。

罂粟壳去穰，二②两八钱　青皮去白，二两四钱　甘草炙，三两　当归去芦　诃子炮，去核　木香不见火。各六两

上为末，炼蜜丸如弹子大，每服一丸，水一钟，煎化至六分，空心或食前服。

真人养脏汤《和剂方》　治大人小儿冷热不调，下痢赤白，或如脓血鱼脑髓，里急后重，脐腹疞痛，如脱肛坠下，酒毒便血，并治之。

---

① 脓血：原作"浓淡"，据万历本改。
② 二：崇祯本作"一"。

罂粟壳去蒂盖，蜜炙，三两六钱　人参去芦　当归去芦，酒洗。各六钱　肉桂去皮，八钱　诃子去核，一两二钱　木香二两四钱，不见火　肉豆蔻面裹煨，半两　白术焙，六钱　白芍药一两六钱　甘草一两八钱，不见火

上㕮咀，每服四钱，水一钟，煎服。脏寒者，加附子。

一方　治一切痢。

罂粟壳蜜制　黄檗炙　干姜　当归　枳壳去白　甘草炙。各等分①

上用韭菜十数根，水二钟煎，不拘时服。

固肠汤《三因方》　治冷热不调，下痢赤白。

罂粟壳去蒂盖，三两，醋炙　白芍药各一两　当归　甘草各一两　陈皮　诃子　白姜炮。各半两　人参　木香各三钱

上㕮咀，每服四钱，水一钟，煎七分，空心温服。

豆蔻固肠丸《御药方》　治脾胃虚弱，脏腑频滑，下痢赤白。

木香　赤石脂　干姜　缩砂　厚朴姜制　肉豆蔻面裹煨。各三两

上为末，面糊丸，梧子大，每服五十丸，空心，米饮下。

胜金丹《秘方》

干姜　黄蜡等分

上银石器化蜡，入姜末匀，丸如芥子大，每服七丸，或二七丸，白痢酒下，赤井花水下。

又方

乌梅　白梅陈久者。各七两②

---

① 各等分：万历本作"各一钱"。
② 两：万历本、崇祯本均作"个"。

上件去梅核，捣梅肉烂，同乳香末少许，丸梧子大，以茶末为衣，每服二十丸，茶汤下，食前。

石榴皮散《经验方》　治暴泻不止，及痢赤白。

用酸石榴皮烧存性，不以多少，空心，米饮调下二钱。

一方　治白脓痢。

用白石脂为末，醋糊丸，如小豆大，每服十丸，空心，米饮送下，日三服。

秘方痢疾方。

粟壳去穰，蜜炒，五钱　陈皮去白，五钱　甘草炙，五钱　乳香没药各二钱

上㕮咀，水二钟，煎至一种，去滓，入乳、没，食前服。如白痢热服，红痢冷服，如痢不止，加青皮四钱煎。

白术安胃散《拔粹方》　治一切泻痢，无问脓血相杂，里急窘痛，日夜无度。又治男子小肠气痛，妇人脐下虚冷，并产后儿枕块痛，亦治产后虚弱，寒热不止。

茯苓去皮　白术　车前子各一两　五味子　乌梅各半两　罂粟壳蜜制，二两

上㕮咀，每服一两，水二钟，煎至一钟，去滓，通口服，食前。

朴连汤《经验方》　治下痢久不瘥。

厚朴姜制　黄连等分①

上㕮咀，水二钟，煎至一钟，去滓，食前温服。

神效丸一名当归丸　治休息痢，脓血不止，疼痛困弱。

---

① 等分：万历本作"各二钱半"。

当归　乌梅肉　黄连等分

上为细末，以生蒜汁和众手丸如梧子大，焙干，每服三十丸，空心，煎厚朴汤下，加至五十丸。一方加阿胶，一方炼蜜丸，甚者镕蜡丸。

一方　止休息痢。

缩砂为末，空心，米饮下一钱。

木香散《本事方》　治隔年痢不止，并治血痢尤佳。

木香　黄连各半两，二味同炒　甘草炙，一两　罂粟壳　生姜各半两。同炒

上为末，入麝香少许，每服二钱，米饮下

固肠丸见妇人带下类。即椿皮丸。

白术黄芩汤《拔粹方》　服前药痢疾虽除，更宜调和。

白术一两　黄芩七钱　甘草三钱

上㕮咀，每服一两，水二钟，煎一钟，去滓，通口服，食前。

白术黄芪汤《拔粹方》　服前药痢疾虽除，宜服此补养。

白术一两　黄芪七钱半　甘草三钱

上㕮咀，每服一两，水二钟，煎一钟，去滓，通口服，食前。

《机要》**白术芍药汤**　服药痢疾虽除，宜用此补脾胃。又治老人奉养太过，饮食伤脾，时或泻痢。

白术　白芍药各一两。其芍药补脾炒用，治后重生用，腹痛炒用，酒浸炒尤妙　甘草炙，半两

上锉，每一两，水煎服。

以上数方治赤白诸痢、虚痢久痢之剂。

牛黄神金丸《宣明方》　治大人小儿呕吐泻痢，无问久新，赤白诸色，或渴否，或小便涩否，并小儿惊疳，积热疥癣，坚积腹

满硬痛，作发往来，亦能宽隔消食。

轻粉　粉霜　硇砂以上另研　雄黄研　朱砂　信砒　巴豆去皮。
各一钱　黄丹　黄蜡三钱

上先研粉霜，次旋入硇砂研细，下雄黄、朱砂、信砒再研，下丹粉研匀，别研巴豆烂，去①油，与前药研匀，近火上炙，控热，别研蜡软，入药匀搓作剂，旋丸小豆大，新水下一丸。小儿黍米、麻子大。或止吐泻痢疾，调桂苓甘露散，或益元散亦得。俱见中暑类

调胃承气汤　小承气汤　大承气汤俱见伤寒

三一承气汤见温热

玄青丸《宣明方》　治下痢势恶，频并窘痛，或久不②愈，诸药不能止，须可下之，以开除湿热痞闷积滞，而使气液宣行者，宜以此逐之。兼宣利积热，酒食积，黄瘦中满，水肿腹胀，疗小儿惊疳积热、乳癖诸证，泄泻勿服。

黄连　黄檗　大黄　甘遂　芫花醋拌，炒　大戟各五钱　牵牛四两，取末二两　青黛一两　轻粉一钱

上为末，水丸小豆大，初服十丸，每服加十丸，空心，日午、临卧各一服，以利为度。后常服十五二十丸，数日后得食，以病未全除者，再加取利，利后却常服，以意消息，病除为度，随证止之。小儿丸如黍米大。

以上数方通因通用之剂。

广按：痢疾所因有二，或因暑月烦渴，纵食瓜果生冷，内伤

---

①　去：原作"为"，据万历本改。
②　不：原无，据万历本补。

肠胃，或因夜卧失被，早起入水，寒湿外袭肚腹，二者皆令水谷不化，郁而生热，则为湿热。湿热伤气，则成白痢；湿热伤血，则成赤痢；气血俱伤，则成赤白痢。其证脐腹疗痛，或下鲜血，或下瘀血，或下紫黑血，或下白脓，或赤白相杂，或如豆汁，或如鱼脑，或如屋溜水，里急后重，频欲登厕，日夜无度，不可遽用罂粟壳、龙骨、肉豆蔻、诃子、赤石脂辈，收涩病邪，则淹缠而不已也。其法痢疾初得一二日间，元气未虚，以推逐为美，失之于初五日以后，脾胃已虚，以消导升散为佳，所用之药不过辛苦寒凉之剂，以开除湿热郁积，行气和血，使气血宣行而已。病久挟虚，又当以滋补气血，收涩滑脱，甘温辛热之药兼之，则万举万全而无一失也矣。又尝论之，湿热伤气成白痢者，宜调气理湿为主，而兼清热；湿热伤血成赤痢者，宜凉血清热为主，而兼理湿。至于气血俱伤成赤白痢者，则相兼而治，观丹溪、节斋之用药可见矣。

痢疾治例 出《明医杂著》

王节斋曰：痢是湿、热、食积三者，别赤、白、青、黄、黑五色以属五脏，白者湿热伤气分，赤者湿热伤血分，赤白相杂气血俱伤，黄者食积，治法泻肠胃之湿热，开郁结之气，消化积滞，通因通用，其初只是下之，下后未愈随证调之，痢稍久者，不可下，胃虚故也。痢多属热，亦有虚与寒者，虚者宜补，寒者宜温，年老及虚弱人不宜下。

主方

黄芩炒，二钱半　黄连炒，一钱半　白芍药炒，二钱。以上三味痢疾必用之药　木香　枳壳炒。各一钱半　槟榔　炙甘草三分

若腹痛，加当归一钱半，缩砂一钱，再加木香、芍药各五分。若

后重，加滑石炒，一钱半，再加枳壳、槟榔各五分，芍药生用，再加五分，黄芩条实者亦加五分。若白痢加白术、白茯苓、炒滑石、陈皮各一钱，初欲下之，再加大黄五钱，兼食积加山楂子、枳实各一钱。若红痢，加当归、川芎、桃仁各一钱半，初欲下之，再加大黄五钱。若红白相杂，加当归、川芎、桃仁各一钱半以理血，滑石、陈皮、苍术各一钱半以理气，有食积亦加山楂子、枳实。若白痢久，胃弱气虚，或下后未愈，减芩、连、芍药各七分，加白术一钱半，黄芪、茯苓、陈皮各一钱，缩砂五分，去槟榔、枳壳，再加炙干姜五分。若红痢久，胃弱血虚，或下后未愈，减芩、连各五分，加当归、川芎、熟地黄、阿胶珠、陈皮各一钱，白术一钱半。若色赤黑相杂，此湿胜也，小便赤涩短少，加木通、泽泻、茯苓各一钱，山栀子炒，五分以分利之。若血痢加当归、川芎、生地黄、桃仁炒、槐花各一钱，久不愈减芩、连各七分，去槟榔、枳壳，再加阿胶珠炒、侧柏叶各一钱半，炒黑干姜一钱，白术一钱半，陈皮一钱。若痢已久而后重不去，此大肠坠下，去槟榔、枳壳，用条实黄芩，加升麻一钱以升提之。若呕吐食不得下，加软石膏一钱半，陈皮一钱，山栀子炒，五分，入生姜汁缓呷之，以泻胃口之热。有一样气血虚而痢者，用四物汤加人参、白术、陈皮、黄连、黄芩、阿胶之类以补之，而痢自止；有一样寒痢，用黄连、木香、酒炒芍药、当归、炒干姜、缩砂、厚朴、肉桂之类。若得痢而误服温热止涩之药，则虽稍久①，亦宜用前法以下之，下后方调之。若得痢便用前正法下之而未愈，又用前调理法治之而久不愈，此属虚寒而滑脱，可于前虚补寒温二条择用，更加龙骨、赤石脂、罂粟壳、乌梅肉等收涩之药。

---

① 久：万历本作"可"。

卷之七

湿　门

痞二十

《丹溪心法》

痞者有食积兼湿。东垣有法有方。心下痞，须用枳实炒黄连。如禀受充实，面苍骨露，气实之人而心下痞者，宜枳实、黄连、青皮、陈皮、枳壳；如禀受素弱，转运不调，饮食不化而心下痞者，宜白术、山楂、曲糵、陈皮。如肥人心下痞者，乃是实①痰，宜苍术、半夏、砂仁、茯苓、滑石；如瘦人心下痞者，乃是郁热在中焦，宜枳实、黄连、葛根、升麻。如食后感寒，饮食不化，心下痞，宜藿香、草豆蔻、吴茱萸、砂仁。痞挟血成窠囊，用桃仁、红花、香附、大黄之类。

入方

吴茱萸三两，汤浸煮少时　黄连八两②

粥糊为丸，每服五七十丸，白术陈皮汤下。

玉液丸

软石膏不拘多少，又云火煅红出火毒

上为末，醋糊丸如绿豆大，服之专能泻胃火，并治食积痰火。

---

① 实：万历本作"湿"，义胜。

② 两：万历本此下有"共为末"三字。

【附脉理】

《脉诀举要》曰：胸痞脉滑，为有痰结，弦伏亦痞，涩则气劣。

【附诸方】

枳术丸《脾胃论》 治痞，消食强胃。

枳实去穰，麸炒黄色，一两　白术去梗，二两

上同为极细末，荷叶裹，烧饭为丸，如梧桐子大，每五十丸，多用白汤下，无时。白术者，本意不取其食速化，但令人胃气强，不复伤也。

橘皮枳术丸《脾胃论》 治老幼元气虚弱，饮食不消，脏腑不调，心下痞闷。

枳实麸炒，去穰　橘皮以上各一两　白术二两

上件为细末，荷叶烧饭为丸，如梧桐子大，每服五十丸，温水送下，食远。夫内伤用药之大法，所贵服之强人胃气，令胃气益厚，虽猛食、多食、重食而不伤，此能用食药者也。此药久久益胃气，令不复致伤也。

广按：上古用一药治一病，至汉张仲景先生用群药治一病，虽然用群药治一病亦不过三五味而已，其间君臣佐使分两不同，主治引经秩然有序，非若后世之效验者，一方用至二三十味尤未已也。丹溪云：予每效仲景立方，效东垣用药，庶乎品味少而药力专精也。此枳术丸乃易老张先生之所作，观其用白术二两以补脾，用枳实一两以消痞，至东垣李先生加陈皮一两以和胃，一补一消简而又当，真得立方之指趣也。

橘连枳术丸古庵方 补脾和胃，泻火消痰。

白术三两，去梗　枳实一两，去穰，麸炒　陈皮一两　黄连一两，

酒浸，炒

上为末，荷叶煮汤，打米糊为丸，如梧桐子大，每服五十丸，食后服。

广按：易老张先生定枳术丸方，用白术二两以补脾，枳实一两以消痞，取其补多而消少，至东垣先生加橘皮一两以和胃，名橘皮枳术丸，则补消相半也。予今用白术三①两，枳实一两，陈皮一两，黄连一两，名橘连枳术丸，仍补多消少，又兼清热也。丹溪云：心下痞，须用枳实炒黄连是矣。

平补枳术丸古庵方　调中补气血，消痞清热。

白术三两　白芍药一两半，酒浸，炒　陈皮　枳实去穰，麸炒黄连酒浸，炒。各一两　人参　木香各半两

上为细末，荷叶煮浓汤，打米糊为丸，如梧桐子大，每五十丸，渐加至六七十丸，食远米汤下。

广按：此方用白术三②两，以补脾气为君；用白芍药一两五钱，以补脾血为臣；用陈皮一两以和胃，枳实一两以消痞，炒黄连一两以清热为佐；用人参半两以补元气，木香半两以调诸气为使。如此平补气血，均去痰火，兼通气道，则病邪日消而脾胃日壮矣。

枳实消痞丸　治右关脉浮弦，心下虚痞，恶食懒倦，开胃进食。

枳实　黄连各五钱　干生姜二钱　半夏曲三钱　厚朴四钱　人参三钱　甘草炙，二钱　白术三钱　茯苓　麦芽各二钱

上为末，水浸蒸饼丸，如梧桐子大，每③三十五丸，温水下。

---

① 三：崇祯本作"二"。
② 三：万历本作"二"。
③ 每：原无，据万历本补。

消痞丸《拔粹方》 治一切心下痞闷及积年久不愈。

黄连炒，六钱 神曲炒，五钱 黄芩刮黄色，六钱 姜黄 白术各一两 人参四钱 甘草炙，二钱 缩砂仁二钱 橘皮四钱 干生姜二钱 枳实麸炒黄色，五钱 猪苓二钱半

一方加泽泻、厚朴各三钱，半夏汤泡七次，五钱。

上为细末，汤浸蒸饼为丸，如梧桐子大，每服五七十丸至百丸，白汤下。

黄连消痞丸《拔粹方》 同前。

黄连炒，一两半 黄芩炒，三两 枳实一两一钱 干生姜三钱 茯苓五钱 白术焙，五钱 甘草炙，五钱 片姜黄一钱半 陈皮七钱半 泽泻一钱 半夏洗，一两三钱半 猪苓五钱 砂仁三钱半 厚朴制，五钱

上为末，蒸饼丸如梧桐子大，每服一百丸，温白汤送下。

瓜蒌实丸《济生方》 治胸痞，痛彻背胁，喘急妨闷。

瓜蒌实别研 枳壳去穰，麸炒 半夏汤洗七次 桔梗炒。各一两

上为末，姜汁打糊为丸，如梧桐子大，每服五十丸，食后淡姜汤下。

广按：此方瓜蒌仁润肺降痰，枳壳破滞气，半夏豁痰燥湿，桔梗开膈载药，可谓善治痞闷喘急矣。然痰因火动，加黄连尤妙。丹溪云：胸中痞，须用枳实炒黄连是也。

泄泻二十一

《丹溪心法》

泄泻有湿、火、气虚、痰积、食积。湿用四苓散加苍术，甚者苍白二术同加，炒用，燥湿并渗泄。火用四苓散加木通、黄芩，伐火利小水。痰积宜豁之，用海粉、青黛、黄芩、神曲糊丸服之。

在上者用吐提。在下陷者宜升提之，用升麻、防风。气虚用人参、白术、炒芍药、升麻。食积，二陈汤加泽泻、苍术、白术、山楂、神曲、川芎，或吞保和丸。泻水多者，仍用五苓散。久病大肠气泄，用熟地黄半两，炒白芍、知母各三钱，升麻、干姜各二钱，炙甘草一钱，为末，粥丸服之。仍用艾炷如麦粒，于百会穴灸三壮。脾泻当补脾气，健运复常，用炒白术四两，炒神曲三两，炒芍药三两半，冬月及春初用肉蔻代之，或散或汤，作饼子尤佳。食积作泻，宜再下之，神曲、大黄作丸子服。脾泄已久，大肠不禁，此脾已脱，宜急涩之，以赤石脂、肉豆蔻、干姜之类。

戴云：凡泻水，腹不痛者是湿；饮食入胃不住，或完谷不化者是气虚；腹痛泻水肠鸣，痛一阵泻一阵是火；或泻时或不泻，时或多或少是痰积；腹痛甚而泻，泻后痛减者是食积。

又方

一老人奉养太过，饮食伤脾，常常泄泻，亦是脾泄。

黄芩炒，半两　白术炒，二两　白芍酒拌炒　半夏炮。各一①两
神曲炒　山楂炒。各一两半

上为末，青荷叶包饭烧熟，研，丸如梧子大，食前，白汤下。治痛②泄。

炒白术三两　炒芍药二两　炒陈皮一两半　防风一两

久泻加升麻六钱。

上锉，分八贴，水煎，或丸服。

---

① 一：崇祯本作“半”。
② 痛：万历本作“洞”。

止泻方**姜曲丸**

隔年陈麦面作曲二两，炒，一云六两　茴香五钱　生姜二两，又云一两

上为末，或丸，每服五七钱，白汤下。

又方

肉豆蔻五两　滑石夏二两半，秋二两，春冬一两二钱半

上为末，饭丸，或水调服。

青六丸　去三焦湿热，泄泻多与清化丸他丸同行，并不单用，兼治产后腹痛并自利者，以补脾补血药送之，亦治血痢甚效。

六一散一料　红曲炒，半两

上为末，陈仓米饭丸，梧子大，每五七十丸，白汤下。又加五灵脂一两，名灵脂丸，能行血。

又方　治泄泻或呕吐。

上以六一散，生姜汁汤调服。

五苓散　**六一散**俱见湿热

【附脉理】

《脉诀举要》曰：夏月泄泻，脉应暑湿，洪而数溲，脉必虚极。治暑湿泻，分利小便，虚脱固肠，罔①或不痊。

【附诸方】

六和汤　治脾胃不调，气不升降，呕吐，或致泄泻，寒热交作，小便赤涩。

加味五苓散　治伏暑发热及冒湿泄泻，或烦渴，小便不利。并

---

① 罔（wǎng 网）：无，没有。

见中暑

胃苓汤① 治感暑挟食，泄泻烦渴，即平胃散、五苓散相合。

苍术八分 陈皮八分 厚朴姜制，七分 甘草三分 白术一钱 茯苓八分 猪苓八分 泽泻七分 桂五分

上锉，水煎，入盐少许。如作末，药汤服亦可。

来复丹 治伏暑泄泻。见中暑

软红丸《圣惠方》 治大人小儿冷热不调，吐逆不定，霍乱烦躁，吐泻不止，其效如神。

明矾 朱砂研。各半两 干胭脂二钱 巴豆七个，去油

上研匀，溶蜡二钱，入油七点，旋丸，大人绿豆大，小儿麻子大，每服一丸，浓煎槐花甘草汤冷下，食前一服定。

以上数方治伤暑泄泻之剂。

藿香正气散 治感湿泄泻。见冒寒

戊己丸 治脾胃不足，湿热泄泻不止，米谷不化。宜升阳除湿汤送下。

白术芍药汤 治太阴脾经受湿，水泄注下，体重腹满，困弱无力，不欲饮食，暴泄无数，水谷不化。俱见痢类

升阳除湿汤《拔粹方》 治脾胃虚弱，不思饮食，肠鸣腹痛，泄泻无度，小便黄色，四肢困弱。

升麻 柴胡 防风 神曲 泽泻 猪苓各半两 苍术一两 陈皮 甘草炙 大麦芽②各三钱

上作十服，水煎，饭后热服。脾胃寒肠鸣加益智仁、半夏各

---

① 胃苓汤：本方中药物剂量原无，据万历本补。
② 大麦芽：崇祯本此下有"面"字。

半两，姜枣煎，非肠鸣不用。

以上数方治感湿脾湿泄泻之剂。

升麻汤《拔粹方》 治一日大便三四次，溏而不多，有时泻，腹中鸣，小便黄。

黄芪三钱 甘草二钱 升麻六分 柴胡三分 橘皮三分 益智 当归身各三分 红花少许

上㕮咀，分作二服，每服水二盏，煎至一盏，去滓，食前温服。

钱氏白术散 治脾胃气虚，或吐或泻。见痢类

参苓白术散 治脾胃气虚，饮食不进，或致吐泻。

和平散 和脾胃止泄泻。并见调补脾胃

益胃汤《拔粹方》 治头闷，劳动则微痛，不喜饮食，四肢怠惰，燥热短气，口不知味，肠鸣，大便微溏黄色，身体昏闷，口干，不喜饮冷。

黄芪 甘草 半夏各二分 黄芩 柴胡 人参 白术 益智各三分 当归梢 升麻各半钱 陈皮半钱 苍术一钱半

上作一服，水盏半，煎八分，食前通口服。

以上数方治脾胃气虚泄泻之剂。

理中汤 治脏腑停寒，泄泻不止。见中寒

八味汤 治内寒泄泻恶食。

吴茱萸去梗，汤泡七次 干姜炮。各二两 陈皮 木香 肉桂 丁香 人参 当归洗焙。各一两

上锉，每四钱，水一盏，煎七分，温服。

大藿香散《百一选方》 治一切脾胃虚寒，呕吐霍乱，心腹撮痛，如泄泻不已，最能取效。

藿香叶洗去土，二两　陈皮去白　厚朴姜汁炒　青皮去白，熬炒

木香　人参去芦　肉豆蔻面裹煨　良姜炒　大麦蘖炒　神曲炒　诃子

煨，去核　白茯苓去皮　甘草炒。各一两　白干姜炮，半两

　　为末，每服四钱，吐逆泄泻不下食，或呕酸苦水，用水一大

盏，煨生姜半块，盐一捻，煎服。水泄滑泄，肠风脏毒，陈米饮

入盐热调下；赤白痢，甘草黑豆汤下；脾胃虚冷，宿滞酒食，痰

风作晕，入盐少许，嚼姜枣汤热服；胃气咳逆，生姜自然汁一呷，

入盐点服。此药大能消食顺气，利膈开胃。

　　养胃汤　治脾胃虚寒，呕逆恶心，腹胁胀痛，肠鸣泄泻。见
脾胃

　　调中散　治虚寒停食，呕吐，肠鸣泄泻。

　　藿香叶　砂仁　蓬术炮　干姜炮　肉桂去粗皮　茴香炒　草果

麦芽炒　益智仁　橘红各一分　苍术炒　神曲炒　桔梗各一钱半　甘

草炙，三分

　　上用水二盏，生姜三片，枣一个，煎至一盏，去滓，入盐少

许，温服。

　　海藏神应丸　治因一切冷物冷水及童乳酪水所伤，腹痛肠鸣

泄泻，米谷不化。见宿食类

　　以上数方治脾胃虚寒食积泄泻之剂。

　　香连丸　治热泻粪色赤黄，肛门焦痛，粪出谷道犹如汤浇，

烦渴，小便不利，宜五苓散吞此丸。见痢类

　　酒蒸黄连丸　治伤于酒，每晨起必泻，宜生姜理中汤加干葛

吞此丸。

　　黄连半斤净，酒二升浸，以瓦器置甑上，蒸至烂，取出晒干

　　上为末，滴水丸，梧子大，每五十丸，食前白汤下。

神圣香姜散_{仁存方，一名姜黄散} 治晨泄。

宣黄连四两，锉，水浸片时　生姜四两，切骰子大

上同一处淹一宿，银石器内同炒姜赤黄色为度，去姜不用，将黄连为末，每服三钱，茶清调下。

以上数方治脾胃实热，酒积泄泻之剂。

五味子散 有每日五更初洞泻，服止泻药并无效，此名脾肾泄，宜服此药，或四苓散送下二神丸，或椒附丸。

五味子二两　吴茱萸半两，细粒绿色者

上二味炒香熟，为细末，每服二钱，陈米饮下。

广按：肾司闭藏，今纵欲致虚而肾失职，故有此病也。

四苓散_{五苓散去桂是。方见湿热}

二神丸

破故纸炒，四两　肉豆蔻二两，生

上为末，以大肥枣四十九个，生姜四两切，同煮枣烂，去姜，取枣肉研膏，入药和丸，梧子大，每五十丸，盐汤下。

椒附丸① 泄泻久重，其人虚甚。

椒红炒，五钱　桑螵蛸炙，三钱　龙骨三钱　山茱萸肉二两　附子炒，五钱　鹿茸酒蒸焙，三钱

上为末，酒糊丸，每六十丸，空心，米饮下。

当归厚朴汤 治肝经受寒，面色青惨，厥而泄利。

当归炒　厚朴制。各二两　官桂三两　良姜五两

上锉，每三钱，水煎，食前服。

广按：经曰：肾司闭藏，肝司疏泄。肝肾气虚，为病泄泻，

---

① 椒附丸：本方中药物剂量，除椒红外，余均据万历本补。

何也？盖肾者所处在下，大小二便之门户，而肝者又为门户约束之，具肝肾气实，则能闭能束，故不泄泻；肝肾气虚，则闭束失职，故泄泻也。又肝者脾之贼，肝经正虚邪盛，木能克土，亦作泄泻，此当归厚朴汤所以实肝而止泻也。

香茸丸　治日久冷泻。

鹿茸五钱，酒浸，炙　乳香三钱　肉豆蔻一两，每个作两片，入乳香在内，面裹煨

上为细末，陈米饭丸，每服五十丸，空心，米饮下。

一方　治泄泻不止。

用肉豆蔻一个，剜窍入乳香少许，面裹煨熟，去面，研为末，作一服，空心，陈米饮调下。或单用豆蔻纸裹煨，去油，为末，和面作榾柮①服亦妙。

金锁正元丹　治肾虚泄泻，小便频数，盗汗遗精，一切虚冷之证并治之。见梦遗类

以上数方治脾肾肝虚泄泻之剂。

实肠散《直指方》　治泄泻不止。

肉豆蔻　诃子炮　缩砂　陈皮　苍术炒　茯苓各一两　木香半两　甘草四钱　川厚朴制，一两半

上咬咀，每服三钱，姜枣煎服。手足冷者，加干姜。

止泻方

人参去芦　白术　干姜炮　甘草炙　茯苓去皮　木香　藿香去土　诃子去核　肉豆蔻面裹煨。各等分

上咬咀，每服一两，水二盏，煎至一盏，去滓，通口服。

补脾丸《百一选方》　治滑泄不禁。

---

① 榾柮（gǔduò 股舵）：木柴块，树根疙瘩。此处形容药物的形状。

白术　赤石脂　肉豆蔻面裹煨。各一两　荜茇半两　川厚朴姜制　川白姜炮。各一两　神曲炒　麦蘖炒　附子炮，去皮脐。各半两

上为末，醋糊丸如梧桐子，每服五十丸，空心，米饮下。

四柱散《和剂方》　治元脏气虚，真阳耗散，脐腹冷痛，泄泻不止。

白茯苓去皮　附子炮，去皮脐　人参　木香湿纸裹火煨

一方加肉豆蔻、诃子，名六柱散。

上等分，㕮咀，每服四钱，水一盏，姜五片，盐少许，煎七分，空心温服。

曲劳丸　治脏腑受风湿，泄泻不止。见痢类

肉豆蔻散《和剂方》　治脾胃虚弱，腹胁胀满，水谷不消，脏腑滑泄。

苍术米泔水浸切，八两　干姜炮　肉豆蔻面裹煨　厚朴去皮，姜制　甘草炙　陈皮去白。各四两　茴香炒　肉桂去皮　川乌炮，去皮脐　诃子皮各二两

上为末，每服二钱，水一盏，姜三片，枣一枚，煎八分，温服。

厚肠丸《百一选方》　治泄泻不止。

白龙骨　干姜炮　附子炮，去皮脐　厚朴姜制　诃子炮，去核　肉豆蔻面煨　陈皮各等分

上为末，酒糊丸，如梧子大，每服五十丸，米饮下。

豆附丸《和剂方》　治肠胃虚弱，内受风冷，水谷不化，泄泻注下。

肉豆蔻面煨，四两　木香不见火，二两　白茯苓去皮，四两　干姜炮　肉桂各二两　附子炮，去皮脐，四两　丁香不见火，一两

上为末，姜汁面糊丸，如梧子大，每服五十丸，米饮下。

诃梨勒丸《济生方》　治大肠虚冷，泄泻不止，胁腹引痛，饮食不化。

诃梨勒面裹煨　附子炮　肉豆蔻面煨　吴茱萸去梗，炒　龙骨生用　荜茇　白茯苓去皮　木香不见火。各半两

上为末，姜汁煮糊丸，如梧桐子大，每服十丸，空心，米饮下。

禹余粮丸《济生方》　治肠胃虚寒，滑泄不禁。

禹余粮石煅　赤石脂煅　龙骨　荜茇　诃子面裹煨　干姜炮　肉豆蔻面煨　附子炮，去皮脐。各等分

上为细末，醋糊为丸，如梧桐子大，每服七十丸，空心，米饮下。

广按：以上诸方皆是止涩之剂，盖因久泻，肠胃虚脱，不得已而用之，若夫新泄泻，不可便用止泄，邪得补而愈盛，惟当以分利小便，导去湿气为上。又论：治泄泻，用药不可太苦太甘，盖太苦则伤脾，太甘则生湿，惟当以淡剂利窍为最。

以上数方治肠胃虚脱滑泄不禁之剂。

广按：泄泻之证，虽分湿、火、虚、寒、痰、食六者之殊，必以渗湿燥脾为主，而随证加药焉。湿则导之，火则清之，寒则温之，虚则补之，痰则豁之，食则消之，是其治也。虽然六证既明，而三虚不可不察，三虚者何？脾虚、肾虚、肝虚也。脾虚者，饮食所伤也；肾虚者①，色欲所伤也；肝虚者，忿怒所伤也。饮食伤脾，不能运化；色欲伤肾，不能闭藏；忿怒伤肝，木邪克土，皆令泄泻。然肾泄、肝泄间忽有之，而脾泄恒多尔。盖人终日饮

---

① 者：原无，据万历本及本段文例补。

食，一或有伤脾胃，便致泄泻也必矣！又尝论之：泄泻、痢、疟，同乎一源，多由暑月脾胃气虚，饮食伤积所致。饮食才伤便作则为泄泻，为轻；饮食停积既久，则为疟、痢，为重。而疟与痢又有分别，饮食为痰，充乎胸胁则为疟疾；饮食为积，胶乎肠胃则为痢疾。古人有言曰：无痰不是疟，无积不是痢。良有以也。今之医者，不能究病之源而徒执古人之方以偏试之，欲其病愈也，胡可得哉？

泄泻治例 出《明医杂著》

王节斋曰：泄本属湿，然多因饮食不节，致伤脾胃而作，须看时令，分寒热新久而施治，治法补脾消食、燥湿利小便；亦有升提下陷之气，用风药以胜湿，亦有久泄肠胃虚滑不禁者，宜收涩之。

主方

白术二钱　白茯苓　白芍药炒。各一钱半，以上三味泄泻必用之药
陈皮一钱　炙甘草去皮，五分

若伤食泄黄，或食积，加神曲、大麦芽、山楂子各一钱，炒黄连七分消之，腹中窄狭饱闷，再加厚朴、枳实、木香各五分；若小便赤涩短少，加泽泻、猪苓、木通各一钱以分利之，夏月加①茵陈七分，炒山栀子四分；若口渴引饮，加干葛一钱半，人参、麦门冬各一钱，升麻、滑石各四分，乌梅肉二个；若夏秋之间湿热大行，暴注水泄，加炒黄连、苍术、泽泻各一钱，升麻、木通各五分；发热燥渴，加干葛、石膏各一钱；黄疸，小便黄赤，加茵陈一钱，山栀、木通各五分；若饮酒便泄，此酒积热泻也，加炒黄连、茵陈、干葛

---

① 加：原作"再"，据万历本改。

各一钱，木香五分，神曲、麦芽各八分；若寒月溏泻清冷，腹痛，或伤生冷饮食，加神曲、麦芽、炙干姜各一钱，缩砂、益智、木香各七分；若久泄胃气下陷，服利小便之药而不效，宜加人参、黄芪各一钱以补中气，升麻、柴胡各四分以升提之，再加羌活、防风、藁本、白芷等风药各三四分，助风以平之，更加炙干姜五分以固之；若久泄脾胃虚弱，食少难化，加炙黄芪、人参各一钱，神曲、麦芽各一钱二分，木香煨过、干姜炙。各五分；若久泄肠胃虚滑不禁，加肉豆蔻一钱，诃子皮、赤石脂各一钱，煨木香、炙干姜各五分。

卷之八

湿 热 门

广按：湿热、痰热、风热，所因不同，为病亦异。湿热者，因湿而生热也；痰热者，因痰而生热也；风热者，因火而生风，风则兼乎热也。火性炎上，凡头目肿痛，眩晕眼昏，目赤耳聋，鼻塞口燥，舌干牙宣齿肿之类，皆风热之所为也；水性润下，凡泄泻下痢、水肿鼓胀、遗精白浊、疝痛腰痛、脚气之类，皆湿热之所为也；痰生于脾，土居中央，凡咽痛喉闭，膈噎胸痞，痉痫颠狂，惊悸怔忡，健忘恍惚之类，皆痰热之所为也。经曰：治病必求其本。此风热、痰热、湿热乃病之根本也。

吞酸二十二 附嗳气

《丹溪心法》

吞酸者，湿热郁积于肝而出，伏于肺胃之间，必用粝食①蔬菜自养。宜用炒吴茱萸顺其性而折之，此反佐之法。必以炒黄连为君。二陈汤加茱萸、黄连各炒，随时令选其位，使苍术、茯苓为辅佐，冬月倍茱萸，夏月倍黄连，汤浸炊饼，丸如小丸，吞之，仍教以粝食蔬菜自养，并戒忿怒即安。

戴云：湿热在胃口上，饮食入胃被湿热郁遏，其食不得传化，故作酸也。如谷肉在器则易为酸也。

---

① 粝食：粗米饭食。《汉书·外戚传下》："妾夸布肥粝食。"颜师古注引孟康曰："粝，粗米也。"

入方

茱萸一两，去枝梗，煮少时，浸半日，晒干　陈皮一两　苍术米泔浸，一两　黄连一两，陈壁土炒，去土秤　黄芩一两，如上土炒　或加桔梗一两　茯苓一两

上为末，神曲糊丸，绿豆大，每服二三十丸，时时津液下，食后服。

黄连清化丸

黄连一两　吴茱萸浸炒，一钱　桃仁二十四个，研　陈皮半两半夏一两半

上为末，神曲糊丸，绿豆大，每服百丸，姜汤下。

参萸丸　治湿而滞气者，湿热甚者，用之为向导，上可治吞酸，下可治自利。

六一散一料　吴茱萸一两，制

上为末，饭丸。

六一散见湿热

回令丸　泻肝火行湿，为之反佐，开痞结治肝邪，可助补脾药。

黄连六两　吴茱萸二两

上为末粥丸。一方名左金丸治肝火。茱萸或半两，水丸白汤下。

【附诸贤论】

或问：丹溪曰：吐酸，《素问》明以为热，东垣又言为寒，何也？答曰：吐酸与吞酸不同，吐酸是吐出酸水如醋，平时津液随上升之气郁积而成，郁积之久，湿中生热，故从火化，遂作酸味，非热而何？其有积之于久，不能自涌而出，伏于肺胃之间，咯不得上，咽不得下，肌表得风寒则内热愈郁，而酸味刺心，肌表温暖，腠理开发，或得香热汤丸，津液得行，亦得暂解，非寒而何？

《素问》言热者，言其本也；东垣言寒者，言其末也。

【附诸方】

曲术丸　治中脘宿食留饮，酸蜇心痛，或口吐清水。

神曲炒，三两　苍术泔浸炒，一两半　陈皮一两

上为末，生姜汁煮神曲为丸，每七十丸，姜汤下。

加味平胃散①　治吞酸或宿食不化。

苍术一钱　陈皮八分　厚朴七分　甘草三分　神曲炒，七分　麦芽炒，七分

上㕮咀，每服五钱，生姜三片，水煎服。

透膈汤　治脾胃不和，中脘气滞，胸膈满闷，噎塞不通，噫气吞酸，胁肋刺胀，呕逆痰涎，饮食不下。

木香　白豆蔻　缩砂仁　槟榔　枳壳　厚朴　半夏　青皮陈皮　甘草　大黄　朴硝

上各等分，每服一两，水二盏，生姜三片，枣子一枚，煎至一盏，去滓，通口服食后。

《丹溪心法》

嗳气　胃中有火有痰。

入方②

南星五钱　半夏五钱，制　软石膏六钱　香附一两

一本有炒栀子炒，五钱③。

上作丸或作汤服之，盖胃中有郁火，膈上有稠痰故也。软石膏丸亦可服。本方痰条下云噫气吞酸，此系食郁有热，火气冲上，

---

① 加味平胃散：本方中药物剂量原无，据万历本补。

② 入方：本方中药物剂量原无，据万历本补。

③ 炒五钱：原无，据万历本补。

黄芩为君，南星、半夏、陈皮为佐，热多加青黛。

疸二十三

《丹溪心法》

疸不用分其五，同是湿热，如盫曲相似。轻者小温中丸；重者大温中丸。热多加芩、连；湿多者，茵陈五苓散加食积药。湿热因倒胃气，服下药大便下利者，参、芪加山栀、茵陈、甘草。

戴云：五疸者，周身皮肤并眼如栀子水染，因食积黄者，量人虚实，下其食积，其余但利小便为先，小便利白，其黄则自退矣。

入方

小温中丸①　治疸又能去食积。

苍术中　川芎中　香附上　神曲下　针砂醋炒红，下

春加芎，夏加苦参或黄连，冬加吴茱萸或干姜。

大温中丸　治食积与黄肿，又可借为制肝燥脾之用，脾虚者，以参、术、芍药、陈皮、甘草作汤使。

陈皮　苍术　厚朴　三棱　蓬术　青皮各五两　香附一斤　甘草二两　针砂二两，醋炒红

上为末，醋糊丸，空心，姜盐汤下，午后饭②食，可酒下。忌犬肉果菜。

【附脉理】

《脉诀举要》曰：五疸实热，脉必洪数，其或微涩，证属虚弱。

---

① 小温中丸：方中药物中"上、中、下"原无，据万历本补。
② 饭：万历本作"饮"。

【附诸方】

茵陈五苓散

上用五苓散五分，茵陈蒿末十分，和匀，先食饭，后服方寸匕，日三服。

五苓散 见湿热

当归白术汤《三因方》 治酒疸发黄，结聚饮癖，心胸坚满，不进饮食，小便黄赤，其脉弦涩。

茯苓三两 当归一两 白术三两 黄芩一两 半夏二两半，汤炮七次 茵陈一两 甘草炙 枳实去白，麸炒 杏仁去皮尖，麸炒 前胡各二两

上㕮咀，每服四钱，水一盏，煎七分，食后温服。

加减五苓散《济生方》 治饮酒伏暑，郁发为疸，烦渴引饮，小便不利。

茵陈 赤茯苓去皮 猪苓去皮 白术 泽泻各等分

上㕮咀，每服四钱，水一盏，煎八分，温服，不拘时。

黄芪散《济生方》 治黄汗。

黄芪去芦，蜜炙 赤芍药 茵陈各二两 石膏四两 麦门冬去心 豆豉各一两 甘草炙，半两

上㕮咀，每服四钱，水一盏，姜五片，煎至八分，温服，不拘时。

茵陈散《济生方》 治黄疸。

瓜蒌一个 石膏一两 甘草炙，半两 茵陈 木通 栀子仁各一两 大黄炒，半两

上㕮咀，每服四钱，水一盏，姜五片，葱白一茎，煎服。

葛根汤《济生方》 治酒疸。

枳实去白，麸炒　栀子仁　豆豉各一两　甘草炙，半两　葛根二两

上㕮咀，每服四钱，水一盏，煎七分，温服，不拘时。

秦艽饮子《济生方》　治五疸①，口淡咽干，发热微寒。

秦艽去芦　当归去芦，酒浸　芍药　白术　官桂去皮，不见火
陈皮　茯苓去皮　熟地黄酒蒸　半夏汤炮七次　小草系远志苗　川芎
各一两　甘草炙，半两

上㕮咀，每服四钱，水一盏，姜五片，煎七分，温服。

茵陈汤《济生方》　治时行瘀热在里，郁蒸不散，通身发黄。

茵陈二两　大黄一两　栀子仁三钱

上㕮咀，每服四钱，水一盏，煎七分，温服，不拘时。

搐药瓜蒂散《拔粹方》　治黄疸，遍身如金色，累效。

瓜蒂二钱　母丁香一钱　黍米四十九②粒　赤小豆半钱

上先将瓜蒂为末，次入三味，再碾至夜，令病人先含水一口，次将药半字搐入鼻内，待下，或吐去水便睡，至半夜或次日，取下黄水，直候利水止，即服黄连散，或茵陈五苓散，病轻者五日，病重者半月见效。

黄连散《拔粹方》　治黄疸，大小便秘涩，脏腑壅热。

黄连二③两　川大黄二两，好醋拌炒　黄芩去黑心　炙甘草各一两

上为极细末，每服二钱，食后，温水调下，日三服。

必效散《直指方》　黄疸通用。

葶苈隔纸炒　龙胆草　山栀子　茵陈　黄芩

上等分，每服一两，水二盏，煎至一盏，温服，不拘时。

---

① 疸：此下原衍"蜉虚"二字，据万历本删。
② 九：崇祯本作"五"。
③ 二：万历本作"一"。

一清饮《危氏方》　治疸证发热，诸热通用。

柴胡三两　赤茯苓二两　桑白皮炒　川芎各一两　甘草炙,半两

每服一两，姜三片，枣一枚，水二盏，煎至一盏，食前服。

山茵陈散《直指方》

栀子　茵陈各一两　枳实七个　茯苓　葶苈　甘草各一钱半

每服一两，水二盏，姜三片，煎至一盏，食前通口服。

茯苓渗湿汤　治黄疸，寒热呕吐，渴饮冷水，身体面目俱黄，小便不利。

白茯苓五分　茵陈六分　猪苓　泽泻各三分　黄连　黄芩　栀子　汉防己　白术　苍术　陈皮　青皮　枳实麸炒。各三分

上每服水二钟，煎至一钟，去渣，食前温服。

一方　治黄肿及积滞浮肿。

皂矾半斤,醋煮干　胶枣二斤,煮,去皮　平胃散四两

上用枣捣烂，入矾丸如梧桐子大，以平胃散为衣，每服三五十丸，临卧温酒送下。

一方　治遍身黄，不浮肿，手足怠倦。

针砂水擂净,醋煮　陈皮去白,炒　苍术米泔浸,去粗皮,焙干　青皮去白,炒。各四两　百草霜炒　三棱煨　莪术煨。各一①两

上为末，面糊丸如梧桐子大，每服三②四十丸，米汤温酒下。

一方　用丝瓜全者烧灰为末，如病因面伤面汤下，因酒伤酒调下，数服。

---

① 一：崇祯本作"二"。
② 三：万历本无此字。

水肿二十四

《丹溪心法》

水肿因脾虚不能制水，水渍妄行，当以参、术补脾，使脾气得实则自健运，自能升降运动其枢机，则水自行，非五苓、神佑之行水也。宜补中、行湿、利小便，切不可下。用二陈汤加白术、人参、苍术为主，佐以黄芩、麦门冬、炒栀子制肝木。若腹胀，少佐以厚朴；气不运，加木香、木通；气若陷下，加升麻、柴胡提之。随病加减，必须补中行湿。二陈治湿，加升提之药，能使大便润而小便长。产后必须大补血气为主，少佐苍术、茯苓，使水自降，用大剂白术补脾，若壅满，用半夏、陈皮、香附监之。有热当清肺金，麦门冬、黄芩之属。一方用山栀子去皮取仁，炒，捶碎，米汤送下一抄。若胃热病在上者，带皮用。治热水肿，用山栀子五钱，木香一钱半，白术二钱半，㕮咀，取急流顺水煎服。水胀，用大戟、香薷，浓煎汁成膏丸，去暑利小水。大戟为末，枣肉丸十丸，泄小水，劫快实者。

戴云：水肿者，通身皮肤光肿如泡者是也，以健脾渗水，利小便，进饮食，元气实者可下。

【附脉理】

《脉诀举要》曰：水肿之证，有阴有阳，察脉观色，问证须详。阴脉沉迟，其色青白，不渴而泻，小便青涩。脉或沉数，色赤而黄，燥粪赤溺，兼渴为阳。

【附诸方】

麻黄甘草汤 《济生方》　　治水肿，从腰以上俱肿以此汤发汗。

麻黄去根节，四两　甘草二两

上㕮咀，每服三钱，水一盏，煮麻黄，再沸后入甘草，煎七分，取汁①。慎冒风，老人、虚人不可轻用。

五苓散方见湿热　加木香、茵陈，治水肿从腰以下俱肿，以此汤利小便。仲景曰：腰以下肿宜利小便，腰以上肿宜发汗也。

五皮散②《和剂方》　治风湿客于脾经，气血凝滞，以致面目虚浮，四肢肿满，心腹膨胀，上气促急。

五加皮下　地骨皮中　生姜皮下　大腹皮中　茯苓皮上

上㕮咀，每服三③钱，水一盏，煎至八分，热服，不拘时。切忌生冷、油腻、坚硬等物。《澹寮》去五加皮、地骨皮，用陈皮、桑白皮。

葶苈木香散《御药院方》　治暑湿伤脾，水肿腹胀，小便赤，大便滑。

葶苈二钱半，炒香　木香五分　茯苓去皮，二钱半　肉桂二钱　滑石三两　猪苓去皮，二钱半　泽泻　木通　甘草各半两　白术一两

上为末，每服二钱，白汤下，不拘时候。

三茵当归散　水肿之疾多由肾水不能摄心火，心火不能养脾土，脾土不能制水，水气盈溢，气脉闭塞，渗透经络，发为浮肿之证，心腹坚胀，喘满不安。

木香煨　赤茯苓　当归洗　桂心　木通　赤芍药　牡丹皮　槟榔　陈皮　白术各等分

上㕮咀，每服三钱，水一盏，紫苏五叶，木瓜一片，煎八分，温服。

---

① 取汁：万历本作"温服"。
② 五皮散：方中药物中"上、中、下"原无，据万历本补。
③ 三：万历本、崇祯本均作"二"。

加味肾气丸《济生方》 治脾肾虚损，腰重脚肿，小便不利。

白茯苓去皮，一两　附子炮，二两　泽泻　官桂不见火　川牛膝去芦，酒浸①　车前子酒蒸　山药炒　山茱萸取肉　牡丹皮去木。各一两　熟地黄半两

上为末，炼蜜丸如梧桐子大，每服七十丸，空心，米饮下。

实脾散《济生方》 治阴水发肿，用此先实脾土。

厚朴去皮，姜炒　白术　木瓜去穰　木香不见火　干姜炮。各一两　草果仁　大腹子　白茯苓去皮，一两　甘草炙，半两

上㕮咀，每服四钱，水一盏，姜五片，枣一枚，煎服②不拘时。

白术木香散《宣明方》 治喘嗽肿满欲变成水病者，不能卧，不能食，小便秘者。

白术　猪苓去皮　甘草　泽泻　赤茯苓各半两　木香　槟榔各三③钱　陈皮二④两，去白　官桂二钱　滑石三两

上㕮咀，每服一两半，生姜三片，水二盏，煎至一盏，去滓，通口服。

圣灵丹《拔粹方》 治脾肺有湿，喘满风盛，小便赤涩。

苦葶苈四两，炒　防己二钱　赤茯苓面炒，一钱半　木香　槟榔　木通　人参各一钱半

上为末，枣肉为丸，如梧桐子大，每服五十丸，桑皮汤下。

---

① 酒浸：万历本无此二字。
② 服：原无，据万历本补。
③ 三：万历本作"二"。
④ 二：万历本、崇祯本均作"一"。

导气通经汤《拔粹方》 治脾气有余及气不宣通，面目手足浮肿。

陈皮去白 桑白皮 白术 木香 茯苓去皮。各一两

上咬咀，每服一两，水二盏，煎至一盏，通口服，不拘时。霖雨时加泽泻五钱。

沉香海金沙丸《拔粹方》 治一切积聚，脾湿肿胀，肚大青筋，羸瘦恶证。

沉香二钱 海金沙一钱半 轻粉一钱 黑丑末一两

上用独蒜泥丸，每服三十丸，煎灯心通草汤下，空心，量大小虚实。

续随子丸《拔粹方》 治通身虚肿，喘闷不快。

人参 防己 赤茯苓面炒 木香 槟榔 续随子 海金沙另炒。各五钱 苦葶苈四两

上为末，枣肉为丸，如梧桐子大，每服五十丸，桑皮汤下。

退肿榻气散《圣惠方》 治积水惊水，或饮水过多停积于脾，故四肢肿①而身热，宜用药内消，其肿自退。

赤小豆 陈皮 萝卜子 甘草炙。各五钱 木香炮，二钱半

上咬咀，每服一两，生姜三片，枣子一枚，水二盏，煎至一盏服，食前。

以上数方治阴水浮肿之剂。

十枣丸 治水气浮肿，上气喘急，大小便不通。

甘遂 大戟 芫花各等分

上为末，枣煮熟去皮核，杵烂为丸，如梧桐子大，每服四十

---

① 肿：原无，据万历本补。

丸，清晨热汤下，以利去黄水为度，不利次日再服。

顺气丸又名气宝丸，《圣惠方》　治腰胁俱病，如抱一瓮，肌肤坚硬，按之如鼓，脚肿不能伸屈，自头至膻中瘦脊露骨，胸膈痞满，四肢无力。

木香不见火　茴香炒　羌活　木瓜　川芎　当归酒浸。各一两　黑牵牛二两　地骨皮　槟榔　陈皮炒。各一两　大黄一两半　皂角四两

上为细末，熬皂角膏丸，如梧桐子大，每服五六十丸，温汤下，食前。一方无木瓜，用生姜、灯心煎汤下，治一切气血凝滞，风毒炽盛，脚气走注作肿，或大便秘，脚气入腹满闷，寒热往来，状如伤寒，并宜服之。

三花神佑丸《宣明方》　治中满腹胀，喘嗽淋闭，一切水湿胀满，湿热肠垢沉积，变生疾病，久病不已，黄瘦困倦，气血壅滞，不得宣通；或风热燥郁，肢体麻痹，走注疼痛，风痰涎嗽，头目旋运，疟疾不已，癥瘕积聚，坚满痞闷，酒积食积，一切痰饮呕逆；及妇人经病不快，滞下淋沥，无问赤白；并男子妇人伤寒湿热，腹满实痛，久新瘦弱，俗不能别辨；或泛常只为转动之药，兼泻久新腰痛，并一切下痢及小儿惊疳积热，乳癖肿满，并宜服之。

甘遂　大戟　芫花醋拌湿，炒。各半两　牵牛二两　大黄一两，为细末　轻粉一钱

上为末，滴水为丸，如小豆大，初服五丸，每服加五丸，温水下，每日三服，加至快利，利后即常服，病去为度。设病愈后，老弱虚人、平人，常服保养，宣通气血，消进酒食。及痞闷极甚者，便多服，则顿攻不开，转加痛闷，则初服两丸，每服加两丸，

至快利为度，以意消息。小儿丸如麻子大，随强弱增损，三四岁者三五丸，依前法。

一方 治水肿腹胀。

大戟　甘遂　芫花醋浸　巴戟　桑白皮　续随子各等分

上为末，每服一匙，空心，绿豆汤下。忌生冷、油腻、酸咸等物。

一方 治水肿鼓胀。

苦葶苈　甘遂面裹煨，熟水浸冷用　商陆根　大戟各二钱半　大黄　芫花各二钱　轻粉少许　黑牵牛头末，一两

上为细末，入轻粉再研，每服二钱，温蜜水调下。忌生冷、盐酱之物，取下黑黄臭水为验。

以上数方治阳水浮肿之剂。

回鹘五神散 治十肿水气鼓胀。

芫花独根以水洗净　木香　青木香　商陆白者，洗净　乌桕根取黄土内一寸深，用皮

上各等分，晒干为末，每服二钱，如人弱服一钱半，临卧，腊酒调下，至寅卯时利下水气，辰时以白粥补之，若病浅日三服，深隔日一服，限五六日后，服金丹。

金丹

苍术四钱半，米泔水浸　草乌一钱，去皮①　羌活二两　山豆一钱半，去皮心膜油，另研　杏仁二十一个，去皮尖，面炒，另研

上为末，面糊丸如梧桐子大，每服十一丸，临卧生姜汤送下。忌盐、酱、房事、发病之物一百日。此药极验。

---

① 一钱去皮：崇祯本作"二钱，去皮脐"。

一方　用赤小豆、商陆白者根各等分，以雄猪肚一个装药在内，以篾签封其口，于瓦罐内煮烂取出，去药，乘热食猪肚，宜食五七个见效。

一方　用黑雄猪肚一个，先以茶汤、清油洗净，用活虾蟆三个，每个口内放铜钱一枚，铜钱上安胡黄连末少许，将虾蟆活装入肚内，两头俱扎住，勿令走气，以文武火煮一日，次日五更取出，虾蟆去皮、肠、肝不用，余肉连猪肚一同撕碎食尽，以好酒压下。忌盐、酱、鸡、鹅、鱼、面、羊肉、滞气之物，宜食猪肉、鸭肉。

一方　于五月五日取蝼蛄不拘多少，不可见日，焙干，凡一病以七个为度，先用七个头研为末治上，次用腹研为末治中，再用足研为末治下，每服食前，好酒调下。

商陆散　治十肿水气。

商陆汁一盏　甘遂一钱　土狗一个，自死者

上为末，以商陆汁调，空心服，日午利下水，忌盐一百日。

一方　治水鼓。

用①商陆根赤者，杵烂，贴脐心，以绢帛缚定，病自小便出。

又方　以商陆白根同生姜二两煮粥服之。忌赤者，杀人。

分水散　治面水浮肿。

土狗一个　轻粉二分半

上为细末，每用少许搐鼻中，其黄水从鼻中出。

涂脐膏　治水肿小便涩少。

猪苓　地龙生，研　针砂醋煮　甘遂各等分

---

① 用：原作"周"，据万历本改。

上为末，用葱擂烂，取汁，研成膏，敷脐中，约一寸高，以帛缚之，水从小便出为度，日二次易之。

煨肾丸 治脾虚，邪水流注经络，腿膝挛急，四肢肿痛。

甘遂生，半两　木香一两

上为末，每服一钱，以猪腰一枚，剜开，去筋膜，掺药在内，用薄荷裹定，外用纸四五层再裹，以水湿，于火内煨熟，临卧细嚼，温酒咽下，利去黄水为度。

一方 治水肿。

黑牵牛头末　槟榔等分

上为末，每服三①钱，好酒空心调下，利去水三五次，其肿自消。忌盐、酱、生冷一百日。取虫积，沙糖水下。

牵牛汤 治腹中湿热气，足胫微肿，中满气急，咳嗽痰喘，小便不利。

牵牛头末，一两　厚朴五钱，姜制

上为末，每服二钱，姜枣汤调下，或以水为丸亦可。

一方 治肿胀，自去水。

用真水银粉二钱，巴豆去油四两，生硫黄一钱，同研成膏，作饼子，先以新绵一片铺脐上，次以药饼当脐掩之，外用帛缚定，约人行五里，自然泻下恶水，待三五次，除去药，温粥补之。久患者，隔日取水。

一方 治鼓胀气满。

用苦丁香为末，枣肉为丸，如梧桐子大，每服三十丸，空心，枣汤下，三服见效。

---

① 三：万历本作"二"。

一方 用青木香为末，水调一钱。服后得吐则效。

一方 治水肿。

用白商陆细切一升，羊肉六两，水十升，煮至六升，去滓，将肉和葱豉作脍食之。

以上数方治肿胀劫夺之剂。

广按：水肿之证，盖由脾虚湿胜，凝闭渗道不得通，故邪水随气流注经络之中，则一身浮肿，皮薄而光，手按成窟，举手即满也。先当补中燥湿，使脾得健运；次当开其渗道，以决邪水，则体用兼该，标本两尽，病之不愈者鲜矣。今之医者，徒知决水，而不知补脾，故暂消而随肿，何益之有哉？古人治病之挟虚，有先攻而后补者，有先补而后攻者，有攻补兼施者，何尝一于攻也！又尝论之，水肿鼓胀之病，忌用甘温之药，盖肿胀属湿，甘温之药能生湿热而反助病邪。经曰甘能作中满是也。惟用苦温苦寒之药治之则愈，盖苦寒泻湿热，苦温除湿寒也。又宜用风药，风能胜湿也。

鼓胀二十五

《丹溪心法》

鼓胀又名单鼓。宜大补中气、行湿。此乃脾虚之甚，必须远音乐，断厚味。大剂人参、白术，佐以陈皮、茯苓、苍术之类。有血虚者，用四物汤行血药；有脉实坚人壮盛者，或可攻之，便可收拾，用参术为主。凡补气，必带厚朴宽满。厚朴治腹胀，因味辛，以气聚于下焦故也，须用姜汁制之。如肥胖之人腹胀者，宜平胃、五苓共服之；如白人腹胀者，是气虚，宜参、术、厚朴、陈皮；如瘦人腹胀者，是热，宜黄连、厚朴、香附、白芍；如因有故蓄血而腹胀者，宜抵当丸下死血；如因有食积而腹胀者，有热用木香槟榔丸，有寒用木香、厚朴、丁香、砂仁、神曲、香附；如因外寒郁内热而腹胀者，用藿香、麻黄、升麻、干葛、桂枝；因大怒而腹胀者，宜青皮、陈皮、香附、木香、栀子仁、芦荟。实者按之不坚不痛，治须实者下之，消之，次补之；虚者补①之，升之，补为要。朝宽暮急，血虚；暮宽朝急，气虚；终日急，气血皆虚。腹胀不觉满者，食肉多，以黄连一两，阿魏半两，醋浸蒸饼为丸，同温中丸、白术汤下。食肉多腹胀，三补丸料内加香附、半夏曲，蒸饼丸服。

心肺阳也，居上；肾肝阴也，居下；脾居中，亦阴也，属土。经曰：饮食入胃，游溢精气，上输于脾，脾气散精，上归于肺，通调水道，下输膀胱，水精四布，五经并行。是脾具坤静之德而有乾健之运，故能使心肺之阳降，肾肝之阴升，而成天地交之泰，是为无病。今也七情内伤，六淫外侵，饮食不节，房劳致虚，脾土之阴受伤，转运之官失职，胃虽受谷不能运化，故阳自升，阴自降，而成天地不交之否，清浊相混，隧道壅塞，郁而为热，热留为湿，湿热相生，遂成胀满，经曰鼓胀是也。以其外虽坚满，中空无物，有似于鼓，其病胶固，难以治疗。又名曰蛊，若虫侵蚀之义。理宜补脾，又须养肺金以制木，使脾无贼邪之患，滋肾水以制火，使肺得清化，却厚味，断妄想，远音乐，无有不安。医又不察虚实，急于作效，病者苦于胀急，喜行利药，以求通快，不知宽得一日半日，其肿愈甚，病邪甚矣！真气伤矣！古方惟禹余粮丸，又名紫金丸，制肝补脾，殊为切当。

四物汤 见补损

---

① 补：崇祯本作"温"。

平胃散见中湿

五苓散见湿热

温中丸见积聚

三补丸见补损

【附脉理】

《脉诀举要》曰：胀满脉弦，脾制于肝。洪数热胀，迟弱阴寒，浮为虚满，紧则中实。浮则可治，虚则危急。

【附诸方】

平肝饮子《济生方》　专治喜怒不节，肝气不平，邪乘脾胃，心腹胀满，头晕呕逆，脉来浮弦。

防风去芦　桂心不见火　枳壳　赤芍药　桔梗去芦，炒。各一两　甘草炙　木香不见火　人参　槟榔　当归去芦，酒浸　川芎　陈皮半两

上㕮咀，每服四钱，水一盏，姜五片，煎服，不拘时服。

紫苏子汤《济生方》　治忧思过度致伤脾胃，心腹膨胀，喘促烦闷，肠鸣气走漉漉有声，大小便不利，脉虚紧而涩。见气滞

调中顺气丸　治怒气伤肝，三焦痞滞，水饮停积，胁下虚满，或时刺痛。见胁痛

木香顺气汤《拔粹方》　治浊气在上则生䐜胀，及七情所伤。

陈皮　厚朴各四分　当归五分　草豆蔻面裹煨，去皮　苍术米泔浸　木香各三分　青皮　益智仁　白茯苓去皮　泽泻　干生姜　半夏汤洗七次　吴茱萸　升麻　柴胡各二分

用水煎服①。

---

①　用水煎服：原无，据万历本补。

橘皮汤《直指方》　治七情所伤，中脘不快，腹胁胀满。

香附米炒　半夏　橘皮各二两　甘草七钱半

上㕮咀，水二盏，生姜五片，枣二枚，煎至一盏，通口服。

以上数方治气胀之剂。

大半夏汤《三因方》　治肝气大盛，胜克于脾，脾不能运化，结聚涎沫，闭塞脏腑，胃冷中虚，遂成胀满之疾，其脉多弦迟。

半夏汤洗七次　桂心各五两　附子炮，去皮脐　枳实麸炒　茯苓　甘草炙　厚朴姜炒　当归各三①两　人参一两　川椒炒去汗，去合口者，入百粒

上㕮咀，每服四钱，水一盏，姜五片，枣二枚，煎，空心服。

强中汤《济生方》　治食啖生冷，遇饮寒浆，有伤脾胃，遂成腹胀，心下痞满，有妨饮食，甚则腹痛。

干姜炮②　白术各二两　青皮去白　人参　丁香各三两　草果仁　附子炮，去皮脐　厚朴姜炒　甘草炙。各半两

上㕮咀，每服四钱，水一盏，姜五片，枣二枚，煎七分，温服不拘时。呕者，加半夏；或食面胀满，加萝卜子各半两。

中满分消汤《拔粹方》　治中满寒胀，寒疝，大小便不通，阴燥，足不收，四肢厥冷，食入反出，下虚中满，腹中寒，心痞，下焦躁寒沉厥，奔豚不收。

益智仁　半夏　木香　茯苓　升麻各七钱半　川芎　人参　青皮　当归　生姜　柴胡　干姜　荜澄茄　黄连各半两　黄芪　吴茱萸　草豆蔻　厚朴各半钱

---

① 三：万历本作"一"。

② 炮：此下原衍"土"字，据万历本删。

一方有麻黄、泽泻各二①钱半，黄檗半钱。

上㕮咀，每服一两，水二盏，煎至一盏，温服。大忌房劳、湿面、生冷、硬物。

木香分气丸《拔粹方》　善治脾胃不和，心腹胀，两胁膨胀，胸膈注满，痰嗽喘急，刺心干呕，咽喉不利，饮食不化，并皆治之有效。

木香　槟榔　青皮去心　蓬莪术炮　干生姜　当归　姜黄　玄胡　白术　枳壳麸炒　荆三棱湿纸裹煨香　赤茯苓　陈皮去白②　肉豆蔻各等分

秋冬加丁香炒。

上为末，白面糊丸，小豆大，每服三五十丸，生姜汤下。忌生茄、马齿苋。

禹余粮丸　治水肿鼓胀，上气喘满，一切水气胀气胀。

蛇含石大者三两，以铁铫盛，入炭火中煅药与铫子一般通红，用钳出铫子，以药淬醋中，候冷，研极细　真针砂五两，洗，以水淘净，控干，更以铁铫子炒干，入禹余粮一处用水醋二升，就铫内煮令醋干为度，却就用铫子同二药入一秤炭中，煅令通赤，钳出铫子，顺③药于净砖地上，候冷研极细　禹余粮三两，同入针砂内制

以上三物为主，其次量人虚实入下项药味：

木香　牛膝酒浸　莪术炮　白蒺藜　桂心　川芎　白豆蔻　土茴香炒　三棱炮　羌活　茯苓　干姜炮　青皮去白　附子炮　陈皮　当归酒浸一夕

---

① 二：万历本作“一”。

② 白：原作“皮”，据万历本改。

③ 顺：原作“头”，据崇祯本改。

上各半两，虚人老人全用半两，实壮之人随意减之。

上为末，拌匀，以汤浸蒸饼，捯去水，和药再捣极匀，丸如梧桐子大，每服五十丸，空心，温酒下。最忌食盐，否则发疾愈甚。

广按：此方劫剂也。然肿胀乃寒湿痞闭积滞，非此药之热燥而能开发流通之乎！虽用此药而能去肿胀，然肿胀少退，即当服补气补血补脾药以继之，可以免于后患也。大抵肿胀之病，多用十枣、三花以攻决，惟壮实者可用，非虚、老人所宜。而此剂但取开散寒湿痞滞，故宜于虚、老人也。

以上数方治寒胀之剂。

中满分消丸《拔粹方》　治中满鼓胀、气胀、水气胀、大热胀。不治寒胀。

人参去芦　白术　姜黄　黄芩去腐，锉碎。各半两　甘草炙　猪苓去黑皮。各一钱　黄连去须，锉碎，半两　白茯苓去皮　缩砂仁　干生姜各二钱　枳实麸炒黄　半夏汤炮七次。各半两　厚朴姜制，一两　知母锉，炒，四钱　泽泻三钱　陈皮三钱，去白

上细碾茯苓、泽泻、生姜各为末，另秤，外共为末，秤入上二味，和白水浸，征饼为丸，如梧桐子大，每服一百丸，热白汤送下。寒因热用，故焙热服之，食远，量人虚实加减。

沉香交泰丸《拔粹方》　治浊气在上而扰清阳之气，郁而不伸为膜胀。

沉香　白术　陈皮各三钱，去皮　枳实去穰，麸炒　吴茱萸汤洗　白茯苓去皮　泽泻　当归酒浸　木香　青皮去白。各二钱　大黄酒浸，一两　厚朴姜制，五钱

上为末，汤浸蒸饼为丸，如梧桐子大，每服七八十丸，温白

汤送下，食前，微利即止。

广茂溃坚汤　治中满腹胀，内有积块，坚硬如石，令人坐卧不安，大小便涩滞，上气喘促，遍身虚肿。

厚朴　黄芩　益智　草豆蔻　当归各五钱　黄连六钱　半夏七钱　广茂　升麻　红花酒浸　吴茱萸各二钱　甘草生　柴胡　泽泻　神曲炒　青皮　陈皮各三钱

渴者加葛根四钱。

上每服七钱，生姜三片，煎服。

绀珠木香槟榔丸

木香　槟榔　当归　黄连　枳壳　青皮　黄柏各一两　黄芩　陈皮　三棱　香附　丑末各二两　莪术　大黄各四两

上为末，面糊丸，梧子大，每服五七十丸，临卧，姜汤下。寻常消导开胃，只服三四十丸。

以上数方治热胀之剂。

抵当丸

水蛭七个，石灰炒赤　虻虫八个，粳米炒　桃仁七个　大黄一两

上为末，分作四丸，水一盏，煎一丸，取七分，大温服，当下血，未下再服。

人参芎归汤　治血胀烦躁，漱水不咽，迷忘，小便多，大便异，或虚厥逆，妇人多有此证。

当归　半夏七钱半　川芎一两　蓬术　木香　砂仁　白芍　甘草炙。各半两　人参　桂　五灵脂炒。各二钱半

上咬咀，生姜三片，枣一个，紫苏四叶，水煎服。

一方　治血鼓腹如盆胀。

三棱煨　莪术　干漆炒烟尽　牛膝去芦，酒浸　虻虫糯米炒　琥

珀　肉桂　硇砂　水蛭石灰炒赤　大黄各等分

上为末，用生地黄自然汁和米醋调匀为丸，如梧桐子大，每服十丸，空心，温酒送下，童便下亦可。

鸡屎醴散《宣明方》　治旦食不能，暮食痞满。

大黄　桃仁去皮尖　鸡屎醴干者

上等分为末，每服一钱，生姜三片，煎调，食后临卧服。

以上数方治血胀之剂。

广按：水肿、鼓胀，皆因脾虚所致，然水肿轻而鼓胀重，不可不知也。何则？水肿则饮如常，鼓胀则饮食不及常也。治水肿则惟补脾导水而已，治鼓胀则补脾导水兼以消谷，庶乎可也！虽然鼓胀有气、血、寒、热四者之殊，多由怒气伤肝，木邪克土，所以脾病而不能运化水谷故尔，又要养肺金以制肝木，使脾土得其平，则运化行而水谷消矣。以此观之，治鼓胀之法必以补脾制肝、导水消谷为主，看所挟而兼用药焉。挟气则散气，挟血则破血，挟寒则温寒，挟热则清热，其施治一一清切①如此，则药无不投而病无不愈也。

又按：鼓胀之病多不治者，何哉？此脾虚之极，真脏病也，如翻胃、劳瘵亦然，皆真脏病也。凡人之病，真脏不病，则五行相生相制以适于平，虽不服药而自愈者，如火极伤金，则有水以制之，有土以生之，如木极克土，则有金以制之，有火以生之，所谓亢则害，承乃制也。虽然亦有恶药忌医而误之者，盖正气与病邪不相两立，一胜则一负，久则病剧正脱而不免于死矣。夫药所以助正去邪，而使邪退正复也，有病不服药可乎？不用医可乎？

---

① 清切：清晰准确；真切。

卷之八

三四三

赤白浊二十六

《丹溪心法》

浊主湿热、有痰、有虚。赤属血，白属气，痢带同治。寒则坚凝，热则流通。大率皆是湿痰流注，宜燥中宫之湿，用二陈加苍术、白术，燥去其湿。赤者乃是湿伤血也，加白芍药，仍用珍珠粉丸，加臭椿根白皮、滑石、青黛作丸药。虚劳用补阴药，大概不宜热—作凉药。肥白人必多痰，以二陈汤去其湿热。胃弱者，兼用人参，以柴胡、升麻升其胃中之气，丸药用黄柏炒褐色，干姜炒微黑，滑石、蛤粉、青黛糊丸服。胃中浊气下流为赤白浊，用二陈加柴胡、升麻、苍术、白术，丸药用樗皮末、蛤粉、炒干姜、炒黄柏。胃中浊气下流，渗入膀胱，青黛、蛤粉。肝脉弦者，用青黛以泻肝。又方，炒黄柏一两，生柏一两，滑石三两，神曲半两，为末，滴水丸。燥湿痰，南星、半夏、蛤粉、青黛为末，神曲糊丸，青黛为衣。有热者，青黛、滑石、黄柏之类，水丸。张子元血气两虚有痰，痛风时作，阴火间起，小便白浊，方在痛风类。一人便浊经年，或时梦遗，形瘦，作心虚主治，用珍珠粉丸和定志丸服。一妇人年近六十，形肥，奉养膏粱，饮食肥美，中焦不清，浊气流入膀胱，下注白浊，白浊即湿痰也。用二陈去痰，加升麻、柴胡升胃中清气，加苍术去湿，白术补胃，全在活法。服四贴后，浊减大半，却觉胸满，因柴胡、升麻升动胃气，痰阻满闷，又用本汤加炒曲、白术、香附。素无痰者，虽升动不满也。

入方①

青黛下　蛤粉中　椿根末上　滑石中　干姜炒，下　黄柏炒褐

---

① 入方：方中药物中"上、中、下"原无，据万历本补。

色，下

上为末，神曲糊丸，仍用前燥湿痰丸子，亦治带下。

法曰：黄柏治湿热，青黛解郁热，蛤粉咸寒入肾，滑石利窍，干姜味苦，敛肺气下降，使阴血生。干姜监制。

又方

黄柏炒黑，一两　生柏二两，一云生苄　蛤粉三两　神曲半两

上为末，水丸，服五七十丸，白汤下①。

【附脉理】

《脉诀举要》曰：遗精白浊，当验于尺，结芤动紧，二证之的。

【附诸方】

定志丸

远志去心　石菖蒲各二两　人参　白茯苓各五两

上为末，蜜丸梧子大，朱砂为衣，每服七丸，加至二十丸，空心，米汤下。

半夏丸　治白浊神效。

半夏燥湿　猪苓分水

肝脉弦加青黛。

二陈汤治浊能使大便润而小便长，浊气只是湿痰；有白浊人服玄菟丹不愈，服附子八味丸即愈者，不可不知；有小便如常，停久才方漩浊。

茯菟丸　治思虑太过，心肾虚损，便溺余沥，小便白浊，梦寐频泄。

菟丝子五两　白茯苓三两　石莲肉二两

---

① 五七十丸白汤下：原无，据万历本补。

上为末，酒糊为丸，如梧子大①，每服②三十丸，空心，盐汤下。

珍珠粉丸　治白淫③梦泄，遗精及滑出而不收。

真蛤粉一斤　黄柏一斤，新瓦上炒赤

上为细末，滴水丸，梧子大，每服一百丸，空心，温酒下。

法曰：阳盛阴虚故精泄也。黄柏降心火，蛤粉咸而补肾阴。

导赤散　治心虚蕴热，小便赤涩，遂成赤浊。见淋类

叶氏定心汤　理心气不足，荣血衰少，遇事多惊，心神不守，梦中遗精，白浊不已

叶氏镇心爽神汤　理心气不足，夜梦多惊，小便白浊，遗精。

并见补损

清心莲子饮　治心虚有热，小便赤浊有沙漠。见淋类

瑞莲丸《济生方》　治思虑伤心，小便赤浊。

白茯苓去皮　石莲肉炒，去心　龙骨生用　天门冬洗，去心　麦门冬洗，去心　柏子仁炒，别研　当归去芦，酒浸　酸枣仁洗，去壳　紫石英火煅七次　远志甘草汤煮，去心　乳香　龙齿各一两

上为末，炼蜜丸，如梧子大，朱砂为衣，每服七十丸，空心，温酒枣汤下。

萆薢分清饮　治真元不足，下焦虚寒，小便白浊，频数无度，漩白如油，光彩不定，漩脚澄下凝如膏糊。

益知仁　川萆薢　石菖蒲　乌药各等分

上锉，每服五钱，水煎，入盐一捻，食前服。一方加茯苓、

---

① 大：原无，据万历本、崇祯本补。
② 服：原无，据万历本、崇祯本补。
③ 淫：万历本作"浊"。

甘草。

桑螵蛸散《经验方》 专治男子小便日数十次，稠如米泔，或赤或白，心神恍惚，瘦悴减食，此说多因房劳过度，耗伤真气得之。

桑螵蛸盐水煮　远志甘草汤煮，去苗心　菖蒲盐炒　龙骨煨研　人参去芦　茯神去木　当归酒洗，去芦　龟甲醋炙。各一两

上为末，每服二钱，临睡时人参汤下。

猪苓丸即前半夏丸　治年壮气盛欲动，所愿不得，意淫于外，梦遗白浊。

上用半夏一两，破如豆大，用猪苓末四两，先将一半炒半夏黄色，不令焦，地上空出火毒半日，取半夏为末，糊丸如梧子，候干，更用前猪苓末二两炒药微裂，同于沙甑内藏之，空心，温酒、盐汤下四五十丸。

一方　治心经伏暑，小便赤浊。

人参　白术　赤茯苓去皮　香薷　泽泻　木猪苓去皮　莲肉麦门冬去心。各等分

上㕮咀，每服四钱，水一盏，煎服。

一方　治小便白浊，出髓条。

酸枣仁炒　白术　人参　白茯苓　破故纸　益智洗净　大茴香左顾牡蛎童便煅。各等分

上为末，加青盐酒糊①丸，如梧桐子大，每服三十丸，温酒、米饮任下。

秘精丸《济生方》 专治下虚胞寒，小便白浊，或如米泔，如

---

① 糊：原无，据万历本补。

凝脂。

牡蛎煅　菟丝子酒蒸焙，别研　龙骨生用　五味子　韭子炒　白茯苓去皮　白石脂煅　桑螵蛸酒炙。各等分

上为末，酒糊丸，如梧桐子①，每服七十丸，空心，盐酒下。

韭子丸《济生方》　治膀胱肾冷，小便白浊，滑数无度。

赤石指煅　韭子炒　川牛膝去芦，酒浸　牡蛎煅　覆盆子酒浸　附子炮，去皮脐　桑螵蛸酒炙　鹿茸酒蒸，炒　肉苁蓉酒浸　龙骨生。各一两　鸡肫胵烧灰　沉香镑，不见火。各半两

上为末，酒糊丸如梧桐子，每服七十丸，空心，盐酒、盐汤任下。

附子八味丸　治肾气虚乏，下元冷惫，脐腹疼痛，脚膝缓弱，夜多遗②溺，淋涩白浊。见补损类

广按：赤白浊虽多属湿热，然亦有老人因虚寒而致之者。

以上二方乃治虚寒、湿寒之剂也。

远志丸《济生方》　治因事有惊，心神不定，夜梦惊堕，小便白浊。

远志去心，煮汁腌③　石菖蒲各二两　茯神去木　白茯苓去皮　人参　龙齿各一两

上为末，炼蜜丸梧桐子大，以辰砂为衣，每七十丸，热汤下。

叶氏育神散《简易方》　理心气不宁，怔忡健忘，夜梦惊恐，小便白浊。见惊悸类

妙应丸　治赤白浊。

---

① 子：原无，据万历本补。

② 遗：原作"旋"，据万历本改。

③ 煮汁腌：万历本无此三字。

真龙骨　辰砂　石菖蒲各二钱半　川楝子取肉，半两　白茯苓
益智仁　石莲肉　缩砂仁各一钱半①　桑螵蛸瓦上焙　菟丝子酒浸一
宿，焙。各五钱　牡蛎脚草鞋包，火煅，细研，三钱②

上为末，用③山药碎炒，糊为丸，如梧桐子大，每五十丸，日
间煎人参、酸枣仁汤下，临卧粳米饮汤下。

---

① 半：万历本无此字。
② 三钱：万历本、崇祯本均无此二字。
③ 为末用：原作"炒"，据万历本改。崇祯本作"以"。

卷之九

痰　门

痰二十七　附痰热

《丹溪心法》

　　脉浮当吐。久得脉涩，卒难开也，必费调理。大凡治痰，用利药过多，致脾气虚，则痰易生而多。湿痰，用苍术、白术；热痰，用青黛、黄连、芩；食积痰，用神曲、麦芽、山楂；风痰，用南星；老痰，用海石、半夏、瓜蒌、香附、五倍子，作丸服。痰在膈上，必用吐法，泻亦不能去。风痰多见奇证，湿痰多见倦怠软弱。气实痰热结在上者，吐难得出。痰清者属寒，二陈汤之类。胶固稠浊者，必用吐。热痰挟风，外证为多，热者清之。食积者必用攻之，兼气虚者，用补气药送。痰因火盛逆上者，以治火为先，白术、黄芩、软石膏之类。内伤挟痰，必用参、芪、白术之属，多用姜汁传送，或加半夏，虚甚加竹沥。中气不足，加参、术。痰之为物，随气升降，无处不到。脾虚者，宜清中气，以运痰降下，二陈汤加白术之类，兼用升麻提起。中焦有痰则食积，胃气亦赖所养，卒不便虚，若攻之尽则虚矣。痰成块，或吐咯不出，兼气郁者，难治。气实痰热者难治。痰在肠胃间者，可下而愈。在经络中，非吐不可，吐法中就有发散之机①焉。假如癫

---

① 机：万历本作"义"。

病因惊而得，惊则神出舍，舍空则痰生也。血气入在舍，而拒其神不能归焉。血伤必用姜汁传送。黄芩治热痰，假其下火也。竹沥滑痰，非姜汁不能行经络。五倍子能治老痰，佐他药大治顽痰。二陈汤一身之痰都治管，如要下行，加引下药，在上加引上药。凡用吐药，宜升提其气便吐也，如防风、山栀、川芎、桔梗、芽茶、生姜、齑汁之类，或用瓜蒂散。凡风痰病，必用风痰药，如白附子、天麻、雄黄、牛黄、片芩、僵蚕、猪牙皂角之类。诸吐法另具于后

凡人身上中下有块者，多是痰，问其平日好食何物，吐下后方用药。许学士用苍术治痰成窠囊边行，极妙。痰挟瘀血，遂成窠囊。眩运嘈杂，乃火动其痰，用二陈汤加山栀子、黄连、黄芩之类。噫气吞酸，此食郁有热，火气上动，以黄芩为君，南星、半夏为臣，橘红为使，热多加青黛。痰在胁下，非白芥子不能达；痰在皮里膜外，非姜汁、竹沥不能导达；痰在四肢，非竹沥不开。痰结核在咽喉中，燥不能出入，用化痰药加咸药软坚之味，瓜蒌仁、杏仁、海石、桔梗、连翘，少佐朴硝，以姜汁蜜和丸，噙服之。海粉即海石，热痰能降，湿痰能燥，结痰能软，顽痰能消，可入丸子、末子，不可入煎药。枳实泻痰，能冲墙壁。小胃丹治膈上痰热，风痰湿痰，肩膊诸痛，能损胃气，食积痰实者用之，不宜多。

喉中有物，咯不出，咽不下，此是老痰，重者吐之，轻者用瓜蒌辈，气实必用荆沥。天花粉大能降膈上热痰。痰在膈间，使人颠狂，或健忘，或风痰，皆用竹沥，亦能养血，与荆沥同功。治稍重能食者，用此二味，效速稳当。二沥治痰结在皮里膜外及经络中痰，必佐以姜汁。韭汁治血滞不行，中焦有饮，自然汁冷

吃两三银盏，必胸中烦躁不宁，而后愈。参萸丸能消痰。_{见吞酸类}

入方

青礞石丸 解食积，去湿痰，重在风化硝。

南星二两，切作片，用白矾末五钱，水浸一二日，晒干。又云一两
片黄芩姜汁炒，一两 半夏一两，泡，切作片，以大皂角水浸一日，晒干
茯苓 枳实炒。各一两 法制硝用萝卜水煮化，去萝卜，滤令细，入腊月
牛胆内，风化硝，秤五钱，或只风化亦可。又云一两 礞石二两，擂碎，焰
硝二两，同入小砂罐内，瓦片盖之，铁线缚定，盐泥固济，晒干，火煅红，
候冷取出

上为末，神曲糊丸梧子大，每服三五十丸，白汤下。一方加
苍术半两，滑石一两，看病冷热虚实，作汤使。一本礞石、南星各
一①两，无枳实。

又方

半夏二两　白术一两　茯苓七钱半　黄芩　礞石一两　风化硝
二钱

上为末，同前。

润下丸 降痰甚妙。

南星一两　半夏二两。各依橘红制　黄芩　黄连各一两　橘红半
斤，以水化盐五钱，拌令得所，煮干焙燥　甘草炙，一两

上为末，蒸饼丸如绿豆大，每服五七十丸，白汤下。

一方单用陈皮半斤，盐半两，水拌，煮陈皮候干，焙燥为末，
入甘草末一两，炊饼同上丸，亦好去②胸膈有痰兼嗽。上热加青
金，有湿加苍莎，或加参、萸，看虚实作汤使。

---

① 一：万历本作"二"。
② 去：万历本作"治"。

又方 治湿痰喘急，止心痛。

半夏一味，不拘多少，香油炒

上为末，粥丸梧子大，每服三①五十丸，姜汤下。

又方②

黄芩中　香附上　半夏姜制，下　贝母中

以上治湿痰，加瓜蒌仁、青黛作丸子，治热痰。

又方 燥湿痰，亦治白浊因痰者。

南星　半夏各一两　蛤粉二两

上为末，神曲糊丸如梧子大，青黛为衣，每服五十丸，姜汤下。湿痰加苍术，食积痰加神曲、麦芽、山楂，热痰加青黛。

中和丸 治湿痰气热。

苍术　黄芩　半夏　香附等分

上为末，粥丸如梧子大，每服五七十丸，姜汤下。

又方 治痰嗽。

黄芩酒洗，一两半　贝母　南星各一两　滑石　白芥子各半两风化硝二钱半，取其轻浮速降

上为末，汤泡，蒸饼丸，如梧子大，每服五十丸，白汤下③。

导痰汤

南星炮，一两　橘红去白，一两　赤茯苓去皮，一两　枳壳去穰，麸炒，一两　甘草炙，半两。又云一两　半夏四两。又云四钱

---

① 三：万历本无此字。

② 又方：方中药物中"上、中、下"原无，据万历本补。

③ 如梧子大……白汤下：原作"服"，据万历本改。

水煎，生姜五片，食前服①。

千缗汤　治喘。

半夏七个，泡制，每个作四片　皂角去皮，炙，一寸　甘草炙，一寸

上咀，作一服，生姜如指大煎服②。

小胃丹

芫花好醋拌③匀，过一宿，瓦器不住手搅，炒令黑，不要焦　甘遂湿面裹，长流水浸半日，再用水洗，晒干，又云水浸，冬七春秋五日，或水煮亦可　大戟长流水煮一时，再水洗，晒干。各半两　大黄湿纸裹煨勿焦，切，焙干，再酒润炒熟，焙干，一两半　黄柏三两，焙炒

上为末，粥丸麻子大，每服二三十丸，临卧，津液吞下，或白汤一口送下，取其膈上之湿痰热积，以意消息之，欲利则空心服。又方，甘遂、大戟减三分之一，朱砂为衣，名辰砂化痰丸。一方加木香、槟榔各半两，蒸饼丸，每服七八丸，至十丸止。

治酒痰。

青黛　瓜蒌

上为末，姜蜜丸，噙化，救肺。

治郁痰④。

白僵蚕下　杏仁去皮尖，中　瓜蒌仁中　诃子去核，中　贝母中五倍子上

上为末，糊丸梧子大，每服五十丸，白汤下。

---

① 水煎……食前服：万历本作"上㕮咀，每服五钱，生姜五片，水一钟，煎七分服。"

② 服：原无，据万历本补。

③ 拌：万历本作"浸"。

④ 治郁痰：本方药物中炮制方法及"上、中、下"原无，据万历本补。

导痰丸

吴茱萸二钱，制　茯苓一两　黄连半两　滑石七钱半　苍术泔浸，一两

上为末，糊丸梧子大，每服八九十丸，姜汤下。

茯苓丸出《千金方》，《百一选方》同

半夏四两　茯苓二两　枳壳一两　风化硝半两

上为末，蒸饼或神曲、姜汁糊丸，梧子大，每服三十丸，姜汤下。此方治中脘停痰，臂痛难举，手足不得转，有效。

又方　治食积痰火，并泻胃火。

软石膏不拘多少，研细

上用醋糊丸，如绿豆大，每服二十丸，白汤下。

又方　治阴虚内多食积痰。

川芎七钱　黄连　瓜蒌仁　白术　神曲　麦芽各一两　青黛半两①　人中白三钱

上为末，姜汁蒸饼丸如梧子大，每服十五丸，白汤下②。

久吐痰喘

杏仁去皮尖，生用　来复丹炒

上等分为末，粥丸麻子大，每服十五丸，白汤下。

黄连化痰丸即黄连清化丸

半夏一两半　黄连一两　吴茱萸汤洗，一钱半　桃仁二十四个，研　陈皮一两半

上为末，曲糊丸绿豆大，每服一百丸，姜汤送下。

---

① 半两：万历本作"一两"。
② 如梧子大……白汤下：原作"服"，据万历本改。

卷之九

三五五

白玉丸

巴豆三十个，去油　南星　半夏　滑石　轻粉各三钱

上为末，皂角仁浸浓汁，丸梧子大，每服五七丸，姜汤下。

黄瓜蒌丸　治食积痰壅滞喘急。

瓜蒌仁　半夏　山楂　神曲炒。各等分

上为末，瓜蒌水丸，姜汤、竹沥送下二三十丸。

又方

瓜蒌仁　半夏一两　苍术二两　香附二两半　黄芩半两　黄连半两①

又方

瓜蒌仁半两②　黄连半两　半夏一两

上为末，糊丸梧子大，每服五十丸，白汤下③。

抑痰丸

瓜蒌仁一两　半夏二钱　贝母三钱

上为末，蒸饼丸如麻子大，每服一百丸，姜汤下。

清膈化痰丸

黄连　黄芩各④一两　黄柏　山栀各⑤半两　香附一两半　苍术二两

上为末，蒸饼丸，白汤下。

搜风化痰丸

人参　槐角子　僵蚕　白矾　陈皮去白　天麻　荆芥各一两

---

① 两：万历本此下有"下"字。
② 半两：原无，据万历本补。
③ 白汤下：原无，据万历本补。
④ 各：原无，据万历本补。
⑤ 各：原无，据万历本补。

半夏四两，姜汁炒　辰砂半两，另研

上为末，姜汁浸，蒸饼为丸，辰砂为衣，服四十丸，姜汤下。

坠痰丸　治痰饮。

黑丑头末，二两　枳实炒，一两半　白矾三钱，枯一半　朴硝二钱，风化　枳壳一两半，炒　猪牙皂角二钱，酒炒

上为末，用萝卜汁丸，每服五十丸，鸡鸣时服，初则有粪，次则有痰。

一方①　治湿痰。

苍术三钱　白术六钱　香附一②钱半　白芍酒浸，炒，二钱半

上为末，蒸饼丸，如梧子大，每服五十丸，白水下③。

治肥人湿痰。

苦参　半夏各一钱半　白术三钱半　陈皮一钱

上咀，作一服，姜三片，竹沥半盏，水煎，食远，吞三补丸十五丸。

祛风痰，行浊气。

明矾一两　防风二两　川芎　猪牙皂角　郁金各一两　蜈蚣二条，用赤脚、黄脚各一条

上为末，蒸饼丸梧子大，每服三十丸，食前，茶汤下。春以芭蕉汤探吐。

上焦风痰④。

---

① 一方：原无，据万历本补。

② 一：万历本作"四"。

③ 如梧子大……白水下：原作"服"，据万历本改。

④ 上焦风痰：本方药物中炮制方法及"上、中、下"原无，据万历本补。

瓜蒌仁中　黄连上　半夏姜制，中　牙皂炮，下

姜汁浸，炊饼丸梧子大，每五七十丸，白水下①。

痰气方

片芩炒　半夏各②半两　白术　白芍各③一两　茯苓　陈皮各④三钱

上为末，姜汁泡蒸饼丸如梧子大，白水下五十丸⑤。

利膈化痰丸

南星　蛤粉研细，一两　半夏　瓜蒌仁　贝母去心，治胸膈痰气妙香附各⑥半两，童便浸

上为末，用猪牙皂角十四挺，敲碎，水一碗半煮，杏仁去皮尖一两，煮，水将干去皂角，擂杏仁如泥，入前药搜和，再入姜汁泡，蒸饼丸，如绿豆大，青黛为衣，每服五十丸，姜汤下。

清膈丸

黄芩半斤，酒浸，炒黄　南星四两，生用　半夏汤泡七次

上为末，姜汁打糊丸，梧子大，每服三五十丸，白水下⑦。

清痰丸　专清中脘热痰积。

乌梅　枯矾　黄芩　苍术　陈皮　滑石炒　青皮　枳实各半两南星　半夏　神曲炒　山楂　干生姜　香附各一两

---

① 梧子大……白水下：原无，据万历本补。
② 各：原无，据万历本补。
③ 各：原无，据万历本补。
④ 各：原无，据万历本补。
⑤ 如梧子大……五十丸：原作"服"，据万历本改。
⑥ 各：原无，据万历本补。
⑦ 梧子大……白水下：原无，据万历本补。

上为末，汤浸，蒸饼丸，梧子大，每服三五十丸，白水下①。

充按：丹溪治病，以痰为重，诸病多因痰而生，故前诸方间有别出者，亦其平日常用，故不另开于附方，观者详焉。

【附诸贤论】

刘宗厚曰：痰之为病，仲景论四饮六证，无择叙内外三因，俱为切当。盖四饮则叙因痰而显诸证者，三因则论其因有所伤而生痰者也。唯王隐君论人之诸疾悉出于痰，此发前人所未论，可谓深识痰之情状而得其奥者矣！制滚痰丸一方，总治斯疾，固为简便，较之仲景三因有表里内外，而分汗下温利之法，则疏阔②矣。况又有虚实热之不同者哉！夫痰病之原，有因热而生痰者，亦有因痰而生热者，有因风寒暑湿而得者，有因惊而得者，有因气而得者，有因酒饮而得者，有因食积而得者，有脾虚不能运化而生者，有肾虚不能降火而生者。若热痰则多烦热，风痰多成瘫痪奇证，冷痰多成骨痹，湿痰多倦怠软弱，惊痰多成心痛癫疾，饮痰多成胁痛、臂痛，食积痰多成癖块痞满，其为病状种种难名。王隐君论中颇为详尽，学者但察其病形脉证，则知所挟之邪，随其表里、上下、虚实以治也。若夫子和谓饮无补法，必当去水，故用吐、汗、下之三法治人常愈。又论热药治痰之误，固为详切；亦有挟寒、挟虚之证，不可不论。夫久痰凝结胶固不通，状若寒凝，不用温药引导，必有拒格之患，况有风寒外束、痰气内郁者，不用温散，亦何以开郁行滞？又有血气亏乏之人，痰客中焦，闭塞清道，以致四肢百骸发为诸病，理宜导去痰滞，必当补接兼行，

---

① 梧子大……白水下：原作"服"，据万历本改。
② 疏阔：粗略，不周密。

又难拘于子和之三法也。大凡病久淹延，卒不便死者，多因食积痰饮所致，何以然者？盖胃气亦赖痰结所养，饮食虽少，胃气卒不便虚故也。亦有治痰用峻利过多，则脾气愈虚，津液不运，痰反生而愈盛，法当补脾胃、清中气，则痰自然运下。此乃治本之法也。谓医中之王道者，正此类也。

【附脉理】

《脉诀举要》曰：偏弦为饮，或沉弦滑，或结或伏，痰饮中节。

《脉理提纲》曰：痰脉弦滑。

【附诸方】

金沸草散《和剂方》　治外感风寒，痰气内郁，咳唾稠黏。

参苏饮《和剂方》　亦治外感风寒，痰饮停积胸膈，咳嗽气促，言语不能相续者。并见伤风类

小青龙汤《和剂方》　治外感风寒，内生溢饮、支饮，倚息喘满，不得安卧者。见咳嗽类

法制半夏《御药院方》　消饮化痰，健脾顺气。

上用大半夏，以汤泡洗一遍，去脐，再泡洗，如此七遍，焙干，用浓米泔浸一日夜，取出控干，每半夏一两，用白矾一两半，研细，温水化，浸半夏，止留水两指许顿放浸，冬用于暖处，顿放浸五日夜，取出焙干，再用铅白霜一钱温水化，又浸一日夜，通前七日，尽取出，再用酱水放慢火内煮，勿令滚，候酱水极热，取出焙干，于银石器或瓷器内收贮，每服一二粒，食后细嚼，生姜汤下。又一法，依前制成半夏，每一两用龙脑半钱研极细，同飞过朱砂于半夏上，再为衣，却铺上灯草一层，约厚一指，单排半夏于上，再用灯草盖约厚一指，以炒豆焙之，候干取出，于器

内收贮，每服一二粒，细嚼，食后温水下，或冷水送下。

橘皮半夏汤《宣明方①》　痰嗽久不已者。

橘皮去白，半两　半夏二钱半，汤洗七次

上为末，分作二服，每服水一盏半，入生姜十片，同煎六分，温服。

茯苓半夏汤　治停痰留饮，胸膈满闷，呕逆恶心，吐痰水。

茯苓去皮，三两　半夏汤泡七次，五两

上㕮咀，每服四钱，水一盏，姜七片，煎六分，空心服。

大半夏汤《御药院方》　治痰饮及脾胃不和。

半夏　陈皮　茯苓各二钱半

上㕮咀，水二盏，生姜二钱半，煎至八分，去滓，食后温服。

二陈汤《和剂方》　治痰饮为患，或呕吐恶心，或头眩心悸，或因食生冷，饮酒过度，脾胃不和，并宜服之。

半夏汤洗七次，去滑衣　橘红陈皮去白者是。各五两　白茯苓去皮，三两　甘草炙，一两半

上㕮咀，每服四钱，水一盏，生姜七片，乌梅一个，同煎至六分，热服。

广按：此方半夏豁痰燥湿，橘红消痰利气，茯苓降气渗湿，甘草补脾和中。盖补脾则不生湿，燥湿渗湿则不生痰，利气降气则痰消解，可谓体用兼该，标本两尽之药也。今人但见半夏性燥，便以他药代之，殊失立方之旨。若果血虚燥症，用姜汁制用何妨！抑尝论之，二陈汤治痰之主药也，如寒痰加附子、姜、桂，湿痰加苍、白二术，食积痰加曲蘖、山楂，热痰加芩、连、栀子，风

① 方：原无，据万历本补。

痰加南星、皂角，燥痰加瓜蒌、青黛，郁痰加枳壳、香附，老痰加海石、朴硝，乃合其宜。

丁香半夏丸《和剂方》　治脾胃宿冷，胸膈停痰，呕吐恶心，吞酸噫气，心腹痞满，不思饮食。

肉豆蔻　木香　丁香　人参　陈皮去白。各二钱半　藿香叶半两　半夏①姜制，三两

上为末，以生姜汁煮面糊丸，如小豆大，每服二三十丸，姜汤下。

以上数方治寒痰之剂。

平胃散　治有湿痰，倦怠软弱，嗜卧，沉困无力。方见中湿

五苓散　治脐下有悸，停饮，癫眩，吐涎沫。方见湿热

化痰丸《本事方》　治停痰宿食。

半夏汤泡　人参去芦　桔梗细切，姜片制　白术　枳实　香附子　白茯苓各一两　前胡去芦　甘草各半两

上为末，用半夏姜汁煮糊丸，如梧桐子大，每服四五十丸，姜汤下。

槟榔散《济生方》　治胸膈停滞痰饮，腹中虚鸣，食不消化，时或呕逆。

杏仁去皮，炒　旋覆花去枝梗　半夏汤洗七次　槟榔各一两　甘草五钱　桔梗去芦，炒　白术各一两　人参五钱　干姜炮　橘红各一两

上㕮咀，每服四钱，水一盏，半姜五片，煎至八②分，温服。

半夏汤《瑞竹堂方》　顺阴阳，消痞满，消酒化痰。

---

① 半夏：万历本此下注有"汤泡七次"四字。
② 八：万历本作"七"。

半夏姜制，一两　橘红去白，一两　桔梗去芦，一两　枳实去穰炒，半两

上㕮咀，每服四钱，水一盏半，生姜五片，煎至七分，半饥半饱热服。

海藏五饮汤《拔粹方》　一留饮心下，二癖饮胁下，三痰饮胃中，四溢饮膈上，五流饮肠间。凡此五饮，酒后伤寒，饮冷过多，故有此疾。

旋覆花　人参　陈皮　枳实　白术　茯苓　厚朴　半夏　泽泻　猪苓　前胡　桂心　芍药　甘草各等分

上锉，每两分四服，水二盏，生姜十片，同煎至六分，取清温服，不拘时候。忌食肉、生冷、滋味等物，因酒多①饮，加葛根、葛花、砂仁。

蠲饮枳实丸《拔粹方》　逐饮消痰，导滞清膈。

枳实去穰，炒　半夏汤泡七次　陈皮去白。各二两　黑牵牛半斤，取头末三两

上为末，水煮面糊为丸，如梧桐子大，每服五十丸，生姜汤下，食后。

葛花解醒汤《拔粹方》　治酒饮太过，呕吐痰逆，心神烦乱，胸膈痞塞，手足战摇，饮食减少，小便不利。见伤食类

一方　治痰饮流注疼痛。

用大半夏二两，汤浸，为末，风化朴硝二两，生姜自然汁糊丸，如梧桐子大，每服五丸，姜汤下。痛在上临卧服，痛在下空心服。

---

① 多：原作"有"，据万历本改。

以上数方治湿痰食积痰之剂。

清气化痰丸古庵方　清头目，凉膈化痰，利气。

半夏汤洗七次，二两　陈皮去白　茯苓去皮。各一两半　薄荷叶　荆芥穗各五钱　黄芩酒浸，炒　连翘　栀子仁炒　桔梗去芦　甘草炙。各一两

上为末，姜汁煎水打糊为丸，如梧子大，每服五十丸，食后、临卧各一服。如肠胃燥实，加酒炒大黄、芒硝各一两。

广按：此方即二陈汤与凉膈散相合是也。盖痰因火动，故作胸膈痞满，头目昏眩，今因二陈以豁痰利气，凉膈以降火散风热，何病之不瘳哉！

涤痰丸《御药院方》　治三焦气涩，痰饮不利，胸膈痞满，咳唾稠黏，面目热赤，肢体倦怠，不思饮食，常服升降滞气，清膈化痰。

木香　槟榔　青皮去白　陈皮去白　京三棱煨　枳壳去穰，面炒　半夏洗七次。各一两　大黄一两，煨　黑牵牛微炒，二两

上为末，水糊丸，梧桐子大，每服四五十丸，姜汤食后下。

利膈丸《拔粹方》　治风胜痰实，喘满咳嗽，风气上攻。

黑牵牛炒，四两　半夏洗　皂角去皮弦，酥炙。各二两　青皮去白　槐角子炒　木香各一两　槟榔　大黄各半两

上为末，生姜糊丸如梧桐子大，每服七十丸，生姜汤下，食后。

开结枳实丸《御药院方》　宣导滞气，消化痰饮，升降阴阳，通行三焦，荡涤脾胃，流畅大小肠，开导膀胱，专主胸中痞逆，恶心呕哕，饮酒不消，宿食停积，两胁膨闷，咽嗌不利，上气喘嗽，黄疸等症。

枳实炒　白术　半夏制　南星炮　白矾枯　苦葶苈炒　大黄　青皮去白。各五钱　木香三钱　黑牵牛头末，二两　大皂角酥炙，去皮弦　旋覆花各一两

上为末，生姜汁糊为丸，梧子大，每服五十丸，姜汤下，无时。妇人干血气，膈实肿满，或大便不通，小便不利，生姜葱白汤下。

王隐君滚痰丸

括曰：甑里翻身甲挂金，于今头戴草堂深。相逢二八求斤正，硝煅青礞倍若沉。十七两中零半两，水丸桐子意常斟。千般怪证如神效，水泻双身却不任。

大黄酒蒸　黄片芩酒洗净。各八两　沉香半两　礞石一两，槌碎，焰硝一两，用入小砂罐内及硝盖之，铁线缚定，盐泥固济，晒干，火煅红，候冷取出

一方加朱砂二两，研为细末，为衣。

上为细末，水丸梧子大，每服四五十丸，量虚实加减服。茶清、温水任下，临卧食后服。

按：此以大黄、黄芩为君，大泻阳明湿热之药，礞石以坠痰，沉香则引诸气上而至天、下而至泉，为使也。

大利膈丸《拔粹方》　主胸中不利，痰嗽喘促，脾胃壅滞。

木香七钱　槟榔七钱半　厚朴一两，姜制　人参去芦　藿香叶　当归　甘草炙　枳实炒。各半两①　大黄酒浸，焙，一两

上为末，水浸蒸饼丸，如梧子大，每服五十丸，温水下，食后或临卧服。

以上数方治热痰之剂。

---

①　各半两：原无，据万历本补。

辰砂化痰丸《和剂方》　治风化痰，安神定志，利咽膈，清头目。

白矾枯过，别研　辰砂飞研。各半两　半夏洗七次，姜汁捣作曲，三两　南星一两，炮

上以白矾、半夏曲、天南星为末和匀，生姜汁煮面糊丸，如梧桐子，别用辰砂为衣，每服二十丸，食后姜汤下。

半夏利膈丸《御药院方》　治风痰壅盛，头疼目眩，咽膈不利，涕唾稠黏，并治过酒停饮，呕逆恶心，胸胁引痛，腹内有声。

半夏汤洗，三两　白术　白茯苓去皮　白矾生　人参去芦　滑石　贝母各一两　白附子生用，二两　天南星生用，两半

上为末，面糊丸如梧桐子大，每服三十丸，食后姜汤下。

叶氏分涎方《简易方》　治风痰留滞，膈间喘满，恶心，涎唾不利。

陈皮去白　拣参　枳实　苦梗　半夏洗七次令软，每个一切四片，姜汁浸一夕　天南星去外皮，湿纸①包灰火煨香熟，取出。各等分

上㕮咀，每服二钱，水一盏，姜十片，同煎，食后服。

灵砂白丸子《澹寮方》　治元气虚弱，痰气上攻，风痰壅塞，呕吐不已。

灵砂　青州白丸子末各一两，各研

上为末，和匀，以生姜自然滇打黍米糊丸，如梧桐子大，每服三十丸，空心，人参汤或枣汤下。

大人参半夏丸《宣明方》　化痰坠涎，止嗽定喘，治诸痰不可尽述。

---

① 湿纸：万历本作"蒸饼"。

茯苓去皮　人参去芦　天南星　薄荷叶各半两　干生姜　半夏
白矾生　寒水石　蛤粉各①二两　藿香叶二两半

上为面糊丸，如小豆大，生姜汤下二三十丸，食后，温水亦
得。一方加黄连半两，黄柏一两，水丸取效愈速。治酒病，调和
脏腑，尤宜服之。

治风痰不下。《圣惠方》

荆芥四两　白矾生，一两　槐角生，二两　陈皮　半夏各二两半

上为末，水糊为丸，如梧桐子大，每服四十丸，生姜汤下。

辰砂祛痰丸《圣惠方》　治酒食过多，酸咸成痰饮，聚于胸
中，凝则呕逆恶心，流则臂痛，头目昏眩，腰脚疼痛，深则左瘫
右痪，浅则蹶然倒地，此药神效。

朱砂一两，水飞，一半入药，一半为衣　半夏四两　槐角炒　陈皮
白矾生　荆芥各一两　生姜四两，与半夏制作饼，阴干

上为末，姜汁打糊丸，如梧桐子，每服五十丸，生姜汤、皂
角子汤任下。忌动风动气物，食后温服。

化痰丸《瑞竹堂方》　快脾顺气，化痰消食。

半夏洗净　皂角切碎　天南星去皮膜　生姜　白矾

上件各四两，用砂锅内同水煮天南星无白点为度，拣去皂角
不用，将半夏、天南星、生姜切细晒干，如无日色，慢火焙干，
加后药：

青皮去穰　陈皮　干葛　紫苏子　神曲　麦蘗炒　萝卜子炒，
别研　山楂　香附子去毛　杏仁去皮尖，炒，另研

一方加枳实、茯苓。

---

① 各：原无，据万历本补。

上十味各一两，合前药碾末，姜汁蒸饼，打糊丸如梧桐子大，每服五七十丸，食后临卧，茶酒任下。

利膈化痰丸

白术四两　皂角去皮弦子，三两　生半夏　生白矾

上将皂角揉，水半碗，浸半夏、白矾，春五夏三，秋七冬十日，不用皂角，晒干为末，姜汁糊为丸，如梧桐子大，每服三十丸，姜汤下。

以上数方治风痰之剂。

四七汤《和剂方》　治七情气郁，结聚痰涎，状如破絮，或如梅核在咽喉之间，咯不出，咽不下，并治中脘痞满，痰涎壅盛，上气喘急。

半夏五两　茯苓四两　紫苏三两　厚朴三两

上㕮咀，每服四钱，水一盏半，生姜七片，枣子一枚，煎至六分，热服。妇人有孕恶阻，亦宜服之，但半夏用姜汁制过；男子因气而小便白浊，用此汤下青州白丸子有效。

三仙丸《百一选方》　治中脘气滞，胸膈烦满，痰涎不利，头目不清。

南星生，去皮　半夏汤洗七次，二味各五两，为末，用生姜自然汁和，不可太软，但手捏得聚为度，摊在节中，用楮叶盖之，令发黄色，晒干收之，须是五六月内做曲，如酱黄法　香附子略炒，于砖石上磨去毛，五两

上为末，面糊丸，如梧桐子大，每服四十丸，食后姜汤下。《机要》去香附，加橘红，名玉粉丸，治气痰。

沉香和中丸《秘方》　治证同前。

陈皮去白　青皮　枳壳　槟榔　木香　黄芩　青礞石焰硝煅。各半两　大黄一两一分　沉香二钱　滑石二两　黑牵牛头末，二两二钱

上为末，滴水为丸，如梧子大，每服五十丸，临卧茶清下①。

节斋化痰丸

论曰：痰者，病名也。人之一身气血清顺，则津液流通，何痰之有？惟夫气血浊逆，则津液不清，熏蒸成聚而变为痰焉。痰之本水也，原于肾；痰之动湿也，主于脾。古人用二陈汤为治痰通用者，所以实脾燥湿治其标也。然以之而治湿痰、寒痰、痰饮、痰涎，则固是矣，若夫痰因火上，肺气不清，咳嗽时作，及老痰郁痰结成黏块，凝滞喉间，吐咯难出，此等之痰，皆因火邪炎上，熏于上焦，肺气被郁，故其津液之随气而升者，为火熏蒸凝浊郁结而成，岁月积久，根深蒂固，故名老名郁，而其源则火邪也。病在上焦心肺之分，咽喉之间，非中焦脾胃湿痰、冷痰、痰饮、痰涎之比也，故汤药难治，亦非半夏、茯苓、苍术、枳壳、南星等药所能治也，惟在开其郁，降其火，清润肺金而消化凝结之痰，缓以治之，庶可取效，今制一方于后。

天门冬去心，一两　黄芩酒炒，一两　海粉另研，一两　瓜蒌仁另研，一两　橘红去白，一两　桔梗去芦，五钱　香附子槌碎，淡盐水浸炒，五钱　连翘五钱　青黛另研，二钱　芒硝三钱，另研

上为极细末，炼蜜入生姜汁少许，和药末杵极匀，丸如小龙眼大，嚼化一丸，或嚼烂，清汤细咽之；或丸，为细丸，如黍米大，淡姜汤送下五六十丸。

此等老痰，大率饮酒之人多有之，酒气上升为火，肺与胃脘皆受火邪，故郁滞而成，此方用天门冬、黄芩泄肺火也，海粉、芒硝咸以软坚也，瓜蒌仁润肺降痰，香附米开郁降气，连翘开结

---

① 临卧茶清下：原作"茶清下临卧"，据万历本乙转。

降火，青黛解郁火，故皆不用辛燥之药。

以上数方治郁痰老痰之剂。

苏子降气汤《和剂方》 治虚阳上攻，气不升降，上盛下虚，痰涎壅盛。

川当归去芦 甘草炙 前胡去芦 肉桂去皮 厚朴去皮，姜制。各二两 半夏曲 紫苏子各五两 陈皮去白，二两半

上㕮咀，每服五钱，水一盏，姜三片，枣一枚，煎服，不拘时。

俞山人降气汤《和剂方》 治上盛下虚，痰气壅盛，或喘或满，咽干不利，并治脚气上攻，烦渴引饮。

前胡去芦 五加皮姜制 黄芪 肉桂 当归去芦 半夏曲 紫苏子 陈皮去白 厚朴去皮，姜制①，炒。各一两 桔梗 羌活去芦。各五钱 甘草一两 干姜炮 附子炮，去皮 人参去芦。各五钱

上㕮咀，每服五钱，水一盏半，紫苏三叶，姜三片，枣一枚，煎服。

黑锡丹《和剂方》 治痰气壅塞，上盛下虚，心火炎炽，肾水枯竭，及妇人血海久冷无子，或赤白带下，并皆服之。

肉桂去皮，半两 沉香 附子炮，去皮脐 胡芦巴酒浸，炒② 破故纸 茴香舶上者，炒 肉豆蔻面裹煨 阳起石研细，水飞 金铃子蒸，去皮 木香各一两 硫黄 黑锡去滓。各二两

上用黑③盏或新铁铫内如常法结黑锡，硫黄砂子地上出火毒，研令极细，余药并杵罗为末，一处和匀，自朝至暮，必研令黑光

---

① 制：此下原衍"一两"二字，据万历本删。
② 炒：万历本作"炮"。
③ 黑：万历本作"灯"。

色为度，酒糊为丸，如梧桐子大，阴干，入布袋内擦令光莹，每服四十粒，空心，盐姜汤下，女人艾枣汤下。

灵砂丹《和剂方》　治上盛下虚，痰涎壅塞，此药最能镇坠，升降阴阳，安和五脏，肤助元气。

水银一两　硫黄四两

上用新铁铫炒成砂，有烟即以醋洒，候研细，入水火鼎，醋调赤石脂封口，铁线扎缚，晒干，盐泥固济，用炭二十斤，煅如鼎裂，笔蘸赤石脂频抹，火尽为度，经宿取出，研为末，糯米糊为丸，如麻子大，每服二十粒，空心，枣汤、米饮、人参汤任下。

广按：以上四方，并系类聚温热之药，而出证皆云治上盛下虚，气不升降。盖谓盛者，即心火之炎；虚者，即肾水之弱。火炎水弱，则有升无降，故津液涌而为痰，稠黏胶固，凝滞于胸膈之间，非金石丹药、温热香燥之剂而能流通开散之乎！书云重可以去怯，正所谓劫剂也。用此劫剂之后，又当用兼补兼消之药继之，如六味地黄丸之类是也。

金匮肾气丸即六味地黄丸　治肾虚有饮，故用此药补肾逐水。见补损

广按：肾水虚弱则心火上炎，以致津液败浊而为痰涎，用此剂补肾逐水，乃端①本之药也。前黑锡丹等剂温脾劫痰，乃治标之药也。

六君子汤　治脾虚不进饮食，呕吐痰水。方见调补脾胃

白术汤《拔粹方》　治胃中虚损及痰吐者。

半夏曲半两　白术一钱　槟榔二钱半　木香　甘草炙。各二钱

---

① 端：《广雅·释诂一》："端，正也。"

茯苓二钱

上为末，每服二钱，生姜汤调下，食前服。

八味丸 治脾肾两虚，嗽唾而不咳者。方见补损

以上数方治虚痰之剂。

广按：痰本津液，因热而成，热则津液熏蒸而稠浊，故名为痰也。痰之为物，随气升降，无处不到，或在脏腑，或在经络，所以为病之多也。若夫寒痰、湿痰、热痰则易治，至于风痰、燥痰、老痰则难治也。分而治焉，寒则温之，湿则燥之，热则清之，风则散之，燥则润之，老则软之；总而治焉，用人参、甘草以补脾，半夏、白术以燥湿，陈皮、青皮以利气，茯苓、泽泻以渗水，是举其纲也。如寒痰，加以附子、姜、桂；湿痰，加以苍术、厚朴；食积痰，加以曲蘗、山楂；热痰，加以芩、连、栀子；风痰，加以南星、皂角；燥痰，加以瓜蒌、杏仁；郁痰，加以枳壳、香附；老痰，加以海石、芒硝，是张其目也。虽然痰证又有挟虚者，不可不加补药焉。如挟气虚，加以四君；血虚，加以四物；脾虚，治以六君；肾虚，治以六味。分其表里上下，审寒热虚实而施治之，未有不中其情者。

痰饮治例 出《明医杂著》

王节斋曰：痰属湿，乃津液所化，因风寒湿热之感，或七情饮食所伤，以致气逆液浊，变为痰饮，或吐咯上出，或凝滞胸膈，或留聚肠胃，或流注经络四肢，随气升降，遍身上下无处不到。其为病也，为喘为咳，为恶心呕吐，为痞隔壅塞关格；异病，为泄，为眩晕，为懊杂怔忡惊悸，为癫狂，为寒热，为痛肿，或胸间辘辘有声，或背心一点常如冰冷。或四肢麻痹不仁，皆痰所致。百病中多有兼痰者，世所不知也。痰有新久轻重之殊，新而轻者，

形色清白稀薄，气味亦淡；久而重者，黄浊稠黏凝结，咳之难出，渐成恶味，酸、辣、腥、臊、咸、苦，甚至带血而出。治法，痰生于脾胃，宜实脾燥湿；又随气而升，宜顺气为先，分导次之；又气升属火，顺气在于降火，热痰则清之，湿痰则燥之，风痰则散之，郁痰则开之，顽痰则软之，食积痰则消之。在上者吐之，在中者下之。又中气虚者，宜固中气以运痰，若攻之太重，则胃气虚而痰愈盛矣。

主方二陈汤[①]

橘红中　半夏汤泡，下　白茯苓上　甘草下　生姜中

上方总治一身之痰，如要下行，加引下药；上行，加引上药。

湿痰多软，如身体倦怠之类，加苍白术。

寒痰痞塞胸中，倍加半夏，甚者加麻黄、细辛、乌头之类；痰厥头痛亦加半夏。

风痰加南星、枳壳、白附子、天麻、僵蚕、猪牙皂用之类；气虚者更加竹沥，气实加荆沥，俱用姜汁。

热痰加黄芩、黄连；痰因火盛逆上，降火为先，加白术、黄芩、软石膏、黄连之类；眩晕嘈杂者，火动其痰也，亦加山栀、黄连、黄芩。

血虚有痰者，加天门冬、知母、瓜蒌仁、香附米、竹沥、姜汁；滞血者，更加黄芩、白芍药、桑白皮；血滞不行，中焦有饮者，取竹沥，加生姜、韭菜自然汁，吃三五银盛，必胸[②]中躁烦不宁后愈。

---

① 二陈汤：方中药物中炮制及"上、中、下"原无，据万历本补。
② 胸：原作"有"，据万历本改。

气虚有痰者，加人参、白术；脾虚者，宜补中虚，以运痰降下，加白术、白芍药、神曲、麦芽，兼用升麻提起，内伤挟痰加人参、黄芪、白术之类，姜汁传送，或加竹沥尤妙。

食积痰加神曲、麦芽、山楂、炒黄连、枳①实以消之，甚者必用攻之，宜丸药；兼血虚者，用补血药送下；中焦有痰者，食积也，胃气亦赖所养，卒不便虚，若攻之尽则虚矣。

老痰用海石、半夏、瓜蒌仁、香附米、连翘之类；五倍子佐他药大治顽痰，宜丸药；喉中有物咯不出咽不下，此痰结也，用药化之，加咸药软坚之类，宜瓜蒌仁、杏仁、海石、桔梗、连翘、香附，少佐朴硝，姜汁炼蜜和丸，嚼化，服之。脉涩者，卒难开，必费调理，气实痰热结者，吐难得出，或成块吐咯不出，气滞者难治。

痰在膈上，必用吐法泻之；不吐胶固稠浊者，必用吐；脉浮者，宜吐；痰在经络间，非吐不可，吐中就有发散之义。凡用吐药，宜升提其气便吐，如防风、川芎、桔梗、芽茶、生姜、韭汁之类，或瓜蒂散，凡吐用布紧勒肚，于不通②风处行之③。

痰在肠胃间，可下而愈，枳实、甘遂、巴豆、大黄、芒硝之类；凡痰用利药过多，脾气易虚，则痰易生而多。

痰在胁下，非白芥子不能达。

痰在皮里膜外，非姜汁、竹沥不可及；在四肢，非竹沥不开；在经络中，亦用竹沥，必佐以生姜、韭汁；膈间有痰，或癫狂，或健忘，或风痰，俱用竹沥，与荆沥同功。气虚少食，用竹沥；

---

① 枳：原无，据万历本补。

② 通：原作"连"，据万历本改。

③ 之：原作"走"，据万历本改。

气实能食，用荆沥。

凡人身上中下有块，是痰也，问其平日好食何物，吐下后方用药。

凡人头面、颈颊、身中有结核，不痛不红不作脓者，皆痰注也，宜随处用药消之。

滚痰丸攻泻肠胃痰积及小儿食积痰，急惊风痰盛者，最为要药，常宜合备，但须量人虚实而用之。

痰热_{新增}

【附诸贤论】

刘宗厚曰：夫痰热之原，有因热而生痰者，有因痰而生热者。

广按：因热而生痰者，热则熏蒸津液而成痰；因痰而生热者，痰则阻碍气道而生热。夫热生痰而痰生热，始终新久之谓也。

【附诸方】

四神丸《经验良方》　治痰涎壅盛，头目昏眩，肩背拘急，手足顽麻。

天麻大者　南星各①汤洗　防风去芦。各一两　薄荷叶半两

上为末，酒糊为丸，如绿豆大，每服二十丸，荆芥生姜汤下，食后。

龙星丹　治诸风热壅痰盛。

解毒雄黄丸　治上膈壅热，痰涎不利。并见中风

鹏砂散《和剂方》　治大人小儿风痰热毒，喉闭生苍，鼻衄出血。

山药六斤，生　脑子七两，另研　牙硝十四两　甘草二十两　麝香

---

① 各：万历本作“热”。

四两，研　鹏砂二十两，生，另研

上为末，每服半钱，好茶点服。

上清丸　治膈间痰热，口舌生苍，咽喉肿痛，咳嗽喘闷，烦躁不宁。见风热

哮喘二十八

《丹溪心法》

哮喘必用薄滋味，专主于痰，宜大吐药中多用醋，不用凉药，须常带表散，此寒包热也，亦有虚而不可吐者。一法用二陈汤加苍术、黄芩作汤，下小胃丹，看虚实用。

入方①　治寒包热而喘。

半夏姜制，中　枳壳炒，中　桔梗上　片芩炒，中　紫苏中　麻黄中　杏仁去皮尖，中　甘草下

上水煎服。天寒加桂枝。

治哮治积方。

用鸡子一个，略敲，壳损膜不损，浸尿缸内，三四日夜取出，煮熟吃之，效。盖鸡子能去风痰。

紫金丹　治哮，须三年后可用。

用精猪肉二十两一作三十两，切作骰子块，用信一两，明者，研极细末，拌在肉上令匀，分作六分，用纸筋黄泥包之，用火烘令泥干，却用白炭火于无人处煅，青烟出尽为度，取放地上一宿，出火毒，研细，以汤浸蒸饼丸，如绿豆大，食前，茶汤下，大人二十丸，小儿七八丸，量大小虚实与之。

---

①　入方：本方药物中"上、中、下"原无，据万历本补。

《丹溪心法》

喘病，气虚、阴虚、有痰。凡久喘①之证未发，宜扶正气为主，已发用攻邪为主。气虚短气而喘，甚不可用苦寒之药，火气盛故也，宜导痰汤加千缗汤。有痰亦短气而喘。阴虚，自小腹下火起冲于上，喘者，宜降心火补阴。有火炎者，宜降心火，清肺金。有痰者，用降痰下气为主。上气喘而躁者，为肺胀，欲作风水证，宜发汗则愈。有喘急风痰上逆者，大全方千缗汤佳，或导痰汤加千缗汤。有阴虚挟痰喘者，四物汤加枳壳、半夏，补阴降火。诸喘不止者，用劫药一二服则止。劫之后，因痰治痰，因火治火。劫药以椒目研极细末一二钱，生姜汤调下止之，气虚不用。又法：萝卜子蒸熟为君，皂角烧灰，等分为末，生姜汁炼蜜丸，如小豆子大，服五七十丸，噙化止之。气虚者，用人参蜜炙、黄柏、麦门冬、地骨皮之类。气实人，因服黄②芪过多而喘者，用三拗汤以泻气。若喘者，须用阿胶，若久病气虚而发喘，宜阿胶、人参、五味子以补之。若新病气实而发喘者，宜桑白皮、苦葶苈泻之。

戴云：有痰喘，有气急喘，有胃虚喘，有火炎上③喘。痰喘者，凡喘便有痰声；气急喘者，呼吸急促而无痰声；有胃气虚喘者，抬肩撷项，喘而不休；火炎上喘者，乍进乍退，得食则减，食已则喘，大概胃中有实火，膈上有稠痰，得食入咽，坠下稠痰，

---

① 喘：原作"痰"，据万历本改。
② 黄：原作"则"，据万历本改。
③ 上：原作"主"，据万历本改。

喘即止，稍久食已入胃，反助其火，痰再升上，喘反大作，俗不知此，作胃虚治，以燥热之药者，以火济火也。叶都督患此，诸医作胃虚治之不愈，后以导水丸利五六次而安。

入方

痰喘方①

南星制，中　半夏制，中　杏仁去皮尖，中　瓜蒌仁中　香附上　陈皮去白，中　皂角炭下　萝卜子下

上为末，神曲糊丸，每服六七十丸，姜汤下。

又方

萝卜子蒸，半两　皂角半两　海粉一两　南星一两　白矾一钱半，姜汁浸

上用瓜蒌仁，姜蜜丸，嚼化。

劫喘药

好铜青研细　虢丹少许，炒赤色

上为末，每服半钱，醋调，空心服。

【附诸贤论】

王节斋曰：喘与胀二症相因，必皆小便不利。喘则必生胀，胀则必生喘，但要识得标本先后。喘而后胀者，主于肺；先胀而后喘者，主于脾，何则？肺金司降，外主皮毛。经曰：肺朝百脉，通调水道，下输膀胱。又曰：膀胱者，州都之官，津液藏焉，气化则能出矣。是小便之行由于肺气之降下而输化也，若肺受邪而上喘，则失降下之令，故小便渐短，以致水溢皮肤而生肿满焉！此则喘为本，而肿为标，治当清金降气为主，而行水次之；脾土

---

① 痰喘方：本方药物中炮制及"上、中、下"原无，据万历本补。

恶湿，外主肌肉，土能克水，若脾土受伤不能制水，则水湿妄行，浸渍肌肉，水既上溢则邪反浸，肺气不得降而生喘矣！此则肿为本而喘为标，治当实脾行水为主，而清金次之。苟肺症而用燥脾之药，则金得燥而喘愈加；脾病而用清金之药，则脾得寒而胀愈甚矣。近世治喘胀者，但知实脾行水，而不知分别肺、脾二症，予故为发明之。

【附脉理】

《袖珍方》论曰：凡此证脉滑而手足温者生，脉涩而四肢寒者死。

【附诸方】

三拗汤《和剂方》　治感冒风寒，鼻塞声重，语音不出，咳嗽喘急。

生甘草　麻黄不去节　杏仁不去皮尖。各等分

上㕮咀，每服五钱，水一盏，姜五片，煎服，以得汗为度。

华盖散《和剂方》　治风寒冷湿之气伤于肺经，上气喘促，不得睡卧，或声音不出者。

小青龙汤《和剂方》　治感寒咳嗽喘急，不得睡卧。

苏沉九宝汤《简易方》　治老人小儿素有喘急，遇寒暄不常，发则连绵不已，咳嗽吼哮，夜不得睡。并见咳嗽

分气紫苏散《和剂方》　治脾胃不和，气逆喘促。

五味子去梗　桑白皮　茯苓去皮　甘草　草果仁　大腹皮　陈皮去白　桔梗各二两

上㕮咀，秤二两，入净①紫苏一两五钱，捣碎，同一处拌匀，

---

① 净：万历本无此字。

每服四钱，水一盏，姜三片，入盐少许，同煎空心服。

紫苏子汤《济生方》 治因忧思过度，邪伤脾肺，心腹膨胀，及喘促烦闷，肠鸣气走漉漉有声，大小便不利，脉虚数而涩。见气滞

杏仁半夏汤《宣明方》 治肺气不足，喘咳嗽不已，并伤寒往来寒热。

杏仁去皮 桔梗 陈皮去白 茯苓去皮 汉防己 桑白皮 白矾各二钱 猪牙皂角 薄荷叶各一钱 甘草二寸

上为末，作二服，水一盏，生姜三片，煎至六分，食后温服。

葶苈散《济生方》 治过食煎煿，或饮酒过度，致肺壅喘，不得安卧，及肺痈，咽燥不渴，浊唾腥臭。

甜葶苈炒 桔梗去芦 瓜蒌仁 升麻 薏苡仁 桑白皮炙 葛根各一两 甘草炙，五钱

上㕮咀，每服四钱，水一盏半，生姜五片，煎至八分，去渣，食后温服。

定肺汤《直指方》 治上气喘嗽。

紫菀 五味子 橘皮去白 甘草炙 紫苏子炒 杏仁去皮尖，炒 桑白皮炒 半夏制 枳壳麸炒。各①等分

上㕮咀，每服一两，生姜五片，紫苏五叶，水二盏，煎至一盏，食后温服。

以上数方攻邪之剂。

人参润肺汤《宣明方》 治肺气不足，喘急，咳嗽不已，往来寒热，自汗。见咳嗽

---

① 各：原无，据万历本补。

苏子降气汤《和剂方》 治虚阳上攻，喘促咳嗽。见痰类

杏苏饮《直指方》 治上气喘嗽，浮肿。

紫苏叶二两 五味子 大腹皮 乌梅去核 杏仁去皮尖，炒。各半两 陈皮去白 桔梗 麻黄去节 桑白皮炒 阿胶炒。各七钱半 紫菀 甘草各一两

上㕮咀，每服五钱，水一盏半，生姜五片，煎至八分，去滓，食后温服。

玉华散《直指方》 治咳嗽上喘，调顺肺金，清利咽膈，安和神气。

甜葶苈焙 桑白皮炒 天门冬去心 马兜铃 半夏制 紫菀 杏仁去皮尖 贝母炮 百合 人参各五钱 百部 甘草炙。各二钱半

上㕮咀，每服一两，水二盏，生姜四片，枣子三枚，煎至一盏，去滓，食后温服。一方无生姜煎。

杏参散《秘方》 治胸膈胀满，上气喘急，咳嗽倚息，睡卧不得。见咳嗽

以上数方半攻半补之剂。

神秘汤《三因方》 治上气喘急，不得卧者。

橘皮去白 桔梗 紫苏 五味子 人参各等分

上㕮咀，每服四钱，水一盏，煎至六分，食后服。

知母茯苓汤《宣明方》 治肺痿喘嗽不已，往来寒热，自汗。见肺痿类

五味子汤《活人方》 治喘促，脉伏而数者。

五味子半两 人参 麦门冬去心 杏仁去皮尖 生姜 陈皮各一钱半 枣子三枚

上㕮咀，作二服，每服水二盏，煎至一盏，食后温服。

宁肺汤《杨氏家藏方》　治荣卫俱虚，发热自汗，肺气喘急，咳嗽，痰唾稠黏。见咳嗽

人参保肺汤　治五劳七伤，喘气不接。见发热

以上数方补虚之剂。

人参理肺散《拔粹方》　治喘不止。

麻黄去节，炒黄色　木香各一两　罂粟壳三两，炒　人参二两　杏仁三两，麸炒　当归一两

上㕮咀，每服八钱，水一盏半，煎至八分，去渣，食后温服。

紫参散《拔粹方》　治形寒饮冷伤肺，喘促痰涎，不得安卧。

麻黄　桔梗　五味子　甘草炙　紫参各一两　罂粟壳二两，蜜炒黄色

上㕮咀，每服一两，水一盏半，煎至八分，温服，食后。

以上二方止涩之剂。

恶心三十

《丹溪心法》

恶心有痰、有热、有虚，皆用生姜，随症佐药。

戴云：恶心者，无声无物，心中欲吐不吐，欲呕不呕，虽曰恶心，实非心经之病，皆在胃口上，宜用生姜，盖能开胃豁痰也。

【附诸方】

大半夏汤

半夏　陈皮　茯苓各二钱半

上㕮咀，水二盏，生姜二钱半，煎至八分，食后服。

小半夏茯苓汤

半夏五两　茯苓三两

上㕮咀，每服八钱，用水一盏半，煎至一盏，入生姜自然汁投药中，更煎一二沸，热服无时。或用生姜半两同煎。

加味二陈汤

半夏　橘红　茯苓　甘草炙　黄连姜汁炒　黄芩姜汁炒。各一
钱半

上作一服，水二钟，姜五片，煎八分，温服。

加味生姜理中汤

人参　白术　生姜　甘草炙　半夏　陈皮各等分

上水煎服。

呕吐三十一

《丹溪心法》

凡有声有物谓之呕吐，有声无物谓之哕。胃中有热，膈上有
痰者，二陈汤加炒山栀、黄连、生姜。有久病呕者，胃虚不纳谷
也，用人参、生姜、黄芪、白术、香附之类。呕吐，朱奉议以半
夏、橘皮、生姜为主。刘河间谓：呕者，火气炎上。此特一端耳。
有痰膈中焦食不得下者，有气逆者，有寒气郁于胃口者，有食滞
心肺之分而新食不得下而反出者，有胃中有火与痰而呕者。呕吐
药忌瓜蒌、杏仁、桃仁、萝卜子、山栀，皆要吐，丸药带香药行
散不妨。注船大吐，渴饮水者即死，童便饮之最妙。

【附脉理】

《脉诀举要》曰：滑数为呕，代者霍乱，微滑者生，涩数
凶断。

【附诸方】

香薷饮《和剂方》　治伏暑而呕。见中暑

四君子汤《拔粹方》　治久病胃虚而呕。

茯苓　白术　人参　黄芪各一两

上㕮咀，每服一两，水二盏，姜五片，煎一盏，去滓，温服。

钱氏白术散 治症同煎。见痢类

加味理中汤《和剂方》 治胃感寒，呕吐不止。

人参 白术 干姜炮 甘草炙。各一钱 丁香十粒

上咬咀，生姜十片，水煎服。

大藿香散《济生方》 治七情伤感，气郁于中，变成呕吐，或作寒热，眩晕痞满，不进饮食。

藿香叶洗去土 半夏 白术 人参去芦 木香不见火。各一两 茯苓去皮 桔梗去芦，锉细 枇杷叶制，去毛 橘皮 甘草炙。各半两

上为末，每服五钱，水一盏，姜五片，枣一枚，煎六分，温服①。

养胃汤《徐氏方》 治脾胃虚冷，不思饮食，呕吐翻胃。

白豆蔻仁 人参 丁香 缩砂仁 肉豆蔻 附子炮 甘草 沉香 橘红 麦芽 神曲各二钱半

上为细末，每服二钱，姜盐汤下。

旋覆花汤《济生方》 治中脘伏痰，吐逆眩晕。

旋覆花去梗 半夏汤炮七次 橘红 干姜炮。各一两 槟榔 人参去芦 甘草炙 白术各半两

上咬咀，每服四钱，水一盏，姜七片，煎服，不拘时。

加味二陈汤 治停痰结气而呕。

半夏 橘红各五两 白茯苓三两 甘草炙，一两半 砂仁一两 丁香五钱 生姜二两

上水煎服。

---

① 枣一枚煎六分温服：原作"煎六分，温服，枣一枚"，据万历本乙转。

藿香养胃汤《御药院方》 治呕吐不已。

藿香叶一两 半夏二两，汤洗焙 陈皮一两，去白 甘草二两 厚朴二两，姜制 苍术三两，米泔浸

上为粗末，每服五钱，水一盏半，生姜五片，枣一枚，同煎，去滓温服。

生姜橘皮汤《活人方》 治干呕哕，或致手足厥冷。

橘皮四两 生姜半斤

上㕮咀，水七盏，煮至三盏，去滓，逐旋温服。

济生竹茹汤 治热呕，或因饮酒过度而呕者。

葛根 半夏汤泡七次，二两 甘草炙，一两

上㕮咀，每四钱，水一盏，入竹茹一小块，姜五片，煎服。

小柴胡加竹茹汤 治发热而呕。

柴胡二钱 半夏汤洗，一钱 黄芩 人参 甘草炙。各七分半 竹茹一块 橘皮一钱

上㕮咀，水一盏，生姜七片，煎六分，温服。

三一承气汤《宣明方》 治呕吐水浆不入，食即吐，大便秘，或利而不松快，时觉腹痛满者，或下利赤白而呕吐食不下者，或大小肠膀胱结而不通，上为呕吐隔食，煎热入硝细细啜服。

广按：《三因方》言：呕吐证忌用利药。此言其常，然大小肠膀胱热结而不通，上作呕吐隔食，若不用利药开通发泄，则呕吐何由而止？或只呕吐而大小便不秘涩者，此利药又当所忌也。三承气汤见温热类

吐虫而呕方

黑铅炒成灰，槟榔末等分，米饮调下。

咳逆三十二

《丹溪心法》

咳逆有痰，气虚、阴火。视其有余不足治之，其详在《格致余论》。不足者，人参白术汤下大补丸；有余并有痰者吐之，人参芦之类。痰碍气而吃逆者，用蜜水吐，此乃燥痰不出。痰者，陈皮、半夏；气虚，人参、白术；阴火，黄连、黄柏、滑石；咳逆自利者，滑石、甘草、炒黄柏、白芍、人参、白术、陈皮，加竹沥服。

戴云：吃逆者，因痰与热，胃火者极多。

【附诸方】

半夏生姜汤 治咳逆欲死。

半夏一两二钱半 生姜一两

上以水二盏，煎八分，去滓，分作二服。

柿蒂汤《济生方》 治胃膈痞满，咳逆不止。

柿蒂 丁香各一两

上咬咀，每服三钱，水一盏，姜五片，煎服。

羌活附子散《济生方》 治吐利后胃寒咳逆。

羌活 附子炮，去皮 茴香炒。各五钱 干姜炮 木香各一两

上咬咀，每服二钱，水一盏，盐少许，煎至半盏，温服不拘时。一方去木香用丁香。《三因方》二香并用。

橘皮汤《济生方》 治吐利后胃虚膈热而咳逆者。

橘皮去白，二两 人参 甘草炙。各半两

上咬咀，每服四钱，水一盏，竹茹一小块，生姜五片，枣二枚，煎七分，温服不拘时。

广按：咳逆之症，乃胃火蒸熏津液成痰，凝滞于胸膈之间，

阻碍气道，所以咳逆也。以上二方治吐利后胃寒、胃热咳逆。然吐利后，胃热咳逆者常多，而胃寒咳逆者千百中而一二也。

人参白术汤

人参　黄芩　柴胡　干姜　栀子仁　甘草炙。各半两　白术
防风　半夏炮，七次　五味子

上㕮咀，每服四钱，姜三片，水一钟半，煎至七分，温服①。

桂苓白术散《宣明方》　消痰，止咳逆，散痞塞，开坚结痛闷，进饮食，调和脏腑。

棘桂　干生姜各二钱　茯苓去皮　半夏各一两　白术　陈皮去白
泽泻各半两

上为末，面糊丸如小豆，生姜汤下二三十丸，日三服。病在上食后，病在下食前，在中不拘时。一方加黄连半两，黄柏二两，水丸取效，愈妙。

灸法见湿热

大补丸见补损

《丹溪心法》

翻胃大约有四：血虚、气虚、有热、有痰兼病，必用童便、韭汁、竹沥、牛羊乳、生姜汁。气虚，入四君子汤，右手脉无力；血虚，入四物汤加童便，左手脉无力。切不可用香燥之药，若服之必死，宜薄滋味。治反胃，用黄连三钱，生姜汁浸，炒山楂肉二钱，保和丸二钱，同为末，糊丸如麻子大，胭脂为衣，人参汤入竹沥再煎一沸，下六十丸。有痰，二陈汤为主，寸关脉沉或伏

①　水一钟半煎至七分温服：原作"煎"，据万历本改。

三八七

而大。有气结，宜开滞导气之药，寸关脉沉而涩。有内虚阴火上炎而反胃者，作阴火治之。年少者，四物汤清胃脘，血燥不润便故涩，《格致余论》甚详；年老虽不治，亦用参、术，关防①气虚胃虚。气虚者，四君子汤加芦根、童便，或参苓白术散，或韭汁、牛羊乳，或入骏驴尿。又有积血停于内而致，当消息逐之。大便涩者难治，常令食兔肉则便利。翻胃即膈噎，膈噎乃翻胃之渐。《发挥》备言：年高者不治。粪如羊屎者，断不可治，大肠无血故也。

戴云：翻胃血虚者，脉必数而无力；气虚者，脉必缓而无力；气血俱虚者，则口中多出沫，但见沫大出者必死。有热者，脉数而有力；有痰者，脉滑数，二者可治。血虚者，四物为主；气虚者，四君子为主；热以解毒为主；痰以二陈为主。

入方

用马剥儿烧灰存性一钱，好枣肉、平胃散二钱。

上和匀，温酒调服，食即可下，然后随病源调理。

又方

茱萸　黄连　贝母　瓜蒌　牛转草

治翻胃。

韭菜汁二两　牛乳一盏

上用生姜汁半两和匀，温服效。

治翻胃，积饮通用。

益元散，生姜自然汁澄白脚，丸小丸子，时时服。

温清丸　治翻胃，伐肝邪②。

---

① 关防：防备，防范。《三国演义》："周瑜关防严紧，因此无计脱身。"
② 伐肝邪：万历本无此三字。

干姜一两　滑石　甘草各二两

上为末，丸如桐子大，每服三五十丸，白汤下①。

【附诸方】

撞气阿魏丸《和剂方》　治五种噎疾，九般心痛，痃癖气块，腹痛肠鸣，呕吐酸水，丈夫小肠气，妇人血气，并治之。见诸气

木香通气饮子《御药院方》　治一切气噎塞，痰饮不下。

青皮去穰　木香　蓬莪术　槟榔　陈皮去白　萝卜子炒。各五钱藿香叶二②两　甘草炙　人参去芦　枳壳各五钱　香白芷二钱半

上为末，每服五钱，水二盏，煎八分，温服。

瓜蒌实丸《济生方》　治胸痹，痛彻背胁，喘急妨闷，膈噎翻胃。方见痞类

人参利膈丸《拔粹方》　治胸中不利，痰咳喘满，和脾胃壅滞，推陈致新，治膈气圣药。

木香　槟榔七钱半　人参　当归　藿香　甘草　枳实各一两大黄酒浸　厚朴姜制，一两

上为末，滴水为丸，梧桐子大，每服五十丸，温水送下。

枣肉平胃散　开胃进食。

厚朴姜制　陈皮去白。各三斤二两　甘草炙　红枣　生姜各二斤苍术泔浸一宿，炒，五斤

一方加茯苓、人参。

上锉，拌匀，以水浸过面上半寸许，煮干，焙燥为末，每服二钱，盐汤空心点服。

---

① 如桐子大……白汤下：原作“服”，据万历本改。
② 二：万历本作“一”。

保和丸 消食开胃。见积聚

宽中进食丸 滋形气，喜饮食。

道宁纯阳丹 治痰涎聚于中脘，不得传导。并见调补脾胃

以上数方消导之剂。

白术和胃丸 治脾胃虚弱不能运化。

和中散同煎

八珍汤同前

参苓白术散同前。俱见调补脾胃

以上数方补虚之剂。

烧针丸 此药清镇，专主吐逆。

黄丹不以多少

上研细，用去皮小枣肉丸，如鸡头子大，每用一丸，针签于灯上烧灰为末，乳汁下。

神仙夺命丹 专治噎食。

乌梅十三个，水浸，去核 硇砂二钱 雄黄二钱 乳香一钱 百草霜五钱 绿豆 黑豆各四十九粒

上将乌梅杵烂，前药并豆为末，入梅再捣和匀，丸如弹子大，以乳香少加朱砂为衣，阴干，每服一丸，空心嚼化。待药尽，烙热饼一个，擘碎，入热茶泡食之，无碍为验过，三五日依法再服一丸即愈，极有神效。

治膈气经验方

用大鲫鱼自死者，活者不效，剖去肠留鳞，用大蒜去皮薄切片，填之鱼腹内。仍合鱼用湿纸包定，次用麻缚之，又用熟黄泥厚厚固，日微干，炭火慢慢煨熟，取出，去鳞、刺骨，用平胃散杵丸，如梧桐子大，日晒干，瓶收，勿令泄气，每服空心，米饮下三十丸。

槿花散 治翻胃。

以千叶白槿花阴干为末，陈米汤调下三五口，不转再服。

一方 治转食。

用翻翅鸡一只，煮熟，去骨，入人参、当归、盐各五钱，为细末，再煮取与食之，勿令人共食。

一方 治翻胃，不问新久、冷热二症。

用虎脂半斤，切如豆大，用清油一斤，入瓦瓶内浸虎脂一月，厚绵纸封口，勿令气泄，每用清油一两，入无灰好酒一大钟，调匀，不拘时温服，服尽病减。其虎脂再添油再浸，再可活二人。若一时无虎脂，只用珠子硫黄细研半两，水银二钱半，入硫黄末研至无水银星，再研如墨煤色，每服三钱，生姜四两，取自然汁入好浓酒一钟，荡热调，空心服。厚衾①盖之，当自足趾间汗出遍身皆汗透，吐当立止，不止再服。此药轻浮难调，须先滴酒少许，以脂缓缓研之，旋添酒调。

一方 治噎食。

用碓嘴②上细糠蜜丸，如弹子大，每服一丸，噙化，津液咽下。

一方

用白面二斤半，蒸作大馒头一个，项上开口取空，将皂矾装满，用新瓦四围遮护馒头，盐泥封固，却挖土窑安放，以文武火烧一昼夜，候红色取出，研为细末，枣肉丸，如梧桐子大，每服二十丸，空心，酒、汤任下。忌酒色。

---

① 衾（qīn 亲）：被子。《说文解字》："衾，大被。"段注："寝衣为小被（夹被），则衾是大被（棉被）。"

② 碓（duì）嘴：舂米的杵。末梢略尖如鸟嘴，故名。

以上数方专治之剂。

四君子汤

四物汤俱见补损

二陈汤见痰类

广按：膈噎翻胃之证，因火而成，其来有渐，病源不一，有因思虑过度而动脾火者，有因忿怒过度而动肝火者，有因久食煎炒而生胃火者，有因淫欲忘返而起肾火者。盖火气炎上，熏蒸津液成痰，初则痰火未结，咽膈干燥，饮食不得流利，为膈为噎，久则痰火已结，胃之上脘不开，饮食虽进，停滞膈间，须臾便出，谓之呕吐。至于胃之下脘不开，饮食虽进，停滞胃中，良久方出，谓之翻胃。丹溪云：年高者不治。盖少年气血未虚，用药劫去痰火，病不复生；老年气血已虚，用药劫去痰火，虽得暂愈，其病复作。所以然者，气虚则不能运化而生痰，血虚则不能滋润而生火故也。丹溪又云：此证切切不可用香燥之药，若服之必死，宜薄滋味。其《局方》尤用香燥之药，岂宜合乎？夫证属热燥，固不宜用香燥之药，又香散气、燥耗血，而滋味助火而生痰也，予尝用霞天膏加于补虚药中，以治此证者，一人则吐泻以去积血，一人则吐泻以去积痰，俱获病安思食，而彼二人俱不能节戒，随啖肥甘，终不能免。殊不知此证挟虚，虽云病去，而脾胃尚弱，肥甘难化，故病复也。噫嘻！得此证者，可不知所谨哉？知所惧哉？若用霞天膏吐泻后，宜用人参炼膏补之。

霞天膏见倒仓法

人参膏见驻颜

嘈杂三十四

《丹溪心法》

嘈杂是痰因火动，治痰为先。姜炒黄连入痰药，用炒山栀子、黄芩为君，南星、半夏、陈皮为佐。热多加青黛。嘈杂，此乃食郁有热，炒栀子、姜炒黄连不可无。肥人嘈杂，二陈汤少加抚芎、苍术、白术、炒山栀子。嘈杂若湿痰气郁，不喜食，三补丸加苍术，倍香附子。医按：蒋氏子条云：心嘈索食，白术、黄连、陈皮作丸，白汤下七、八十丸，数服而止。又云：眩晕嘈杂，是火动其痰，二陈汤加栀子、芩、连之类。

戴云：此则俗谓之心嘈也。

三补丸见补损

二陈汤见痰类

关格三十五

《丹溪心法》

关格，必用吐，提其气之横格，不必在出痰也。有痰宜吐者，二陈汤吐之，吐中便有降。有中气虚不运者，补气药中升降。寒在上，热在下，脉两手寸俱盛四倍以上。

戴云：关格者，谓膈中觉有所碍，欲升不升，欲降不降，欲食不食，此谓气之横格也。

瘿气三十六

《丹溪心法》

瘿气先须断厚味。

入方

海藻一两　黄连二两，一云黄柏，又云黄药

上为末，以少许置掌中，时时舔之，津咽下，如消三分之二，止后服。

【附诸方】

海带丸 治瘿气久不消者。

海带　贝母　青皮　陈皮

上各等分为末，炼蜜丸如弹子大，每服一丸，食后嚼化。

一方

海藻　海带　昆布各一两　广茂　青盐各半两

上为末，炼蜜丸如弹子大，每服一丸，食后嚼化。

破结散《济生方》　治石瘿、气瘿、筋瘿、血瘿、肉瘿等证。

海藻洗　龙胆草　海蛤　通草　昆布洗　矾石　松萝各七钱
麦曲一两　半夏汤洗七次　贝母去心。各三钱

上为末，每服二钱，酒服。忌甘草、鲫鱼、鸡肉、五辛、生
果等物。

《丹溪心法》

结核或在项、在颈、在臂、在身，如肿毒者，多是湿痰流注，
作核不散。

入方 治耳后、项间各一块。

僵蚕炒　酒大黄　青黛　牛胆　南星

上为末，蜜丸嚼化。

又方① 治项颈下生痰核。

二陈汤四钱　大黄七分　连翘七分　桔梗八分　柴胡七分　生姜
三片

上以水煎，食后服。

---

① 又方：本方中药物剂量原无，据万历本补。

又方① 治臂核作痛。

二陈汤加②连翘七分 防风五分 川芎五分 皂角刺五分 苍术
七分 酒黄芩七分

上以水煎服。

---

① 又方：本方中药物剂量原无，据万历本补。
② 加：万历本作"四钱"。

卷之十

痰 热 门

痓三十七

《丹溪心法》

痓切不可作风治，兼用风药。大率与痫相似，比痫为甚。为虚，宜带补。多是气虚有火兼痰，宜用人参、竹沥之类。

【附论】

广按：痓症发作则通身而战掉①，皆因气虚挟痰火所致。止犹火炎而旋转也，火能燥物而使气液之不足，世人不谙，误认为风而用风药，风能胜湿，是不足之中而又见损也。《玉匮金钥》曰：休治风，休治燥，治了火时风燥了。夫火为风燥之本能，治其火，则是散风而润燥，何风燥之有哉！此痓症所以宜补气液而兼散痰火也。

痫三十八

《丹溪心法》

惊与痰宜吐。大率行痰为主，用黄连、南星、瓜蒌、半夏寻火寻痰，分多分少，治之无不愈者。分痰与热。有热者，以凉药清其心；有痰者，必用吐药，吐后用东垣安神丸。大法宜吐，吐

---

① 战掉：恐惧发抖。唐·韩愈《上襄阳于相公书》："及至临泰山之悬崖，窥巨海之惊澜，莫不战掉悼栗，眩惑而自失。"

后用平肝之剂，青黛、柴胡、川芎之类，龙荟丸正宜服之。且如痫，因惊而得，惊则神不守舍，舍空而痰聚也。

戴云：痫者，俗曰猪癫风者是也。

【附脉理】

《脉诀举要》曰：癫痫之脉，浮洪大长，滑大坚疾，痰蓄心狂。

【附诸方】

通泄散　治风涎暴作，气塞倒仆。

苦丁香为末，三钱

上加轻粉一字，水半合，调匀灌之，良久涎自出。如未出，含砂糖一块，下咽涎出。

坠痰丸　治风痫。

天南星九蒸九晒

上为末，姜汁糊为丸，如梧桐子大，每服二十丸，人参汤、菖蒲麦门冬汤任下。

一方　治远年近日风痫，心恙风狂，中风涎潮，牙关不开，破伤风搐者。用皂角不蛀肥者一斤，去皮弦切碎，以酸浆水一碗浸，春秋三四日，夏一二日，冬七日，揉，去滓，将汁入银器或砂锅，慢火熬，以槐柳枝搅成膏，取出，摊厚纸上，阴干，收贮。用时取手掌大一片，以温浆水化在盏内，用竹筒灌入病人鼻孔内，良久涎出为验。欲涎止，服温盐汤一二口便止。忌鸡、鱼、生硬、湿面等物。

五痫丸杨氏方　治癫痫发作，不问新久，并宜服之。

全蝎去毒，炒，二钱　皂角四两，槌碎，水半升，将汁与白矾一同熬干　半夏汤泡七次，二两　南星泡，一两　乌蛇一两，酒浸一夕，去

骨焙干　白附子泡，半两　雄黄一钱半，另研　白矾一两　蜈蚣半
条，去头足用　朱砂二钱半，另研　麝香三钱，另研　白僵蚕一两
半，炒，去丝

上为末，姜汁煮面糊丸，如梧桐子大，每三十丸，姜
汤下。

控涎丹《济生方》　治诸痫久不愈者。顽涎结聚，变生诸症，
并宜治之。

全蝎二钱，去毒　铁粉二钱　甘遂二钱半　半夏　生川乌去皮
僵蚕三味不炒，锉碎，生姜汁浸一夕。各半两

上为末，姜汁打糊丸，如绿豆大，朱砂为衣，每服十五丸，
食后姜汤下。忌甘草。

遂心丹　治风疾癫痫，妇人心风血邪。

甘遂一钱，坚实不蛀者

上为末，用猪心取管血三条，和甘遂末，将心批作两边，甘
遂末入在内，令线缚定，外用皮纸裹，慢火煨熟，不可焦，取末
细研，入辰砂末一钱和匀，分作四丸，每服一丸，将煨猪心煎汤
化下，大便下恶物为效。

郁金丹　治痫疾。

川芎二两　防风　郁金　猪牙皂角　明矾各一两　蜈蚣黄脚、赤
脚各一条

上为细末，蒸饼丸，如梧桐子大，空心，茶清下十五丸。

追风丹　治风痫及破伤风、暗风。

川芎二两　细辛六钱　半夏汤泡七次　桔梗　附子泡，去皮脐
薄荷叶　川乌　白附子各二两　鱼鳔　人参去芦　朱砂另研。各六钱
白花蛇酒浸，去皮骨，取净肉，焙干　麝香净，四钱，另研　蜈蚣四条，

金头赤足，酒炙黄色　南星三钱　大蝎尾去毒①，二钱，生用

上为末，生姜汁和剂为锭，每服一锭，温酒化下，以汗出为度。

引神归舍丹《百一选方》　治心气不足，并治心风。

附子一个，重七钱以上者，泡，去皮脐　朱砂一两，水飞　大天南星厚，去皮，取二两，生用

上为末，用猪心血并面糊为丸，如梧桐子大，煎萱草根汤下，子午之交②各一服，止五十丸。

惊气丸《和剂方》　治心受风邪，涎潮昏塞，牙关紧闭，醒则精神若痴，及惊忧积气，并皆治之。

紫苏子二两　附子去皮脐，半两　天麻去苗，半两　橘红二两　白僵蚕炒，半两　麻黄去根节，半两　南木香一两　朱砂研，一钱半，为末　南星浸洗，薄切，姜汁浸一夕，半两　白花蛇酒浸，炙熟，去皮骨，半两　干蝎去针尾毒，微炒，一钱

上为末，入脑麝少许同研极匀，炼蜜杵丸，如龙眼大，每服一丸，用金钱薄荷汤化下，或温酒化下亦可。

广按：痫症病本痰热，宜用辛寒之剂治之，以上三方皆用附子，何也？盖痫乃瘀③痰结于心胸之间，每遇火动则发，非附子热性走而不守而能流通结滞、开散顽痰可乎！此从治之法，乃劫剂也，不得已而用之，亦犹中风之证，本风火阳邪而用乌、附类也。丹溪前条云痫症寻火寻痰、分多分少，则此三方只宜施之于肥白多痰之人用诸药而不效者，若夫黑瘦多火之人不宜用也。

---

① 毒：万历本作"针"。

② 交：万历本作"分"。

③ 乃瘀：原脱，据万历本补。

追风祛痰丸 治诸风痫暗风。

防风 天麻 僵蚕炒，去丝嘴 白附子煨。各一两 全蝎去毒，炒 木香各半两 朱砂另为衣，七钱半 猪牙皂角炒，一两 白矾枯，半两 半夏汤泡七次，研为末，称六两，分作二分，一分用生姜汁作曲，一分用皂角洗①浆作曲 南星三两，锉，一半化白矾水浸，一半皂角浆，各一宿

上为细末，姜糊为丸，如梧桐子大，每服七八十丸，食远临卧，用淡姜汤或薄荷汤下。

广按：此方用药之当，制药之精，无过不及，用之岂有不效者。

以上数方温脾化痰之剂。

镇心丹 治诸痫。

好辰砂不拘多少

上为细末，猪心血和匀，以蒸饼裹剂，蒸熟取出，丸如梧桐子大，每服一丸，食后临卧，人参汤下。

参砂丸 治风痫。

人参 蛤粉 朱砂各等分

上三味，为细末，猪心血为丸，如梧桐子大，每服三十丸，食远，金钱薄荷汤下。

归神丹 治癫痫诸疾，惊悸，神不守舍。

颗块朱砂二两，猪心内酒浸 金箔二十片 白茯苓 酸枣仁 罗参 当归各二两 银箔二十片 琥珀 远志姜制 龙齿各一两

上为细末，酒煮糊为丸，如梧桐子大，每服二三十丸，麦门冬汤下，炒酸枣仁汤亦可。

---

① 洗：万历本作"浸"。

宁神丹　清热养气血，不时潮作者可服。

天麻　人参　陈皮　白术　归身　茯神　荆芥　僵蚕炒　独活　远志去心　犀角　麦门冬去心　酸枣仁炒　辰砂各五钱。另研　半夏　南星　石膏各一两　甘草炙　白附子　川芎　郁金　牛黄各三钱　珍珠三钱　生苄　黄连各五钱　金箔三十片

上为末，酒糊丸，每服五十丸，白汤下。

牛黄清心丸《和剂方》　治心气不足，神志不定，惊恐悸怖，虚烦少睡，常发狂癫，言语错乱。见中风

六珍丹《三因方》　治风痫，卒然晕倒，或作牛吼马嘶，鸡鸣羊叫，猪嗥①，腑脏相引，气争制纵②，吐沫流涎，久而方醒。

通明雄黄　叶子雄黄　末鐉真珠各一两　丹砂半两　水银一两半　黑铅一两，熬成屑

上为末，研令极细，蜜和杵二三万下，如梧桐子大，每服五丸，姜枣汤下。

龙脑安神丸《拔粹方》　治男子妇人五种癫痫，无问远年近日，发作无时。

茯苓二③两　人参　地骨皮　甘草各四两　麦门冬去心，二两　龙脑别研　麝香各五钱　牛黄五钱　朱砂　牙硝各三④钱　桑白皮　明犀末一两　金箔十五片

上十三味为末，炼蜜为丸，如弹子大，金箔为衣，冬月温水

---

① 猪嗥（háo 毫）：猪吼叫。《说文》："嗥，咆也。"万历本作"猪呼犬吠"。

② 纵：原作"继"，据《三因极一病证方论》改。

③ 二：万历本作"三"。

④ 二：万历本作"三"。

化下，夏月凉水。又治虚劳，发热咳嗽，语涩舌强，日进三服。

朱砂安神丸《拔粹方》 治心烦懊侬，心乱怔忡，胸中气乱，心下痞闷，食入夜①吐出。

朱砂四钱，研 黄连五钱 生甘草二②钱半

上为末，蒸饼丸如黄米大，每服十丸，唾津送下。

虎睛丸《杨氏家藏方》 治痫疾发作，涎潮搐搦，精神恍惚，时作谵语。

犀角屑一两 虎睛一对，微炒 大黄一两 栀子仁半两 远志去心，一两

上为末，炼蜜丸如绿豆大，每服二十丸，温酒食后送下。

滚痰丸 治膈热太甚作痫。见痰类

龙会丸 治肝火太甚作痫。见胁痛

以上数方清心降火之剂。

古方三痫丸 治小儿百二十种惊痫。

荆芥穗三两 白矾一两，半生半枯

上为末，面糊为丸，黍米大，朱砂为衣，姜汤下二十丸。如慢惊，用来复丹；急惊，三痫丸；食痫，醒脾丸可也。

本事人参散 治小儿慢脾风，神昏痰盛。

人参半两 员白天南星一两，切片，以生姜汁并浆水各半③，带性晒

上为末，每服一钱，水一盏，姜三片，冬瓜仁擂细少许，同煎取半盏，作两三次灌下。

来复丹见中暑

---

① 夜：万历本作"反"，义胜。

② 二：万历本作"一"。

③ 半：此下原衍"阴满煮"三字，据《普济本事方》删。

醒脾丸见①

颠狂三十九

《丹溪心法》

癫属阴，狂属阳，癫多喜而狂多怒，脉虚者可治，实则死。大率多因痰结于心胸间，治当镇心神，开痰结。亦有中邪而成此疾者，则以治邪法治之。《原病式》所论尤精，盖为世所谓重阴者癫，重阳者狂是也。大概是热。癫者，神不守舍，狂言如有所见，经年不愈，心经有损，是为真病。如心经蓄热，当清心除热；如痰迷心窍，当下痰宁志；若癫哭呻吟，为邪所凭，非狂也，烧蚕纸，酒水下方寸匕。卒狂言鬼语，针大拇指甲下即止。风癫引胁痛，发则耳鸣，用天门冬去心，日干作末，酒服方寸匕。癫疾春治之，入夏自安，宜助心气之药。阳虚阴实则癫，阴虚阳实则狂，病宜大吐下则除之。

入方 治癫风。

麻仁四升

上以水六升，猛火煮人牙，澄②去滓，煎取七合，旦空心服。或发或不发，或多言语，勿怪之，但人摩手足须定，凡进三剂愈。

又方 治狂邪发无时，披头大叫，欲杀人，不避水火。

苦参不以多少

上为末，蜜丸如梧子大，每服十五丸，煎薄荷汤下。

---

① 见：此下疑有脱文，查全书未见醒脾丸组方，存疑待考。

② 澄：原作"生"，据万历本改。

【附脉理】

《脉诀举要》曰：癫痫之脉，浮洪大长，滑大坚疾，痰蓄心狂。又曰：乍大乍小，乍长乍短，此皆邪脉，神志昏乱。

【附诸方】

控涎丹 治痰迷心窍，时作癫狂狂言，如有所见。

甘遂去心 紫大戟去皮 白芥子真者。各等分。

上为末，煮面糊丸，如梧桐子大，晒干，临卧，淡姜汤或熟水下三十丸，以下利去痰饮为愈。

追风祛痰丸 治痰迷心窍，颠狂妄语。见痫类

叶氏清心丸《简易方》 治心受邪热，精神恍惚，狂言呼叫，睡卧不宁。

人参 蝎梢 郁金 生地黄 天麻 天南星为末，入黄牛胆内令满，挂当风处①吹干，腊月造要用旋取。各等分

上为末，汤浸蒸饼为丸，如梧桐子大，每服三十丸，人参汤下。

龙星丹 治胸膈停痰，蓄热，颠狂号叫。见中风类

滚痰丸 治痰热攻心，颠狂唱哭。方见痰类

以上数方下痰宁志之剂。

牛黄清心丸 治心气不足，神志不定，惊恐悸怖，虚烦少睡，常发狂癫，言语错乱。见中风

牛黄泻心汤 治心经邪热，狂语，精神不爽。

脑子研 牛黄研 朱砂研。各一钱 大黄生，一两

上研为末，每服三钱，凉，生姜蜜水调下。

---

① 满挂当风处：原脱，据万历本补。

叶氏雄朱丸《简易方》 治丈夫妇人因惊忧失心，或思虑过多，气结不散，积成痰涎，留在心包，穰①塞心窍，狂言②妄语，叫呼奔走。

颗块朱砂一钱半 白附子一钱 雄黄明净者，一钱半

上为细末和匀，以猪心血和丸，如梧桐子大，别用朱砂为衣，每服三粒，用人参菖蒲煎汤下，常服一粒，能安魂定魄③，补心益气。

朱砂安神丸 治症同前。

龙脑安神丸 治症同前。并见痫类

牛黄膏《圣惠方》 治妇人热入血室，发狂不认人者。

牛黄二钱半 朱砂 郁金④ 脑子 甘草各一钱 牡丹皮三钱

上为细末，炼蜜为丸，如皂子大，每服一丸，新水化下。

宁志膏《大全良方》 治妇人因失血过多，心神不安，言语不常，不得睡卧。

辰砂研 酸枣仁炒 人参 白茯神去木 琥珀各七钱半 滴乳香一钱，研

上为末和匀，每服一钱，浓煎灯心枣子汤，空心调下。一方无茯神、琥珀，蜜丸，如弹子大，薄荷汤化下一丸。

茯神散《大全良方》 治妇人心虚，与鬼交通，妄有所见，闻言语杂乱。

茯神一两半 茯苓 人参 石菖蒲各二两 赤小豆半两

---

① 穰：填，充实。万历本作"痰"。
② 言：原作"心"，据万历本改。
③ 魄：原作"魂"，据万历本改。
④ 郁金：万历本此下注有"各三钱"三字。

上㕮咀，每服八钱，水一盏半，煎至八分，通口，食前服。

以上数方清心除热之剂。

惊悸怔忡_{四十}

《丹溪心法》

惊悸者血虚，惊悸有时，以朱砂安神丸。痰迷心膈者，痰药皆可，定志丸加琥珀、郁金。怔忡者血虚，怔忡无时，血少者多。有思虑便动属虚，时作时止者痰因火动，瘦人多是血少，肥人属痰，寻常者多是痰，真觉心跳者是血少，四物、朱砂安神之类。假如病因惊而得，惊则神出舍，舍空则痰生也。

戴云：怔忡者，心中不安，惕惕然如人将捕者是也。

【附诸贤论】

《心法·附录》曰：人之所主者心，心之所养者血，心血一虚，神气不守，此惊悸怔忡之所肇端也。曰惊悸，曰怔忡，岂可无辨乎？心虚而郁痰，则耳闻大声，目击异物，遇险临危，触事丧志，心为之忤，使人有惕惕之状，是则为惊悸；心虚而停水，则胸中渗漉，虚气流动，水既上乘，心火恶之，心不自安，使人有快快之状，是则为怔忡。治之之法，惊悸者与之豁痰定惊之剂；怔忡者与之逐水消饮之剂。所谓扶虚不过调养心血，和平心气而已。

【附脉理】

《脉诀举要》曰：心中惊悸，脉必代结，饮食之悸，沉伏动滑。

【附诸方】

茯苓饮子《济生方》　治痰饮蓄于心胸，怔忡不已。

赤茯苓去皮　半夏汤洗七次　茯神去木　麦门冬去心　橘皮去白

各一两　沉香不见火　甘草　槟榔各五钱

上㕮咀，每服八钱，生姜五片，煎至八分，食后温服。

加味四七汤　治心气郁滞，豁痰散惊。

半夏二两半　白茯苓　厚朴各一两半　茯神　紫苏各一两　远志炒　甘草炙。各半两

上每服四钱，生姜五片，石菖蒲一寸，枣一个，水煎服。

叶氏育神散《简易方》　理心气不宁，怔忡健忘，夜梦惊恐，小便白浊。

赤石脂别研细，临时入　白茯苓①　甘草　远志去心　干姜炮　当归酒洗　龙骨另研如粉，临时入　紫菀茸　桂心去皮　白茯神去木　防风　人参去芦　赤芍药　白术各一两

上为末，每服二钱，水一盏，姜三片，枣一枚，煎七分，食后温服。

龙齿汤《简易方》　理心下怔忡，常怀忧虑，神思多惊，如堕险地，小便或赤或浊。

官桂一两半　半夏二两，汤泡　人参去芦　白茯苓去皮　枳壳去穰，麸炒　甘草炙　当归　龙齿研　桔梗　远志去心。各一两半　茯神去木　木黄芪蜜炙。各一两

上为末，每服二钱，水一钟，姜三片，枣一枚，粳米百粒，煎六分，温服。

养心汤　治忧愁思虑伤心，惊悸不宁。

黄芪蜜炙　白茯苓　茯神　半夏曲　当归　川芎各半两　甘草炙，四钱　远志去心，姜汁炒　辣桂　柏子仁　五味子　酸枣仁　人

---

① 白茯苓：万历本此下注有"去皮"二字。

参各二钱半

上每服三钱，水煎①，姜三片，枣一枚，食前②服。治停水怔忡，加槟榔、赤茯苓。

加味定志丸 治痰迷心膈，惊悸怔忡。

远志二两　人参一两　菖蒲二两　白茯苓三两　琥珀　郁金

上为末，炼蜜为丸，如梧子大，朱砂为衣，每服三十丸，米汤下。

以上诸方消痰利气之剂。

四物汤见补损

朱砂安神丸 治血虚心烦懊恼，惊悸怔忡，胸中气乱。

朱砂五钱，水飞过，另研　黄连酒洗，六钱　甘草炙，二钱半　生地黄一钱半　当归二钱半

上四味为细末，蒸饼丸如黍米大，朱砂为衣，每服三五十丸，津下。

牛黄清心丸 治心气不足，神志不定，惊恐悸怖，虚烦少睡，梦寐纷纭。

归神丹 治惊悸怔忡，神不守舍。并见痫类

真珠丹 治肝经因虚，内发风邪，卧则魂散不守，时或惊悸怔忡。

柏子仁　人参各一两③　酸枣仁各一两　熟地黄　当归各一两半　犀角　茯神　沉香　龙齿各半两　真珠母三钱，研

上为末，炼蜜丸如梧子大，辰砂为衣，每服四五十丸，金钱

---

① 煎：万历本作"一钟"。
② 食前：万历本作"煎"。
③ 各一两：万历本无比三字。

薄荷汤下。

益荣汤《济生方》 治思虑过度，耗伤心血，天君①不宁，怔忡恍惚，夜多梦寐，小便赤白浊。

当归去芦，酒浸 黄芪去芦 小草 酸枣仁去壳，炒 柏子仁炒 麦门冬去心 茯神去木 白芍药 紫石英各一两，研 木香不见火 人参 甘草炙。各半两

上㕮咀，每服四钱，水一钟，姜五片，枣一枚，煎七分，服。

以上数方补血安神之剂。

健忘四十一

《丹溪心法》

健忘，精神短少者多，亦有痰者。

戴云：健忘者为事有始无终，言谈不知首尾，此以为病之名，非此生成之愚顽不知人事者。

【附诸方】

宁志膏《和剂方》 治心神恍惚，一时健忘。见补损

定志丸 治心气不定，恍惚多忘。

远志 菖蒲各二两 人参一两 白茯苓三两

上为末，炼蜜丸如梧子，朱砂为衣，服二十丸，米汤下。

寿星丸《和剂方》 治心胆被惊，神不守舍，或痰迷心窍，恍惚健忘，妄言如有所见。

天南星一斤，先用炭火三十斤烧地坑通红，去炭，以酒五升倾坑内，候渗酒尽，下南星在坑内，以盆覆坑，周围用灰排定，勿令走气，次日取出为末 朱砂另研，二两 琥珀另研，一两

① 天君：万历本作"致心"。

上用生姜汁面糊为丸，如梧桐子大，每服三十丸，加至五十丸，煎石菖蒲人参汤下。

归脾汤《济生方》 治思虑过度，劳伤心脾，健忘怔忡。

白术 茯神去木 黄芪去芦 龙骨肉 酸枣仁去壳 人参各一两 木香半两 甘草炙，二钱半

上㕮咀，每服四钱，水一钟，姜五片，枣一枚，煎七分，温服。

朱雀丸《百一选方》 治心神不定，事多健忘。

茯神一两，去皮 沉香半两

上为细末，炼蜜丸如小豆大，每服三十丸，人参汤下，食后。

二丹丸 治健忘，养神定志和血，内以安神，外华腠理。方见中风

人参远志丸《圣惠方》 治气不足，惊悸健忘，神思不宁。

天门冬去心 白茯苓 菖蒲各七钱半 人参 远志去心 酸枣仁 黄芪各半两 桔梗 丹砂 官桂去皮，各二钱半

上为末，蜜丸如豆大，每服二十丸到三十丸，米汤下。

缠喉风喉痹四十二 附咽痛咽疮

《丹溪心法》

喉痹大概多是痰热，重者用桐油探吐。一方，射干，逆流水吐之。又方，李实根皮一片，噙口内，更用李实根研水敷项上一周遭用新菜园中者。缠喉风属痰热。

戴云：谓其咽喉里外皆肿者是也，用桐油以鹅翎探吐。又法，用灯油脚探吐。又，用远志去心为末，水调敷项上一遭立效，亦可吐。咽喉生疮痛是虚热血虚，多属虚火游行无制，客于咽喉也。用人参、荆芥、蜜炙黄柏；虚火用人参、竹沥；血虚，四物加竹沥；

实热者，黄连、荆芥、薄荷、硝、蜜、姜汁调噙化。治喉痛用倒滴刺根净洗，入些少好酒同研，滴入喉中，痛立止。喉痹，风热痰，先以千缗汤，后以四物加黄柏、知母，养阴则火降。又方，猪牙皂角为末，和霜梅噙。又方，木鳖子用盐卤①水浸久，噙一丸。又方，茜草一两作一服，降血中之火。又方，焰硝半钱，枯矾半钱，硇砂②一钱，为末，杜牛膝捣汁调。喉闭，或有中垂一丝结成小血珠，垂在咽喉中，用杜牛膝根，即鼓槌草③直而独条者，捣碎，用好米醋些小和研取汁，三五滴滴在鼻中即破。喉痛，必用荆芥；阴虚火炎上，必用玄参。又喉痹，陈年白梅入蜓蚰④令化，噙梅于口中。

入方

雄黄解毒丸 治缠喉急喉风，双蛾肿痛，汤药不下。

雄黄二两　巴豆去油，十四个　郁金一钱

上为末，醋糊丸如绿豆大，热茶清下七丸，吐出顽涎即苏，大效。如口噤，以物斡开灌之，下咽无有不活者。

润喉散 治气郁夜热，咽干梗⑤塞。

桔梗二钱半　粉草一钱　紫河车四钱　香附三钱　百药煎一钱半

上为末，敷口内。

又方 喉痛。

硼砂　胆矾　白僵蚕　陈霜梅

上为末，和噙。

---

① 卤：原作"苦"，据万历本改。
② 硇砂：万历本作"硼砂"。
③ 鼓槌草：谷精草之别名。
④ 蜓蚰：万历本作"青盐"。
⑤ 梗：原作"硬"，据万历本改。

【附诸方】

夺命散《秘方》 治急喉风

白矾枯 僵蚕直者，炒断丝 鹏砂 皂角末

上等分为末，少许吹入喉中，痰出瘥。

如圣散《三因方》 治风痰壅盛，咽喉肿痛，水谷不下，牙关紧急，不省人事，或时气缠喉风并用。

雄黄细研 白矾枯 黎芦厚者，去皮心，不可生用。《拔粹方》言生用 猪牙皂角去皮，炙黄，等分

上为末，用一字搐入鼻内，吐痰为愈。

治咽喉牙关紧闭。经验方

上用巴豆去壳，以纸包巴豆肉，用竹管压出巴豆油在纸上，却以此纸作个捻子点灯，吹灭以烟熏入鼻中，一霎时口鼻涎流，牙关开矣。

治走马咽痹。张子和方

上用马豆去皮，以绵子微裹，随左右塞于鼻中，立透，如右左俱有者，用二枚塞左右鼻中。

愚按：以上二方皆用巴豆，盖巴豆乃斩关夺门之将，热则流通之理，虽是以热攻热，不妨碍也。

吹喉散 治咽喉肿痛，急慢喉闭，悬痈乳蛾，咽物不下。

诃子一两，醋浸一宿，去核，晒干 黄芩酒浸一宿，晒干 胆矾一钱明矾一钱半 牛蒡子 甘草生 薄荷各五钱

一方有百药煎。

上为末，先用好①生姜擦舌上，每用药一钱，芦管吹入喉中，

---

① 好：万历本作"老"。

吐出涎痰，便用热茶吃下，再吹第二次，便用热粥，三次再吹，用热茶或热粥，乘热食之，加朴硝末少许，如口舌生疮，用药吹之口中，立去痰涎为妙。

夺命丹《秘方》　治咽喉一切肿毒木舌，双乳蛾喉痹等证。

紫河车　密陀僧各半两　砂仁　管仲　僵蚕直者　乌鱼骨　茯苓各一钱　麝香少许

上为细末，面糊为丸，如弹子大，阴干，用一丸，无根水浸一时，频食一丸，作二服，神效。

夺命筋头散《圣惠方》　治急喉痹，咽喉肿痛堵塞，气不得通，欲死之状。

胆矾四钱　草乌四钱　碌矾六钱　雄黄一钱

上为末，用一筋头点上咽喉内，急吐涎沫立应。次以大黄、甘草等分，俱为粗末，每服三钱，水一钟半，煎至一钟，去滓，化乳香一粒，温服。涤去热毒，恐为再发。一方加白矾二钱。

治咽喉肿痛。《秘方》

山豆根　射干花根

上同阴干为末，吹入喉中如神。

治喉痹。《秘方》

喉痹为急病，须臾命不通，急研新艾水，入口便和同。腊内无新艾，蛇床瓶内烧，其烟才入口，此病一时消。

一方　治喉痹。

青黛五分　猪牙皂角去皮弦，五钱　胆矾熟者，一钱半

上为细末，醋薄糊为丸，如樱桃大，每用一丸，以熟绢裹在筋头上，用好醋润透，将药点在口内喉疮上，咬着筋其涎如水即解，后服防风通圣散。

七宝散

僵蚕白直者，十个　猪牙皂角一挺，去皮弦　全蝎十个，头角全者，去毒　硼砂　雄黄　明矾各一钱　胆矾五分①

上为细末，每用一字，入喉中即愈。

碧雪散　治咽喉闭塞，一时不能言语，痰涎壅盛。

灯心灰二钱　硼砂一钱

上研为细末，用鹅翎管吹入喉中，立效。

嚼化三黄丸《秘方》　治咽喉痛大效。

山豆根一两　硼砂二钱　龙脑少许　麝香少许

上为末，用青鱼胆为丸，如绿豆大，每服三五丸，嚼化，津咽下。

碧玉丸《御药院方》　治心肺积热，上攻咽喉，肿痛闭塞，水浆不下，或生疮疖，重舌木舌，并宜服之。

青黛　盆硝　蒲黄　甘草末。各一两

上同研匀，用沙糖为丸，每两作五十丸，每服一丸，嚼化。或用干药末糁咽喉隔内，亦好。

龙脑散《御药院方》　治咽喉肿痛，皆因风热在于脾肺，邪毒蕴滞，胸膈不利，故发疼痛，急喉痹，闭塞肿痛，粥饮难咽。

硼砂　脑子　朱砂各一分　滑石细末，三钱　石膏水飞，二两　甘草生，取末，抄小半钱重，一字

上为细末，每服半钱，用新汲水调服，或干糁咽津亦得。

龙脑破毒散《御药院方》　治不测急慢喉痹，咽喉肿塞不通。

盆硝研细，四钱　白僵蚕微炒，去嘴，为末，八钱　甘草生，八钱

---

① 五分：原无，据万历本补。

青黛八钱　马勃末三钱　蒲黄半两　脑子一钱　麝香一钱

　　上同研令匀细，用瓷盒子收，如有病证，每服用药一钱，用新汲水小半钟调匀，细细呷咽，如是喉痹，即破出血便愈，如不是喉痹，自然消散也。若是诸般舌胀，用药半钱，以指蘸药擦在舌上下，咽津；如是小儿，一钱作四五服，亦如前法用，并不计时候。

　　甘桔汤《活人方》　治少阴咽痛。

　　桔梗　甘草各等分

　　上㕮咀，每服五钱，水一钟半，煎至八分，通口服。

　　桔梗汤《御药院方》　治咽喉疼痛，如有物妨闷。

　　桔梗炒，五钱　半夏汤浸七遍，切焙干，二钱半　人参去芦头　甘草炙。各一钱半

　　上㕮咀，每服一两，水一钟，煎七分，去滓，温服，食后。

　　利膈汤《本事方》　治脾肺有热，虚烦上壅，咽喉生疮。

　　鸡苏叶　荆芥穗　防风　桔梗　人参　牛蒡子隔纸炒　甘草各一两

　　上为末，每服三钱，沸汤点服。如咽痛口疮甚者，加僵蚕一两。

　　通气汤《应验方》　治喉痹疼痛，闭塞不通，水浆不下，痰涎壅盛。

　　牵牛头末，一两，半生半熟　鼠粘子二钱半　防风一钱七分半　枳壳一钱二分半，炒　甘草一钱二分半，生用

　　上为细末，每服三钱，沸汤点服。

　　甘露内消丸《应验方》　治咽喉肿痛不利，咽干痛，上焦壅滞，口舌生疮。

薄荷叶一两　川芎三钱　桔梗去芦头，三钱　甘草一钱　人参
柯子各五分

上为细末，炼蜜为丸，如皂角子大，朱砂为衣，每服一丸，
嚼化下无时。

上清连翘散《精义》　治诸疮肿毒，咽喉疼痛，烦渴，大便自
利，虚热不宁。

连翘　山栀子　甘草　防风各二钱

上用水二钟，煎至八分，去滓，温服，食后。

玉钥匙《大成》　治风热喉闭及缠喉风。

焰硝一钱半　鹏砂半钱　脑子少许　白僵蚕一厘半

上研匀，以竹管吹半钱许入喉中，立愈。

鹏砂散《端效方》　治咽喉疮肿，闭塞不通。

硼砂　白僵蚕　百药煎各三钱　山豆根　盆硝　薄荷　紫河车
各半两　青黛一钱　川芎三钱

上为细末，大人每服半钱，小儿一字，次掺咽中，或水
调服。

三黄丸《大成》　治丈夫妇人三焦积热，咽喉肿闷，心膈燥
烦，小便赤涩，大便秘结，并宜服之。见火类

加味三黄丸《秘方》

大黄　黄芩　黄连各二两半　硼砂二两　黄药子　白药子各一两
半　山豆根　黄柏　苦参各一两　京墨三钱　麝香少许　片脑一钱半
冬加知母。

上为末，猪胆调摊甑内，蒸二次，后入片、麝、硼为丸，豆
大，嚼化。

荆黄汤《大成》　治脏腑实热，咽喉肿痛，大便秘结。咽喉之

证多是风热上壅，然后成之，非实热不可服。<small>见风热</small>

佛手散《<small>应验方①</small>》　治咽喉肿痛生疮，风热喉痹肿塞。

薄荷二两　盆硝一两　甘草七钱　桔梗五钱　蒲黄五钱　青黛三②钱

上为细末，每用少许，干掺。又用竹管吹咽喉内，噙化下，时时用之。

绛雪散《<small>大成</small>》　治咽喉肿痛，咽物闷及口舌生疮。

龙脑半钱　硼砂一钱　朱砂三钱　马牙硝半钱　寒水石煅熟，二钱

上研匀，每用一字，掺于舌上，津咽之。

人参清肺散《<small>御药院方</small>》　治脾肺不利，风热攻冲，咽喉肿痛，咽物妨闷，宜服此药。

连翘三钱　黄芩　川大黄　薄荷各一钱半　人参　甘草　栀子　盆硝各一钱　白附子七分半　黄连半钱

上用水一钟半，煎至一钟，去滓温服，食后。

牛蒡子汤《<small>大成</small>》　治风热上壅，咽喉肿痛，或生痈疮，有如肉腐。

牛蒡子二钱　玄参　升麻　桔梗去芦　犀角　黄芩　木通去皮　甘草各一钱

上用水二钟，生姜三片，煎至一钟，去滓温服，食后。

凉膈散《<small>大成</small>》　治大人小儿脏腑积热，口舌生疮，痰实不利咽喉，烦躁多渴，肠胃秘涩，小便不利，一切风热并皆治之。方见

---

① 方：原无，据万历本补。

② 三：万历本作"二"。

大青汤《端效》 治咽喉唇肿，口舌糜烂，疳恶口疮。

大青叶 升麻 大黄各二钱 生地黄切，焙，三钱

上用水二钟，煎至一钟，去滓温服，食后微利止。

漱口地黄散《御药》 治脾肺风热上攻，咽喉肿痛生疮，闭塞不通，或生舌胀。

黄芩四钱 甘草一钱二分半 荆芥穗一钱 薄荷叶半钱

上㕮咀，用水一钟半，煎至一钟，去滓，热嗽冷吐，不拘时。

一方 治喉痹。

用射干即扁竹根也，旋取新者，不拘多少，擂烂，取汁吞下。或动大腑解，或用酽醋同研，取汁噙，引出涎更妙。又名野萱花。

灸累年喉痹举发《秘方》

男左女右，以手大指甲第一节灸二三小壮。

针喉闭

针少商出血立愈。其穴在两手大指内侧去爪甲角韭叶许，三棱针针之。针合谷二穴，在虎口，针五分。针尺泽二穴，在臂中横纹，出血妙。

四物汤见补损

千缗汤见痰类

广按：缠喉风、喉痹之证，其人膈间素有痰涎，或因饮酒过度，或因忿怒失常，或因房室不节而发作也，何则？饮酒过度是胃火动也，忿怒失常是肝火动也，房室不节是肾火动也，火动痰上而为痰热，燔灼壅塞于咽嗌之间，所以内外肿痛而水浆不入也，其症可谓危且急矣。治疗之法，急则治标，缓则治本，治标用丸散以吐痰散热，治本用汤药以降火补虚。以上方剂其于治标已详

悉矣，其于治本尤缺略也。诸方出证但云治风热而未云治痰热，但云治脾肺火而未云降肝肾火，予虽不敏，赘以管见：如挟痰加以瓜蒌、半夏或千缗汤之类，如挟肝火加以柴胡、黄连或小柴胡汤、左金丸之类，如挟肾火加以生地黄、黄柏或四物汤加知母、黄柏之类。未知贤哲以为何如？又常论之胃肝肾三经之火各有所因，而生富贵之家，醇酒厚味多生胃火，妇人隐忧不发多生肝火，男子房劳致虚多生肾火，人之五脏六腑皆有火不如此，三经之火常变见而为病之多也。

卷之十一

火　门

火四十三　附风热

《丹溪心法》

阴虚火动难治。火郁当发，看何经。轻者可降，重者则从其性而升之。实火可泻，黄连解毒汤之类；虚火可补。小便降火最速。凡气有余便是火，不足者是气虚。火急甚重者，必缓之，以生甘草兼泻兼缓，参术亦可。人壮气实，火盛颠狂者，可用正治，或硝黄冰水之类。人虚火盛狂者，以生姜汤与之，若投冰水正治，立死。有补阴即火自降，炒黄柏、生地黄之类。凡火盛者，不可骤用凉药，必兼温散。有可发者二：风寒外来者可发，郁者①可发。气从左边起者，乃肝火也；气从脐下起者，乃阴火也；气从脚下起，入腹如火者，乃虚之极也。盖火起于九泉之下多死，一法用附子末津调，敷②涌泉穴，以四物汤加降火药服之妙。阴虚证本难治，用四物汤加炒黄柏，降火补阴。龟板补阴，乃阴中之至阴也。四物加白马胫骨，降阴中火，可代黄连、黄芩。黄连、黄芩、栀子、大黄、黄柏降火，非阴中之火不可用。生甘草缓火邪，木通下行泻小肠火。人中白泻肝火，须风露中二三年者。人中黄大凉，治疫病须多年者佳。中气不足者，味用甘寒。山栀子仁大能降火，从小便

① 者：万历本、崇祯本均作"火"。
② 敷：原作"塞"，据万历本改。

泄去，其性能屈曲下降，人所不知，亦能治痞块中火邪。

入方

左金丸　治肝火。一名回令丸。

黄连六两　吴茱萸一两或半两

上为末，水丸或蒸饼丸，白汤下五十丸。

【附诸贤论】

刘宗厚曰：火之为病，其害甚大，其变甚速，其势甚彰，其死甚暴，何者？盖能燔灼焚焰，飞走狂越，消铄于物，莫能御之。游行乎三焦，虚实之两途，曰君火也，犹人火也；曰相火也，犹龙火也。火性不妄动，能不违于道常，以禀位听命，运行造化生存之机矣。夫人在气交之中，多动少静，欲不妄动，其可得乎！故凡动者皆属火化，火一妄行，元气受伤，势不两立，偏胜则病移害他经，事非细故动之极也，病则死矣。经所谓一水不胜二火之火，出于天造君相之外。又有厥阳脏腑之火，根于五志之内，六欲七情激之，其火随起。盖大怒则火起于肝，醉饱则火起于胃，房劳则火起于肾，悲哀动中则火起于肺。心为君主，自焚则死矣。丹溪又曰①：火出五脏，主病曰诸风掉眩属肝火动之类，经所谓一水不胜五火之火出自人为。又考《内经》病机一十九条内举属火者五：诸热瞀瘛，皆属于火之类。而河间又广其说，火之致病者甚多，深契《内经》之旨。曰诸病喘呕吐酸、暴注下迫、转筋、小便浑浊、腹胀大鼓之有声如鼓、痈疽疡疹、瘤气结核、吐下霍乱、瞀郁肿胀、鼻塞鼽衄、血溢血泄、淋闷、身热恶寒、战栗惊惑，悲笑谵妄、衄蔑②血污，

---

① 曰：原作"启"，据万历本改。
② 衄蔑（miè灭）：病证名。《素问·气厥论》："鼻渊者，浊滋下不止也，传为衄蔑。"

卷之十一

四二一

此皆少阴君火之热，乃真心小肠之气所为也。若瘖瘈暴喑、冒昧操扰、狂越骂詈惊骇、胕肿疼酸、气逆冲上、禁栗如丧神守、嚏呕、疮疡喉痹、耳鸣及聋、呕涌①溢、食不下、目昧不明、暴注䐜瘈、暴病暴死，此皆少阳相火之热，乃心包络三焦之气所为也。是皆火之变见为诸病也，为脉虚则浮大，实则洪数，药之所主，各因其属。君火者，心火也，可以湿伏，可以水灭，可以直折，惟黄连之属可以制之；相火者，龙火也，不可以水湿折之，从其性而伏之，惟黄柏之属可以降之。噫！泻火之法岂止如此，虚实多端，不可不察。以脏气司之，黄连泻心火，黄芩泻肺火，芍药泻脾火，柴胡泻肝火，知母泻肾火，此皆苦寒之味能泻有余之火耳。若饮食劳倦，内伤元气，火不两立，为阳虚之病，以甘温之剂除之，如黄芪、人参、甘草之属；若阴微阳强，相火炽盛，以乘阴位，日渐煎熬，为血虚之病，以甘寒之剂降之，如当归、地黄之属；若心火亢极，郁热内实，为阳强之病，以咸冷之剂折之，如大黄、朴硝之属；若肾水受伤，真阴失守，无根之火为阴虚之病，以壮水之剂制之，如生地黄、玄参之属；若右肾命门火衰，为阳脱之病，以温热之剂济之，如附子、干姜之属；若胃虚过食冷物，抑②遏阳气于脾土，为火郁之病，以升散之剂发之，如升麻、葛根之属。不明诸此之类而求火之为病施治，何所依据！故于诸经集略其说，备处方之用，庶免实实虚虚之祸也。

【附脉理】

《脉理提纲》曰：火脉洪数，虚则浮。

---

① 涌：万历本、崇祯本均作"满"。
② 抑：万历本作"遏"。

【附诸方】

九味羌活汤　治春夏秋非时感冒风寒，发热恶寒，头疼项强，或无汗，或有汗，以代桂枝麻黄青龙各半汤，治太阳经表热之神药也。此汤非独治四时风寒，春可治温，夏可治热，秋可治湿，治杂证亦有神也。

六神通解散　治时行三月后，谓之晚发，头痛身热，恶寒，脉洪数，先用九味羌活汤，不愈，后服此汤。并见冒①寒

以上二方发散风寒表热之剂。

东垣泻阴火升阳汤　治肌热烦热，面赤食少，喘咳痰盛。

羌活　甘草炙　黄芪　苍术各一两　升麻八钱　柴胡一两半　人参　黄芩各七钱　黄连酒炒，半两　石膏半两，秋深不用

上㕮咀，每服一两或半两，水煎。此药发脾胃火邪。又心、胆、肝、肺、膀胱药也，泻阴火升发阳气，荣养气血者也。

升阳散火汤　治男子妇人四肢发热，肌热，筋痹热，骨髓中热，发困，热如燎，扪之烙手，此病多因血虚而得之，或胃虚过食冷物，抑遏阳气于脾土，火郁则发之。

升麻　葛根　独活　羌活各半两　防风二钱半　柴胡八钱　甘草炙，三钱　人参　白芍各半两　甘草生，二钱

上㕮咀，每服半两或一两，水煎，稍热服。

地骨皮散　治浑身壮热，脉长而滑，阳毒火炽，发渴。

地骨皮　茯苓各半两　柴胡　黄芩　生芐　知母各一两　石膏二两　羌活　麻黄各七钱半，有汗并去之

上㕮咀，每服一两，入姜煎。

---

① 冒：万历本作"伤"。

以上三方升散郁火表热之剂。

小柴胡汤 见伤寒

柴胡饮子 治解一切肌骨蒸积热作，发寒热往来表热里和则发寒，里热表和则发热，邪热半在表半在里，出入进退无时，即寒热往来，阴阳相胜也，蓄热寒战表之阳和，正气与邪热并蓄于里，脉道不行，故身冷脉绝，寒战而久烦渴也，及伤寒发汗不解，或中外诸邪热，口干烦渴，或下后热未愈，汗后劳复，或骨蒸肺痿喘嗽，妇人余疾，产后经病。

柴胡　人参　黄芩　甘草　大黄　当归　芍药各半两

上为末，每服抄三钱，水一盏，生姜三片，煎至七分，温服，日三服。病热甚者，加服之。

防风当归饮子《宣明方》　治脾肾真阴损虚，肝心风热郁甚，阳胜阴衰，邪气上逆，上实下虚，怯弱不耐，或表热而身热恶寒，或里热而躁热烦渴，或邪热半在表半在里，进退出入不已而为寒热往来，或表多则恶寒，或里多则发热，或表之阳分阳和，正气与邪相助并甚于里，蓄热极深而外无阳气，里热极甚，阳极似阴而寒战，腹满烦渴者；或里之阴分正气反助邪气并甚于表，则躁热烦渴而汗出也，或邪热壅塞者；或烦热而痛者；或热结极甚，阳气不通而反觉冷痛，或中外热郁烦躁甚，喜凉畏热者；或热极闭塞，不得宣通，阳极似阴，中外喜热而反畏寒者；或躁热烦渴者；或湿热极甚而腹满不渴者；或一切风热壅滞，头目昏眩，暗风眼黑，偏正头痛，口干鼻塞，耳鸣及聋，咽嗌不利；或目赤肿痛，口疮舌痹；或上气痰嗽，心胁郁痞，肠胃燥涩，小便溺淋闷①；或是皮肤瘙痒，手足麻痹；又或筋脉拘急，肢体倦怠；或浑身肌肉跳动，心忪惊悸；或口眼㖞斜，语言蹇涩；或狂妄昏惑，健忘失志，及或肠胃燥热，怫郁而饥不欲食；或湿热内余而消谷善饥，然能食而反瘦弱；或误服燥热毒药及妄食热物过多而耗损脾肾，则风热郁甚而多有如此。不必全见也，无问自病及中燥热毒药所使者，并宜宣通气血，调顺饮食，久服之旧病除去，新病不生。设虚人常服，补益功验，自可知矣。

防风　当归　白芍　柴胡　黄芩　人参　甘草　大黄各一两
滑石六两

上停每服三钱至五钱，水一大盏，生姜三片，同煎至七分，去渣温服。

广按：此方用大黄泻阳明之湿热从大便出，用滑石降三焦之妄火从小便出，用黄芩以凉膈，柴胡以解肌，防风以清头目，用人参、甘草以补气，当归、芍药以补血，泻心肝之阳，补脾肾之阴，而无半味辛香燥热之谬药，真治风热、燥热、湿热、挟虚之良剂，非圣于医者其能如是也耶！温②热病汗下后，余热未退，用此尤妙。

以上三方和解半表半里热之剂。

大柴胡汤方见伤寒

防风通圣散方见中风

以上二方发攻表里热之剂。

调胃承气汤、小承气汤、大承气汤并见伤寒

---

① 闷：古通"秘"。
② 温：万历本作"湿"。

三一承气汤 见湿热

以上四方攻下里热之剂。

清心汤 即凉膈散料内加黄连五钱，用蜜与竹叶同煎。

连翘　山栀子　大黄　薄荷叶　黄芩各五钱　甘草一两半　朴硝二钱五分　加黄连半两

上为细末，每服五钱，水一盏，蜜少许，竹叶十片，同煎七分，温服。

洗心散《和剂方①》　治风壅痰滞，心经积热，口苦唇燥，眼涩多泪，大便秘结，小便赤涩。

白术一两半　黄麻和节　当归去芦，洗　荆芥穗　芍药　甘草大黄面裹煨，去面，切焙。各八钱

上为末，每服二钱，水一盏，生姜、薄荷各少许同煎，温服。

人参泻肺汤《秘方》　治肺经积热，上喘咳嗽，胸胁胀满，痰多，大便涩滞。

黄芩　栀子　枳壳　甘草炙　薄荷　连翘　杏仁炒，去皮　桑白皮炒　大黄　桔梗炒。各等分

上㕮咀，每服一两，水二盏，煎至一盏，去滓，食后通口服。

三黄汤《和剂方》　治积热结滞脏腑，大便秘结，心膈烦躁。

黄连去芦须　黄芩去腐　大黄煨。各等分

上㕮咀，每服四钱，水一盏，煎至七分，空心服。

三黄丸《和剂方》　治男子妇人三焦积热，咽喉肿闭，心膈烦躁，小便赤涩，大便秘结，并宜服之。

黄连去芦须　黄芩去土　大黄煨。各半两

---

① 方：原无，据万历本补。

上为末，炼蜜丸如梧子大，每服四十丸，热水吞下。

一方用脑射为衣，丸如大豆大，夜间嚼化一二丸，亦好。

含化三黄丸　治症同前。见喉痹

大金花丸《宣明方》　治中外诸热，寝汗，咬牙时语，惊悸，溺血淋闭，咳衄血，瘦弱头痛，并骨蒸，肺痿喘嗽。去大黄加栀子，名曰栀子金花丸，又曰既济解毒丸。

黄连　黄柏　黄芩　大黄各等分

自利去大黄加栀子。

上为末，滴水丸如小豆大，每服二三十丸，新吸水下。

四生丸《宣明方》　治一切热痰，常服润肌肤，诸热证皆可服。

大黄　牵牛　皂角各二钱　朴硝半两

上为末，滴水丸如梧子大，每服三十丸，食后白汤下。

黄连解毒汤《宣明方》　治伤寒杂病，热毒烦躁干呕，口渴喘满，阳厥极深，蓄热内甚。方见温热

黄连汤《圣惠方》　治一切积热，血热、腹热、酒热并用。

黄连净，不拘多少，井水浸之，良久碗盛，于锅内煮取清汁服之。

广按：书云：寒因热用，热因寒用。何也？盖积热用寒药以治之，痼冷用热药以治之，恐相违逆，如黄连用姜汁制、酒制，如附子用蜜制、童便制是也。此方既用一味黄连，又用井水浸之，不无太过乎？以酒代之，庶乎妙矣！

神芎丸《宣明方》　治三焦积热，风痰壅滞，头目赤肿，或生疮疖，咽膈不利，或肠胃结燥，小便赤涩，大便闭塞，一切热证，并宜服之。

大黄生　黄芩各二两　牵牛生　滑石各四两　黄连　薄荷　川芎
各半两

上为末，滴小丸如梧桐子大，每服五十丸，温水食后下。

解毒丸《通玄方》　治中外诸邪热毒，痈肿疮疽，筋脉拘挛，咬牙惊悸，一切热毒，并宜治之。

大黄　黄连　黄芩　山栀子　牵牛　滑石各半两

上为末，滴水丸，如梧桐子大，每服三四十丸，温水送下。此即黄连解毒汤、神芎丸合方也。

全真丹《圣惠方》　治脏腑积热，洗涤肠垢，润利燥涩，解风毒攻疰，手足浮肿，或顽痹不仁，痰涎不利，涕唾稠黏，胸膈痞塞，脐腹胀满，饮食减①少，困倦无力。

川大黄三两，用米泔水浸过三日，每日换，取出，切片，焙干，为细末用　黑牵牛八两，净，慢火炒，四两生用，四两同研②，取头末四两

上以皂角一两，轻炒去皮子，水一人碗，浸一宿，入萝卜一两，切作片子，同皂角一处熬至半碗，去滓，再煎至二钟，擢③和，上件药末干湿调匀，丸如梧子大，每服二三十丸至五六十丸，诸饮下，随证加减，以利为度。

平胃散《三因方》　治胃经实热，口干舌裂，大小便秘涩，及热病后余热不除，蓄于胃中，四肢发热，口渴无汗。

厚朴去皮，姜炒④　射干米泔浸　升麻　茯苓各一两半　芍药二两
枳壳去穰麸炒　大黄蒸　甘草炙。各一两

---

① 减：此下原衍"退"字，据万历本删。
② 研：原无，据万历本补。
③ 擢（luó 啰）：同"捋"。捋，用手把药顺势向一端抹。
④ 姜炒：万历本作"姜制"，崇祯本作"干炒"。

上㕮咀，每服四钱，水一盏，煎至七分，去滓，空心热服。

八正散　治大人小儿心经蕴热，咽干口燥，目赤睛痛，脏腑秘结，小便赤涩。方见淋闭

以上诸方治三焦郁火实热之剂。

黄芩汤　治心肺蕴热，口疮咽痛，膈闷，小便淋浊不利。

泽泻　栀子仁　黄芩　麦门冬去心　木通　生地黄　黄连　甘草各等分

上㕮咀，每服一两，水二盏，生姜五片，煎至一盏，食前温服。

清心丸　治经络中火邪梦漏，心松恍惚，口疮咽燥。

黄柏生，三两　龙脑二①钱

上为末，蜜丸梧子大，每服十丸，临卧煎麦门冬汤下。

碧雪《和剂方》　治一切积热，口舌生疮，心烦喉闭。

芒硝　青黛　石膏各研末，水飞　寒水石　朴硝　滑石　甘草煎汤，二升　马牙硝各等分

上将甘草汤入诸药末再煎，用柳木篦②不住手搅令消溶，入青黛和匀，倾沙盆内，候冷凝结成霜，研为末，每用少许，含化津咽。如喉闭不能咽，用竹筒吹药入喉中。

玄明粉《御药院方》　此药大治邪热所干，膈上气滞，脏腑秘涩，并宜服之。以朴硝煎过，澄滤五七遍，至夜于星月下露至天明，自然结作青白块子，用瓷罐子按实于炭火内，从慢至紧，自然成汁，煎沸，直候不响，再加顶火一煅便取出，于净地上倒下，

---

① 二：崇祯本作"三"。
② 篦：万历本作"棍"。

用盆合盖了，以去火毒，然后研为细末，每二斤入甘草生熟二两，为末，一处搅匀，临睡斟量用之，或一钱二钱，以桃花煎汤或葱白汤下。

白虎汤　治气热。见湿热

四顺清凉饮　治血热。见风热

薄荷煎《御药院方》　治口舌生疮，痰涎壅塞，咽喉肿痛。

薄荷一两，取头末三钱①半　川芎半两，取末二钱　脑子三钱，别研　砂仁半两，取末二钱

上为末，入脑子和匀，炼蜜成剂，任意咽嚼。《和剂方》无脑子，有桔梗。

天竺散《经验方》　治脏腑积热，烦躁多渴，口舌生疮，咽喉肿痛。

山栀子去壳　连翘各三钱　甘草三两二钱　鸡冠雄黄半钱　瓜蒌一两六钱　郁金用皂角水煮切片，焙干，三钱

上为末，每服一钱，食后临睡，新汲水调下。

清气散《本事方》　治气壅痰涎上膈，烦热。

枳壳　川芎　柴胡　前胡　茯苓　甘草　独活　羌活　青皮白术　人参各等分

上为末，每服二钱，水一钟，荆芥一穗，煎七分服。

龙脑饮《和剂方》　治蕴积邪热，咽喉肿痛，心烦鼻衄，及痰热咳嗽，中暑烦躁，伤寒余毒发热，并宜用之。

缩砂仁　瓜蒌根各三两　石膏四两　藿香叶二两四钱　甘草蜜

---

①　钱：原作"两"，据万历本、崇祯本改。

炙①，六两　栀子仁十二两

上为末，每服二钱，用新汲水入蜜调下。伤寒余毒，潮热虚汗，除蜜入竹青煎服。

龙脑鸡苏丸《和剂方》　消烦渴，凉上膈，解酒毒，除邪热，并治咳嗽，唾血吐血，诸淋下血，胃热口臭，肺热喉腥，脾热口甜，胆热口苦，并宜服之。

黄芪去芦，一两　麦门冬去心，四两　阿胶炒　蒲黄炒。各二两
人参去芦，一两　生干地黄六两，另研细末　甘草炙，一两半　木通二两，同柴胡浸　柴胡银州者二两，和木通以汤半升浸一二宿，取汁，后为膏
鸡苏净叶一斤，即薄荷

上除别研药外，并捣为末，将好蜜二斤，先炼一二沸，然后下生干地黄末，不住手搅令匀，取木通、柴胡汁慢火熬成膏，勿令焦，然后将其余药末同和为丸，如黄豆大，每服二十丸，嚼破，热水下。虚烦消渴，惊悸，人参汤下；咳嗽唾血，鼻衄吐血，麦门冬煎汤下；惟淋用车前子煎汤下。

甘露饮《和剂方》　治胃中客热，牙宣龈肿，咽膈干燥，吐气腥臭，或胃经受湿，伏热在里，身黄如疸，亦能治之。

枳壳去白，麸炒　石斛去芦　枇杷叶净，去毛　甘草　干熟地黄
黄芩　天门冬去心，焙　麦门冬去心，焙　山茵陈　生干地黄

上㕮咀，每服三钱，水一钟，煎至七分，食后温服。

滋肾丸《拔粹方》　治不渴，小便闭，邪热在血分也。

知母二两，酒浸，阴干　肉桂一钱半　黄药一两，细锉，酒拌炒，阴干

---

① 蜜炙：崇祯本无此二字。

上知母、黄柏气味俱阴，以同肾气，故能补而泻下焦火也；桂与火邪同体，故曰寒因热用。凡诸病在下焦，皆不渴也，熟水为丸，百沸汤下。

以上诸方治三焦郁火虚热之剂。

风热新增

【附诸方】

定风饼子《简易方》　治风客阳经，邪伤腠理，背脊强直，言语蹇涩，体热恶寒，痰厥头痛，肉瞤筋惕，手颤鼻渊，及饮酒过多，呕吐涎沫，头目眩晕，常服消风去邪。见伤风

追风散《和剂方》　治诸风上攻，头疼目眩，鼻塞声重，皮肤瘙痒，眉角牵引，妇人血风，一切头风并治之。

白僵蚕去丝嘴，炒　荆芥二两　石膏四两　川乌炮，去皮脐，四两　防风去芦叉①，四两　全蝎炒，一两　川芎三两　麝香一两，研　甘草炙，一两

上为末，每服半钱，食后临卧，茶调下。

荆芥丸杨氏方　治一切风邪上攻头目，咽膈不利，或伤风发热头疼，鼻塞声重，并皆治之。见伤风

养气丹《和剂方》　治诸虚百损，真阳不固，上实下虚，气不升降，或咳嗽，或喘促，一切体虚气弱之人，妇人血海冷惫诸证，并宜服之。

禹余粮火煅醋淬。各七次　紫石英火煅七次　磁石火煅醋淬七次。各半斤　赤石脂如前法　代赭石火煅醋淬七次，一斤

---

① 叉：万历本无此字。

以上五石各水飞再研，挹①其清者，置之纸上，用竹筛盛之，滴尽水，候干，各用瓦瓶盛贮，以盐水纸筋和泥固济，阴干，以硬炭五十斤分作五处煅此五药，以纸灰盖之，火尽再煅，如此三次，埋地穴内两日出火毒，再研细入后药：

肉苁蓉酒洗，浸一宿，焙干，一两半　破故纸炒　附子泡，二②两　茴香炒　丁香　木香不见火　肉桂去皮　山药　巴戟去心，盐汤浸　肉豆蔻面裹煨　钟乳粉另研　鹿茸酥炙　当归酒浸一宿，焙干　沉香　白茯苓去皮　远志去心　没药去砂，别研　阳起石煨，别研　五灵脂别研　乳香别研　朱砂别研。各一两

上入前药同研极匀，用糯米糊为丸，每两作五十丸，阴干，入布袋内，擦令光莹，每服二十丸，空心，温酒、姜盐汤任下，妇人用艾醋汤下。

养正丹《和剂方》　治上盛下虚，气不升降，元阳亏损，气短身羸，及中风涎潮，不省人事，伤寒阴盛，自汗唇青，妇人血海久冷，并治之。

水银　黑锡去滓净，与水银结砂子③　硫黄研④　朱砂研细。各一两

上用黑⑤盏一只，火上溶黑铅成汁，次下水银，以柳条搅，次下朱砂，搅令不见星子放下，少时方入硫黄末，急搅成砂和匀，如有焰以醋洒之，候冷取出，研极细者，糯米糊为丸，如绿豆大，

① 挹（yì 意）：把液体盛出来。
② 二：万历本、崇祯本均作"一"。
③ 去滓净与水银结砂子：万历本无此句。
④ 研：万历本无此字。
⑤ 黑：万历本作"铁"。

每服三十粒，盐汤、枣汤任下。

广昔年初见养气丹、养正丹出证曰：治诸虚百损，真阳不足，上实下虚，气不升降，一切体弱气虚之人并宜服之。云者予以为补虚益损之剂无出于此。后观《本草集要》曰：热中、消中不得服芳草石药，夫芳草之味美，石药之气悍云云。予则于此二丹所用石药，不能不致疑焉。及观七方十剂之目，石药乃为重剂，重可以去怯，其疑方才释也。何以言之？夫体弱气虚之人，稠痰郁火胶固于胸臆之间，非石药之气悍而能开散之乎！盖石药所以去病邪，病邪退而正气自复，正犹石灰所以杀稂莠，稂莠死而禾苗自茂也。石药非补人之药，亦犹石灰非肥田之物。养气丹内有苁蓉、鹿茸、当归等药，庶乎有补，而养正丹全是金石之药，何补之有哉？观者详焉。

以上诸方辛温发散之剂。

清风散《和剂方》　治诸风上攻，头目昏眩，项背拘急，鼻嚏声重，耳作蝉鸣，及皮肤顽麻，瘙痒瘾疹，妇人血气风，头皮肿痒，并治之。见伤风

八风散《和剂方》　治风气上攻，头目昏眩，肢体拘急，皮肤瘙痒，瘾疹成疮，及治寒热不调，鼻塞声重。

藿香去土，半斤　白芷　前胡去芦。各一斤　黄芪去芦　甘草爁①人参去芦。各二斤　羌活去芦　防风去芦。各三斤

上为末，每服二钱，水一盏，入薄荷少许，煎汤调下，食后服，茶清下②亦可。

---

① 爁：万历本无此字，崇祯本作"煨"。
② 下：原无，据万历本补。

清神散《和剂方》 消风化痰，治头目眩晕，耳聋鼻塞，咽嗌不利。

檀香锉，十两　人参去芦，十两　羌活去苗，十两　石膏研，五两　薄荷去土，二十两　荆芥二十两　甘草炙，二十两　防风去芦，十两　细辛去苗，洗焙，五两

上为细末，每服二钱，食后沸汤点服，或入茶末尤妙。

四生散《和剂方》 治男子妇人肝肾风毒上攻，赤眼痒痛，羞明多泪，及下注脚膝生疮，遍身风癣，两耳内痒，服之尤效。

黄芪　川独活　蒺藜沙苑者　白附子

上等分为细末，每服二钱，薄荷酒调下。如肾脏风下疰生疮，以猪腰子批开，入药末二钱在内，合定裹煨熟，空心细嚼，用盐酒下。

川芎茶调散《和剂方》 治诸风上攻，头目昏眩，偏正头疼脑疼，鼻塞声重。见伤风

大辰砂丸《御药院方》 清头目化痰涎，及感冒风寒①，鼻塞声重，头目昏眩，项背拘急，皮肤瘙痒，并皆治之。见伤风

防风散杨氏方 治头目不清，去风明目。

防风　川芎　白芷　甘菊花　甘草

上等分为末，每服二钱，食后荆芥汤调下。

追风散《瑞竹堂方》 治白癜风。

何首乌　荆芥穗　苦参　苍术米泔水浸一②宿，焙干。各等分

上件为细末，好肥皂角三斤，去皮弦，入瓷器内熬为膏，和

---

① 寒：原作"未"，据万历本、崇祯本改。

② 一：万历本作"二"。

为丸，如梧桐子大，每服三五十丸，空心，酒茶任下。忌一切动风之物。

胡麻散《和剂方》　治脾肺风毒攻冲，遍身皮肤瘙痒，或生疮疥，或生瘾疹，用手搔时浸滛成疮，久而不差，愈而复作，面上游风，或如虫行，紫白癜顽麻，或肾脏风攻生疮，并宜服之。见瘾疹

四神丸《经验方》　治手足顽麻，痰涎壅盛，头目昏眩，肩背拘急。见痰热

芎术汤《御药院方》　清神爽志，祛风消蕴，治头目昏痛，鼻塞声重。

川芎二两半　白术二①两七钱五分

上㕮咀，每服八钱，水一盏半，姜五片，煎至八分，去滓温服，食后。或为细末，白汤点服亦得。

天麻散《宣明方》　治头项痛，头面肿，拘急，风伤卫，发躁热。

川芎　苦参　地骨皮　细辛　威灵仙　何首乌　薄荷叶　蔓荆子　菖蒲　杜蒺藜　牛蒡子　蛇蚾草②　荆芥穗　防风以上各半两　天麻一两　甘草炙，二两

上为末，每服三钱，用蜜水调下，茶酒任下，不拘时。

防风天麻散《宣明方》　治风麻痹走注，肢节疼痛，中风偏枯，或暴喑不语，内外风热壅滞，并解昏眩。见中风

消毒犀角饮　治大人小儿内蕴邪热，痰涎壅滞，或腮项结核，

---

① 二：万历本、崇祯本均作"一"。

② 蛇蚾草：即"天名精"。

遍身疮疖，并宜用①之。见斑疹

一方 治风热结滞，或生疮疖，及金石发热，小肠等热。

用桑椹不拘多少，微研，以布绞去渣，以瓦器熬稀膏，量多少入蜜再熬成稀膏，盛于瓷器中，每服一二匙，食后临卧，以沸汤点服。

以上诸方辛平发散之剂。

上清散 治上焦热，耳鼻壅塞，头目不清。

川芎 荆芥穗 薄荷叶各五钱 朴硝 石膏 桔梗各一两

上为细末，每服一字，口嗽水，鼻内搐之。加龙脑三分，妙。

上清丸 治口舌生疮，咽喉肿痛，咳嗽烦热，能清声润肺，宽膈化痰，爽气宁神。

百药煎 薄荷净末。各四两 缩砂一两 片脑一钱 玄明粉 甘松 桔梗 柯子 硼砂各五钱 寒水石一两

上为细末，甘草熬膏为丸，如梧桐子大，每服一丸，嚼化，或嚼三五丸，茶汤下。

龙脑丸《宣明方》 治大人小儿一切蕴热，毒气不散，口舌生疮，咽喉肿痛，及失音瘾疹。

龙脑 朱砂 硼砂 牛黄各等分

上为末，镕黄蜡为丸，如米粒大，每服三五丸，浸甘草，人参汤送下。

龙脑川芎丸《御药院方》 消风化滞，除热消痰，通利七窍，爽气清神。

桔梗一两半 片脑六钱 缩砂仁二钱 白豆蔻五钱 薄荷去土，

---

① 用：崇祯本作"治"。

五两三钱　川芎　防风去芦　甘草各一两

上为末，炼蜜为丸，每两作二十丸，每服二丸，细嚼，茶清送下。

当归龙胆丸《宣明方》　治肾水阴虚，风热蕴积，时发惊悸，筋惕搐弱，神志不宁，荣卫壅滞，头目昏眩，肌肉眴瘛，胸膈痞塞，咽嗌不利，肠胃燥涩，小便溺闷，筋脉拘急，肢体痿弱，暗风痫疾，小儿急慢惊风，常服宣通血气，调顺阴阳，病无再作。

当归焙　草龙胆　山栀子　黄连　黄檗　黄芩各一两　大黄芦荟　青黛各五钱　木香二钱半　麝香五分，别研

上为末，炼蜜和丸如小豆大小儿如麻子大，每服二十丸，生姜汤送下。忌发热诸物。兼服防风通圣散。

羌活散《和剂方》　治风气不调，头目昏眩，痰涎壅滞，遍身拘急，及风邪塞壅，头痛项强，鼻塞声重，肢节烦疼，天阴风雨预觉不安。见伤风

羌活丸　治症同前。见伤风

旋覆花汤《御药院方》　治风热则面生赤痱子，脑昏目疼，鼻塞声重，面上游风，状如虫行。忌猪肉面。

旋覆花去土　人参去芦　柴胡去芦　赤茯苓去皮　赤芍药去皮黄芩去芦①　枳实麸炒　甘草各二两

上㕮咀，每服一两，水一盏半，生姜五片，煎至八分，去滓，食后温服。

通关散《御药院方》　治风热上攻头目，筋脉拘急，痰涎壅盛，肢节烦疼。

---

① 芦：原作"皮"，据万历本改。

羌活去芦　独活去芦　防风去芦　天麻去芦　山栀子　大黄各一两　滑石二两　甘草一两

上咬咀，每服八钱，水一盏半，生姜五片，煎至八分，食后温服。

仙术芎散《宣明方》　治风热壅塞，头目昏眩，及明耳目，消痰饮，清神。

川芎　连翘　黄芩　山栀子　菊花　防风　大黄　当归　芍药　桔梗　藿香叶各五钱　苍术　石膏各一两　甘草　滑石各三两①　荆芥穗　薄荷叶　缩砂仁各二钱五分

上咬咀，每服三钱，水一盏，煎至七分，食后通口服。

川芎石膏汤　治风热上攻，头目眩痛，咽干烦渴。

防风通圣散　治风热诸证总剂。并见中风

广按：此方治热、风、燥三者之总剂也。凡热、风、燥之为病，必于此而取则焉，何以言之？风本于热，热极则风生，燥生于风，风动则燥至，是热、风、燥三者其实一源流也，故此一方而能兼治之。观其用防风、麻黄、薄荷、荆芥，使热邪从玄府出也；用栀子、滑石，使热邪从小便出也；用大黄、朴硝，使热邪从大便出也。其余黄芩散肺火，连翘散心火，石膏散胃火，芍药散脾火，川芎、当归和血润燥，白术、甘草补脾和中，桔梗开膈，其间并无一味辛香燥热之药，可谓善于处方矣。故于热、风、燥三者之证百发百中，无施而不可，非圣于医者，其能是欤！

愈风丹《瑞竹堂方》　治诸般风证，偏正头痛。

防风通圣散　四物汤　黄连解毒汤各二料

---

① 各三两：崇祯本无此三字。

加羌活、何首乌、细辛、菊花、天麻、独活、薄荷各一两。

上为末，炼蜜为丸，如弹子大，每服一丸，细嚼，茶清下，不拘时。

荆黄汤《和剂方》 治风热结滞，或生疮疖。

荆芥四两 大黄二两

上㕮咀，每服五钱，水一钟，煎至六分，空心服。

凉膈散《和剂方》 治大人小儿脏腑积热，口舌生疮，痰实不利，烦躁多渴，肠胃秘涩，便溺不利。见湿热

连翘四钱四分 甘草 川大黄 朴硝各二钱 薄荷 黄芩 山栀子各一钱

上水一钟，竹叶七片，蜜少许，同煎一钟，食后服。

既济解毒汤 治上热，头目赤肿而痛，胸膈烦闷，不得安卧①，大便微秘。

大黄酒煨 黄连酒炒 黄芩酒炒 甘草炙 桔梗各一钱 柴胡升麻 连翘 当归身各一钱

上每服水二钟，煎一钟，食后温服。

洗心散 治风壅痰滞，心经积热，口苦唇燥，眼涩多泪，大便秘结，小便赤涩。见火类

犀角地黄汤 治风热大甚，眼赤目痛，喉闭口疮，丹毒。见吐血

四顺清凉饮 治一切积热，丹毒，并喉咙热痛。

当归去芦 甘草炙 赤芍药 大黄各等分

上每服五钱，水一钟，煎至六分，食后温服②。

---

① 胸膈烦闷不得安卧：崇祯本作"腹中积滞，胸满困卧"。

② 上每服……温服：原作"上水一钟，煎，食后温服，每服五钱"，据万历本改。

牛黄清心丸《和剂方》　治诸风，缓纵不随，语言蹇涩，心怔健忘，恍惚去来，头目眩晕，胸中烦郁，痰涎壅塞，精神昏愦。又治心气不足，神志不定，惊恐怕怖，悲忧惨戚，虚烦少睡，喜怒无时，或发狂颠，神思昏乱。见中风

以上诸方辛凉外散内消之剂。

广按：《宣明论》云：夫热，风之体也；曲直动摇，风之用也。风生于热，以热为本，而风为标。凡言①风者，即风热病也。

又按：钱氏小儿论云：肝有风，目连劄不搐，得心热则搐。以此论之，凡病掉眩强直之谓风，风则不离乎热也。观火焰之上摇则炽②，风之象矣。

又按：古方不分风之从外入由内起，一概曰风，今予分之，外入则曰中风、伤风、冒风；内起则曰风热。外入治以辛温外散，内起则治之以辛凉内消。庶得其病机治法也。

吐血四十四

《丹溪心法》

吐血，阳盛阴虚，故血不得下行，因火炎上之势而上出，脉必大而芤，大者发热，芤者血滞与失血也。大法补阴抑火，使复其位，用交趾桂五钱为末，冷水调服。山栀子最清胃脘之血。吐血，觉胸中气塞，上吐紫血者，桃仁承气汤下之。先吐红，后见痰嗽，多是阴虚火动，痰不下降，四物汤为主，加痰药、火药；先痰嗽，后见红，多是痰积热，降痰火为急。痰嗽涎带血出，此是胃口清血热蒸而出，重者栀子，轻者蓝实。或暴吐紫血一碗者，

---

① 言：万历本作"为"。
② 炽：原作"识"，据万历本、崇祯本改。

无事，吐出为好，此热伤血死于中，用四物汤、解毒汤之类。吐血挟痰积，吐一二碗者，亦只补阴降火，四物汤加火剂之类。挟痰若用血药，则泥而不行，只治火则止，吐血火病也。大吐红不止，以干姜炮末，童便调，从治。喉喴①痰血，荆芥散妙。舌上无故出血，如线不止，以槐花炒末干掺之。若吐血一方，童便一分，酒半分，擂柏叶温饮，非酒不行。呕吐，血出于胃也，实者犀角地黄汤主之，虚者小建中汤加黄连主之。

入方

三黄补血汤　治初见血及见血多，宜服。

熟苄一钱　生苄半钱　当归七分半　柴胡五分　升麻　白芍二钱
牡丹皮五分　川芎七分半　黄芪五分

上以水煎服。血不止，可加桃仁半钱，酒大黄斟酌虚实用之，内却去柴胡、升麻。

又方　治见血后脾胃弱，精神少，血不止者。

人参一钱　黄芪二钱　五味十三粒　芍药　甘草五分　当归五分
麦门冬五分

上㕮咀，水煎服。加郁金研入亦可。

又方

人参　白术　茯苓　陈皮各一钱　甘草　半夏曲　川芎各五分
青皮　神曲各三分

上㕮咀，水煎服。如胃不和，加藿香；如渴者，加葛根半钱；若痰结块者，加贝母一钱，黄芩半钱，去白陈皮半钱；若小便赤色，加炒黄柏半钱；若大便结燥，加当归七分；心烦，加黄连酒

---

①　喴：原作"腕"，据《丹溪医集》改。喴：干呕。

拌晒干五分；若小便滑，加煅牡蛎；若见血多，去半夏，恐燥，加生苄一钱，牡丹五分，桃仁三分；若胃中不足，饮食少进，加炒山栀仁八分；若血溢入浊道，留聚膈间，满则吐血，苏子降气汤加人参、阿胶各五分；上膈壅热吐血者，以四物汤加荆芥、阿胶各五分，更不止，于本方中加大黄、滑石各五分；胃伤吐血，宜理中汤加川芎、干葛各五分，此是饮酒伤胃也；吐血不止，用生茜根为末二钱，水煎，放冷，食后服良。白及末调服，治吐血。

以上诸方，虽非丹溪所出，以其药同，故录于前。

【附诸贤论】

刘宗厚曰：经云：荣者水谷之精也，和调五脏，洒陈于六腑，乃能入于脉也。源源而来，生化于脾，总统于心，藏受于肝，宣布于肺，施泄于肾。灌溉一身，目得之而能视，耳得之而能听，手得之而能摄，掌得之而能握，足得之而能步，脏得之而能液，腑得之而能气，是以出入升降、濡润宣通者，由此使然也。注之于脉，少则涩，充则实，常以饮食日滋，故能阳生阴长，取汁变化而赤为血也。生化旺则诸经恃此而长养，衰耗竭则百脉由此而空虚，可不知谨养哉！故曰：血者神气也，持之则存，失之则亡。是知血盛则形盛，血弱则形衰，神静则阴生，形役则阳充，阳盛则阴必衰，又何言阳旺而生阴血也？盖谓血气之常，阴从乎阳，随气运行于内，苟无阴以羁束，则气何以树立？故其致病也易，调治也难，以其比阳常亏而又损之，则阳易亢阴易乏之论可以见矣！诸经有云：阳道实阴道虚，阴道常乏，阳常有余阴常不足。以人之生也，年至十四而经行，至四十九而经断。可见阴血之难成易亏，如此阴气一伤，所变之证：妄行于上则吐衄，衰涸于外则虚劳，妄反于下则便红，稍热膀胱则癃闭溺血，渗透肠间则为肠风，阴虚阳搏则为崩中，湿蒸热瘀则为滞下，热极腐化则为脓血，火极似水血色紫黑，热胜于阴发为疮疡，湿滞于血则为痛痒，瘾疹皮肤则为冷痹，蓄之在上则人喜忘，蓄之于下则人喜狂，堕悲跌仆则瘀恶内凝。若分部位，身半以上同天之阳，身半以下同地之阴，此特举其所显之证者。治血必血属之药，欲求血药，其四物之谓乎！河间谓随证辅佐，谓之六合汤者详言之矣！余故陈其气味专司之要，不可不察。夫川芎血中气药也，通肝经，性味辛散，能行血滞于气也；地黄血中血药也，通肾经，性味甘寒，能生真阴之虚也；当归分三治，血中主药也，通肝经，性味辛温，全用能活血，各归其经也；芍药阴分药也，通脾经，性味酸寒，能凉血，治血虚腹痛也，若求阴药之属，必于此而取则焉。《脾胃论》有云：若善治者，随经损益，摘其一二味之所宜为主治可也。此特论血病而求血药之属者也。若气虚血弱，又当从长沙，血虚以人参补之，阳旺则生阴血也，若四物者独能主血分受伤，为气不虚也。辅佐之属，若桃仁、红花、苏木、血竭、牡丹皮者，血滞所宜；蒲黄、阿胶、地榆、百草霜、棕榈灰者，血崩所宜；乳香、没药、五灵脂、凌霄花者，血痛所宜；苁蓉、锁阳、牛膝、枸杞子、益母草、夏枯草、败龟板者，血虚所宜；乳酪、血液之物，血燥所宜；干姜、桂者，血寒所宜；生地黄、苦参，血热所宜。特取其正治大略耳。若能触类而长，可谓应无穷之变矣。

【附脉理】

《脉诀举要》曰：诸证失血，皆见芤脉，随其上下，以验所出。大凡失血，脉贵沉细，设见浮大，后必难治。

【附诸方】

犀角地黄汤 治伤寒汗下不解，郁于经络，随气涌泄，为衄血，或沟道闭塞，流入胃腹，吐出清血，如鼻衄吐血不尽，余血停留，致面色痿黄，大便黑者，更宜服之。

犀角镑　生芐　白芍　牡丹各等分

上㕮咀，每服五钱，水煎温服。实者可服。

桃仁承气汤

芒硝　桂各三钱　甘草二钱五分　大黄一两　桃仁五钱，去皮尖

上㕮咀，每服一两，入姜同煎。

黄连解毒汤见湿热

三黄丸　治积热吐血，咽膈不利。见火类

犀角地黄汤《拔粹方》　主脉浮，客脉芤，浮芤相合，血积胸中，热之甚也。血在上焦，此药主之。

生地黄二两　黄芩　黄连各一两　大黄半两

上㕮咀，每服一两，水二钟，煎至一钟，食后通口服。

四生汤《良方》　治吐血衄血，阳盛于阴，血热妄行。

生荷叶　生艾叶　生柏叶　生地黄各等分

上研烂，丸如鸡子大，每服一丸，水三钟，煎至一钟，滤过温服。

藕汁散《济生方》　治吐衄不止。

生藕汁　生地黄汁　大蓟汁各三合　生蜜半匙

上件药，汁调和令匀，每服一小钟，不拘时服。

双荷散《圣惠方》　治卒暴吐血。

藕节七个　荷叶顶七个

上同蜜擂细，水二①钟，煎八分，去滓温服，或研末蜜调下。

枇杷叶散　治暑毒攻心，呕吐鲜血。方见中暑

---

① 二：万历本作“三”。

以上数方治内实吐血之剂。

小建中汤

桂枝　甘草炙，三钱　大枣三个　白芍六钱　生姜一钱　阿胶炒，一合

上咬咀，水煎。

荆芥散

荆芥穗半两　甘草一两　桔梗二两

上咬咀，姜煎，食后服。

大阿胶丸《和剂方》　治肺虚客热，咳嗽咽干，多唾涎沫，或有鲜血，劳伤肺胃，吐血呕血，并皆治之。

麦门冬去心，半两　茯神　柏子仁　百部根　杜仲炒　丹参　贝母炒　防风各五钱　远志　人参各二钱五分　茯苓　干山药　熟地黄　阿胶　五味子各一两

上为末，炼蜜丸如弹子大，每服一丸，水煎六分，和渣服。

必胜散《和剂方》　治男子妇人血妄流溢，或吐或咳，衄血。

小蓟并根用　人参　蒲黄　当归去芦　熟地黄　川芎　乌梅去核。各一两

上咬咀，每服四钱，水一钟，煎七分，温服，不拘时。

龙脑鸡苏丸　治膈热咳嗽，或吐血衄血。见火类

茯苓补心汤　治心虚，为邪气所伤，吐血。见咳血

《是斋》白术散《简易方》　治积热，吐血咳血，若因饮食过度负重，有伤脾胃而吐血者，最宜服之。惟忌食热面、煎煿、一切发风之物。

白术二两　人参去芦　白茯苓去皮　黄芪蜜浸。各一两　山药

百合去心。各七钱半　甘草炙，半两　柴胡　前胡各二①钱半

上哎咀，每服三钱，水一钟，姜三片，枣一枚，煎六分，温服。

归脾汤　治思虑伤脾，不能统摄心血，以致反行，或吐血下血。见健忘

天门冬汤《济生方》　治思虑伤心，吐血衄血。

远志去心，甘草水煮　白芍药　天门冬去心　麦门冬去心　黄芪去芦　藕节　阿胶蛤粉炒　没药　当归　生地黄各一两　人参　甘草炙。各五钱

上哎咀，每服四钱，水一钟，姜五片，煎六分，不拘时温服。

加味理中汤

干姜炮　人参　白术各二两　甘草　葛根各半两

上哎咀，每服三②钱，水一钟，煎七分，温服，不拘时。

麦门冬饮子《拔粹方》　治脾胃虚弱，气促气弱，精神短少，衄血吐血。

人参　五味各五钱　紫菀一钱半　黄芪　芍药　甘草各一钱　当归身　麦门冬各五分

上哎咀，作二服，水煎，食后服之。

团参丸　治吐血咳嗽，服凉药不得者。

人参　黄芪　飞罗面各一两　百合三③钱

上为末，滴水为丸，如梧子大，每服三十丸，茅根汤下。

辰胶散《经验方》　治大人小儿吐血。

---

① 二：崇祯本作"三"。
② 三：万历本作"二"。
③ 三：万历本、崇祯本均作"五"。

阿胶炒　蛤粉各一两　辰砂少许

上为末，藕节擂汁和蜜调下，食后服。

侧柏散　治内损吐血下血，因酒太过，劳伤于内，血气妄行，其出如涌泉，口鼻皆流，须臾不救，服此即安。又治男子、妇人九窍出血。

侧柏叶一两五钱，蒸干　人参去芦，一两　荆芥穗一两，烧灰

上为末，每服三钱，入飞罗面三钱，拌和，汲水调黏相似啜服。

一方　治吐血。

用生地黄五斤捣汁，生蜜二斤半，以瓦锡器盛贮，于锅内重汤，桑柴火煮三日三夜取出，入人参末四两，茯苓末六两，令匀，不拘时候，以热汤点服。一名琼玉膏。

一方

用柏叶一握，干姜三片，阿胶二挺，炙，水二钟，煎至一钟，去渣顿服。

芎䒳汤《济生方》　治一切失血过多，眩晕不苏。

芎䒳　当归去芦，酒浸。各等分

上㕮咀，每服四钱，水二钟半，煎至七分，温服不拘时。

四物汤见补损　治失血过多，加柏叶煎服。

理中汤见中寒

苏子降气汤见痰类

以上诸方治内虚吐血之剂。

一方　治酒色伤心肺，口鼻俱出血。

用荆芥烧灰，置地上出火毒，为末，每服三钱，陈米汤下。

一方　治大人吐血，及伤酒食醉饱，低头掬重，损伤吐血至

多，瘀血妄行，口鼻血出，但声未失者，投之无不效。

百草霜即锅底上黑灰，外人家者妙

上为末，每服三钱，米饮调下，或井花水调下，三服即愈。若鼻衄，用一捻吹入鼻中，立效。皮肉破处及灸疮出血，百般用药不止，掺半钱或一字立止。

一方 治吐血。

用好墨为末，每服二钱，以白汤化，阿胶清调服。

一方

用血余烧灰为末，每服三钱，冷水调下。如鼻衄，以竹管吹入鼻中即止。

一方 治吐血咯血。

用藕节捣汁饮之。

一方

用柏叶瓦上焙干为末，每服三钱，食后米饮调下。

一方

用大黄末，每服一钱，以生地黄汁一合，水半钟，煎四五沸，温服即愈。

一方 治饮酒过多，蕴热胸膈，以致吐血衄血。

葛花二两　黄连四两

上为末，以大黄末熬膏子，丸如梧子大，每服一百丸，温汤下，或煎服亦可。吐衄证，若脉滑数，难治。

以上诸方止血凉血之剂。

广按：气属阳，喜动者也；血属阴，喜静者也。若夫动静有常，则气血调均，阴阳和顺，何病之有哉？今也六淫侵于外，七情戕于中，动过于静，阳胜乎阴，则气有余而血不足也。丹溪曰：

气有余便是火。火性急暴，燔灼经络则血沸腾，而错经妄行，为咳血、呕血、咯血、衄血、溺血、下血之所由也，况血为气之依附，若是血败散枯涸，则气失依附而发越矣，不死何待？可不畏哉！治疗大法，以苦甘寒药散火凉血为君，以辛味药开郁利气为臣，以升提药俾复其位为佐使，或以酸涩药止塞其源，或以甘温药收补其后，如此病之不愈者，未之有也。

又按：丹溪正法吐血条已兼咳、呕、咯、衄四者，附方呕血、衄血通用。

咳血四十五

《丹溪心法》

咳血，火升、痰盛、身热多是血虚，四物汤加减用。

戴云：咳血者，嗽出痰内有血者是；呕血者，呕全血者是；咯血者，每咳出皆是血疙瘩；衄血者，鼻中出血也；溺血者，小便出血也；下血者，大便出血也。虽有名色分六，俱是热证，但有虚实新旧之不同，或妄言为寒者，误也。

入方

青黛　瓜蒌仁　诃子　海粉　山栀

上为末，以蜜同姜汁丸，嚼化。咳甚者，加杏仁去皮尖，后以八物汤加减调理。

【附诸方】

黄芪散 治咳成劳。

甘草四钱　黄芪　麦门冬　熟苄　桔梗　白芍各五钱

上㕮咀，每服五钱，水煎。

茯苓补心汤《三因方》 治心气虚耗，不能藏血，以致面色黄瘁，五心烦热，咳嗽唾血，及妇人怀妊，恶阻呕吐，亦宜治之。

半夏汤泡七次　前胡　白茯苓　人参各七钱五分　紫苏　枳壳麸炒　桔梗　甘草炙　干葛　陈皮各五钱　当归一两二钱　熟地黄一两五钱　白芍药二两　川芎七钱五分

上㕮咀，每服四钱，水一钟，姜三片，枣一枚，煎七分，食后温服。

鸡苏丸《拔粹方》　治虚热，昏冒倦怠，下虚上壅，嗽血衄血。

鸡苏叶八两，即金钱薄荷　黄芪　防风　荆芥各一两　桔梗　川芎　甘草　菊花　生芐各半两　片脑五分

上为末，炼蜜丸如弹子大，每服一丸，用麦门冬去心，煎汤送下。又治肺损吐血，日渐乏力衰弱，行步不得，促嗽痰涎，饮食不美。或发寒热，小便赤涩，加车前子三钱，用桑枝锉炒香，煎汤嚼下。

经效阿胶丸《济生方》　治嗽血唾血。

当归地黄汤《宣明方》　治嗽血衄血，大小便血，或妇人经候不调，月水过多，喘嗽。并见痨瘵

人参芎归汤《直指方》　治虚劳少血，津液内耗，心火炎燥，热乘肺金，咳嗽咯血，及血不荣肌肉，动辄毛寒咳嗽。

当归　川芎　白芍药各五钱　人参　半夏制　橘红　赤茯苓　阿胶炒　细辛　北五味　甘草炙。各二钱五分

上㕮咀，每服八钱，水二钟，姜三片，煎一钟，食后温服。

一方　治咳嗽。

用新绵烧灰半钱，食后，好酒调服。

一方

用柏叶瓦上焙干为末，每服三钱，食后米饮调下。

呕血四十六

《丹溪心法》

呕血，火载血上，错经妄行。脉大发热，喉中痛者，是气虚，用参、芪、蜜炙黄柏、荆芥、当归、生地黄用之。呕血，用韭汁、童便、姜汁磨郁金同饮之，其血自清。火载血上，错经妄行，用四物汤加炒山栀、童便、姜汁服。又方，山茶花、童便、姜汁，酒服。又郁金末治吐血，入姜汁、童便良。又一方，用韭汁、童便二物合用，郁金细研和服。又方，治吐血或衄血上行，用郁金，如无，用山茶花代，姜汁、童便和好酒调服即止，后以犀角地黄汤加郁金。怒气逆甚则呕血，暴瘅内逆，肝肺相搏，血溢鼻口，但怒气致血证者则暴甚，故经曰抑怒以全阴者是也。否则五志之火动甚，火载血上，错经妄行也。用柴胡、黄连、黄芩、黄芪、地骨、生熟苄、白芍，以水煎服。虚者，以保命生地黄散，再加天门冬、枸杞、甘草等分，水煎服。

【附诸方】

一方 治呕血。

黄柏蜜炙

上捣为末，煎麦门冬汤，调二钱匕，立瘥。

《圣惠方》治呕血。

侧柏叶或晒干，或阴干，或瓦焙干

上为末，不拘时，以米饮调下一钱匕。

保命生地黄散 治诸见血无寒，吐血衄血，下血溺血。

生地黄 熟地黄 枸杞子 地骨皮 天门冬去心 黄芪 白芍药 甘草炙 黄芩各等分

上㕮咀，每服一两，水二钟，煎至一钟，去滓，食前通口服。

脉微身凉加减，每一两加官桂半钱。

大蓟散《济生方》　治饮啖辛热，伤于肺经，呕血出血，名曰肺疽。

大蓟根洗　犀角镑　升麻　桑白皮炙　蒲黄炒　杏仁去皮尖。各一两　甘草炙，五钱　桔梗炒，一两

上㕮咀，每服四钱，水一钟，姜五片，煎至八分，温服不拘时。

咯血四十七　附痰涎血

《丹溪心法》

咯血，痰带血丝出者，用姜汁、青黛、童便、竹沥，入血药中用。如四物汤加地黄膏、牛膝膏之类。咯唾血出于肾，以天门冬、麦门冬、贝母、知母、桔梗、百部、黄柏、远志、熟苄、牡蛎、姜、桂之类。痰涎血出于脾，以葛根、黄芪、黄连、芍药、当归、甘草、沉香之类主之。

入方　治痰中见血。

白术一钱五分　当归一钱　芍药一钱　牡丹皮一钱五分　桃仁一钱，研　山栀炒黑，八分　桔梗七分　贝母一钱　黄芩八分　甘草三分　青皮五分

上以水煎服。

又方　治痰中血。

白术一钱五分　牡丹皮一钱五分　贝母一钱　芍药一钱　桑白皮一钱　山栀炒黑，一钱一分　桃仁一钱，研　甘草三分

上以水煎服。

又方　治痰中血。

橘红二钱　半夏一钱　茯苓一钱　甘草三分　白术一钱　枳壳一

钱　人参五分　五味十五个　桑白一钱　黄芩一钱

上以水一钟，生姜三片，煎服。或加青黛半钱。

又方

橘红一钱五分　半夏　茯苓　牡丹皮　贝母　桃仁各一钱　黄连七分　甘草　大青各五分

上以水煎，生姜三片，如法煎服①。

【附诸方】

治咯血。

荷叶不拘多少，焙干

上为末，米汤调二钱匕。

又方　治咯血及衄血。

白芍药一两　犀角末二钱半

上为末，新汲水服一钱匕，血止为限。

又方　治咯血。

桑白皮一钱五分　半夏一钱，炒　知母　贝母　茯苓各一钱　阿胶炒，五分　桔梗七分　陈皮一钱　甘草　杏仁炒。各五分　生苎一钱　山栀七分　柳桂二分，即桂之嫩小枝条也，宜入，治上焦

上以水煎，生姜三片，如法煎服②。

天门冬丸《本事方》　治吐血咯血，大能润肺止嗽。

天门冬一两　甘草　白茯苓　阿胶　杏仁炒　贝母各五钱

上为末，炼蜜丸如梧桐子大，每服一丸，热津含化，日夜可十丸。

---

① 如法煎服：原无，据万历本补。
② 如法煎服：原无，据万历本补。

鸡苏散《济生方》 治劳伤肺经，唾内有血，咽喉不利。

鸡苏叶　黄芪　生地黄洗净　阿胶　贝母去心　白茅根各一两
麦门冬去心　桔梗去芦　甘草炙。各五钱

上咬咀，每服四钱，水一钟，姜三片，煎七分，温服。

槐花散《朱氏集验方》 治咯血失血。

用槐花炒为末，每服二钱，糯米饮下，仰卧。

黄连阿胶丸《济生方》 治劳嗽，并嗽血唾血。见痢类

恩抱散 治咯血吐血唾血，及烦躁咳嗽。

生蒲黄　干荷叶　茅根各等分

上为末，每服三钱，浓煎桑白皮汤，食后温服。

衄血四十八

《丹溪心法》

衄血，凉血行血为主，大抵与吐血同。用山茶花为末，童便、姜汁、酒调下。犀角地黄汤，入郁金同用，加黄芩、升麻、犀角能解毒。又以郁金末，童便、姜汁并酒调服。经血逆行，或血腥，或吐血，或唾血，用韭汁服之立效。治血汗，血衄，以人中白新瓦上火逼干，入麝香少许，研细酒调下。《经验》：人中白即溺盆白垩秋石也。衄血出于肺，以犀角、升麻、栀子、黄芩、芍药、生地黄、紫菀、丹参、阿胶之类主之。《原病式》曰：衄者，阳热怫郁，干于足阳明而上，热则血妄行，故鼻衄也。

【附诸方】

河间生地黄散 治郁热衄血，或咯吐血，皆治之。

枸杞　柴胡　黄连　地骨　天门冬　白芍　甘草　黄芩　黄芪　生芐　熟芐各等分

上咬咀，每水煎服。若下血，加地榆。

又方 治衄血。

伏龙肝半升，即锅心灶内土

上以新汲水一大碗，淘取汁，和蜜顿服。

茜根散 治鼻衄不止。

茜根　阿胶蛤粉炒　黄芩各一两　侧柏叶　生苄各一两　甘草
炙，半两

上以水煎服，加姜三片，如法煎服①。

黄芩芍药汤② 治鼻衄不止。

黄芩二钱　芍药二钱　甘草一钱

上以水煎服。或犀角地黄汤，如无犀角以升麻代之。

鼻通于脑，血上溢于脑，所以从鼻而出，凡鼻衄并以茅花调
止衄散，时进淅二泔，仍令以麻油滴于鼻，或以萝卜汁滴入亦可。
又茅花、白芍药对半尤好。外迎法：以井花水湿纸，顶上贴之。
左鼻衄以线扎左手中指，右出扎右手中指，俱出两手俱扎。或炒
黑蒲黄吹鼻中，或龙骨末亦可。

止衄散

黄芪六钱　赤茯苓　白芍药　当归　生苄　阿胶各三钱
上为末，每服二钱，食后黄芪汤调下。

芎附饮

川芎二两　香附四两
上为末，每服二钱，茶汤调下。

广按：血证须要凉血散火，此药既非凉血，又非散火，何也？

---

① 如法煎服：原无，据万历本补。
② 黄芩芍药汤：本方中药物剂量原无，据万历本补。

盖血病用血药而不效者，以其血之所藏无以养也。夫心主血，肝藏血，此方用川芎，所以和血通肝而使血归于肝脏也，用香附，所以开郁行气而使火散经络也。血归火散，何病之不止哉！

黄芩芍药汤《拔粹方》　治虚家不能饮食，衄血吐血。

黄芩　芍药　甘草各等分

一法加生姜、黄芪。

上水煎服。此药治伤寒衄血、吐血、呕血。

茜梅丸《本事方》　治衄血无时。

茜草根　艾叶各一两　乌梅肉炒干，半两

上为末，炼蜜丸如梧桐子大，每服三十丸，乌梅汤下。

生地黄汤《直指方》　治上热衄血。

生地黄一两　阿胶炒，一两　川芎　桔梗　蒲黄　甘草生。各五钱

上咬咀，每服八钱，水一钟半，入生姜汁二①匙，煎至八分，去滓温服。

麦门冬饮《直指方》　治鼻衄。

白芍药　蒲黄各二钱　生姜一钱　生地黄三钱　麦门冬去心，三②钱

上咬咀，蜜一合，水一钟半，煎至八分，分作二服。

川芎二黄散《直指方》　治实热衄血。

大黄湿纸裹煨　川芎　黄连　黄芩各等分

上为末，每服二钱，井水调下，食后。

---

① 二：万历本作“一”。

② 三：万历本、崇祯本均作“二”。

生地黄汤《经验方》　治荣中有热，及肺壅鼻衄，生疮，一切丹毒等疾。

生地黄　赤芍药　当归　川芎各等分

上㕮咀，水二钟，煎至一钟，去滓，食后温服。若鼻衄，加蒲黄；生疮，加黄芩；丹毒，加防风。

清肺饮《试效方》　治衄血吐血久不愈者。

五味子十个　麦门冬　当归身　人参　生地黄各五分　黄芪二钱

上㕮咀，作一服，水二钟，煎至一钟，去滓，食后温服。用三棱针针①气街出血，立愈。

地黄饮《拔粹方》　治衄血往来久不愈，甚效。

生地黄　熟地黄　枸杞子　地骨皮各等分

上为末，每服二钱，蜜汤调下，日三服。

麦门冬饮子《济生方》　治衄血不止。

麦门冬　生地黄各等分

上锉，每服一两，水三钟，煎至一钟，温服②。

黄连散《经验方》　治大人小儿盛热乘于血，血随热气散溢于鼻者，谓之鼻衄。凡血得寒则凝涩结聚，得热则流散妄行。

黄连　黄芩　柏叶　甘草各等分　豆豉三十粒

上㕮咀，每服一两，水二钟，煎至一钟，去渣，食后通口服。

生地黄汤　治鼻衄，昏迷不省。

用生地黄三五斤，取汁服之，以渣塞鼻中，须臾即止。

白及散　治鼻衄不止。

---

① 针：原无，据万历本补。

② 水三钟煎至一钟温服：原作"水煎"，据万历本改。

用白及不以多少为末，冷水调贴鼻窍下。

寸①**金散**　治鼻衄不止。

土马鬃即墙上旧草　甘草各二钱　黄药子半两

上为末，每服二钱，新汲水调下，不止再服。

麝香散《御药院方》　治鼻衄不止。

白矾枯过，另研　白龙骨粘舌者，另研。各五钱　麝香五分

上三味拌和匀，每用一字，先将冷水洗净鼻内血涕，然后吹药于鼻中，或以湿纸捻蘸药鼻内，尤妙。

龙骨散《三因方》　治鼻衄过多。

用白龙骨不拘多少，研为末，用少许吹入鼻中，凡九窍出血，皆可用此药吹之。

山栀散《朱氏集验方》　治鼻衄不止。

用山栀子不以多少，烧为末，少许吹入鼻中。

黑神散

用百草霜为末，用少许吹入鼻中，立效。

一方　治鼻血不止。

用头发烧灰，以竹管吹入鼻中，即止。或以酒调亦可。

一方

用新采柏叶擂水服之，即止。

一方　治鼻衄及酒疸黄、沙淋。

用萱草根捣汁一钟，生姜汁半钟，相和，时时细呷。

一方

用生姜汁磨好墨，滴鼻中。

---

① 寸：万历本作"丹"。

一方

用茅花塞鼻中，外用茅花浓煎汤服。

《丹溪心法》

溺血属热。用炒山栀子水煎服，或用小蓟、琥珀。有血虚，四物加牛膝膏。实者，用当归承气汤下之，后以四物加山栀。

入方

小蓟饮子　治下焦结热，血淋。

生苄　小蓟　滑石　通草　淡竹叶①　蒲黄炒②　藕节③　当归酒浸④　栀子炒⑤　甘草炙。各半两⑥

上用水煎，空心服。

【附诸方】

许令公方　治尿血。

生地黄汁一合　生姜汁一合

上以二物相合，顿服瘥。

当归承气汤⑦

当归一钱　厚朴八分　枳实八分　大黄八分　芒硝七分

上锉，水煎如法，温服⑧。

---

① 淡竹叶：万历本此下注有"七片"二字。
② 炒：万历本此下有"七分"二字。
③ 藕节：万历本此下注有"二钱"二字。
④ 酒浸：万历本、崇祯本此下均有"一两"二字。
⑤ 炒：万历本此下有"八分"二字。
⑥ 各半两：万历本作"三分"。
⑦ 当归承气汤：本方剂量原无，据万历本补。
⑧ 如法温服：原无，据万历本补。

当归散《大全良方》 治妇人小便出血，或时尿血。

当归 羚羊角屑 赤芍药各半两 生地黄一两 刺蓟叶七钱半

上㕮咀，每服八钱，水一钟半，煎至八分，去滓，通口服，食前。

一方 治小便出血。

用当归四两，酒三升，煮一升，顿服。

一方

用琥珀为末，每服二钱，灯心薄荷汤调下。

鹿角胶丸《济生方》 治房屋劳伤，小便尿血。

鹿角胶五钱 没药另研 油头发灰各三钱

上为末，用茅根汁打糊，丸如梧子大，每服五十丸，盐汤送下。

六味地黄丸 治老人尿血。见补损

《瑞竹堂》蒲黄散

故纸炒 蒲黄炒 千年石灰炒

上等分，为细末，每服三钱，空心，热酒调下。此劫剂也。

下血五十

《丹溪心法》

下血，其法不可纯用寒凉药，必于寒凉药中加辛味为佐。久不愈者，后用温剂，必兼升举，药中加酒浸、炒凉药，如酒煮黄连丸之类，寒因热用故也。有热，四物加炒山栀子、升麻、秦艽、阿胶珠，去大肠湿热。属虚者，当温散，四物加炮干姜、升麻。凡用血药，不可单行单止也。

入方

白芷　五倍子各等分①

上为末，粥丸如梧子大，服五十丸，米汤下。

【附脉理】

《脉诀举要》曰：便血则芤，数则赤黄，实脉癃闭，热在膀胱。

【附诸方】

黄连香薷饮　治伏暑纯下鲜血。见中暑

败毒散　治风热流入大肠经，下血不止。见伤风

胃风汤　治风湿乘虚入于肠胃，或下瘀血。见痢类

槐花散　治肠胃有湿，胀满下血。

苍术　厚朴　陈皮　当归　枳壳各一两　槐花二两　甘草　乌梅各半两

上以水煎②，空心服。

当归和血散《拔粹方》　治肠癖下血，湿毒下血。

槐花　青皮各六钱　当归身　升麻各二钱　荆芥穗　熟地黄白术各六分　川芎四分

上为末，每服二三钱，清米饮调下，食前。

升麻去湿和血散《拔粹方》　治肠癖下血作泒③，其血唧出有力而远射四散如筛，春二月中下二行，腹中大作痛，乃阳明气冲热毒所作也，当去湿毒和血而愈。

---

① 各等分：原无，据万历本补。
② 煎：万历本此下有"五钱"二字。
③ 泒（gū 估）：泒水，古河名，源出中国山西省，流至天津入海。此处形容下血量多。

生地黄　牡丹皮　生甘草各五钱　熟甘草　黄芪各一钱　当归
身　熟地黄　苍术　秦艽　肉桂各三分　橘皮　升麻各七分　白芍
药一钱五分

上㕮咀，作一服，水四钟，煎至一钟，稍热，空心服。

黄连汤《拔粹方》　治大便后下血，腹中不痛者，谓之湿毒下血。

黄连　当归各五钱　甘草炙，一钱五分

上㕮咀，每服一两，水二钟，煎至一钟，食前，通口服。

以上诸方治湿毒下血之剂。

香连丸　冷热不调，下血如痢。见痢类

聚金丸杨氏方　治肠胃积热，或酒毒，大便下血，腹中热痛，
烦渴，脉弦数。

黄连四两，酒炒一两，姜汁炒一两，灰火炮一两，生用一两　黄芩
防风各一两

上为末，煮面糊丸，如梧子大，每服五十丸，米泔浸，枳壳
水下，不拘时。

芍药黄连汤《保命集》　治大便后下血，腹中痛，谓之热毒下血。

芍药　黄连　当归各五钱　淡桂五分　甘草炙，二钱　大黄

上每服一两，水二钟，煎至一钟服。如痛甚，调木香、槟榔
末一钱服。

阿胶汤《拔粹方》　治伤寒热毒入胃，下痢脓血。见痢类①

黄连丸　治饮酒过多，下血不止。

黄连二两　赤茯苓　阿胶炒。各一两

上用黄连、茯苓为末，调阿胶，众手丸，每三十丸，食后米

---

① 见痢类：原无，按本书体例补。

饮下。

芍药汤《拔粹方》 行血调气，溲而便脓血，知气行而血止，行血则便自愈，调气则后重除。见痢类

凉血地黄汤《拔粹方》 如饮食不节，起居不时者，阴受之，阴受之则入五脏，入五脏则填满闭塞，下为飧泄。久为肠澼者，水谷与血另作一派即出也，时令值夏，湿热大盛，正当客气胜而主气弱也，故肠澼之证甚，以此药主之。

熟地黄 当归 青皮 槐花炒。各五分 知母炒 黄柏去皮炒。各一钱

上㕮咀，作一服，水一钟，煎至七分，温服。如小便涩，脐下闷，或大便后重，调木香、槟榔末各五分，稍热，空心服，或食前服。如里急后重又不去者，当下之，如有传变，随证加减。

以上诸方治热毒下血之剂。

伏龙肝散《三因方》 治先粪后血，谓之远血，兼止吐衄。

伏龙肝半斤 甘草炙 白术 阿胶 黄芩 干地黄各三两，《千金方》作干姜

上㕮咀，每服四钱，水一钟煎，空心服。虚者加附子。

竹茹汤《大全良方》 治妇人汗血吐血，尿血下血。

竹茹 熟地黄各二两 人参 白芍药 桔梗 川芎 当归 甘草炙 桂心各一两

上㕮咀，每服一两，水二钟，煎至一钟，食后通口服。

剪红丸《济生方》 治脏腑虚寒，下血不止，面色痿黄，日久羸瘦。

侧柏叶炒黄 鹿茸火去毛，醋煮 附子炮，去皮脐 川续断酒浸 黄芪 阿胶蛤粉炒 白矾枯，半两 当归去芦，酒浸。各一两

上为末，醋煮米糊丸如梧子大，每服七十丸，空心，米饮下。

广按：本方出证云：治脏腑虚寒，下血不止。夫血证乃火使之，然言虚则可，言寒则不可也。丹溪云：下血久不愈者，后用温剂。此方正合其义。东垣云：劳者温之，损而温之。损而不温，何能愈哉？此方乃温补之义，非温寒之说也。

以上诸方治久虚下血之剂。

医师固荣散　治吐血便血。

白芷半两　真蒲黄炒①，一两　甘草一钱半　地榆去芦，一两

上㕮咀，每服二钱，温酒调服。如气壮人，加石膏一两。

一方

槐花　荆芥穗各等分

上为末，酒调下一钱匕，仍空心，食猪血妙。

一方　治卒下血。

用赤小豆一升，捣碎，水二升，绞汁饮之。

乌梅丸　治便血下血。

乌梿梅三两，烧灰存性

上为末，醋糊丸如梧子大，每服七十丸，空心，米汤下。

一方　治中毒下血。

用猬皮烧灰存性，研细，每服二钱，水调下，日进三服。

一方　治下血劫剂。

百药煎一两，取一半烧为灰

上为末，糊丸如梧子大，服六十丸，空心，米汤下。

---

① 炒：崇祯本无此字。

一方

血余灰　鞋底灰　猪牙皂角灰各等分

上为末，酒调二①钱匕。

一方　治下鲜血。

山栀子仁烧灰

上为末，水和一钱匕，服。

一方　治粪前有血，面色黄。

石榴皮

上为末，煎茄子汤调一钱匕。

一方　治粪后下血不止。

艾叶不以多少

上以生姜汁三合和，服一钱匕②。

一方　治脏毒下血。

苦楝炒令黄

上为末，蜜丸，米饮下二十丸，尤妙。

一方

百草霜研细

上用酒调下三钱匕③。

以上诸方凉血止血之剂。

酒煮黄连丸见泄泻

四物汤见补损

---

① 二：崇祯本作"三"。

② 一钱匕：原无，据万历本补。

③ 三钱匕：原无，据万历本补。

肠风脏毒五十一①

《丹溪心法》

肠风独在胃与大肠出。若兼风者，苍术、秦艽、芍药、香附。

入方

黄芩　秦艽　槐角　升麻各一钱五分②　青黛一钱③

上以水煎服④。

治肠风下血

滑石　当归　生芐　黄芩　苍术各等分

上以水煎服。或以苍术、生芐，不犯铁器，为末，丸服。

又方

茄蒂烧存性　栀子炒

上为末，蒸饭丸如梧子大，每服一百丸，空心，米汤下。

又方　便血久远，伤血致虚，并麻风癣疮见面者。

龟板二两，酥炙　升麻　香附各五钱　芍药一两半　侧柏叶一两　椿根皮七钱半

上为末，粥丸，以四物汤加白术、黄连、甘草、陈皮作末，汤下丸药。

又方　脉缓大，口渴，月经紫色，劳伤挟湿。

白术半两　黄柏炒　生芐　白芍各三钱　地榆二钱　黄芩　香附各二钱

---

① 五十一：原无，据本书体例补。

② 各一钱五分：原无，据万历本补。

③ 一钱：原无，据万历本补。

④ 水煎服：万历本作"水一钟，煎七分服"。

上为末，蒸饼丸，每服五十丸，滚水下①。

又方 治积热便血。

苍术 陈皮一两半 黄连 黄柏 条芩各七钱五分 连翘半两

上为末，生苄膏六两，丸如梧子大，每服五七十丸，白汤下。

又方

肠风脱露，以车荷鸣五七个，焙干烧灰，醋调搽。仍忌湿面、酒、辛热物。

【附诸方】

肠风黑散《和剂方》 治肠风下血，或在粪前后，并皆治之。

荆芥二两 乱发 槐花 槐角各一两，烧 甘草炙 猬皮炒。各半两 枳壳去白，二两，炒一两

上将所烧药同入瓷瓶内，盐泥固济，烧存三分性，出火毒，同甘草、枳壳捣罗为末，每服三钱，水一钟，煎七分，空心服。

香梅丸《济生方》 治肠风脏毒下血。

乌梅同核烧存性 香白芷不见火 百药煎烧存性。各等分

上为末，米糊丸如梧子大，每服七十丸，空心，米饮下。

黑玉丹《和剂方》 治肠风积热，下血不止。

刺猬皮制，一斤 猪悬蹄一百个 败棕锉，八两 苦楝根五两 雷丸四两 牛角腮锉，十二两 槐角六两 芝麻四两 乱发皂角水洗净，焙，八两

上锉碎，用瓷罐内烧存性，研为细末，入乳香二两，麝香八钱，研和令匀，用酒打面糊为丸，如梧子大，每服二十丸，先细嚼胡桃一枚，空心，以温酒吞下，多进得效。

---

① 每服五十丸滚水下：原作"服"，据万历本改。

丹溪心法附余

四六八

槐角丸《和剂方》　治五种肠风下血，痔瘘，脱肛①下血，并服。

槐角炒，一两　地榆　黄芩　防风去芦　当归酒浸一宿，焙干，去芦　枳壳去白，麸炒。各八两

上为末，酒糊丸，如梧子大，每服三十丸，空心，米饮下。

乌荆丸②《直指方》　治肠风下血，诸风抽挛。

川乌头一两，炮，去皮　荆芥二两

上为末，醋糊丸，如梧子大，每服二十丸，枳壳汤下。

槐花散《本事方》　治肠风脏毒下血。

槐花炒　柏叶杵烂，焙　荆芥穗　枳壳各等分

上为末，每服二钱，空心，米饮调下。

香附散《本事方》　治肠风。

香附一两，炒　枳壳七钱半，炒　当归半两　川芎五钱　槐花炒　甘草炙。各二钱五分

上为末，每服三钱，水一钟，姜三片，枣一枚，煎七分，温服。

蒜连丸《济生方》　治脏毒下血。

鹰爪黄连去须，一两

上为末，用独头蒜一个，煨香熟，研和，入臼杵极烂，丸如梧子大，每服四十丸，空心，陈米饮下。

加减四物汤　治肠风下血不止。

侧柏叶　生地黄　当归酒浸，去芦　川芎各一两　枳壳去白，炒

---

① 肛：原作"红"，据万历本、崇祯本改。
② 乌荆丸：本方原无，据万历本补。

荆芥穗　槐花炒　甘草炙。各半两

上㕮咀，每服四钱，水一钟，姜三片，乌梅少许，同煎，空心温服。

黄连散《宣明方》　治肠风下血，疼痛不止。

黄连　鸡冠花　贯众　川大黄　乌梅各一两　甘草炙，五钱

上为末，每服二钱，用温米饮调下，日三服，不拘时。

黄连贯众散张子和方　治肠风下血。

黄连　鸡冠花　贯众　大黄　乌梅肉各一两　甘草炙，七钱五分
枳壳　荆芥各一两

上为末，每服二钱，温米饮下，食前。

结阴丹《拔粹方》　治肠风下血，脏毒下血，诸①大便血疾。

枳壳去穰，麸炒　威灵仙　黄芪　陈皮去白　椿根白皮　何首乌　荆芥穗各半两

上为末，酒糊丸如梧子大，每服五七十丸，陈米饮入醋少许，煎过，要放温，水②送下。

地骨皮散《经验方》　治肠风痔瘘，下血不止。

地骨皮　凤眼根皮并用悬崖中者好，去土③用

上二味，各等分，同炒微黄色，捣为细末，每服三钱，空心，温酒调服。忌食油腻等物。

止血散《御药院方》　治肠风下血，或在粪前，或在便后。在便前者其血近，肾肝血也；在便后者其血远，心肺血也。此药并主之。

---

① 诸：万历本作“凡”。
② 水，万历本无此字。
③ 土：此下原衍“土”字，据万历本删。

皂角刺烧灰,二两　　胡桃仁去皮　　故纸炒　　槐花三两半

上为末,每服二钱,米饮调,酒亦可。

一方　治肠风脏毒。

用茄蒂烧灰存性,为末,米饮调下二钱,小儿服半钱。

一方　治肠风下血。

干樗根白皮　　人参去芦

上件等分为末,每服二钱,空心,用酒或米饮调下。

一方

槐花　　枳壳

上等分,炒存性为末,新井水为丸,米饮下。

一方　治脏毒下血。

用黄连四两,酒浸,春秋五日,夏三日,冬七日,晒干为末,以乌梅肉六两同捣为膏,丸如梧子大,每服二三十丸,空心,白汤下。

一方　治肠风下血。

用椿根白皮北引者,去粗皮,酒浸晒干为末,研胶枣肉丸,如梧子大,每服三五十丸,酒送下。

广按:肠风者,邪气外入,随感随见,所以其色清也;脏毒者,蕴积毒久而始见,所以其色浊也。治肠风以散风行湿药,治脏毒以清热凉血药。又要看其虚实、新久之不同,新者、实者,宜降之、泻之;虚者、久者,宜升之、补之,故治法有所异也。

痔疮_{五十二}

《丹溪心法》

痔疮专以凉血为主。

入方

人参　黄芪　生苄凉血　川芎　当归和血　升麻　条芩凉大肠

枳壳宽肠　槐角凉血生血　黄连等分

一方无黄连。

上以水煎服，或丸服亦可。

熏洗

五倍子　朴硝　桑寄生　莲房

加荆芥。

煎汤，先熏后洗，又冬瓜藤亦好。又大肠热肿者，用木鳖子、五倍子研细末，调敷。痔头向上，是大肠热甚，收缩而上，用四物汤、解毒汤，加枳壳、白术、槐角、秦艽。

【附诸方】

清心丸　《素问》云：诸痛痒疮疡，皆属心火。此药主之。

黄连一两　茯神　微赤茯苓各半两

上为末，炼蜜为丸，如梧子大，每服一百丸，食前米汤下。

清凉饮　治诸痔热甚，大便秘结。

当归　赤芍药　甘草炙　大黄饭上蒸，晒干

上等分，为末，每服二钱，新水调下。

黄芪葛花丸《宣明方》　治肠中久积热毒，痔瘘下血，疼痛。

黄芪　葛花　生地黄焙　黄赤小豆花各一两　大黄　赤芍药黄芩　当归各三钱　猬皮一钱　槟榔　白蒺藜　皂角子仁炒。各五钱

上为末，炼蜜丸梧子大，每服二十丸至三十丸，煎桑白皮汤及茴香、槐子煎汤下亦可。

槐角丸　治痔瘘有效。

槐角　当归　地骨皮　猬皮炙。各等分

上为末，滴水丸如梧子，每服五十丸，空心服。

猬皮丸 治诸痔疮出血，里急疼痛。

槐花炒 艾叶炒 枳壳 地榆 当归 川芎 黄芪 白芍 白矾枯 贯众 猬皮炙。各一两 头发烧，三钱 猪后蹄重甲十枚，炙 皂角一锭，炙黄去皮

上为末，炼蜜丸如梧子大，每服五十丸，食前米汤下。

猪甲散 治诸痔。

猪悬蹄甲不以多少

上为末，陈米汤调二钱，空心服。

芎归丸 治痔下血不止。

川芎 当归 黄芪 神曲 地榆 槐花炒。各半两 阿胶炒 头发烧灰 荆芥 木贼各一钱五分

上为末，炼蜜丸如梧子大，每五十丸，食前米汤服。

干葛汤 治每遇饮酒发动，痔疮肿痛而流血。

干葛 枳壳炒 半夏 茯苓 生苄 杏仁各半两 黄芩 甘草炙。各二钱半

上锉，每服三钱，黑豆一百粒，姜三片，白梅一个，水煎服。

橘皮丸 治因忧思恐怒适临于前，痔疮发作肿痛，大便难，强努肛出，亦皆治之。

橘皮 枳壳炒 川芎 槐花炒。各半两 槟榔 木香 桃仁炒，去皮 紫苏茎叶 香附 甘草炙。各二钱半

上锉，每服三钱，姜枣煎服。

一方 治肠痔，每大便常有血。

蒲黄末方寸匕，米饮调下，日三，顿瘥。

地黄丸 治五痔，滋阴必用之。

地黄酒蒸熟，一两六钱　槐花炒　黄柏炒　杜仲炒　白芷各一两　山药　山茱萸取肉　独活各八钱　泽泻　牡丹皮　茯苓各六钱　黄芪一两半　白附子二钱

上为末，炼蜜丸如梧子大，每五十丸，空心，米汤服下。

一方

大黄煨，三钱　牡蛎煅，一两

上为末，作十服，空心，白水调①服。

五灰散《三因方》　治五种痔疮，不问内外，并宜服之。

鳖甲治牡痔　猬皮治牝痔　蜂房治脉痔　蛇蜕治气痔　猪左足悬蹄甲治肠痔。各等分

上烧存性，随证倍用一分为末，井花水调二钱，空心，临卧时服。

香壳丸《宣明方》　治湿热内甚，因而饱食肠癖，发为诸痔，久而成瘘。

木香　黄檗各三钱　枳壳去穰，炒　厚朴各半两　黄连一两　猬皮一个，烧灰　当归四钱　荆芥穗三②钱

上为末，面糊丸如梧子大，每服二三十丸，温水下，食前，日三服。

一方　治诸痔疮。

槐花四两　皂角刺捶碎，一两　胡椒十粒　川椒一两

上用猬猪肚一个，入药在内，扎定口，煮熟去药，空心食肚子。

①　白水调：万历本、崇祯本均无此三字。
②　三：崇祯本作"二"。

以上诸方内治之剂。

熏洗方

槐花　荆芥　枳壳　艾叶

上以水煎，入白矾先熏后洗。

又方

用五倍子如烧香法置桶中熏，妙。

又方

木鳖子七个，取仁研　白①矾末二钱

上以水煎，熏洗二三次。如肛门肿热，以朴硝末水调淋之，良。

又方

捣桃叶一斛蒸之，内小口器中，以下部榻上坐，虫自出。

又方

用无花果叶煮水，熏少时再洗。

又方

用好醋沃烧新砖，如法坐熏，良。

又方　翻花痔。

用荆芥、防风、朴硝煎汤洗之，次用木鳖子、郁金研末，入龙脑些少，水调敷之，或用熊胆、片脑和匀，贴之尤妙。

又方

用全蝎不以多少，或二三个，初发痔痒，用此烧熏。

又方

用韭菜不以多少烧热汤，以盆盛汤在内，盆上用器具盖之，

---

① 白：原作"土"，据万历本改。

留一窍，却以韭菜于汤内泡之，以谷道坐窍上，令气蒸熏，候温，用韭菜汤轻轻洗疮数次，自然脱体。

又秘方

先用干马齿苋煎汤洗，次用螺蛳活捣敷疮，纸封口，空心食前，盐汤调下枳壳末一二钱。

又方

用枳壳不拘多少，每用末二钱，水一大碗，沙瓶内煎百沸，先熏蒸而后洗之。

外敷蜗牛膏

用蜗牛一枚，麝香少许，用少砂合子盛蜗牛，以麝香糁之，次早取汁，涂痔疮有效。

槐白皮膏《和济方》 治内外诸痔，年久不愈者。

槐白皮 枳实各五钱 赤小豆二合 桃仁六十枚 当归各三两
甘草 白芷各二两

上㕮咀，以煎成猪膏一斤，微火煎至黄色，药可成膏，以贴疮。

五灰膏《危氏方》 治脏腑一切蕴毒发为痔疮，不问远年近日，形似鸡冠、莲花、核桃、牛乳，或内或外，并皆治之。此方亲传之，疮科刘叔茂累试皆验，不敢自秘。

荞麦灰，半斗许 荆柴 老杉枝 蓟柴 山白竹

上以上四般柴竹截作二尺许长，以斧劈破成片，各取一束，晒干，放火上烧过，置坛内为灰，防为风所化，俟尽烧，却以水于锅内煮，用炭汁，又用酒漏，以布帛实其窍，置荞麦灰于酒漏内，以所煮四般炭汁淋之，然后取汁，于锅内慢火熬汁，约取一小碗，候冷，入石灰同丹调和成膏，以瓦瓶贮之，止用

石灰敷之面上，不令走气，临用时却去石灰，以冷水调开，冷病若以水洗，洗净痔疮，仰卧搭起一足，先以湿纸于疮四围贴护，却用竹篾挑药涂痔上，须臾痛息，用纸揩去药，再涂，如此三四遍，要痔疮如墨样黑方止，以水洗净，每日常置冷水一盆，以葱汤和之，日洗三五遍，六七日后脓秽出尽，其疮自消。

宽肠丸《医方大成》 五灰涂痔疮之后，或脏腑秘结不通者，用此药宽肠。

黄连 枳壳各等分

上为末，面糊丸如梧子大，每服五十丸，空心，米汤下。

一方 治久痔

用熊胆涂，神效。

一方 治痔疮有头。

用芫花入土根洗净，木臼捣，以少水绞汁，于银铜器内慢火煎成膏，将丝线于膏内度过，系痔疮头，系时微痛，候心躁痔落时，以纸捻蘸膏于窍内，永除其根。

一方

治用药枯痔后，大便坚硬难下，以大黄湿纸裹煨，枳壳去瓤，当归酒洗，各等分为末，炼蜜丸如梧子大，每服三十丸，白汤下。

灸法

用大蒜一片，头垢捻成饼子，先安头垢饼于痔上，外安蒜，艾灸之。

以上数方外治之法。

四物汤见补损

解毒汤见湿热

漏疮五十三

《丹溪心法》

漏疮，先须服补药生气血，用参、术、芪、芎、归为主，大剂服之，外以附子末津唾和作饼子，如钱厚，以艾灸之。漏大炷大，漏小炷小，但灸令微热，不可使痛，干则易之，则再研如末作饼再灸，如困则止，来日又灸，直至肉平为效。亦有用附片灸，仍用前补剂作膏贴之尤妙。痔漏，凉大肠，宽大肠。用枳壳去穰，入巴豆铁线缠，煮透，去巴豆入药用，丸药则烂捣用，煎药干用，宽肠。涩窍，用赤石脂、白石蜡、枯矾、黄丹、脑子。漏窍外塞，用童便、煅炉甘石、牡蛎粉。

入方

黄连散　先有痔漏，又于肛门边生一块，皮厚肿痛作脓，就在痔孔出，作食积注卜治。

黄连　阿魏　神曲　山楂　桃仁　连翘　槐角　犀角等分

上为末，以少许置掌心，时时舐之，津液咽下，如消三分之二，止后服。

【附诸方】

加味槐角丸古庵方　治痔漏通用，及治肠风下血。

槐角二两　生芐二两　当归身　黄芪各一①两　川芎　阿胶各半两　黄连　条芩　枳壳　秦艽　防风　连翘　地榆　升麻各一两　白芷半两

---

① 一：万历本作"二"。

上为末，炼蜜丸或酒糊为丸，如梧子大，每服五十丸，渐加至七八十丸、百丸，空心，温酒或米汤送下。

法曰：以槐角、生苄生血凉血为君，当归、川芎、黄芪、阿胶补虚为臣，以诸药为佐使，盖黄连泻心火，条芩凉大肠，枳壳宽大肠，秦艽去大肠风，防风为血证上使，连翘为血证中使，地榆为血证下使，而连翘又能散经络中火邪，地榆又能凉血，升麻升散火邪，又与白芷引诸药入大肠经络。夫痔漏，经络之病也。

楒藤子丸《御药院方》　治肠澼下血，痔漏结核疼痛。

楒藤子①一个，重七钱者，酥炙，和皮用　皂角刺烧存性　茴香炒　枯白矾　枳壳去白，麸炒　樗白皮焙干　白附子炮　猬皮炒存性。各半两　乳香二钱半

上为末，醋面糊丸如梧子，每服五十丸，空心，温酒下。如痔疮痛，醋研五七丸，涂患处。

猬皮丸《济生方》　治五种痔漏。

猪左悬蹄甲　黄牛角腮　猬皮一个，同上二药烧灰存性　防风去芦　贯众　槐角子炒　鳖甲醋煮　枳壳去白皮用　鸡冠花　槐花　黄芪去芦　雷丸　黄连去须　当归　香白芷　油发灰　玄参各半两　麝香另研。五分

上为末，米糊丸如梧子大，每服一百丸，空心，米饮送下。年高并虚弱者不宜服也。

枳壳散《御药院方》　治肠风痔漏，便血无数，疼痛不可忍。

枳壳去穰，麸炒　槐子微炒黄色　荆芥穗各半两

---

①　楒藤子：为豆科植物楒藤的种子，具有利湿消肿功用，用于黄疸、脚气、水肿。

上为末，每服三钱，薄粟米粥调下，如人行一二里地，再以粥压下，日进二三服。

一方 治痔漏下血痒痛。

用槐花、炒枳壳去瓤各一两，为末，醋糊丸如梧子大，每服二十丸，空心食前，米饮汤下，十服见效。

一方

用枳壳水浸去瓤，每二片用巴豆一粒在内，线缚，于银石器内以醋浸一指高①，煮干，去豆为末，醋糊为丸，如梧子大，每服十五丸，空心，茶清送下。

猪肾丸 通行漏疮中恶水自大肠中出。

用黑牵牛碾细末二②钱半，入猪肾中，以线扎，青竹叶包，慢火煨熟，空心，温酒嚼下。

以上诸方治初发痔漏，凉解之剂。

乳香丸 治冷漏。

乳香二钱半　牡蛎一钱二分半

上为末，雪糕糊丸，麻子大，每服三十丸，姜汤空心下。

钩肠丸《和剂方》 治久漏虚漏，肛门肿痛，或生疮，时有脓血，及肠风下血，虚寒久不愈者。

栝蒌二枚，烧存性　猬皮二个，烧存性　鸡冠花微炒，五两　绿矾枯，一两③　白矾枯，二两　胡桃仁取仁十五两，不去油，罐内烧存性　白附子　天南星生用　枳壳去瓤，麸炒　半夏　诃子煨。各二两　附子去皮脐，生用，一两

---

① 一指高：万历本、崇祯本均作"一宿"。
② 二：崇祯本作"三"。
③ 一两：原无，据万历本补。

上为末，醋糊丸，如梧子大，每服二十丸，空心临卧，以温酒送下。

黑丸子《危氏方》 专治年久痔漏下血，用之累验。

干姜 百草霜一两 木馒头二两 乌梅 败棕 柏叶 油发各半两，以上七味各烧灰存性，却入后药 桂心三钱 白芷五钱，俱不见火

上九味为末，醋糊丸如梧子大，空心，米饮下三十丸。

乌玉丸《秘方》 治男子妇人下血，肠风痔漏者，疼痒不可忍，服此三四次是效。初得此病，或痒或疼，谷道周回多生硬核是痔，破者是漏，下血是风，皆因酒色过度，即成此疾，人多以外医敷洗，不知病在肠中有虫，若不去根，其病难除。

槐角六两 雷丸四两 败棕八两 苦楝根五两 芝麻四两 牛角腮十一两，锉 乱发皂角水洗，八两

上件锉碎，用瓷器内烧存性，碾末，入乳香二两，麝香八钱，研匀，酒糊丸如梧子大，每服五十丸，细嚼胡桃一个，温酒送下，空心，临晚二服，甚者三服。忌别药、房室、醋鱼鸡、诸般发风动气毒物，并坐湿地。

以上诸方治年久痔漏温涩之剂。

熏男、妇翻花漏疮

蓖麻子去壳 防风 天南星各半两

上件为粗末，盆内烧烟，上用器具盖之，留一孔，坐孔上熏之。

又方 熏漏疮。

艾叶 五倍子 白胶香 苦楝根各等分

上锉碎，如烧香法置长桶内，坐熏疮处。

熏洗痔瘘疼痛

枳壳半两　朴硝二钱半　薄荷半两　荆芥　干莲蓬各一两

上件为粗末，用水三碗，煎至二碗半，乘热熏洗。

洗漏疮方　治漏疮孔中多有恶秽，常须避风洗净。

漏蜂房、白芷煎汤洗，或大腹皮、苦参煎汤洗

上洗毕拭干，先用东向石榴皮晒为末，干掺，以杀淫虫，少顷敷药。

又方

用冬瓜汤洗，即愈。

又方

用朴硝，井水调洗，或用蜜和硝调搽。

又方　治痔漏。

用河边水漂出柳根赤须，煎汤洗，极效。

敷久漏方

用九孔蜂房炙黄，以腊月猪脂研敷，候收汁，以龙骨、降香节末，入此乳香敷①疮。

又方　敷痔漏。

用田螺一个，挑开靥，入片脑一分，过一宿，取螺内水搽疮，先用冬瓜瓤煎汤洗净，搽。

蒲黄散　治下部痔漏。

蒲黄一两　血蝎半两

上为末，每用少许，拈患处。

又方

用蟢蟵不以多少，焙干为末，先用矾水洗净，贴之。

---

① 敷：原作"硬"，据万历本改。

辰砂挺子《秘方》 治痔漏等疮。

人言一钱 白矾二钱 密陀僧 辰砂各五钱

上件先研人言，细铺锅底，次用矾铺人言上，枯烟尽为度，次将陀僧、辰砂研细，白糕和作尖挺子，如小麦大，每用一粒，顽漏纳疮口上，去败肉尽后，贴生肌散。

生肌散《秘方》

寒水石煅，一钱 龙骨煅，五钱 干胭脂三分 轻粉一钱

上件研末，干贴疮。嫩。寒水石、干胭脂加龙脑；疮老，止依方。

辰砂膏《秘方》

瓜蒂末，三钱 密陀僧研，二钱 朱砂半钱 片脑少许

上件为末，如疮干津调贴，疮湿干贴。

玉红散《秘方》

硇砂二两，先烧硇砂在锅内，次用白矾末放上枯，烟尽为度 白矾二两 朱砂四钱

上件为末，敷痔，干用津唾调贴。

代针膏《秘方》

巴豆五钱，去皮 枳壳大者，二个，去穰

上件，将豆装在枳壳内，绵缚，罐内盛醋，煮干，枳、豆晒干研细，用丝绵蘸湿，展药敷痔根上，去痔不用，止用生肌散。如顽漏日久，不可用津调。代针膏敷疮头尖，败肉自去。

四效散《圣惠方》 治鼠奶痔漏。

密陀僧二钱 麝香 片脑各半钱 铜绿一字

上件为末，先用温水洗拭，干敷。

生地黄膏 治漏疮通用。

露蜂房炙，二钱① 　五倍子三钱② 　木香三钱 　乳香一钱 　轻粉一字

上为末，用生地黄一握，捣细和为膏，摊生绢贴之。

蛇蜕散 治漏疮血水不止。

蛇皮焙焦 　五倍子 　龙骨各二钱五分 　续断五钱

上为末，入麝香少许，津唾调敷。

以上诸方外治之法。

广按：痔漏之源，由乎酒色过度，湿而生热，充于脏腑，溢于经络，坠乎谷道之左右，冲突为痔，久而成漏者也。痔轻而漏重，痔实而漏虚。治痔之法不过凉血清热而已，至于治漏，初则宜凉血清热燥湿，久则宜涩窍杀虫，而兼乎温散也。或曰痔漏火是根源，何故而用温涩？殊不知痔止出血，始终是热；漏流脓水，始是湿热，终是湿寒，不用温药何以去湿而散寒乎？非止痔漏，百病中多有始热而终寒者，如泻痢，如呕吐，初作则肠胃气实为热，久作则肠胃气虚而为寒矣。丹溪下血条云：下血久不愈者，后用温剂。正此义也。

脱肛五十四

《丹溪心法》

脱肛属气热、气虚、血虚、血热。气虚者补气，参、芪、芎、归、升麻；血虚，四物汤；血热者凉血，四物汤加炒柏；气热者，条芩六两，升麻一两，面糊丸，外用五倍子为末，托而上之，一次未收，至五七次，待收乃止。又东北方壁土泡汤，先熏后洗。

---

① 二钱：原无，据万历本补。
② 三钱：原无，据万历本补。

【附诸方】

香荆散《三因方》 治肛门脱出，大人小儿悉皆治之。

香附子 荆芥穗各等分

一方加砂仁。

上为末，每服三匙，水一大碗，煎至十数沸，热淋洗。

一方

用五倍子为末，每用三钱，入白矾一块，水二碗，煎洗。

一方

用木贼烧灰存性，为末，搽肛门上，按入即愈。

一方

用浮萍为末，干贴患处。

一方

用曼陀罗花子连壳一对，橡斗十六个捣碎，水煎三五沸，入朴硝，热洗，其肛自收。

二灵散 治久痢肠胃俱虚，肛门自下。

龙骨煅，五钱 木贼烧存性，二钱五分

上为末，掺托之。

又方

用槐花、槐角等分，炒黄色，为末，用羊肉蘸药，炙热食之，以酒送下，或以猪膍去皮，蘸药炙食亦可。

淋五十五

《丹溪心法》

淋有五，皆属乎热。解热利小便，山栀子之类。山栀子去皮一合，白汤下。

戴云：淋者，小便淋沥，欲去不去，不去又来，皆属于热也。

入方 治老人气虚而淋者。

人参　白术　木通　山栀子

上水煎服。

地髓汤 治死血作淋，痛不可忍，此证亦能损胃不食。

杜牛膝一合，一名苦杖根，即鼓槌草

上以水五钟，煎耗其四而留其一，去滓，入麝香少许，空心服之，又单以酒煎亦可，又名苦杖散。老人虚寒者，八味丸或六味地黄丸为要药。

又方 治气虚而淋者。

八物汤加黄芪、虎杖、甘草，煎汤服，诸药中可加牛膝。

【附诸方】

五苓散 治伏暑小便赤涩如淋。见中暑

一方 治诸淋。

四苓散二钱　益元散一钱　灯草三十茎　山栀子一钱

上水煎，空心服。或益元散加车前末一钱，或益元散加阿胶末一钱。

八正散《和剂方》　治大人小儿心经蕴热，脏腑闭结，小便赤涩，癃闭不通，热淋、血淋、膏淋、沙淋、石淋，并皆治之。

车前子　瞿麦　萹蓄　滑石　甘草　山栀　大黄面裹煨　木通各一斤

上㕮咀，每服二①钱，水一钟，入灯心十茎，煎至六分，食前温服。

五淋散《和剂方》　治肾气不足，膀胱有热，水道不通，淋沥

---

① 二：崇祯本作"三"。

不出，或如膏，如沙，如石，或如豆汁，并皆治之。

赤茯苓六两　赤芍药　山栀子仁各十两　当归去芦　甘草生用。
各五两　条芩三两

上㕮咀，每服四钱，水一钟，煎八分，空心服。

石韦散《和剂方》　治膀胱有热，淋沥不去，脐腹急痛，蓄作
有时，劳役即发，或尿如豆汁，或出沙石，并皆治之。

芍药　白术　滑石　葵子　木通　瞿麦　石韦去毛。各二两
当归　甘草各一两　王不留行一两

上为末，每服二钱，空心，小麦汤调下。

通草汤《济生方》　治诸淋。

王不留行　葵子　通草　茅根　蒲黄　当归去芦　桃胶　瞿麦
滑石各一两　甘草①半两

上㕮咀，每服四钱，水一钟，姜五片，煎服。

地肤子汤《济生方》　治诸病后体虚触热，热结下焦，遂成淋
疾，小便赤涩，数起少出，茎痛如刺，或尿出血。

地肤子一两　猪苓　知母　黄芩　海藻洗　通草　瞿麦去根叶
枳实麸炒　升麻　葵子各半两

上㕮咀，每服四钱，水一钟，姜五片，煎六分，温服。

车前子散　治诸淋，小便痛不可忍。

车前子生，半两　淡竹叶　赤茯苓　灯草各二钱　荆芥穗能通
窍，二钱

上作二服，水煎。

立效散《和剂方》　治下焦结热，小便淋闭作痛，有时尿血。

---

①　甘草：此下原衍“各”字，据万历本、崇祯本删。

甘草炙，三两　瞿麦穗一两　山栀子去皮，炒，半两

上㕮咀，每服五钱，水一钟，姜三片，葱白三个，灯心三十茎，煎至六分，去滓，食后温服。

以上八方清热之剂。

导赤散《和剂方》　治心虚蕴，小便赤涩，或成淋痛。

生干地黄　甘草　木通

上㕮咀，每服三钱，水一钟，竹叶十片，煎六分，温服。

火府丹《本事方》　治心经蕴热，小便赤少，及五淋涩痛。

木通　黄芩各一两　生熟地黄二两

上为末，炼蜜杵为丸，如梧子大，每服五十丸，木通汤送下。

以上二方宁心之剂。

六味地黄丸　治血虚肾虚，消渴淋浊。见补损

鹿角霜丸《三因方》　治膏淋多因忧思失志，浊气不①清，小便淋闭，黯如膏脂，疲剧筋力，或伤寒湿，多有此证。

鹿角霜　秋石　白茯苓各等分

上为末，面糊丸，如梧子大，每服五十丸，空心，米汤下。

以上二方滋肾之剂。

一方　治气虚脾虚，消渴淋浊。

人参　滑石各一钱　白术一钱半　赤茯苓　泽泻各七分　麦门冬甘草各五分　竹叶三十片

上锉，作一服，水一钟，灯心二十茎，煎六分，温服，食前。

清②心莲子饮《和剂方》　治上盛下虚，心火炎上，口苦咽干，

---

① 不：原作"干"，据万历本改。

② 清：原作"滑"，据万历本、崇祯本改。

烦渴微热，小便赤涩，或欲成淋，并皆治之。

　　黄芪蜜炙　石莲肉去心　赤茯苓　人参各七钱半　车前子　麦门冬去心　甘草　地骨皮　黄芩各半两

　　上咬咀，每服五钱，水一钟，煎六分，温服。发热加柴胡、薄荷。

　　以上二方扶脾之剂。

　　发灰散　治血淋。若单小便出为茎衄，皆主之。

　　乱发不拘多少，烧灰，入麝香少许，每服用米醋泡汤，调下。治淋以葵子末等分，米饮空心调下，最治妇人胞转不尿。

　　叶氏治血淋方《简易方》

　　阿胶麸炒，一两　木猪苓　赤茯苓　滑石　泽泻各一两　车前子半两

　　上咬咀，每服三钱，水一钟，煎六分，五更时服。

　　一方　治小肠有热，血淋急痛。

　　车前草连根带穗洗净，臼内捣，井花水调，滤清汁，空心，凉服一碗。若是淋沙石，则以煅寒水石为末，调服。

　　一方　治血淋热淋，效。

　　赤小豆不以多少，炒微熟

　　上为末，每服二钱，煨葱一根，温酒调服。

　　通秘散　治血淋痛不可忍。

　　陈皮　香附　赤茯苓各等分

　　上锉，每服二钱，水煎，空心服。

　　白薇散　治热淋血淋。

　　白微　赤芍药各等分

　　上为末，每服二钱，温酒调下，立效。或加槟榔。

　　一方　治热淋血淋。

麻根十个

上以水四碗，煎至一碗，空心服，甚效。

一方 治血淋，诸热淋。

山茵陈　淡竹叶　木通　山栀子　滑石　甘草　猪苓　瞿麦

上锉，每服五钱，水一钟半，灯心少许，煎至八分，空心温服。如大便秘涩，加大黄同煎。

以上八方理血之剂。

沉香散 治气淋①，此多因五内郁结，气不舒行，阴滞于阳而致壅滞，小腹胀满，便溺不通。

沉香　石韦　滑石　王不留行　当归各半两　葵子　芍药各七钱五分　甘草　陈皮　木香　青皮各二②钱五分

上为末，每服三钱，煎大麦汤下。

传济方 治五淋。

赤芍药一③两　槟榔二个，面裹煨

上为末，每服二钱，水煎，空心服。

一方 治卒淋急痛。

益元散二钱　茴春一钱，微炒黄　木香　槟榔各二分半

上为末，水调服。

以上三方理气之剂。

一方 治小便淋痛赤涩，下沙石。

萱草根一握，捣取汁服。或嫩苗煮食之亦可。

一方 治沙石淋。

---

① 淋：万历本、崇祯本下下均有"疼"字。
② 二：万历本作"三"。
③ 一：万历本作"二"。

琥珀二钱，研为末，空心，葱白汤调下。

琥珀散《宣明方》 治五淋、沙石淋。

滑石 琥珀各一两 木通 当归 木香 郁金 蓄竹各半两

上为末，每服五钱，以芦荟叶煎汤，空心调服，如无芦荟叶，以竹叶煎汤送下。

以上三方开郁之剂。

二神散 治诸淋急痛。

海金沙七钱半 滑石半两

上为末，每服二钱，煎木通、麦门冬、车前草汤，入蜜少许，送下。

一方

石燕子七个，捣如黍米大 新桑白皮三两，锉，同拌匀

上将二物分作七贴，用水一钟，煎七分，去渣，空心，午前至夜各一服。

琥珀散《圣惠方》 治五淋涩痛，小便有脓出血。

琥珀 海金沙 没药 蒲黄各一两

上为末，每服三钱，浓煎通草汤送下，日二服。

一方

用蝼蛄七枚，盐二两，同与新瓦上焙干，研细，温酒调服一钱即愈。

一方

用苎根二茎，锉碎，水一碗，煎至半碗，顿服即通。

一方

用车前子一两，以绢囊盛水二钟煎，温服立瘥。

一方

用地肤子或茎叶一两，水一钟煎，温服。即此方扫帚苗上子是也。

以上数方专攻之剂。

一方 治淋，茎中痛，此是肝经气滞有热。

甘草梢①半两 青皮 黄柏 泽泻各一钱

上作一服，水二钟，煎至一钟，空心温服。

一方 治苦病淋而茎中痛不可忍者。

六君子汤加黄柏、知母、滑石、石韦、琥珀，煎服。见调胃类

参苓琥珀汤 治淋，茎中痛不可忍，相引胁下痛。

人参五分 茯苓四分 川连炒，一钱 琥珀三分 生甘草一钱②
玄胡索七分 泽泻 柴胡 当归梢 加青皮 黄柏各三分

上作一服，水一钟半，煎至七分，空心温服。

以上诸方治茎中痛之剂。

治妇人诸淋方

用苦杖根俗乎名杜牛膝，洗净，捶碎，一握，水五碗，煎至一碗，去渣，入麝香、乳香末各少许，调服。小便内当下沙石，剥剥有声，是其效也。

石韦散 治妇人小便卒淋涩。

石韦 黄芩 木通 榆柏皮 葵子 瞿麦穗 甘草各等分

上㕮咀，每服八钱，水一钟半，姜三片，煎至八分，去渣，食前温服。

以上治妇人淋证之剂。

---

① 梢：此下原衍"子"字，据万历本删。
② 钱：原脱，据万历本、崇祯本补。

八味丸　八物汤并见补损

广按：淋证其感不一，或因房劳，或因忿怒，或因醇酒，或因厚味所致。夫房劳者，阴虚火动也；忿怒者，气动生火也；醇酒厚味者，酿成湿热也。积热既久，热结下焦，所以小便淋沥，欲去不去，不去又来。而痛不可忍者，初则热淋、血淋，久则煎熬水液，稠浊如膏，如沙如石也。诸方中类多散热、利小便，而于开郁行气、破血滋阴盖少焉。若夫散热利小便，只能治热淋、血淋而已，其膏淋、沙淋、石淋三者，必须开郁行气，破血滋阴方可也。古方用郁金、琥珀开郁药也，用青皮、木香行气药也，用蒲黄、牛膝破血药也，用黄柏、生地黄滋阴药也。东垣用药凡例，小腹痛用青皮、黄柏，夫青皮疏肝，黄柏滋肾，盖小腹小便乃肝肾之部位也，学者不可不知。

小便不通五十六

《丹溪心法》

小便不通，有气虚、血虚，有痰、风闭、实热。气虚用参、芪、升麻等，先服后吐，或参、芪药中探吐之；血虚四物汤先服后吐，或芎归汤中探吐亦可；痰多二陈汤先服后吐。以上皆用探吐。若痰气闭塞，二陈汤加木通一作木香、香附探吐之，以提其气，气升则水自降下，盖气承载其水也。有实热者，当利之，砂糖汤调牵牛末二三分，或山栀之类。有热、有湿、有气结于下，宜清宜燥宜升。有孕之妇，多患小便不通，胞被胎压下故也，转胞论用四物汤加参、术、半夏、陈皮、甘草、姜、枣煎汤，空心服。一妇人脾疼后，患大小便不通，此是痰隔中焦，气滞于下焦，以二陈汤加木通，初吃后煎楂吐之。

四九三

【附脉理】

《脉诀举要》曰：鼻头色黄，小便必难，脉浮弦涩，为不小便。

【附诸方】

蒲黄汤《圣惠方》　治心肾有热，小便不通。

赤茯苓　木通　车前子　桑白皮炒　荆芥　灯草　赤芍药　甘草微炒　蒲黄生　滑石

上各等分为末，每服二钱，葱白紫苏煎汤调下，食前服。

葵子散《宣明方》　治小便不通。

葵子　茯苓去皮。各等分

上咬咀，每服四钱，水二钟，煎至一钟，去滓，食前服。

葵子汤《济生方》　治膀胱实热，腹胀，小便不通。

赤茯苓去皮　木猪苓去皮　葵子　枳实麸炒　瞿麦　滑石　木通去节　黄芩　车前子　甘草炙。各等分

上咬咀，每服四钱，水一钟半，姜五片，煎八分，去滓温服。

海金沙散《拔粹方》　治小便淋沥，及下焦湿热，气不施化，或五种淋疾，癃闭不通。

海金沙研　木通　瞿麦穗　滑石　通草各半两　杏仁去皮尖，麸炒，一两

上咬咀，每服一两，灯心二十茎，水二钟，煎至一钟，温服。

郁金黄连丸《秘方》　治心火炎上，肾水不升，致使水火不得相济，膀胱、小肠积热，或癃闭不通，或遗溺不禁，或白浊如泔，或膏淋如脓，或如栀子水，或如沙石米粒，或如粉糊相似者，俱热证也，此药悉皆治之。

郁金　黄连各一两　黄芩　琥珀研　大黄酒浸。各二两　滑石四

两　黑牵牛炒取头末，三两　白茯苓四两

上为末，水丸如梧子大，每服五十丸，沸汤下，空心服。如用消导饮食，降心火，可加沉香五钱。

宣气散《济生方》　治小便不通，腹脐急痛。

甘草　木通各三钱　栀子二钱　葵子　滑石各一钱

上为末，每服半钱，灯心汤下，食前。

木通散《济生方》　治小便不通，小腹痛不可忍。

木通　滑石各一两　黑牵牛头末，半两

上咬咀，每服一钱，水半钟，灯心十茎，葱白一茎，煎三分，食前服。

八珍散《圣惠方》　治大人小儿小便不利或不通。

大黄　木通去皮　滑石　粉草　瞿麦　山栀子　黄芩　荆芥各等分

上为末，每服一钱，薄荷汤调下，小儿减服，食前。

草蜜汤　治心肾有热，小便不通。

生车前草捣取自然汁半钟，入蜜一匙，调下。

一方　治膀胱不利为癃。癃者，小便闭而不通。

八正散加木香方见淋类。

一方　治小便不通，脐下满闷。

海金沙一两　腊茶半两

上为末，每服三钱，生姜甘草汤调下。

一方　治膀胱有热，小便不通。

用朴硝不拘多少，研为末，每服二钱，空心，以茴香汤调下，妙。

琥珀散　治老人虚人小便不通。

用琥珀为末，每服一钱，以人参、茯苓煎汤调，空心服。或炼蜜丸如梧子大，每服十丸，赤茯苓汤下。

一方 治小便不通。

鸡子中黄一枚，服之不过三。

一方

用炒盐热熨小腹，冷复易之。或以食盐炒热，放温填脐中，却以艾灸七炷，即时通，尤妙。

一方 治忍小便久致胞转。

自取爪甲烧灰，米饮服之。

一方

取陈久笔头一枚，烧为灰，和水服之。

一方

用酸浆草捣汁，入蜜同服。

一方

用竹鸡茟一两，洗净，车前草一两，同于砂盆擂烂，加蜜少许，无蜜加盐少许，取汁，空心服，小便自通。竹鸡草其叶如竹叶，花翠蓝色。

四物汤 见补损

二陈汤 见痰类

小便不禁五十七

《丹溪心法》

小便不禁者，属热属虚。热者五苓散加解毒，虚者五苓加四物。

戴云：小便不禁，出而不觉，赤者有热，白者气虚也。

【附诸贤论】

王节斋曰：小便不禁，或频数，古方多以为寒，而用温涩之药，殊不知属热者多。盖膀胱火邪妄动，水不得宁，故不能禁而频数来也，故年老人多频数，是膀胱血少阳火偏旺也。治法当补膀胱阴血，泻火邪为主，而佐以收涩之剂，如牡蛎、山茱萸、五味子之类，不可用温药也。病本属热，故宜泻火，因水不足，故火动而致小便多，小便既多，水益虚矣，故宜补血。补血泻火治其本也，收之涩之治其标也。

【附诸方】

茯苓丸《三因方》　治心肾俱虚，神志不守，小便淋沥不禁。

赤茯苓　白茯苓各等分

上为末，以新汲水拔，先澄去新沫，控干，别取地黄汁与好酒同于银石器内熬成膏，搜和丸如弹子大，空心，盐酒嚼下一丸。

桑螵硝散《澹寮方》　治男子小便频数如稠米泔色，此由劳心焦思得之，有服此药不终剂而愈。方见赤白浊

治小便遗失《澹寮方》

阿胶炒成珠　牡蛎　鹿茸酒炙　桑螵硝酒炙。各等分

上为末，糯米糊丸如梧子大，每五十丸，空心，盐酒下。

六味地黄丸　治内虚热者，小便频数不禁。

本方加牡蛎、五味子。见补损

家韭子丸《三因方》　治大人小儿下元虚寒，小便不禁，或成白浊。

家韭子炒，六两　鹿茸酥炙，四两　苁蓉酒浸　牛膝酒浸　熟地黄　当归各二两　杜仲去皮，炒　石斛去芦　干姜炮　桂心各一两　菟丝子酒浸　巴戟去心。各一两半

上为末，酒糊丸如梧子大，每服一百丸，空心，盐汤、温酒任下。小儿须作小丸服之。

五苓散见中暑

解毒散见温热

四物汤见补损

梦遗五十八 附精滑

《丹溪心法》

专主乎热。带下与脱精同治法，青黛、海石、黄柏。内伤气血，虚不能固守，常服八物汤加减，吞樗树根丸。思想成病，其病在心，安神丸带补药。热则流通，知母、黄柏、蛤粉、青黛为丸。精滑专主乎湿热，黄柏、知母降火，牡蛎蚧、蛤粉燥湿。

戴云：因梦交而出精者，谓之梦遗；不因梦而自泄精者，谓之精滑。皆相火所动，久则有虚而无寒也。

入方

良姜三钱，烧灰　黄柏二钱，烧灰存性　芍药二钱，烧灰存性　樗树根白皮一两半

上为末，面糊丸梧子大，每服三十丸，空心，茶汤下。

【附诸贤论】

王节斋曰：梦遗精滑，世人多作肾虚治，而用补肾涩精之药不效，殊不知此证多属脾胃，饮酒厚味、痰火湿热之人多有之。盖肾藏精，精之所生由脾胃饮食化生，而输归于肾，今脾胃伤于浓厚，湿热内郁，中气浊而不清，则其所化生之精亦得浊气。肾主秘藏，阴静则宁，今所输之精既有浊气，则邪火动于肾中，而水不得宁静，故遗而滑也。此证与白浊同。丹溪论白浊为胃中浊气下流，渗入膀胱而云无人知此也，其有色，心太重，妄想、过

用而致遗滑者，自从心肾治，但兼脾胃者多，要当审察。

【附脉理】

《脉诀举要》曰：遗精白浊，当验于尺，结芤动紧，二证之的。

【附诸方】

固精丸　治心神不安，肾虚自泄精。

知母炒　黄柏酒炒。各一两　牡蛎三钱，煅　龙骨二钱　芡实　莲芯　茯苓　远志去心。各三钱

一方有茱萸肉三钱。

上为末，煮山药糊丸，梧子大，朱砂为衣，服五十丸。

小菟丝子丸《和剂方》　治肾气虚损，目眩耳鸣，四肢倦怠，夜梦遗精。

石莲肉二两　菟丝子酒焙，五两　白茯苓焙，一两　山药三①两，内将分半打糊

上为末，用山药糊搜和丸，如梧子大，每服五十丸，空心，温酒盐汤任下。如脚膝无力，木瓜汤下。

威喜丸《和剂方》　治丈夫元阳虚惫，精气不固，小便白浊，余淋常流，梦寐多惊，频频遗泄，妇人白浊白带，并皆治之。

黄蜡四两　白茯苓去皮，切块，用猪苓一分，于器内同煮二十余沸，取出日晒，不用猪苓，四两

上以茯苓末，镕黄蜡，丸如弹子大，每一丸，空心细嚼，津液咽下，以小便清为度。忌米醋，只吃糠醋。

金锁正元丹《和剂方》　治真气不足，呼吸短气，四肢倦怠，

---

① 三：崇祯本作"一"。

脚膝酸疼，目暗耳鸣，遗精盗汗，一切虚损之证，并皆服之。

五倍子八钱　紫巴戟一两六钱　补骨脂酒浸，一两　朱砂二钱，另研　龙骨二钱，另研　肉苁蓉洗焙，一两六钱　胡芦巴炒，一两六钱　茯苓去皮，八钱

上为末，入研药匀，酒糊丸如梧子，每服二十丸，空心，温酒、盐汤任下。

玉锁丹《御药院方》　治精气虚滑，遗泄不禁。

龙骨　莲花蕊　鸡头实　乌梅肉各等分

上为末，用熟山药去皮为膏，和丸小豆大，每①服三十丸，空心，米饮下。

芡实丸《济生方》　治思虑伤心，疲劳伤肾，心肾不交，精元不固，面少颜色，惊悸健忘，小便赤涩，遗精白浊，足胫酸疼，耳聋目暗。

芡实蒸，去皮　莲花须二两　茯神去木　山茱萸肉　龙骨生用　五味子　枸杞子　熟地黄酒蒸　韭子炒　肉苁蓉酒浸　川牛膝去芦，酒浸　紫石英煅七次。各一两

上为末，酒煮山药糊丸如梧子大，每服七十丸，空心，盐汤下。

固精丸《经验方》　治思虑色欲过度，损伤心气，遗精盗汗，小便频数。

白茯苓去皮　秋石各四两　石莲肉去壳皮，炒　水鸡头②粉红花在上结子垂下，各二两

---

① 每：原无，据万历本、崇祯本补。
② 水鸡头：即"芡实"，具有固肾涩精、补脾止泄的作用。

上为末，以蒸枣肉杵和丸，如梧子大，盐汤下三十丸，温盐酒下亦可。

小中金丸《宣明方》　治元脏气虚不足，梦寐阴人，走失精气。

阳起石研　木香　乳香研　青盐各一钱五分　骨碎补炒　白龙骨一两，紧者捣碎，绢袋盛大豆，蒸热取出，焙干，研烂　黄狗肾一对，酒一升，煮熟，切作片子，焙　杜仲各半两，去皮，生姜炒丝尽　茴香炒　白茯苓二两，与狗肾同为末

上为末，酒面糊丸，如皂角子大，每服二丸，空心，温酒下。忌房室。

叶氏定心汤《简易方》　理心气不足，荣血衰少，精神恍惚，梦中失精。

人参去芦，三两　白茯苓去皮　黄芪蜜炙，炒　茯神去木。各三两　厚朴姜制　川芎　赤石脂研　白术各二两　紫菀茸　防风　甘草炙。各一两　麦门冬去心，两半　官桂半两

上咬咀，每服三钱，水一钟，赤小豆七十粒，煎六分，食后服。

金樱丸　治精滑梦遗，及小便后遗沥。

金樱子　鸡头实各一两　白莲花蕊　龙骨煅。各半两

上为末，糊丸如梧子大，每服七八十丸，空心，盐酒下。

白羊肝丸　治遗精。

用大半夏八两，锉片，猪苓四两，为末，拌炒黄色，去猪苓，却将半夏为末，用白羊肾两对去筋膜，无灰好酒煮烂，捣为泥，和半夏末为丸，如梧子大，晒干，将猪苓末炒热拌和药丸，安于瓷器内，密封养药，每服三十丸，猪苓煎汤送下。

秘元丹　治精不禁，危急者。

龙骨酒煮，焙干为末　灵砂水飞。各一两　砂仁半两　诃子小者熟灰煨①，取肉半两

上为末，糯米糊丸如绿豆大，每服十五丸，加至三十丸，空心，温酒下，临卧热水下亦可。

一方

灵砂二两　阳起石火煨通红　砂仁　诃子肉各一两　白茯苓　牡蛎雌雄各半两，火煅飞　麦门冬去心，二钱半

上为末，糯米饭丸，空心，酒下一十丸，要通饮葱茶半钟，即行。如无阳起石，以龙骨代之亦妙。

炼盐散　治漏精白浊。

白盐不以多少，入瓷石器内放②实，黄泥封固，火煅一日，取出铺阴地一宿　白茯苓　山药炒。各一两

上为末，入盐一两研匀，枣肉和蜜丸，如梧子大，每服三十丸，空心，枣汤送下。

桑螵硝散　治小便白浊，梦遗失精。见赤白浊

八物汤见补损

樗树根丸即固肠丸，见妇人

广按：精犹水也，静则位安，动则妄行，何以言之？左肾所藏者精也，真水也；右肾所藏者气也，相火也。夫梦遗精滑之症，盖由人之思想过度，以动心火。心火，君火也，君火动则相火翕然而动，所以激搏真水而疏泄也，其为热证明矣！古方往往以为寒，而用热燥之药，积薪救火，难矣哉！今但录其稍可者，以为

---

① 煨：崇祯本作"炒"。
② 放：万历本、崇祯本均作"按"。

收涩滑脱之用，亦所谓劫剂也，中病则已，不可过服。况龙骨最能润津液，若过服之，晚年发燥热之所由也。慎之！慎之！或曰精泄已久则为寒矣，古方用热药，岂以是乎？予曰不然。夫精属阴也，火属阳也，阴精虚而阳火愈炽矣。经云阴虚生内热，未云阴虚生内寒也。

卷之十二

风 热 门

斑疹五十九

《丹溪心法》

斑属风热挟痰而作，自里而发于外，通圣散中消息，当以微汗散之，切不可下。内伤斑者，胃气极虚，一身火游行于外所致，宜补以降，于《阴证略例》中求之。发斑似伤寒者，痰热之病发于外，微汗以散之，若下之非理。疹属热与痰在肺，清肺火降痰，或解散出汗，亦有可下者。疹即疮疹，汗之即愈，通圣散中消息之。瘾疹多属脾，隐隐然在皮肤之间，故言瘾疹也。发则多痒或不仁者，是兼风兼湿之殊，色红者兼火化也。黄瓜水调伏龙肝，去红点斑。

戴云：斑，有色点而无头粒者是也。疹，浮小有头粒者，随出即收，收则又出是也，非若斑之无头粒者，当明辨之。

【附诸方】

玄参升麻汤《三因方》　治伤寒失下，热毒在胃，发斑，或汗下吐后余毒不散，表虚里实，发于外，甚则烦躁谵妄。

玄参　升麻　甘草炙。各等分

上咬咀，每服四钱，水一钟，煎七分，温服。温毒发斑，亦宜服之。

阳毒升麻汤《活人方》　治阳毒赤斑，狂言咽喉痛，出脓血。

升麻三分　犀角　射干　黄芩　人参　甘草炙。各二分上咬咀，水二钟，煎至一钟，去滓温服，不拘时。

栀子仁汤《活人方》 治发斑烦躁，面赤咽痛，潮热。

栀子仁 赤芍药 大青 知母各一两 升麻 黄芩 石膏各二两 甘草炙，半两 杏仁去皮尖，二两 柴胡一两五钱

上咬咀，每服四钱，姜三片，豉百粒，水煎温服。

化斑汤① 治伤寒汗吐下后，斑发脉虚。

人参八分 石膏一钱 知母七分 甘草三分

守真加白术，一方加玄参八分②。

上咬咀，时时煎服。

黄连橘皮汤 治温毒发斑。

黄连去毛，四两 陈橘皮 杏仁去皮尖 枳实 麻黄去节，汤泡 葛根各二两 厚朴姜制 甘草炙。各一两

上咬咀，水煎服。

调中汤 治内伤外感而发阴斑。

苍术一钱半 陈皮一钱 砂仁 藿香 芍药炒 甘草炙 桔梗 半夏 白芷 羌活 枳壳各二钱 川芎五分 麻黄 桂枝各五分

上咬咀，姜三片，水煎服。

消毒犀角饮子

牛蒡子六钱 荆芥 防风各三钱 甘草一钱

上咬咀，水煎服。

通圣散出丹溪经验方

川芎 当归 麻黄 薄荷 连翘 白芍各半两 黄芩 石膏

---

① 化斑汤：本方中药物剂量原无，据万历本补。
② 八分：原无，据万历本补。

桔梗各一两　　滑石三两　　荆芥　　栀子　　白术各二钱半　　甘草二两

上锉，水煎服。如身疼，加苍术、羌活；痰嗽，加半夏。每服细末三钱，生姜三片擂细，荡起煎沸服之。

头眩六十

《丹溪心法》

头眩，痰挟气虚并火。治痰为主，挟补气药及降火药。无痰则不作眩，痰因火动。又有湿痰者，有火痰者①。湿痰者多宜二陈汤，火者加酒芩，挟气虚者相火也，治痰为先，挟气药、降火药，如东垣半夏白术天麻汤之类。眩晕不可当者，以大黄酒炒为末，茶汤调下。火动其痰，用二陈加黄芩、苍术、羌活散风行湿。左手脉数热多，脉涩有死血；右手脉实有痰积，脉大是久病。久，一作虚。久病之人，气血俱虚而脉大，痰浊不降也。昔有一老妇，患赤白带一年半，头眩，坐立不得，睡之则安，专治赤白带，带愈其眩亦安。

【附脉理】

《脉诀举要》曰：风寒暑湿，气郁生涎，下虚上实，皆晕而眩。风浮寒紧，湿细暑虚，涎弦而滑，虚脉则无。治眩晕法，尤当审谛，先理痰气，次随证治。

【附诸方】

独活散《杨氏家藏方》　　消风化痰，治头目眩晕。

细辛去叶，一两　　石膏②　　甘草炙。各半两　　防风去芦　　藁本去土旋覆花　　蔓荆子　　川芎　　独活去芦。各一两

---

① 有火痰者：万历本、崇祯本均无此四字。
② 石膏：崇祯本此下注有"研"字。

上为末，每服二钱，水一钟，姜二①片，煎至六分，食后热服。

川芎散《本事方》 治风眩头晕。

山药 甘菊花 人参 茯神 小川芎各五钱 山茱萸肉一两

上为末，每服二钱，酒调，不拘时，日三服。不可误用野菊花。

芎术汤《济生方》 治冒雨中湿，眩晕吐逆，头重不食。

川芎 半夏 白术各一两 甘草炙，半两

上㕮咀，每服四钱，水一钟，姜七片，煎七分，温服，不拘时。

芎术除眩汤《直指方》 治感寒湿，头目眩晕。

甘草炙 川芎 附子 白术 官桂等分

上㕮咀，每服三钱，姜七片，水煎温服，食前。

荆黄汤张子和方 治头眩。

大黄 荆芥穗 防风各等分

上为粗末，大作剂料，水煎，去滓服，以利为度。

芎辛汤《济生方》 治风寒在脑，或感邪湿，头重痛，眩晕欲倒，呕吐不定，并皆治之。

川芎一两 细辛洗，去土 白术 甘草各半两

上㕮咀，每服一两，姜五片，茶芽少许，水一钟半，煎八分，临卧温服，或食后服亦可。

头晕方 利痰清气降火。

南星制，五分 半夏一钱 桔梗七分 枳壳一钱 陈皮一钱 甘

---

① 二：万历本、崇祯本均作"三"。

草三分　茯苓一钱　黄芩一分

上作一服，姜七片，水煎服，食后。

香橘饮　治气虚眩晕。

木香　白术　半夏曲　橘皮　茯苓　砂仁各半两　丁香　甘草炙，二钱五分

上锉散①，水二钟，姜五片，煎服。加当归、川芎、官桂，治血虚眩晕。

白附子丸　治风痰上厥，眩晕头疼。

全蝎炒，半两　白附子炮　南星炮　半夏　旋覆花　甘菊　天麻　川芎　橘红　僵蚕炒　干姜生。各一两

上为末，生姜半斤，取汁打糊丸，梧子大，煎荆芥汤下五十丸。

人参前胡汤　治风痰头晕目眩。

半夏曲　木香　枳壳炒　紫苏　赤茯苓　南星炮　甘草炙。各五钱　人参三钱　前胡　橘红各五钱

上锉散，每服五钱，姜五片，水煎服。

川芎茶调散　治风眩头痛。见伤风

半夏白术天麻汤见头痛

喝起散《大全良方》　治妇人血风攻脑，头旋闷倒，不知人事。

喝起草即苍耳草也

上取嫩心，不以多少，阴干为末，每服二钱，酒调下。

黑锡丹　治早起眩晕，须臾自定，以为常。此因老痰、郁痰所作，必须此药劫之。见痰类

---

① 锉散：万历本作"呋咀"。

广按：头眩之症，多主于痰，无痰则不作眩，有因寒痰、湿痰者，有因热痰、风痰者，有因气虚挟痰者，有因血虚挟痰者，其证不一也。夫寒痰湿痰作眩，或因外感寒湿，或因内伤生冷；热痰风痰作眩，或因外感风暑，或因内动七情。气虚眩晕，或因脾虚不进饮食，或因胃弱呕吐泄泻；血虚眩晕，男子每因吐血、下血，女人每因崩中、产后而作也。以上数方虽各有所主，未能尽其变，在智者扩充之也。又尝论之：夫咳嗽、头痛、头眩三者，乃病之标，必治其病之本而病方已，如产后眩晕只补其血，如脾虚眩晕只补其气，是治其病之本也。

头痛六十一 附眉眶痛

《丹溪心法》

头痛多主于痰，痛甚者火多，有可吐者、可下者。清空膏治诸头痛，除血虚头痛不可治出《东垣试效方》。血虚头痛，自鱼尾上攻头痛，用芎归汤，古方有追涎药。

【附诸贤论】

王节斋曰：久头痛病，略感风寒便发，寒月须重绵厚帕包裹者，此属郁热，本热而标寒，世人不识，率用辛温解散之药，暂时得效，误认为寒，殊不知因其本有郁热，毛窍常疏，故风寒易入，外寒束其内，热闭逆而为痛，辛热之药虽能开通闭逆，散其标之寒邪，然以热济热，病本益深，恶寒愈甚矣。唯当泻火凉血为主，而佐以辛温散表之剂，以从治法治之，则病可愈而根可除也。

【附脉理】

《脉诀举要》曰：头痛阳弦，浮风紧寒，风热洪数，湿细而坚。气虚头痛，虽弦必涩，痰厥则滑，肾厥坚实。

头痛治例

《心法·附录》曰：头痛须用川芎，如不愈，各加引经药。太阳川芎，阳明白芷，少阳柴胡，太阴苍术，少阴细辛，厥阴吴茱萸。如肥人头痛是湿痰，宜半夏、苍术；如瘦人头痛是热，宜酒制黄芩、防风；如感冒头痛，宜防风、羌活、藁本、白芷；如风热在上头痛，宜天麻、蔓荆子、台芎、酒制黄芩；如白人头痛是气虚，宜黄芪、酒洗生地黄、南星、秘藏安神汤；如形瘦苍黑之人头痛乃是血虚，宜当归、川芎、酒黄芩之类；如苦头痛，用细辛；如顶颠痛，宜藁本、防风、柴胡。东垣云：顶颠痛须用藁本，去川芎。且如太阳头痛，恶风脉浮紧，川芎、羌活、独活、麻黄之类为主；少阳头痛，脉弦细，往来寒热，柴胡为主；阳明头痛，自汗，发热恶寒，脉浮缓长实，升麻、葛根、石膏、白芷为主；太阴头痛，必有痰，体重，或腹痛，脉沉缓，以苍术、半夏、南星为主；少阴头痛，是寒气逆，为寒厥，其脉沉细，麻黄、附子、细辛为主；厥阴头痛，或吐痰沫，厥冷，其脉浮缓，以吴茱萸汤主之。血虚头痛，当归、川芎为主；气虚头痛，人参、黄芪为主；气血俱虚头痛，调中益气汤内加川芎三分、蔓荆子二①分、细辛二分，其效如神。又有痰厥头痛，所感不一，是知方者体也，法者用也，徒知体而不知用者，弊！体用不失，可谓上工矣。

【附诸方】

加减三五七散《和剂方》　治八风五痹，肢体不仁。大治风寒入脑，阳虚头痛，畏闻人声，目旋运转，耳内蝉鸣，应有湿痹，脚气缓弱，并皆治之。

---

① 二：崇祯本作"三"。

山茱萸去核，三两　细辛一两半　干姜炮，三两　防风去芦，四两
茯苓去皮，三两　附子三个半，炮，去皮脐

上为细末，每服温酒食前调服。

川芎茶调散　治诸风上攻头目，偏正头痛。见伤风

都梁丸《和剂方》　治风吹项背，头目昏眩，以及脑痛，妇人产前产后伤风头痛。

香白芷拣大者，沸汤洗五次，锉，晒干

上为末，炼蜜为丸，如弹子大，每服一丸，细嚼，用荆芥汤下。

小芎辛汤《济生方》　治风寒在脑，头痛眩晕，呕吐不已。

川芎一两　细辛洗去土　白术　甘草炙。各半两

上㕮咀，每服四钱，水一盏，姜五片，茶芽少许，煎服。

一方　治伤风感风，一切头痛。

甘菊一两　细辛半两　甘草七钱半　白芷　香附子　羌活　薄荷各二①两　荆芥二十枝　茵陈半两　苍术泔浸　川芎各一两

上为末，每服二钱，茶清调下。妇人产后，当归、石膏末调下。

定风饼子《秘方》　治偏正头痛。

草乌头半两，微炮　香白芷一两　川芎二两　防风　天麻　甘草炒。各一两　细辛半两

上为末，姜汁丸如龙眼大，捏作饼子，每服一饼，食后茶汤下。

川芎丸《圣惠方》　消风壅，化痰涎，利咽膈，清头目旋晕，

---

① 二：万历本、崇祯本均作"三"。

心忪烦热，颈项紧急，肩背拘蜷，肢体烦疼，皮肤瘙痒，脑昏目疼，鼻塞声重，面上游风。

川芎 薄荷各七两五钱 甘草 细辛 防风各二两五钱 桔梗十两

上为末，炼蜜丸，每两半作五十丸，每服一丸，细嚼，茶清食后，临卧时下。

二芎饼子《济生方》

川芎 抚芎 干姜炮 甘草 藁本去芦 天南星炮，去皮 防风去芦 白术各等分

一方有苍耳，无白术

上为末，姜汁浸蒸饼为剂，如鸡头大，捏作饼，每服五六①饼，细嚼，茶清下。

彻清膏

蔓荆子 细辛各一分 薄荷叶 川芎各三分 生甘草 炙甘草各五分 藁本一钱

上为末，茶清调下二钱。

神灵散 治偏正头疼、眼疼②不止，及破伤风等疾。

熖硝一两 黄丹 雄黄各三钱 没药 乳香各二钱

上为细末，令患人口噙温水，用竹筒吹药入鼻中少许。

一方 治偏头疼，以雄黄、细辛等分研末，每用一字，左边疼吹右鼻内，右边疼吹左鼻内。

以上诸方辛温外散风寒之剂。

---

① 六：原作"钱"，据万历本改。
② 眼疼：崇祯本无此二字。

天麻散　治头项痛，头面肿，拘急。风伤卫，发躁热。方见风热

生朱丹《御药院方》　治诸风痰盛，头痛目眩，气郁积滞，胸膈不利。

朱砂二两一钱半①　龙脑一钱　白附子炮，去皮脐，半斤　石膏烧通红令冷，半斤

上为末，烧粟米饭为丸，如小豆大，朱砂为衣，每服三十丸，食后，茶酒任下。

大川芎丸　治首②风晕眩，外合阳气，风寒相搏，胸膈痰饮，偏正头疼。

川芎一斤　天麻四两，鄞州③者

上为末，炼蜜为丸，每两作十丸，每服一丸，细嚼，茶酒下，食后。

上清散《集成》　治因风头痛，眉骨、眼眶俱痛不可忍者。

川芎　郁金　芍药　荆芥穗　薄荷叶　芒硝各二钱半　乳香没药各半钱　脑子二分半

上为末，每服一字，鼻内搐之。

菊花散《和剂方》　治风热上攻，头痛不止。

石膏　甘菊花　防风　旋覆花　枳壳　蔓荆子　甘草　羌活各一钱半

上用水二盏，生姜五片④，煎至一盏，去渣温服。

---

① 二两一钱半：崇祯本作"一两二钱半"。
② 首：万历本作"冒"。
③ 鄞州：万历本、崇祯本均作"鄄州"。
④ 片：原作"叶"，据万历本改。

芎芷散《直指方》　治风壅头痛。

川芎　白芷　荆芥穗　软石膏各等分

上为末，每服一钱，食后沸汤调下。

川芎散《拔粹方》　治偏头痛，神效。

甘菊花　石膏　川芎各三[1]钱

上为细末，每服一钱，茶清调下。一方有白僵蚕六钱，生用。

石膏散《拔粹方》　治头痛不可忍。

麻黄去根节　石膏各二两　何首乌半两　干姜七钱半

上为细末，每服[2]三钱，腊茶清调服。

点头散《圣惠方》　治偏正头痛。

川芎生，二两　香附子去毛，四两

上为末，每服一钱，好茶调下，常服除根。

一方　治头痛，去风痰。

南星一个，大者，七片　皂角十四个，七个生，七个煨　白梅一个
姜三片　牙茶一撮　葱头一寸四分

上将前药俱在石器内捣碎，水一盏半，煎至一盏，去滓温服，不可轻犯针器捣。

一方　治头痛连眼痛。此风痰上攻，须用白芷开之。

雨前茶　川芎　白芷　防风　藁本　细辛　当归等分[3]

上㕮咀，每服五钱，水一钟半[4]，煎服。

川芎散《圣惠方》　治头风，偏正头痛。

---

① 三：万历本作"二"。
② 服：原无，据崇祯本补。
③ 等分：原无，据万历本补。
④ 上㕮咀……水一钟半：原作"用水"，据万历本改。

羌活　细辛　川芎　香附子　槐花　甘草炙　石膏　荆芥穗

薄荷　菊花　茵陈　防风各一两

上为末，每服二钱，茶清调，食后服。忌动风物。

以上诸方辛平，外散风寒，内消风热之剂。

清空膏　治偏正头痛，年深不愈者。又治风湿热头上壅，及脑痛，除血虚头痛不治，余皆治之。

川芎五钱　柴胡七钱　黄连酒炒　防风　羌活各一两　炙甘草一两五钱　细挺子黄芩三两，去皮，一半酒制，一半炒

上为末，每服二钱，热盏内入茶少许，汤调如膏，抹在口内，少用白汤送下，临卧。如苦头痛，每服加细辛二分；痰厥头痛脉缓，减羌活、防风、川芎、甘草，加半夏一两五钱；如偏正头痛服之不愈，减羌活、防风、川芎一半，加柴胡一倍；如发热恶热而渴，此阳明头痛，只与白虎汤加香①白芷。白虎汤方见湿热类

灵砂丹《御药院方》　治风热郁结，气血蕴滞，头目昏眩，鼻塞声重，鼻流清涕，口苦舌干，咽嗌不利，胸膈痞闷，咳嗽痰实，肠胃燥涩，小便赤黄，或肾水阴虚，心火炽甚，及偏正头疼，发落牙痛，遍身麻木，疥癣疮疡，一切风热，并皆治之。

天麻　独活　羌活　细辛　石膏　防风　连翘　薄荷各一两　川芎　栀子　芍药　荆芥穗　当归　黄芩　大黄生　全蝎去毒，微炒　菊花　人参　白术各半两　朱砂二②两，为衣　寒水石生　桔梗各二③两　缩砂仁二钱半　生甘草二④两　滑石四两

---

①　香：原作"吴"，据万历本改。
②　二：万历本作"一"。
③　二：万历本作"一"。
④　二：万历本作"一"。

上为末，炼蜜丸，每两作十丸，朱砂为衣，每服一丸，细嚼，茶清送下。

真珠散《圣惠方》　治偏正头痛头风。

盆硝七钱半　白滑石半两　乳香一钱半　片脑少许

上研细，用一字，口噙水，嗜鼻内。

豆粉丸《圣惠方》　治风热头疼。

川芎　细辛　甘草　白芷　豆粉各二钱半　薄荷　石膏各半两
朴硝二钱

上为细末，炼蜜和丸，如弹子大，石膏末为衣，每服一丸，细嚼茶清下。

川芎散《圣惠方》　治风盛膈壅，鼻塞清涕，热气攻眼，下泪多眵，齿间紧急，作偏头痛。

川芎　柴胡各一两　半夏曲　甘草炙　甘菊花　细辛　人参
前胡　防风各半两

上咬咀，每服八钱，水一盏半，生姜二片，薄荷少许，煎至八分，温服。

安神汤《圣惠方》　治头痛，头旋眼黑。

羌活　黄檗各一两。酒浸　防风二钱半　柴胡　升麻　知母酒浸
生地黄各半两。酒浸　黄芪三①两　生甘草二②钱

加蔓荆子半钱　川芎三分　炙甘草三钱

上咬咀，每服八钱，水一盏半，煎至八分，去渣，温服食后。
治头痛。

---

① 三：崇祯本作"二"。
② 二：万历本作"三"。

片芩酒浸透，晒干为末，茶清调下。治诸般头痛，亦治血虚头痛。

治头痛如破。

酒炒大黄半两，一半茶煎。

以上诸方辛凉内消风热之剂。

定风饼子　治风寒客于阳经，邪伤腠理，背膂强直，言语蹇涩，体热恶寒，痰厥头痛，肉瞤筋惕，手颤鼻渊。方见伤风

如圣饼子《和剂方》　治风寒伏留阳经，气厥痰饮，一切头痛。

防风　天麻各半两　南星洗　干姜　川芎　甘草　川乌各一两
半夏生，半两

上为末，水丸①，作饼子，每五饼，同荆芥细嚼，茶酒下。《澹寮方》加细辛。

三生丸《济生方》　治痰厥头痛。

半夏　白附子　天南星各等分

上为末，生姜自然汁浸蒸饼为丸，如绿豆大，每服四十丸，食前，姜汤、米饮任下。

天香散《简易方》　治年久头风，头痛不得愈者。

天南星　半夏汤洗，去滑尽　川乌去皮　白芷各等分

上咬咀，每服四钱，水一盏，煎一半，入姜汁半盏，煎八分，温服。

九龙丸《圣惠方》　治男女八般头风，一切头痛。

川芎　石膏　白芷　川乌头　半夏　南星各半两

---

①　水丸：万历本作"用姜汁糊和丸，鸡头实大"。

加细辛、全蝎各二钱半。

上为末，韭汁为丸，如梧桐子大，每服五十丸，茶清送下。

不卧散　治头痛不可忍者。

玄胡索七枚　青黛二钱　猪牙皂角肥实者，刮去皮及子，二两

上为末，用水调丸成小饼子，如杏仁大，用时令病者仰卧，以水化开，用竹管送入，男左女右鼻中。觉药味至喉少酸，令病者坐却，令咬定铜钱一个于当门齿上，当见涎出成盆即愈。

王真儿《济生方》　治肾厥头痛不可忍，其脉举之则弦，按之则坚。

生硫黄二两，另研　石膏硬者不煨　半夏汤洗七次　硝石别研。各一两

上为末，研匀，用生姜汁煮糊丸如梧子大，每服四十丸，食前，姜汤、米饮任下。虚寒甚者，去石膏，用钟乳粉一两。

芎乌散　治气厥头痛，因气所触，心腹胀满，呕吐酸水，头目昏眩。

川芎　天台乌药各等分

上为细末，每服二钱，腊茶清调服。

芎术汤《三因方》　治着湿头痛身重，眩晕痛极。

附子生，去皮脐，半两　白术　川芎　桂心各二钱半　甘草一钱半

上㕮咀，每服四钱，水一盏，姜七片，枣子一个煎，食前服。

以上诸方治痰厥肾厥着湿之剂。

顺气和中汤　治气虚头痛，此药升阳补气，头痛自愈。

黄芪一钱半　人参一钱　甘草炙，七分　白术　陈皮　当归　芍药各五分　升麻　柴胡各三分　细辛　蔓荆子　川芎各二分

上作一服，水煎，食后服。亦治气血俱虚头痛。

半夏白术天麻汤　治脾胃证已经服疏风丸下二三次，原证不瘳，增以吐逆，痰唾稠黏，眼黑头旋，目不敢开，头苦痛如裂，四肢厥冷，不得安卧，此气虚头痛也。

黄柏二分，酒洗　干姜三分　泽泻　白茯苓　天麻　黄芪　人参　苍术各五分　炒神曲　白术各一钱　麦芽　半夏汤洗　陈皮各一钱半

上每服五钱，水煎，热服。

芎归汤　治血虚头痛。

川芎　当归等分

上每服五钱，水煎服。

四神散《大全良方》　治妇人血风眩晕头痛。

菊花　当归　旋覆花　荆芥穗

上等分为细末，每服二钱，葱白二①寸，茶末二钱，水一盏半，煎至八分，去滓，食后温服。

调中益气汤　治气血俱虚头痛。

内加川芎三分、蔓荆子三分、细辛二分。方见脾胃

以上诸方治气虚血虚之剂。

《丹溪心法》

眉眶痛属风热与痰，作风痰治，类痛风。

入方

黄芩酒浸，炒　白芷各等分②

上为末，茶清调二钱。

---

① 二：崇祯本作"三"。

② 各等分：原无，据万历本补。

又方

川乌　草乌二味为君，童便浸炒，去毒　细辛　羌活　黄芩　甘草等分为佐

上为细末，茶清调服。一本加南星。

【附诸方】

选奇方　治眉骨痛不可忍，大有效。

羌活　防风各二钱　甘草二钱，夏月生，冬炒　酒黄芩一钱，冬月不用，有热者用

上每服三钱，水一钟煎七分，食后温服①。

上清散　治因风头痛，眉骨眼眶俱痛不可忍者。

一方　治头痛连眼痛。俱见头痛

头风六十二

《丹溪心法》

属痰者多，有热、有风、有血虚。在左属风，荆芥、薄荷，属血虚，川芎、当归；在右属痰，苍术、半夏，属热，酒芩为主；又属湿痰，川芎、南星、苍术。偏头风在左而属风者，用荆芥、薄荷，此二味即是治之主药，有君、臣、佐、使之分，凡主病者为君而多，臣次之，佐又次之，须要察其兼见何症而佐使之。如有痰，即以二陈汤治痰而佐之，他症皆仿此。又须察识病情，全在活法出入加减，不可执方。

入方

酒片芩一两　苍术　羌活　防风各五钱　细辛二钱　苍耳三钱

---

①　水一钟……食后温服：原作"水煎，食后温服，水一钟煎七分"，据万历本改。

上为末，每服三钱，生姜一大片，同擂匀，茶汤荡起服之。

又方

酒片芩三①钱　苍术二钱半　羌活　苍耳　川芎　生甘草　酒黄连各一钱半　半夏曲炒，二②钱半

上为末，服法同前。

瘦人搐药

软石膏　朴硝各五钱　脑子　荆芥　檀香皮　薄荷各一钱　白芷　细辛各二钱

上为末，搐鼻内。

头痒风屑发黄。

用大黄酒浸炒，为末，茶调服。

一粒金搐鼻方　治偏头风。

藁本　玄胡索　白芷　川芎　青黛各一两　荜茇不以多少，研细，用獖猪胆汁拌匀，再入胆内，悬阴干，与前等分

上为末，入制荜茇末一两半，用无根水丸，每用一粒，长流水化开，搐鼻，以铜钱二三文口咬定，出涎。

治头风

乌头尖七个　荆芥　防风　甘草　蔓荆子　台芎　桔梗　麻黄

上为末，茶调服。

一人头风鼻塞。

南星　苍术　酒芩　辛夷　川芎各等分

上为末，茶调服③。

---

①　三：万历本、崇祯本均作"五"。

②　二：万历本、崇祯本均作"三"。

③　服：原无，据万历本、崇祯本补。

【附诸方】

川芎散《拔粹方》 治偏头痛头风神效。

甘菊花 石膏 川芎各三钱

上为末，每服一钱，茶清调下。一方有白僵蚕六钱生用。

消风散《和剂方》 治诸风上攻，头目昏眩，偏正头风，及妇人头皮肿痒，并皆治之。

川芎茶调散《和剂方》 治诸风上攻，头目昏重，偏正头痛头风。并见伤风

菊花茶调散 治诸风头目昏重，偏正头痛头风，鼻塞。

菊花 川芎 荆芥穗 羌活 甘草 白芷各二两 细辛一两，洗净 防风去芦。一两半 蝉蜕 僵蚕 薄荷各五钱

上为末，每服二钱，食后，用茶清调下。

芎辛汤 治膈痰风厥，头目昏疼，鼻塞声重，肩背拘急。

川芎五钱 细辛三钱 甘草炙，一钱①

上用水煎，食后服。

一方 治一切头风。

用猪牙皂角炮、玄胡索各一钱，青黛半钱为末，滴水为丸，如梧子大，捏作饼子，晒干，每用一饼，新水化开，男左女右，仰面以芦筒鼻内灌之，口咬铜钱一十五文，其涎便出，更不再发。亦治痰疾，妙。

一方

天麻 防风 川芎等分

---

① 一钱：万历本、崇祯本均作"一钱半"。

上为末，每服二①钱，温酒食后调下，以豆豉汤洗头避风即愈。

一方　治偏头风。

用荜茇为末，令患者口中含水，如左边痛左鼻吸一字，右边痛右鼻吸一字，甚效。

金花一圣散　治头风。

川芎　川乌　白芷各等分

上为末，每服二钱，生葱三寸，薄荷叶三四片②，同煎，食后服。

灸法

宜灸囟会、百会、前顶、上星等穴，瘥。

眼目六十三

《丹溪心法》

眼黑睛有翳，皆用知母、黄柏。眼睛疼，知母、黄柏泻肾火，当归养阴水。眼中风泪出，食后吞龙荟丸数粒，日三次。冬月眼暴发痛，亦当解散，不宜用凉药。

入方

神效七宝膏③　治暴发眼热壅，有翳膜者。

蕤仁去油、心、膜，五钱　白硼砂三钱　朱砂一钱　片脑一钱

上为细末④，用蜜调成膏，点眼。

烂眶眼。

---

① 二：崇祯本作"三"。
② 片：原作"皮"，据万历本改。
③ 神效七宝膏：本方中药物剂量原无，据万历本补。
④ 为细末：原无，据万历本补。

薄荷　荆芥　细辛各等分①

上为粗末，如烧香状烧之，以青碗涂蜜少许于内，覆香烟上，取烟尽之后，以小青罐收烟藏之。凡眼有风热多泪者皆可点，此是阳明经有风热所致。

生熟地黄丸　治血虚眼。见后

龙荟丸 见胁痛

一人病眼，至春夏便当作郁治。

黄芩酒浸　南星姜制　香附童便浸　苍术童便浸。各二两　抚芎汤浸，一两半　山栀炒，一两　龙胆草酒浸　陈皮　连翘　萝卜子蒸　青黛各半两　柴胡三钱

上为末，神曲糊丸，如梧子大，每服五十丸，白滚水下②。

【附诸贤论】

王节斋曰：眼赤肿痛，古方用药内外不同，在内汤散，用苦寒辛凉之药以泻其火；在外点洗，则用辛热辛凉之药以散其邪。故点药莫要于冰片，而冰片大辛热，以其辛性甚，故借以拨出火邪而散其热气。古方用烧酒洗眼，或用干姜末、生姜汁点眼者，皆此意也。盖赤眼是火邪内炎，上攻于目，故内治用苦寒之药是治其本，如锅底之去薪也。然火邪既客于目，从内出外，若外用寒凉以阻逆之，则郁火内攻不得散矣，故点药用辛热而洗眼用热汤，是火郁则发，因而散之，从治法也。世人不知冰片为劫药，而误认为寒，常用点眼，遂致积热入目而昏暗瘴翳，故云"眼不点不瞎"者，此也。又不知外治忌寒凉，而妄将冷水、冷物、冷

---

① 各等分：原无，据万历本补。

② 如梧子大……白滚水下：原无，据万历本补。

药挹洗，尝致昏瞎者有之。

【附诸方】

明目流气饮《和剂方》　治肝经不足，内生风热，上攻眼目，视物不明，常①见黑花，当风多泪，瘾涩难开，或生障翳，妇人血风，时行暴赤，一切眼疾，并皆治之。

大黄炮　牛蒡子炒　川芎　菊花去梗②　白蒺藜炒，去刺　细辛去苗　防风去苗　玄参去芦　山栀子去皮　黄芩去芦　甘草炙　蔓荆子去皮　荆芥去梗　木贼去根节。各一两　草决明一两半　苍术米泔浸，炒，二③两

上为末，每服二钱，临卧用冷酒调下。

洗心散《和剂方》　治风痰壅满，心经积热，邪气上冲，眼涩睛痛，或肿或赤，迎风多泪，怕日羞明，并皆治之。方见火类

洗肝散《和剂方》　治风毒攻上暴作，赤目肿痛，瘾涩多泪。

薄荷去梗　当归　羌活　防风各去芦　川芎　甘草　大黄各一两

上为末，每服三钱，食后热水调下。

密蒙花散《和剂方》　治风气攻注，两眼昏暗，多泪羞明，并暴赤肿。

密蒙花拣净　白蒺藜炒，去尖　羌活去芦　木贼　菊花　石决明用盐同东流水煮沸时取，研如粉，等分

上为末，每服一钱，腊茶清食后调下。

拨云散《和剂方》　治男子妇人风毒上攻，眼目昏暗，翳膜遮睛，怕日羞明，一切风毒眼疾，并皆治之。

---

① 常：原作"官"，据万历本、崇祯本改。
② 梗：原作"皮"，据万历本改。
③ 二：万历本作"一"。

羌活　防风　柴胡　甘草炒。各一斤

上为末，每服二钱，水一钟，煎服，食后。薄荷汤调，茶并菊花苗煎汤皆可服。忌诸毒物。

蝉花散《和剂方》　治肝经蕴热，毒气上攻，眼目赤肿，多泪羞明，一切风毒，并宜服之。

谷精草去土　菊花去梗　蝉蜕洗去土，净　羌活　甘草　白蒺藜炒，去刺　草决明　防风去芦　山栀子去皮　川芎不见火　密蒙花去枝　荆芥穗去梗　黄芩去土　蔓荆子去皮　木贼洗净。各等分

上为末，每服二钱，食后茶清调服，或荆芥汤调亦可。

菊花散《和剂方》　治肝生风毒，眼目赤肿，昏暗羞明，多泪涩痛。

菊花去梗，六钱　羌活去芦　白蒺藜炒，去尖　木贼去节。各二两　蝉脱去头足翅，三两

上为末，每服二钱，食后茶清调下。

四生散　治肝肾风毒上攻，眼赤痒痛，不时羞明。方见风热

芎劳丸《御药院方》　治远视不明，常见黑花，久服明目。

芎劳　菊花　荆芥　薄荷　甘草各一两　苍术二两，米泔浸

上为末，炼蜜丸如梧子大，每服五十丸，食后茶清下。

荆芥散《三因方》　治肝经蕴热，眼目赤肿。

荆芥穗　当归　赤芍药各一两半　黄连一两

上㕮咀，每服三钱，水一钟，煎三沸，滤去滓，温服或洗。

十全神曲丸《三因方》　明眼目，百岁可读细书，常服有效。

神曲四两　光明朱砂一两　磁石二两，煅，醋重淬

上为末，炼蜜丸，如梧子大，每服二十丸，食后，茶饮下。

黄连丸《本事方》　治肝经风热上攻，眼目涩痛，不可用药

补者。

干熟地黄一两半　黄连　决明子各一两　没药　光明朱砂　甘菊花　防风　羌活　桂心各半两

上为末，炼蜜丸，如梧子大，每服三十丸，食后，熟①水下。

决明子散《济生方》　治风毒上攻，眼目肿痛，或卒生翳膜，或赤涩胬肉，或痒或痛，羞明多泪。

黄芩　甘菊花去枝梗　木贼　决明子　石膏　赤芍药　川芎　川羌活去芦　甘草　蔓荆子　石决明各一两

上为末，每服三②钱，水一钟，姜五片，煎至六分，食后服。

草龙胆散《圣惠方》　治风毒热气攻冲眼目，暴赤瘾涩羞明，及肿痛多眵，迎风有泪，翳膜攀睛，胬肉瘾痛。

龙胆草洗，去芦　菊花去梗　木贼洗净，去节　草决明微炒　甘草炙。各二两　香附子炒，去毛　川芎不见火。各四两

上为末，每服三钱，用麦门冬汤入沙糖少许，调服，食后或米泔调下亦得。

又方《和剂方》　治眼目暴赤肿痛，风毒热气上冲，睛疼连眶，眼眦③赤烂，瘀肉侵睛，时多热泪，及因忿怒逆损肝气，久劳瞻视，风沙尘土入眼涩痛，致成内外障翳等疾。

龙胆草　蒺藜炒，去刺。各六两　茯苓去皮，四两　菊花去枝，五钱　赤芍药八两　防风去芦头　甘草炙　羌活各三两

上用为末，温酒调二钱，食后服。

散热饮子《拔粹方》　治眼暴赤暴肿。

---

① 熟：万历本作"热"。
② 三：万历本作"二"。
③ 眼眦：原作"脸皆"，据万历本改。

防风　羌活　黄芩　黄连

上等分，水一钟半，煎八分，去滓温服，食后。如大便秘，加大黄一两；痛甚，加当归、地黄各一两；如烦躁不眠，加栀子一两。

以上诸方散风热之剂。

石膏羌活散《宣明方》　治久患双目不睹光明，远年近日内外气障风昏暗，拳毛倒睫，一切眼疾。

羌活治脑热头风　密蒙花治羞明怕日　木贼退翳障　香白芷清利头目　干菜子　细辛二味起倒睫　麻子起拳毛　川芎治头风　苍术开郁行气　甘菊花明目去风　荆芥穗治目中生翳　藁本治偏头痛　石膏　黄芩二味洗心退热　甘草和诸药。各等分

上为末，每服一钱至二钱，食后临卧，用蜜水一盏调下，或茶清亦可，日进三服，至十日渐明，至二十日大验，此方医数十余人矣。后人加当归、枸杞子、栀子仁、连翘、柴胡、薄荷叶、防风、天麻、桔梗各等分，为小丸服。

蝉花无比散《和剂方》　治大人、小儿风毒伤肝，或为气攻，一切眼目昏暗，渐生翳膜，及久患头风牵搐，两眼渐渐细小，连眶赤烂，小儿疮疹入眼，白膜遮睛，赤涩癮痛，并治。

茯苓　甘草炙　防风去芦。各四两　川芎　羌活　当归洗焙。各三两　赤芍药十①三两　蛇蜕炙，一两　蒺藜炒，去皮尖，半斤　蝉蜕去头足翅，二两　石决明用盐水煮，研细为粉　苍术去皮炒，十二②两

上为末，每服三钱，食后米泔调服，茶清亦可。忌毒食。

① 十：万历本无此字。
② 十二：万历本作"三"。

明眼地黄丸《和剂方》 治男子妇人肝虚热积，上攻眼目，翳膜遮睛，羞涩多泪，此药多治肝肾两经俱虚，风邪所乘，并治暴赤热眼。

牛膝去芦，酒浸，三两 石斛去苗 生地黄二①两 熟地黄洗焙，一两 防风去芦，四两 杏仁去皮尖，炒去油，研细 枳壳去白，麸炒。各四两。

上为末，炼蜜丸如梧子大，每服三十丸，食前盐汤、温酒任下。

羊肝丸《济生方》 治肝经有热，目赤睛疼，视物昏涩。

羊肝一具，生用 黄连去须，另研为末

上先将羊肝去筋膜，于沙盆内捣烂，入黄连末杵和丸，如梧子大，每服五十丸，熟水送下。《和剂方》用白羊子肝。

上清丸《秘方》 治风热上壅，眼目昏花，迎风冷泪，羞明赤烂。

羚羊角 犀角 黄连 厚朴各一两 牛黄 黄芩 川芎 羌活 蝉退 白芷 菊花 大黄 防风 草决明 地肤子 滑石各五钱 生地黄 熟地黄各七钱 牵牛八钱半

上为末，炼蜜丸如梧子大，每服三五十丸，茶清下食后。

杞苓丸《曾氏家传》 专治男子肾脏虚耗，水不上升，眼目昏暗，远视不明，渐成内障。

白茯苓去皮，八两 真枸杞四两，酒浸 当归二两，酒洗 青盐一两，别研 菟丝子二两，酒浸蒸

上为末，炼蜜丸如梧子大，每服七十丸，食煎，热汤下。

---

① 二：崇祯本作"一"。

导赤散《曾氏家传》 治心脏积热，上攻眼目，两眦浮肿，血侵白睛，羞明洒泪，一切治之。

牛蒡子炒 榆子 槐子炒 生干地黄 黄芩各等分

上为末，每服二钱，食后，麦门冬汤调下。

车前散《曾氏家传》 肝经积热，上攻眼目，逆顺生翳，血灌瞳人，羞明多泪。

密蒙花去枝 甘菊花去枝叶 白蒺藜炒，去刺 羌活 粉草 草决明 车前子各炒 黄芩 龙胆草洗。各等分

上为末，每服二钱，食后，米汤调下。

五味子丸《曾氏家传》 治心肝二经蕴积风邪，并肾脏虚耗，眼目昏暗，或生翳膜。

阿胶蛤粉炒 熟地黄各一两 白茯苓 麦门冬各半两 芍药 五味子 杜仲去皮，姜汁炒断丝。各二两 贝母炒 柏子仁 茯苓①去木 远志去心 人参 百部 防风去芦。各一两

上为末，炼蜜丸如弹子，食前姜汤嚼下一丸。

蔓荆汤《圣惠方》 治劳役，饮食不节，内障眼疾，此方立效。

黄芪 人参各一两 蔓荆子二钱半 甘草炙，八钱 白芍药二钱 黄柏三钱，酒浸，晒四次

上㕮咀，每服五钱，水二盏，煎至一盏②，食后，临卧温服。

助阳和血补气汤《卫生宝鉴》 治眼目发肿热③，白睛红，多眼泪，无疼痛，而瘾涩难开，此服苦寒药太过，而真气不能通九

---

① 茯苓：万历本作"茯神"。
② 煎至一盏：原无，据万历本补。
③ 眼目发肿热：原作"眼发后上热"，据万历本改。

窍，故眼昏花不明，宜助阳和血补气。

防风七分　黄芪二钱　甘草炙，一钱　蔓荆子一钱　当归身半钱
白芷五分　升麻　柴胡各五分

上㕮咀，作一服，水一钟半，煎一钟，临卧通口服。忌风寒及食冷物。

地黄汤《拔粹方》　治眼久病昏涩，因发而久不愈者。

防风　羌活　黄芩　黄连　地黄　当归　人参　茯苓

上等分，为粗末，每服五钱①，水一钟半，煎八分，食后临卧，通口服。

四物龙胆汤《拔粹方》　治目赤暴发作云翳，疼痛不可忍者。

当归　川芎　芍药　地黄各五钱　羌活三钱　草龙胆二钱　防风三钱　防己二钱

上㕮咀，每服八钱，水一钟半，煎八分，食后，通口服。

以上诸方散风热兼补虚之剂。

菊睛丸《和剂方》　治肝肾不足，眼目昏暗，常见黑花，多有冷泪。

枸杞子三两　苁蓉酒浸炒，二两　甘菊花四两　巴戟天去心，一两
《杨氏家藏方》加五味子三两。

上为末，炼蜜丸如梧子大，每服五十丸，食后温酒盐汤下。

加减驻景丸《简易方》　治肝肾气虚，两眼昏暗，视物不见。

车前子炒，一两　熟地黄洗　当归身各五钱　五味子　枸杞子各
一两　菟丝子酒制，半斤　楮实子无翳膜则勿用　川椒炒，出火毒。各
一两

---

①　每服五钱：原无，据万历本补。

上为末，蜜糊丸如梧子大，每服三十丸，温酒盐汤下，食前。

养肝丸《济生方》　治肝气不足，眼目昏花，或生眵泪。

当归去芦，酒浸　车前子酒蒸，焙　防风去芦　白芍药　蕤仁另研　熟地黄酒蒸，焙　川芎　楮实各等分

上为末，炼蜜丸如梧子大，每服七十丸，熟水下，不拘时。

生熟地黄丸　治血虚阴虚，眼目昏花。

生芐　熟芐　玄参　金钗石斛各一两

上为末，炼蜜丸如梧子大，每服五十丸，空心服。

东垣熟干地黄丸　治血少神劳，肾虚，眼目昏黑。

熟地黄一两　生地黄一两五钱　柴胡八钱　天门冬　甘草炙　枳壳　地骨皮　黄连　五味子各三钱　人参二钱　当归身酒浸，焙干　黄芩各五钱

上为末，炼蜜丸如绿豆大，每服百丸，茶清下。

以上诸方补虚之剂。

白龙散《御药院方》　去翳膜，明眼目。

用芒硝五两，取真白如雪者，置销金银锅子内，以新瓦盖，又用熟炭火，用一小砖火内放，先烧砖热，然后下药在锅砖上，四面有火，慢慢熬溶，良久锅内有声，先去顶上火，并瓦锅中觑未沸显清明汁，以铁钳钳出锅，倾药汁在别器中，凝洁如五色者方好。研如极细，入龙脑各等分，用点退下翳，或吹入鼻中，立有神效。

黄连膏《宣明方》　治一切眼目瘀肉攀睛，风痒泪落不止。

黄连半斤　白丁香五升，水一瓶，淘净去土，搅细用　朴硝一斗，以水半瓶，淘净，去土，阴干

上取水入硝、香釜内，熬至七分，淘出，令经宿，水面浮牙

者，取出控干，以纸袋子盛，风中悬至风化，将黄连细末，熬清汁，晒干，硝用猪羊胆和，加蜜点之，效矣。

拨云散《秘方》　点眼中有翳，云膜遮障，近日瘀痛，眼不可点。

硇砂去挟石，研细末　鹏砂　黄丹水飞　青盐　盆硝各五钱　炉甘石半斤，煅七次，入童子小便淬如鸡黄为度，研细末　轻粉一钱　蕤仁六十个，去皮，用白仁，黄色者不用

上为极细末，研无声为度。忌鸡、鱼、一切辛热之物。

碧霞丹《宣明方》　点一切恶眼风赤者。

龙脑　麝香　硇砂各二钱　没药　血竭　乳香　铜青各一钱鹏砂二钱

上为末，滴水和丸，如梧子大，每服一丸，新汲水化开，点之立效。

拨云膏《秘方》

炉甘石　黄丹各一两　川乌七钱半　犀角　乳香　没药　硇砂轻粉各一钱　青盐　血竭　片脑各半钱　麝香　蕤仁各七分半　当归二钱半　黄连一两五钱　蜂蜜一斤　铜绿　鹰条各一钱二分半

上件修合，各如法研细，用白沙蜜十五两，慢火初沸，下黄丹二沸，下炉甘石三沸，下诸药不粘手为度，用瓷盏内热水泡开，热点，不拘时。

卷帘散《杨氏家藏方》　治久新痛，眼昏涩难开，翳膜遮睛，或成胬肉，或暴发赤肿疼痛，并皆治之。

炉甘石四两，碎　黄连六钱，捶碎，用水一碗，煮数沸，除去前滓朴硝五钱，研细

以上先将炉甘石末入甘锅①内，开口煅令外有霞色为度，次将入黄连、朴硝水中浸飞过，候干，又入黄连半钱，水飞过，再候干，次入：

白矾二钱，一钱生用，一半飞过　腻粉另研，一字　黄连末半两　青盐　胆矾各七钱　丁香另研　乳香另研　铅白霜各一字　铜绿七钱　硇砂另研，一字

上为末，同前药和合令匀，每用少许点眼。

以上诸方点攀睛瘀肉之剂。

黄连散《杨氏家藏方》　治肝受风热，眼眩赤烂。

乳香一钱半。另研　黄连去须，半两　荆芥六百穗　灯心一百茎

上咬咀，每服二钱，水二钟，煎一钟，滤去渣，热洗。

光明汤《秘方》　治一切暴眼。

白矾一字　铜绿一钱　杏仁　甘草各一两　干姜三分，俱各捶末

上件用生绢袋盛贮，顿放于瓷器内，以沸汤浸，用纸封盖定，待冷，临卧洗之。

洗眼汤　治暴赤眼。

当归尾　黄连各一钱　赤芍药　防风各半钱　杏仁四个，去皮尖

上用水半钟，将小孩乳汁少许蒸过澄清，点洗，不拘时。

消毒散《御药院方》　治眼赤肿，疼痛不定，兼治疮肿不消。

大黄生，五钱　黄芩　黄柏各一两

上为末，每用生蜜水调药如糊，摊在绯绢花子上，随目赤左

---

①　甘锅：又作"坩埚"。坩埚是用极耐火的材料（如黏土、石墨、瓷土、石英或较难熔化的金属铁等）所制的器皿或熔化罐。明·陶宗仪《辍耕录·枪金银法》："其余金银都在绵上，于熨斗中烧灰，甘锅内镕锻，浑不走失。"万历本、崇祯本均作"沙锅"。

右贴于太阳穴，如干用温水频润。

五黄膏《御药院方》 治目赤。

黄柏一两 黄连 黄芩 黄丹 大黄各半两

上为细末，每一钱，蜜水调成膏，摊绯绢上，随左右眼赤贴于太阳穴。

赤眼方《秘方》

鸡爪黄连① 铜绿半饼 大艾叶

上将黄连、铜绿研末，用净水调膏，摊于瓷器盏内，却将艾揉软为丸，烧艾炮黑，盏内药干，用沸汤泡澄清，以银簪蘸药点之。

炉甘石散《海上方》 治一切目疾，不问得病之因，悉治之。

炉甘石真者半斤，黄连四两，锉如豆大，于银石器中用水二碗煮二次，拣去黄连，取出甘石，细研 片脑二钱半，别研

上二味，同研匀，每用半字，白汤泡，时时洗之，点亦可。

又方《海上方》

炉甘石半两，飞三次，去沙石，另研细② 硇砂 鹏砂各一两 白矾 脑子各半钱 麝香少许

上为极细末，用沸汤泡，点洗俱可。

乳香散 治眼赤肿，疼痛不可忍。

郁金二钱半 盆硝 黄连各一钱 雄黄 乳香 没药 片脑各半钱

上为末，鼻内搐少许，点亦可。

---

① 黄连：万历本、崇祯本此下均注有"三钱"二字。
② 另研细：万历本、崇祯本均无此三字。

复明膏《秘方》　点远年近日杂患，眼目昏花。

黄连一斤，洗净，去须，锉　当归半斤，洗净，擘开股儿　柯子三两，洗净，捶碎　黄柏三两，去粗皮

上四味，用腊水一大桶，瓷器内浸十五日，用铜锅内熬至数十沸，滤去滓，炉甘石半斤，桑柴火煅七次，用前药四味汁蘸七次，如鸡子黄色为用，研极细末，水飞过，鹅梨二十五个，捣烂，用生绢袋滤去滓，黄丹半斤，水飞过，去为①用蜜二斤半，水二升半，葱一把，熬水尽，去滓，猪胰子十五个，择净脂油，用捍草袴一大把，同捣烂泥，生绢袋滤去滓，再过一次，同前药汁下入铜锅内煎熬，欲成稀膏，下后六味：

青盐　盆硝各一两　铜绿研极细末　硇砂　鹏砂　熊胆各五钱

上为极细末，入锅再熬一时，欲成稠膏子，下后四味：

麝香三钱，水研细　龙脑　轻粉　粉霜各二钱。研细

再熬从紧至慢，渐渐微火，熬成膏出锅，入瓷器内盛放土中，埋一个月，去火毒，可用。已后若干时，却用乳汁化开点，每日可点三五十筋。若肿时，歇一二日再点，以效为度。二月九月修合为妙。

珊瑚膏《秘方》　治远年近日不睹光明，一切杂患病眼，五轮不损者，并皆治之。新患眼克日见效，每用皂角子大一块，冷水半钟，鸡子壳少许，于小盏内浸化研开，点眼或洗眼亦得，临卧点用，奇效不可具陈，除内障气眼不治。

紫金膏《秘方》　同珊瑚膏治证，每遇病眼，用药如绿豆许，点眼大角内，点五七遍，看病大小，用此膏与珊瑚膏。方并见片

---

① 去为：万历本同。此二字疑衍。

脑膏

龙胆膏《秘方》 治暴赤眼肿痛，瘾涩难开，怕日羞明，迎风泪出，视物昏花，每用豆许，点眼大角内，少时连点数节①，大有功效，今具药品于后：

玄精石一斤 桂府滑石一斤，俱为细末 黄连 秦皮切细 龙胆草 苦楝根 五味子各用十两 当归 赤芍药 大栀子 蕤仁捣碎杏仁各五两 槐枝二斤。切三寸许 柳枝二斤，切三寸许

玄精石至五味子七味，用大锅盛，水二大桶，煎至一半，去滓，将细生绢滤过，瓷器盛放。又当归至柳枝七味，亦用水二桶，煎至一半，去滓，再将细生绢滤过，亦用瓷器盛放，白沙蜜五斤，先用少油搽锅内，慢火炼蜜紫色为度，将前二次煎成药水，同煎数沸，再用生绢滤过，再熬至一半，入铜锅内，下鹏砂五两，猪胆大者五个，慢火煎，用铁铲不住手搅热成稀膏，除二斤于瓷器内盛放一宿，将上等片脑六钱研细，入药内搅匀，用油纸封固一宿，名为片脑膏。下炉甘石六两、黄丹六两，用水飞过，硇砂九钱，搅盐九钱，盆硝九钱，铜绿九钱，轻粉三钱，粉霜二钱，俱研细，用水一碗，用细生绢滤过，尽入，煎热成三②斤，药内将铁铲不住手搅，慢火再熬成稀膏。又除二斤半用瓷器内盛，放经一宿，再用上等片脑一钱，麝香二钱，研细，入药内搅匀，将油纸封固一宿，名为紫金膏。又以珊瑚半两为粗末，用水一大碗，煎数沸，去滓不用，入前熬成稀膏半斤于内，又下炉甘石二两，黄丹二两，用水飞过，将铁铲不住手搅煎成稠膏，再下上等片脑一

---

① 节：原作"筋"，据崇祯本改。节，量词。
② 三：万历本作"二"。

钱，研细入药内搅匀，于瓷器内盛放，名为珊瑚膏。

修炼炉甘石、黄丹之法：

炉甘石不拘多少，砂器盛顿，木炭火炼通赤，用黄连水蘸七次，水飞，淘澄为泥用之。

黄丹不拘多少，以铁①铫炒②候紫色，用水飞过，淘澄为尘用之。

光明拨云锭子 治远年近日，一切眼疾。

炉甘石一斤，煅过，用黄连半斤，水二碗，煎五七沸，淬七次，止取净末二两 硼砂一两 片脑一钱 海螵蛸二钱 麝香二分 珍珠一钱 血竭三钱 乳香 没药各一钱

上研极细，以后黄连膏子和剂，捏成锭子，净水磨化，点。

剂药黄连膏子

黄连半斤 龙胆草 当归 芍药 大黄 黄柏 黄芩 川芎 生地黄 白芷 防风 木贼 薄荷叶 羌活 红花 菊花各等分

上用水七八碗，浸药三日，煎成膏子，和剂前药成锭子。

开光锭子

炉甘石煅，黄连水淬净末，二两 硼砂五钱 珍珠 片脑各三分 牛黄 雄黄各一钱

上为细末，熬黄连膏为锭子，磨点。

春雪膏

于春天雪冷冻之时，取明净朴硝三四斤，为末，或不拘多少，用黄连、防风、赤芍药、当归尾各五钱，牙皂三个，各锉片，与

---

① 铁：万历本、崇祯本均作"砂"。
② 炒：原作"砂"，据万历本、崇祯本改。

硝拌和，入雪与硝一般多，同拌匀为水，过一宿滤去黄连等药，却将硝雪水用瓦盆或铜盆盛之，于露天净处受霜露之气，其盆弦上自然结成砂，却用乌盆一个，以纸觔垫盆底内，用厚皮纸盛砂于盆内纸觔上，使砂中水气尽渗于纸内，候砂干爽，以瓷器收贮封固。如用，每硝砂一钱，加硼砂半钱，片脑三分，研细点眼。

以上诸方点洗之剂。

广按：眼疾所因不过虚实二者而已，虚者眼目昏花，肾经真水之微也；实者眼目肿痛，肝经风热之甚也。苟实焉，则散其风热；苟虚焉，则滋其真阴；苟虚实相仍，则散风热、滋真阴兼之，夫何眼疾之不瘳哉！此内治之法也。至于久而失调，热壅血凝而为攀睛瘀肉、翳膜赤烂之类，不假点洗外治之法，则何由而全愈乎？盖病情有标本，治法有内外故也。又尝论之，气有余便是火，而散火在于破气，血不足则阴虚，而滋阴在于补血也。常使血能配气，水能制火，则眼疾胡①为而作也欤？

耳聋六十四

《丹溪心法》

耳聋皆属于热，少阳、厥阴热多，当用开痰散风热，通圣散、滚痰丸之类。大病后耳聋，须用四物汤降火；阴虚火动耳聋者，亦用四物汤。因郁而聋者，通圣散内大黄酒煨，再用酒炒三次，后入诸药，通用酒炒。耳鸣因酒过者，大剂通圣散加枳壳、柴胡、大黄、甘草、南星、桔梗、青皮、荆芥，不愈用四物汤妙。耳鸣必用龙荟丸，食后服。气实人槟榔丸或神芎丸下之。聋病必用龙荟丸、四物汤养阴。湿痰者，神芎丸、槟榔丸。耳湿肿痛，凉膈

---

① 胡：原作"故"，据万历本、崇祯本改。

散加酒炒大黄、黄芩、酒浸防风、荆芥、羌活服，脑多麝少。湿加枯矾吹。耳内哄哄然，亦是阴虚。

戴云：亦有气闭者，盖亦是热。气闭者，耳不鸣也。

入方

蓖麻子四十九粒　枣肉十个

上入人乳汁，捣成膏，石上略晒干，便丸如指大，绵裹，塞于耳中。

又方　鼠胆汁，滴入耳中尤妙。

又方　将龟放在漆桌上，尿出用绵渍之，捏入青葱管中，滴入耳中。

【附诸贤论】

王节斋曰：耳鸣证，或鸣甚如蝉，或左或右，或时闭塞，世人多作肾虚治不效，殊不知此是痰火上升，郁于耳中而为鸣，郁甚则壅闭矣，遇此疾但审其平昔饮酒厚味，上焦素有痰火，只作清痰降火治之，大抵此症多因先有痰火在上，又感恼怒而得，怒则气上，少阳之火客于耳也，若是肾虚而鸣者，亦是膀胱相火上升故也，其鸣不甚，其人必多欲，当见劳怯之证。

【附诸方】

犀角饮子《济生方》　治风热上壅，两耳聋闭，内外肿痛，脓水流出。

犀角镑　菖蒲　木通　玄参　赤芍药　赤小豆炒　甘菊花去枝梗。各一两　甘草炙，半两

上㕮咀，每服四钱，水一盏半，生姜五片，煎七分，温服。

清神散　治风气壅上，头目不清，耳常重听。

僵蚕炒，去丝嘴　干菊花各一两　荆芥穗　羌活　木通　川芎

防风各五钱①　木香一钱②　石菖蒲　甘草各三钱

上为末，每服三钱，食后临卧，茶清调下。

复聪汤姚方伯传　治痰火上攻，耳聋耳鸣。

半夏制　陈皮去白　白茯苓去皮　甘草炙　瞿麦　萹蓄　木通
黄柏去粗皮，炒褐色。各一钱

上用水二茶钟，生姜三片，煎至一茶钟，空心、临卧各一服。

凉膈散　治风热上攻耳聋。见温热

通圣散　治风热上攻耳聋。见斑疹

滚痰丸　治热痰、湿痰耳聋。见痰类

神芎散　治湿热、湿痰耳聋。见火类

槟榔丸　治湿热、湿痰耳聋。见燥结③

龙荟丸　治肝火上升耳聋。见胁痛

和剂流气饮　治气闭耳聋。见气滞

内加菖蒲、生姜、葱白同煎服。凡治聋须开郁行气。

六味地黄丸　治阴虚火动耳聋。见补损

内加知母、黄柏、菖蒲、远志。

地黄丸　治劳损耳聋。

熟地黄　当归　川芎　辣桂　菟丝子　川椒炒　故纸炒　白蒺
藜炒　胡芦巴炒　杜仲炒　白芷　石菖蒲各二钱半　磁石火烧，醋淬
七次，研，水飞，一钱二分半

上为末，炼蜜丸，如梧子大，每服五十丸，葱白温酒下。

磁石羊肾丸　治诸般耳聋，补虚开郁，行气散风去湿。

---

① 各五钱：崇祯本无此三字。

② 木香一钱：崇祯本无此药。

③ 燥结：原作"病类"，据万历本改。

磁石三两，火煅，醋淬七次，用葱子一合，木通三两，用水同煎一昼夜，去葱子、木通不用，取净，二两　川芎　白术　川椒去目　肉枣去核　防风　茯苓　北细辛　山药　远志去心　大川乌炮　木香　当归　鹿茸酒浸一宿，炒　菟丝子酒浸，炒　黄芪各一两　肉桂六钱半　熟地黄二两　石菖蒲一两半

上为末，用羊肾两对去皮膜，以酒煮烂，研细，好酒糊丸如梧子大，每服五十丸，空心，温酒下，盐汤亦可。

广按：丹溪云：耳聋皆属于热。而以上二方又用辛热之药，不无使人疑议。殊不知耳聋多属痰火郁结，非磁石之镇坠，川乌之流通，与夫川椒、细辛、肉桂、菖蒲之辛散，则老痰郁火何由而开？耳聋何由而愈哉！虽然耳聋由此而愈，亦为劫剂，后当以通圣散和之可也。

以上诸方内治之剂。

一方　治耳聋久不闻者。

紧磁石一块，如豆大　川山甲烧存性，为末，一字

上用新绵子裹，塞于患耳内，口中含些生铁，觉耳内如风声即愈。

一方　用甘遂末吹入左耳，甘草末吹入右耳，立效。

一方　治耳痛及聋。

用巴豆十四粒研烂，以鹅脂半两溶化，和巴豆末为丸，如小豆大，以绵裹塞耳中。

耳鸣方

草乌烧　石菖蒲

上等分为末，用绵裹塞耳中，一日三度。

耳鸣暴聋方

川椒　石菖蒲　松脂各二钱半　山豆肉半钱

上为末，溶蜡丸，如枣核大，塞入耳。

聍耳方　治风热搏之，津液结聊成核，塞耳。

生肉脂　地龙　釜下墨各等分

上件细研，以葱汁和捏如枣核，薄绵裹入耳，令润即挑出。

红绵散　治聍耳有脓及黄水。

海鳔鮹　枯矾各一钱　麝香一字　干胭脂五分

上为末，用管吹入耳中。

一方

用五倍子焙干一两，全蝎三钱，烧存性为细末，吹入耳中。

一方

用枯白矾一钱，胭脂一字，麝香少许，研细，以绵杖子先辗去耳中脓水，即用别缠杖子送药入耳中。一方加龙骨亦佳。

一方　治耳内脓出或黄汁。

石膏新瓦上煅　明矾枯　黄丹炒　真蛤粉　龙骨各等分　麝香少许

上为末，绵缠竹签拭耳，换绵蘸药入耳。

一方　治耳作脓者。

用甘遂一块如枣核大，以绵裹塞耳中，以甘草口中徐徐嚼下。

耳烂　用贝母研末干掺。

治百虫入耳。

一方用香油灌入耳即出。

一方用鸡冠血滴入耳即出。

一方驴、牛乳最良，灌入耳即出。

治一切虫物入耳门，

用竹管入耳门，以口气尽力吸出最妙。

一方　治冻耳。

用橄榄核烧灰，清油调敷，雀脑亦可。

以上诸方外治之法。

广按：丹溪云：耳聋皆属于热。诚哉斯言！然有左耳聋者，有右耳聋者，有左右耳俱聋者，不可不分经而治也。夫左耳聋者，少阳火也，龙荟丸主之；右耳聋者，太阳之火也，六味地黄丸主之；左右耳俱聋者，阳明之火也，通圣散、滚痰丸主之。何以言之？有所忿怒过度则动少阳胆火，从左起故使左耳聋也；有所色欲过度则动太阳膀胱相火，从右起故使右耳聋也；有所醇酒厚味过度则动阳明胃火，从中起故使左右耳俱聋也。盖左耳聋者妇人多有之，以其多忿怒故也；右耳聋者男子多有之，以其多色欲故也；左右耳俱聋者膏粱之家多有之，以其多肥甘故也。总三者而论之，忿怒致耳聋者为多。丹溪云：厥阴少阳火多，当用开痰散风热。其此之谓乎！

鼻病六十五

《丹溪心法》

酒糟鼻是血热入肺，治法用四物汤加陈皮又云柏皮、红花、酒炒黄芩，煎，入好酒数滴，就调炒五灵脂末同服。《格致论》中于上药有茯苓、生姜，气弱者加黄芪。

又方

用桐油入黄连末，以天吊藤烧灰，热敷之。一云用桐油，入天吊藤烧油熟，调黄连末，拌敷之。

又方

用山栀末，蜜蜡丸，弹子大，空心嚼一丸，白汤下。

治鼻中瘜肉，胃中有食积、热痰流注，治本当消食积。

蝴蝶矾二钱　细辛一钱　白芷半钱

上为末，内鼻中。

治鼻渊

南星　半夏　苍术　白芷　神曲　酒芩　辛夷　荆芥各等分

上末，水调，食后服。

【附诸贤论】

王节斋曰：鼻塞不闻香臭，或但遇寒月多塞，或略感风寒便塞，不时举发者，世俗皆以为肺寒，而用解表通利辛温之药不效，殊不知此是肺经素有火邪，火郁甚，则喜得热而恶见寒，故遇寒便塞，遇感便发也。治法清肺降火为主，而佐以通气之剂，若如常鼻塞不闻香臭者，再审其平素只作肺热治之，清金泻火消痰，或丸药噙化，或末药轻调，缓服久服，无不效矣。此予所亲见而治验者，其平素原无鼻塞旧证，一时偶感风寒，而致窒塞声重，或流清涕者，自作风寒治。

【附诸方】

菖蒲散《御药院方》　治鼻内窒塞不通，不得喘息。

菖蒲　皂角等分

上为末，每用一钱，绵裹塞鼻中，仰卧片时。

增损防风通圣散　治鼻塞不利，肺气不清。

鼠粘子　桔梗　桑白皮　紫菀　荆芥穗三两　甘草生，二两

上㕮咀，每服八钱，水一钟半，姜五片，煎八分，食后温服。

羌活散　治脑有郁热，遇寒鼻塞。见伤风

仙术芎散　治脑有郁热，遇寒鼻塞。见风热

川芎石膏汤 治脑有郁热，遇寒鼻塞。见中风

以上数方治鼻塞之剂。

苍耳散《三因方》 治鼻流浊涕不止，名曰鼻渊。

辛夷仁半两 苍耳子炒，二钱半 香白芷一两 薄荷叶半钱

上为末，每服二钱，葱茶清食后调下。

辛夷散《济生方》 治肺虚为四气所干，鼻肉壅塞，涕出不已，或气息不通，或不闻香臭。

川芎 木通去节 防风去芦 甘草 辛夷仁 细辛洗去土 藁本 升麻 香白芷各等分

上为末，每服三钱，茶清调下。

防风汤 治鼻渊脑热，渗下浊涕不止，久而不已，必衄血。

防风二两半 黄芩 人参 甘草炙 川芎 麦门冬去心。各一两

上为末，每服二钱，沸汤调，食后服。

以上数方治鼻渊之剂。

铅红散 治风热上攻，面鼻生紫赤刺瘾疹，俗乎肺风。

舶舡硫黄 白矾枯。各半两

上为末，黄丹少许染与病人面色同，每上半钱，津液①涂之，临卧再涂，兼服升麻汤下泻青丸，以除病根也。

局方升麻汤

熟半夏 茯苓 白芷 当归各二钱 苍术 干葛 桔梗 升麻各一两 熟枳壳 干姜各半两② 大黄蒸，半两 芍药七钱半 陈皮 甘草各一两半

---

① 津液：万历本作"津调液"。当作"津调"为是。
② 两：万历本作"钱"。

上咬咀，每服五钱，生姜、灯心水煎，食前服。

泻青丸 见中风

白龙丸 治酒糟鼻，并满面紫赤酒刺。

川芎　藁本　细辛　白芷　甘草等分

上为末，每四两，入煅①石膏末一斤，水丸，逐日用此丸末洗面，如澡豆法更罨②少时，方用汤洗去。

又方

用黄柏、苦参、槟榔等分为末，敷以猪脂调，尤妙。

又方

用青黛、槐花、杏仁研敷之。

又方

用杏仁研乳汁敷之。

以上数方治酒糟鼻之剂。

白黄散《简易方》　治鼻齆、瘜肉、鼻痔等症。

雄黄　白矾　细辛　瓜子各等分

上为末，搐入鼻中。

辛夷膏《御药院方》　治鼻生息肉，窒塞不通，有时疼痛。

辛夷叶二两　细辛　木香　木通　白芷　杏仁汤泡，去皮尖研。各五钱用

上用羊髓、猪脂二两，和药于石器内慢火熬成膏，取赤黄色，放冷，入龙脑、麝香一钱为丸，绵裹塞鼻中，数日肉脱即愈。

郁金散 治鼻中生瘜肉。

---

① 煅：崇祯本作"煨"。
② 罨：掩盖，覆盖。

用郁金、猪牙皂角各一两，二味水浸一宿，火煮透郁金为度，去皂角不用，以郁金焙干，再用北细辛半两，麝香、硇砂各一钱，同为末，炼蜜丸，如茶子大，每服一丸，食后，细嚼茶汤咽下。

轻黄散 治鼻中瘜肉。

雌黄①半两　麝香少许　轻粉　杏仁汤泡，去皮尖双仁者。各一钱

上于乳钵内，先研杏仁如泥，余药同研细匀，瓷盒盖定，每有患者不问深浅，夜卧用筋头点粳米大纤鼻中，隔夜一次，半月效。

又方

用狗骨烧灰，加硇砂少许，每用搐鼻中，瘜肉自化。

又方

以胡荽揉烂塞鼻中，一夕自然落出。

又方

用白矾烧为末，面脂和，绵裹塞鼻中，数日瘜肉随药落。

又方

用雄黄一块，如枣，塞鼻中，过十余日瘜肉自落。

以上数方治瘜肉之剂。

口舌六十六

《丹溪心法》

口疮服凉药不愈者，因中焦土虚，且不能食，相火冲上无制，用理中汤。人参、白术、甘草补土之虚，干姜散火之标，甚则加附子，或噙官桂亦妙。一方生白矾为末，贴之极效。或噙良久，以水漱之，再噙。一方治口疮甚者，用西瓜浆水徐徐饮之。冬月

---

① 雌黄：万历本作"雄黄"。

无此，用西瓜皮烧灰敷之。又方，黄连好酒煮，呷下立愈。又方，远志醋研，鹅毛扫患处，出涎。

入方

细辛　黄柏炒，等分，一云黄连

上为末贴之，或掺舌上，吐涎水。如再敷，须旋合之，若合下既久①，无效。

治满口白烂。

荜茇为末，一两　厚黄柏一两

上用柏，火炙为末，醋煎数沸，后调上药，漱涎，再用白汤漱口则愈。

【附诸方】

立效散《端效方》　治唇紧疮疼痛。

诃子肉　五倍子等分

上为末，干贴唇上，立效。

赴筵散《端效方》　治赤白口疮。

黄柏　青黛　密陀僧等分②

上为末，干贴疮。

槟榔散《应验方》　治口疮疼痛，大有神效。

五倍子三钱　寒水石半两，煅　蒲黄　黄丹二③钱半

上为末，每服少许，干贴疮上。

龙石散《和剂方》　治大人小儿上膈壅毒，口舌生疮，咽嗌肿塞，疼痛妨闷，每用少许，掺贴患处，咽津。小儿疮疹毒气攻口

---

① 久：原作“火”，据万历本改。
② 等分：原无，据万历本补、崇祯本补。
③ 二：崇祯本作“三”。

齿，先用五福化毒丹扫，后仍再用此药掺贴，立效。

朱砂一钱半，研用　寒水石煅通赤，三钱二分半　生脑子二钱半，研

上为末，每日三五次用，夜卧掺贴妙。

清金散《端效方》　治大人小儿白口疮急，恶状似木耳。

五倍子去土，四钱　青黛四钱

上为末，好油调贴疮上，咽喉中疮烂，用竹管吹入喉中，有津吐出。

兼金散《三因方》　治热毒生疮于舌。

细辛　黄连各等分

上为末先，以布帛蘸水揩净患处，掺药于上，涎出即愈。

赴筵散《澹寮方》　治口疮疼痛。

五味子嫩者，一两　滑石半两，研　黄柏蜜炒，半两

上为末，每服半钱，干掺疮上，良久便可饮食。

治口疮。张子和方

白矾一①两，枯至半两　黄丹一两，煅红放下，再炒紫色为度

上为末，掺于疮上即愈。

一方　治茧唇。

用黄柏一两，去粗皮，以五倍子二钱，密陀僧、甘草各少许，三味为末，水调，敷在黄柏上，炙三五次，药末尽为度。后将黄柏切作片子，临卧时贴于患处，天明则愈。

一方　治烂疳疮。

用橄榄烧灰存性为末，先用米泔水洗净，后掺上药。

---

① 一：万历本作"二"。

一方　治舌肿。

用百草霜为末，以好醋调敷，立效。

柳花散　治口舌生疮。

玄胡索一两　黄连　黄柏各半两　密陀僧三钱　青黛二钱

上为末，敷贴口内，有津即吐。

以上诸方治标之剂。

升麻散《济生方》　治上膈壅毒，口舌生疮，咽喉肿痛。

甘草生用，五钱　升麻　赤芍药　人参　桔梗　干葛各一两

上咬咀，每服四钱，水一钟半，姜五片，煎八分，温服。

泻黄饮子《济生方》　治风热蕴于脾经，唇燥折裂，口舌生疮。

白芷　升麻　枳壳去白，炒　黄芩　防风去芦①　半夏汤洗　石斛各一两　甘草炙，半两

上咬咀，每服四钱，水一盏，姜五片，煎七分，温服。

黑参丸　治口舌生疮，久不愈。

黑参　天门冬　麦门冬去心。各炒一两

上为末，炼蜜丸如弹子大，每用一丸，绵裹噙化，咽津。

增损如圣散　治上焦热壅，口舌生疮。

桔梗二两　甘草炙，一两半　防风半两　枳壳制，二钱半　黄芩一两

上为末，每服三钱，水煎，食后服。

以上诸方治本之剂。

广按：口舌证中治标之剂已静，而治本之剂稍略，宜于火类、

---

① 去芦：崇祯本无此二字。

五五一

风热类之中选而用之。

牙齿六十七

《丹溪心法》

牙痛，梧桐泪为末，少加麝香擦之。牙大痛，必用胡椒、荜茇，能散其中浮热，间以升麻、寒水石，佐以辛凉，荆芥、薄荷、细辛之类。又方，用清凉药便使痛不开，必须从治，荜茇、川芎、薄荷、荆芥、细辛、樟脑、青盐。

治牙痛甚者。

防风　羌活　青盐入　细辛　荜茇　川椒①

上为末，揩龂。

又方

南星为末，霜梅五个，取其引涎，以荆芥、薄荷散风热，青盐入肾入骨，擦龂。

又方

蒲公英烧灰　香附米　白芷　青盐各等分②

上为末，擦龂。

治阴虚，牙出鲜血，气郁。

用四物汤加牛膝、香附、生甘草、侧柏。

蛀牙。

芦荟、白胶香塞蛀孔中。

阳明热而牙痛。

大黄、香附各烧灰存性为末，入青盐少许，不时擦牙上。

---

① 椒：万历本此下有"各减半"三字。
② 各等分：原无，据万历本补。

固齿。

用羊胫骨烧灰存性二钱，当归、白芷、猪牙皂角、青盐各一钱，为末，擦①牙上。

刷牙药。

烧白羊骨灰一两，升麻一两，黄连半钱，擦用。

【附诸贤论】

王节斋曰：牙床肿痛，齿痛动摇，或黑烂脱落，世人皆作肾虚治，殊不知此属阳明湿热，盖齿虽属肾而生于牙床，上下床属阳明、大肠与胃，犹木生于土也。肠胃伤于美酒厚味、膏粱甘滑之物，以致湿热上攻，则牙床不清而为肿为痛，或出血，或生虫，由是齿不得安而动摇、黑烂、脱落也，治宜泻阳明之湿热，则牙床清宁而齿自然安固矣。

【附诸方】

血竭散《应验方②》　牢牙定痛，治齿根注，复连腮骨疼痛，久而不愈者。

血竭　石胆　乳香　五灵脂　密陀僧各等分

上研令匀，每用一字，以指蘸贴牙病处，候少时，荆芥汤漱。

立效散《御药院方③》　治牙疼不可忍。

百草霜细研　沧盐研。各一钱　麝香净研　乳香研细④。各半钱

上件一处再研匀，每用少许，口噙，温水随牙疼一边鼻内搐之，用无时尤妙。

---

① 擦：原作“格”，据万历本、崇祯本改。
② 方：原无，据万历本补。
③ 院方：原无，据万历本补。
④ 细：原作“和”，据万历本改。

一方

用苍耳草、细辛、芫花、小麦、川椒各等分锉碎，水煎，时时噙漱，吐去药，不可咽下。又细辛、芫花二味擦漱尤妙。

青龙散《御药院方》 治阳明经风热，齿龈肿痛。

香白芷　川芎　盆硝　细辛各半两　青黛三钱　薄荷叶二钱

上为末，以指蘸药擦牙肿处，吐津，误咽不妨。

宣牙膏《御药院方》 治齿牙动摇不牢，疼痛不止，龈肉出血。

麝香一字　龙骨　定粉别研。各二钱半

上二味为细末，后入麝香匀，用黄腊一两，瓷盏内溶开，入药于内，搅匀放冷，取出熨斗烧铺纸内药摊之匀薄，每用剪作纸条儿，临卧于齿患处、齿龈间封贴一宿，至次日早晨取出，药每夜用之，此半月消牙齿肿，忽生龈肉，治疳蚀，去风邪，牢牙齿，大有神效。

梧桐泪散《御药院方》 治牙齿龈肿闷，宣露血出。

梧桐泪　川芎　细辛　白芷各半钱　生地黄一钱　青盐二分
寒水石烧熟，二钱

上件同为细末，每用涂贴患处，吐涎误咽不妨，无时，日五七次。

露蜂房散《御药院方》 治牙齿疼痛，经验神效。

露蜂房炒黄　细辛各二钱半　大戟七钱半　防风一钱二分半

上㕮咀，每服五钱，水一钟，煎七分，去滓，热漱冷吐无时。

消毒散《御药院方》 治齿龈并口唇生疮肿痛。

晚蚕蛾　五倍子　密陀僧各一钱

上为细末，每用少许，干敷疮上，有津吐出。

开关散《应验方》 治牙关紧急不开，因风热攻注牙齿。

川芎　薄荷　盆硝　白芷　全蝎各一钱　僵蚕　天麻各半钱
细辛一钱

上为末，每用少许，以指蘸药满口擦牙龈上，噙半时，用温水漱吐。

太和散《御药院方①》　治牙齿动摇，龈肉浮肿，虫𧏾②发痛。

梧桐泪　白茯苓　生地黄各半钱　川芎　香白芷　升麻各三分
华阴细辛三分　麝香半分　青盐一分　牙皂烧存性，二分

上为末，青盐、麝香另研，拌匀，每用药少许，指蘸药擦牙病处，常用去痌牢牙，定疼止痛。

消风定痛散《应验方③》　治牙齿疼痛，风热攻注，龈肉肿闷。

荆芥四钱　白芷　防风　细辛　全蝎　升麻　川芎各二钱　胆
矾三分　朴硝　青黛各八分

上为末，每用一指蘸药擦于牙上，噙半时，有津吐出。

赴筵散《和剂方》　治风牙虫牙攻痒疼痛不可忍者。

良姜去芦　草乌去皮　细辛去土叶　荆芥去梗。各等分

上为末，每用少许于痛处，擦之有涎吐出，不得吞咽，良久用盐汤灌漱，其痛即止。用腐炭末一半根，常使擦牙。

细辛散《和剂方》　治风虫牙疼，或牙龈宣烂，腮颔浮肿皆治。

荆芥去梗，一两　缩砂半两　细辛二两　川椒去目炒　白芷二两
鹤虱　牙皂　荜茇各半两　草乌一两

---

① 院方：原无，据万历本补。

② 𧏾（zhòng 中）：虫咬；虫咬过的。唐·冯贽《云仙杂记》："晚年衰惫，齿皆𧏾齼。"

③ 方：原无，据万历本补。

上为末，每用少许，于痛处频频擦之，有涎吐出，仍用盐汤漱。

丁香散《御药院方①》 治牙齿疼痛。

丁香 荜茇 蝎梢 大椒各等分，为末

擦法同前。

定痛散《御药院方》 治牙风疼痛立效。

细辛生，半两 草乌生，一两 全蝎半两 乳香二钱

上为末，每用少许，擦牙痛处，引涎吐之，须臾以盐汤灌漱即止。

雄黄定痛膏《杨氏家藏方》 治牙齿疼痛。

盆硝三钱 雄黄一钱，别研 细辛二钱 大蒜二枚② 牙皂四挺，重二钱

上为末，同大蒜一处捣为膏，丸如梧子，每用一丸，将绵子裹药，左边牙痛放在左耳，右边牙疼放在右耳内，良久痛止，取出药丸，可治数人，亦皆治之。

一方 治一切牙痛。

川升麻 当归 川郁金 细辛 荜茇 白芷 荆芥各等分

上为末，用瓦合子贮之，紧闭合口，勿令泄气，每用少许，揩在牙痛处，以温荆芥汤灌漱，立效。

一方 治牙疼。

鹤虱 细辛 白芷 甘松各五分③

上为末，拭牙上，或煎汤噙漱，立效。

---

① 院方：原无，据万历本改。

② 二枚：万历本作"一头"。

③ 各五分：万历本无此三字，崇祯本作"各等分"。

一方 治风牙疼。

防风　麻黄　生地黄各一两　芫花　蜂窝各五钱　花椒三钱　浮麦一把

上为粗末，入葱白三根，同水煎热漱，不可咽下。

一方 治虫牙疼不可忍者。

用汉椒为末，以巴豆一粒研成膏，饭丸如蛀孔大，绵裹安于蛀孔内，立效。

荜茇散 治风蚛牙痛。

荜茇二钱　蝎梢　良姜各一钱　草乌去皮尖，五分

上为末，以指蘸药擦于患处。

一方 取疼牙落不犯手。

草乌　荜茇各半两　川椒　细辛各一两

上为末，每用少许，擦于患牙处，其牙自落。

以上诸方外散，治标之剂。

独活散《御药院方》　清头目，发散风热，治阳明经不利，邪毒攻注，牙齿龈肉虚浮，宣露裉下，动摇发痛，又治偏头痛，渐渐攻注眼目，或发疼痛，视物不明，其药功效不可具述。

川芎　独活　羌活　防风各一钱六分半　细辛七分　薄荷　生地黄　荆芥各一钱

上为粗末，作一服，水二钟，煎一钟，去滓温服，食后，日进三两服愈。

上清防风散《御药院方》　治上焦不利，风热攻冲，气血郁滞，牙齿闷痛，龈肉虚肿，鼻塞声重，头目昏眩，并皆治之。

防风　细辛去苗叶　薄荷叶各二钱半　川芎一钱七分　独活去芦头　荆芥穗　天麻　甘草炙　白檀　白芷各一钱二分半　片脑一分五厘

上同为细末，入脑子再研匀细，每服二钱，淡茶清调匀，稍热漱冷吐，不拘时，如觉头昏目痛，牙齿肿闷，用热茶清调三钱，食后服。

甘露饮子《御药院方》　治男子妇人胃中客热口气，齿龈肿闷宣露①，心中多烦，饥不欲食，嗜卧，及咽喉中有疮，并皆治之。

黄芩　天门冬　枇杷叶　甘草　枳壳　麦门冬　生干地黄　山茵陈　石斛　熟地黄各等分

上为粗末，每服五钱，水一大钟，煎至七分，去滓温服，食后。若齿龈宣露肿闷，煎药热漱之，极验。

败毒散《御药院方》　治风热攻注，牙齿疼痛，久而不愈。

细辛五分　薄荷叶一钱半　地骨皮五钱　荆芥穗三钱半

上为粗末，每服七钱，水二钟，煎至一钟，去滓，温漱冷吐，煎服尤妙。

地骨皮散《应验方》　治牙齿虚热，气毒攻冲，龈肉肿痛，口舌生疮，此药如神。

柴胡四钱　地骨皮三钱　薄荷二钱

上㕮咀，作一服，水一钟半，煎至一钟，去滓，热漱冷吐，煎服愈好。

升麻散《御药院方》　治牙齿疼痛，生龈肉，去热毒，解外风寒。

防风去苗　当归　升麻各二钱　藁本去苗土　甘草炙　白芷　细辛　芎劳各一钱　木香半分

上件捣罗为散，于乳钵中研细，涂贴。齿龈粗者，以水二钟，

---

① 露：原作"密"，据万历本改。

药五钱，煎至七沸，去滓，热漱冷吐。秋冬牙痛用此煎服，解散最妙。

地黄散《御药院方》 治风热攻注阳明，牙痛龈肿，或血出宣露。

生地黄一钱半 防风 细辛 薄荷叶 地骨皮 藁本各一钱 芮草叶① 荆芥穗 当归各半钱

上同为粗末，作一服，水一钟半，煎至一钟，去滓，微热漱口冷吐之，煎服尤妙。

玉池散《御药院方》 治牙痛或动摇不牢。

地骨皮 白芷 升麻 防风 细辛 川芎 槐花 当归去芦头 藁本去土 甘草生②。各一钱

上为粗末，作一服，水一钟半，煎至一钟，去滓，温热漱口，冷则吐之，煎服尤妙。张龙图去地骨皮，加独活，治牙流脓血，变骨膌风者，及骨已出者，俱效。

以上诸方内消治本之剂。宜于火类、风热类选用。

血竭散《应验方》 治牙疳并恶疮不差，如神。

寒水石烧熟，四两，细研 龙骨一两 蒲黄二两 血竭五钱 枯白矾一两

上为末，每用少许，贴在疮口上，纸封贴。

槟连散《应验方》 治牙齿疳蚀，口生疮，立效。

寒水石烧熟，一两，细研 蒲黄五钱 黄丹五钱

---

① 芮草叶：何首乌又名"芮草"，何首乌叶具有治疮肿、疥癣、瘰疬的作用。

② 生：此下原衍"俱"字，据崇祯本删。

上为末，每用少许，干贴疮上，噙少①时，吐出。

一方 治走马牙疳。

黄柏　藜芦　石膏　铜青　胆矾　麝香少许　龙骨病急多用，病轻少用

上以火焙，存性为末，每用五分，擦于患处。

一方 治牙疳。

青黛三钱　铜绿　晋矾　黄柏　藜芦　枯白矾　人言用红枣十枚，去核，各分入内，以火煅作灰用　芒硝各二钱　麝香半钱　轻粉四十九贴　黄连二钱

上为末，后入轻粉、麝香研匀，少许擦患处。

一方

五倍子炒焦，一两　铜青　明矾各一两　麝香少许

上研末，先以盐醋汤洗患处，拭干，掺药于上。

以上诸方治疳之剂。

固齿茯苓散《应验方②》　牢牙齿，固密，不生疳疾。

龙骨　寒水石烧熟　升麻　香白芷　茯苓各一两　细辛　青盐各二③钱　石膏四两　麝香半钱　石燕子大者半对，火烧醋淬七次

上为末，每日早晨以指蘸药擦牙，后用温水漱口吐出。

白牙药《御药院方》　治牙齿黄黑不莹净。

零陵香　白芷　青盐　升麻各二钱半　石膏细末，一两　细辛一钱　麝香半钱，另研　砂锅细末，一两

上除砂锅、膏、香三味外，五味同为细末，加上前三味共八

---

① 少：万历本、崇祯本均作"多"。

② 方：原无，据万历本补。

③ 二：崇祯本作"三"。

味调匀，再研，每日早晨以指蘸药擦牙，后用温水漱口吐出。

土蒺藜散《御药院方》 治牙齿疼痛，龈肿动摇，常用擦漱固齿。

土蒺藜去角生用，不以多少

上为粗末，每服五钱，淡浆水半碗，煎至七八沸，去滓，入盐末一捻，带热时时漱之，别无所忌。然虽药味不众，盖单方之药取效急速。兼《神仙秘旨》云：若人服蒺藜一年已后，冬不寒夏不热；服之二年，老者复少，发白复黑，齿落重生；服之三年，轻身长生。今虽不作汤散服饵，久而漱之，其验亦同。

沉香白牙散《御药院方》 揩齿莹净令白，及治口臭。

沉香 麝香各五分 细辛 升麻 藁本 藿香叶 甘松 白芷各一钱二分半 石膏一两 寒水石一两

上为末，每日早晚揩牙。

齿药方《三因方①》 西狱莲花峰神传。

猪牙皂角及生姜，西国升麻熟地黄，木律旱莲②槐角子，细辛荷蒂要相当。青盐等分同烧毁，研细将来使最良，揩齿牢牙髭鬓黑，谁知世上有仙方。

上用新瓦罐盛药，合口，以麻缚定，盐泥固济，日干。穿一地穴，先放新砖，后放药，以罐口向下，用炭火烧令青烟出，稍存性，去火，经宿取为末，每用擦牙，温水漱去。一方旱莲作黄连。

一方 固齿乌髭鬓。

母丁香 沉香各半两 石燕子一双，火煅醋淬七次 龙骨一钱 海

---

① 方：原无，据万历本补。
② 莲：原作"逢"，据万历本、崇祯本改。

马一双，酥炙　茴香一两　生地黄二两　麝香二钱　青盐半两

上为末，每用一撮，空心，擦牙缝，噙片时，温水漱去。

羌活散《应验方》　漱牙药，去风止痛。

薄荷　羌活二钱　大黄一钱

上用水二钟，煎至一钟，去滓，温漱，冷吐之，咽亦无妨。

以上诸方固齿之剂。

广按：牙痛之证，其人肠胃素有湿热，上出于牙龈之间，适被风寒或冷饮所郁，则湿热不得外达，故作痛也。其病情有标本之分，所用药有温凉之异，何则？牙痛之证，寒是标，故外擦漱之药宜辛温，以散寒开郁；热是本，故内服饵之药宜辛凉，以散热清中。如此则内外交攻，标本两治，其病岂有不愈者乎！

卷之十三

燥　门

消渴六十八

《丹溪心法》

消渴，养肺、降火、生血为主。分上中下治。三消皆禁用半夏，血虚亦忌用。口干咽痛，肠燥大便难者，亦不宜用。汗多者，不可用。不已必用姜监制。消渴若泄泻，先用白术、白芍药炒为末，调服后却服前药。即诸汁膏。内伤病退后，燥渴不解，此有余热在肺经，可用参、苓、甘草少许，生姜汁调冷服，或以茶匙挑姜汁与之，虚者可用人参汤。天花粉，消渴神药也。上消者，肺也，多饮水而少食，大小便如常；中消者，胃也，多饮水而小便赤黄；下消者，肾也，小便浊淋如膏之状，面黑而瘦。

入方

黄连末　天花粉末　人乳汁又云牛乳　藕汁　生苄汁

上后二味汁为膏，入前三味搜和，佐以姜汁和蜜为膏，徐徐留舌上，以白汤少许送下。能食者，加软石膏、瓜蒌根。

【附诸贤论】

刘河间《宣明论》曰：燥干者，金肺之本，燥金受热化而成燥涩也。兼火热致金衰耗液而损血，郁而成燥者，由风能胜湿，热能耗液。故经云：风、热、火同阳也，寒、湿、燥同阴也。又燥湿小异也。金燥虽属秋阴，而其性异于寒湿，而反同于风热火也。又加大便干涩，乃大肠受热化成燥涩。经云：诸涩枯涸。又如瘫痪中风，皆因火热耗损血液，玄府闭塞，不能浸润，金受火郁，不能发声。经云：肺主声。肢痛缓①戾者，风热湿相致而遂以偏枯，语音涩，手足不随也。然中寒吐泻亡液而成燥，亦以鲜矣。亦有寒湿相郁，荣卫不能开发贯注，多成偏枯。经曰：诸涩枯涸，干劲皴揭，属于燥也。又如胃膈瘅热，烦满，饥不欲食，或瘅，或消中善食而瘦，或燥热郁甚而成消渴，多饮而数小便，狂阳心火燥，其三焦肠胃燥涩拂郁而水液不能宣行，则周身不得润泽，故瘦悴黄黑也，而燥热消渴，然虽多饮，亦其水液不能浸润于肠胃之外，汤不能止而便注为小便多出，俗未明，妄为下焦虚冷，误人多矣。及夫周身热燥郁，故变为雀目，或内障、痈疽、疮疡，上为咳嗽喘，下为痔痢，或停积而湿热内甚，不能传化者，变为水肿腹胀也。世传消渴病及消瘦弱，或小便有脂液者，为消肾也，此为三消病也。消渴、消中、消肾，经意皆云热之所致也。

【附诸方】

东垣曰：膈消者，以白虎加人参汤治之；中消者，以调胃承气汤、三黄丸治之；下消，以六味地黄丸治之。

人参石膏汤即白虎加人参汤　治膈消，上焦燥渴，不欲饮食。

人参半两　石膏一两二钱　甘草四钱　知母七钱

东垣加黄芩、杏仁。

上㕮咀，每服一两，水二盏，粳米一撮，煎至一盏，去滓，通口服，无时。

清心莲子饮　治心经蕴热作渴，小便或赤涩，或浊②。

---

① 缓（ruǎn 软）：收缩。《广雅》："缩也。"
② 浊：万历本此下有"淋"字。

黄芩　麦门冬　地骨皮　车前子　甘草各三钱　莲子　茯苓
黄芪　柴胡　人参各三钱半

上㕮咀，水煎服。

六神汤《三因方》　治三消渴疾。

枇杷叶　瓜蒌根　干葛　莲房　甘草　黄芪各等分

上㕮咀，每服四钱，水一盏，空心，煎服。小便不利加茯苓。

地黄饮子《简易方》　治消渴咽干，而亦烦躁。

人参去芦　生干地黄洗　熟干地黄　黄芪蜜炙　天门冬去心
麦门冬去心　泽泻　石斛去根，炒　枇杷叶去毛，炒　枳壳去穰，麸炒
甘草炙。各等分

上㕮咀，每服三钱，水一盏，煎七分，食后温服。

朱砂黄连丸《秘方》　治心虚蕴热，或因饮酒过多，发为
消渴。

朱砂二两，别研　宣连三两　生地黄二两

上为末，炼蜜丸，如梧桐子大，每服五十丸，灯心枣子汤
送下。

乌梅五味子汤《大成》　专治消渴，生津液。

五味子　巴戟酒浸，去心　百药煎　乌梅　甘草各等分

上㕮咀，每服四钱，水一盏，空心，煎服。

补肾地黄丸《秘方》　降心火，益肾水，治消渴，除骨蒸，壮
筋骨，明眼目。

生地黄半斤，酒浸二日，蒸烂研膏，与柏拌，晒干　鼠芩一两①　白

---

① 　两：万历本、崇祯本此下均有"酒炒"二字。

茯苓四两　黄柏一斤，锉，同地黄晒干　当归酒洗　枳壳①　麦门冬一两，去心　熟地黄酒浸　天门冬②　拣参③　甘菊花各二两　生芩一两

上为末，滴水丸如梧子大，每服七十丸，空心，盐酒下。

麦门冬饮子《宣明方》　治膈消，胸满烦心，津液短少，消渴。

五味子　知母　甘草炙　瓜蒌仁　人参　干葛　生地黄　茯神各一两　麦门冬二两，去心

上㕮咀，每服一两，水二盏，竹叶十四片，煎一盏，温服。

川黄连丸　治消渴。

川黄连五两　天花粉　麦门冬去心。各二钱半

上为末，生地黄汁并牛乳夹和捣丸，梧子大，服三十丸，粳米汤送下。

玉泉丸　治烦渴口干。

麦门冬去心　人参　茯苓　黄芪半生半蜜炙　乌梅焙　甘草各一两　瓜蒌根　干葛各一两半

上为末，蜜丸弹子大，每一丸，温汤嚼下。

甘露汤《经验方》　治烦渴口干。

百药煎　白干葛各三钱　乌梅　五味子　天花粉各二钱　甘草半钱

上㕮咀，水煎服。

又方《经验方》　《经验》止渴及除泻后烦渴，常服调中和气。

---

① 枳壳：万历本、崇祯本此下均注有"去穰"二字。
② 天门冬：万历本、崇祯本此下均注有"去心"二字。
③ 拣参：万历本此下注有"去芦"二字。

茯苓　人参各五钱　干葛一两　藿香　木香　甘草各一钱半

上㕮咀，每服一两，水二盏，煎至一盏，去渣通口服，加滑石亦可。

栝蒌汤《经验方》　治消渴小便多。

用栝蒌根薄切，炙，五两，水五升，煮取四升，随意饮。

栝蒌丸

用栝蒌根薄切，用人乳汁拌蒸，竹沥拌晒，为末，炼蜜为丸，如弹子大，嚼化，或丸如绿豆大，每服一百丸，米饮下。

忍冬丸　治消渴，既愈之后，须预防发痈疽之患。

用忍冬草不以多少，根茎花叶皆可用，置瓶罐内，用无灰好酒浸，以糠火煨一宿，取出晒干，入甘草少许，碾为细末，以所浸酒打面糊为丸，如梧子大，每服一百丸，不拘时，温酒、米饮任下。

一方　用忍冬草水浸煎服。

黄芪六一汤　治诸虚不足，胸中烦悸，常消渴，或先渴而欲发痈疽，或病痈疽而作渴，并宜服之。见盗汗①

大黄甘草饮子《宣明方》　治男子、妇人一切消渴不能止者。

甘草大粗者，四两，长四指，打碎　大黄一两半，锦纹者　大豆五升，煮三沸，另淘苦水再煮

上三味，用井水一桶，将前药同煮三五时，如稠糊，水少更添，豆软，于盆中放冷，令病人食豆，渴饮汤汁，无时候，食尽，如渴燥止罢不止，再煮前药，不三次病即去矣。

以上诸方治上消之剂。

---

①　见盗汗：原无，据万历本、崇祯本补。

调胃承气汤　三黄丸俱见火类

顺气散《拔粹方》　消中暑，热在胃而能饮食，小便黄赤，以此下之，不可多利，微微利至不饮食而愈。

厚朴姜制，一两　大黄四钱　枳实一钱

上㕮咀，水二盏，煎至一盏，去滓，通口服，无时。

人参白术汤《宣明方》　治胃膈瘅热烦满，饥不欲食，瘅成为消中，善食而瘦，燥热郁甚，而成消渴，多饮而数小便。兼疗一切阳实阴虚，风热燥郁，头目昏眩，中风偏枯，酒过积毒，一切肠胃燥涩，倦闷壅塞，疮疥麻痹，并伤寒杂病，产后烦渴，气液不得宣通。

人参　白术　当归　芍药　大黄　山栀子　荆芥穗　薄荷　桔梗　知母　泽泻各半两　茯苓去皮　连翘　瓜蒌根　干葛各一两　甘草二①两　藿香叶　青木香　官桂各二②分，即二钱半是也　石膏四两　寒水石二两　滑石半斤

上为细末，每服抄五钱，水一茶盏，入盆硝半两，生姜三片，煎至半盏，绞汁入蜜少许，温服，渐加至十余钱，得脏腑流利取效。如常服以意加减，兼服消痞丸散，以散肠胃结滞，湿热内甚自利者，去了大黄、芒硝。

消痞丸《宣明方》　治积湿热毒甚者，身体面目黄，心胁胀满，呕吐不能饮食，痿弱难以运动，咽嗌不利，肢体焦烂，眩悸膈热，坐卧不宁，心火有余而妄行，上为咳血、衄血，下为大小便血，肠风痔漏，三焦壅滞，闷痹，热中消渴，传化失常，小儿

---

① 二：万历本、崇祯本均作"三"。
② 二：万历本、崇祯本均作"一"。

疳积热。

黄连　干葛各一两　黄芩　大黄　黄柏　栀子　薄荷　藿香
厚朴　茴香炒。各半两　木香　辣桂各二钱半　青黛一两，研　牵牛
二两

上为细末，滴水丸如小豆大，每服十丸，新水下，温水亦得。
小儿丸如麻子大，病本湿热内甚，本自利者，去大黄、牵牛。忌
发热诸物。

黄连猪肚丸《三因方》　治强中消渴。

黄连去须　梁米　瓜蒌根　茯神各四两　知母　麦门冬去心。各
二两

上为末，用大猪肚一个，洗净，入药末于内，以麻线缝合口，
置甑中，炊极烂取出药，别研，以猪肚为膏，再入蜜搜和前药，
杵数千下，丸如梧桐子大，每服五十丸，人参汤下。一方加人参、
熟芐。《济生》除知母、梁米，用小麦。

加味钱氏白术汤《直指方》　治消中，消谷善饥。

人参　白术　白茯苓　甘草炙　藿香叶一两　枳壳去穰，麸炒。
各①半两　干葛二两　木香　北五味　柴胡各半两

上㕮咀，每服三钱，水一盏，煎服。

五豆汤《瑞竹方②》　能解酒毒，止消渴，能发小儿豆疹不出，
并解发渴之证，后成疮痍者。

黑豆　黄豆　绿豆　青豆　赤小豆各五升③　干葛一斤　甘草一

---

① 各：崇祯本无此字。
② 方：原无，据万历本补。
③ 升：万历本作"钱"。

斤　贯众半升①

上前药俱不锉，用水五斗五升，腊八日用大锅熬至熟，滤出豆汁，令以瓷瓮盛之，箬叶纸重封，春夏月开用，酒后渴随意饮，大人渴后或成疮疡，小儿豆疮不出，皆可饮，最妙。

灸法《秘方》　近世医者不审病症从何而得，不明虚实，每以补药投之，遂致不救，可惜也。殊不知瘅者乃积热也，复以热药与②之，是乃失之，若服补药，则寸口脉芤，其人下热，则不可治也，甚者吐血而死。有灸法甚妙，令病人竖其两手，剪去中指甲，于两手中指头上各灸一炷，如大豆，令两人发火，仍令两人吹去各指尖上艾焙，其火必爆，再用艾焙两个，两脚二处太冲脉上亦依前法，两人发火吹之，亦爆，高五六寸，四个艾焙，有四个小孔处，此其验也。其人立饮食，黄色遂退，更先灸百会穴一焙，如前法吹之，万不失一也。

以上诸方治消中之剂。

六味地黄丸见补损

八味丸加减　治心肾不交③，消渴引饮

本方减附子，加五味子。方见补损

玄菟丹《和剂方》　治肾水枯竭，津液不生，消渴诸证。

菟丝子酒浸，研，焙干末，十两　白茯苓三④两，去皮净　干莲肉酒浸，三两　五味子酒浸，焙，半两

上为末，别研山药末六两，将浸药，余酒更添，煮糊搜和捣

---

① 升：万历本、崇祯本均作"斤"。
② 与：原作"异"，据万历本改。
③ 交：万历本、崇祯本均作"足"，义胜。
④ 三：万历本作"二"。

数千杵，丸如梧桐子大，每服五十丸，米汤空心下。梦遗、白浊服之亦好。

鹿茸丸《三因方》　治失志伤肾，肾虚消渴，小便无度。

鹿茸去毛，炙，七钱半　麦门冬去心，二两　熟地黄　黄芪　五味子　鸡肶胵麸炒　肉苁蓉酒浸　山茱萸　破故纸炒　牛膝酒浸　人参各七钱半　茯苓　地骨皮　玄参各五钱

上为末，蜜丸，如梧桐子大，每服三十丸，米汤下。

加减肾气丸《济生方》　治肾气不足，心火上炎，口舌干燥，多渴引饮，肌①体损瘦，并宜服之。

山茱萸肉　白茯苓去皮　牡丹皮去心　熟地黄酒蒸　五味子　泽泻　鹿角镑　山药炒。各一两　官桂不见火　沉香不见火。各半两

上为末，炼蜜丸，如梧桐子大，每服七十丸，盐汤米饮任下。弱甚者，加附子半两，兼进黄芪汤。

人参散《宣明方》　治消肾善饮，而食后小便数弱者。

人参　砂仁各三钱　白术　泽泻　瓜蒌　桔梗　栀子　连翘各半两　葛根　黄芩　大黄　薄荷　白茯苓各一两　甘草一两半　石膏一两半　滑石　寒水石各三两

上为末，每服五钱，水一盏，煎至七分，入蜜少许，再煎三二沸，去滓，食前服，食后服消痞丸。

以上诸方治下消之剂。

燥结六十九

《丹溪心法》

燥结血少，不能润泽，理宜养阴。

---

① 肌：原作"服"，据万历本、崇祯本改。

入方 治大肠虚秘而热。

白芍一两半 陈皮 生芐 归身一两 条芩 甘草二钱

上为末，粥丸，白汤下七八十丸，空心服①。

【附脉理】

《脉诀举要》曰：热厥脉伏，时或而数，便秘必难，治不可错。

【附诸方】

润麻丸丹溪秘方 能润血燥，大便不通。

麻子仁 当归 桃仁 生芐 枳壳各一两

上为末，炼蜜丸，如梧子大，每服五十丸，空心，白汤下。

导滞通幽汤 治大便难，幽门不通，上冲，吸门不开，噎塞，不便燥秘，气不得下，治在幽门，以辛润之。

当归身 升麻 桃仁泥各一钱 生芐 熟芐各半两② 甘草炙 红花各三钱

上作一服，水煎，食前调槟榔末五钱，或加麻仁泥一钱，加大黄名当归润燥汤。

润燥汤

升麻 生芐各二钱 归梢 生甘草 大黄煨 熟芐 桃仁泥麻仁各三钱 红花半钱

上除桃仁、麻仁另研作一服，水煎，次下桃仁、麻仁煎，空心热服。

活血润燥丸 治大便风秘、血秘，每常燥结。

---

① 空心服：原无，据万历本补。
② 各半两：万历本作"各五分"，崇祯本作"各半钱"。

当归梢一钱　防风三钱　大黄纸裹煨　羌活各一两　桃仁二两，研如泥　麻仁二两五钱，研　皂角烧存性，一两三钱，其性得湿则滑①，滑则燥结自开

上除二仁另研外，余为末后和匀，蜜丸，梧子大，空心服五十丸，白汤送下，三两服后，以苏子麻仁粥每日早晚食之，大便不致结燥。以瓷器盛之，纸封，毋令见风。

脾约麻仁丸《和剂方》　治肠胃热燥，大便秘结。

厚朴去皮，姜制　芍药　枳实麸炒。各八分　杏仁去皮尖，炒　麻仁另研。各五钱　大黄蒸焙，一两六钱

上为末，蜜和丸如梧子大，每服二十丸，临卧温水下，大便通利即止。

滋肠五仁丸杨氏方　治津液枯竭，大肠秘涩，传导艰难。

柏子仁半两　桃仁　杏仁炒，去皮尖。各一两　陈皮四两，另为末　松子仁一钱二分　郁李仁炒，二钱

上将五仁别研为膏，入陈皮末研匀，炼蜜丸如梧子大，每服五十丸，空心，米饮下。

润肠汤杨氏方　治大便秘涩，连日不通。

麻子仁一钱半②，细研，用水浸，滤去皮，取浓汁　芝麻半盏，微炒，研，水浸，取浓汁　桃仁汤泡，去皮尖，炒黄，研如泥　荆芥穗捣末。各一两

上前药入盐少许，同煎，可以代茶饮之，以利为度。

橘杏丸《济生方》　治老人气秘，大腑不便。

① 滑：此下原衍"涩"，据万历本、崇祯本删。
② 一钱半：万历本、崇祯本均作"一盏半"。

橘红取末　杏仁汤浸，去皮尖。各等分

上为末，炼蜜丸如梧子大，每服七丸，空心，米饮下。此治脉浮昼便难者，如脉沉夜便难，用桃仁、橘红。

紫苏麻仁粥　老人服之能顺气滑大便。

紫苏子　麻子仁

上二味，不拘多少，研烂，水滤取汁，煮粥食之。

润肠丸《济生方》　治发汗过多，耗散津液，大腑秘结。

肉苁蓉酒浸，焙，二两　沉香另研，一两

上为末，用麻子仁汁打糊为丸，如梧桐子大，每服七十丸，空心，米饮下。

搜风顺气丸　治虚老之人大便结燥。方见中风

润肠丸《直指方》　治大便涩闭。

陈皮半两　阿胶炒　防风各二钱半　杏仁炒，去皮尖　枳壳去穰，炒　麻仁各半两

上为末，炼蜜丸如梧子大，每服五十丸，苏子汤、荆芥汤任下。

大黄饮子《圣惠方》　治身热大便不通。

川大黄湿纸裹煨　杏仁去皮尖，炒　升麻　栀子仁　枳壳去穰麸炒。各五钱　生地黄一两　人参　黄芩　甘草各①二钱半

上㕮咀，每服一两，生姜五片，豉二十一粒，乌梅一个，水二盏，煎至一盏，去滓，食前通口服。一方用枳实。

通神散《良方》　治妇人大便不通。

①　各：原无，据万历本补。

大黄　芒硝　桃仁①　郁李仁汤泡，去皮，微炒。各一两　木香半两

上为末，每服二钱，米饮调下，空心，加四物汤二钱尤妙。

火麻仁丸《良方》　治妇人肠胃风结，大便常秘。

火麻子去壳，研膏　大黄炒，二钱　槟榔　木香　枳壳各二②两

上为末，与麻仁研匀，炼蜜为丸，如梧子大，每服三十丸，食前白汤下。

以上诸方治血液枯涸燥结之剂。

调胃承气汤　小承气汤　大承气汤　以上三方治风寒传里，热厥极深，大便燥结，以此下之。方见火类

三和散《和剂方》　治七情之气结于五脏，不能流通，以致脾胃不和，心腹痞闷，大便秘涩。

羌活去芦　紫苏去梗　宣木瓜薄切，焙　沉香各一两　木香　白术　槟榔各七钱半　芎藭三两　甘草炙　陈皮各七钱半　大腹皮一钱

上㕮咀，每服五钱，水一盏，煎六分，不拘时服。

枳壳丸《济生方》　治肠胃风气壅盛，大便秘实。

枳壳去穰，炒　川大黄　羌活去芦　木香不见火　橘红　桑白皮蜜炒　香白芷各二③两　皂角一挺，去黑皮，炒

上为末，炼蜜丸如梧子大，每服七十丸，空心，米饮、姜汤任下。

槟榔丸《济生方》　治大肠湿热，怫郁不通，心腹胀满，大便秘结。

---

① 仁：原作"花"，据万历本改。
② 二：万历本、崇祯本均作"一"。
③ 二：崇祯本作"一"。

黄芩一两　大黄蒸　槟榔　白芷　枳壳麸炒　羌活去芦　牵牛炒。各一两　人参五钱　麻仁炒，去壳，另研　杏仁去皮，炒。各一两

上为末，炼蜜丸如梧子大，每服四十丸，空心，熟①水下。

木香三棱散《瑞竹堂方》　治腹中有虫，面色痿黄，一切积滞。

黑牵牛半生半炒，多用　大腹子多用　槟榔　木香　雷丸　锡灰醋炒　三棱煨　莪术煨　大黄以上各二两

上为细末，每服三钱，空心，蜜水调下，或砂糖水亦可。须先将烧肉一片口中嚼之，吐出口中肉汁后服药。

牛黄丸《拔粹方》　治上焦热，脏腑秘结。

大黄一两　白牵牛头末，半两

上为细末，有厥冷用酒调下三钱，无厥冷而手足烦者蜜调下。

皂角丸《济生方》　治大肠有风，大便秘结，年高人宜服。

皂角炙，去子　枳壳去穰，麸炒。各等分

上为细末，蜜丸，如梧子大，每服七十丸，空心，米饮下。

南木香丸《圣惠方》　治大便秘结。

南木香不见火　槟榔　麻仁　枳壳

上等分，先将枳壳去穰，每个切作四片，用不蛀皂角三寸，生姜五片，巴豆三粒，略槌碎，不去壳，用水一盏，将枳壳同煮和滚，滤去生姜、巴豆、皂角不用，只将枳壳锉细，焙干为末，入前木香、槟榔、麻仁同为末，炼蜜丸，如梧子大，蜜汤下五十丸②，不拘时。

搜风润肠丸《圣惠方》　治三焦不和，胸膈痞闷，气不升降，

---

① 熟：万历本作"热"。
② 五十丸：原无，据万历本补。

饮食迟化，肠胃燥涩，大便秘结。

沉香　槟榔　木香　青皮　萝卜子炒　槐角炒　陈皮去穰　枳壳去穰，炒　三棱煨　枳实麸炒，去穰　木通各五钱　郁李仁去皮，一两

上为末，炼蜜丸如梧子大，每服五六十丸，木瓜汤下，常服温润肠胃，导化风气。一方有大黄，无木通，米饮下。

消毒麻仁丸《和剂方》

杏仁二两，去皮　大黄生，五两　山栀子十两

上为末，蜜丸梧子大，每服五十丸，食前，白汤送下。

以上诸方治湿热怫郁燥结之剂。

治大便不通。

用皂角烧烟，马桶内坐熏，即通。

治大小便不通。《秘方》

用火烧盐于脐内，切蒜一片，盖盐上，艾灸二三炷，即通。

治大小便不通。

用明矾末一匙，安脐中，冷水滴之，冷透，腹内自然通。如是曾灸无脐孔，即于灸盘上用纸捻作圈子，笼灸盘，着矾末在内，仍作前法，用水滴之。

治大小便不通。《直指方》

用连根葱一二茎，带土生姜一块，淡豆豉二十一粒，盐二匙，同研烂捏作饼子，烘热，掩脐中，以帛扎定，良久气透自通，不然再换一饼。

提盆散《拔粹方》　即霹雳箭。

用草乌一味为末，用葱头带涎蘸乌头末，纳肛门中。

蜜导法

凡诸秘结不通，或兼他证，又或老弱虚极不可用药者，用蜜熬入皂角末少许，乘热捻作锭①，候冷以导之，冷秘生姜汁亦②佳。

猪胆汁导法

用大猪胆一枚泻汁，和醋少许，灌谷道中，一饭顷当大便。

以上诸方外导之法。

广按：燥结之症，有虚实二者之分，何则？或因风寒邪从外入，或因七气火自内起，此是湿热怫郁，燥结有时，乃为实也，实则宜荡涤肠胃，开结软坚，如大黄、芒硝、枳实、厚朴，承气汤之类是也；或因病久饮食少进，或因年高将息失宜，此是血液枯涸，燥结无时，乃为虚也，虚则宜滋养阴血，润燥散热，如当归、地黄、桃仁、条芩，润燥汤之类是也。凡燥结之症，苟不审虚实而轻用药，死生如反掌之易也耶。

---

① 锭：原作"尒"，据《丹溪心法》改。
② 汁亦：原作"尒"，据《丹溪心法》改。

卷之十四

郁　门

六郁七十

《丹溪心法》

气血冲和，万病不生，一有怫郁，诸病生焉。故人身诸病，多生于郁。苍术、抚芎，总解诸郁，随证加入诸药。凡郁皆在中焦，以苍术、抚芎开提其气以升之，假如食在气上，提其气则食自降矣，余皆仿此。

戴云：郁者，结聚而不得发越也。当升者不得升，当降者不得降，当变化者不得变化也，此为传化失常，六郁之病见矣。气郁者，胸胁痛，脉沉涩；湿郁者，周身走痛，或关节痛，遇阴寒则发，脉沉细；痰郁者，动则喘，寸口脉沉滑；热郁者，瞀闷，小便赤，脉沉数；血郁者，四肢无力，能食便红，脉沉；食郁者，嗳酸，腹饱不能食，人迎脉平和，气口脉紧盛者是也。

入方

气郁　香附童便浸　苍术米泔浸　抚芎

湿郁　白芷　苍术　川芎　茯苓

痰郁　海石　香附　南星姜制　瓜蒌一本无南星、瓜蒌，有苍术、川芎、栀子

热郁　山栀炒　青黛　香附　苍术　抚芎

血郁　桃仁去皮　红花　青黛　川芎抚芎亦可　香附

食郁　苍术　香附　山楂　神曲炒　针砂醋炒七次，研极细

春加芎，夏加苦参，秋冬加吴茱萸。

越鞠丸　解诸郁。又名芎术丸。

苍术　香附　抚芎　神曲　栀子炒。各等分

上为末，水丸如绿豆大，每服五十丸①。

【附论】

王节斋曰：丹溪先生治病不出乎气、血、痰三者，故用药之要有三：气用四君子汤，血用四物汤，痰用二陈汤。又云：久病属郁，立治郁之方曰越鞠丸，盖气血痰三病多有兼郁者，或郁久而生病，或病久而生郁，或误药杂乱而成郁，故予每用此三方治病时，以郁法参之。气病兼郁则用四君子加开郁药，血、痰病皆然。故四法者，治病用药之大要也。

气滞七十一　附气刺痛　诸气

《丹溪心法》

破滞气须用枳壳，高者用之。大枳壳者，损胸中至高之气，二三服而已。又云：滞气用青皮勿多，用多则泻真气。如实热在内，相火上冲，有②如气滞，宜知母、黄柏、黄连、黄芩。如阴虚气滞者，宜四物加玄参、黄柏以补血。

气刺痛用枳壳，看何部分，以引经药导，使之行则可。若禀受素壮而气刺痛，枳壳、乌药。若肥白气虚之人，气刺痛者，宜参、术加木香。若因事气郁不舒畅而气刺痛，当用木香。

---

① 每服五十丸：原无，据万历本补。

② 有：原作"右"，据《丹溪医集》改。

诸气新增

【附诸贤论】

张子和云：夫天地之气常则安，变则病，而况人禀天地之气，五运迭侵于外，七情交战于中，是以圣人啬气如持至实，庸人投物而反伤太和，此轩岐所以论诸痛皆因于气，诸病皆生于气，遂有九气不同之说。气本一也，因所触而为九：怒、喜、悲、恐、寒、炅、惊、思、劳也。其言曰：怒则气逆，甚则呕血及飧泄，故气逆上矣。王太仆曰：怒则阳气逆上而肝木乘脾，故甚则呕血及飧泄也。喜则气和志达，荣卫通利，故气缓矣；悲则心系急，肺布叶举而上焦不通，荣卫不散，热气在中，故气消矣；恐则精却，却则上焦闭，闭则气还，还则下焦胀，故气不行矣。太仆云：恐则伤精，却上而不下流，下焦亦回还而不散，故聚而胀也。然上焦固禁，下焦气还，故气不行也；寒则腠理闭，气不行，故气收矣。太仆云：身凉则卫气沉，故皮肤文理及渗泄之处皆闭密，而气不流行，卫气收敛于中而不散也。炅则腠理开，荣卫通，汗大出，故气泄矣。太仆云：人在阳则舒，在阴则惨。故热则肤腠开，发荣卫，大通津液，而汗大出也；惊则心无所依，神无所归，虑无所定，故气乱矣；劳则喘息汗出，内外皆越，故气耗矣。太仆云：疲劳役则气奔速，故喘息气奔速，则阳外发，故汗出，内外皆踰越于常纪，故气耗损也。思则心有所存，神有所归，正气留而不行，故气结矣。太仆云：系心不散，故气亦停留而结也。此《素问》之论九气，其变甚详，其理甚明矣。

《原病式》曰：气为阳而主轻微。诸所动乱、劳伤，乃为阳火之化，神狂气乱，而为病热者多矣。子和云河间治五志独得，言外之意凡见喜怒悲思恐之证，皆以平心火为主，至于劳者伤于动，动便属阳，惊者骇于心，心便属火，二者亦以平心火为主。今之医者不达此旨，遂有寒凉之谤。

刘宗厚曰：捍卫冲和不息之谓气，扰乱妄动变常之谓火，当其和平之时，外护其表，复行于里，周流一身，循环无端，出入升降，继而有常，源出中焦，总统于肺气，曷尝病于人也。及其七情之交攻，五志之间发，乖戾失常，清者遽变之为浊，行者抑遏而反止，表失卫护而不和，里失健悍而少降，营运渐远，肺失主持，妄动不已，五志厥阳之火起焉！上燔于肺气乃病焉！何者？气本属阳，反胜则为火矣。河间有曰：五志过极皆为火也。何后世不本此议而一概类聚香辛燥热之剂，气作寒治，所据何理？且言指迷七气汤制作者，其皆用青皮、陈皮、三棱、蓬术、益智、官桂、甘草，遂为平和，可以常用，通治七情所伤，混同一意，未喻某药以治某气，以下诸方尤有甚焉者，兹不复叙。况所起之情，各各不同，且夫经言九气之变，未尝略而不详，如怒则气上等证，其言治法：高者抑之，下者举之，寒者热之，热者寒之，惊者平之，劳者温之，结者散之，喜者以恐胜之，悲者以喜胜之。九气之治，各有分别，何尝混作寒论而类以香热之药？通言而治诸气，岂理之谓欤？若香辛燥热之剂，但可劫滞气冲快于一时，以其气久抑郁，借此暂行开发之意，药中不佐制伏所起之气，服甚则增炽郁火蒸熏气液而自成积，积滋长而成痰，痰饮下膈气乃氤氲清虚之象，若雾露之著物，虽滞易散，内挟痰积，开而复结，服之日久，安有气实而不动，气动而不散者乎？此皆人所受误之由，习俗已久，相沿而化，卒莫能救，升发太过，香辛散气，燥热伤气，真气耗散，浊气上腾，犹曰肾虚不能摄气归原，遂与苏子降气汤、四磨汤下黑锡丹、养气丹，镇坠上升之气，且硫黄、黑锡佐以香热，又无补养之性，藉此果能生气而补肾乎？请熟详之。夫湿痰甚者，亦或当之。初服未显增变，由喜坠而愈进，形质弱者，何以收救？不悟肺受火邪，子气亦弱，降令不行，火无以制，相扇而动，本势空虚，命绝如缕，积而至深，丹毒济火，一旦火气狂散，喘息奔急而死。吁！以有形丹石丸药，重坠无形之气，其气将何抵受，随而降之乎？譬以石投水，水故未尝沉也，岂不死欤！丹溪有曰：上升之气自肝而出，中挟相火，其热为甚，自觉其冷，非真冷也，火极似水，积热之甚，阳亢阴微，故有此证。认假作真，似是之祸可胜言哉！《内经》虽云百病皆生于气，以正气受邪之不一也，今七情伤气，郁结不舒，痞闷壅塞，发为诸病，当详所起之因，滞于何经，上下部分脏气之不同，随经用药有寒热温凉之同异。若枳壳利肺气，多服损胸中至高之气；青皮泻肝气，多服损真气。与夫木香之行中下焦气，香附之快滞气，陈皮之泄逆气，紫苏之散表气，厚朴之泻卫气，槟榔之泻至高之气，藿香之馨香上行胃气，沉香之升降真气，脑、麝之散真气。若此之类，气实所宜，其中有行散者，有损泄者，其过剂乎用之，能却气之标，而不能制气之本，岂可又佐以燥热之药，以火济火，混同谓治诸气，使之常服多服可乎？气之与火一理而已，动静之变反化为二气，作火论治，与病情相得，丹溪发挥论之。冷生气者，出于高阳生之谬言也，自非身受寒气，口食寒物，而遂论寒者，吾恐十之无一二也。

【附脉理】

《脉诀举要》曰：下手脉沉，便知是气。沉极则伏，涩弱难治。其或沉滑，气兼痰饮。

又曰：沉弦细动，皆气痛证。心痛在寸，腹痛在关，下部在

卷之十四

五八三

尺，脉象显然。

【附诸方】

苏合香丸《和剂方》 专能顺气化痰，并治传尸骨蒸，诸项劳瘵，卒暴心痛，鬼魅瘴疟，赤白下痢，小儿惊搐等证。

沉香 麝香研 诃子煨，用皮 丁香 青木香 安息香别为末，用无灰酒一升熬膏 香附炒，去毛 荜茇 白术 白檀香各二钱 薰陆香别研 苏合香油入安息香膏内 龙脑研。各一钱 朱砂研，飞 乌犀角各二钱

上为末，入研药极匀，用安息膏并炼蜜和剂，丸如樱桃大，空心，用温水化下四丸，酒服亦可。

三和散《和剂方》 治五脏不调，风气壅滞，面目虚浮，肠胃燥涩。见燥结类①

流气饮子 治男子妇人五脏不和，三焦气壅，心胸闷痞，咽塞不通，腹胁膨胀，呕吐不食，及上气喘急，咳嗽痰盛，面目浮，四肢肿，大便秘涩，小便不通，及治忧思大过，阴阳之气郁结不散，壅滞成痰。又治脚气肿痛，喘急腹胀，大便不通，及气攻肩背胁肋，走注疼痛。

紫苏叶 青皮去白 当归洗，焙 芍药 乌药 茯苓去皮 桔梗 半夏汤洗 川芎 黄芪 枳实麸炒 防风各三②钱 甘草炙 陈皮去白。各七钱半 木香二钱半 连皮大腹子一两，姜制一宿，焙

上㕮咀，每服半两，水二盏，姜三片，枣一枚，煎至一盏，去滓，不拘时温服。《拔粹方》有枳壳、槟榔各半两。

---

① 燥结类：原作"心用温"，据万历本、崇祯本改。
② 三：万历本、崇祯本均作"五"。

分气紫苏饮　治男子妇人脾胃不和，胸膈噎塞，腹胁疼痛，气促喘急，心下胀闷，饮食不思，呕逆不止。见喘类

苏子降气汤　治虚阳上攻，气不升降，上盛下虚，痰涎壅盛。见痰类

秘传降气汤《和剂方》　治上盛下虚，气不升降。上盛则头目昏眩，痰实呕逆，胸膈不快，咽干喉燥；下虚则腰脚无力，小便频数，或大便秘结。

骨碎补去毛，炒　诃子炮，去核　草果仁去皮，煨　半夏曲　桔梗各半两　桑白皮炒，二两　地骨皮炒黄　枳壳去穰，炒　五加皮酒浸，半斤，炒黄　陈皮去白　柴胡去芦　甘草各一两

上为粗散和匀，再就蒸一伏许，晒干，每服二钱，紫苏三叶，姜三片，水一盏，同煎六分，食后温服。又能调顺荣卫，通利三焦。如痰嗽倍加半夏曲，心肺虚满加人参、茯苓；上膈热加黄芩，下虚加熟附子，妇人气血虚加当归。

沉香降气汤《和剂方》　治阴阳壅滞，气不升降，胸膈痞塞，喘促短气。又治脾胃留饮，噫醋吐酸，胁下支结①常觉妨闷。

砂仁四两八钱　甘草炙，十二两　香附去毛，四十两　沉香一两八钱半

上为末，每服二钱，入盐少许，沸汤点服。

沉香升气汤《御药院方》　治一切气不升降，胁肋刺痛，胸膈痞塞。见胁痛

紫沉通气汤《御药院方》　治三焦气涩，不能宣通，腹胁胀大，便秘。

---

①　支结：万历本作"胸膈"。

紫苏叶　枳壳麸炒　陈皮去白　赤茯苓去皮　甘草炙　槟榔各一两　沉香　木香　麦门冬去心　五味子　桑白皮　黄芪　干生姜薄荷叶　荆芥穗　枳实各五钱

上咬咀，每服半两，水一盏半，煎八分，空心温服。

香橘汤《圣惠方》　治一切气不快，久病服药不下者。

香附子大者，去毛　陈皮去白　枳实生　白术　甘草炙。各三两

上为末，每服二钱，盐汤调，或姜、枣煎尤妙。如伤风，用葱白、姜、枣煎。

分心气饮《和剂方》　治男子妇人一切气不和，多因忧愁思虑，忿怒伤神，或临食忧惑，或事不随意，使抑郁之气留滞不散，停于胸膈之间，不能流畅，致心胸痞闷，胁肋虚胀，噎塞不通，噫气吞酸，呕哕恶心，头目昏眩，四肢倦怠，面色痿黄，口苦舌干，饮食减少，日渐羸瘦，或大肠虚秘，或因病之后，胸中虚痞，不思饮食，皆可服之。

木通去节　赤芍药　赤茯苓　官桂　半夏汤洗七次　桑白皮大腹皮　陈皮去白　青皮去穰　甘草　羌活各一两　紫苏四两

上咬咀，每服一两，生姜三片，枣二枚，灯心十五茎，水二盏①，煎至一盏，去滓，通口服之。

分心气饮《秘方》　治症同前。

木香半钱　丁皮一钱　人参半钱　香附子一钱半　白术半钱　大腹子半钱　藿香一钱②　大腹皮半钱　桑白皮半钱　草果半钱　桔梗半钱　麦门冬半钱　厚朴半钱　陈皮一钱　紫苏一钱半　甘草一钱

---

① 二盏：万历本作"一盏半"。
② 一钱：万历本、崇祯本均作"一钱半"。

加枳实一钱半，半夏一钱。

上用水二盏，生姜三片，枣子一个，灯心十茎，煎至一盏，温服，不拘时。

大藿香散《济生方》 治七情伤感，气郁于中，变成呕吐，或作寒热，眩晕痞满，不进饮食。

木香一两，不见火 藿香叶一两 半夏曲一两 白术一两 白茯苓去皮 桔梗去芦，炒 人参 枇杷叶拭去毛 官桂不见火 甘草炙。各五钱

上㕮咀，每服三钱，水二盏，生姜五片，枣子一枚，煎至一盏，温服。

紫苏子汤《济生方》 治忧思过度，邪伤脾肺，心腹膨胀，喘促胸满，肠鸣气走漉漉有声，大小便不利，脉虚紧而涩①。

紫苏子一两 大腹皮 草果仁 半夏汤洗七次 厚朴去皮，姜制 木香不见火 橘红 木通 白术 枳实炒 人参 甘草炙。各半两

上㕮咀，每服四钱，水二盏，生姜五片，枣二枚，煎至一盏，温服。

橘皮一物汤《直指方》 治诸气攻刺及感风寒暑湿初证通用，凡酒食所伤，中脘痞塞妨闷，呕吐吞酸。

橘皮洗净②

用新汲水煎服。

木香流气饮《和剂方》 调顺荣卫，流通血脉，快利三焦，安和五脏，治诸气痞滞不通，胸膈膨胀，口苦咽干，呕吐少食，肩

---

① 涩：原作"满"，据万历本改。
② 净：万历本此下有"不拘多少"四字。

背腹胁走注刺痛，及喘急痰嗽，面目虚浮，四肢肿满，大便秘结，水道赤涩。又治忧思太过，怔忪郁积，脚气风湿，聚结肿痛，喘满胀急。

半夏一分半① 厚朴一钱二分 陈皮二钱四分 青皮 甘草 香附子 紫苏各一钱二分 人参 赤茯苓 木瓜 白术 麦门冬 大黄各一钱半 白芷 枳壳各三②分 草果 官桂 蓬术 大腹皮 丁皮 槟榔 木香 沉香各四分半 木通六分

上用水二盏，生姜三片，枣子二个，煎至一盏，热服，不拘时候。

蟠葱散《和剂方》 治男子妇人脾胃虚冷，气滞不行，攻刺心腹，痛连胸胁，膀胱小肠疝气，及妇人血气刺痛。

延胡索 肉桂 干姜炮。各二两 甘草炙 缩砂去皮 苍术米泔水浸一宿，切焙。各半两 丁皮 槟榔各四两 蓬术 三棱煨 茯苓青皮去白。各六两

上为末，每服二钱，水一盏，葱白一茎，煎七分，空心热服。

撞气阿魏丸《和剂方》 治五种噎疾，九种心痛，痃癖气块，冷气攻刺，腹痛肠鸣，呕吐酸水，丈夫疝气，妇人血气。

茴香炒 青皮去白 甘草炒 陈皮去白 蓬莪术 川芎各一两 生姜四两，切片，盐半两，淹一宿 胡椒 白芷 肉桂去皮 缩砂 小茴香炒。各半两 阿魏酒浸一宿，同面为糊。各一钱半

上为末，阿魏和面糊丸，如鸡头大，每药一斤，用朱砂七钱为衣，每服三五粒，丈夫气痛炒姜盐汤下，妇人血气痛醋汤下。

---

① 一分半：万历本作"一钱五分"。
② 三：万历本作"二"。

神保丸《和剂方》　治诸积气为痛，宣通脏腑。

干蝎十个，全者　木香　胡椒各二钱半　巴豆十个，去皮心膜，别研，取霜用

上为末，入巴豆霜令匀，汤化蒸饼丸如麻子大，朱砂为衣，每服五七丸。心膈痛，柿蒂灯心汤下；肠痛，柿蒂煨姜汤下；血痛，炒姜醋汤下；肺气甚者，以白矾、蛤粉各二钱，黄丹一钱，同研，煎桑白皮、糯米饮下；气小喘只用桑白皮、糯米饮下；胁下痛，炒茴香酒下；大便不通，蜜汤调槟榔末一钱下；气噎，木香汤下；宿食不消，茶酒浆任下。

广按：以上三方消积之药也。盖五心之火动，素常无积则流注四体而病轻；有积则阻滞一处而痛重。故此三方乃消积之药也，前诸方乃调气之药，学者须审轻重而用之可也。

以上诸方辛温消散之剂。

三因七气汤　治喜、怒、悲、思、忧、恐、惊之气结成痰涎，状如破絮，或如梅核在咽喉之间，咯不出咽不下，此七情所为也。或中脘痞满，气不舒快，或痰涎壅盛，上气喘急，或因痰饮中节，呕逆恶心，并宜服之。

半夏五两　茯苓四两　厚朴三两　紫苏二两

上㕮咀，每服四钱，水一盏半，生姜七片，枣子一枚，煎至八分，去渣热服。若因思虑过度，小便白浊，此药下青州白丸子最妙；妇人恶阻尤宜服之，但半夏用姜汁制过。一方治七情所伤，中脘不快，气不升降，腹胁胀满，用香附子炒半斤，橘红六两，甘草一两，尤快。或者谓其耗气则不然，有是病服是药也。

桔①梗枳壳汤《直指方》 治诸风痞结满闷。

枳壳 桔梗各二两 甘草五钱

上咬咀，每服四钱，水二盏，生姜五片，煎至一盏，温服。

乌附汤《和剂方》 调中快气，治心腹刺痛。

香附子一两 乌药半两 甘草三钱

上为细末，每服三钱，入盐少许，沸汤调服，不拘时候。

快气汤《和剂方》 治一切气疾，心腹胀满，胸膈噎塞，噫气吞酸，胃中痰逆呕吐，及宿酒不解，不②思饮食。

砂仁 甘草 香附子各三钱二分

加桔梗一钱，陈皮一钱。

上用水二盏，入生姜三片③，煎至一盏，去滓温服，不拘时。

木香枳术丸《拔粹方》 破滞气，消饮食，开胃进食。

木香一两 枳实炒，一两 白术二两

上为细末，荷叶烧饭为丸，如梧桐子大，每服五十丸，温水送下。

木香化滞汤《拔粹方》 治因忧气湿食面结于中脘，腹皮底微痛，心下痞满，不思饮食，食之不散，常常痞气。

枳实二钱 柴胡四钱 木香 橘皮各三钱 甘草炙 红花各半钱 半夏一两 草豆蔻半两 当归一④钱

上咬咀，每服三钱，水二盏，生姜三片，煎至一盏，通口服。

枳壳煮散 治悲哀伤肝气，痛引两胁。

---

① 桔：原作"枳"，据崇祯本改。
② 不：原作"可"，据万历本改。
③ 片：原作"叶"，据万历本改。
④ 一：万历本作"二"。

防风　川芎　枳壳　细辛　桔梗　甘草　葛根各等分①

上用水煎服。

木香槟榔丸《御药院方②》　疏导三焦，宽利胸膈，破痰逐饮，快气消食。

木香　枳壳麸炒　青皮去白　杏仁去皮尖，麸炒　槟榔各一两　郁李仁去皮　皂角去皮，酥炙　半夏曲各二两

上为末，别以皂角四两，用浆水一碗，搓揉熬膏，更入熟蜜少许和丸，如梧子大，每服五十丸，食后，温生姜汤下。

复元通气散《圣惠方》　治诸气闭涩，耳聋耳疼，腹痛便痈，疮疽无头，一切气刺，活血止痛，内消疮肿。

甘草半炒半生，三两半　川山甲炮　瓜楼根各二两　青皮　陈皮各四两

上为末，每服一钱，热酒下，疮无头者，津液调涂。

东垣木香顺气散　治浊气在上则生䐜胀。

木香三分　厚朴四分　青皮　陈皮　益智　茯苓　泽泻　生姜　半夏　吴茱萸各五分　当归三③分　升麻　柴胡各④一分　草豆蔻三⑤分，煨　苍术三⑥分

上作一服，水煎温服。

木香导气丸《秘方》　治忧思伤脾，停积饮食，常服消食化气。

---

① 各等分：原无，据万历本补。
② 御药院方：原作“御药”，据万历本改。
③ 三：万历本作“五”。
④ 各：原无，据万历本补。
⑤ 三：万历本作“二”。
⑥ 三：万历本作“二”。

神曲　麦蘗各四两　萝卜子　牵牛末　杏仁麸炒。各四两　木香　陈皮　青皮各二两

上为末，将萝卜子、杏仁研泥，同面糊丸，如梧桐子大，每服三五十丸，盐汤下。

木香破气散 又名不老汤

木香　甘草各半两　香附子四两　乌药　片姜黄各二两

上为末，每服二钱，盐汤空心调下。

木香顺气丸

木香半两　枳壳麸炒　陈皮　补骨脂　香附子各一两　牵牛六两，炒　大腹皮　萝卜子各半两

上为末，水丸如梧子大，每服五十丸，温水下，不拘时。

青木香丸《和剂方》　治胸膈噎塞，气滞不行，肠中水声，呕吐痰逆，不思饮食，常服宽中利膈。

黑牵牛二十四两，炒香，取头末十二两　木香三两　补骨脂炒　荜澄茄各四两　槟榔酸粟米饭裹，湿纸包，火中煨令纸焦，去饭，四两

上为末，入牵牛末令匀，以清水和为丸，绿豆大，每服三十丸，茶汤、熟水任下。

广按：气病用气药而不效者，气之所藏无以收也，盖肺主气，肾藏气，以上二方用补骨脂，所以使气升降而归于肾脏也。

东垣升阳顺气汤　治忿怒伤肝，思想伤脾，悲哀伤肺，以致各经火动，有伤元气，发热，不思饮食。

升麻　柴胡　陈皮各一钱　半夏　人参各三①钱　黄芪四两　甘草　柏皮各半钱　当归一钱　草豆蔻一钱　神曲炒，一钱半

---

① 三：万历本作"二"。

上咬咀，每半两，入姜煎。

广按：此方补气消气之药也。

治气六合汤① 治亡血后，七情所伤，或妇人产后，月信后着气。

当归 川芎 芍药 地黄各一钱 木香五分 槟榔一钱

上以水煎服②。

广按：此方补血消气之药也。

以上诸方辛平消散之剂。

是斋推气丸《百一选方》 治三焦痞塞，气不升降，胸膈胀满，大便秘涩，小便赤少，宜服。

大黄 陈皮 槟榔 枳实 牵牛各等分

上为末，炼蜜丸，如梧桐子大，每服五十丸，温水下，量虚实加减。

木香顺气丸《秘方》

木香半两 槟榔 青皮去白。各一两 大黄三两，微炮 黑牵牛末生一两，熟一两

上为末，每药末四两，曲③一两三钱，蜜丸梧子大，每服四十丸，温水下。

木香枳壳丸 宽胸膈，进饮食，消食快气。见痢类

木香槟榔丸《瑞竹堂方》 治因气胸膈痞塞，腹胁胀满。

木香 槟榔 黄连去须 当归 枳壳去穰，火煨 青皮去穰 陈皮去白 香附子 黄柏去粗皮 蓬术各一两 黄芩二两 牵牛头末。各

---

① 治气六合汤：方中药物剂量原无，据万历本补。
② 水煎服：万历本作"水二钟，煎八分，食远温服"。
③ 曲：万历本作"加神曲末"，义胜。

二两　大黄酒浸，四两

上为末，水丸如梧子大，每服五七十丸，姜汤送下。

以上诸方辛寒消散之剂。

广按：张子和云：诸痛皆因于气，诸病皆生于气。诚哉斯言！是气也，常则为气，导引血液，升降三焦，周流四体；变则为火，有升无降，燔灼中外，以致血液稽留，为痰为积，充乎脏腑，溢乎经络，胶乎咽膈，为呕咳，为痞塞，为胀满，为疼痛之所由也。局方不分新久，类用香辛燥热之药以治之，宜乎丹溪先生之所谓也。今予所集不然，分而为三：曰辛温，曰辛平，曰辛寒。使后之人凡遇气动痛作之时，即以辛温以散之，稍久即以辛平以和之，辛寒以折之，如此则邪易退，正易复而病安。庶乎不为以火济火，病根愈深，真气愈耗，而死期逼矣。然于风动痛作之初，非辛温消散不可，必须详其所起之因，触动何脏，之今于辛温药中，加以苦寒之药尤佳。如喜动心火加黄连，怒动肝火加柴胡，悲动肺火加黄芩，恐动肾火加黄柏，思动脾火加芍药之类是也。夫病源属火，而辛温之药止能开郁行气、豁痰消积而已，加以苦寒之药方能降火，而去其病根矣。或曰：诸痛皆因于气，治例固宜如此，而诸病皆主于气，治法当何如哉？予曰：于上三类方中，观其所出之证，审其所用之药，分火分痰分积而施治之，是其法也。

卷之十五

寒 郁 门

心脾痛七十二

《丹溪心法》

心痛即胃脘痛，虽日数多不吃食，不死。若痛方止便吃物，还痛，必须三五服药后方吃物。痛甚者脉必伏，用温药附子之类，不可用参、术。诸痛不可补气。大凡心膈之痛，须分新久。若明知身受寒气，口吃寒物而得病者，于初得之时当与温散或温利之药。若曰病得之稍久则成郁，久郁则蒸热，热久必生火，《原病式》中备言之矣。若欲行温散温利，宁无助火添病耶！古方中多以山栀子为热药之向导，则邪易伏，病①易退，正易复，而病安。然病安之后，若纵恣口味，不改前非，病复作时，反咎医之失，良可叹哉！一方用山栀子炒，去皮，每服十五枚，浓煎汤一呷，入生姜汁令辣，再煎小沸，又入川芎一钱尤妙。山栀子大者，或七枚或九枚，须炒用。大概胃口有热而作痛者，非山栀子不可，须佐以姜汁，多用台芎开之。痛发者，或用二陈汤加川芎、苍术，倍加炒栀，痛甚者加炒干姜从之，反治之法也。轻者川芎一两，苍术一两，山栀子炒去皮二两，姜汁蒸饼糊丸，如梧子大，服七八十丸，热辣姜汤下。重者，桂枝、麻黄、石碱各等分，姜汁和，

---

① 病：原作"痛"，据万历本改。

蒸饼丸梧子大，服五十丸，热辣姜汤下。一本轻者散之，麻黄、桂枝之类；重者加石碱、川芎、苍术、炒山栀子去皮，作丸服。凡治此证，必要先问平日起居何如，假如心痛，有因平日喜食热物，以致死血留于胃口作痛，用桃仁承气汤下之，切记！轻者用韭汁、桔梗，能开提其气，血药中兼用之。以物柱按痛处则止者，挟虚，以二陈汤加炒干姜和之。有虫痛者，面上白斑，唇红能食，属虫，治以苦楝根、锡灰之类。痛定便能食，时作时止者是虫。上半月虫头向上易治，下半月虫头向下难治，先以肉汁及糖蜜食下，则引虫头向上，然后用药打出，楝树根皮、槟榔、鹤虱，夏取汁饮，冬浓煎汤，下万应丸最好。脉坚实不大便者，下之。心痛用山栀，并劫药止之，若又复发，前药必不效，可用玄明粉一服立止。左手脉数热多，脉涩者有死血。右手脉紧实痰积，弦大必是久病。胃脘有湿而痛者，宜小胃丹下之。

入方

黄连炒　山栀炒　吴茱萸汤洗。各五钱　荔枝核烧存性，三钱　滑石五钱

上为末，姜汁糊丸，如梧子大，每服五十丸，空心，温水下①。

又方

山栀子仁炒黄色

上为末，姜汁调，粥丸亦得。冷痛者，加草豆蔻仁炒末，姜汁炊饼丸服。

---

① 如梧子大……温水下：原作"服"，据万历本改。

又方

白术五钱　白芍药　砂仁　半夏　当归各三钱　桃仁　黄连
神曲炒　陈皮各二钱　吴茱萸一钱半　人参　甘草各一钱

上为末，蒸饼丸如绿豆大，每服五六十丸，食远白汤下①。

又方

白术三钱半　白芍炒　陈皮　归尾各二钱半　人参　黄连炒，一
钱半　吴茱萸半钱

上为末，蒸饼丸如绿豆大，每服五六十丸，食远白汤下②。

又方　治气实心痛者。

山栀子炒焦，六钱　香附一钱　吴茱萸一钱

上为末，蒸饼丸，如花椒大，以生地黄酒洗，同生姜汤煎，
送下二十丸。

又方

胡椒　荜茇各半两

上为末，以醋调，捏作团子吞之。

又方　治心疼，亦治哮喘，又治痰涎。

半夏切碎，香油炒

上为末，姜汁炊饼丸，姜汤下二三十丸。

又方

黄荆子炒焦为末，米汤调下，亦治白带。

一人脉涩，心脾常痛。

白术　半夏各一两　苍术　枳实　神曲　香附　茯苓　台芎各

---

① 如绿豆大……白汤下：原作"服"，据万历本改。
② 如绿豆大……白汤下：原无，据万历本补。

半两

上为末，神曲糊丸如绿豆大，每服五十丸，食远，温水下①。

治死血留胃脘作痛者。

玄胡一两半　桂　滑石　红花　红曲各五钱　桃仁三十个

上为末，汤浸蒸饼为丸，桐子大，每服三十丸，淡醋汤下②。

治痰饮积，胃脘痛。

螺蛳壳墙上年久者，烧　滑石炒　苍术　山栀　香附　南星各二两　枳壳　青皮　木香　半夏　砂仁各半两

上为末，生姜汁浸，蒸饼为丸，绿豆大，每服三四十丸，姜汤下。春加芎，夏加黄连，冬加吴茱萸各半两。有痰用明矾，溶开就丸，如鸡头大，热姜汤吞下一丸。青黛亦治心痛。蓝叶槌碎取汁，姜汁和服亦可。如无叶处，用水一小瓶，用靛③安在刀头，火中烧红，淬水服。

治脾痛，用海粉佐以香附末，用川芎、山栀、生姜汁煎辣汤，调服为佳。又方，治脾痛气实者，可用牡蛎煅为粉，用酒调一二钱服。有脾痛大小便不通者，此是痰隔中焦，气聚下焦。

【附诸贤论】

王节斋曰：凡治心腹疼痛，但是新病，须问曾吃④何饮食，因何伤感，有无积滞，便与和中消导之药。若日数已多，曾多服过辛温燥热之药，呕吐不纳，胸膈饱闷，口舌干燥，大小便涩难，

---

① 如绿豆大……温水下：原无，据万历本补。
② 桐子大……淡醋汤下：原无，据万历本补。
③ 靛（diàn 电）：靛青，也叫蓝靛。用蓼蓝叶泡水调和与石灰沉淀所得的蓝色染料。原作"蓝"，据万历本改。
④ 吃：原作"服"，据万历本改。

则内有郁热矣。或原有旧病，因感而发，绵延日久，见证如前者，俱用开郁行气、降火润燥之药，如川芎、香附、炒山栀、黄连、姜汁之类，甚者再加芒硝。但治心腹久痛，须于温散药内加苦寒、咸寒之药，温治其标，寒治其本也。

【附脉理】

《脉诀举要》曰：沉弦细动，皆是痛证，心痛在寸，腹痛在关，下部在尺，脉象显然。

【附诸方】

落盏汤　治急心痛。

陈皮　香附子　良姜　吴茱萸　石菖蒲各等分

上水煎，先用碗一个，用香油三五点在内，小盏盖之，将药淋下，热服。

丁香止痛散　治心气痛不可忍。

良姜五两　茴香炒　甘草各一两半　丁香半两

上为末，每服二钱，沸汤点服。

一方　治卒心痛。

用干姜为末，每服一钱匕，米饮调服。

二姜丸《和剂方》　治心脾冷痛，温胃消痰。

干姜炮　良姜去皮。各等分

上为末，面糊丸如梧子大，每服三十丸，食后，橘皮汤下。

桂灵散　治心腹大痛，危急者。

良姜麸炒　厚朴　五灵脂明净者。各等分

上为细末，热醋汤调一钱，立止。世不可阙此。

安痛散　治心胃痛。

五灵脂去沙石　玄胡索炒，去皮　苍术煨　良姜炒　当归去芦，

洗。各等分

上为末，每服二钱，不拘时，热酒、醋汤调下。

顺气木香散《和剂方》　治气不升降，胸膈痞闷，时或引痛，及酒食过伤，噫气吞酸，心脾刺痛，女人一切血气刺痛。

苍术米泔浸　桔梗去芦　茴香炒。各三两　干姜炮　陈皮去芦厚朴去皮①，姜制　砂仁　丁皮不见火　良姜　肉桂去皮②　甘草炙。各三两

上为末，每服三钱，水一盏，姜三片，枣二枚，煎七分，热服。或盐少许，点沸汤下亦可。

烧脾散《济生方》　治饮啖生冷，果菜停留中焦，心脾冷痛。

干姜炮　厚朴姜炒　草果仁　缩砂仁　甘草炙　神曲炒　麦蘖炒　陈皮　高良姜炙。各等分

上为末，每服三钱，热盐汤点服，不拘时。

温胃汤《拔粹方》　治服寒药多，致脾胃虚弱，胃脘痛。

益智五钱　砂仁　甘草各二分　姜黄三分　白豆蔻三分　陈皮一③分　泽泻三分　干生姜三分　黄芪七分　厚朴二分　人参二分

上㕮咀，每服八钱，用水一④盏，煎至八分，食前服之。

一方

用延胡索、胡椒等分为末，每服二钱，酒调下。

抽刀散　治急心疼。

用斑蝥七个，胡椒四十九粒，同炒令斑蝥焦碎，去斑蝥不用，

---

① 去皮：万历本作"去粗皮"。
② 去皮：万历本作"去粗皮"。
③ 一：万历本作"三"。
④ 一：崇祯本作"二"。

取净胡椒为末，作一服，热酒调下，不拘时。

一方

用胡椒四十九粒，乳香一钱，为末，男用姜汤下，女用当归汤下。

扶阳助胃汤　治寒气客于肠胃，胃脘当心而痛，得热则已。

干姜炮，一钱半　拣参　草豆蔻　甘草炙　官桂　白芍药各一钱
陈皮　白术　吴茱萸各五分　附子炮，二钱　益智五分

上锉，作一服，水二盏，生姜二①片，枣二个，煎至一盏，温
服不拘时。有积聚，备急丹良。见伤食类

神保丸　治心膈痛，腹胁痛，肾气痛，血积痛。方见诸气

以上数方寒痛之剂。初则为寒。

草豆蔻丸《拔粹方》　治客寒犯胃痛者，宜此丸。热痛亦可
服，只可一二服。

草豆蔻一钱四分，面裹，炮，去皮　吴茱萸汤炮，去苦　益智　橘
皮　僵蚕　人参　黄芪各八分　生甘草三分　炙甘草三分　归身
青皮各六分　神曲炒　姜黄各四分　半夏汤洗，一钱　泽泻一钱，小便
数者减半　桃仁七个，去皮尖，另研　麦芽一钱五分，炒　柴胡四分，详
胁下加减用

上除桃仁另研，余为末和匀，汤浸蒸饼丸如梧子大，服三十
丸，白汤下，食远，旋斟酌多少用之。

应痛丸《瑞竹堂方》　治心气痛不可忍者。

好茶②四两　陈乳香二两

上为细末，用腊月兔血和丸，如鸡豆大，每服一丸，温醋下，

---

①　二：万历本、崇祯本均作"三"。
②　茶：崇祯本此下有"末"字。

不拘时①。

金铃子散《圣惠方》 治热厥心痛，或发或止，久不愈。

金铃子 玄胡索各一两

上为末，每服二三钱，酒调下，温汤亦可。

治心气疼不可忍。

用真蛤粉炒转色，白汤淬，随意服之。

一方 治热心气疼。

生蛤粉多用 百草霜少许

上为细末，冷水茶清皆可调下。

一方

取锅底墨，以童子热小便调服三钱，即愈。

一方

用枯矾为末，炼蜜丸如芡实大，每服一丸，空心细嚼，淡姜汤下。如食后，白汤下；有虫，苦参煎汤下。又方用醋半酒盏，白矾三分，铁杓内化开，温服，痛即止。盖白矾有去热涎之功。

没药散《宣明方》 治一切心肚②疼痛不可忍者。

没药 乳香各三钱 穿山甲五钱，炙 木鳖子四钱

上为细末，每服半钱至一钱，酒大半盏，同煎温服。

以上数方治热痛之剂。久则为热。

失笑散 治心气痛不可忍，及小肠气痛。

蒲黄 五灵脂酒研，淘去砂土。各等分

上先以醋调二钱，煎成膏，入水一盏煎，食前热服。

---

① 时：原无，据万历本补。
② 肚：万历本作"腹"，义胜。

手拈散　治心脾气痛。

草果　玄胡索　五灵脂　没药　乳香各等分

上为细末，每服三钱，空心，温酒调服。

愈痛散　治急心疼胃疼。

五灵脂去沙石　玄胡索炒，去皮　蓬莪木煨　当归去芦，洗　良姜炒。各等分

上为末，每服二钱，热醋汤调服，不拘时。

一方　治九种心痛，恶心吐水，腹胁积聚滞气。

用干漆二两，炒烟出为末，醋糊丸如梧桐子大，每服五七丸，热酒或醋汤下。

以上数方治血痛之剂。妇人宜此。

万应丸　治虫啮心痛。

八仙丹　治虫咬心痛。俱见积聚

乌梅丸　治胃冷蛔虫攻心痛，呕吐，四肢冷。

乌梅三百个　黄柏炙　细辛　肉桂　附子炮。各六两　黄连十六两　人参六两　蜀椒炒，去闭口者及目　当归各四两　干姜炮，十两

上为末，取乌梅肉和蜜丸，梧子大，每服五十丸，空心，盐汤下。

一方

不拘新久，用生地黄捣汁，随人所食多少，溲面作馎饦①，或冷淘食，良久下虫长一尺，头似守宫，不复患矣。

槟榔散《秘方》　治男妇心脾痛。

五灵脂　槟榔各等分②

---

① 馎饦（bótuō 伯托）：汤饼的别名。古代一种水煮的面食。

② 各等分：原无，据万历本补。

上为末，煎菖蒲汤调三钱服。隔夜先将猪肉、盐酱煮熟，令患人细嚼，休吞了，吐出，却服前药，空心，食前服。

广按：用肉味所以引虫头向上，用药所以杀虫也。

以上数方治虫痛之剂。

桃仁承气汤见吐血

小胃丹见痰类

广按：痛则不通，通则不痛。夫胃脘痛者，或因身受寒气，口得冷物，郁遏阳气而不得上升也，或因胃脘素有顽痰死血，阻滞怒气而不得条达也。然寒冷自外而入，初则是寒，郁久变热；怒气自内而起，始终俱是热也。遇此证者，若不分寒热而治之，若之何而能愈乎？今予将古方分作寒、热、血、虫四条，是寒则温之，是热则清之，是血则散之，是虫则杀之，庶乎临证而不眩惑也矣！

《丹溪心法》

腹痛有寒、积热、死血、食积、湿痰。脉弦，食；脉滑，痰①。一作涩。清痰多作腹痛，台芎、苍术、香附、白芷，为末，以生姜汁入枣子服，大法之方若此。腹痛者，气用气药，如木香、槟榔、香附、枳壳②之类；血用血药，如当归、川芎、桃仁、红花之类。初得时元气未虚，必推荡之，此通因通用之法，久必难，壮实与初病宜下，虚弱衰与久病宜升之消之。腹中水鸣，乃火击动其水也，用二陈汤加黄芩、黄连、栀子，亦有脏寒而鸣者。凡心腹痛者，必用温散，此是郁结不行，阻气不运故痛。在上者，

---

① 痰：原作"苍"，据《丹溪医集》改。
② 枳壳：原作"服没"，据万历本改。

多属食，食能作痛，宜温散之，如干姜、炒苍术、川芎、白芷、香附、姜汁之类，不可用峻利药攻下之，盖食得寒则凝，热则化，更兼行气快气药助之，无不可者。一老人腹痛，年高不禁下者，用川芎、苍术、香附、白芷、干姜、茯苓、滑石之类。

戴云：寒痛者，绵绵痛而无增减者是；时痛时止者是热也；死血痛者，每痛有处不行移者是也；食积者，甚欲大便，利后痛减者是；湿痰者，凡痛必小便不利。

入方

槟榔　三棱　莪术　香附　官桂　苍术　厚朴　陈皮　甘草　茯苓　木香

上为末，神曲糊丸，每服五十丸，白汤下。

腹痛治例

《心法·附录》曰：凡腹痛，以手不可按者属实，宜大黄、芒硝下之。实痛不可用参、芪、白术，盖补其气，气旺不通而痛愈甚也。

凡腹痛，以手重按者属虚，宜参、术、姜、桂之类。

东垣云：腹痛须用芍药，恶寒而痛加桂，恶热而痛加黄柏。或云白芍药只治血虚腹痛，诸腹痛不可用，盖诸痛宜辛散，芍药酸收故也。

如感寒而腹痛，宜姜桂，呕者加丁香；如伤暑而腹痛，宜玉龙丸；如撷扑损伤而腹痛者，乃是瘀血，宜桃仁承气汤加当归、苏木、红花，入童子小便，并酒煎服下之；凡肥人腹痛者，属气虚兼湿痰，宜人参、苍术、白术、半夏。或曰痰岂能作痛？殊不知气郁则痰聚，痰聚则碍气道不得运行，故作痛也。如饮食过伤而痛者，气实，宜木香槟榔丸下之；如禀受素弱，饮食过伤而腹痛者，当补脾胃以消导，宜参、术、山楂、麦蘖、枳实、木香；有全不思食，其人体素弱而腹冷痛者，以养胃汤，仍加桂、茱萸各半钱，木香三分，又或理中汤、建中汤皆可用，内加吴茱萸良。绞肠沙作痛，以樟木煎汤大吐，或白矾调汤吐之，盐汤亦可探吐，宜刺委中出血。脐下忽大痛，人中黑色者，多死。

【附诸方】

玉龙丸 又名黄龙丸　见中暑

养胃汤 见疟类

理中汤 见中寒

小建中汤

芍药三两　甘草一两　生姜一两半　大枣六个　桂枝去皮，一两半　胶饴半斤，旧有微溏或呕者不用

上锉，每服五钱，水一盏半，生姜三片，大枣一个，煎至①八分，去滓，下饴胶两匙许，再煎化温服。

七气汤 《和剂方》　治七情之气郁结于中，心腹绞痛不可忍。

人参去芦，一两　甘草炙，一两　半夏汤泡七次，焙干，五两　肉桂一两，去皮

上㕮咀，每服三钱，水一盏，姜三片，煎七分，空心热服。

撞气阿魏丸 治五般噎疾，九种心痛，痃癖气块，冷气攻刺腹痛。见诸气

异香散 《和剂方》　治心肾不和，腹胁膨胀，饮食难化，噫气吞酸，一切冷气结聚，腹中刺痛，此药最能治之。

石莲肉去皮，一两　甘草炙　蓬莪术　益智仁炒，去壳　三棱炮。

---

① 至：原无，据万历本补。

各七①两　青皮去白　陈皮去白。各三两　厚朴姜制，二两

上为末，每服三钱，水一盏，姜三片，枣一枚，盐一捻，同煎七分，热服。

蟠葱散　治脾胃虚冷，气滞不行，攻刺心腹，痛连胸胁，膀胱疝气，及妇人血气刺痛。见诸气

沉香降气汤《御药院方》　治三焦痞滞，气不宣畅，心腹痛满，呕吐痰沫，五噎五膈，并皆治之。

沉香　木香　丁香　藿香　人参去芦　甘草炙　白术　肉豆蔻　桂花　槟榔　陈皮去白　砂仁　川姜炮　枳实炒　白檀各一两　白茯苓去皮　青皮去白　白豆蔻各半两

上㕮咀，每服三钱，水一盏，入盐少许，同煎七分，温服，不拘时。

桂灵散　治心腹大痛甚危急者。

手拈散　治腹痛心痛不止。俱见心脾痛

木香调气散《和剂方》　治气滞胸膈，虚痞恶心，宿冷不消，心腹刺痛。

白豆蔻仁　丁香　檀香　木香各二两　藿香叶　甘草炙。各八两　砂仁四两

上为末，每服二钱，入盐少许，沸汤点服。又名均气散。

烧脾散　治饮啖生冷菜果，停留中脘，心腹冷痛。方见心脾痛

丁香脾积丸《和剂方》　治诸般食积气滞，胸膈胀满，心腹刺痛。

---

① 七：万历本作"一"。

丁香　木香不见火　巴豆去皮心膜　高良姜米醋煮。各半两　蓬术二①两　京三棱二两　青皮洗，一两　皂角三大挺，烧存性

上入百草霜二②匙，同碾为末，面糊丸如麻仁大，每服十丸至二十丸。止脾积气，陈皮汤下；口吐酸水，淡姜汤下；呕吐，藿香甘草汤下；小肠气，炒茴香酒下；妇人血气刺痛，淡醋汤下；呕吐，菖蒲汤下；小儿疳气，使君子汤下。此药以五更初服，利三五行后，用白粥补。

以上诸方辛温消散疏利之剂。

调胃承气汤　小承气汤　大承气汤　以上三方治心腹痛初得时，元气未虚，用此推荡。俱见伤寒

桃仁承气汤　治因跌扑损伤，瘀血作腹痛者。

内加当归、苏木、红花，入酒，童便煎服下之。方见吐血

木香槟榔丸　治因饮食一切积聚作腹痛者，用此药消导，渐去为佳。方见鼓胀

神妙列仙散　治因酒所伤，以致心腹痛。此药消导最妙。见伤食

备急大黄丸　治心腹诸痛，卒暴百病，用此药推逐即愈。见伤食

以上数方辛寒消导推荡之剂。

《丹溪心法》

腹中窄狭，须用苍术。若肥人自觉腹中窄狭，乃是湿痰流灌脏腑，气不升降，燥饮用苍术，行气香附；如瘦人自觉腹中窄狭，乃是热，热气熏蒸脏腑，宜黄连、苍术。

---

① 二：崇祯本作"一"。
② 二：万历本、崇祯本均作"三"。

卷之十六

火　郁　门

胁痛七十四

《丹溪心法》

胁痛，肝火盛、木气实、有死血、有痰流注、肝急。木气实，用苍术、川芎、青皮、当归之类；痛甚者，肝火盛，以当归龙荟丸姜汁下，是泻火之要药；死血，用桃仁、红花、川芎；痰流注，以二陈汤加南星、苍术、川芎；肝苦急，急食辛以散之，用抚芎、川芎、苍术，血病入血药中行血。治咳嗽胁痛，以二陈汤加南星、香附、青皮、青黛，入姜汁。胁痛有瘀血，行气药中加桃仁不去尖，并香附之类。有火盛者，当伐肝木。左金丸治肝火。有气郁而胸胁痛者，看其脉沉涩，当作郁治。痛而不得伸舒者，蜜丸龙荟丸最快。胁下有食积一条扛起，用吴茱萸、炒黄连。控涎丹，一身气痛及胁痛，痰挟死血，加桃仁泥，丸服。右胁痛，用推气散，出《严氏方》。左胁痛，用前药为君，加柴胡，或小柴胡汤亦可治。

入方

小龙荟丸

当归　草龙胆酒洗　山栀炒　黄连炒　川芎各半两　大黄煨，半两　芦荟三钱　木香一钱

一方有黄芩、柴胡各半两，无大黄、木香；一方有甘草、柴

胡、青皮，无当归、栀子。

上为末，入麝香少许，粥糊丸如绿豆大，每服五十丸，姜汤下，仍以琥珀膏贴痛处。龙荟丸亦治有积，因饮食大饱、劳力行房，胁痛。

当归龙荟丸　治内有湿热，两胁痛，先以琥珀膏贴痛处，却以生姜汁吞此丸。痛甚者，须炒令热服。

草龙胆　当归　大栀子　黄连　黄芩各一两　大黄　芦荟半两木香一钱半　黄柏一两　麝香半钱

上十味为末，面糊丸。一方加柴胡、川芎各半两，又方加青黛半两。蜜丸治胁痛，曲丸降肝火。

抑青丸　泻肝火。

黄连半斤

上为末，蒸饼糊丸服。

【附诸方】

推气散　治右胁疼痛，腹胀不食。

枳壳　桂心　片子姜黄各半两。一本作僵蚕　甘草炙，一钱半

上为末，每服二钱，姜枣汤调下，酒亦可。

枳芎散　治左胁痛刺不可忍者。

枳实炒　川芎各半两　粉草炙，一钱半

上为末，每服二钱，姜枣汤下，酒亦可。

盐煎散《和剂方》　　治男子①妇人一切冷气攻上，胸胁刺痛不能已，及脾胃虚冷，呕吐泄泻，膀胱小肠气，妇人血气。

缩砂仁去壳　甘草炙　茯苓去皮　草果仁去皮煨　肉豆蔻　川芎

---

① 子：原无，据万历本补。

洗　茴香炒　荜澄茄　大麦芽　槟榔　良姜　枳壳　苍术　陈皮去白　羌活　厚朴

上㕮咀，每服三钱，水一盏，入盐少许，煎至七分，去渣，空心温服。

沉香升气散《御药院方》　治一切气不升降，胁肋刺痛，胸膈痞塞。

沉香　槟榔各二钱半　人参　诃子煨，去核　大腹皮炒。各半两　白术　紫苏叶　香附子炒　神曲炒　麦蘖　乌药各一两　陈皮去白　甘草炒　姜黄各四两　京三棱煨　蓬莪术煨　益智炒，去壳　厚朴去皮姜制。各二两

上㕮咀，每服三钱，水一盏，煎七分，不拘时，去渣温服。

分气紫苏饮　治男子妇人脾胃不和，胸膈噎塞，腹胁疼痛，气促喘急。见喘类

调中顺气丸《拔粹方》　治三焦气①滞，水饮停积，胁下虚满，或时刺痛。

木香　白豆蔻仁　青皮去白　陈皮去白　三棱泡。各一两　大腹子　半夏汤泡七次。各二两　缩砂仁　槟榔　沉香各半两

上为末，水糊丸如梧桐子大，每服三十九至五十丸，陈皮汤送下。

复元通气散《和剂方》　治气不宣通，或成疮疖，并闪挫腰胁，气滞不散。方见腰痛

枳壳煮散　治悲哀伤肝，气痛引两胁。方见气滞

一方　治胁下疼痛，如神效。

---

① 气：原作"疮"，据万历本改。

小茴香一两，炒　枳壳五钱，麸炒

上为末，每服二钱，盐汤调下。

十枣汤　治胁痛甚效，病人气实可用，虚人不可用。

甘遂　芫花慢火炒紫色　大戟各等分

上为末，水一大盏，枣十枚，切开，煮取汁半盏，调半钱，人实更加一钱，量虚实加减。

控涎丹见痛风

二陈汤见痰类

左金丸见火类

小柴胡汤见伤寒①

琥珀膏见积聚

或谓予曰：胁痛之症，多是肝火上升，不得条达之故。而局方盐煎散、沉香升气散、分气紫苏饮、调中顺气丸俱是辛温之剂，但能行气开郁，豁痰消积而已，其于降火未之有也。病源是火，而用辛温之药治之，则是以火济火，而痛愈甚矣。予曰：不然。古人之方，必经有验，而笔之于书，岂肯妄作而诬后人哉？但后人不善于用也。丹溪曰：胁痛，肝火盛，木气实，有死血，有痰流注。予每度之，凡左胁痛甚者，即是肝火盛，木气实也，宜用龙会丸、左金丸辛凉之剂以治之；凡右胁痛微者，即是痰流注，并食积，宜用盐煎散、顺气丸等药，辛温之剂以治之是也。又尝论：夫左胁痛、胃脘痛二证，妇人多有之。以其忧思忿怒之气素蓄于中，发则上冲，被湿痰死血阻滞其气，而不得条达，故作痛也。故治妇人诸痛诸疾，必以行气开郁为主，而破血散火兼之，

---

①　伤寒：原作"湿热"，据本书体例及万历本改。

庶乎得法矣。谚云：香附、缩砂，妇人之至宝；山药、苁蓉，男子之佳珍。此之谓也。

跌扑伤损七十五

《丹溪心法》

跌扑损伤，须用苏木和血，黄连降火，白术和中，童便煎妙。在下者，可先须补接，后下瘀血；在上者，宜饮韭汁，或和粥吃。切不可饮冷水，血见寒则凝，但一丝血入心即死。

入方 治跌扑伤损。

跌扑出血者，姜汁、香油各四两，酒调服之。

治攧伤骨折及血出者。

用滑石、甘草为末，人参汤调服，次用生姜自然汁一盏，米醋一盏，独核肥皂四个敲破，挼①于姜汁米醋中，纱棉②滤过去渣，入牛皮胶煎成膏药贴之，遍身者皆可。

接骨散

没药　乳香各五钱　自然铜一两，煅淬　滑石一两　龙骨三钱

赤石脂三钱　麝香一字，另研

上为末，好醋浸没，煮多为上，干就炒燥为度，临睡服时入麝香，抄以茶匙留舌上，温酒下，分上下食前后服。若骨已接尚痛，去龙骨、赤石脂，而服多尽好，极效。

世以自然铜为接骨药，然此等方尽多，大抵在补气、补血、补土，俗工惟在速效，以罔利迎合病人之意，而铜非煅不可服，若新出火者，其火毒、金毒相扇，夹香夹药毒，虽有接伤之功，

① 挼（ruó）：揉搓。
② 纱绵：万历本作"纱帛"，崇祯本作"纱片"。

而燥散之祸甚于刀剑，戒之！

又方

冬瓜皮　阿胶各等分

上炒干为末，以酒调，饮醉为度。

【附诸方】

加味芎劳汤《三因方》　治打扑伤损，败血流入胃脘，呕黑血如豆汁。

当归　白芍药　芎劳　荆芥穗　百合水浸半日，等分

上咬咀，每服四钱，水一盏，酒半盏，同煎七分，不拘时服。

紫金散《杨氏家藏》　治打扑伤折，内损肺肝，呕血不止，或有瘀血，停积于内，心腹胀闷。

紫金藤皮二两　降真香　续断　补骨脂　无名异煅细，酒淬七次　琥珀别研　蒲黄　牛膝酒浸　当归洗焙　桃仁去皮尖。各一两　大黄纸裹煨　朴硝别研。各一两半

上为末，每服二钱，浓煎，苏木当归酒调下，并进三服，利即安。

复元活血汤《拔粹方》　治从高坠下，恶血留于胁下，及疼痛不可忍。

柴胡五钱　花粉　当归各三钱　红花　甘草各一钱　大黄酒浸，一两　穿山甲三钱，炮　桃仁五十个，酒浸，研如泥

上咬咀，每服一两，水一盏，酒半盏，加桃仁泥煎至八分服，以利为度。

当归导滞散《圣惠方》　治落马坠车，打扑伤瘀血，大便不通，浮肿痛昏闷，蓄血内壅欲死。

大黄一两　当归二钱半　麝香少许

上为末，每服三钱，热酒下。《和剂方》只大黄、当归二味等分，酒调下，或以酒煎服亦可。

鸡鸣散　治从高坠下，及木石压伤，瘀血凝积，痛不可忍，并以此药推陈致新。

大黄酒蒸，一两　桃仁七粒，去皮尖　当归尾五钱

上为末，酒一碗煎，去渣，五更鸡鸣时服，取下恶血即愈。若气绝不能言，急以热小便灌之即甦。

夺命散《济生方》　治刀刃所伤，及从高坠下，木石压损，瘀血凝积，心腹疼痛，大小便不通。

大黄　黑牵牛各二两　红蛭用石灰慢火炒令干，黄色，半两

上为末，每服二钱，用煎酒调下，约行四五里，再用热酒调牵牛末二钱催之，须下恶血成块，以尽为愈。

以上诸方辛凉疏导瘀血之剂。

花蕊石散《和剂方》　治一切金刃所伤，打扑伤损，身体出血者，急于伤处掺药，其血自化为黄水，如有内损，血入脏腑，热煎药童子小便，入酒少许，调一钱服之，立效。若牛觚肠出不损者，急送入，用细丝桑白皮尖茸为线缝合肚皮，缝上掺药，血止立活。如无桑白皮，用生麻缕亦得，并不得封裹疮口，恐作脓血。如疮干，以津液润之，然后掺药。妇人产后败血不尽，恶血奔心，胎死腹中，胎衣不下，并用童子小便调下。

硫黄黄①色明净者，四两，捣为粗末　花蕊石一两，捣为粗末

上二味相拌和匀，先用纸筋和盐泥固济，瓦罐子一个，候泥干，入药于内，再用泥封口，候干，安在四方砖石上，书八卦五

---

① 黄：原作"上"，据万历本改。

行字，用炭一称，笼叠周匝，自巳午时从下着火，令渐渐上彻，直至经宿，火冷炭消，又放经宿，罐冷取出，细研，以细绢罗了，罗极细，瓷盒内盛，依前法服。

没药降圣丹《和剂方》　治打扑闪肭，筋断骨折，挛急疼痛，不能屈伸，及荣卫虚弱，外受游风，内伤经络，筋骨缓纵，皮内刺痛，肩背拘急，身体倦怠，四肢少力，并皆治之。

自然铜火煅，醋淬十二次，研为末，水飞过，焙　川乌头生，去皮脐骨碎补熁，去毛　白芍药　没药别研　乳香别研　当归洗焙。各一钱　生干地黄　川芎各一钱半

上并生用，为细末，以生姜自然汁与蜜等分炼熟，和丸，每一两作四丸，每服一丸，捶碎，水酒各半盏，入苏木少许，同煎至八分，去苏木热服，空心，食前。

治打扑内损，筋骨疼痛。《本事方》

没药　乳香　芍药　川芎　川椒去目及闭口者　当归各半两　自然铜三钱半，炭火烧

上为末，黄蜡二两溶开，入药末不住手搅匀，丸如弹子大，每服一丸，用好酒煎开，乘热服之，随痛处卧，霎时连进有效。

乳香定痛散　治打扑伤损，落马坠车，一切疼痛。

乳香　没药　川芎　白芷　芍药　甘草　牡丹皮　生地黄

上为细末，每服二钱，温酒并童子小便调，不拘时服。

没药乳香散《御药院方》　治打扑伤损，痛不可忍者。

白术锉，五两　当归焙　白芷　没药别研　肉桂去皮　乳香别研甘草炒。各一两

上为末，入研药并研令匀，每服二钱，温酒调下，不拘时。

乳香黄芪散《应验方》　治打扑损伤筋骨，及疮肿焮作疼痛。

乳香五钱，另研　没药五钱，另研　黄芪　当归酒浸　赤芍药
川芎　甘草　麻黄　陈皮各一两　粟壳去顶蒂，蜜炒，一两　人参去
芦，一两

上为散，每料分作十服，每服用水二盏，煎至一盏，去渣
温服。

接骨散《和剂方》　治从高坠下，及马上折伤筋骨碎，痛不可
忍者，此药能接骨续筋，止痛活血。

定粉二钱　当归二钱　鹏砂二钱半①

上为末，每服二钱，煎苏木汤调下，服后时时进苏木汤。

补损当归散《和剂方》　疗坠马落车，伤腕折臂，呼吸疼痛，
连进此药，其痛即止，筋骨接续。

泽兰炒　附子泡，去皮脐。各一两　当归炒　蜀椒炒，出汗　甘草
炙　桂心各三分　川芎炒，六分

上为末，每服二钱，温酒调下，日三服。忌生葱、猪肉、冷
水、菘菜。

治打损接骨方《本事方》

接骨木半两　乳香半钱　赤芍药　川当归　川芎　自然铜各一
两。煅，醋淬十二次，研为末，水飞过，焙用

上为末，用黄蜡四两，溶药末搅匀，候温，众手丸如龙眼大，
如只打伤筋骨及闪朒疼痛者，用药一丸，好陈酒一盏，浸化，药
蒸热服之。若碎折筋骨，先用此药贴之，然后服食。

治打扑损伤骨折《百一选方》　此药专能接骨。

夜合树，俗谓之萌葛，即合欢花，越人谓之乌颗树去粗皮，炒

---

① 半：万历本无此字。

黑色，四两　芥菜子炒，一两

上为末，酒调二钱，澄清，临卧服。又以粗滓罨疮上，扎缚之。

治打攧折骨损断《经验方》　服此药自顶心寻病至下两手、遍身，遇受病处则飒飒有声，觉药力习习往来则愈矣。

乳香　没药　苏木　降真香　松明节　川乌去皮尖　自然铜火煅，醋淬七次。各一两　龙骨半两，生用　地龙半两，去土，油炒　水蛭油炒，半两　血竭三钱　土狗十个，油浸，焙干为末，本草名蝼蛄

上为末，每服五钱，无灰酒调下，病在上食后服，病在下食前服。

治打扑伤损。《经验方》

用胡孙姜研烂取汁，以酒煎服，渣敷伤处。

接骨散张子和方　并治恶疮。

金头蜈蚣一个　金色自然铜半两，烧红，醋淬，研为细末用　乳香一钱，研为细末用　铜钱重半两者，或二文，或五文，烧红，醋淬，研细　金丝水蛭一钱半，每个作三截，瓦上焙去气道为度

上为细末，如疮肿处津调半钱涂，立止痛，如见出脓，先用粗药末少许，小油少半匙，同打匀，再入少半匙再打匀。又入前药接骨散半钱，再都用银钗子打成膏子，用鸡翎扫在疮肿处，立止痛。天明一宿，自破便效。如打破骨头并损伤，可用前项接骨散半钱，加马兜铃末半钱，同好酒一盏，热调，连渣温服。如骨折损，以接定不疼；如不折了，吃了药立便止住疼痛。此方累经效验，不可具述。

神圣接骨丹　治打扑伤损，跌折肢体。

水蛭用糯米于砂锅内炒黄，去米，三钱　菟丝子　发灰　好绵灰

没药　乳香　血竭各一钱　半两钱一文，烧七次，醋淬七次，另研　麝香二①钱，另研

上研令匀，每服三钱，热酒调下。损在上食后服，损在下空心服，约车行六七里，闻骨作声，忌听钟鼓、砧杵之声震动，恐生芦节。忌食驴肉，一服见效。

续股散　治折伤筋骨。

用半两钱七个，以桑柴火烧红，好醋内淬之，取钱上碎末，再入珍珠末一分，乳香、没药少许，同研极细，好酒调服。

接骨散　治跌扑闪肭，骨折疼痛。

麻黄烧灰，二两　头发烧灰，一两　乳香五钱

上为末，每服三钱，温酒调服，立效。

茴香酒《直指方》　治打坠肢体，凝滞瘀血，腰胁疼痛。

破故纸炒　茴香炒　辣桂各一钱

上为末，每服二钱，食前热酒调服。

木香调气散　治从高坠下，或打扑伤损，腰胁心痛。

白豆蔻仁　丁香　檀香　木香各二钱　藿香　甘草炙。各八钱
砂仁四钱

上为末，每服二钱，加红曲末少许，童子小便同酒调，空心热服。如无红曲，红酒亦好。

应痛丸《经验方》　治折伤后为四气所侵，手足疼痛。

生苍术一斤　破故纸一斤，半炒半生　舶上茴香十二两，炒　骨碎补一斤，去毛　穿山甲去膜去皮，炒胀为度，火②灰煨亦可　生草乌一斤，

---

① 二：万历本、崇祯本均作"一"。

② 火：崇祯本作"柴"，义胜。

锉如麦大

上除草乌一斤，用生葱二斤，连皮生姜二片，擂烂，将草乌一处淹两宿，焙干，连前药一处焙为细末，酒煮面糊丸，如梧桐子大，每服五十丸，酒汤任下。忌热物。

以上诸方辛温散痛接骨之剂。

乳香消毒散《御药院方》 治一切伤折蹉跌，燃肿，疼痛不可忍者①。

乳香另研 没药另研 白蔹 白芍药各一两 白芥子 当归各半两 黄柏另研细末，二两 滑石二两 黄丹三钱

加血竭半两，另研

上为细末，入另研者一处再另研匀，每用新水调如稠膏，推在纸花上，贴患处。

乌金散《应验方》 治打扑损伤，敷药。

用小黄米粉四两，葱白细切一两，同于砂锅炒至黑色，杵为细末，用好醋调成膏子，摊在纸上，贴于损伤病处，后用杉木皮或板以纸包裹，四面四片，用绢袋扎缚，不可动摇，三日一换，内服前接骨药。

一方

用葱白、砂糖二味相等，烂研敷之，痛立止，且无瘢痕。

治打扑伤折手足。

用绿豆粉新铁锅内炒令紫色，用新汲井水调稀，厚敷损处，以纸将杉木片缚定，立效。

走马散《经验方》 治折伤接骨。

---

① 者：原无，据崇祯本补。

柏叶生，少用　皂角生，多用　骨碎补去毛　荷叶生。各等分

上为末，于折伤揣定入原位，以姜汁调药加糊，摊在纸上，贴骨断处，用杉木片子夹定，以绳缚之，莫令摇动，三五日后开看，以温葱汤洗之，后再贴药，复夹七日。如痛甚，加没药。

治打伤损《医方大成》

南星　白芷　半夏　白及　黄柏皮　赤小豆各等分

上为细末，姜汁调敷患处，蜜糖亦好。

没药散《拔粹方》　专治箭伤，止血定痛。

定粉一两　枯白矾二钱，另研　没药另研　乳香另研。各一两　风化石灰一两

上各研为末，和匀掺上。

治诸般打扑伤损，皮破血出，痛不可忍者。

上用赤石脂研末，敷之，效。

金丝膏药《应验方》　治打扑伤损，闪肭疼痛，风湿气痛。

当归　川芎　苍术　香白芷　赤芍药　木鳖子　大黄　草乌头各半两　香油四两　沥青半斤　松香半斤　乳香二钱半，另研　没药二钱半，另研

上前八味，同香油四两熬，去渣，沥青、松香看熬软硬，冬软些，夏硬些，乳香、没药摊膏药，时用之。

立应金丝膏《经验方》

当归尾　香白芷　杏仁　草乌生，锉用　猪牙皂角不蛀者，去皮。各三钱　葱连须叶肥者，十茎　白胶香三钱　沥青明者，八两　黄蜡一两　乳香另研，为末　没药另研，为末。各半两　清油七两

上将前项六味入清油内，依法熬，滤去渣，入白胶香、沥青镕化搅匀，入黄蜡又搅匀，待冷入没、乳末搅匀。

至圣黑龙膏《御药院方》 治一切筋骨损伤疼痛。

米粉四两，于银器内炒成块子，褐色，放冷，研为细末，后入二味

乳香 没药研细。各半两

上研极细，每用以好酒或醋调如膏，摊在纸花上，贴患处。

一方 治跌扑损伤及金刃所伤。此药止血散痛，消肿。

风化石灰重罗过半两，五月五日以韭汁和阴干 海螵蛸半两 老松

香 血竭 轻粉 乳香 没药 黄丹飞过 无名异去土 松白脂去

皮。各半两

上为极细末，湿者干糁，干则水调，蜜调敷患处。

淋渫顽荆散 治从高失坠，及一切伤折筋骨，瘀血结痛。

顽荆叶一两半 蔓荆子 白芷 细辛去苗 防风去芦 川芎

桂心 丁皮 羌活各一两

上为末，每用一两，盐半匙，葱白连根五茎，浆水五升，煎

七沸，去滓，通手淋渫痛处，冷即再换，宜避风。

以上诸方外治敷贴之剂。

疥疮七十六 附天疱疮 杨梅疮 冻疮 脚上烂疮 头面疮

《丹溪心法》

诸疮痛不可忍者，用苦寒药加黄连、黄芩，详上下根梢用，

及引经药则可。又云：诸疮以当归、黄连为君，连翘、甘草、黄

芩为佐。诸痛痒疮疡属火，若禀受壮盛，宜四物加大承气汤下之。

若性急，面黑瘦，血热之人因疮而痛，宜四物加黄连、黄芩、大

力子、甘草，在下焦者加黄柏。若肥胖之人生疮而痛，乃是湿热，

宜防风、羌活、荆芥、白芷、苍术、连翘，取其气能胜湿。

诸疮药：脓窠，治热燥湿为主，用无名异；干疥，开郁为主，

用吴茱萸；虫疥如癣状，退热杀虫为主，用芜荑、黑狗脊、白矾、

雄黄、硫黄、水银杀虫，樟脑、松香退热。头上多加黄连、方解石。蛇床定痒杀虫，松皮炭主脓。肿多者，加白芷开郁；痛多，加白芷、方解石；虫多，加藜芦、斑蝥；痒多，加枯矾；阴囊，加茱萸；湿多，香油调；干痒，出血多，加大黄、黄连，猪脂调；红色加黄丹；青色加青黛；虫多加锡灰、芜荑、槟榔；在上多服通圣散，在下多须用下；脚肿出血，分湿热用药。

入方 疮有三种。

脓疱疮，治热①为主。

黄芩 黄连 大黄各三钱 蛇床 寒水石三两 黄丹半钱 白矾一钱 轻粉少许② 白芷五分③ 无名异少许，炒 木香少许，痛者用

上为末，油调敷。

沙疮。

芜荑二钱 剪草二④钱 蛇床三钱 白矾 吴茱萸 黄柏各一钱 苍术 厚朴 雄黄各五分 寒水石二钱 轻粉十贴

上为末，油调敷。

疥疮药 春天发疮疥，开郁为主，不宜抓破，敷。

白矾二钱 吴茱萸二钱 樟脑半钱 轻粉十盏 寒水石二钱半 蛇床三钱 黄柏 大黄 硫黄各一钱 槟榔一个

上为末，香油调敷。

---

① 热：万历本作"血"。
② 少许：原无，据万历本补。
③ 五分：原无，据万历本补。
④ 二：崇祯本作"一"。

又方

芜荑　白矾枯　软石膏　大黄　樟脑各半两。另入　管仲　蛇床各一两①　硫黄　雄黄各二钱半

上为末，香油调，须先洗疮，去痂敷之。

一上散

雄黄三钱半　寒水石一两　蛇床　白胶香　黑狗脊各一两　黄连半两　硫黄三钱半　吴茱萸三钱　白矾枯，五钱　斑蝥十四个，去翅足

上硫黄、雄黄、寒水石另研如粉，次入斑蝥和匀，蛇床、狗脊等为极细末，同研匀，洗疮令汤透，去痂，用腊猪油调，手心中擦热，鼻中嗅二三次，却擦上，一上即愈。如痛甚，肿满高起，加寒水石一倍；如不苦痒，只加狗脊；如微痒，只加蛇床子；如疮中有虫，加雄黄；如喜火炙汤洗，加硫黄，口臭不止，亦可愈也。

【附诸方】

四物汤见补损

大承气汤见伤寒

升麻牛蒡子散　治时毒疮疹，脉浮洪在表者，疮发于头面、胸膈之际。

升麻　牛蒡子　甘草　桔梗　葛根　玄参　麻黄　连翘各一钱

上㕮咀，姜三②片，水二盏，煎一盏服。

升麻和气饮　治疮肿疖疥痒痛，增寒发热。

甘草　陈皮各一两半　芍药七钱半　大黄半两，煨　干葛　苍术

---

① 各一两：万历本无此三字。
② 三：万历本、崇祯本均作"二"。

桔梗　升麻各一两　当归　半夏　茯苓　白芷各二钱　干姜　枳壳
各半钱

上㕮咀，每服一两，水煎服。

加味羌活饮《三因方》　专治四气外搏，肌肤发为瘾疹，增寒
发热，瘙痒。

羌活　前胡各一两　人参　桔梗　茯苓　甘草炙　枳壳麸炒
川芎　天麻各半两　蝉蜕去须　薄荷各三钱

上㕮咀，每服五钱，水一盏，姜三片，煎七分，温服。

当归饮子　治内蕴风热，发为疮疥，风癣湿毒，燥痒疮。

当归　白芍　川芎　生芐　白蒺藜　防风　荆芥各一两　何首
乌　黄芪　甘草各半两

上㕮咀，每服一两，水煎，或为末，每服一二钱亦得。

苦参丸《御药院方》　治肺受热毒，遍身生疮。

用苦参为末，粟米饭和丸，如梧桐子大，每服五十丸，空心，
米饮下。

以上诸方内消之剂。

轻粉散

寒水石一斤　硫黄　朴硝各二两　松香五两　枯矾二两　轻粉
五钱

上为细末，香油调搽。

硫黄散

硫黄　川椒　石膏　白矾等分

上为细末，香油调搽。

立效散

全蝎三十枚　巴豆三十粒　皂角七个，炒焦

上为粗末，以清油四两，熬至焦黄色，去渣，次入大枫子①、蛇床子、白矾末各一两，黄蜡二两，同熬成膏，以瓷器收贮，任意搽疮。

一方

白芷、白矾各等分为细末，入硫黄少许，以香油调搽。

治诸般疥癫疮药。

蛇床子一斤，为末　大枫子取肉，四两　白矾五两，为末，疼则少用　槟榔一两，末

上用②油半斤调搽。小儿头疮，少加松香、轻粉。

水银膏　此药会稽徐彦钊传，久效③。

大④枫子取肉，四两　轻粉一钱　水银末，要茶研不见星，一钱　樟脑二钱半　矾生熟二钱半

上先将枫肉研膏，次入余药，匀腊月猪脂和稀，用绢布裹，任意搽。

又秘方

黑狗脊　茴茹　藁本　蛇床子　硫黄　井泉石　剪草⑤　百部　藜芦各等分

上碾为细末，用香油搽手心内，搽鼻闻之。

一方　治疥癣诸疮。

雄黄五钱　樟脑五分　大枫子取肉　斑蝥去足翅，炒。各十双　狗

---

① 大枫子：中药名。辛，热，有毒。具有祛风燥湿、攻毒杀虫的功用。
② 用：原作"糖"，据万历本改。
③ 此药……久效：万历本无此句。
④ 大：原无，据万历本补。
⑤ 剪草：草药名。具有祛风活血、解毒消肿作用。主治风湿痹痛，跌打损伤，疮疖癣疥，毒蛇咬伤。

脊　蛇床子　寒水石　硫黄各五钱

上为极细末，疥疮用柏油调搽，癣疮用柏油调搽。

治疥疮。

大枫子　杏仁各十粒

上同羊脂捣匀，绢①裹，火烘油出，搽之。

胡粉散《济生方》　治一切疮癣瘙痒甚者。

胡粉一分　砒霜半分　大草乌一个，生用　蝎梢七枚　雄黄　硫黄各另研一分　斑蝥一枚　麝香少许

上为末，先用羊蹄、菜根醮醋搽动，次用少许药搽患处。

如意散《宣明方》　治疥癣无时痛痒，愈发有时，不问久新者。

吴茱萸　牛蒡②子　荆芥穗各二钱半　牡蛎半两　轻粉半钱　信砒二分

上为细末，研匀，每临卧时③抄一钱油调，遍身搓摩上一半，如后痒不止，更少旋涂之，股髀之间闻香悉愈。

又治疥药方。

密陀僧　蛇床子　硫黄　枯矾　胡椒各等分④

上为细末，香油调敷。

以上诸方外散之剂。

《丹溪心法》

天疱疮　用防风通圣散末及蚯蚓泥略炒，蜜调敷，极妙。从

---

① 绢：原作"以"，据万历本改。
② 蒡：原作"李"，据万历本改。
③ 临卧时：原作"临时卧"，据万历本乙正。
④ 各等分：原无，据万历本补。

肚皮上起者，是里热发于外也，还服通圣散。见斑疹类

杨梅疮新增

【附诸方】

治杨梅疮方。

朱砂二钱　雄黄一钱半　苦参　荆芥穗　天麻　麻黄　牛蒡子
面粉　槐角子各三钱

上为细末，用糖心鸡蛋为丸，梧子大，每服三十丸，用鸡汤
或羊肉汤送下，一日一服。表出毒气再不服。忌一月房室，神效。

又方

土茯苓四两　牙皂　地骨皮　五加皮　白鲜皮各一两

上作二十服，用灯草、车前子为引子，煎服。

又方

冷饭团一名土茯苓，一斤　五加皮　白鲜皮　防风　白芍药　木
瓜各一两半　皂角子　白丑各三十粒　生地黄酒洗　地骨皮　牛膝去
芦　黄连去须　槐花　川芎　寻风藤　威灵仙　白茯苓　杜仲炒断
丝　白芷　当归酒浸洗。各一两　甘草炙，半两　荆芥穗一两半

上㕮咀，作①二十服，每服水一钟半，酒半钟，共煎至一钟，
饭后温服，服动此药可用，后又开熏。杨梅疮药并治。

又方

当归　连翘　羌活　荆芥穗　薄荷叶　枳壳　黄柏　茯苓
车前了　防风　木通　芍药　川芎头上用　山栀　桔梗　天花粉
僵蚕　白芷　甘草　金银花　独活各一两　柴胡　前胡各半两

上㕮咀，作二十服，每服用水二钟，煎至八分，温服。上多食

---

① 作：原无，据万历本补。

后服，下多食前服。服此仍用熏药并治。

熏杨梅疮方。

雄黄　沉香各三分　乳香　没药　朱砂各五分　血竭三分　黑铅
水银各一钱

上为末，均作纸捻七条，用香油点灯，放床上，令病人两腿抱住，上用单被通身盖之，口噙冷水，频频换之，则不损目①。头一日用三条，后每日用一条熏之，有效。

又方

水银　板朱　黑铅各二钱　白花蛇一钱

上研为末，作纸捻七条，头一日用三条，后每日用一条，用香油点灯，放两腿，单被连头盖了，口噙冷水，频换。

治杨梅疮后肿块方。

冷饭团十五两　防风　木通　薏苡仁　防己　茯苓　金银花
木瓜　白鲜皮　皂角刺各五钱　白芥子四钱　当归身七钱

上作三十服，每服用水钟半，煎至八分，空心，午饭前、晚饭前各一服。忌鱼、鸡、生冷、房事及煎炒、茶、酒十余日，立效。如虚弱人加人参五钱，其妙不可尽述。

一方　专治年久杨梅顽疮。

水花朱一钱　枯矾　朱砂各一钱二分

三味共研细末，用全蝎酒煎膏为丸，作六丸，分作三日服，用羊肉、鲜鱼等汤送下，九日全好。

一方　治杨梅痈。

柏油二两　全蝎三个　蜈蚣一条　铅粉一两

---

① 目：原作"口"，据万历本改。

上先将香油二两，煎全蝎、蜈蚣，待焦去渣，次入柏油、铅粉，柳条搅匀，捏成饼子，照疮大小，摊贴，三日一换，九次全好。

一方 治杨梅疳漏疮。

用大鳖甲一个，去肉汤洗净，加刺猬皮一个，象牙末三钱，共为细末，枣肉为丸，如樱桃大，每服一丸，空心，童子小便送下。服七日后，仍用三味末，猪胆汁调敷。

《丹溪心法》

冻疮，用煎熟桐油调密陀僧末敷。

《丹溪心法》

脚上烂疮久不愈，先以豆腐浆水洗二三次，悬钩渣叶、地慕渣叶捣细，入盐些少盒之。

【附诸方】

治冻疮。《百一选方》

用茄子根浓煎汤洗，并以雀儿脑髓涂之。

治手足皲裂。《百一选方》

沥青二两，黄蜡一两，共熬搅匀，瓦罐盛贮，先以热汤洗令皮软，拭干，将药于慢火上略炙，擦敷。

治手足皲裂，春夏不愈者。《澹寮方》

生姜汁　红糟　盐　猪膏腊月者佳

上研烂，炒熟，擦入皲内，一时虽痛，少顷，使皮软皲合，再擦即安。

治脚跟皲。

用头发一大握，桐油一碗，于瓦器内熬，候油沸头发溶烂，出火摊冷，以瓦器收贮，勿令灰入，每用百沸，汤泡洗皲裂令软，拭干，敷其上即安。一方加米粉。

又方《医方大成》

用五倍子为末，同牛骨髓填缝内即安。

治手足裂_{张子和方}。

用白及不拘多少为末，水调涂裂处。

治脚指缝烂疮。

捋①鹅时取鹅掌黄皮，焙干，烧灰存性为末，湿则糁之。

治脚指缝烂疮及因暑手抓两脚烂疮。

用细茶口嚼碎烂涂之，解热燥湿，其疮立愈。

神应散　治脚指丫湿烂。

枯矾_{六钱}　黄丹_{半钱}

上为细末，干糁患处，经久立瘥。

头面疮_{新增}

【附诸方】

摩风膏《圣惠方》　摩风止痒，消肿定疼，治头面唇鼻诸疮，及肌肉裂痛者，悉治之。

沉香　白附子　木香　独活　白蔹　白及　天麻_{各一钱半}　当归_{去芦}　白芷　檀香　零陵香　藿香　杏仁_{去皮}　桃仁_{去皮。各三钱}　茅香　甘草　防风　白芍药_{各一钱半}　川芎　木通_{各一钱}　黄芪_{一两二钱②}　龙脑_{研，四钱}　半夏_{十二两半}　清油_{二斤二两}　黄蜡_{冬月用九两}　大瓜蒌_{连穰一个，锉碎}

上锉，用油浸七日，于石器内慢火煎，候白芷微黄色，以白

---

① 捋：万历本作"宰"。
② 一两二钱：原作"□两□钱"，据崇祯本改。万历本无此四字。

绵滤去渣，放净罐内密封，澄一宿，再滤过，于上等瓷碗中慢火再轻温动，次下黄蜡搅匀，放温，次下研细龙脑糁面，于瓷盒内盛定，每用少许摩患处。

治头面生疮，燥痒黄水出。

密陀僧　硫黄各二钱　轻粉少许

上为末，酥油调搽。

一方　治白秃疮。

用金头蜈蚣一条，皂角不蛀一个①，擘开，去皮弦，以蜈蚣纳入夹定，以麻扎紧，沉于粪缸底，七日取出，焙干，碾为细末，先以温汤将疮浸洗湿润，然后敷之，如干，以清油调搽，数次除根。

一方

用熟皮烟胶一两、轻粉一钱研匀，调搽。又法：用枯白矾同烟胶调搽亦佳。

秃疮药

轻粉五钱　黄蜡二两

上用鹅油一二两，调搽。

治小儿白②秃疮《圣惠方》。

用淡豆豉一合，炒令烟出色焦为末，用饭饮调，屋尘一团于炭火内，煅令灰烬，并细研，入轻粉少许，油调，剃头了，搽之。一方治豆疮，无屋尘。一方有麝香，无轻粉。

治面上耳边浸淫疮《圣惠方》　有黄水出久不愈，名香辨疮。

---

① 个：原作"片"，据万历本改，崇祯本作"斤"。
② 白：万历本无此字。

羚羊须　荆芥　干枣去核。各二钱

上烧存性，入腻粉半钱，同研末，先用温水洗香油调涂。

玉粉散　治热汗浸渍头面，及遍身成疮，肿痒焮痛。

定粉一两　蛤粉九两半　石膏　白石脂各半两　滑石八两半　粟米粉　寒水石烧，出火毒。各二两　白龙骨半两

上为末，研令极细，每用少许，干擦患处。

痈疽七十七　附肠痈　乳痈

《丹溪心法》

痈疽只是热胜血。六阳经六阴经，有多气少血者，有少气多血者，有多气多血者，不可一概论也。若夫要害处，近虚怯薄处，前哲已曾论及，惟分经之言，未闻诸经。惟少阳、厥阴经生痈疽，理宜预防，以其多气少血，肌肉难长，疮久未合，必成死症。遽用驱毒利药，以伐其阴分之血，祸不旋踵。阳滞于阴，脉浮洪弦数；阴滞于阳，脉沉细弱涩。阳滞以寒治之，阴滞以热治之。人中年以后，不可生痈，才有痈肿，参之脉症，但见虚弱，便与滋补气血，可保终吉。若用寻常驱热拔毒纾①气之药，虚虚之祸，如指诸掌。内托之法，河间治肿焮于外，根盘不深，形证在表，其脉多浮，病在皮肉，非气盛则必侵于内，急须内托以救其里，宜复煎散除湿散郁，使胃气和而平。如或未已，再煎半料饮之。如大便秘及烦热，少服黄连汤。如微利及烦热已退，却与复煎散半两。如此使荣卫俱行，邪气不能内伤也。然世俗多用排脓内补十宣散，若用之于此小疮与冬月时令即可，若溃疡于夏月用之，其桂、朴之温散，佐以防风、白芷，吾恐虽有参、芪，难为倚杖。

---

①　纾（shū 书）：宽裕，宽舒。

一妇年七十，形实性急而好酒，脑生疽，才五日，脉紧急且涩，急用大黄酒煨细切，酒拌炒为末，又酒拌人参炒，入姜煎，调一钱重。又两时再与，得睡而上半身汗，睡觉病已失，此内托之意。又一男子，年五十，形实色黑，背生红肿，及胂骨下痛，其脉浮数而洪紧，食亦呕，正冬月与麻黄桂枝汤，加酒黄柏、生附、瓜蒌子、甘草节、羌活、青皮、人参、黄芩、半夏、生姜，六贴而消。此正内托之法，非《精要》内托散乳香、绿豆等药，想此方专为服丹石而发疽者设，不因丹石而发，恐非必用之剂。疮先发为肿，气血①郁积，蒸肉为脓，故其痛多少，疮之始作时也。脓溃之后，肿退肌宽，痛必渐减，而反痛者，此为虚，宜补。亦有秽气所触，宜和解；风寒逼者，宜温散。

入方

附骨痈

热在血分之极细，初觉，先以青皮、甘草节；后破，当养血。初腿肿，以人参、黄连、茯苓各二钱，瓜蒌子四十八粒，作二贴，入竹沥，热饮之。

治环跳穴痛不已，防生附骨疽。

以苍术佐黄柏之辛，行以青皮。冬月加桂枝，夏月加条子芩，体虚者加牛膝，以生甘草为使，大料煎，入姜汁带辣，食前饮之。病深者，恐术、柏、桂枝，十数贴发不动，加少麻黄。二三贴又不动，恐痈将成矣，急掘地坑，以火煅红，沃以小便，赤体坐其上，以被席围抱下截，使热气熏蒸，腠理开，气血畅而愈。

铁围散 治痈疽肿毒。

---

① 气血：崇祯本作"以致"。

乳香　没药半两　大黄　黄柏　黄连　南星　半夏　防风　皂角刺　木鳖子　瓜蒌　甘草节　草乌　阿胶各一两①

上为末，醋调成膏，砂石器内火熬黑色，鹅翎敷之。

围药　诸般痈疽，敷上消散。

乳香　没药各三钱②　大黄　连翘　黄芩　黄连　黄柏　南星　半夏　防风　羌活　瓜蒌　阿胶　皂角刺各五钱③

上研为细末，好醋煎黑色成膏。寒者热用，热者寒用。

围药铁井栏

贝母　南星各七钱　连翘　五倍子　经霜芙蓉叶各一两

上为细末，用水调敷四向肿处，止留中间一窍出毒气。

隔皮取脓法

驴蹄细切，一两　荞麦面一两　白盐半两　草乌四钱，去皮

上为末，水调作饼子，慢火炙微黄色，出火毒，研末，醋调成膏，用白纸摊贴患处，水自毛孔而出，其肿自退。

骑马痈

用大粉草带节四两，长流水一碗，以甘草淬焙水尽，为末，入皂角炭少许，作四服，汤调顿④服效。

又方

甘草节、白芷、黄连。破者，龙骨、枯矾、赤石脂并用。

敷疽疖方

草乌　黄连　紫荆皮　白芷　大黄　芙蓉皮　朴硝　糯米各

---

① 各一两：原无，据万历本补。
② 各三两：原无，据万历本补。
③ 各五钱：原无，据万历本补。
④ 顿：崇祯本作“频”。

等分

上为末，蜜水调敷。如疮盛，以蜜调雄黄末，围定疮穴大小前后，敷前药末。

取朽骨，久疽及痔瘘者有之。

取乌骨鸡胫骨，以上等雌黄实之，盐泥固济，火煅通红取出，地上出火毒，去泥用骨，研细，饭丸如粟大。以纸捻送入孔中窍内，更用膏药贴之。

便毒。

山栀子　大黄　乳香　没药　当归各①半钱　瓜蒌仁二钱　代赭石一钱

上作一服煎。

又方

木鳖子　大黄　瓜蒌仁　桃仁　草龙胆各等分②

上㕮咀，浓煎，露星月一宿，清早温服，立愈。

又方

白僵蚕、槐花为末，调酒服。一方加酒大黄。

【附诸贤论】

刘河间《宣明论》曰：人之疮肿因内热外虚所生也，为风湿之所乘，则生疮肿。然肺主气，候于皮毛，脾主肌肉，气虚则肤腠开，为风湿所乘，脾气湿而内热，即生疮也。肿者皆由寒热毒气客于经络，使血涩而不通，壅结成肿，风邪内作，即无头无根，气血相搏作者，即有头有根，结壅盛则为脓，赤核肿则风气流溃

---

① 各：原无，据万历本补。
② 各等分：原无，据万历本补。

也。疮以痛痒，痛则为实，痒则为虚，非谓虚为寒也。正谓热之微甚也，痒者表①疾也，故火旺于夏，而万物蕃鲜荣美也。炙之以火，溃之以汤，而其痒转甚者，微热之所使也；痒去者，谓热令皮肤纵缓，腠理开通，阳气得泄，热散而去。或夏热皮肤痒，而以冷水沃之，其痒不去，谓寒收敛，腠理闭密，阳气郁结不能散越，怫热内作故也。疮痒皆为火热，而反腐出脓水者，犹谷肉果菜热极则腐烂而溃为污水也，溃而腐烂，水之化也。痈浅而大，疽深而恶，热胜血则为痈脓也，疡有头小疮也，疹浮而小癍疹也，瘤气、赤瘤丹，燺热胜气火之色也。

【附脉理】

《脉诀举要》曰：痈疽浮数，恶寒发热，若有痛处，痈疽所发，脉数发热而疼者阳；不数不热不疼阴。疮发痈之脉，弦洪相搏，细沉而直，肺肝俱数。

【附诸方】

狗宝丸《济生方》　专治痈疽发背，附骨疽，诸般恶肿，将发时先觉口中烦渴，四肢沉重，遍身壮热，乃其候也。此药功效不可具述。

蟾酥二②钱　金头蜈蚣七条，全者，酥炙黄色　轻粉　雄黄　滴乳香　没药　乌金石即石炭。各一钱　狗宝癫狗腹中得之，一钱。又云一两　狗胆一个，干者用之，去皮，黑狗腊月者佳　鲤鱼胆一个，干者用之，腊月者佳　粉霜　黄蜡各三钱　硇砂半两　麝香一分　孩儿乳一合，头首者　铅白霜一钱，一本无此

---

① 　表：原作"美"，据崇祯本改。
② 　二：万历本作"一"。

上先将乳汁、黄蜡放在罐内，文武火化开，次将各药末和成剂，用时大人丸绿豆大，小儿丸芥子大，每服三丸，病重者加至五丸，用白丁香七个，研烂，新汲水调送下。腰以下食前服，腰以上食后服，如人行五里用热葱白粥投之，即以衣被盖定，汗出为度。已后只吃白粥，常服十宣散，留头，其四边以乌龙膏贴。

乌龙膏《济生方》　治一切肿毒，痈疽收赤晕。

木鳖子去壳　半夏各一两　水粉四两　草乌半两

上于铁铫内慢火炒令转焦为末，出火毒，再研，以水调敷，疮四边留头出毒气。

追毒丹《济生方》　治痈疽疔漏，诸恶疮黑陷者。先服狗宝丸，次贴乌龙膏，收肿解毒去赤晕，然后用针刀开疮，纳追毒丹，覆以乳香膏，使之溃去败肉排脓，然后用生肌药。

白丁香一钱　雄黄二钱　巴豆七粒，去壳皮心，不去油，研如泥
黄丹二钱　轻粉一钱

上研和，加白面三钱，滴水为丸，如麦状，钌破疮纳之，上覆以乳香膏，追出脓血毒物。痛疮四壁死肌不去不可治者，亦以此法追毒去死肌生新肉，疾小者一粒，大者加用之。

乳香膏《济生方》　追脓血消恶毒。

木鳖子去壳，细锉　当归尾各一两　柳桂七八寸，锉之

此以上用清油四两，慢火煎令黑色，次用：

白胶香明净者，四两，共研细，入油煎化，以绵滤之　乳香　没药各半两

上再治净铁铫，又倾前药油蜡在内，候温，入黄丹一两半，以两柳枝搅极匀，再上火煎，不住手搅，候油沸起手，下直待注在水中成珠，不散为度，秋冬欲软，春夏欲坚，倾在水盆中出火

毒，搜成剂收之，遇用以绢帛摊贴。

桃花散《宣明方》　一切疮，生肌药。

白及　白蔹　黄柏　黄连　乳香另研　麝香另研　黄丹各等分

上为极细末，糁在疮上，二三日生肌平满。

以上诸方治痈疽次第之剂。如无狗宝丸，以渊然真人夺命丹代之。

内疏黄连汤　治疮皮色肿硬，发热而呕，大便燥结，脉洪实者。

黄连　芍药　当归　槟榔　木香　黄芩　栀子　薄荷　桔梗甘草各一两　连翘二两　大黄二两半

上㕮咀，每服一两，入姜煎。

秘方夺命散　治一切痈疽，无名恶疮，皆可治之，其效不可尽述。

当归尾　乳香各一钱　穿山甲用蛤粉炒黄色去粉，六钱　皂角针烧陈皮　金银花各三钱　贝母一钱　赤芍　甘草节各六钱　没药二钱花粉八钱　防风　白芷各五钱

上㕮咀，每服一两，用无灰酒一大碗，煎至半碗，纸糊口勿令走气。病在上食后服，病在下食前服。

当归消毒散《应效方》　治痈肿初发。

荆芥　牛蒡子　甘草　防风　当归　赤芍药各一钱半

上用水二盏，煎至八分，去渣温服，食后。

神仙活命饮　治痈疽发背发脑，发髭发胁，疔毒骑毒肿，肚痈腿痈，附骨痈疽，恶疮恶漏疮，血块气块，面目手足浮肿，随病加减，并皆治之。

金银花一两五钱　皂角针一两　贝母去心　天花粉各四两　当归

尾　滴乳香　大黄各五钱　穿山甲用蛤粉炒黄，去粉，净　没药　木鳖子去壳　甘草　赤芍药各三钱　防风去芦　香白芷各二钱半　橘皮去白，一钱半

上每服五钱，水煎服。若老人及体虚者，加生黄芪半两；若脏腑闭涩者，服九宝饮，量病上下服之。

九宝饮

当归　白芷　甘草　瓜蒌　黄芩　生地黄　赤芍药　熟地黄　川芎各等分

上每服五钱，水酒共一钟半煎。病上下食前服、食后服。

九珍散《简易方》　治一切痈疽疮疖肿毒，因气壅血热而生者。

赤芍药　白芷　当归　川芎　大黄　甘草　生干地黄　瓜蒌北黄芩各等分

上㕮咀，每服五钱，水二盏，煎至一盏，去渣热服。兼治乳痈及疔疮。

赤芍药散　治一切恶疮痈疽疔肿，初觉不消，增寒疼痛。

金银花　赤芍药各半两　大黄七钱半　当归　枳实　甘草各三钱大瓜蒌一个

上每服五钱，水、酒各一钟，煎至一钟①，不拘时温服。

玄参散　治痈疽肿痛，不进饮食。

玄参一两　升麻　射干　大黄各五钱　甘草二钱半

上每服五钱，水一钟半，煎至八分，不拘时温服。

悬蒌散张子和方　治发背恶疮。

---

① 煎至一钟：原无，据崇祯本补。

悬蒌一个　大黄　金银花　皂角刺各一两　当归半两

上锉碎，每服五钱，酒一碗，煎七分，去渣，温服。如有头者，加①黍粘子。

消毒汤《德生堂方》　一名紫花地丁散，治恶疮脓未成已成者，肿大等证。

紫花地丁去芦　金银花　当归　大黄酒浸，焙　赤芍药　黄芪各半两　甘草一钱

加升麻。

上锉为末，作二服，每服酒一碗，银石器煎五分服。

当归连翘散《通玄论》　治一切风热痈肿疮疽，咽膈不利，舌肿喉闭，鼻衄出血，咳嗽痰实，肠胃燥涩，大小便结滞，消痈肿，解风毒，活血脉，保真元，宣通遍身结滞。

连翘　当归　大黄　栀子　芍药　金银花

上各等分，每服五钱②，水二盏，生姜三片，煎至一盏，去滓热服。甚者加大黄。

一方　治发背恶疮。

瓜蒌一个　金银花　皂角刺各一两　没药一钱　甘草节　当归各半两

上每服五钱，以酒一碗，煎至半碗③，温服。加鼠粘子更佳。

治七十二等④无头恶疮。

荆芥　栀子各二钱半　茯苓　白术　人参各三钱　川芎　芒硝

---

① 加：原作"服"，据万历本改。
② 每服五钱：原无，据万历本补。
③ 至半碗：原无，据万历本补。
④ 等：万历本作"种"。

大黄　当归　芍药　升麻　薄荷　苍术　连翘　石膏　桔梗　滑石　黄芩各半两　黄芪　甘草各二钱

上㕮咀，病重者一两，病轻者五七钱，葱白一根，并金银花同煎，去渣热服，汗出为度。如疼，加乳香；咽喉痛，加竹叶、灯心同煎。

藤黄饮子《秘方》　治一切疔肿恶疮，痈疽疼痛。

大黄四两　甘草　茯苓　牡蛎生用。各一两　人参　川芎　栀子　赤芍药　金银花各半两　木香　白芷各六钱　当归七两

上㕮咀，每服八钱，水二盏，煎至一盏，温服。

加减藤黄饮子《应验方》　治一切痈疽疮肿。

金银花　黄芪　防风　川芎　羌活　大黄　赤芍　薄荷　连翘　麻黄　当归　石膏　黄芩　桔梗　白术　白茯苓各八分　荆芥三分　甘草三分　山栀子一分二厘半　人参二分　滑石二①分七厘半　芒硝二厘半

上用水二盏，生姜三片，煎至一盏，去渣，温服食后。

漏芦汤《精义》　治一切恶疮毒肿，丹瘤瘰疬，疔肿鱼睛，五发痈疽，初觉二②日，便如伤寒，头痛烦渴，拘急恶寒，肢体疼痛，四肢沉重，恍惚闷乱，坐卧不宁，皮肤壮热，大便秘涩，小便赤黄，并宜服之。惟妊娠忌服。

漏芦　白蔹　黄芩去黑心　麻黄去节　枳实麸炒，去穰　升麻　芍药　甘草炙。各一钱　大黄二钱　朴硝一钱

上作一服，姜三片，水二钟，煎一钟，空心热服③。

① 二：万历本作"一"。
② 二：万历本作"三"。
③ 上作一服……空心热服：原无，据万历本补。

千金漏芦汤《精要》　治证同前。

漏芦　连翘　黄芩　白蔹　枳壳去穰，麸炒　升麻　粉草炙

麻黄去根节。各一钱　大黄一钱半，湿纸煨　朴硝别研，一钱

上作一服，用水一盏半，煎至八分，去渣，空心热服。

解毒丸《通玄论》　治中外诸邪热毒，痈肿疮疽，筋脉拘挛，

咬牙惊悸，一切热毒，并宜治之。方见火类

以上诸方辛凉内疏之剂。

内托复煎散《机要》　痈疽托里健胃。

地骨皮　黄芩　茯苓　白芍　人参　黄芪　白术　桂　甘草

防己　当归各一两　防风三两

上㕮咀，先以苍术一斤，水五升，煎至三升，去术，入前十二

味再煎至三四盏，取清汁，分三四次，终日饮之。又煎苍术渣为

汤，去渣，依前又煎十二味渣，分饮之。

神效夺命丹《秘方》　治一切发背疔疮，及破伤风，阴证

伤寒。

枯矾一钱　蜗牛二十个，焙干　血竭二钱　铜绿一字　蟾酥一钱

轻粉二钱　朱砂三钱，为衣

上用小儿母乳汁和丸，如梧桐子大，朱砂为衣，遇此病令患

人自嚼生葱一二①根烂吐出，裹药一丸在内，吞下前药，恐药未咽

逆之状，却以热酒二三杯送，如重车行十里路，遍身汗出，天气

斟酌衣被盖易，汗出毒气肿自消；如病人昏沉，人代嚼葱白，如

前服。

渊然真人夺命丹　专治疔疮发背、脑疽、乳痈、附骨疽，一

----

① 一二：万历本作“二三”。

切无头肿毒恶疮，服之便有头，不痛者服之便痛，已成者服之立愈，此乃恶证药中至宝。病危者服之亦可矣。万无一失，不可轻易。

蟾酥二钱，干者老酒化　血竭一钱　乳香　没药　铜绿　朱砂为衣。各二钱　轻粉半钱　胆矾　寒水石各一钱　雄黄三钱　麝香半钱　脑子半钱，无亦可　蜗牛二十一个，连壳用　蜈蚣一条，酒浸炙黄，去头足

上为细末，将蜗牛研作泥，和前药为丸，如绿豆大，若丸不就，以好酒煮面糊为丸，每服只二丸，先用葱白三寸，令病人嚼烂吐于手心，男左女右，将丸子裹在葱白内，用无灰热酒三四盏送下，于避风处以衣被盖覆，约人行五里之久，再用热酒数杯以助药力，发热大汗出为度，如汗不出重者，再进二丸，汗出即效。初觉二丸即消，三五日病重者，再进二丸。如疔疮走黄过心者，难治；汗出冷者亦死。如病人不能嚼葱，擂烂裹药，仍以热酒吞下，疮在上食后服，疮在下食前服。服后忌冷水、黄瓜、茄子、油面、猪羊杂、肉鱼，一切发风疮毒等物，及妇人洗换、狐臭，犯之难治。

蝉酥丸李俞甫方　治一切诸恶疮已发未发，服之微汗即愈。

雄黄　乳香各一钱　蝉酥一厘

上三味，用黄酒、熟面糊为丸，如绿豆大，每服三丸，葱白汤下，不退再一服。

止痛当归散《精义》　治脑疽发背，穿溃疼痛。

当归　黄芪　人参　官桂　芍药　甘草炙　生地黄各一①钱半

---

① 一：万历本、崇祯本均作"二"。

上用水一盏半，煎至一盏，去渣温服，日进三服。

内托散　治一切恶疮，疼不可忍，神效。

甘草半两　御米壳半两，去顶蒂，蜜炙　乳香　没药各二钱

上为细末，用雌雄黑豆十粒，生姜半两，枣五枚，水一大盏半，同煎五七沸，随病上下食前后服。

乳香散《本事方》　治发背肉溃，及诸恶毒冲心，痛不可忍，多令人呕吐。

绿豆四两　乳香好者，一两

上同研极细为末，每服三钱，新汲水浓调，食后服。

乳香护心散　治痈疽发背疔疮，预防毒气攻心。

绿豆粉四两　乳香一两　朱砂一钱

上为细末，每服二钱，浓煎甘草汤调下。

一方　治痈疽无头者。

用蜀葵花子一粒，新汲水吞下，须臾即破。如要多破，服三四粒有验。

透脓散《瑞竹堂方》　治诸痈疮及贴骨痈不破者，不用针刀。一服不移时而自透，累有效验。

蛾口茧用出了蛾儿茧儿

上将茧儿一个，烧灰，用酒调服即透。切不可两个、三个茧儿烧服。若服一个，只一个疮口，服两个、三个，即两个、三个疮口，切莫轻忽。

竹叶黄芪汤《精义》　治诸痈疽发背烦渴，及一切恶疮发大渴者。

淡竹叶二分半　生地黄一两　黄芪　黄芩去腐　当归　川芎甘草　芍药　人参　麦门冬去心　半夏汤洗　石膏各四分

上用水一盏半，竹叶五片，生姜五片，煎至一盏，温服。

内托千金散《瑞竹堂方》①　　治脑背痈疽乳便等恶疮。

人参　当归　黄芪　芍药　川芎　甘草　瓜蒌　白芷　官桂
桔梗　金银花　防风各七分半

上用水二盏，煎至七分，入酒半盏，去渣温服。如痛甚者，倍加当归、芍药，或乳香二钱，日进三服。一服之后疮口内有黑血出者，或遍身汗出，皆药之功效。如病势猛恶，须称药一两，水一大碗，煎服。未成脓者自散，已成脓者不用针砭自透，此药累经功效。

黄芪茯苓汤《精义》　　治诸疮溃后，托里除虚热。

黄芪　白茯苓　官桂去皮　麦门冬　五味子　川芎各一钱半

上用水一盏半②，姜三片，枣子三枚，煎至一盏，去渣温服，食前，日三服。

内补十宣散《精要》　　治一切痈疽疮疖，未成者自消之，已成者速溃败，脓自出，无用手挤，恶肉自去，不用针刀服药，疼痛顿减，其效如神。

黄芪盐汤润焙　人参　当归各四钱　厚朴　桔梗　桂心　川芎
防风　甘草　白芷各七钱

上为细末，每服五钱，热酒调服。不饮酒，木香汤调下。

内托散

绵黄芪　甘草　金银花　牡蛎煅淬二次。各三钱半

上为末，作一服，水一盏，煎至七分，入酒一盏，再煎七分，

---

① 瑞竹堂方：原作"瑞竹"，据万历本改。
② 半：万历本作"生"。

随疮上下，食前后服。

参苏内托散李俞甫方

川芎　当归　薄荷　甘草各一钱　紫苏二钱　苦参三钱

上咬咀，用水二钟，枣二枚，煎七分服，不拘时。

神效托里散《和剂方》　治痈疽发背，肠痈奶痈，无名肿毒，焮作疼痛，增寒壮热。若伤寒，不问老幼虚人，并皆治之。

忍冬草五两，去梗　黄芪五两，去芦　当归八两二①钱　甘草炙，八钱

上为细末，每服五钱②，酒二③盏，煎至一盏，病上食后，病下食前，少顷再进，留渣外敷，未成内消，已成即溃也。

以上诸方辛温内托之剂。

一方　治痈疽发背初起。

用独蒜一片，厚半④指，置患处，以熟艾灸二七壮。如无独蒜，大蒜亦可。

南星膏《济生方》　治皮肌头面上生疮瘤，大者如拳，小者如粟，或软或硬，不疼不痛，宜用此药，不可辄用针灸。

天南星大者一枚，细研稠黏，滴好醋五七滴和膏。如无生者，则以干者为末，醋调如膏，先将小针刺肿处令气透，却以膏摊纸上象瘤大小贴之，觉痒则频贴取效。

消肿毒方《简易方》　专用涂诸疮疽。

川芎　蚌粉　草乌　海金沙　赤小豆　天南星

---

① 二：崇祯本作"三"。
② 五钱：原作"三盏"，据万历本改。
③ 二：原作"一"，据万历本改。
④ 半：崇祯本作"二"。

上为末，用生地黄汁调涂患处。

蜀葵膏《直指方》　治痈疽肿毒。

以黄蜀葵花用盐掺服，入瓷器密封，经年不坏，每用患处敷之。如无花，根、叶皆可用。

治发背未溃、已溃，最有神效。《医方大成》

厚朴二钱，姜汁制　陈皮二钱，去白　苍术五钱，米泔浸　甘草二钱

上入桑黄菰五钱，同为末，疮已溃则干掺之，未溃则油调涂之。

拨毒散　消肿定痛。

蒲黄　白芷　半夏　黄丹各一两　赤小豆半两，为末

上将半夏、白芷为末，入蒲黄、黄丹、豆末和匀，金银藤捣自然汁调敷，四围频频水润，肿退。

拨毒膏李俞甫方　治肿毒诸恶疮，神效。

南皂角　五倍子各五钱　乳香　没药　雄黄各一①钱

上五味各生用为末，用好醋熬贴疮上，留顶。

乳香散　止痛消肿。

乳香　没药　粉霜　轻粉各一钱　黄米粉四两　赤皮葱一两蜗牛十四个，三味一处砂锅内炒黑

上为末，津调，红绢摊贴留孔，贴周围。

敷肿毒未破者。

上用虾蟆一个，先炒石灰，后用剁开炒研泥，用绢摊，上贴患处，自破。

---

① 一：崇祯本作"二"。

拨毒散　治痈肿丹毒，肉色变异，或著四肢，或在胸背，游走不定，焮热疼痛，拨毒消肿，散热定疼。

石膏一两半　寒水石三两半　甘草　黄檗各半两

上为细末，水调，时复以鸡翎刷扫，以芭蕉自然汁调，妙。

水澄膏　治热毒肿痛大效。

黄连　黄柏　白及　白蔹各四钱　雄黄一钱　乳香　没药各五分

上为细末，水调，鸡翎扫在疮肿处。

治一切恶肿及发背高起未破，膏药方。

蓖麻子一百粒　男发一块

上以熬膏，入黄丹成膏贴之，只一个便消。加黄蜡少许。

铁箍散　治诸疮发背，疮疖肿毒，杖疮。

用芙蓉花及叶，晒干为细末，以好醋调，敷贴患处。如杖疮赤肿，用鸡蛋清调贴，冷水亦可。加皂角少许尤妙。

一方　治痈疽发背，及恶肿毒。

饭姜石一斤，出淮安清河驿　野西瓜藤　茨菇箭各四两

上为细末，用鸡子①清调敷患处，如干，汲井花水勤扫，妙。

一方

用五叶藤即五爪龙捣烂，敷患处，立瘥。

一方　治痈疽未溃。

用瓜蒌根、赤小豆等分为末，以醋调敷之。

一方　治发背痈疽，疔疮肿毒，吸出脓血恶水，此法甚佳。

用苦竹筒三五七个，长一寸，一头留节，薄削去青皮，大小用之，以苍术、白蔹、乌柏皮、厚朴、艾叶、茶芽、白及、白蒺

---

①　子：原无，据万历本补。

藜等分为粗末，将竹筒并前药水煮十数沸，药干为度，乘竹筒热以手按上，紧吸于疮口上，候脓血水满自然脱落，不然用手拨脱，易换竹筒，如此三五次，其毒尽消，即敷生肌药，肉满后用膏药即愈。

一方

用蜂蜜同葱研为膏，先将疮口拨动，或见血或不见血，将药涂在疮上，中留一孔，以帛缚定，如人行约五里，其疮觉疼，更待多时，其疔自出，然后敷生肌药。忌一切毒物。

一方 治痈疽肿毒。

用苍耳根及叶烧灰存性，同干靛以醋和匀涂上，干易之，不过十余次，拨出其根。

一方

用景天草，一名慎火草，不拘多少，捣烂，取汁涂之。

水澄膏 治热肿毒疼痛。

大黄　黄柏　郁金　白及　天南星　朴硝　黄蜀葵花晒干。各一两

上为细末，每服二钱，以新水一钟半搅匀，候药澄底，去面上浮水，取药摊纸上，贴于肿处，如觉燥，津唾润之。若皮肤白色者，勿用。

一方只用白及末半钱，水碗内沉下，澄去水脚，于皮纸上摊，贴疮上，亦名水澄膏。

围药 治诸般肿毒，敷上消散。

用黄柏、白及、草乌、南星、白芷、天花粉、石膏、郁金、

甘草、贝母、大黄、木鳖子、皂角刺各等分为细末，用鸡子①清调敷神效。加石灰尤妙。

针头散 治疮疽臖②肿如木硬者。

蟾酥　麝香各一钱

上同研极细，以人乳汁调和如泥，入瓷盒内盛，干不妨。每用少许，以唾津调敷于肿处，更以膏药贴之，主毒气自出，不能为疮，虽成疮亦轻。

针头散《通玄论》　治恶疮，追毒去死肉。

人言一钱　雄黄半钱　乳香一钱　麝香少许

上为细末，每用少许，以唾涂疮上，用膏药贴之。

桃花散《通玄论》　治一切恶疮，去死血，生肌肉，去风活血。

龙骨　虎骨各二钱　白及　白蔹　乌鱼骨　赤石脂　白石脂各一钱　黄丹少许　寒水石用炭火烧赤，放冷，一两六钱

上为细末，量大小贴之，立效。

生肌散 治痈疽疮毒，敛口生肉。

赤石脂　海螵蛸　龙骨各一两　乳香　没药　血竭各二钱　轻粉一钱　朱砂　郁金　黄丹飞过　黄连　白芷各五钱

上为细末，糁疮口上，有灯心数茎，却用膏药贴之。

木香散 治疮口久不敛者。

木香　槟榔各一钱　黄连二钱

上为细末，糁疮上。如痛加当归一钱。

---

① 子：原无，据万历本补。
② 臖（xìng 兴）：肿。《玉篇》："肿痛也。"

红玉散 治一切肿毒痈疽，生肌肉。

用寒水石不拘多少，以盐泥包裹，火煅，黄丹少许，水飞过，用皮纸抬于火上，烘干为度，研细末，糁疮上。

洗毒散《通玄论》 治诸般恶疮，风湿阴蚀疮，并宜此洗之。

用蛇床子、地骨皮、地丁、麻黄、荆芥、防风、枯矾各三钱

上用水三碗，葱白三根，煎至二碗，无风处洗。

软青膏 治一切风热疮及小儿头疮。

巴豆七个　沥青　黄蜡　香油各五两　腻粉一钱

上先将沥青、香油、黄蜡熬，次入巴豆不住手搅，候巴豆焦黑色，去巴豆，却入腻粉令匀，放冷敷疮上。

神仙太乙膏 治八发痈疽，及一切恶疮软疖，不问年月深远，已成脓未成脓，并宜贴之。如蛇虎伤，蝎蜇犬咬，并汤火刀斧所伤，打扑伤损者，无不可治。如发背，先以温水洗疮净，用无糨软帛拭干，却用绯绢帛子摊膏药贴之。其膏药可收，十年不坏，愈久愈烈，可用瓷罐盛之。

玄参　白芷　川当归去芦　肉桂去粗皮　大黄　赤芍药　生干地黄各半两，俱锉

上用麻油一斤浸，春五日、夏三日、秋七日、冬十日，熬白芷紫色，滤去渣，再熬油滚，下黄丹半斤，滴水成珠为度。

善应膏《应验方》 治一切痈疽肿毒发背，脑疽漏疮，疬子金疮，便毒臁疮，及小儿头疮、丹毒、寒湿冷痹，肢节疼痛，手足顽麻，打扑伤损，内胜瘀血，蜈蚣咬①蝎蜇，妇人乳痈，月间败血，脐腹疼痛，并用此拨散毒气立效。先须洗净疮肿，然后贴药。

---

① 咬：原作"蛟"，据万历本改。

黄丹半斤，水飞　没药　乳香各二钱半　白蔹　木鳖子去皮　白及　当归　官桂　杏仁　白芷各二钱　血竭一钱二①分半　槐枝一两二钱半　柳枝一两二钱半。各长②三寸　真麻油一斤四两

上件十味内，除丹、乳、没、竭外，七味锉碎，入油浸三日，文武炭火锅内熬黄色，滤出渣，药方下黄丹，以新柳枝长五六寸如小钱大搅匀，令熬丹褐色，掇下锅子在地，却用柳枝搅药出尽烟，方入乳香、没药、血竭入锅内，仍用柳枝搅匀三五十遍，候药冷，倾在瓦器内盛，春三月间合如常贴用。

千捶膏　治一切无名恶疮。

蓖麻子四十九枚　杏仁　山豆仁　胡桃仁各四十九个　枫香脂四两

加乳香、没药各二钱半。

上为一处捶一千下，成丝者，新水拨之为度。

乳香善应膏　治痈疽发背，诸般恶疮，打扑伤损，筋骨疼痛，并皆治之。

乳香　没药　血竭各五钱　阿魏二钱　麝香一钱，另研　大黄　黄连　黄柏　防风　荆芥　芍药　白芷　玄参　当归　连翘　巴豆　苏木　大枫子各一两　木鳖子八个　穿山甲八片　黄丹一斤，水飞过　槐桃柳嫩枝各二十寸　清油二斤

上除乳香等五味另为末，将其余药锉碎，入清油内煎令黑色，滤去渣，入黄丹不住手搅成膏，却入前五味药末再搅令匀，摊贴患处。

---

① 二：万历本作"三"。
② 各长：原作"条"，据万历本改。

青金九龙膏 治痈疽疮毒。

香白芷如枣大者　巴豆去壳　蓖麻子去壳　木鳖子去壳。各一百二十个　槐条　柳条各一百二十寸　乳香　没药各三钱　白矾五钱　黄丹二十两　香油三斤

上将前药同香油煎，以槐柳条不住手搅，清水中成珠，方①熬香白芷紫色，滤去渣再熬，却下黄丹搅匀，将白矾逐时入内，后下乳香、没药搅匀，务要煎熬得法，然后收贮，摊贴。忌妇人、鸡犬见之。

千捶膏

沥青一斤六两　杏仁四十九个　乳香　没药各一两　轻粉二钱　香油五两　黄蜡四两

上将沥青、香油、黄蜡同镕化搅匀，却入前四味，取出于石上捶千余下，用红绢摊贴之。

绿膏药 治诸般恶疮肿毒，软疖。

铜青　蓖麻子去壳。各一两　松香四两　木鳖子去壳，五十个　杏仁五钱　巴豆五个　乳香二钱　轻粉五十贴

上各为末，捣令匀，于净石上用斧捶千余下，成膏收贮，水浸旋用。

红膏药 治臁疮及诸般疮毒，汤火、金疮等伤。

黄蜡一两　香油三钱　黄丹半两

上先以黄蜡镕化，次下香油、黄丹搅匀，再熬，以瓷罐收贮，临用摊贴。

妙应膏 治瘰疬，一切恶疮肿毒及杖疮。

---

① 清水中成珠方：万历本作"熬香白芷紫色"。清，崇祯本作"滴"。

桃柳槐枝各半斤　当归一两　木鳖子去壳，半两　黄丹一斤　乳香　没药各半两。另研

上先将香油三斤慢熬，次下桃柳槐枝、木鳖子、当归，候焦，滤去渣，待冷①，方下黄丹、乳香、没药，以槐条搅匀，再以慢火熬，不住手搅，滴水成珠不散为度，以瓷瓶收贮，旋摊用。

以上诸方外消之剂。

忍冬酒　治②痈疽发背。初发不问何处，或眉或颐，或头或项，或腰或胁，或手足。及妇人乳痈，当服此药，神效。

忍冬藤五两，捶碎，不可犯铁器　大甘草节一两，生用

上同入砂罐内，以水二碗，文武火慢煎至一碗，入好酒一大碗，再煎数沸，去滓，分作三次温服，一日一夜吃尽。如病重，一日一夜要服两剂，候大小肠通利则药力到。若无生藤，干者亦好；若取忍冬叶，研烂入白酒少许，调和敷疽疮四围，中留一口泄其毒气，亦妙。

远志酒《三因方》　治一切痈疽发背疖毒。

用远志一味洗净去心，焙干为末，酒调二钱，澄清服之，以滓敷患处。

一醉膏《杨氏家藏方》　治发背发脑，一切恶疮。

甘草半两，为粗末　没药研，二钱半　大瓜蒌一枚，去皮

上用无灰酒二升，煮至一升，放温顿服。如一服不尽，作三次。

一方　治痈疽发背疖疮。

---

① 待冷：万历本作"再熬油滚"。
② 治：原无，据万历本补。

野红花即小蓟草　　五叶草即五爪龙　　豨莶草　　大蒜一个

上擂烂，用好热酒一碗，调汁服之，立效。

一方　治发背痈疽恶疮，丁肿疥癣及遍身生疮如蛇头。

用生白矾一两为末，黄蜡七钱镕开，和匀为丸，如梧桐子大，每服十丸至二三十丸，不拘时，米饮送下，温熟水亦可。如疮未破，则内消；如已破，则便合。若服金石药中毒，宜服此药，最妙。欲治咳嗽化痰，用人参五味子汤临卧吞下。

一方　治痈疽疔肿恶疮及黄疸。

用茨茹连根同苍耳草等分捣烂，以好酒一钟，滤汁温服。若以干末，每服三四钱，温酒调服。

一方　治痈疽肿毒，一切恶疮。

豨莶草一两　　蚕茧七个，烧①　　乳香一钱

上为末，每服二钱，热酒调服。如毒重，连进三服，得汗妙。

以上诸方专治之剂。

救苦散《和剂方》　　治便痈疽等疮②。

大黄　桔梗　金银花　黄芪　甘草　栀子　紫花地丁各等分

上㕮咀，每服一两，酒半碗煎，随疮上下服。

五圣散《圣惠方》　　治证同前。

瓜蒌一个　生姜一两　大黄一两　皂角刺二两　甘草　金银花各一两

上㕮咀，每服一两，水酒各一盏，煎至一盏，去滓，露一宿，空心服。

---

① 烧：万历本此下有"灰"字。
② 等疮：原作"冷物"，据万历本改。

又方 治症同前。

猪牙皂角七个，烧存性　栀子七个，烧　穿山甲七个，烧　油胡桃七个，烧

上为末，作一服，空心，温酒调下①。

又方 治症同前。

木鳖子七个，去壳　甘草　荆芥　当归尾各一两

上㕮咀，水酒煎露，空心服，并进三服，成脓亦散。

一方鼠粘子二钱，炒细末，入蜜一匙，净朴硝一匙，温酒空心服亦效。

一方蜈蚣三条，捣碎，好酒调服，有脓即散。

一方牙皂为末，南星、生姜捣，乘湿贴上。

又方 治症同前。

大黄　栀子　贝母　川芎　白芷　牡蛎　大瓜蒌　当归各等分②

上煎法如前③。

又方皂角膏

皂角炒焦　韶粉炒④

上等分和匀，以热醋调，仍以纸摊贴患处贴，频频以水润之即效。

治便毒，不问日久，有脓者，其效如神。

---

① 温酒调下：原作"调下用酒"，据万历本改。
② 各等分：原无，据万历本补。
③ 上煎法如前：万历本作"上㕮咀，水酒各一盏，煎至一盏，露一宿，空心服。"
④ 炒：崇祯本无此字。

大黄　栀子　木鳖子去壳　皂角　牡蛎　地丁　连翘　甘草各
一两

上咬咀，酒水煎，露一宿，空心服之，以利为度。

治毒散《圣惠方》　治便毒。

当归　甘草　大黄各五钱　金银花少许

上咬咀，水酒各一盏，煎至一盏，去滓，露一宿①，温服之。

消毒饮　治便毒初发，三四日可消。

皂角刺　金银花　防风　当归　大黄　甘草　瓜蒌仁各等分

上咬咀，水酒各半煎，食前温服。仍频提掣顶中发，立效。

以上诸方治便毒之剂。

《丹溪心法》

肠痈　大肠有痰积、死血流注。桃仁承气汤加连翘、秦艽。
近肛门破入风者难治，防风之类。

【附脉理】

《脉诀举要》曰；肠痈难知，脉滑可推，数而不热，肠痈何
疑。迟紧未脓，下以平之，洪数脓成，不下为宜。

【附诸方】

桃仁承气汤 见吐血

复元通气散《拔粹方》　治诸气涩耳聋，腹痛便痈，痈疽无
头，止痛消肿。

青皮　陈皮各四两　穿山甲炮　瓜蒌根各二两

---

① 宿：万历本此下有"空心"二字。

加①金银花—两　连翘—②两　甘草三③两，生熟各半

上为细末，每服二钱，热酒调下。

治腹内痈肿。

大黄—两，取末四钱半　破故纸—两，取末二钱　牛蒡子—两，取末一钱　牵牛—两，取末二钱半

上和作二④服，蜜水调，空心服，以利为度。

《丹溪心法》

乳痈　乳房阳明所经，乳头厥阴所属。乳子之母，不知调养，怒忿所逆，郁闷所遏，厚味所酿，以致厥阴之气不行，故窍不得通，而汗不得出，阳明之血沸腾，故热甚而化脓。亦有所乳之子膈有滞痰，口气燉热，含乳而睡，热气所吹，遂生结核。于初起时，便须忍痛，揉令稍软，吮令汁透，自可消散。失此不治，必成痈疖。治法，疏厥阴之滞，以青皮清阳明之热，细研石膏，行瘀浊之血，以生甘草之节消肿导毒，以瓜蒌子，或加没药、青橘叶、皂角刺、金银花、当归，或汤或散，或加减，随意消息，然须以少酒佐之。若加以艾火两三壮于肿处，其效尤捷。不可辄用针刀，必至危困。若不得于夫，不得于舅姑，忧怒郁闷，昕夕⑤积累，脾气消阻，肝气横逆，遂成隐核如大棋子，不痛不痒，数十年后方为疮陷，名曰奶岩。以其疮形嵌凹似岩穴也，不可治矣。若于始生之际，便能消释病根，使心清神安，然后施之治法，亦

---

① 加：万历本无此字。
② 一：万历本作"二"。
③ 三：万历本作"二"。
④ 二：崇祯本作"一"。
⑤ 昕（xīn 新）夕：朝暮。谓终日。

有可安之理。

入方

乳痈方

青皮　瓜蒌　橘叶　连翘　桃仁　皂角刺　甘草节

如破多，加参、芪。

上以水煎，入酒服。

乳痈奶劳㿠肿。

石膏煅　桦皮烧　瓜蒌子　甘草节　青皮

上以水煎服①。

治乳有核。

南星　贝母　甘草节　瓜蒌各一两　连翘半两

上以水煎，入酒服。

又方

人参　黄芪　川芎　当归　青皮　连翘　瓜蒌　白芍　甘草节等分

乳岩小破，加柴胡、川芎。

上以水煎，入酒服。

乳硬痛。

没药一钱②　甘草　当归各三钱

上作一服，水煎，入酒少许，热饮。

吹奶。

金银花　大荞麦　紫葛藤等分

---

① 水煎服：万历本作"水煎五钱，温服"。
② 一钱：万历本无此二字。

上以醋煎洗患处立消。如无下二物，只金银花亦可。

乳栗破，少有生，必大补。

人参 黄芪 白术 当归 川芎 连翘 白芍 甘草节等分①

上以水煎服②。

【附诸方】

秘传涌泉散《应验方》 治乳妇气脉壅塞，乳汁不行，及经络凝滞，奶乳胀痛，或作痈肿。

王不留行 白丁香 漏芦 天花粉 白僵蚕 穿山甲火煅黄色。各七钱

上为细末，每服四钱，用猪蹄汤调下。

秘传金银花散《应验方》 治乳脉不行，结成痈肿，疼痛不可忍者。

金银花 当归 黄芪蜜炙 甘草各二钱半

上作一服，水二钟，煎至一钟，入酒半钟，去滓温服，食后。

橘皮散《圣惠方》 治乳痈未结即散，已结即溃，极痛不可忍者，药下即不疼，神效。盖因小儿吹乳变成。

陈皮不拘多少，汤浸，去白，日干，面炒黄

上为末，麝香研，酒调下二钱。

治妇人吹乳奇效。

用大车头边油垢，丸如梧桐子大，每服五十丸，温酒下。

胜金丸 治吹乳。

用百齿霜即梳上发垢是也，丸如桐梧子大，黄丹为衣，每服

---

① 等分：原无，据万历本补。
② 服：万历本此下有"食后"二字。

三丸，倒流水送下。服后如患左乳左卧，右乳右卧，温覆出汗。倒流水者，取水倾屋上流下是也。

瓜蒌散 治乳痈奶劳。

瓜蒌一个，去皮焙　甘草生，三钱　乳香一钱，另研　当归酒浸焙，半两　没药二钱，另研

上用无灰好酒三升，银石器内慢火熬取一升清汁，分作三①服，饮之。

通和汤 治乳痈疼痛不可忍者。

穿山甲炮黄　川木通各一两　自然铜半两，醋淬七次

上为细末，每服二钱，热酒调，食远服之。

一方 治乳痈，无名肿毒初起。

用五叶藤即五爪龙不拘多少，生姜一块，好酒一碗，擂烂去渣热服，汗出为度，仍以楂敷患处。

一方

用新柏叶去枝梗一握洗净，以朴硝一勺，同入口内杵之，旋加清水，纽取自然汁半碗，先令病人饮三两口，仍用鸡翎蘸汁扫于患处，中间留一眼，四边频频扫之，其肿自消。

一方 用生地黄擂汁涂之，一日三五次，立效。

广按：丹溪云：痈疽之证，阳滞于阴，脉浮洪弦数；阴滞于阳，脉沉细弱涩。阳滞以寒治之，阴滞以热治之，此乃治痈疽之大法也，请陈其旨。夫所谓阳者，气也，郁而为火，无形之物也；阴者，血也，郁而为痰，有质之物也。阳无形故浮而在表，浅而大，所谓痈也；阴有质故沉而在里，深而恶，所谓疽也。痈脉浮

---

① 三：崇祯本作"二"。

洪弦数，阳之象也；疽脉沉细弱涩，阴之象也。痈属气滞于血，疽属血滞于气。总而言之，皆是热胜血也。治痈以寒药，是正治之法也；治疽以热药，是从治之法也。夫药性热则开行，性寒则疏泄，疽乃有形之阴，非热药从治，岂能开行之乎？此古人用药，内疏内托，乃正治从治之义也。

疗瘰七十八

《丹溪心法》

疗瘰，用针刀镵破头，上以蟾酥敷之，后用绿豆、野菊莎末，酒调饮醉睡觉，即痛定热除，不必去疗，自愈也。治一切疗疮，用紫梗菊花，根、茎、叶皆可，研碎，取汁滴口中饮之。

瘰疬，血气痰热，以牡蛎煅过为末，玄参捣膏为丸。以桑椹黑熟者，捣汁熬膏，汤调服。红者，晒干为末，汤调服。师云：大田螺连肉烧灰存性，为末，入麝香少许，湿则干敷，干则油调敷。夏枯草大能散结气，而有补养血脉之功，能退寒热。虚者尽可倚仗，若实者，以行散之药佐之。外施艾灸，亦渐取效。

入方 治瘰疬。

海藻洗去砂土，晒干 昆布揉去土，同上二味先研为末 何首乌木臼捣为末 皂角刺炒令黄色 公蛇退树上或墙上是雄，用一条，平地上是雌

上五味为细末，和匀一处，猪项下刀口肉烧熟，醮前药末吃，食后倒患处眠一伏时，每核灸七壮，口中觉烟起为度，脓尽即安。初生起时，灸曲池，男左女右。

【附诸方】

宝鉴保生挺子 治疗疮、背疽、瘰疬，一切恶疮。

金脚信 雄黄 硇砂各二钱 麝一钱 轻粉半大厘，半大盏 巴豆四十九粒，文武火炒研

上为极细末，用黄蜡五钱溶开，将药和成挺子，冷水浸，少时取出，旋丸捏作饼子，如钱眼大，将疮头拨开，安一饼子，次用神圣膏贴，后服托里散。若疮气入腹危者，服破棺丹。

神圣膏 治一切恶疮。

当归 藁本各半两 没药二钱 黄丹 黄蜡各二两 乳香一钱 琥珀二钱半 胆矾 粉霜各一钱 白胶香三两 清油二斤 木鳖子五十个，去皮 巴豆十五个，去壳 槐枝 柳枝各一百二①十条

上件一处，先将槐枝、柳枝下油内熬焦，取出不用，后下余药熬至焦黑，亦漉出不用，将油澄清，下黄丹再熬成膏，用绯帛摊之，立效。

千金托里散 治疗疮发背，一切恶肿。

官桂 人参 甘草 川芎 白芷 芍药各一两 木香 没药各三钱 乳香二钱 当归半两 连翘一两二钱 黄芪一两半 防风 桔梗 厚朴各二两

上十五味为细末，每服三钱，酒一盏，煎三二沸，和渣温服无时。

破棺丹 治疮肿，一切风热。

大黄二两，半生半熟 芒硝 甘草各一两

上为末，炼蜜丸如弹子大，每服半丸，食后，茶清、温酒任化下，童便半盏研化服亦得。忌冷水。

以上数方治疗疮次第之剂。

蟾酥丹《危氏方》 治疗疮。

蟾酥不拘多少

上以黄丹、白面等分，搜和为丸，如麦粒大，针破疔疮，以一粒纳之。又方单用蟾酥，每用粳米大，重者①针疮口纳入，轻者不须针，用水澄膏，以白及末半钱，水盏内澄去水脚，于皮纸上摊开，贴疮上。《圣惠方》取蟾酥油调封疮口，立效。

蝉蜕散《圣惠方》　治疔疮最有功效。

蝉退壳　白僵蚕各等分

上为末，酸醋调涂，四围留疮口，候根出，稍长，然后拔根出，再用药涂疮。一方不用醋，只用油调涂。一方用蝉蜕为末，蜜水调半碗服之，仍以津唾调搽疮上即愈。

一方　治疔肿初发。

用苍耳根茎苗子一色者，烧灰为末，用醋泔调涂疮上，毒根即出，或蓝靛调尤好。一方用苍耳草一大握，生姜四两，同研烂，入生头酒一碗，去楂热服，大汗即愈，仍用楂敷疮。

回生锭子《精义方》　治疔疮。

草乌去皮尖，十二两　麝香一字，用当门子　蟾酥七粒，粳米大
巴豆七粒，去皮

上为末，面糊丸作锭子，如有疔疮，先针刺至痛见血，用此锭子纴入，用膏药贴之。重者于疔疮四面纴之，三二日根自拔，下药最宜紧用。

立马回丁丹　治疔疮走胤不止。

金脚信　蟾酥　血竭　朱砂　没药各五分　轻粉　片硇　麝香各一字

上为细末，生草乌头汁为锭，如麦子长大，用时将疮头刺破，

---

① 者：原无，据万历本补。

纳入一①锭，第二日疮肿为效，以膏药贴之。

雷楔　一名紫金锭子。治疔疮诸恶疮肿毒。

续随子五两　川乌头　甘草各二两　蟾酥　雄黄　白矾各一两　麝香七钱半　辰砂一两五钱　片脑二钱　人言　轻粉各五钱　桔梗一两五钱　黄连一两三钱　白丁香三钱　巴豆四十九粒，去壳油心膜

上各为细末，再入乳钵内，投蟾酥、巴豆同研匀，面糊丸成锭子，如指弹大，阴干。如遇诸疮，以井花水磨涂疮上，如干再搽。

飞龙夺命丹《圣惠方》　治一切恶疔疮。

人言二钱半　斑蝥十二个，去足翅　巴豆十二个，去壳油　朱砂三钱　硇砂　硼砂　乳香　没药　黄丹各二钱　南星水洗　半夏水洗。各一钱　血竭二钱　麝香一钱二分半

上为末，蟾酥汁为丸，如红豆大，五分内分一分加入斑蝥四个，然后捻成锭子，如小麦大，每一疮针破下一锭子，用饭粘白纸封口，用前四分内一丸，噙在舌上，觉麻，凉水吞下。忌热物片时。如蟾酥干，用人乳汁化开。一方加②雄黄二钱。

以上数方疗疮外治之剂。

一方　治疔疮。

用白芷二钱，生姜一两，同擂烂，热酒一碗调服，出汗立愈。

铁柱杖　治疔疮发背头风。

用草乌头不拘多少，去皮净为末，用葱白去须叶，捣烂为丸，如豌豆大，以雄黄为衣，每服一丸，先将葱细③嚼，热酒送下。或

---

①　一：万历本作“二”。
②　加：万历本作“有”；崇祯本作“用”。
③　细：原作“油”，据崇祯本改。

有恶心，吐三四口，用冷水一口止之。即卧以被厚盖，汗出为度。

返魂丹《瑞竹堂方》①　　治十三种疔疮。

朱砂　胆矾各一钱半　血蝎　铜绿　蜗牛各一钱。生用　雄黄
白矾枯。各二钱　轻粉　没药　蟾酥各五分　麝香少许

上将七味为末，和捣蜗牛、蟾酥极烂，和药时旋入药内，为
丸如鸡头大，每服一丸，令病人先嚼葱白三寸，吐在手心，将药
丸裹在葱白内，用热酒一盏吞下。如重，车行五里许有汗出即瘥；
如不能嚼葱，研烂裹药下。曾有一僧货此药极有效，予自合救人，
累获效验，真妙方也。

寸金丹　治疔疮。又名返魂丹、再生丹、延命丹、延寿丹、
来苏丸、得道丸。此药咽下即活。

辰砂二分半　蟾酥　轻粉各五分　枯矾　寒水石　铜青各一钱
海羊二十个，即蜗牛　麝香一字

上为末，研蜗牛一处捣烂，丸如绿豆大，摊丸添酒成之。病
轻者二丸，重者三丸，未效再服。服法先嚼葱白一大口极烂，置
手心中，放药在内，裹热酒下，暖处卧，汗出即愈。忌冷水。

以上数方疗疮辛温内托之剂。

治鱼脐疔疮。《医方大成》

虞刺叶即丝瓜叶　连须葱　韭叶各等分②

上入石钵内研末如泥，以酒和服，以滓贴腋下，如病在左手
贴左腋下，在右手贴右腋下，在左脚贴左胯，在右脚贴右胯，如
在身中则贴心脐，并用帛缚住，候肉下红线处皆白则可为安。如

---

① 《瑞竹堂方》：原作"瑞竹"，据万历本改。
② 各等分：原无，据万历本补。

有潮热，亦用此法，却令人抱住，恐其颤倒，倒则难救矣。

一方 治疔疮。

用菊叶一握，捣烂取汁，灌入口即活。用根亦妙。

一方 治疔疮。

土蜂房一小窠全　蛇蜕一条全

上作一处，纳瓦器中，以黄泥封固，火煅存性，研为细末，空心，酒调服一钱，少顷腹中大痛，痛止其疮已化为黄水，仍服五圣散。

五圣散

大黄　生姜　金银花　甘草各一两　瓜蒌一个　皂角针二两

上㕮咀，每服一两，用好酒二盏，煎至一盏，温服。

破棺丹《瑞竹堂方》① 治疗黄走疸不止。

甘草　京三棱各二钱　山栀子　牵牛各一钱半　地丁　连翘金银花　牡蛎各一钱半

《瑞竹堂》加大黄二钱半，赤芍药，当归各二钱。

上为细末，炼蜜为丸，如弹子大，每服一丸，用童子小便化开服之，食前。忌酒并生冷硬物。

治疗疮。《医方大成》

黄连　羌活　白僵蚕　青皮　独脚茅　防风　赤芍药　独活蝉蜕　细辛　甘草节②各等分

上㕮咀，每服五钱，先将一服入泽兰叶少许，姜一两，同研烂，热酒和服，然后用酒水各半盏，姜三片，煎服。热不减，后

---

① 《瑞竹堂方》：原作"瑞竹"，据万历本改。
② 节：原作"煎"，据万历本改。

再加大黄少许煎服，略下一两行①，荡去余毒，更用白梅、苍耳子研末贴疮上，拔去根脚。此方以药味观之，甚若不切，然效验神速，累试之验。

以上数方疗疮辛凉内疏之剂。

连翘丸《济生方》 治瘰疬结核已破或未破者。

薄荷新者一②升，制取汁 皂角一挺，水浸去皮制，取汁

以上二味一处于银瓦③器内熬成膏，次入：

青皮一两，不去白 皂角子慢火炮去皮，取皂子仁，捣罗为末，半两

陈皮一两，不去白 连翘半两 黑牵牛一两半，半生半炒

上五味为末，用前膏子为丸，如梧桐子大，每服二十丸，煎连翘汤，食前送下。

治瘰疬。《杨氏家藏方》

斑蝥二十八个，去头翅足，用糯米炒 荆芥穗 僵蚕 黑牵牛各二钱

上为末，临睡时先将滑石末一钱，用米饮调服，半夜时再一服，五更初却以温酒调药一钱。服讫，如小便无恶物行，次日早再进一服，又不行，第三日五更初先进白糯米稀粥汤，却再进前药一服，更以灯心汤调琥珀末一钱服之，以小便内利去恶毒乃为愈也。

一方 治瘰疬张子和方。

白僵蚕炒④去丝，直者 白丁香直佳 斑蝥去翅足 磨刀泥 苦

---

① 行：原作"汤"，据万历本改。

② 一：崇祯本作"二"。

③ 瓦：万历本作"石"。

④ 炒：崇祯本无此字。

丁香　赤小豆各等分

上为末，十岁以上每服一钱，二十岁以上服二钱。病人不要吃晚饭，五更时用新汲水一盏调服，至辰时见效。男子大便中、女人小便中利下赤白色二三次，或脓血如鼠状为效。当日食粥，不得吃别物。忌油腻。患三四年者只一服，七八年者再一服。

克效散　治瘰子疮。

官桂　硇砂各半钱　赤小豆　粳米各四十九粒　斑蝥四十九个，不去翅足

上五味，研为末，初服一字，次服二字，次服三字，次服四字，煎商陆根汤送下，空心服，小便淋沥为效。如恶心呕吐黄水无妨，瘰疬日日自消矣。

无比丸　治瘰疬。

白术　槟榔　防风　牵牛半生半熟　密陀僧　郁李仁炮，去皮　斑蝥糯米炒。各等分

上为末，面糊丸如梧桐子大，每服二十丸，空心临卧，甘草槟榔汤送下。至一月后觉腹中微痛，于小便中取下疬子毒，如鱼眼大。已破者自合，未破者自消，有验。

一方　治瘰疬。

用斑蝥一两，去翅足，以粟米一升炒黄色，去米细研，入薄荷末四两，以鸡弹清丸，如绿豆大，空心，腊茶汤下一丸，每日加一丸，加至五丸，却每日减一丸，减至一丸，又每加一丸，加至五丸，后每日仍服五丸。

一方　治瘰疬。

用乌鸡蛋一个，顶上开一窍，搅清、黄令匀，以斑蝥一个，去头翅足，入鸡蛋中，以细糊封之，饭上蒸熟，剥去壳，去斑蝥，

空心吃鸡蛋，一日一个，以瘥为度。

一方 治瘰疬。

雄黄 郁金各五钱 巴豆去油壳，半钱 斑蝥七个，去头翅足，糯米炒

上为末，面糊为丸，如绿豆大，每服五七丸，临卧，以冷茶清送下。

五香连翘汤《精要方》 治一切恶核瘰疬，痈疽恶肿等病。

舶上青木香 沉香 乳香 丁香 麝香 升麻 独活 桑寄生 连翘 射干 木通去节。各七分 大黄蒸，一钱

上用水二盏，煮取一盏，以上去滓，取八分清汁，空心热服。半日以上未利，再吃一服，以利下恶物为度。未生肉前服不妨，以折去毒热之气。本方有竹沥、芒硝，恐泥者不能斟酌，故缺之，知者自当量入。一方有黄芪、藿香，无独活、麝香，一名五香大黄汤。

玉烛散 治瘰疬，和血通经，服之自消，日进一服，七八日助效。方见妇人门

东垣升阳调经汤 治瘰疬绕颈，或至颊车，此皆出足阳明胃经中来。若疮深远隐曲肉底，是足少阴肾经中来，乃戊脾传于癸肾，是夫传于妻，俱作块子，坚硬，大小不等，并皆治之。或作丸亦可。

升麻八钱 葛根 龙胆草酒制 黄芩① 莪术酒洗，炒 三棱酒炒 甘草炙 黄连酒洗 连翘 桔梗各三钱 生黄芩四钱 归梢 芍药各三钱 黄柏酒炒，二钱 知母酒洗，炒，一两

① 黄芩：万历本此下注有"酒洗"二字。

上另秤一半作末，炼蜜为丸，绿豆大，每服百余丸；一半作㕮咀，每服五钱。若能食，大便硬，可旋加至七八钱，水二盏，先浸半日，煎至一盏，去滓，临卧热服。足高去枕，仰卧噙一口，作十次咽下，留一口在后，送下丸药，服毕其卧如常。

以上数方瘰疬内消之剂。

太乙膏 治疬子疮神效。

脑子一钱，研　轻粉　乳香各二钱，研　麝香二钱，研　没药四钱，研　黄丹五两

上用清油一斤，先下黄丹熬，用柳枝搅，又用愁儿葱七枝，先下一枝熬焦，再下一枝，葱尽为度，下火，不住手搅，觑①冷热得所，入脑子等药搅匀，瓷器盛之，用时旋摊。

一方

用沥青、蓖麻子去壳，同研成膏，先用葱椒汤洗疮净，以红绢摊膏贴患处。

一方

用石灰一块，自辰时晒至午时，将沥青槌细，杏仁四十粒，蓖麻子十四粒，同捣成膏，依前摊贴。

一方

用白胶香一两，瓷器内溶开，去滓，再溶，以蓖麻子六十四粒研烂，入胶内，更入油半匙，熬匀，滴水中试软硬得所，量疮大小，以绯帛摊贴，先以葱椒汤洗疮净，后贴一膏，可治三五疮，并治恶疮软疖皆效。

---

① 觑（qù 去）：看，偷看，窥探。

一方

用荆芥煎汤，待冷洗疮净，拣黑紫处以针刺破，却用雄黄、樟脑为末，清油调搽三四次，候黄水出处，仍取未见日蚯蚓粪如鸡蛋大一块，火内烧红穿山甲九片，或十一片，微炙为末，入乳香、没药少许，香油调搽妙。

一方

梧桐泪一钱半　巴豆去皮油　皂角刺各一钱

上为末，于净室中勿令人见，以不语唾调和，捻成锭子，如黄虫粪大，阴干，每用先刺开疮，入药一锭，已溃者就内入药用纸封之，勿令透气，待脓水出，或有硬块在内挤出恶物，疮口自敛，即愈。忌生冷、油腻、荤腥、面食。

又方

以羊①肶胵烧灰末掺。未破香油调敷，已破干搽。

又方

用夏枯草不拘多少，于锅内煮烂，除草，将汁熬膏贴之。治项上生瘰疬疮，未破灸法。

以男左女右，中指屈过，用草量中节横纹，名为同身寸。量三寸半为则，于手板尽处量三寸半，臂中立穴，灸两三壮，半月，病处水如泥，恶物尽，脓流出，后以膏贴，妙。

以上数方瘰疬外散之剂。

诸疮七十九

《丹溪心法》

金疮　五倍子　紫苏等分

---

① 羊：万历本作"鸡"。

又方　白胶香三钱，龙骨一钱。

金疮及①狗咬。

五月五日午时，用陈石灰一斤，捣为末，韭一斤，捣汁，和成饼，阴干，为细末敷之。

治阳证肿毒并金疮。

大粉草锉细，用竹筒一段，割去青，两头留节，节上开一窍，入粉草在内，满后用油灰塞孔窍，从立冬日，放粪缸内，待立春先一日取起，竖立在有风无日阴处②二十一日，多最好，却破竹取草，为细末，用敷金疮。干者水调。

【附诸方】

花蕊石散《和剂方》　治一切金刃所伤，打扑伤损，身体出血者。急于伤处掺药，其血自化为黄水。方见损伤类

一方　治金刃所伤，一切臁疮及③马断梁等疮。

用冬月黑牛胆一个，装新石灰四两，白矾一两，阴二十七日，待干取出，再用黄丹一两，另炒紫色，研细，同一处再研匀，敷疮即差。

刀箭药　治金刃、跌扑、狗咬、汤火所伤。

端午日采一去草花蕊，择嫩者，捣烂，量入旧石灰，捣极匀，或丸或饼，阴干，碾为末，湿则掺之，干则油调搽。

一方

用初生小鼠同石灰捣匀，阴干，敷金刃跌扑出血，甚妙。

如圣散《秘方》　治一切金刃所伤，血不止，牙关紧急，皆

---

① 及：原无，据万历本补。

② 处：崇祯本作"干"。

③ 及：原作"良"，据万历本改。

治，大有效验。

香白芷　川芎　防风去芦。各五钱　细辛五钱　雄黄二钱半　苍术米泔浸一宿，去皮，二两　草乌去皮脐，四两　两头尖去皮脐，四钱

上为极细末，血不止干贴，破伤风牙关紧急，用热酒一盏调服一钱。又贴破处，风牙疼干擦之，流涎即愈。狗咬蛇伤，煎盐汤洗净，干贴，用热酒调半钱服。如重车行五里，并服三服，如重服一钱，小儿量力减服。多年不效恶疮，煎葱白盐汤，将水口漱，洗去脓血一二次，拭干，贴一切蜂蝎小虫所伤，唾调于痛处贴之；妇人产后败血上冲下注，热酒调服一钱。忌腥荤、面食、油腻之物。

《丹溪心法》

汤火疮　腊月猪胆涂黄柏，炙干为末，敷之。

汤浇　以淋了第二次灰，渣敷患处。

火烧

桐油二钱　水胶二钱①

上二味，以桃柳枝不住手搅成膏，再入少水溶，外用猫儿肚底毛，细剪掺之。

【附诸方】

治汤火伤未成疮者。

用小麦炒黑为度，研为末，腻粉减半，油调涂之。

赤石脂散《经验方》　治汤火所伤，赤烂热痛。

赤石脂　寒水石　大黄各等分

上为末，以新汲水调涂伤处。

---

① 钱：万历本此下有"溶开入油"四字。

治汤火所伤。

用大黄、当归各等分为末，以清油调敷之，湿则干掺之。

冰霜散 治火烧损伤，热油浇伤，皮烂肉大痛。

寒水石生　牡蛎煅　明朴硝　青黛各一两　轻粉一钱

上为末，新水调，或油调，湿贴，干则痛处立止，如神。

治火伤。

凡被火伤，急向火炙，虽极痛，强忍一时即不痛，慎勿以冷物激之，热不出，烂人筋肉。

一方 治火伤。

以杉木皮烧灰存性为末，湿用干掺，干用鸡子清调涂。

治汤烫火烧疮，立效。

用捋猪毛烧灰，香油调搽患处。

四黄散《澹寮方》 治汤烫火烧，热疮连痛。

大黄　黄连　黄檗　黄芩　白及各等分

上为末，水调成膏，以鸡翎时涂疮上。

治汤火疮。《澹寮方》

用螺蛳壳多年干白者，火煅为末，如疮破，用干掺之，如不破，轻粉、清油调敷之。

《丹溪心法》

下痔疮。

蛤粉　蜡茶　苦参　密陀僧各等分①

上为末，河水洗净，腊猪油调敷。兼治臁疮。

---

① 各等分：原无，据万历本补。

又方

米泔水洗疮净，用头发以盐水洗净去油，再用清汤洗，晒干，烧灰，敷疮上，即时生靥。

【附诸方】

治下疳。

用黄柏以瓷瓦割下，细末，同蛤粉末等分掺上，即愈。盖黄柏去热，蛤粉燥湿故也。

又方

用米泔水洗疮净，以鸡肫腔内黄皮焙干为细末，敷之。

又秘方

用透明白胶香为末，入轻粉、麝香少许，干掺，干则用油调敷之。

立效方《瑞竹堂方》 治下疳。

灯草灰入轻粉、麝香少许，干贴。

治下疳。《秘方》

旱田螺烧灰 脑子 麝香 轻粉少许

上为末，香油调敷患处，即愈。

下疳药。《圣惠方》

用五倍子为细末，先以浆水洗净疮，干贴。

治下疳妒精疮。《秘方》

七月七日采凤眼草烧灰，淋水洗之。

圣粉散 治下注疳疮，蚀臭腐烂，疼痛不可忍者。

黄柏蜜炙 密陀僧 黄丹 孩儿茶① 乳香各三钱 轻粉一钱半

---

① 孩儿茶：原作"高末茶"，据万历本改。

麝香少许

上为末，用葱汤洗疮后，次贴此药。兼治小儿痦疮。

下痦疮洗药。

黄连　黄柏　当归　白芷　独活　防风　朴硝　荆芥

上等分，水煎，入铜钱五十文，乌梅五个，盐一匙，同煎温洗，日五七次，用下药敷：

木香　槟榔　黄连　铜青　轻粉　枯矾　螵蛸各等分　麝少许

上为极细末，洗后至夜敷上。

黄连散　治下疳。

黄连　黄柏各二钱①　密陀僧　轻粉　黄丹　没药各五分

上为细末，疮湿干搽，疮干香油调搽。

麝香杏仁散《宣明方》　治妇人阴疮。

杏仁不拘多少，烧存性　麝香少许

上为细末，如疮口深用小绢袋子一个盛药满，系口，临上药炙热，安在阴内。

《丹溪心法》

癣疮

防风通圣散去硝黄，加浮萍、皂角刺。

又紫苏、樟树、苍耳、浮萍煎汤洗。

又方

浮萍一两　苍耳一两②　苍术一两③　苦参一两半　黄芩半两　香附二钱半

---

① 钱：万历本此下有"五分"二字。
② 一两：万历本作"一两半"。
③ 一两：万历本作"一两半"。

上用酒糊为丸服①。

又方②

芦荟一钱　大黄三钱　轻粉　雄黄各一钱　蛇床子三钱　槿树皮三钱　槟榔一钱

上为末，先刮癣，后用米醋调药末涂之。

又方

芦荟研，三钱　江子③去壳，十四粒　蓖麻子去壳，十四粒　斑蝥七个，去翅足　白蜡一两④

上以香油二两，熬江子、蓖麻、斑蝥三药，以黑为度，去药入蜡，并芦荟末在内，瓷罐盛贮，微微刮癣令破，以油涂上，过夜略肿即愈。

【附诸方】

碧玉散　治癣。

铜绿　硼砂　白矾各等分

上为细末，香油调搽。

桎皮散　治头面荷叶癣。

用川桎树皮为末，醋调汤顿如胶，敷上，候疮癣抓破，再搽数日即愈。

连粉散　风癣湿疮，并皆治之。

黄连一钱　轻粉五分　腻粉　黄柏　黄丹　枯白矾各一钱　龙骨　芦甘石各五分

---

① 服：原无，据万历本补。
② 又方：本方中药物剂量原无，据万历本补。
③ 江子：即巴豆。
④ 一两：原无，据万历本补。

上为细末，每用少许，湿则干搽，干则香油调搽。

如圣散 治疥风癣疮。

蛇床子一两 黄柏 苦参 菖茹各五钱 白矾 狗脊 藜芦 剪草各二钱半 轻粉一钱二分半 胡粉一钱二分半

上为细末，清油调搽。

白矾散《圣惠方》 治遍身生癣，日久不愈，上至头面。

用独茎羊蹄根别捣，白矾为末，一处以极酸米醋调，抓破搽药，候痒极拭药[①]即止，隔日再搽[②]，不过两上即愈。

又治癜风，以苎麻刮热，以此药掺之，三四度愈。

黄药子散《经验方》 治奶癣疮，经年不瘥。

黄连 玄参 赤芍药各五钱

上件为细末，随以多少，入轻粉少许，嚼芝麻取汁调，先煎韭菜汤洗令净，以药敷之愈。

何首乌散《和剂方》 治脾肺风毒，遍身癣疥瘙痒，或致肌肉木麻，并紫癜、白癜风，并皆治之。

荆芥穗 威灵仙洗净 蔓荆子去皮 蚵蚾草去土 何首乌 防风去芦 甘草炙。各等分

上为细末，每服二钱，食后，温酒调下。

《丹溪心法》

臁疮

乳香 没药 水银 当归各半两[③] 川芎 贝母各二钱半 黄丹

---

① 试药：原作"通"，据万历本改。
② 再搽：原作"治出"，据万历本、崇祯本改。
③ 各半两：崇祯本无此三字。

一钱半，一云二钱半① 真麻油五两

上㕮咀，除黄丹、水银外，先将余药用香油熬黑色，去渣，下黄丹、水银，又煎黑色，用柳桃枝搅成膏，油纸摊贴。

又方

龙骨生用 血竭 赤石脂共一两② 头发如指大一块 黄蜡一两
白胶香三钱③ 香油不拘多少

上件，先以香油煎头发三五沸，去发，入黄蜡、白胶香，却入龙骨、血竭、赤石脂，搅匀，安在水盘内，候冷取起，以瓷器盛之，每遇一疮，捻作薄片贴疮口，以竹箬贴在外，二日④后，翻过再贴，仍服活血药。

又方

用砂糖水煎冬青叶三五沸，捞起，石压平。将叶贴疮上，日换三次。

又方

以头垢烧灰，和枣肉捣作膏，先以葱椒叶煎汤洗净，用轻粉掺上，却以前膏，雨伞纸摊贴之。

又方

地骨皮一两 白蜡半两 甘草节半两

上以香油，入地骨皮、甘草节，文武火熬熟去渣，入黄丹一两半，紧火熬黑提起，白纸摊贴之，次用冬青叶醋煎过，以药贴之。

---

① 一钱半一云二钱半：崇祯本作"二钱半，一云二两半"。
② 共一两：万历本作"各三钱"。
③ 三钱：原无，据万历本补。
④ 二日：原作"三月"，据万历本改。崇祯本作"三日"。

【附诸方】

夹纸膏　治臁疮久不愈者。

乳香三钱　血竭二钱半　没药四钱　郁金五钱　麝香一钱半　牡蛎半两　黄连　黄柏各二两　大黄　黄丹各一两　轻粉三十贴

上为细末，清油调匀，摊油纸上贴疮，每一个贴三日，每日以冷水洗三次，膏药亦翻转三次，两层夹纸，以线缝四边，针刺眼透药气。其药末同和一处收，要用旋调。

至圣隔纸膏

水龙骨另研　轻粉研　黄丹飞。各二钱　樟脑　黄连各四钱

上为细末，桐油调匀，以油纸随疮眼大小糊袋，以药内袋内，贴在疮上，用软绵紧束之。

臁疮膏药

轻粉　赤石脂　黄丹　甘草　黄柏去粗皮，切为末　火龙丹即煤炉口上烧红土，或用伏龙肝，即灶心红土亦可

上各等分，先将五味研为极细末，后下轻粉，用真香油调匀，再用油单纸夹住，勿令药侵疮，贴上，绢带系住，一日三番，拭去疮上血沫。

治外臁脚疮。《秘方》

用累经烧过窑灶黄土研极烂，入黄柏、赤石脂、黄丹、轻粉拌匀，以清油调稀，用油纸盛药敷疮上，却以布绢缚定，纵痒不可以手开动，直候十数日后，疮愈却去之。

广按：此方与前方相类，其用灶心黄土以燥湿清热，用黄柏之辛以散火邪，真诸方所不及。但再加没药与乳香以散瘀血，可谓十全矣。

又方

白胶香末，以腊酒瓶上箬叶夹药在内，贴之。

治远年近日臁疮。《圣惠方》

黄丹飞　轻粉　密陀僧　龙骨各等分　麝香少许

上为细末，浆水洗净疮口，干贴之。

又秘方

轻粉二钱　黄蜡一两　猪胆一个

上溶化，摊油单①纸上贴。

漏疮 _{新增}

【附诸贤论】

刘宗厚曰：诸疮患久成漏者，常有脓水不绝，其脓不臭，内无互肉，宜用附子浸透，切作大片，厚三二分，于疮上着艾灸之，仍服内托之药，隔三二日再灸之，不五七次自然肌肉长满矣。至有脓水恶物渐溃，根深者，郭氏治用白面、硫黄、大蒜，三物一处捣烂，看疮大小，捻作饼子，厚约三分，于疮上用艾炷灸二十一壮，一灸一易，复隔四五日方用翠霞锭子并信效锭子互相用之，纴入疮内，歹肉尽去，好肉长平，然后贴收敛之药，内服应病之剂，调理即瘥矣。

【附诸方】

灸法　冷漏多在腿足之间，先是积热所注，久则为寒，附子破作两半，用人唾浸透，切成片，安漏孔上，用艾灸之。

内托散

川芎半两　细辛　白芷梢各二钱半

---

① 单：崇祯本无此字。

上为末，每日作汤服之，病在下食前服，在上食后服。看疮大小，讨隔年黄麻根刮去皮，捻成绳子，入孔中，至入不去则止，疮外膏药贴之。

内补十宣散　治冷漏在遍身，用此内托补虚。方见痈疽类

当归拈痛汤　治冷漏在腰腿之间，用此以补虚散邪。方见脚气类

翠霞锭子　治年深冷漏，日久恶疮，有歹肉用之。

铜绿　寒水石煅　滑石各三钱　明矾　腻粉　砒霜　云母石研如粉。各一钱二分半

上研细末，糊为锭子，如麻黄，粗细长短不拘，量疮内深浅纴之。如修合，此候天色晴明则可。

信效锭子　治一切恶疮。

红娘子　黄丹　砒霜　鹰屎　土硝　白及各一钱半　铜绿二钱半　脑子　麝香各少许

上研细末，厮儿乳汁和为锭子用，中病即止。

生肌散　敛口生肉。

太乙膏　护疮散邪。并见痈疽类

《丹溪心法》

杖疮疼

黄柏、生地、黄紫荆皮皆要药。热血作痛，凉血去瘀血为先，须下鸡鸣散之类。生地黄、黄柏为末，童便调敷，或加韭汁。不破者，以韭菜、葱头舂碎，炒热贴，冷则易。膏药，紫荆皮、乳香、没药、生地黄、黄柏、大黄之类。

又方

用大黄、黄柏为末，生地黄汁调敷，干则再敷。

又方

野生苎麻根，嫩者，不拘多少，洗净，同盐擂敷疮上，效。伤重多用盐。

【附诸方】

鸡鸣散 见跌损类

乳香散 治杖疮肿痛。

乳香另研　没药另研。各一钱　大黄　黄连　黄柏　黄芩各三钱　脑子少许

上为细末，冷水调匀，摊于绯绢上，贴之。

当归散

乳香　没药各二钱　茴香四钱　当归一两　自然铜火烧，醋淬七次

上为细末，每服五钱，温酒调服。

五黄散

黄丹　黄连　黄芩　黄柏　大黄　乳香各等分

上为细末，冷水调成膏，摊绯绢上，贴之。

陈巡检方　治杖疮①。

大黄　当归　芍药　川芎　木鳖子　巴豆　白芷　白及　乳香　没药　射干　槐枝　柳枝以上十三味各一两　黄丹十三两，飞过　香油二十六两

上除乳香、没药外，十一味用香油浸三日，熬至②焦黄色，滤去滓，入飞丹再熬，滴水中不散为度，候油温，下乳香、没药，去火毒。

---

① 治杖疮：万历本无此三字。
② 至：原作"白"，据万历本改。

卷之十七

湿 郁 门

腰痛八十 附肾著

《丹溪心法》

腰痛主湿热、肾虚、瘀血、挫闪、痰积。脉大者肾虚，杜仲、龟板、黄柏、知母、枸杞、五味之类为末，猪脊髓和丸服；脉涩者瘀血，用补阴丸加桃仁、红花；脉缓者湿热，苍术、杜仲、黄柏、川芎之类。痰积作痛者，二陈加南星、半夏。腰曲不能伸者，针委中。凡诸痛皆属火，寒凉药不可峻用，必用温散之药。诸痛不可用参，补气则疼愈甚。人有痛，面上忽见红点者多死。

戴云：湿热腰疼者，遇天阴或久坐而发者是也；肾虚者，疼之不已者是也；瘀血者，日轻夜重者是也。

入方 治湿痰腰痛，大便泄。

龟板一两，炙　苍术　椿皮　滑石各①半两　白芍酒炒　香附各②四钱

上为末，糊丸。如内伤，白术山楂汤下。

又方 治腰腿湿痛。

龟板酒炙，二两　苍术　黄柏酒炙③　苍耳　威灵仙酒浸。一两

---

① 各：原无，据万历本补。
② 各：原无，据万历本补。
③ 炙：万历本、崇祯本均作"炒"。

扁柏半两

上为末，酒糊丸，每用黑豆汁煎四物汤，加陈皮、甘草、生姜，煎汤下。

久腰痛必用官桂以开之方止，腹胁痛亦可。

又方

龟板酒炙，一两半　炒柏　白芍各一两　陈皮　威灵仙　知母　苍术　苍耳各半两

上为末，水①调服。

又方

龟板酒炙②，半两　酒炒柏四钱　青皮三钱　生甘草一钱半

上为末，姜一大片，同前药末一钱研匀，以苍耳汁荡起，煎令沸，服之。

摩腰膏　治老人虚人腰痛，并妇人白带。

附子尖　乌头尖　南星各二钱半　雄黄一钱　樟脑　丁香　干姜　吴茱萸各一钱半　朱砂一钱　麝香五粒，大者

上为末，蜜丸如龙眼大，每服一丸，姜汁化开，如粥厚③，火上炖热，置掌中，摩腰上，候药尽粘腰上，烘绵衣包缚定，随即觉热如火，日易一次。

【附脉理】

《脉诀举要》曰：腰痛之脉，皆沉而弦。兼浮者风，兼紧者寒，濡细皆湿，实则闪朒。指下既明，治斯不忒。

---

① 水：原无，据万历本补。
② 炙：崇祯本作“炒”。
③ 厚：万历本无此字。

【附诸方】

五积散《和剂方》 治寒湿伤于肾经，腰痛不可俯仰。兼气加茱萸，妇人血气加桃仁。见中寒

术附汤《济生方》 治湿伤肾经，腰重冷痛，小便自利。

附子炮，去皮脐 白术各一两 杜仲去皮，半两

上㕮咀，每服四钱，水一盏，姜七片，煎七分，空心，温服。

牵牛丸《杨氏家藏方》 治冷气流注，腰痛不可俯仰。

延胡索 黑牵牛 破故纸各二两

上为末，研，煨蒜为丸，梧桐子大，每服三十丸，葱、酒、盐汤任下。

一方

用黑丑四两，半生半炒，研细，取头末水丸，梧子大，硫黄为衣，每服三十丸，空心，盐酒送下，四服即止。

速效散 治腰疼不可忍。

川楝子用肉，以巴豆去壳五个同炒赤，去巴豆 茴香盐炒，去盐 破故纸炒。各一两

上同为末，每服一钱，食前，热酒调服。

独活汤 治因劳役得腰痛，沉重如水似折。

羌活 防风 独活 肉桂 大黄煨 泽泻三钱 桃仁五十个 当归 连翘各半两 甘草二钱 防己 酒连各①一两

上㕮咀，水一盏，酒一盏，煎至一盏，去滓，通口，食前服。

一方 治积年久患腰疼。

用地肤子为末，酒调一钱，日三五服即愈。

---

① 各：原无，据万历本补。

威灵仙散　治腰脚痛。

威灵仙生，不以多少

上为末，每服二三钱，食前酒调下。

立安散

杜仲去皮，炒断丝　橘核炒，取仁

上各等分为末，每服二钱，入盐少许，食前，温酒调下。

青娥丸《三因方》　治肾经虚冷，腰腿重痛，常服壮筋补虚。

破故纸四两，炒　杜仲四两，炒断丝　生姜二两半，炒干

上为末，用胡桃仁三十个，研膏，入蜜丸，梧子大，每服五十丸，盐酒下。

杜仲酒《三因方》　治风冷伤肾，腰痛不能屈伸。

杜仲一两，去粗皮，用姜汁制，炒

上用无灰酒三升，浸十日，每服二三合，四五服效①。一方为末，温酒调一钱，空心服。

立安丸《三因方》　治五种腰痛，常服补暖肾经，壮健腰脚。

破故纸　续断　干木瓜各一两　萆薢二两　杜仲去皮，姜炒断丝
牛膝酒浸。各一两

上为末，炼蜜丸如梧桐子大，每服五十丸，温酒、盐汤空心任下。

以上诸方散邪理气之剂。

独活寄生汤　治肾气虚弱，为风湿所乘，流注腰膝，或挛拳掣痛，不可屈伸，或缓弱冷痹，行步无力。

独活三两　桑寄生如无以续断代之　细辛　牛膝　秦艽　茯苓

---

① 效：原无，据万历本补。

白芍　桂心　川芎　防风　人参　熟芐　当归　杜仲炒　甘草炙。
各二两

上锉，每服三钱，水煎，空心服。下利者去地黄，血滞于下，委中穴刺出血妙。仍灸肾俞、昆仑尤佳。

牛膝酒《三因方》　治肾伤于风毒，攻刺腰痛不可忍者。

地骨皮　五加皮　薏苡仁　川芎　牛膝各一两　甘草一两　生地黄十两　海桐皮二两　羌活一两

上㕮咀，用绢帛裹药入无灰酒内，冬浸七日，夏三五宿，每服一杯，日用三四服，长令酒气不绝。一法加炒杜仲一两。

虎骨木瓜丸　治饮食过度，寒湿停驻，经络不和，伤取风血走注，筋骨疼痛，昼静夜甚，残风冒露，所伤筋骨走注，并妇人血风疼痛。

虎骨醋炙　乳香　没药各研一两　木瓜　天麻　苁蓉　牛膝上四味各二两，好酒浸十日，取焙干，存酒

上为末，将浸药酒打糊丸，如梧子大，每服三十丸到五十丸，空心食前，温酒送下。

如神汤　治男子妇人腰痛。

玄胡索　当归　桂等分　一方有杜仲

上为末，每服二三钱，食前酒调下。

治腰痛。《圣惠方》

青木香　乳香各二钱

上件酒浸药，饭上蒸乳香化，以酒调服。

菴䕡丸《济生方》　治坠堕闪肭，气血凝滞，腰痛。

菴蔺子半两　没药二①钱半　乳香一钱半　补骨脂炒　威灵仙洗，去芦　杜仲炒令无丝　官桂不见火　川当归酒浸焙。各半两

上为末，酒糊丸如梧桐子大，每服七十丸，空心，盐②酒、盐汤下俱可。

复元通气散《和剂方》　治气不宣流，或成疮疖，并闪挫腰胁气滞疼痛。

舶上茴香炒　穿山甲蛤粉炒，去粉。各二两　玄胡索　白牵牛炒　甘草炒　陈皮去白。各一两　南木香不见火，一两半

上为末，每服一钱，热酒调下，病在上食后服，病在下食前服。不饮酒者，煎南木香汤调下。

补阴丸见补损

以上诸方散邪理血之剂。

安肾丸《三因方》　治肾虚腰痛，目眩耳聋，面色惨黑，肢体羸瘦。

胡芦巴　补骨脂　川楝子　茴香　续断各三两　桃仁　杏仁各去皮尖，麸炒别研　山药　茯苓各二两

上为末，炼蜜丸如梧桐子大，空心，盐汤服五十丸。

温肾散《三因方》　肾经虚寒，腰脊重痛，四肢乏力，面少颜色，并皆治之。

熟干地黄一斤，洗焙　牛膝　苁蓉　五味子各八两　杜仲三两　甘草炙　巴戟各八两　茯神　干姜各五两　麦门冬八两

上为末，每服二钱，空心，温酒调下。

---

① 二：万历本作"一"。
② 盐：万历本作"温"。

萆薢丸　治肾损骨痿不能起床，腰背腿皆痛。

萆薢　杜仲炒去丝　苁蓉酒浸　菟丝子酒浸

上等分，为细末，酒煮猪腰子捣烂为丸，如梧桐子大，每服五十丸至七十丸，空心，温酒下。

无敌丸　治腰疼肾虚。

川萆薢　虎骨酥炙　续断酒浸一宿。各一两　川山甲半两，酥炙乳香五钱　没药二钱半　茴香炒　狗脊　当归酒浸　砂仁炒　鹿茸各一两，酥炙　杜仲二两，炒断丝　地龙去土，七钱半　青盐去土，七钱半菟丝子四两，酒浸一宿，为末

上为末，酒糊丸如梧子大，每服①五十丸，空心，盐酒下。

补髓丹《百一选方》　升降水火，补益心肾，强筋壮骨，治肾虚腰痛。

没药一两，别研　杜仲去皮，炒，十两　鹿茸二两，刮②去皮，酒炙补骨脂十两，用芝麻五两，同炒，切芝麻黑色无声为度，筛去芝麻不用

上将杜仲、补骨脂、鹿茸一处为末，入没药和匀，却用胡桃肉三十个，汤泡，去皮，杵为膏，入面少许，酒煮糊丸，如梧桐子大，每服一百丸，温酒、盐汤任下。

二至丸《济生方》　治老人虚弱，肾气伤损，腰痛不可屈伸。

鹿角　麋角镑。各二两　附子泡，去皮脐，一两　桂心不见火　补骨脂炒　杜仲去皮，炒断丝　鹿茸酒蒸焙。各一两　青盐别研，五钱

上为末，酒糊丸如梧子大，每服七十丸，空心，嚼胡桃肉，盐酒汤任下。恶热药者，去附子，加肉苁蓉一两。

---

① 服：原无，据万历本补。
② 刮：原作"炼"，据万历本改。

广按：腰痛之证多因肾脏真阴衰虚，或外风寒之郁遏，或内湿热之流注，以致荣卫不通，故作痛也。然肾脏不虚，则外邪不能袭，内邪不能占，荣卫周流，何痛之有哉？以上六方，治腰痛，乃散邪兼补虚之药也。

以上诸方散邪补虚之剂。

《丹溪心法》

肾著为病，其体重，腰冷如水，饮食如故，腰重如物在腰，治宜流湿，兼用温暖之药以散之。

【附诸方】

肾著汤　治肾虚伤湿，身重腰冷，如坐水中，不渴，小便自利。

干姜炮　茯苓各四两　甘草炙　白术各二两

上㕮咀，每服五钱，水煎，空心服。

渗湿汤《济生方》　治寒湿所伤，身体重著，如在①水中，小便涩，大便溏。

苍术　白术　甘草炙。各一两　茯苓　干姜炮。各一两半　橘红丁香各二钱半

上㕮咀，每服四钱，水二盏，枣二枚，姜三片，煎②，食前温服。

胜湿汤《济生方》　治坐卧湿地，或雨露所袭，身重脚弱，关节疼痛，发热恶寒，或多汗恶风，小便不利，大便泄泻。

白术二两　人参　干姜炮　白芍药　附子炮，去皮脐　白茯苓

---

① 在：原无，据万历本补。
② 煎：万历本此下有"一盏"二字。

桂枝不见火　甘草炙。各半两

上咬咀，每服四钱，水一盏半，姜五片，枣一枚，煎八分，温服。

疝痛八十一　阴水肾偏坠　肾囊湿疮

《丹溪心法》

疝痛，湿热、痰积流下作病，大概因寒郁而作，即是痰饮食积并死血。专主肝经，与肾经绝无相干，大不宜下。痛甚者，不宜参、术。癫，湿多。疝气宜灸大敦穴，在足大指爪甲后一韭叶，聚毛间是穴。食积与死血成痛者，栀子、桃仁、山楂、枳子一作枳实、吴茱萸，并炒，以生姜汁、顺流水煎汤调服。一方加茴香、附子。却有水气而肿痛者。又有挟虚者，当用参、术为君，佐以疏导之药，其脉沉紧豁大者是。按之不定者属虚，必用桂枝、山栀炒，乌头细切炒，上为末，姜汁糊丸，每服三四十丸，姜汤下，大能劫痛。

戴云：疝本属厥阴肝之一经，余常见俗说小肠、膀胱下部气者，皆妄言也。

入方　治诸疝，定痛速效。

枳实十五片，一作橘核　山栀炒　山楂炒　吴茱萸炒。或等分

湿胜加荔枝核炮。

上为末，酒糊丸服。或为末，生姜水煎服，或长流水调下二钱，空心。

守效丸　治癫之要药，不痛者。

苍术　南星　白芷散水　山楂各一两　川芎　枳核又云枳实，炒半夏各半两

秋冬加吴茱萸，《衣钵》有山栀。

上为末，神曲糊丸服。又云：有热加山栀一两；坚硬加朴硝半两；又或加青皮、荔枝核。

又方 治诸疝，发时服。

海石 香附各等分①

上为末，生姜汁调下，亦治心痛。

又方 治阳明受湿热传入太阳，恶寒发热，小腹连毛际间闷痛不可忍者。

山栀 桃仁 枳子俱炒 山楂

上各等分，研入姜汁，用顺流水荡起，同煎沸，热服。一方加吴茱萸。

橘核散②

橘核一钱五分 桃仁十五个 栀子一钱 川芎细切，炒 吴茱萸各五分

上研③，煎服。橘核散单止痛，此盖湿热因寒郁而发，用栀子仁以除湿热，用乌头以散寒郁，况二药皆下焦之药，而乌头又为栀子所引，其性急速，不容胃中留也。

又方 治疝劫药。

用乌头细切炒，栀子仁炒，等分为末，或加或减，白汤丸服。

又方 治疝。

枇杷叶 野紫苏叶 椒叶 苍耳叶 水晶葡萄叶各等分④

上以水煎，熏洗。

---

① 各等分：原无，据万历本补。
② 橘核散：本方中药物剂量原无，据万历本补。
③ 研：万历本作"㕮咀，水"。
④ 各等分：原无，据万历本补。

肾气方

茴香　破故纸　吴茱萸盐炒。各五钱　胡芦巴七钱半　木香三钱半

上为末，萝卜捣汁丸①，盐汤下。

积疝方

山楂炒，一两　茴香炒　柴胡炒。各②二钱　牡丹皮一钱

上为末，酒糊丸如梧子大，服五六十丸，盐汤下。

疝病、黄病久者，皆好倒仓。

又方　治疝痛。

山楂炒，四两　枳实炒　茴香炒　山栀炒。各二两　柴胡　牡丹皮　桃仁炒　八角茴香炒。各一两　吴茱萸炒，半两

上为末，酒糊丸梧子大，服五十丸，空心，盐汤下。

又方　治疝作痛。

苍术　香附俱盐炒　黄柏酒炒，以上为君　青皮　玄胡索　益智　桃仁以上为臣　茴香炒　附子盐制炒　甘草以上为使

上为末，作汤服后，一痛过更不再作矣。

又方　治癞疝。

南星　山楂　苍术各二两　白术　半夏制　枳核　神曲各一两　海藻半两　昆布半两　玄明粉　茱萸各二钱

上为末，酒糊丸，如梧子大，空心，温酒下五十丸③。

一人疝痛作腹内块痛止，疝痛止块痛作。

三棱　莪术醋煮　炒曲　姜黄　南星各一两　山楂二两　木香

---

① 丸：万历本此下有"梧子大，每服三十丸，空心"句。
② 各：原无，据万历本补。
③ 如梧子大……五十丸：原无，据万历本补。

沉香　香附各三钱　黄连用茱萸炒，去茱萸，用五钱，净　萝卜子　桃仁　山栀　枳核炒。各半两

上为末，姜汁浸，蒸饼为丸，梧子大，每服五十丸，白汤下①。

予尝治一人病后饮水，患左丸痛甚，灸大敦穴，适有摩腰膏，内用乌、附、丁香、麝香，将与摩其囊上横骨端，火温帛以覆之，痛即止，一宿肿亦消。予旧有柑橘积，后因山行饥甚，遇橘芋食之，橘动旧积，芋复滞气，即时右丸肿大，寒热，先服调胃剂一二贴，次早注神思，气至下焦呕逆，觉积动吐，复吐后和胃气，疏通经络而愈。摩腰膏见腰痛

【附脉理】

《脉诀举要》曰：疝脉弦急，积聚在里，牢急者生，弱急者死。沉迟浮涩，疝瘕寒痛，痛甚则伏，或细或动。

【附诸方】

立效散《本事方》　治疝气。

川芎　川楝子　青皮去白　舶上茴香　黑牵牛炒　桃仁各一两

上为末，每服二钱，无灰酒一盏，煎七分，温服。

失笑散　治小肠气痛，及妇人血气痛欲死者。

五灵脂　蒲黄炒。各等分

上为末，每服二钱，先用醋一合，熬药成膏，水一盏，煎服。

茴香楝实丸《拔粹方》　治男子七疝，痛不可忍，妇人瘕聚带下，皆任脉所主，阴经也，乃肝肾受病，治法同归于一。

川楝子炒　茴香　山茱萸　食茱萸　吴茱萸汤洗　青橘皮去白

---

① 梧子大……白汤下：原无，据万历本补。

马兰花醋炒　芫花　陈橘皮各一两

上为末，用醋糊为丸，如梧桐子大，每服三十丸，温酒送下，食前，量人虚实加减丸数，以利为度。

金铃丸《本事方》　治膀胱肿痛，及治小肠气，阴囊肿，毛间水出。

茴香炒　马兰花炒　海蛤　破故纸　海带　菟丝子各三两　金铃子肉五两　木香　丁香各一两

上为末，面糊丸如梧桐子大，每服五十丸，温酒盐汤下。

乌药散　治小肠疝气牵引，脐腹疼痛。

乌药　木香　茴香　良姜炒　青皮去白　槟榔各五钱　川楝子十个　巴豆七十个，打破，同麸炒川楝子黑色，去麸、巴豆，只用川楝子

上为末，每服一钱，温酒调下。痛者炒生姜，热酒服。

一方　治小肠气痛不可忍者。

乌药捶碎，姜酒浸一宿　高良姜　茴香舶上者煮。各一两　青皮去白，二两

上为末，每服二钱，遇发时，热酒调下。

青木香丸　治肾冷疝气胀疼。

用吴茱萸一两，分作二分，酒醋浸一宿，焙干。香附子一两，荜澄茄、青木香各半两为末，米糊为丸，如梧桐子大，每服七十丸，空心，盐汤下，或乳香葱白汤亦可。

一方　治疝气发作，痛不可忍者。

真料五苓散一贴，连根葱白一寸，灯心七茎，煎汤吞下。青木香丸五十粒，即效。五苓散见中暑

玄胡索散　治小肠气痛。

用玄胡索盐炒、干姜各等分，为细末，空心，盐酒调下。

川楝子散　治小肠气痛。

木香不见火　茴香盐炒黄，去盐　川楝子用巴豆十粒捶碎，同川楝炒黄色，去巴豆。各一两

上为末，每服二钱，温酒，空心食前调服。

一方　治远年近日疝气。

吴茱萸　八角茴香　小茴香　川楝子　花椒各一两　青盐半两

上为细末，以连根葱头入酒同药捣成饼，晒干，糯米半升，同药饼用文武火炒黄色，研为末，酒糊为丸，如梧桐子大，每服一百丸，空心，温酒、盐汤任下。忌发气之物。

一方　治小肠气，脐腹搅疼，阴中痛闷，不省人事。

用茴香盐炒、枳壳各一两，没药半两，为末，每服二钱，热酒调下，日三服。

四神丸《直指方》　治肾冷疝气胀不已。

吴茱萸拣净一半，用陈酒浸一半，用米醋浸，各浸一宿，焙干　荜澄茄　青木香各半两　大香附子杵净，一两

上为末，米糊丸如梧桐子大，每服七十丸，空心，盐汤吞下，或乳香葱白煎汤下。

一方

公猪腰子一个，去筋膜　玄胡索　黑牵牛各半两，为末

上将猪腰切作二片，入药末在内，湿纸裹煨熟，不要焦，空心，盐酒连药嚼下，必泻下恶物。忌食生冷。

一方　治疝气肿坠疼痛。

用猪脬一个，去尿，以小茴香、大茴香、破故纸、川楝子各等分，填半满，入青盐一块，缚定，好酒煮熟，先食猪脬以酒下之，将内药晒干，或焙干，碾为末，酒糊为丸，如梧子大，每服

五六十丸，空心，温酒或盐汤下。

　　以上诸方辛温散气之剂。

　　大乌头桂枝汤《三因方》　治风寒疝气，腹中刺痛，手足不仁，身体拘急，不得转侧，或致阴缩，悉皆治之。

　　大乌头五个，实者，去皮尖，蜜一大盏，煎减半，出汤洗切　芍药桂心各三钱　甘草炙，二钱半

　　上㕮咀，每服四钱，水盏半，姜五片，枣三枚，入前煎乌头、蜜半呷，同煎七分，食前服。一方去乌头，用附子一个，名蜜附汤。

　　葱白散《三因方》　治一切冷气及膀胱气发，攻刺疼痛，及妇人产后血气刺痛，皆宜服之。

　　川芎　当归　枳壳去白，麸炒　厚朴姜制　木香　官桂去皮　青皮　干姜炮　茴香炒　人参　川楝炒　茯苓　麦芽炒　三棱炮　蓬术醋浸一宿，焙　干地黄　神曲　芍药各一两

　　上㕮咀，每服三钱，水一盏，葱白二寸，煎七分，去渣，入盐少许，空心热服。大便秘涩加大黄，溏利加诃子。

　　聚香饮子《济生方》　治七情所伤，遂成七疝，心胁引痛，不可俯仰。

　　檀香　木香　乳香　沉香　丁香并不见火　藿香各一两　玄胡索　片子姜黄洗　川乌炮，去皮　桔梗去芦，炒　桂心不见火　甘草炙。各半两

　　上㕮咀，每服四钱，水盏半，姜五片，枣一枚，煎七分，去渣温服。

　　益智仁汤《济生方》　治疝气痛连小腹，呼叫不已，诊其脉沉紧，是肾气积冷所致。

益智仁　干姜炮　甘草炙　茴香炒。各二钱　乌头炮，去皮　生姜各半两　青皮去白，二钱

上咬咀，每服四钱，水一盏，盐少许，煎七分，空心热服。

玄附汤《济生方》　治七疝，心腹冷痛，肠鸣气走，身寒自汗，大腑溏泄。

木香不见火，半两　玄胡索炒　附子炮，去皮脐。各一两

上咬咀，每服四钱，水一盏，姜七片，煎七分，去渣温服。

狼毒丸《济生方》　治七疝久而不愈，发作无时，脐腹坚硬，刺痛不已。

芫花醋炒　狼毒炒　川乌炮，去皮脐。各一两　全蝎去毒，九枚　三棱　干姜炮　椒红炒　没药　鳖甲醋煮　干漆炒烟尽。各半两

上为末，醋糊丸如梧桐子大，每服四十丸，空心，姜汤温酒任下。甚者以盐半斤炒极热，以故帛包熨痛处。

茱萸内消丸《和剂方》　治肾经虚弱，膀胱为邪气所搏，结成寒疝，阴囊偏坠，痛引脐腹，或生疮疡，时出黄水。

山茱萸去核，炒　桔梗水浸一时，焙干　川乌炮，去皮尖　茴香舶上者，去沙焙，炒用　白蒺藜炒，去刺　青皮去白　吴茱萸汤泡七次，焙干　肉桂去皮。各二两　大腹皮酒洗，焙　五味子拣净　海藻洗焙　玄胡索各二钱半　木香一两半　川楝子炒，二两　桃仁去皮尖，麸炒　枳实去穰，麸炒　陈皮去白。各一两　食茱萸二两

上为末，酒糊丸如梧桐子大，每服三十丸，空心，温酒下。

胡芦巴丸《和剂方》　治大人小儿小肠蟠肠气，奔豚气，疝气偏坠，阴肿，小腹痛，形如卵，上下走痛不可忍。

胡芦巴炒，一斤　茴香去土，炒，十二两　吴茱萸汤洗七次，炒，十两　川楝子炒，一斤二两　大巴戟去心，炒用　川乌炮，去皮尖。各

六两

上为末，酒煮面糊丸如梧桐子大，每服十五丸，空心温酒下。小儿五丸，茴香汤吞下。一方加黑牵牛。

丁香楝实丸《拔粹方》 治男子七疝，痛不可忍，妇人瘕聚带下，皆任脉所主，阴经也，乃肾肝受病，治法同归于一。

当归去芦，锉碎 附子炮裂①，去皮脐 川楝子 茴香炒

上四味，各一两，锉碎，以好酒三升，同煮酒尽为度，焙作细末，每服药末一两，再入下项药：

丁香 木香各二钱 全蝎十三个 玄胡索二两

上四味同为细末，入前项药末内拌和，酒糊为丸如梧桐子大，每服二十丸至百丸，空心，温酒送下。

神砂一粒丹《宣明方》 治一切厥心痛，小肠膀胱痛不可止者。

附子一两，炮 郁金 橘红各五钱②

上为末，醋面糊丸如酸枣大，以朱砂为衣，每服一丸，男子酒下，妇人醋汤下，服罢又服神圣代针散。

神圣代针散

乳香 没药 当归 香白芷 川芎各半两 元青一两，去足翅，即青红娘子

上为细末，更研，每服一字，病甚者半钱，先点好茶一盏，次掺药末在茶上，不得吹搅，立地细细急呷之。心惊欲死者，小肠气搐得如角弓，膀胱肿硬，一切气刺虚痛，并妇人血癖血迷，

---

① 裂：万历本无此字，崇祯本作"制"。
② 各五钱：原作"并等附子同用"，据万历本改。

血晕血刺，血冲心，胎衣不下，难产，但一切痛疾，服之大有神效，只是要详疾证用药。

十补丸《百一选方》 治小肠寒疝，膀胱伏梁，奔豚疝气等症。

附子一两，用防风一两，锉如黑豆大，盐四两，黑豆一合，炒附子裂，去诸药，用附子，去皮尖 胡芦巴 木香 巴戟去心 川楝子炮，取肉 官桂去皮 延胡索 荜澄茄去蒂 舶上茴香炒 破故纸炒。各一两

上为末，用糯粉酒打糊丸，如梧桐子大，辰砂为衣，每服五十丸，空心，酒下，妇人醋汤下。若加益智子亦可。

以上诸方辛热消积之剂。

广按：疝痛之证，其人平素外因风湿辏①入经络，或是内因怒气冲上小腹，以致荣卫欠顺，血液稽留，日新月盛，积聚牢坚，每遇风寒之气外郁，或是五志之火内起，则小腹作痛，下连阴股；或是小腹作痛，上连胁肋，甚则搐如角弓，咬牙战棹，冷汗交流，须臾不救，古方以为小肠气、膀胱气、肾经寒气，用辛温之药以散气，则是治其标也。丹溪以为痰饮食积，死血流注，归于厥阴肝之一经，用辛平之药以豁痰消积破血，则是治其本也。夫疝证痛有定处，是有形之积也，非痰饮与食积、死血相聚而何哉？若是无形之气作痛，则走注于满腹而散于偏身矣。

木肾偏坠新增

【附诸方】

入方 治木肾。

楮树叶又云杨树，雄者，晒干为末，酒糊丸，桐子大，空心，

---

① 辏：聚集。

盐汤下五十丸。

又方 治木肾不痛。

枸杞子五钱 南星 半夏各七钱 黄柏酒炒 苍术盐炒。各一两①
山楂 白芷 神曲炒。各五钱② 滑石炒，八钱③ 昆布三钱④ 吴茱
萸四钱⑤

上为末，酒糊丸，桐子大，空心，盐汤下七十丸。

治小肠气及木肾偏坠。

黑牵牛一斤，用猪尿胞装满，以线缚定口子，好酒、米醋各
一碗于砂锅内，煮干为度，取去黑牵牛，用青红娘子十九个，于
铁锅内炒燥，去青红娘子，将牵牛碾取头末四两，另入猪苓、泽
泻细末各二两，醋糊丸如梧桐子大，每服三十丸，空心，盐酒送
下。不可多服，如多服令人头眩，可服黑锡丹。

夺命丹《和剂方》 治远年近日小肠疝气，脐下撮痛，外肾偏
坠肿硬，阴间湿痒，抓成疮癣。

吴茱萸一斤，酒浸四两，醋浸四两，汤浸四两，童便浸四两。各浸一
宿，用火焙干 泽泻去灰⑥土，二两

上为末，酒煮面糊丸，如梧桐子，每服五十丸，温酒、盐汤
任下。

金铃子丸《澹寮方》 治钓肾气膀胱偏坠，痛不可忍。

川楝子五两，锉作五分制，一分用斑蝥一个，去头翅，同炒，去斑蝥；

---

① 各一两：原无，据万历本补。
② 各五钱：原无，据万历本补。
③ 八钱：原无，据万历本补。
④ 三钱：原无，据万历本补。
⑤ 四钱：原无，据万历本补。
⑥ 灰：万历本无此字。

一分用茴香三钱，盐半钱，炒熟①，去盐留茴香入药；一分用黑牵牛三钱，同炒，去牵牛；一分用破故纸三钱，同炒，留故纸，入药；一分用萝卜子一钱同炒，去萝卜子

上将楝子去核，同破故纸炒香，焙干为末，酒糊丸如梧桐子大，每服三十丸，温酒空心下。

金铃丸《本事方》 治膀胱肿痛及治小肠气，阴囊肿，毛间水出。方见前

三茱丸《百一选方》 治小肠气，外肾肿疼。

山茱萸 吴茱萸 食茱萸各二两 黑牵牛炒，一两 破故纸炒，一两七钱 青盐 青皮 茴香炒。各三钱 川楝子一两，用斑蝥十四个，去翅足，同炒赤色，去斑蝥不用

上为末，醋煮面糊丸，如梧桐子大，每服三五十丸，预②先吃炒桃仁十五个，以温酒或盐汤下药，或炒茴香酒③亦可，空心，食前服。

一方 治外肾大如升斗。

茴香 青皮 荔枝核捶碎④

上各等分炒，出火毒为末，每服二钱，空心，酒调下。

一方 治阴疝或偏坠，大小子痛欲死者。

木鳖子一斤，取肉淡醋磨 芙蓉叶末 黄柏皮末

上将木鳖子同醋调二药末，敷核上，痛即止。

肾囊湿疮。

---

① 熟：崇祯本作"热"。
② 预：原作"用"，据万历本改。
③ 酒：万历本作"汤"，
④ 碎：万历本此下有"炒"字。

密陀僧　干姜　滑石

上等分①为末，擦上②。

又方　先用茱萸煎汤洗。

吴茱萸半两　寒水石三钱　黄柏二钱　樟脑　蛇床子半两　轻粉
十盏　硫黄二钱　白矾　槟榔　白芷各二钱

上为末，麻油调搽。

又方　治肾上风湿疮及两腿。

全蝎　槟榔　蛇床子　硫黄各一钱

上四味，研如细末，用麻油调，入手心搽热，吸③三口，用手
抱囊一顷，次搽药两腿上。

脚气八十二　附足跟痛　脚转筋

《丹溪心法》

脚气须用升提之药，提起其湿，随气血用药。有脚气冲心者，
宜四物汤加炒黄柏，再宜涌泉穴用附子末津唾调敷上，以艾灸，
泄引热下。

入方

防己饮

白术　木通　防己　槟榔　川芎　甘草梢　犀角　苍术盐炒
黄柏　生苄各酒炒

大便实加桃仁，小便涩加杜牛膝，有热加黄芩、黄连，大热
及时令热加石膏，有痰加竹沥、姜汁。如常肿者，专主乎湿热，

---

① 等分：原无，据万历本补。
② 上：万历本作"患处"。
③ 吸：原作"或"，据万历本改。

先生别有方。

又方[①]　治湿热食积，痰流注。

苍术　黄柏　防己各一两　南星　川芎　白芷各七钱　犀角
槟榔各一两

血虚加牛膝、龟板。

上为末，酒糊丸服。肥人加痰药。

健步丸

生芐半两　归尾　芍药　陈皮　苍术各一两　吴茱萸　条芩各
半两　牛膝一两　桂枝二钱　大腹子二个

上为末，蒸饼丸如梧子大，每服一百丸，空心，煎白术木通
汤下。

又方[②]　一妇人足胫肿。

红花五钱　牛膝俱酒洗，一钱　生芐六分　黄柏一钱　苍术一钱
南星七分　草龙胆五分　川芎一钱

若[③]筋动于足大指上至大腿近腰结了，因奉养厚，遇风寒，宜
四物汤加酒芩、红花、苍术、南星、生姜煎服。

湿痰脚气，大便滑泄。

苍术二两　防风一两　槟榔六钱　香附八钱　川芎六钱　条芩四
钱　滑石一两二钱　甘草三钱

上为末，或丸或散，皆可服。

脚软筋痛。

牛膝二两　白芍一两半　龟板酒炙　黄柏酒炒，一两　知母炒

①　又方：本方中药物剂量原无，据万历本补。
②　又方：本方中药物剂量原无，据万历本补。
③　若：原作"有"，据万历本改，崇祯本作"上"。

甘草半两

上为末，酒糊为丸，如梧子大，空心，白汤下五十丸①。

应痛丸　治脚气痛不可忍，此药为劫剂。

赤芍药半两，煨，去皮　草乌半两，煨，去皮尖

上为末，酒糊丸梧子大，空心服十丸，白汤下。

又方　治脚气肿痛。

芥子　白芷等分

上为末，姜汁和敷贴，或用仙术、羌活、独活、白芷、细辛为末，入帛内作袜用。

又方　煠洗脚气。

威灵仙　防风　荆芥　地骨皮　当归　升麻　朔藋各等分②

上煎汤煠洗。

【附脉理】

《脉诀举要》曰：脚气之脉，其状有四：浮弦为风，濡弱湿气，迟涩因寒，洪数热郁。风汗湿温，热下寒熨。

脚气治例

《心法·附录》曰：脚气有湿热，有食积流注，有风湿，有寒湿。胜湿以仙术、白术、防己、川芎为主，或六物附子汤，或当归拈痛汤。脚气，气郁甚者，舟车丸、除湿丹；有饮者，东垣开结导饮丸。

脚气，解表用麻黄左经汤等药随经选用；有兼痰气寒湿者，五积散加木瓜。

---

①　如梧子大空心白汤下五十丸：原无，据万历本补。

②　各等分：原无，据万历本补。

若双解，以大黄左经汤、东垣羌活导滞汤。

若理血，以八味丸，或四物加羌活、天麻，又或四物加黄柏、南星，或健步丸。

若疏风养血，用独活寄生汤最效。

春夏气溢肿而痛者，用香苏散加五加皮、木瓜、槟榔、川楝子；热而红肿者，败毒散加木瓜、苍术。

秋冬以后用五积散加木瓜、牛膝、槟榔、吴茱萸。

【附诸方】

麻黄左经汤《三因方》 治风寒暑湿流注足大阳经，腰足挛痹，关节重痛，增寒发热，无汗恶寒，或自汗恶风，头疼眩晕。

麻黄去节 干葛 细辛 白术米泔浸 茯苓 防己 桂心不见火 羌活 甘草炙 防风各等分

上为末，每服四钱，水一盏，姜三片，枣一枚，煎，空心服。自汗去麻黄，加肉桂、芍药；重者加白术、陈皮；无汗减桂，加杏仁、泽泻，并加等分。

半夏左经汤《三因方》 治足少阳①经为风寒暑湿流注，发热，腰胁疼痛，头目眩晕，呕吐不食。

半夏汤洗七次 干葛 细辛 白术 麦门冬去心 柴胡 茯苓 桂心不见火 防风 干姜炮 黄芩 小草 甘草炙。各等分

上咬咀，每服四钱，水一盏，姜三片，枣一枚，煎七分，空心服。热闷加竹沥，喘急加杏仁、桑白皮。

大黄左经汤《三因方》 治风寒暑湿流注足阳明经，使腰脚赤肿，痛不可行，大小便秘，或恶闻食，气喘满，自汗。

① 少阳：原作"小肠"，据万历本改。

细辛去苗　茯苓　羌活　大黄蒸　甘草炙　前胡　枳壳去穰，炒　厚朴去皮，炒　黄芩　杏仁去皮尖，别研。各等分

上㕮咀，每服四钱，水一盏，姜三片，枣一枚，煎七分，空心热服。腹痛加芍药，秘结加阿胶，喘急加桑白皮、紫苏，小便涩少加泽泻，四肢疮疡浸淫加升麻，并等分。

大料神秘左经汤《三因方》　治风寒暑湿流注三阳经，腰足拘挛，大小便秘涩，喘满烦闷，并皆治之。

半夏汤洗七次　干葛　细辛　麻黄去节　麦门冬去心　小草即远志苗　白姜　厚朴姜制，炒　茯苓　防己　枳壳去穰，炒　甘草　桂心　羌活　防风　柴胡　黄芩各等分

上㕮咀，每服四钱，水一盏，姜三片，枣一枚，煎服。自汗加牡蛎、白术，去麻黄；黄肿加泽泻、木通；热甚无汗减桂，加橘皮、前胡、升麻；腹痛或利去黄芩，加芍药、附子；大便秘加大黄、竹沥；喘满加杏仁、桑白皮、紫苏，并等分，对证加减，尤宜审之。

六物附子汤《三因方》　治四气流注于足太阴经，骨节烦疼，四肢拘急，自汗短气，小便不利，手足或时浮肿。

附子泡，去皮脐　桂心　防己各四两　甘草炙，二两　白术三两　茯苓三两

上㕮咀，每服四钱，水一盏，姜七片，煎六分，食前温服。

换腿丸《和剂方》　治足三阴经为风寒暑湿之气所乘，发为挛痹缓弱，上攻胸胁肩背，下注脚膝[①]疼痛，足心发热，行步艰辛。

薏苡仁　南星泡　石楠叶　石斛去根　槟榔　萆薢炙　川牛膝

---

① 膝：万历本作"气"。

去苗，酒浸　羌活去芦　防风去芦。各一两　木瓜四两　黄芪去芦，蜜炙　当归去芦，酒浸　天麻去苗　续断各一两

上为末，酒①面糊丸，如梧桐子，每服五十丸，温酒、盐汤任下。一方加大附子、肉桂、苍术各一两。

以上诸方治各经邪气之剂。

香苏散《和剂方》　治风湿脚痛，疏通气道。

加槟榔、木瓜名槟苏散。方见伤寒

上咬咀，每服四钱，水一盏，姜葱煎服。

活血应痛丸《和剂方》　治风湿客于肾经，血脉凝滞，脚重疼痛，项背拘挛，不得转侧，常服活血脉，壮筋骨。

狗脊去毛，四个　苍术泔浸一宿，去皮，六斤　没药十两，另研草乌头一斤半　香附子去毛，炒，七斤半　陈皮去白，五斤

上为末，酒糊丸如梧桐子大，每服二十丸，温酒、熟水任下。

活络丹《和剂方》　治诸般风邪，湿毒之气停滞经络，流注脚间，筋脉挛拳，腰腿沉重，或发赤肿，以及脚筋吊痛，上冲心腹，一切痛风走注。

川乌炮，去皮脐，六两　没药研　乳香研。各二两二钱　草乌炮，去皮脐　地龙去土　南星炮。各六两

上为末，入研药②和匀，酒糊丸如梧桐子大，每服二十丸，空心酒下，荆芥汤下亦可。

经进地仙丹《和剂方》　治肾气虚惫，风湿流注，脚膝酸疼，行步无力。

---

①　酒：万历本此下有"打"字。
②　研药：万历本作"乳、没"。

川椒去目及闭口者，微炒出汗，四两　菟丝子酒浸　覆盆子各二两　白术一两　白附子　羌活　防风去芦。各二两　人参一两半　乌药二两　川乌炮，一两　附子泡，四两　茯苓一两　地龙去土，三两　赤小豆　骨碎补去毛。各二两　甘草一两　木鳖子去壳，三两　草薢二两　狗脊去毛。一两　苁蓉酒浸焙，四两　牛膝去芦，酒浸　南星汤洗姜制。各二两　黄芪二两半　何首乌二两

上为末，酒糊丸如梧子大，每服四十丸，空心，温酒下。

加减地仙丹《济生方》　治风冷邪湿留滞下焦，足膝拘挛，肿满疼痛。

地龙炒，去土　五灵脂去石　乌药　白胶香别研　五加皮　椒红出汗　威灵仙　木瓜去穰　赤小豆炒　川乌炮　黑豆炒，去皮　天仙藤　苍术米泔浸，去皮，炒　木鳖子去壳，油。各等分

上为末，酒糊丸如梧子大，每服七十丸，空心，盐汤、盐酒任下。

不老地仙丹《直指方》　治肾脏风毒，轻脚壮筋。

苁蓉用酒浸，炮　当归酒浸，焙　虎骨酒炙　牛膝酒浸焙。各一两　赤小豆半两　蒺藜炒，捣去刺　川椒去目，出汗　川芎各一两　草薢盐水煮干，一两　血竭半两　白南星炮　白附子炮　何首乌　黄芪蜜炙。各七钱半　防风半两　杜仲姜制　羌活　没药别研　独活各七钱半　木鳖子去油　地龙去土　茴香炒　乳香别研。各半两

上为末，酒糊丸如梧桐子大，每服四十丸，木瓜陈皮汤下。

神翁地仙丹《医方集成》　专治风痹脚气。

天仙子一两　川椒一两，去目并闭口者　木鳖子四两　赤土九两，即土朱　白胶香五两，煮过别研　黑豆六两　黑牵牛六两　五灵脂三

两，陈黑色好者，用好醋浸，投水淘，用①绢滤过，晒干　草乌七个②，小而坚实者，净洗，用盐在锅③中并炒令色焦黄拆裂，候冷，以纸布频揩令净

上为末，同入白胶香、木鳖子末，用隔年好醋打面糊，杵千百下，丸如梧桐子大，每服三十丸，茶清下，病甚频服。

加减至宝丹庐陵欧阳康叔家传方　专治脚气，止疼痛，除风湿。

石膏水煮三十沸，三两　当归酒浸，二两　骨碎补四两，去皮毛，炒净，三五次　槟榔二两　月宝砂五两，醋煮干　白蒺藜炒赤，去皮尖刺，三两　木瓜生用，二两　紫金皮去骨，生用二两　淮乌头三个，重④一两者，炒赤，二两　白胶香三两，净水煮数十沸，冷水中干

上为末，蜜丸如弹子大，每服一丸，嚼生姜一块，空心，以好酒一盏送下。多以酒助药力。服后一时久，用外应散熏蒸淋洗。一方除紫金皮、木瓜，加防风、小黑豆。一方加赤芍药。一方除紫金皮、石膏，加白术、木香、川乌⑤。

透骨丹康叔家传方　专治脚气。

川乌一两，煨　羌活二两　白茯苓二两　乳香别研　槟榔　木瓜　川芎各一两　木香一两半　沉香一两

上为末，面糊丸如梧桐子大，每服六十丸，姜汤下。

黑虎丹康叔家传方　治脚气筋骨软弱，步履不随。

白术　五加皮　肉桂各半两　槟榔一两　黑豆半升　附子　川乌　黄芪　白茯苓　赤芍药⑥　熟地黄　乌药各一两　生苍术　杜

---

① 用：原作"去"，据万历本改。
② 个：崇祯本作"两"。
③ 锅：原作"油"，据万历本改。
④ 重：原作"起"，据万历本改。
⑤ 川乌：万历本作"川芎"。
⑥ 药：此下原衍"各一两"，据万历本删。

仲　当归　川牛膝　虎胫骨　白蒺藜各一两半　羌活半两

上为末，面糊丸如梧桐子，每服五十丸，空心，盐酒下。

以上数方治风湿之剂。

撤风散康叔家传方　专治寒湿脚气，先以此发散。

麻黄不去节　甘草不去皮　淮乌　川萆薢　杏仁各等分

上㕮咀，每服四钱，水一盏煎服，不可多进。

五积散《和剂方①》　治寒湿流注，两脚酸疼。有兼痰气者，用之尤宜，内加木瓜。方见中寒

搜风散康叔家传方　治寒湿脚气，愈后可常服之。

白芷　川芎　茯苓　甘草　芍药　当归各一两半　陈皮　厚朴　枳壳　白术　干姜泡　麻黄去根节。各二两　桔梗一两半　苍术十二个②，酒浸，去皮　肉桂一两

上㕮咀，每服五钱，水一盏，姜四片，煎服。此方即五积散去半夏加白术是也。

导气汤《仁存方》　治寒湿脚气，赤肿疼痛，心腹膨胀，头目手足浮肿，身体腰背疼痛，并皆治之。

羌活　独活　木瓜　薏苡仁　青皮　陈皮　桑白皮　大腹皮　枳壳　槟榔　青木香　紫苏　甘草　大腹子　木通　赤茯苓各等分

上㕮咀，每服一两，水二盏，煎至一盏，通口服。热加大黄，寒加苍术。

沉香大腹皮散《御药院方》　治湿气郁滞经络，以成脚气，肿满疼痛，筋脉不利。

---

① 方：原无，据万历本补。

② 个：崇祯本作“两”。

大腹子连皮，二两　沉香　桑白皮炒　槟榔　茴香炒　白茯苓去皮　木通　荆芥穗　紫苏子炒　苏叶各一两　干木瓜去穰，麸炒，一两半　枳壳去穰，麸炒，一两半　甘草炙　陈皮去白，焙　乌药各一两

上咬咀，每服五钱，水一盏，姜五片，干萝卜五大片，同煎七分温服。如无萝卜，用萝卜子一钱，微炒捣碎，同煎。如觉大肠干燥，即服加减神功丸。

茱萸丸《三因方》　治脚气入腹，腹中不仁，喘急欲死。

吴茱萸汤洗七次　木瓜去穰切片，日干。各等分

上为末，酒糊丸如梧桐子，每服五十丸至一百丸，酒饮任下，或以木瓜另蒸烂，研膏为丸，尤妙。

胜骏丸《三因方》　治元气不足，为寒湿之气所袭，腰足挛拳，脚面连指走痛无定，筋脉不伸，行步不随，常服益真气，壮筋骨。

附子一个，炮去皮脐　当归酒浸一宿　天麻　牛膝并酒浸。各二两　木香一两　酸枣仁炒　熟地黄酒浸　防风去芦。各三两　木瓜四两　羌活一两　乳香半两，另研　麝香二钱半，另研　全蝎去毒　没药另研　甘草炙。各一两

上为末，用生地黄二斤，研烂如泥，入无灰酒四升，煮烂如膏，以前药和匀，杵令坚，每两作十丸，每服一丸，细嚼，临睡酒下。如冬月无地黄，炼蜜丸如梧桐子，每服二十丸，盐汤、温酒任下。一方加槟榔、萆薢、苁蓉、破故纸、巴戟各一两，当归、地黄各五钱①。

---

① 五钱：万历本、崇祯本均作"减一两"。

胡芦巴丸《杨氏家藏方》　治一切寒湿脚气，脚膝疼痛，行步无力。

胡芦巴酒浸一宿，焙干　破故纸炒香。各四两

上为末，用大木瓜一枚，切顶去穰，置药在内，以满为度，复用顶盖之，以竹签签定，蒸熟烂研，同前余药末和为丸，如梧桐子，每服五十丸，空心，温酒下。

趁痛散《杨氏家藏方》　治湿气攻注，腰脚疼痛，行步少力。

杜仲炒断丝，一两半　肉桂去皮　延胡索　草薢　没药　当归酒洗焙。各二两

上为末，每服三钱，空心，温酒送下。

一方　治湿脚气。温隐居歌括。

湿气同流髀膝疼，香苏散煮忍冬藤，木香芍药仍增入，功效如神唤得应。

东垣开郁导饮丸　治食积痰流注。

白术　陈皮　泽泻　茯苓　神曲炒　麦蘖　半夏各二两　枳实炒　巴豆霜各一钱半　青皮　干生姜各半两

上为末，汤浸蒸饼丸如梧桐子大，每服五十丸，或六七十丸，温水下。

以上诸方治寒湿之剂。

当归拈痛汤《拔粹方》　治湿热为病，肢节烦疼，肩背沉重，胸膈①不利，及遍身疼痛，下痓于足胫，痛不可忍。

羌活　甘草　黄芩酒浸　茵陈酒炒。各五钱　人参去芦　升麻苦参酒洗　葛根　苍术各二钱　防风去芦　当归身　知母酒洗　茯苓

---

① 膈：原无，据万历本补。

炒　泽泻　猪苓各三钱　白术一钱半

上哎咀，每服一两，水二盏，煎至一盏，去渣，空心温服。

舟车丸　治湿热胜气郁甚者。方见中湿

除湿丹　治湿热胜气郁甚者。方见湿热

趁痛丸《御药院方》　治脚气毒攻两脚，痛不可忍。

白甘遂　白芥菜子略炒　大戟　白面各二两

上滴水捏作饼子，瓦上煿令黄赤，碎碾作末，醋煮糊丸如绿豆大，冷酒下十丸，利即止。

又方　治下痒疮，脚肿痛，行履难者。

甘遂半两　木鳖子四两，去皮

上为末，猪腰子一个，去皮膜，切片①，用药四钱在心，湿纸包定煨熟，空心，米饮送下，量虚实加减。服后便伸直两脚，如行不便利者，只吃白粥，二三日为妙。

梦中神授方《医方集成》　治脚气神效。

上用木鳖子，每个作两边，麸炒，炒毕切碎再炒，用皮纸渗尽油为度，每一两用厚桂一两，同为末，热酒调服，以得醉为度。盖覆得汗即愈。

治脚气《百一选方》　治脚气上攻，流注四肢，结成肿核不散，赤热掀痛，及疗一切肿毒。

上用甘遂为末，以水调敷肿处，却浓煎甘草汤服之，其肿即散，二物本相反，须两人置各处安顿，不可相和则不验。清流中子韩咏苦此，只一服，病者十去七八，再服而愈。

以上诸方治湿热之剂。

---

① 切片：原作"片切"，据万历本乙正。

槟榔汤《济生方》 治一切脚气，顺气防壅。

槟榔 香附子去毛 陈皮去白 紫苏叶 木瓜去穰 五加皮 甘草炙。各一两

上㕮咀，每服四钱，水一盏，姜五片，煎七分，温服。妇人脚气，加当归半两；室女脚痛，加赤芍药两半；如大便虚秘，加枳壳；热者，加大黄。

乌药平气汤《三因方》 治脚气上攻，头目昏眩，脚膝酸疼，行步艰苦，诸气不和，喘满迫促，并皆治之。

茯神去木 甘草炙 白芷 当归 白术 川芎 五味子 紫苏子 干木瓜 人参 乌药去木。各等分

上㕮咀，每服四钱，水一盏，姜五片，枣二枚，煎七分，温服。

大腹皮散《济生方》 治诸证脚气肿痛，小便不利。

槟榔 荆芥穗 乌药 陈皮 紫苏子①各一两 萝卜子炒，半两 沉香不见火 桑白皮炙 枳壳去穰。各一两半 大腹皮三两 干宣木瓜去穰，二②两半 紫苏子炒，一两

上㕮咀，每服四钱，水一盏，姜五片，煎服，不拘时。

以上诸方理气之剂。

独活寄生汤 治肾气虚弱，为风湿所乘，流注腰膝，或挛拳掣痛，不得屈伸，或缓弱冷痹，行步无力。见腰痛类

金匮八味丸 治足少阴经脚气入腹，腹胀疼痛，上气喘急，肾经虚寒所致也。此证最急，以肾乘心，水克火，死不旋踵。见

---

① 子：万历本作"叶"。
② 二：万历本作"一"。

三因神应养真丹 治足厥阴经为四气进袭，左瘫右痪，痰涎壅盛，半身不遂，手足顽麻，语言謇涩，脚膝无力，荣气凝滞，遍身疼痛。

四物汤加羌活、天麻。

上为末，蜜丸鸡子①大，每丸②木瓜、菟丝子浸酒化下。

以上诸方理血之剂。

加味败毒散 治足三阳经受热毒气，流注脚踝，上燉赤肿痛，寒热如疟，自汗恶风，或无汗恶寒。

羌活　独活　前胡　柴胡　枳壳　桔梗　甘草　人参　茯苓　川芎　大黄　苍术等分

上㕮咀，每服③半两，入姜煎④。

东垣羌活导滞汤 治脚气初发，一身尽痛，或股节肿痛，便溺阻隔，先以此药导之，后用当归拈痛汤。

羌活　独活各半两　防己　当归各三钱　大黄酒浸煨，一两　枳实炒，二钱

上㕮咀，每服五钱或七钱，水煎服。

加减神功丸《御药院方》　治三焦气涩，心腹痞闷，六腑风热，大便不通，腰腿疼痛，肩背重闷，头昏面热，口苦咽干，心胸烦躁，睡不安，及治脚气，并素有风人，大便结燥。

诃梨勒　牵牛微炒　火麻仁另捣如膏。各四两　人参二两，去芦

① 子：万历本此下有"黄"字。
② 每丸：原无，据万历本、崇祯本补。
③ 服：原无，据万历本补。
④ 入姜煎：万历本作"姜三片，水一钟半，煎七分，空心温服"。

上为细末，入麻仁捣研匀，炼蜜丸如梧桐子大，每服四十丸，温水、温酒、米饮任下①，食后临卧服。如大便不通，可倍丸数，以利为度。

牛膝散《大全良方》 治脚气浮肿，心神烦闷，及妇人月经不通。

川牛膝 羚羊角 槟榔 大黄炒 芒硝各一两 防己 官桂 牡丹皮 赤芍药 甘草各五钱半② 桃仁制，五十粒

上咬咀，每服一两，水二盏，煎至一盏，去渣，通口食前服，以下恶物，量强弱用。

枳实大黄汤《拔粹方》 治脚气肿痛。

羌活一钱半 当归身一钱 枳实 大黄各五钱

上锉，都作一服，水一盏半，煎至八分，去渣，空心服，下利一两行痛止。

搜风丸《仁存方》 治脚气肿痛。

大黄 槟榔 枳实各半两 黑牵牛生，二两

上为末，米糊丸如梧桐子，每服五十丸，食前，饭汤下。

以上诸方治风热之剂。

四斤丸《和剂方》 治肾经虚寒，下攻腰脚，筋脉拘挛，掣痛不已，履地艰辛，脚心隐痛，一应风寒湿痹，脚气缓弱，并宜服之。

宣州木瓜去穰 天麻 苁蓉洗净。各一斤，各焙 附子炮，去皮脐。二两 虎骨涂醋炙，二两 牛膝去芦，一斤，焙，同木瓜、天麻、苁

---

① 温水温酒米饮任下：原作"温水下温酒米饮"，据万历本乙正。

② 半：万历本无此字。

蓉四味如前法治了，用无灰酒五斤浸，春秋各五日，夏三日，冬十日，方取出焙干，再入附子、虎骨

上为细末，用浸药酒打面糊丸，如梧桐子大，每服五十丸，空心，煎木瓜酒、盐汤任下，常服补虚除湿，大壮筋骨。

加味四斤丸《济生方》　治肝肾俱虚，精血不足，足膝酸疼，步履不随，如受风寒湿气以致脚痛者，最宜服之。

虎胫骨酥炙，一两　天麻一两　宣木瓜一个，去穣蒸　肉苁蓉一两，酒浸，焙　没药别研　乳香别研。各半两　川乌泡，去皮，一两　川牛膝去芦，酒浸，一两半

上为末，入木瓜膏和，酒糊杵捣为丸，如梧桐子，每服七十丸，空心，温酒、盐汤任下。

木瓜丸《和剂方》　治肾经虚弱，下攻腰膝，筋脉拘挛，肿满疼痛，行履艰难，举动喘促，面色黧黑，大小便秘涩。

熟地黄洗，焙　陈皮去白　乌药各四两　黑牵牛炒，三两　杏仁去皮尖　牛膝酒浸　石楠藤叶　当归酒浸　苁蓉酒浸　续断　干木瓜各二两　赤芍药一①两

上为末，酒煮面糊丸，如梧桐子大，每服五十丸，空心，温酒下。

木瓜牛膝丸《三因方》　治寒湿四气下注，腰脚缓弱无力，肿急疼痛。

木瓜大者三四个，切开盖，去穣，先用糯米浆过，盐焙干为末，却将盐末入瓜内令满，仍用盖钉定，蒸二次，烂研为膏　青皮　青盐别研　羌活草薢一方无　茴香焙　牛膝酒浸　狗脊炒，去皮　巴戟　海桐皮各一

---

① 一：崇祯本作"二"。

两　川乌大者，去皮尖，用无灰酒一升浸，薄切，以酒煮干，细研为膏，三两①

上为末，入青盐拌匀，将前二膏搜和，如硬再入酒杵数千下，丸如梧桐子，每服五十丸，空心，盐酒、盐汤任下。

神乌丸《济生方》　治远年近日干湿脚气。

川乌炮，去皮脐，切片，炒令变②色　虎胫骨酥炙　海桐皮　川萆薢各二两　川牛膝去苗，酒浸　肉苁蓉酒浸。各一两半　金毛狗脊燎去皮毛，半两

上为末，用木瓜膏为丸，如梧桐子大，每服七十丸，空心，温酒下。

思仙续断丸《本事方》　治肝肾风虚，下注脚膝，痛引腰脊，一切风毒流注，并皆治之。

萆薢四两　防风去芦　薏苡仁各三两　五加皮三两　生地黄五两思仙术即杜仲，锉炒丝断，五两　牛膝酒浸　川续断　羌活各三两

上为末，酒三升，化青盐三两，木瓜半斤，去皮子，以盐酒煮木瓜成膏，杵丸如梧桐子大，每服七十丸，空心，盐酒、盐汤任下。

十全丹《三因方》　治脚气上攻，心腹足心隐痛，小腹不仁，关节挛痹，疼痛无时，烦渴引饮，大小便或秘或利。

石斛酒浸　狗脊燎去毛　萆薢各③一两　苁蓉酒浸。一两　熟地黄二两　牛膝酒浸　地仙子一两　茯苓一两　远志去心，炒。一两　杜仲去皮，炒，二两

---

① 川乌大者……三两：原无，据万历本、崇祯本补。
② 变：万历本作"黄"。
③ 各：原作"去"，据崇祯本改。

上为末，炼蜜丸如梧子大，每服五十丸，温酒、盐汤任下，空心服。

以上诸方治虚寒之剂。

外应散康叔家传方　治脚气，用此熏蒸淋洗。

石楠叶　矮樟叶　杉片　藿香　紫金皮　藁本　独活　大蓼

白芷　紫苏　羌活各等分

上锉碎，加大椒①五六十粒，葱一握，用水二斗，煎七分，置盆内，令病者以足加其上，用厚衣盖覆，熏蒸痛处，候温，可下手时却令使人淋洗。

五枝汤《圣惠方》　洗脚气。

上用桃、柳、楮、桑、槐五件枝条，煎汤洗脚，消肿住痛，先吃酒三五杯。

一方

用无名异末，化牛皮胶调匀，贴痛处。

一方

用蓖麻子七粒，去壳研烂，同苏合香丸和匀，贴脚心，其痛即止。

一方

用草乌末以曲酒糟捣烂，贴患处，即止。若无曲糟，用生姜汁亦可。

一方　治脚气冲心。

用白矾二两，水一斗五升，略煎三五沸，浸洗。

一方　治寒湿脚气不可忍者。

---

①　大椒：即花椒。

用团鱼一两个，水二斗，煮至一斗，去团鱼，止用汁。加苍耳、寻风藤、苍术各半斤，煎至七升去渣，以盆盛之，乘热熏蒸，待温浸洗，神效。

以上诸方外治之法。

《丹溪心法》

足跟痛，有痰有血热。血热四物加黄柏、知母、牛膝之类；有痰唾者，五积散加木瓜。

四物汤 见补损

五积散 见中寒

脚转筋 新增

【附诸方】

一方 治脚转筋，疼痛挛急。

用松节二两，锉细，乳香一钱，以银石器内慢火略炒焦存性，研细，每服一钱至二钱，木瓜酒调下。

一方 治脚转筋。

取赤蓼茎细切，用水四合，酒二合，煎至四合，分二服。

一方

急将大蒜磨脚心，令遍热即瘥。

一方 治脚气筋骨疼痛。

用金银花为末，每服二钱，热酒调下，或锉碎，同木瓜、白芍药、官桂、当归、甘草，酒、水各半钟煎，去渣，空心热服。

卷之十八

积　门

积聚痞块<small>八十三</small>

《丹溪心法》

　　痞块在中为痰饮，在右为食一云痰积，在左为血块。气不能作块成聚，块乃有形之物也，痰与食积、死血而成也，用醋煮海石、醋煮三棱、蓬术、桃仁、红花、五灵脂、香附之类为丸，石碱白术汤吞下。瓦垄子能消血块，次消痰。石碱一物，有痰积，有块可用，洗涤垢腻，又能消食积。治块当降火消食积，食积即痰也。行死血，块去须大补。凡积病不可用下药，徒损真气，病亦不去，当用消积药，使之融化则根除矣。凡妇人有块，多是血块。

　　戴云：积聚癥瘕，有积聚成块，不能移动者是癥；或有或无，或上或下，或左或右者是瘕。

　　积聚癥瘕，朱先生医台州潭浦家，用蜀葵根煎汤去滓，再入人参、白术、青皮、陈皮、甘草梢、牛膝，煎成汤，入细研桃仁、玄明粉各少许，热饮之，二服当见块下。如病重者，须补接之，后加减再行。

入方

　　消块丸　即《千金方》硝石大黄丸，止可磨块，不令人困，须量度虚实。

　　硝石六两　人参三两　甘草三两　大黄八两

上为末，以三年苦酒三升又云三斗，置瓷器中，以竹片作准，每入一升作一刻，柱竖器中，先纳大黄，不住手搅，使微沸，尽一刻，乃下余药，又尽一刻，微火熬使可丸，则取丸如鸡子中黄大，每一丸，米饮下。如不能大丸，作小丸如梧子大，每三十丸。服后当下如鸡肝、如米泔、赤黑等色，下后避风冷，啖软粥，将息之。苦酒即米醋也。

三圣膏

未化石灰半斤，为末，瓦器中炒令淡红色，提出火，候热稍减，次下大黄末一两，就炉外炒，候热减，下桂心末半两，略炒，入米醋熬，搅成黑膏，厚纸摊贴患处。

痞块在皮里膜外，须用补气药香附开之，兼二陈汤加补气药，先须断厚味。

又方 琥珀膏

大黄　朴硝各一两

上为末，入蒜捣膏和贴①。

又方　治茶癖。

石膏　黄芩　升麻各等分②

上为末，沙糖水调服。

又方③　一人爱吃茶。

白术　软石膏　片芩各三钱　白芍　牛胆星各二钱　薄荷圆叶大者，一钱

上为末，沙糖调作膏，食后，津液化下。

---

① 贴：万历本此下有"患处"二字。
② 各等分：原无，据万历本补。
③ 又方：本方中药物剂量原无，据万历本补。

又方 治胁下有块。

龙荟丸二钱半，起科　姜黄五钱　桃仁五钱

上为末，蜜丸如梧桐子大，每服五十丸，食远温水下①。

又方

龙荟丸和鹁鸽粪，大能消食积，或入保和丸治块，看在何部分。

治血块丸　瓦垄子能消血块。

海粉醋煮　三棱　莪术醋煮　红花　五灵脂　香附各等分②　石碱减半③

上为丸，白术汤吞下。

又方　治妇人血块如盘，有孕难服峻利。

香附醋煮，四两　桃仁去皮尖　白术各一两　海粉醋煮，二两

上为末，神曲糊丸，如绿豆大，每服五十丸，空心，温水下④。

又方⑤　治妇人食积，死血痰积成块，在两胁动作，腹鸣嘈杂，眩晕身热，时作时止，男子亦可服。

黄连一两半，一半用吴茱萸炒去茱萸，一半用益智炒去益智不用　山栀炒　川芎　三棱　莪术醋煮　神曲　桃仁去皮尖。各一两　香附童便浸，一两　萝卜子炒，一两半　山楂一两

---

① 如梧桐子大……温水下：原作"服"，据万历本改。
② 各等分：原无，据万历本补。
③ 减半：原无，据万历本补。
④ 如绿豆大……温水下：原无，据万历本补。
⑤ 又方：本方中"山栀、川芎、三棱、神曲、桃仁、香附"用量万历本均为"二两"。

上为末，蒸饼丸如桐子大，每服五六十丸，食远白汤下①。一方有青皮半两、白芥子一两半炒。

保和丸 治一切食积。

山楂六两　神曲②　半夏　茯苓各二两　陈皮　连翘　萝卜子各一两

上为末，水浸炊③饼丸如梧子大，每服七八十丸，食远白汤下。

又方

山楂四两　白术四两　神曲二两

上为末，蒸饼丸如梧子大，服七十丸，白汤下。

又方

山楂三两　白术二两　陈皮　茯苓　半夏各一两　连翘　黄芩　神曲　萝卜子各半两

上为末，蒸饼丸梧子大，每服五十丸，食后，姜汤下。

阿魏丸 治肉积。诸阿魏丸，脾虚者须以补脾药作汤使下之，切不可独用，虚虚之祸，疾如反掌。

连翘一④两　山楂二两　黄连一两三钱　阿魏二两，醋煮作糊

上为末，醋煮阿魏作糊丸，服三十丸，白汤下。

小阿魏丸

山楂三两　石碱三钱　半夏一两，皂角水浸透，晒干

---

① 如桐子大……白汤下：原作"服"，据万历本补。
② 神曲：此下原衍"二两"，据万历本删。
③ 炊：万历本作"蒸"。
④ 一：万历本作"二"。

上为末，粥糊丸，每服三十丸，白汤下。

又方 治饱食停滞，胃壮者宜此，脾虚勿服。

山楂 萝卜子 神曲 麦芽 陈皮 青皮 香附各二两 阿魏一两，醋浸软。另研

上为末，炊饼丸如桐子大，每服三十丸，食远白汤下①。

又阿魏丸 去诸积聚。

山楂 南星皂角水浸 半夏皂角水浸 麦芽炒 神曲炒 黄连各一两 连翘 阿魏醋浸 瓜蒌 贝母各半两 风化硝 石碱 萝卜子蒸。各二钱② 胡黄连一钱半，如无以宣连代之

上为末，姜汁浸，蒸饼丸如桐子大，每服三四十丸，白汤下③。

佐脾丸

山楂三两 半夏 茯苓各一两 连翘 陈皮 萝卜子各半两

上为末，粥丸如绿豆大，每服六七十丸，食远温水下④。

小温中丸

青皮一两 香附四两，便浸 苍术二两 半夏二两 白术半两 陈皮一两 苦参半两 黄连一两，姜汁炒 针砂二两，醋炒

上为末，曲糊为丸。

又方

针砂醋煮三次 香附童便浸，四两 山楂二两⑤ 神曲炒，二两

---

① 如桐子大……白汤下：原无，据万历本补。
② 各二钱：原无，据万历本补。
③ 如桐子大……白汤下：原无，据万历本补。
④ 如绿豆大……温水下：原作"服"，据万历本改。
⑤ 二两：原无，据万历本补。

黄连姜汁炒，一两半　　山栀炒①　　厚朴姜汁炒　　苍术一两　　半夏一两

台芎半两

　　一方加人参、炒白术一两半，有苦参用白术，用苦参不用黄连。

枳实丸

　　白术二两　　枳实　　半夏　　神曲　　麦芽各一两　　姜黄　　陈皮各半两木香一钱半　　山楂一两

　　上为末，荷叶蒸饭为丸，梧子大，每服一百丸，食后，生姜汤下。

大温中丸 又名大消痞丸

　　黄连炒　　黄芩各②六钱　　姜黄　　白术各③一两　　人参　　陈皮　　泽泻④　　炙甘草　　砂仁　　干生姜　　炒曲各⑤二钱　　枳实炒，半两　　半夏四钱　　川朴三钱，姜制　　猪苓一钱半

　　上为末，炊饼丸，如梧子大，每服一百丸，温水下，不拘时⑥。

【附诸贤论】

　　或问：人有积块疝气，心腹痛等证者，虽多服久服附子、姜、桂等热药而不发药毒，不生他病。然本病日深者，何也？王节斋曰：诸积诸痛喜温而恶寒，热药与病情相和，积久成郁而火邪深矣，郁热既深则见寒愈逆，见热愈喜，两热相从，故不生他病。

---

① 炒：崇祯本无此字。
② 各：原无，据万历本补。
③ 各：原无，据万历本补。
④ 泻：此下原衍"二钱"二字，据万历本删。
⑤ 各：原无，据万历本补。
⑥ 如梧子大……不拘时：原无，据万历本补。

所谓亢则害，承乃制，火极而似水者也。然真气被食，阴血干枯，病日深痼而不可为矣！世人不识，但见投热不热，误认为沉寒痼冷而益投之，至死不悟，悲夫！然则治之当如何？曰：当用从治法。《内经》曰：热因寒用，寒因热用。伏其所主，先其所因者是也。

【附脉理】

《脉诀举要》曰：胸痞脉滑，为有痰结，弦伏亦痞，涩则气劣。肝积肥气，弦细青色；心为伏梁，沉芤色赤；脾积痞气，浮大而长，其色脾土，中央之黄；肺积息贲，浮毛色白；奔豚属肾，沉急而黑。五脏为积，六腑为聚，积在本位，聚无定处，驶紧浮牢，小而沉实，或结或浮①，为聚为积，实强者生，沉小者死。生死之别，病同脉异。

《脉理提纲》曰：郁脉沉涩，积脉弦坚。

【附诸方】

肥气丸《三因方》　治肝之积在左胁下，如覆杯，有头足，如龟鳖状，久不愈，发咳逆呕，其脉弦而细。

当归头　苍术各一两半　青皮炒，一两　莪术　三棱　铁孕粉各三两。与三棱、莪术同入醋煮一伏时久　蛇含石煅，醋淬，五钱

上为末，醋煮米湖丸如绿豆大，每服四十丸，当归浸酒下。

伏梁丸《三因方》　治心积起于脐上，至心，大如臂，久不已，病烦心，身体、胫股皆肿，环脐而痛，其脉沉而芤。

枳壳去穣，麸炒　茯苓　厚朴　人参　白术　半夏　三棱煨。各等分

---

① 浮：崇祯本作"伏"。

上为末，面糊丸如梧子大，米饮下二十丸，作散，酒调亦可。

痞气丸《三因方》 治痞①积在胃脘，覆大如盘，久不愈，病四肢不收，黄疸，饮食不为肌肤，心痛彻背，背痛彻心，其脉浮大而长。

附子半两，泡 赤石脂煨，醋淬 川椒炒出汗 干姜 桂心半两 大乌豆二钱半，炮，去皮脐

上为末，蜜丸如梧桐子大，朱砂为衣，每服十丸，米饮下。

息贲汤《三因方》 治肺积在右，胁下大如覆杯，久不愈，病洒洒寒热，气逆喘咳②，发肺壅，其脉浮而毛。

半夏汤洗七次 吴茱萸汤洗 桂心 人参 甘草炙 桑白皮炙 葶苈各一两半

上锉，每服四钱，水钟半，姜七片，枣二枚，煎，食前服。

奔豚汤《三因方》 治肾积发于小腹，上至心，如豚奔走之状，上下无时，久不愈，病喘逆骨痿，少气，其脉沉而滑。

甘李根皮焙干 干葛各一两二钱半 当归 川芎 半夏汤洗七次。各③四两 白芍药 甘草炙 黄芩各二两

上锉，每服四钱，水钟半，煎七分服。

以上数方治五积之剂。

胜红丸《简易方》 治脾积气滞，胸膈满闷，气促不安，呕吐清水，丈夫酒积，妇人血积气块④，小儿食积，并皆治之。

陈皮 莪术二味同醋煮 青皮 三棱 干姜泡 良姜各一两 香

---

① 痞：原作"脾"，据万历本改。
② 气逆喘咳：万历本作"咳逆喘嗽"。
③ 各：原无，据万历本补。
④ 块：原无，据万历本补。

附子炒，去皮，二两

上为末，醋糊丸如梧子大，每服二十丸，姜汤下。

木香通气丸《圣惠方》 治痃癖气滞，心腹痞满，呕逆咳嗽，顺气消痰，进食消痞。

人参 木香各一两半 玄胡索一两 陈皮 黑牵牛各六两 槟榔 丁香各半两 三棱炮 广茂炮。各三两 半夏制 茴香炒 木通 神曲 麦蘖各二两 青皮一两

上为末，水糊丸如小豆大，每服三四十丸，生姜汤下，食后，日二服。

导气枳壳丸《宣明方》 治气结不散，心胸痞痛，气逆上攻，喘急咳嗽。

枳壳去瓤，麸炒 木通 青皮去白 陈皮去白 桑白皮炒 萝卜子 白牵牛炒 黑牵牛炒 莪术煨 茴香炒 荆三棱煨。各半两

上为细末，生姜汁打面糊为丸，如梧子大，每服五十丸，橘皮汤送下。

消滞丸 治酒食所伤，心腹痞闷刺痛，积滞不消。

黑牵牛二两 香附炒，一两 五灵脂一两

上为细末，醋糊为丸，如梧桐子大，每服五十丸，食后，生姜汤下。

荆蓬煎丸《拔粹方》 破痃癖，消癥块积聚，胸膈痞闷，通利三焦，升降阴阳。

蓬术二两，醋浸，冬三夏一 三棱二两，酒浸，冬三夏一

上二味，用巴豆三十八个，银器内炒干黄色，不用巴豆

木香 枳壳 青皮 茴香 槟榔各一两

上为细末，面糊为丸，如桐子大，每服三五十丸，食远，生

姜汤下。

乌梅丸　治酒积，消食化痰。

乌梅一斤　半夏半斤　生姜一斤

上件石臼捣细末，新瓦两片夹定，火上焙三日三夜为度，次下：

神曲　麦芽　陈皮　青皮　莪术　枳壳　丁皮　大腹子各四两

上共为细末，酒糊为丸①，每服四五十丸，姜汤下。

木香三棱丸《宣明方》　治一切气闭，胸膈痞滞，荣卫不和，口吐酸水，呕逆恶心，饮食不化，肋胁疼痛，无问新久。

青木香　破故纸　茴香炒　黑牵牛　甘遂　芫花　大戟　荆三棱　蓬莪术　川楝子　胡芦巴　巴戟去心。各六钱　巴豆去皮心，不出油。各七分半　砂仁二钱　陈米将巴豆同陈米三合一处炒黑

上一十五味，用好醋半升，除缩砂、木香，余药醋中浸一宿，入锅煮尽为度，碾为细末，醋糊为丸，如绿豆大，每服五七丸，食后，汤水送下。

《宝鉴》**破积导饮丸**　治内有积块坚硬，饮食不消，心下痞闷。

槟榔　陈皮去白　广木香　青皮去白　枳壳去穰，麸炒　枳实去穰，麸炒　广茂炮　荆三棱炮　半夏汤泡七次　神曲炒　大麦芽炒　干生姜　茯苓去皮　甘草炙　泽泻各五钱　牵牛头末，二钱②，一方六钱　巴豆三十个，去心膜油，取霜

上为细末，入巴豆霜匀，生姜汁打糊为丸，梧子大，每服三

---

① 丸：万历本此下有"如梧桐子大"五字。
② 二钱：崇祯本作"二钱一分"。

十丸，温生姜汤送下，食前。

以上数方辛温消导之剂。

开结枳实丸《御药院方①》　宣导凝滞，消化痰饮，升降滞气，通行三焦，荡涤脾胃，去结润燥，流畅大小肠。专主中痞痰涎，恶心呕哕，醉饱膈实，宿物停积，两胁膨闷，咽嗌不利，上气喘嗽等疾。

枳实去穰，麸炒　苦葶苈隔纸炒　白术　半夏汤洗②　天南星炮　白矾枯　大黄　青皮去白。各半两　木香三钱　黑牵牛头末，一两　皂角去皮子③，一两

上为细末，生姜汁煮面糊为丸，如梧桐子大，每服四十丸，温生姜汤送下。如单腹胀上喘涎多，四肢肿满，食后生姜汤下；如妇人干血气，膈实肿满，或产后有伤，面目浮肿，小便不利，生姜葱白汤下；酒疸，温酒下。

沉香降气丸④《瑞竹堂方》　治胸膈痞满。升降水火，调顺阴阳，和中益气，推陈致新，美进饮食。

沉香　木香　荜澄茄　枳壳去穰，麸炒　砂仁　白豆蔻仁　青皮　陈皮　广术　枳实麸炒　黄连　半夏姜制　萝卜子另研，半两　白茯苓去皮。一两　香附子炒，去毛，二两

上为细末，生姜自然汁浸，蒸饼为丸，如梧子大，每服七十丸，临卧煎橘皮汤下，姜汤亦可。忌生冷。

---

① 院方：原无，据万历本补。
② 洗：崇祯本作"泡"。
③ 子：此下原衍"各"字，据万历本删。
④ 沉香降气丸：万历本本方中沉香、木香、荜澄茄、枳壳、砂仁、白豆蔻仁、青皮、陈皮、广术、枳实、黄连、半夏用量均为"一两"。

香棱丸 治五积六聚气块。

三棱六两，醋炒 青皮 陈皮 莪术炮，或醋炒 枳壳炒 枳实炒 萝卜子炒 香附子各一两 黄连 神曲炒 麦芽炒 鳖甲醋炙 干漆炒烟尽 桃仁 硇砂 砂仁 归尾 木香 甘草炙。各一两 槟榔六两 山楂四两

上为末，醋糊丸，每服三五十丸，白汤下。

一方 治腹中癖块，及诸般积块，脾胃怯弱，饮食不消，腹胀面黄，四肢酸疼无力。

麸曲四斤，炒黄色 苍术米泔水浸，去粗皮 皂矾一斤，以好醋一碗，煮干，盖地上一宿，取出

上同为末，酒糊丸，梧子大，每服三十丸加至四五十丸①，空心，米汤或酒任下，一日三服。

积气丹《圣惠方》 治新久一切沉积气块，癥瘕积聚，面黄肌瘦，沉困无力，口吐酸水。

槟榔二个 芫花 三棱 黄连 牛膝 商陆根 广茂各一两 硇砂一钱 肉豆蔻 青皮 陈皮 石菖蒲 巴豆生 木香各二②钱半 大戟 大黄 甘遂 白牵牛 干姜 青磁石 干漆各五钱

上为末，醋糊丸如梧桐子大，每服十丸，临卧，烧枣子汤下。若是有积者，肚内作声，病退为度，不退，每夜十丸。

广按：此方用陈皮、青皮、木香、槟榔之类，所以治无形之气积；用牛膝、干漆、三棱、莪术之类，所以治有形之血积；用大戟、芫花、甘遂、牵牛、商陆、磁石、硇砂之类，所以治水谷

① 三十丸加至四五十丸：万历本、崇祯本均作"三十丸至五十丸"。
② 二：万历本作"一"。

鱼肉之积也。余用干姜、巴豆以治新积之寒，用大黄、黄连以治久积之热，可谓周而且备矣。然此脑眩之剂，中病当已，而不可服之太过也欤！

以上数方辛平消导之剂。

宣毒丸

大黄炮，二钱　青皮　陈皮　苍术各一两　当归去头，一两　黑牵牛四两

上为末，煮萝卜丸如梧子大，每服五十丸，温水临卧下，米粥补之。

妙功丸　治饮食不节，起居失常，七情所感，动劳不一，以致气凝血滞于荣卫之中，或冒风寒湿，气凝结于经络之间，脏腑之内，或为癥瘕，或为积聚癖块，此药功效不可具述。

大黄四两　黄连　郁金各一两　轻粉二钱　硇砂炒①，二钱　粉霜半钱或一钱　川芎二两　黑牵牛末②，八两　滑石四两　白豆蔻　沉香　木香各半两　蓬术　槟榔　黄芩各一两

上件，除粉霜、轻粉、硇砂另研，白豆蔻另研和匀，水丸或稀糊丸，如梧子大，量虚实加减。

木香和中丸《圣惠方》　消肠胃中积聚、癥瘕、癖块，宣畅三焦，开利胸膈。主治气逆上攻，心胸胁肋胀满痞痛，四肢筋脉拘急，身体困倦。润大便，利小便，和脾气，进饮食。

木香去腐　沉香　槟榔　枳壳去穰　蓬莪术去皮　青皮去穰　陈皮去白　当归酒浸　黄芩去腐　木通去皮　黄连去须　白豆蔻　三棱

---

① 炒：万历本、崇祯本均作"煅"。
② 末：万历本作"头末"。

去皮　牙皂连子醋炙　郁李仁去皮。各一两　大黄蒸，四两　牵牛末①
二两或四两　缩砂二两半　黄柏去粗皮，三两　香附子去毛，三②两

上为末，水丸如梧子大，每服一钱半，加至三钱，生姜汤下，或茶酒亦得，不拘时候。

木香枳壳丸《御药院方③》　治一切酒食所伤，胸膈痞闷，胁肋胀满，心腹疼痛，饮食不消，痰逆呕吐，噫醋吞酸，饮食迟化，并宜服之。

枳壳去穰，麸炒　茯苓去皮　白术　厚朴去粗皮，生姜制　半夏汤泡七次　人参去芦头　木香　青橘皮　陈橘皮二味各汤浸去穰，焙干荆三棱炮　莪术二味煨香　槟榔　神曲炒　麦芽炒。各一两　干生姜半两　枳实炒，半两　牵牛微炒　大黄各二两

上为细末，生姜汁加面糊为丸④，如梧子大，每服七十丸，食后姜汤下。

广按：凡人有积病则气滞而馁，此方用药，攻补兼施，真得古人养正积自除之理。有疾病而涉虚者，用此最当。

木香槟榔丸《瑞竹堂方⑤》　治一切气滞，心腹满闷，胁肋膨胀，大小便结滞不快。

木香　商枳壳去穰，麸炒　青皮去白　陈皮去白　槟榔　广莪煨⑥　黄连各二两　黄柏去粗皮　香附子略炒　大黄各三两　黑牵牛半斤，取头末四两

---

① 牵牛末：万历本作"牵牛头末"。
② 三：万历本作"一"。
③ 院方：原无，据万历本补。
④ 加面糊为丸：原作"为丸加面糊"，据万历本乙转。
⑤ 堂方：原无，据万历本补。
⑥ 煨：万历本无此字。

上为细末，酒糊丸梧子大，每服五十丸，食后，温生姜汤下。

全真丸《端效方》　治三焦气壅结痞心胸，大便不通。伤寒下证，已服承气不利，服此百①粒安稳而通。

川大黄　商枳壳麸炒　槟榔　黑牵牛半生半熟。以上各半两

上为细末，滴水为丸，如梧子大，每服五十丸，或七十丸，米饮下。

解毒槟榔丸　治男子妇人呕逆酸水，痰涎不利，大便脓血，口苦烦躁，涕唾稠黏，嗽血血崩，腹胀气满，手足痿弱，四肢无力，酒疸食黄，口舌生疮，寒热往来，疟疾，肠风痔瘘，癥瘕血积，诸恶疮疔疽，并皆治之。

槟榔　黄连　青皮　陈皮　木香　沉香　巴戟去心，酒浸　当归　广术　枳壳　香附子炒　甘草炙　大黄各二钱半　黄柏七钱半　牵牛末一两

上为细末，滴水为丸，如梧子大，每服七十丸，温生姜汤下。

取积丹《圣惠方》

用好大黄不以多少为末，用好酽醋熬膏子为丸，如梧子大，每服一百丸，量虚实大小，休吃晚饭，用好墨研浓，好酒送下，次日见脓。

以上数方辛凉消导之剂。

七转灵应丹　治一切山岚瘴气蛊毒，不问新旧，诸积诸气，及女人血瘕血闭，小儿肚大面黄疳积，及一切心痛，诸般蛊积，凡人面上白斑唇红，能食心嘈，颜色不常，脸上有蟹爪路者，便有虫也。此丹四时宜服，不损真气，无病之人春秋各服一服，打

---

① 百：万历本作"数"。

下虫积，终岁无病。惟孕娠不宜服之。

芜荑五钱，取末四钱　牵牛五两，取头末三两　槟榔五两，取净末三两　大黄五两，取净末三两　木香五钱，取净末四钱　雷丸四两，取净末三两　锡灰一两，煅①，取净末三钱

上取各净药末一处拌匀，葱白汤露一宿为丸，如黍米大，每服四分②，病深年远者加至五分，用葱白汤露一宿，早晨空心冷下，取出病根，日晚用温粥补之。忌生冷、硬物、荤腥等物三十日。若失声音，加沉香、琥珀各五钱。又方以茵陈、皂角各四两煎膏为丸，或入使君子、鹤虱各五钱为末更好。

八仙妙应丹　治男子、妇人、小儿外感内伤，以致水谷停留肠胃，生蛊成积，恶心呕吐，苦酸嘈杂，疟痢黄疸，水肿鼓胀，膈噎翻胃，及妇人癥瘕积聚，心腹疼痛，小儿疳证，面黄肌瘦，肚大脚③细，一切虫积并治。

雷丸一两　锡灰一两半　白芜荑一两　木香一两，不见火　锦纹大黄一两　槟榔十二两，鸡心者　黑丑取头末三两，不见火　使君子一两，取净

上八味为细末，葱白一斤煮沸，露一宿为丸，如粟米大，每服四钱，病重年深体实者，加至五钱，葱白汤送下，或木香汤下。十五岁以上者可服，三岁七岁者，每一服作三服，早晨空心冷下，务在房内坐桶，不要见风，出外通泄。或见积如絮筋不断，或如烂鱼肠肚，或如鸡蛋黄色，或如米泔水色，稠黏不断，或如马尾虫，或血鳖虫，或胡蚕虫，或虾蟆样子，一切等物，一服即出，

---

① 煅：万历本、崇祯本均作"煨"。
② 分：原作"钱"，据万历本改。
③ 脚：万历本作"腿"。

有虫即取下虫，有积即取下积，有气即消了气，必效之药。加以硇砂、甘遂尤妙。如虚老之人用此推荡，后服四君子汤数帖尤好。

木香三棱散《瑞竹堂方①》 治腹中有虫，面色痿黄，一切积滞。

黑牵牛半生半炒，取末五钱 大腹子二钱 槟榔 雷丸 锡灰醋炒 三棱煨 蓬术煨 木香二钱 大黄三钱

上为末，每服五钱，用砂糖水调服，先将烧肉一片口中细嚼吐出，然后服药。一方加阿魏一钱，芜荑仁三钱。

万应丸 下诸虫。

槟榔五钱，末 大黄八两，末 黑牵牛四两，末 苦楝根皮一斤 皂角十挺，虫②不蛀者

上先将皂角、苦楝根皮二味用水一大碗，熬成膏子，一处搜和，前药三味碾细末为衣，先用沉香衣，后用雷丸、木香衣，每服三丸，四更时分，用砂糖水送下。

取寸白虫。

紫槟榔十个 向阳石榴皮七十片

上水煎，露一宿，饮之③，以下虫为度。

治吐虫有积。

用黑锡灰、槟榔末，米饮调下。

一方 治茶积。

用花椒为末，面糊为丸，如梧子大，每服十丸，茶汤送下。

一方 治酒积，面黄黑色，腹胀不消。

---

① 堂方：原无，据万历本补。
② 挺虫：原作"定把"，据万历本、崇祯本改。
③ 饮之：原无，据万历本补。

用甘遂一钱为末，以猪槽头肉一两，细切，捣烂，和末作一丸，纸裹火煨令香熟，取出临卧细嚼，酒咽，取出病根。

以上数方追虫取积之剂。

龙会丸 见胁痛

广按：积聚痞块之证，诸书所载皆以内为喜、怒、忧、思、悲、恐、惊七情所致，此言良有以也。但云五脏传克成积，不无求之太过乎！盖人之气血荣卫一身，上下周流无时少息，一旦七情感动，五志之火火性炎上，有升无降，以致气液水谷不能顺序，稽留而为积也，必矣。丹溪曰：气不能成块成聚，块乃有形之物，痰与食积、死血而成也。在中为痰饮，在右为食积，在左为血块。诚然言也，何以明之？夫左关肝胆之位，肝胆藏血液，右关脾胃之位，脾胃藏饮食，所以左边有积则为血块，右边有积则为食积，而其中间则为水谷出入之道路，五志之火熏蒸水谷而为痰饮，所以中间有积则为痰饮也。其理昭矣！治法调其气而破其血，消其食而豁其痰是矣。如木香、槟榔去气积，三棱、莪术去血积，麦芽、神曲去酒积，香附子、枳实去食积，牵牛、甘遂去水积，山楂、阿魏去肉积，海粉、礞石去痰积，雄黄、白矾去涎①积，干姜、巴豆去寒积，黄连、大黄去热积，各从其类也。大抵积之初固为寒，而积之久则为热矣。予今分辛温、辛平、辛凉三例，正欲人知新久之义尔！抑尝论之，医为病所困，首惟阴虚之难补，久积之难除。玉山自倒，阴虚之谓也；养虎遗患，久积之谓也。呜呼！人之罹此二者，须节欲以养性，内观以养神，澹泊自如，从容自得，然后委之于医。不然，虽张、刘、李、朱诸子复生，亦不能为我保也。

---

① 涎：万历本作"虫"。

丹溪心法附余 七四二

卷之十九

虚 损 门

发热八十四　附胸中烦热　虚热　虚烦不眠

《丹溪心法》

阴虚发热证难治。

戴云：凡脉数而无力者，便是阴虚也。四物汤加炒黄柏、黄芩、龟板。兼气虚加人参、黄芪、黄芩、白术。四物汤加炒柏，是降火补阴之妙剂，甚者必加龟板。吃酒人发热难治。不饮酒人因酒发热者，亦难治。一男子年二十三岁，因酒发热，用青黛、瓜蒌仁，入姜汁，每日数匙入口中，三日而愈。阳虚发热，补中益气汤。手足心热，属热郁，用火郁汤。伤寒寒热，当用表散。发热柴胡，恶寒苍术，虚人用苍术恐燥。发热恶风，人壮气实者，宜先解表。发热恶寒，亦宜解表。

入方

苍术半两　片芩三钱　甘草一钱半

上为末，汤浸炊饼丸服。

治手心发热。

山栀　香附　白芷　半夏生用　川芎

或加苍术。

上为末，神曲糊丸，如桐子大，每四五十丸，食远，白汤下①。

治大病后阴虚，气郁夜热。

酒芍药一两二钱五分　香附一两　苍术半两　炒片芩三②钱　甘草一钱半

上为末，炊饼丸如绿豆大，每服五十丸，食远温水下③。

湿痰发热。

炒片芩　炒黄连各④半两　香附二两半　苍术二两

上为末，用瓜蒌穰丸，如桐子大，每服五十丸，温水下⑤。

退劳热食积痰⑥。

上甲　下甲⑦　侧柏　瓜蒌子各五钱　半夏四钱　黄连　黄芩　炒柏各三钱

上为末，炊饼为丸桐子大，每服五十丸，食远白汤下⑧。

胸中烦热，须用栀子仁。有实热而烦躁者，亦用栀子仁；有虚热而烦躁者，宜参、芪、麦门冬、白茯苓、竹茹、白芍药。若脉实数，有实热者，神芎丸。

虚热用黄芪，止虚汗亦然。又云：肌热及去痰者，须用黄芩，肌热亦用黄芪。如肥白人发热，宜人参、黄芪、当归、芍药、浮

---

① 如桐子大……白汤下：原作"服"，据万历本改。
② 三：万历本作"二"。
③ 如绿豆大……温水下：原无，据万历本补。
④ 各：原无，据万历本补。
⑤ 如桐子大……温水下：原无，据万历本补。
⑥ 退劳热实积痰：本方中药物剂量原无，据万历本补。
⑦ 上甲下甲：上甲即鳖甲，下甲就是龟板。
⑧ 桐子大……白汤下：原无，据万历本补。

小麦炒，止虚汗同。

补中益气汤治虚中有热，或肌表之热。

治烦不得眠。

六一散加牛黄。

补中益气汤 见内伤

火郁汤

升麻　葛根　柴胡　白芍药各一两　防风　甘草各五钱

上锉，每五钱，入连须葱白三寸煎，稍热服，不拘时。

神芎丸 见火类

【附诸贤论】

王节斋曰：世间发热证，论伤寒者数种，治各不同，外感内伤，乃大关键。张仲景论伤寒、伤风，此外感也，因风寒感于外，自表入里，故宜发表以解散之，此麻黄、桂枝之义也。以其感于冬春之时，寒冷之月①，即时发病，故谓之伤寒，而药用辛热以胜寒，若时非寒冷，则药当以变矣。如春温之月，则当变以辛凉之药，如夏暑之月，即当变以甘苦寒之药，故云：冬伤寒不即病，至春变温，至夏变热，而其治法必因时而有异也。又有一种冬温之病，谓之非其时而有其气，盖冬寒时也，而反病温焉，此天时不正，阳气反泄，用药不可温热。又有一种时行寒疫，却在温暖之时，时本温暖而寒，反为病，此亦天时不正，阴气返逆，用药不可寒凉。又有一种天行温疫热病，多发于春夏之间，沿门阖境相同者，此天地之疠气，当随时令参运气而施治，宜用刘河间辛凉甘苦寒之药，以清热解毒。已收诸证，皆外感天地之邪者也。

---

① 月：万历本、崇祯本均作“日”。

若夫饮食劳倦，内伤元气，此则真阳下陷，内生虚热，故东垣发补中益气之论，用人参、黄芪等甘温之药大补其气，而提其下陷，此用气药以补气之不足者也。又若劳心好色，内伤真阴，阴血既伤，则阳气偏胜而变为火矣，是为阴虚火旺劳瘵之证，故丹溪发阳有余阴不足之论，用四物汤加黄柏、知母补其阴而火自降，此用血药以补血之不足者也。益气补阴，皆内伤证也，一则因阳气之下陷而补其气，以升提之；一则因阳火之上升而滋其阴，以降下之。一升一降，迥然不同矣。又有夏月伤暑之病，虽属外感，却类内伤，与伤寒大异。盖寒伤形，寒邪客表，有余之证，故宜汗之；暑伤气，元气为热所伤而耗散，不足之证，故宜补之，东垣所谓清暑益气者是也。又有因时暑热而过食冷物以伤其内，或过取凉风以伤其外，此则非暑伤人，乃因暑而自致之之病，治宜辛热解表，或辛温理中之药，却与伤寒治法相类者也。凡此数证，外形相似而实有不同，治法多端而不可妄①谬，故必审其果为伤寒、伤风及寒疫也，则用仲景法；果为温病、热病及温疫也，则用河间法；果为气虚也，则用东垣法；果为阴虚也，则用丹溪法。如是则庶无差误以害人性命矣。今人但见发热之证，一概②认作伤寒外感，率用汗药以发其表，汗后不解，又用表药以凉其肌，设是虚证，岂不死哉！间③有颇知发热属虚而用补药，则又不知气血之分，或气病而补血，或血病而补气，误人多矣。故外感之与内伤、寒病之与热病、气虚之与血虚，如冰炭相反，治之若有差，则轻病必重，重病必死矣。可不畏哉！可不谨哉！予每欲会此数

---

① 妄：原作"或"，据万历本改。
② 概：原作"皆"，据万历本改。
③ 间：原作"闻"，据崇祯本改。

证，合为一书，使界限判然而治法昭若，以惠斯人而未遑也，故略发其概以为后日张本云。

【附诸方】

补中益气汤《拔粹方》　治阳虚发热，久患虚劳。

黄芪　甘草各半钱　当归身①二钱　人参三钱　白术七钱半　柴胡五钱　升麻五钱　陈皮七钱半

又方加白芍药、红花、黄柏。

上锉，每服一两，水二钟，煎至一钟，食前温服。

地仙散《经验方》　治骨蒸肌热，一切虚烦。

地骨皮　防风去芦。各一两　人参　鸡苏　甘草各二钱半

上锉，每服一两，生姜三片，淡竹叶五片，水二钟，煎至一钟，去滓，通口服，不拘时候。

四白散《拔粹方》　治男子妇人诸虚发热，夜多盗汗，羸瘦脚痛，不能行动。

黄芪　厚朴　益智仁　藿香　白术　白扁豆　陈皮各一钱　半夏　白茯苓　人参　乌药　甘草　白豆蔻仁各五钱　芍药一两半　檀香　沉香各二钱半

上锉，每服一两，生姜三片，枣一枚，水一钟半，煎至七分，食后温服。

黄芪饮子《济生方》　治诸虚劳瘵，四肢倦怠，潮热乏力，日渐羸瘦，胸膈痞塞，咳嗽痰多，甚则唾血。

黄芪蜜炙，一两半　当归去芦，酒浸　紫菀茸去土　石斛去根　地

---

① 身：原无，据万历本、崇祯本补。

骨皮去梗①　人参　桑白皮　鹿茸酒蒸　款冬花各一两　附子炮，去皮　半夏汤泡七次　甘草炙。各半两

上锉，每服四钱，水一钟，姜七片，枣一枚，煎服。此药温补，荣卫枯燥者不宜进。唾血加阿胶、蒲黄各半两。

以上数方治阳虚气虚发热之剂。

当归黄芪汤　治虚火上攻头目，浑身胸背发热。

当归酒浸，一钱　黄芪五钱

上锉，水一钟，煎至七分，去渣，食后温服。

子芩散《拔粹方》　凉心肺，解劳热。

黄芪②一两　白芍药　子芩　人参　白茯苓　麦门冬　桔梗　生地黄各半两

上锉，每服一两，水二钟，竹叶一握，小麦二十粒，姜三片，煎至一钟，去滓，通口，食后服。

人参柴胡散《拔粹方》　治邪热客于经络，肌热痰喘，五心烦躁，头目昏痛，夜有盗汗，妇人虚劳骨蒸尤宜服。

白茯苓去皮　赤芍药　人参去芦　白术　柴胡去芦　当归去芦　半夏曲　葛根　甘草炙。各一两

上㕮咀，每服一两，水二盏③，姜三片，枣一枚，煎至一盏④，去滓，食后服。

人参地骨皮散《拔粹方》　治脏中积冷，荣中热，按之不足，举之有余，此乃阴不足阳有余也。

---

① 梗：万历本作"心"。
② 黄芪：原作"黄芩"，据《方剂大辞典》引《云岐子保命集》改。
③ 盏：万历本、崇祯本均作"钟"。
④ 盏：万历本作"钟"。

茯苓去皮，五钱　知母　石膏各一两　地骨皮　人参　柴胡去芦
生地黄　黄芪各一两半

上锉，每服一两，姜三片，水二钟，煎至一钟，去渣，通口，不拘时服。

人参黄芪散《和剂方》　治诸虚劳客热，肌肉消瘦，四肢倦怠，五心烦热，口燥咽干，颊赤心忪，日晡潮热，夜有盗汗，胸胁不利，减食多渴，咳嗽，痰唾稠黏，时有脓血。

天门冬去心，三十两　半夏制　知母　桑白皮炒　赤芍药　黄芪①　紫菀　甘草炙。各十五两　白茯苓去皮　柴胡去芦　秦艽去土
生干地黄　地骨皮各二十两　人参　桔梗各十两　鳖甲去裙，醋炙，一两　一方有生姜

上咬咀，每服一两，水二钟，煎至一钟，温服，不拘时。

鳖甲地黄汤《济生方》　治虚劳，手足烦热，心下怔悸，及妇人血室枯干，身体羸瘦，饮食不为肌肉。

柴胡去芦　当归酒浸　麦门冬去心　鳖甲醋炙　石斛去根　白术
茯苓去皮　熟地黄酒浸　秦艽去土。各一两　官桂不见火　人参　甘
草炙。各半两

上咬咀，每服一两，生姜五片，乌梅一个，水二钟，煎至一钟，温服。

人参散《医方集成》　治邪热客于经络，痰嗽烦热，头目昏痛，夜多盗汗，四肢倦怠，一切热血虚劳宜服。

黄芩五钱　人参　白术　茯苓　赤芍药　柴胡　甘草　当归
半夏曲　葛根各一两

---

① 黄芪：此下原衍"去芦"二字，据万历本删。

上㕮咀，每服八钱，生姜四片，枣二枚，水二钟，煎至八分，去渣，温服。

知母散杨氏方 治虚劳，心肺有热，咳嗽唾脓血，大能解劳除热，调顺荣卫。

黄芪一两，蜜炙 白芍药 生地黄 黄芩 麦门冬去心 人参去芦 白茯苓去皮 桔梗去芦 知母各七钱半 甘草五钱

上㕮咀，每服八钱，水一钟，生姜三片，小麦一撮，竹叶一片，煎至八分，食后温服。

柴胡栀子饮《圣惠方》 治劳热等证。

柴胡 栀子 桔梗各一两 生地黄 地骨皮 人参 茯苓 白术 甘草 当归各一两半 薄荷五钱 滑石一两半 沙参二钱半

上㕮咀，每服一两，水二钟，生姜三片，煎至八分，去渣，食后温服。

柴胡散《拔粹方》 治寒热体虚羸瘦，肢节疼痛，口干烦躁。

柴胡 黄芪 赤茯苓 白术各一两 人参 地骨皮 枳壳制 桔梗 桑白皮 赤芍药 生熟地黄各七钱半 麦门冬二①两 甘草炙，五钱

上㕮咀，每服一两，生姜三片，水二钟，煎至一钟，温服。

乐令建中汤 治脏腑虚损，身体消瘦，潮热自汗，将成劳瘵。此药大能退虚热，生血气。

前胡去芦，一两 细辛 黄芪蜜炙 人参去芦 桂心 橘皮去白 当归去土 白芍药 茯苓去皮 麦门冬去心 甘草炙。各一两 半夏汤洗七次

---

① 二：万历本、崇祯本均作"三"。

上㕮咀，每服四钱，水一钟，姜五片，枣一枚，煎服，不拘时。

人参保肺汤《宣明方》　治五劳七伤，喘气不接，涎痰稠黏，骨蒸潮热。

人参去芦　柴胡去芦　当归去芦　芍药　桑白皮　知母　白术　川芎　黄芪去芦　紫菀　荆芥　地骨皮各二分①半　茯苓去皮　黄芩　连翘　大黄　薄荷　山栀子各五分②　甘草　桔梗各一两　石膏　滑石　寒水石各五钱

上㕮咀，每服一两，水二钟，生姜三片，煎至七分，去滓，温服。泄者去大黄。

防风当归饮子《宣明方》　治烦渴发热，虚烦骨蒸③。

柴胡　人参　茯苓　甘草各一④两　滑石三两　大黄　当归　芍药　防风各半两

上㕮咀，每服一两，水二钟，生姜三片，煎至一钟，去渣，通口服，不拘时，如有痰嗽，加半夏；泄者，去大黄。

以上诸方治阴阳气血两虚发热之剂。

青蒿散杨氏方　治虚劳骨蒸，咳嗽声哑，皮毛干枯，四肢倦怠，夜多盗汗，时作潮热，饮食减少，日渐瘦弱。

天仙藤　鳖甲醋炙　香附子炒，去毛　桔梗去芦　前胡去苗　秦艽　青蒿各一两　乌药五钱　甘草炙，一两半　川芎二钱半

---

① 分：万历本、崇祯本均作"钱"。
② 分：万历本、崇祯本均作"钱"。
③ 骨蒸：原作"蒸病"，据万历本改。
④ 一：万历本作"二"。

上咬咀，每服一两，生姜三片，枣一枚，水二钟，煎至一钟①，食前温服。

秦艽鳖甲汤 《拔粹方》 治骨蒸壮热，肌肉消瘦，唇红颊赤，困倦盗汗。

地骨皮 柴胡 鳖甲各一两 秦艽 知母 当归各五钱

上锉，每服一两，水二钟，乌梅一个，青蒿数茎，煎至一钟，去滓，通口服。

地骨皮枳壳散 《拔粹方》 治骨蒸壮热，肌肉消瘦，少力多困，夜多盗汗。

地骨皮 秦艽 柴胡 枳壳 知母 当归 鳖甲醋炙黄，等分

上咬咀，每服一两，水一钟半，柳桃各七枚，生姜三片，乌梅一个，煎至八分②，通口食后服。

秦艽鳖甲散 《和剂方》 治气血劳伤，四肢倦怠，面黄肌瘦，骨节烦疼，潮热盗汗，咳嗽痰唾，山岚瘴气，并皆治之。

荆芥去梗 贝母去心 天仙藤 前胡去芦 秦艽去芦，洗 青皮去白 柴胡去芦 甘草炙 陈皮 白芷 鳖甲去裙，醋浸，炙。各一两 干葛二两 肉桂去皮 羌活各半两

上为末，每服二钱，水一钟，姜三片，煎八分，热服，酒调亦可。

以上数方治阴虚血虚发热之剂。

广按：发热之证实非一端，王节斋先生论之详矣，尚有痰饮、脚气、食积、虚烦四证未之及也。其治各证，发热之方已随本证，

---

① 钟：万历本此下有"去渣"二字。
② 分：万历本此下有"去渣"二字。

不复重举。外今于发热证下，只具治阳虚、阴虚二者之方，古人于阳虚、阴虚二证，论之未详而方之未辨，至丹溪出而后明矣。何则？昼夜发热，昼重夜轻，口中无味，阳虚之证也；午后发热，夜半则止，口中有味，阴虚之证也。阳全阴半，阳得以兼阴，阴不得以兼阳，自然之理也。阳虚之证责在胃，阴虚之证责在肾。盖饥饱伤胃，则阳气虚矣；房劳伤肾，则阴血虚矣。古人以饮食男女为切要，厥有旨哉。以药而论之，甘温则能补阳气，苦寒则能补阴血，如用四君以补气，四物以补血是也。若气血两虚，但以甘温之剂以补其气，气旺则能生血也；若只血虚而气不虚，忌用甘温之剂以补其气，气旺而阴血愈消矣。故阳虚之与阴虚，甘药之与苦药，不可不详审而明辨也。欤！

小草汤 治虚劳，忧思过度，遗精白浊，虚烦不安。

小草 黄芪去芦 当归酒浸 麦门冬去心 酸枣仁炒，去壳 石斛各一两 人参 甘草炙。各半两

上锉，每服四钱，水一钟，姜五片，煎八分，温服，不拘时。

人参竹茹汤《三因方》 治胃口有热，呕吐咳逆，虚烦不安。

人参半两 半夏一两 竹茹一两①

上作六服，用水一钟半，姜十片，同②煎温服。一方加橘皮一两，去白。

地仙散 治骨蒸肌热，一切虚烦。见发热

辰砂妙香散《和剂方》 治男子妇人心气不足，精神恍惚，虚烦少睡，夜多盗汗，常服补益气血，安镇心神。

---

① 两：万历本、崇祯本均作"团"。
② 同：原作"竹茹一团"，据万历本改。

麝香一钱，另研　　山药姜汁炙，一两　　人参半两　　木香煨①，二钱
半　　茯苓去皮　　茯神去皮木　　黄芪各一两　　桔梗半两　　甘草炙，半两
远志去心，炒，一两　　辰砂三钱，别研

上为末，每服二钱，温酒调服，不拘时。

人参竹叶汤《三因方》　　治汗下后表里虚烦不可攻者。

竹叶二把　　人参　　甘草各一两　　半夏二两半　　石膏　　麦门冬各五两
济生方除石膏，加茯苓、小麦。

上锉，每服四钱，水钟半，姜五片，粳米一撮，煎②去滓，空
心服。

橘皮汤《三因方》　　治动气在下，不可发汗，发之反无汗，心
中大烦，骨节疼痛，目眩恶寒，食反呕逆，谷不得人。

橘皮一两半　　甘草炙，半两　　人参二钱半　　竹茹半两

上锉细，每服四钱，水一钟，姜三片，枣一枚，煎，空心服。
《活人书》加生姜一两，枣八枚，作六味。

竹叶石膏汤　　治大病后表里俱虚，内无津液，烦渴心躁，及
诸虚烦热，与伤寒相似，但不恶寒，身不疼痛，不可汗下者。

温胆汤　　治大病后虚烦不得睡卧，及心胆虚怯，触事易惊，
短气悸乏，或复自汗。并见伤寒类

以上数方治虚烦之剂。

恶寒八十五　附面热　面寒

《丹溪心法》

阳虚则恶寒，用参、芪之类，甚者加附子少许，以行参、芪

---

① 煨：万历本无此字。
② 煎：万历本此下有"至七分"三字。

之气。一妇人恶寒，用苦参、赤小豆各一钱为末，齑水调服，探吐之后，用川芎、南星、苍术、酒炒黄芩为末，曲糊丸，服五六十丸，白汤下。冬月芩减半，加姜汁调，曲煮糊丸。虚劳，冬月恶寒之甚，气实者可利，亦宜解表，柴胡、干葛。恶寒久病，亦用解郁。

戴云：凡背恶寒甚者，脉浮大而无力者，是阳虚也。

面热火起，寒郁热；面寒，退胃热。

自汗八十六

《丹溪心法》

自汗属气虚、血虚、湿、阳虚、痰。东垣有法有方，人参、黄芪，少佐桂枝。阳虚附子亦可少用，须小便煮。火气上蒸，胃中之湿亦能作汗，凉膈散主之。痰证亦有汗。自汗大忌生姜，以其开腠理故也。

【附脉理】

《脉诀举要》曰：汗脉浮虚，或涩或濡，软散洪大，渴饮无余。

【附诸方】

黄芪建中汤　治男子妇人血气不足，体常自汗。方见补损

芪附汤《济生方》　治气虚阳弱，虚汗不止，肢体倦怠。

黄芪去芦，蜜炙　附子炮，去皮脐。各等分

上㕮咀，每服四钱，水二钟，煎至一钟，去滓，临卧，通口服。

玉屏风散　治自汗。

防风　黄芪各一两　白术二两

上锉，每服三钱，水一钟半，煎服①。

大补黄芪汤　治自汗，虚弱之人可服。

黄芪蜜炙　防风　川芎　山茱萸肉　当归　白术炒　肉桂　甘草炙　五味　人参各一两　白茯苓一两半　熟苄二两　肉苁蓉一两

上锉②，每服五钱，枣二枚，水一钟半，煎至七分，温服③。

一方　治诸虚不足，津液枯竭，体常自汗，昼夜不止，日渐赢瘦。

防风　黄芪　白术　麻黄根　牡蛎洗净，煅过。各一两

上锉④，用水一钟，小麦一撮，煎⑤温服。

防己黄芪汤　治风湿相搏，时自汗出。方见中湿

抚芎汤《澹寮方》　治自汗头眩，痰逆恶心。

抚芎　白术去油，略炒　橘红各一两　甘草炙⑥，半两

上咬咀，每服四钱，水一钟，姜二片，煎八分，温服。

凉膈散见火类

温粉

牡蛎　麦皮　麻黄根　藁本　糯米　防风　白芷

上为末，周身扑之。

又方

何首乌为末，津调封脐，妙。

---

① 煎服：万历本作"煎至七分，温服"。
② 锉：原无，据万历本补。
③ 水一钟……温服：原作"水服"，据万历本改。
④ 锉：原无，据万历本补。
⑤ 煎：万历本此下有"至六分"三字。
⑥ 炙：原作"各"，据万历本改。

盗汗八十七

《丹溪心法》

盗汗属血虚、阴虚，小儿不须治。忌用生姜。东垣有方，用当归六黄汤甚效，但药性寒，人虚者，只有黄芪六一汤。盗汗发热，因阴虚，用四物加黄柏，兼气虚，加人参、黄芪、白术。

戴云：盗汗者，谓睡而汗出也，不睡则不能汗出，方其睡熟也，凑凑然出焉，觉则止而不复出矣，非若自汗而自出也。杂病盗汗，责其阳虚，与伤寒盗汗非比之，亦是心虚所致，宜敛心气、益肾水，使阴阳调和，水火升降，其汗自止。

【附诸方】

麦煎散《和剂方》　治荣卫不调，夜多盗汗，四肢烦热，肌肉清瘦。

知母　石膏　甘草炙　滑石　白茯苓　人参　地骨皮净洗　赤芍药　葶苈　杏仁去皮尖，麸炒。各半两　麻黄根□两半①

上为末，每服一钱，浮麦煎汤调服。

当归六黄汤《圣惠方》　治盗汗之圣药也。

当归　生地黄　熟地黄　黄柏　黄芩　黄连各一两　黄芪加一倍

上锉，每服一两，水二钟，煎至一钟，去滓，临卧，通口服。

黄芪六一汤　治虚人盗汗。

黄芪六两　甘草一两

上各用蜜炙十数次，出火毒，每服一两，水煎服②。

---

① □两半：万历本作"半两"，崇祯本作"两半"。

② 服：原无，据万历本补。

治盗汗《百一选方》　心液为汗，此药收敛心经。

人参　当归各等分

上二味锉①，每服五钱，先用猪心一枚，破作数片，并心内血煎汤，澄清汁，煎药服。

参芪汤《秘方》　治虚人盗汗。

人参　甘草炙　白扁豆炒　干葛　茯苓　陈皮　白术　黄芪　山药　半夏曲各等分

上咬咀，每服一两，水二钟，煎至一钟，去渣，温服，不拘时。

降心丹《和剂方》　治心肾不交，盗汗遗精。方见补损

按此宁心神之药也。

又方

白术四两，分作四分：一分用黄芪同炒，一分用石斛同炒，一分用牡蛎同炒，一分用麸皮同炒。

上各微炒黄色，去余药，只用白术研细，每服三钱，粟米汤调下，尽四两妙。

按此燥脾湿药也。

正气散　治盗汗。

黄柏炒　知母炒。各一钱半　甘草炙，五分

上作一服，水煎，食前热服。

按此去相火之药也。

又方　治别处无汗，独心孔一片有汗，思虑多则汗亦多，病

---

①　锉：原作"等分"，据万历本改。

在于①心，宜养心血。

以艾煎汤，调茯苓末一钱服之。

又方

青桑第二叶，焙干为末，空心，米饮调服，最止盗汗。

又方

五倍子为细末，以唾调，填脐内，绢帛缚定，立效。

一方 治阴囊汗。

用密陀僧研令极细，加蛤粉扑患处。

广按：自汗盗汗之证，为病虽一，其源不同。自汗者，乃阳虚气虚有湿也，阳气虚则不能卫护肌表，故醒时津津然而汗出矣；盗汗者，乃阴虚血虚有火也，阴血虚则不能荣养于中，故睡时凑凑然而汗出矣。何以知之？如古方用玉屏风散治自汗效者，其间防风、黄芪所以实表气，白术所以燥内湿也；用当归六黄汤治盗汗效者，当归、黄芪、生熟地黄所以补阴血，黄芩、黄连、黄柏所以去内火也。其药性与病情相对，岂有不愈者乎！

<h2 style="text-align:center">痿八十八</h2>

《丹溪心法》

痿证断不可作风治而用风药。有湿热、湿痰、气虚、血虚、瘀血。湿热，东垣健步丸加燥湿降阴火，苍术、黄芩、黄柏、牛膝之类；湿痰，二陈汤加苍术、白术、黄芩、黄柏、竹沥、姜汁；气虚，四君子汤加黄芩、黄柏、苍术之类；血虚，四物汤加黄柏、苍术，煎送补阴丸；亦有食②积、死血妨碍不得下降者，大率属

---

① 于：原作"用"，据万历本改。
② 食：万历本作"痰"。

热，用参术四物汤、黄柏之类。

【附诸贤论】

或曰：手阳明大肠经，肺之腑也；足阳明胃经，脾之腑也。治痿之法取阳明一经，何也？愿明以告我。丹溪先生曰：《内经》云：诸痿生于肺热。只此一句，便见治法大意。经曰：东方实西方虚，泻南方补北方。此固是就生克言补泻，而大经大法不外于此。东方木，肝也；西方金，肺也；南方火，心也；北方水，肾也。五行之中惟火有二，肾虽有二，水居其一，阳常有余阴常不足，故经曰一水不胜二火，理之必然。肺金体燥而居上，主气畏火也，脾土性湿而居中，主四肢畏木者也。火性炎上，若嗜欲无节，则水失所养，火寡于畏而侮所胜，肺得火邪而热矣；木性刚急，肺受热则金失所养，木寡于畏而侮所胜，脾得木邪而伤矣。肺热则不能管摄一身，脾伤则四肢不能为用，而诸痿之病作矣。泻南方则肺金清而东方不实，何脾伤之有？补北方则心火降而西方不虚，何肺热之有？故阳明实则宗筋润，能束骨而利机关矣，治痿之法无出于此。骆隆吉亦曰：风火既炽，当滋肾水。东垣先生取黄柏为君，黄芪等补药之辅佐以治诸痿，而无一定之方。有兼痰积者，有湿多者，有热多者，有湿热相半者，有挟气者，临病制方，其善于治痿者乎！虽然，药中肯綮矣，若将理失宜，圣医不治也。天产作阳，厚味发热，先哲格言，但是患痿之人若不淡薄食味，吾知其必不能安全也。

【附脉理】

《脉诀举要》曰：尺脉虚弱，缓涩而紧，病为足痛，或是痿病。

【附诸方】

二陈汤见痰类

四君子汤　四物汤　补阴丸并见补损

东垣健步丸

防己酒洗，一两　羌活　柴胡　滑石　甘草炙　瓜蒌根①酒洗。各半两　泽泻　防风各三钱　苦参酒洗　川乌各一钱　肉桂五分

上为末，酒糊为丸，如梧桐子大，每服七十丸，葱白煎愈风汤下。

愈风汤见中风

清燥汤　治湿热成痿，以燥金受湿热之邪，是绝寒水生化之源，源绝则肾亏，痿厥之病大作，腰以下痿软，瘫痪不能动。

黄芪一钱五分　苍术一钱　白术　橘皮　泽泻各半钱　人参　白茯苓　升麻各三分　麦门冬　归身　生苄　曲末　猪苓各二分　酒柏　柴胡　黄连各一分　五味九个　甘草炙，二分

上锉②，每服半两，水煎，空心服。

五兽三匮丹《澹寮方》　治因气血耗损，肝肾不足，两脚痿弱。

鹿茸酥炙　麒麟竭　虎胫骨解片，酥炙　牛膝去芦，酒浸　狗脊燎去毛。各等分

上修事为末，即五兽丹料也。

辰砂一两，为末　附子大者一个，去皮脐，剜，旋中心空，入辰砂于内　宣木瓜一个，剜去心，仍剥去皮，入上附子于内，以旋附子末，盖附子

---

① 根：此下原衍"洗"字，据万历本删。

② 锉：原无，据万历本补。

口正坐于银暖①罐中，重汤蒸十分烂，附子断白为度，即三匮丹也

上为三匮丹，研膏调五兽末，匀②为丸，如鸡头大，木瓜酒或降气汤下。

加味四斤丸 治肝肾俱虚，精血不足，足膝酸疼，步履不随。见脚气

五斤丸_{杨氏方} 治筋血不足，腰脚缓弱，行步艰辛，一切寒湿脚气并治。

没药别研　川乌豆炮，去皮　山药各四两　天麻透明者，切焙　大木瓜　牛膝去芦，用无灰酒浸一宿，控干，切焙　肉苁蓉酒浸一宿，切焙。各一斤　虎骨涂酥炙令③黄色，四两

上将木瓜蒸烂，研作糊，和药末如丸④，不就更加。原浸牛膝酒打糊搜匀，杵一二千下，丸如梧桐子，每服五十丸，温酒、盐汤任下。

黑虎丹 治脚气，筋骨软弱，步履不随。方见脚气

一方 治骨软风腰膝疼，行履不得，遍身瘙痒。

用大何首乌、牛膝各一斤，酒一升，浸七宿，晒干，于木白内捣为末，炼蜜丸，如梧桐子大，每服三五十丸，空心，温酒、白汤任下。

芫花散 治背腿间忽一二点痛入骨，不可忍者。

上用芫花根为末，米醋调敷痛处，以绢帛扎之，妇人产后有此疾，贴之妙。

---

① 暖：万历本作"石"。
② 匀：原作"子"，据万历本改。
③ 令：万历本、崇祯本均作"金"。
④ 丸：原无，据万历本补。

广按：风痿之别，痛则为风，不痛则为痿。经曰：痛则为实，不痛则为虚。曰风曰痿，虚实二者而已矣。东垣曰：气盛病盛，气衰病衰。何则？人之气血充实，而风寒客于经络之间，则邪正交攻而疼痛作矣；人之气血弱虚，而痰火起于手足之内，则正不能胜邪，而痿痹作矣。故丹溪先生曰：痿症切不可作风治而用风药。盖以风为实而痿为虚也。曰散邪，曰补虚，岂可紊乱矣乎！

厥八十九　附手足十指麻木

《丹溪心法》

厥，逆也，手足因气血逆而冷也。因气虚为主，有因血①虚。气虚脉细，血虚脉大，热厥脉数，外感脉沉实，有痰脉弦。因痰者，用白术、竹沥；气虚四君子；血虚四物；热厥用承气；外感用双解散加姜汁酒。有阴厥阳厥，阴衰于下则热，阳衰于下则寒。

手足麻者属气虚，手足木者有湿痰、死血，十指麻木是胃中有湿痰、死血。

【附诸贤论】

《心法·附录》曰：厥者，甚也，短也，逆也，手足逆冷也，其症不一，散之方书者甚多，今姑撮其大概。且如寒热厥逆者，则为阴阳二厥也。阳厥者，是热深则厥，盖阳极则发厥也，不可作阴证而用热药治之，精魄绝而死矣，急宜大、小承气汤随其轻重治之；所谓阴厥者，始得之身冷脉沉，四肢逆，足蜷卧，唇口青，或自利不渴，小便色白，此其候也，治之以四逆、理中之辈，仍速灸关元百壮。尸厥、飞尸卒厥，此即中恶之候，因胃犯不正之气，忽然手足逆冷，肌肤粟起，头面有黑，精神不守，或错言

---

①　血：原作"气"，据《丹溪心法》改。

妄语，牙紧口噤，或昏不知人，头旋晕倒，此是卒厥客忤，飞尸鬼击，凡吊死问①丧，入庙登塚，多有此病。以苏合香丸灌之，候稍苏以调气散和平胃散服，名调气和胃散；痰厥者，乃寒痰迷闷，四肢逆冷，宜姜附汤，以生附代熟附；蛔厥者，乃胃寒所生，经曰：蛔者长虫也。胃中冷即吐蛔，宜理中汤加炒川椒五粒、槟榔半钱，吞乌梅丸效，蛔见椒则头伏故也；气厥者，与中风相似，何以别之？风中身温，气中身冷，以八味顺气散或调气散，如有痰，以四七汤、导痰汤服之。

【附诸方】

大小承气汤见痢疾

双解散见伤寒

四逆汤　理中汤　姜附汤并见中寒

苏合香丸　八味顺气散并见中风

调气散

白豆蔻　丁香　檀香　木香各二钱　藿香　甘草炙。各八钱　砂仁四钱

上为末，每服二钱，入盐少许，沸汤点服。

平胃散见中湿

乌梅丸见心痛

四七汤　导痰汤并见痰类

补气汤《拔粹方》　治皮肤间有麻木，此肝气不行也。

黄芪　甘草一两　白芍药一两半　泽泻五钱　橘皮一两半

上咬咀，每服一两，水二盏，煎至一盏，通口服，不拘时。

---

① 问：原作"闻"，据崇祯本改。

劳瘵九十

《丹溪心法》

劳瘵主乎阴虚、痰与血病。虚劳渐瘦属火，阴火销烁，即是积热做成，始健可用子和法，后若羸瘦，四物汤加减送消积丸，不做阳虚。蒸蒸发热，积病最多。劳病四物汤加炒柏、竹沥、人尿、姜汁，大补为上。肉脱热甚者难治。

入方

青蒿一斗五升，童便三斗，文武火熬，约童便减至二斗，去蒿，再熬至一斗，入猪胆汁七枚，再熬数沸，甘草末收之，每用一匙，白汤调服。

【附脉理】

《脉诀举要》曰：骨蒸劳热，脉数而虚，热而涩小，必殒其躯，加汗加咳，非药可除。

【附诸方】

黄芪鳖甲散《和剂方》　治虚劳客热，肌肉消瘦，四肢烦热，心悸盗汗，减食多渴，咳嗽有血。

鳖甲浸①，去裙，醋煮　天门冬去心。各五两　知母焙　黄芪　赤芍药各三两半　地骨皮　白茯苓　秦艽　柴胡去芦。各三两三钱　生干地黄洗焙，三两　桑白皮　半夏煮②　紫菀　甘草炙。各二两半　人参　肉桂　苦梗各一两六钱半

上㕮咀，每服五钱，水一盏，煎至七分，食后温服。

秦艽鳖甲散《和剂方》　治气血劳伤，四肢倦怠，面黄肌瘦，

---

① 浸：万历本无此字。

② 煮：万历本作"汤泡，六次"。

骨节烦痛，潮热盗汗，咳嗽痰唾。见发热

秦艽扶羸汤《和剂方》 治肺痿骨蒸，已成劳嗽，或热或寒，声嗄不出，体虚自汗，四肢怠惰。

柴胡去苗，二两 地骨皮一两半 鳖甲米醋炙 秦艽 当归洗焙 半夏汤洗七次 紫菀茸 甘草各一两

上㕮咀，每服四钱，水一盏，姜五片，乌梅、大枣各一枚，煎至七分，去滓，食后温服。

青蒿散杨氏方 治虚劳骨蒸，咳嗽声嗄，皮毛干枯，四肢倦怠，夜多盗汗，时作潮热，饮食减少，日渐瘦弱。方见发热

经效阿胶丸《济生方》 治劳嗽并嗽血唾血。

卷柏叶 山药 阿胶蛤粉炒 生地黄酒洗 防风去芦 鸡苏各一两 柏子仁炒，另研 大蓟根 五味子 百部洗去心 远志去心，甘草水煮 人参 茯苓去皮 麦门冬去心。各五钱

上为末，炼蜜丸如弹子大，每服一丸，细嚼，浓煎小麦汤送下。

宁肺汤 治荣卫俱虚，发热自汗，肺气喘急，咳嗽痰唾。方见咳嗽

蜡煎散杨氏方 治虚劳久嗽，痰多气喘，或咯脓血。

杏仁去皮尖双仁者，炒黄，别研 黄明鹿角胶炙，如无以阿胶代 甘草炙 人参去芦 麦门冬去心 干山药 贝母去心 白茯苓去皮 百合去苗①。各等分

上为末，将杏仁别研，拌匀，每服二钱，水一盏，入黄蜡皂

---

① 苗：崇祯本作"心"。

角子大同煎，七分，食后①服。

参芪散《直指方》 治劳瘵嗽喘，咯血声焦，潮热盗汗。

柴胡 阿胶炒 黄芪蜜炙 白茯苓 紫菀茸 当归 川芎 半夏制 贝母去心 枳壳制 桔梗 秦艽洗 甘草炙②。各五钱 人参 五味子 羌活 防风 杏仁去皮 款冬花 鳖甲醋炙 桑白皮炒。各五钱半

上㕮咀，每服八钱，水一盏半，生姜三片，枣子一枚，煎至八分，食后服。

以上诸方止嗽宁肺之剂。

加味十全大补汤 治发热渐成劳瘵者。

十全大补汤加柴胡、黄连煎服。如热在骨髓，更加青蒿、鳖甲煎服。方见补损

一方 治男子妇人骨蒸劳瘵，增寒壮热。

青蒿春夏用叶，秋冬用子，用子不用叶，用根不用茎，四者混用而反，以为痼疾必用童便浸过，便有功验，无毒 大鳖甲醋炙 白术煨 地骨皮 白茯苓 桑白皮炙 粉草炙 拣人参去芦头 北柴胡去芦 瓜蒌实各半两

上为末，每服二钱，姜三片，煎汤调服，不拘时③。

鳖甲地黄汤 治虚劳手足烦热，心下怔悸，及妇人血室枯干，身体羸瘦，饮食不为肌肉。方见发热

青骨散《经验方》 治男子妇人五心烦④热，欲成劳瘵。

---

① 后：万历本此下有"热"字。
② 炙：原作"焙"，据万历本改。
③ 煎汤调服不拘时：原作"煎服"，据万历本改。
④ 烦：万历本、崇祯本均作"发"。

生地黄二两　人参一两　防风去芦，一两　北柴胡二①两　薄荷叶七钱半　秦艽　赤茯苓　胡黄连各半两　熟地黄一两

上㕮咀，每服五钱，水一盏，煎七分，温服。患骨热，先服荆蓬煎丸，一服使脏腑微利，然后服此。荆蓬煎丸见积聚类

广按：丹溪云：骨②蒸发热，积病最多。此云先服荆蓬煎丸，后服青骨散，暗合其妙。

白术黄芪散《宣明方》　治五心烦热，自汗，四肢痿弱，饮食减少，肌瘦昏昧，并皆治之。

白术　黄芪　当归　黄芩去皮　芍药各半两　人参　川芎各七钱半　石膏　甘草炙。各二两　寒水石　茯苓各一两　官桂一两半

上为末，每服三钱，水一盏，煎至六分，去滓温服，食前，一日三服。

地骨皮枳壳散　治骨蒸壮热，肌肉瘦瘁，少力多困，夜梦盗汗。方见发热

柴胡梅连散《瑞竹堂方》　治骨蒸劳热，久而不痊，二服除根，其效如神。及五劳七伤，虚弱皆治。

胡黄连　柴胡　前胡　乌梅各二钱

上㕮咀，每作一服，取童子小便二盏，猪胆一个，猪骨髓一条，韭白半钱，煎至一盏，去滓服无时。

广按：此劫剂也，胃虚者斟酌用之。

太上混元丹《医方集成》　治劳损五脏，补真气。

紫河车一具，用少妇首生男子者良，带子全者，于东流水洗断血味③，

---

① 二：万历本作"一"。
② 骨：原作"蒸"，据万历本改。
③ 味：万历作、崇祯本均作"脉"。

入麝香一钱在内，以线缝定，用生绢包裹，悬胎于沙瓮内，入无灰酒五升，慢火熬成膏　沉香别研　朱砂别研，飞过。各一两　人参　肉苁蓉酒浸　乳香别研　安息香酒者，去沙　白茯苓去皮。各三两

上为末，入河车膏子和药末杵千百下，丸如梧桐子，每服七十丸，空心，温酒下，沉香汤下尤佳，服之可以轻身延年。

以上诸方补虚除热之剂。

当归地黄汤《宣明方》　治咳血衄血，大小便血，或妇人经候不调，月水过多，喘嗽者。

当归　芍药　川芎　白术　染槐子　黄药子各半两　生地黄　甘草　茯苓去皮　黄芩　白龙骨各一两

上为末，每服五钱，水一盏，煎至七分，去渣，温服食前。

一方　治阴虚，内多食积痰。

川芎七钱　黄连　瓜蒌仁　白术　神曲　麦芽各一两　青黛半两　人中白三钱

上为末，姜汁蒸饼丸服。外丹溪退劳热食积痰有方，具在发热类。

遇仙灸《和剂方》　治瘵捷法。取癸亥日二更后六神皆聚时，解去下衣，直身平立，以黑点记腰上两傍陷处，谓之腰眼穴，然后上床合面卧，每穴灸七壮，劳虫或吐或泻而出，取后用火焚之，弃于江河中，恐害人故也。或依崔氏穴法灸之，宜服后将军丸。

将军丸《秘方》　治传尸劳瘵，前灸法并此药，乃异人传授，累经效验。

锦纹大黄九蒸曝焙　麝香一钱，研　管仲　牙皂去皮，醋炙　桃仁去皮，炒　槟榔　雷丸各一两　芜荑半两　鳖甲醋炙黄，一两①

---

① 芜荑半两……炙黄一两：万历本无此二药。

上为末，先将蒿叶—①两，东边桃、柳、李、桑叶各七片，水一碗，煎七分，去渣，入蜜一大盏，再熬至成膏，入前药末及麝香、安息香，捣丸如梧桐子，每服三十丸，食前枣汤下。

广按：此方追虫取积之药也。

神授散《三因方》　治诸传尸劳气，杀虫去毒。

川椒二斤，拣去子并合口者，炒去汗

上为末，每服一钱，空心，米汤调下，必麻痹晕闷少顷，如不能禁，即以酒糊丸，如梧桐子大，空心服五十丸。

以上诸方治血痰虫积之剂。

广按：人之五脏各一，惟肾有二，左肾以藏真水，右肾以藏相火。少年之人，嗜欲无节，以致真阴衰虚，相火独旺，火寡于畏，自下冲上，自里达表，故名为骨蒸劳瘵病也。夫证有二：其火冲乎上焦者，发热之中则兼咳嗽喘急、吐痰吐血、肺痿肺痈等证；其火结于下焦者，发热之中则兼淋浊结燥、遗精盗汗、腹痛惊悸等证。葛可久先生保和汤、保真汤中，已具其端倪矣。东垣先生曰：火与元气不相两立，一胜则一负。经曰：少火生气，壮火食气。可见火为元气之贼，火既炽而气伤矣，气伤则不能运化水谷，水谷停留而为湿热，生虫生积之所由也。治之之法，滋阴降火是澄其源也，消痰和血、取积追虫是洁其流也。医者可不以补虚为主，而兼去邪矣乎？

劳瘵治例出《明医杂著》

王节斋曰：男子二十前后色饮过度，损伤精血，必生阴虚火动之病，睡中盗汗，午后发热，哈哈咳嗽，倦怠无力，饮食少进，

---

① 一：万历本、崇祯本均作"二"。

甚则痰涎带血，咯唾出血，或咳血吐血衄血，身热，脉沉数，肌肉消瘦，此名劳瘵，最重难治。轻者用药数十服，重者期以岁年，然必须病人碍命坚心定志，绝房室，息妄想，戒恼怒，节饮食，以自培其根，否则虽服良药，无用也。此病治之于早则易，若到肌肉消烁，沉困着床，尺脉沉取细数，则难为矣！又此病大忌服人参，若曾服过多者，亦难治。今制一方于后，治色欲证，先见潮热盗汗，咳嗽倦怠，趁早服之。

主方

川芎一钱　熟地黄一钱　白芍药炒，一钱三分　当归一钱三分　黄檗七分，蜜水拌炒　知母一钱，蜜水拌炒　生地黄五分，酒浸　甘草五分，炙　白术一钱三分　天门冬一钱，去心及皮　陈皮七分　干姜三分，炒紫色

上锉，用①生姜三片，水煎，空心温服。若咳嗽盛，加桑白皮、马兜铃、瓜蒌仁各七分，五味子十粒；若痰盛，加姜制半夏、贝母、瓜蒌仁各一钱；若盗汗多，加牡蛎、酸枣仁各七分，浮小麦一撮；若潮热盛，加桑白皮、沙参、地骨皮各七分；若梦遗精滑，加牡蛎、龙骨、山茱萸各七分；若赤白浊，加白茯苓一钱，黄连三分，炒；若兼衄血咳血，出于肺也，加桑白皮一钱，黄芩、山栀仁各五分，炒；若兼嗽血痰血，出于脾也，加桑白皮、贝母、黄连、瓜蒌仁各七分；若兼呕血吐血，出于胃也，加山栀、黄连、干姜、蒲黄炒，各一钱，韭汁半银盏，姜汁少许；若兼咯唾血，出于肾也，加桔梗、玄参、侧柏叶炒，各一钱；若先见血证，或吐衄盛大者，宜先治血，治法：轻少者凉血止血，盛大者先消瘀血，次止血凉

---

① 上锉用：原无，据万历本补。

血。盖血未①多必有瘀于胸膈者，不先消化之，则止之凉之不应也。葛可久《十药神书》方可次第检用，方内惟独参汤止可用于大吐血后，昏倦，脉微细。气虚者，气虽虚而复有火，可加天门冬五钱；若如前所云阴虚火动，潮热盗汗，咳嗽脉数，不可用也。说见《本草集要》人参条下明白。

此病属火，大便多燥，然须节调饮食，勿令泄泻，若胃气复坏，泄泻稀溏，则前项寒凉之药难用矣，急宜服药，理脾胃用白术、茯苓、陈皮、半夏、神曲、麦芽、甘草等药，候胃气复，然后用前本病药。

收功保后，可合补阴丸，常服之，及用葛可久方。

又治劳证方法出《十药神书》

《心法·附录》曰：夫人之生也，禀天地氤氲之气，在乎保养真元，固守根本，则万病不生，四体康健。若曰不养真元，不固根本，疾病由是生焉。且真元根本则气血精液也，余尝闻葛先师有言曰：万病莫若劳证最为难治。盖劳之起，因人之壮年，气血完聚，精液充满之际，不能保养性命，酒色是贪，日夜躭嗜②，无有休息，以致耗散真元，虚败精液，则呕血吐痰，以至骨蒸体热，肾虚精竭，面白额红，口干咽燥，白浊遗精，盗汗，饮食艰难，气力全无，谓之火盛金衰，重则半年而毙，轻则一载而亡。况医者不究其源，不穷其本，或投之以大寒之剂，或疗之以大热之药，妄为施治，绝不取效。殊不知大寒则愈虚其中，大热则愈竭其内，所以世之医劳者，万无一人焉。先师用药治劳，如羿之射，无不

---

① 未：万历本作"过"。
② 躭嗜：犹言极其爱好。唐·柳宗元《柳常待行状》："躭嗜文籍，注意钻砺。"

中的。今开用药次第于后，用药之法：如呕吐咯嗽血者，先以十灰散遏住，如甚者，须以花蕊石散止之。大抵血见热则行，见寒则凝，见灰则止，理之必然。止血之后，其人必倦其体，次用独参汤一补，令其熟睡一觉，不要惊动，睡起病去五分，后服诸药。

保和汤止嗽宁肺，保真汤补虚除热，太平丸润肺除痿，消化丸下痰消气。

保和汤内分血盛、痰盛、喘盛、热盛、风盛、寒盛六事，加味和之。保真汤内分惊悸、淋浊、便涩、遗精、燥热、盗汗六事，加味用之，余无加用。服药之法，每日仍浓煎薄荷汤灌嗽喉中，用太平丸先嚼一丸，徐徐咽下，次噙一丸，缓缓溶化。至上床时亦如此用之，夜则肺窍开，药必流入窍中，此诀要紧。如痰壅，却先用饴糖拌消化丸一百丸吞下，次又依前噙嚼太平丸，令其仰面卧而睡。服前七药后，若肺有嗽，可煮润肺丸食之如常。七药之前，有余暇煮此服之。亦可续煮白凤膏食之，固其根源，究其根本。病可之后，方可合十珍丸服之，此为收功起身之妙用也。

甲字号十灰散　治劳证，呕血吐血，咯血嗽血，先用此药止之。

大蓟　小蓟　柏叶　荷叶　茅根　茜根　大黄　山栀　牡丹皮　棕榈皮各等分

上各烧灰存性，研极细，用纸包碗盖，于地上一夕出火毒，用时先将白藕捣绞汁，或萝卜汁磨京墨半碗，调服五钱，食后下。如病势轻，用此立止；如血出成升斗者，用后药止之。

乙字号花蕊石散　五内崩损，涌喷血出斗升，用此止之。

花蕊石火煅存性，研如粉

上童子小便一钟煎，温调末三钱，甚者五钱，食后服下，如男用酒一半，女用醋一半，与小便一处和药服，使瘀血化为黄水。服此讫，以后药补之。

丙字号独参汤 止血后服此药补之。

大人参去芦，二两

上咬咀，水二钟，枣五个煎，不拘时候，细细服之。服后宜熟睡一觉，后服诸药除根。

丁字号保和汤① 治劳嗽，肺成痿者，服之决效。

知母 贝母 天门冬 款冬花各三钱 麦门冬去心 天花粉 薏苡仁 杏仁 五味各二钱 粉草炙 马兜铃 紫菀 百合 桔梗 阿胶炒 当归 生芐 紫苏 薄荷各半钱

一方无地黄，有百部。

上以水煎，生姜三片，入饴糖一匙入药内服之，每日三服，食后进。加减于后：血盛加蒲黄、茜根、藕节、大蓟、小蓟、茅花；痰盛加南星、半夏、橘红、茯苓、枳壳、枳实、栝蒌实炒；喘盛加桑皮、陈皮、大腹皮、萝卜子、葶苈、苏子；热盛加山栀子炒、黄连、黄芩、黄柏、连翘；风盛加防风、荆芥、金沸草、甘菊、细辛、香附子；寒盛加人参、芍药、桂皮、五味、蜡片。

戊字号保真汤 治劳证，体虚骨蒸，服之决补。

当归 生芐 白术 黄芪 人参各三钱 莲心 赤茯苓 白茯苓各半钱② 天门 麦门 陈皮 白芍药 知母 黄柏炒 五味 柴胡 地骨皮 熟芐各一钱 赤芍药 甘草各一③钱半

---

① 汤：原作"丸"，据万历本改。
② 各半钱：崇祯本作"各五分半"。
③ 一：崇祯本作"二"。

上以水煎，生姜三片，枣一枚，食后服。惊悸加茯神①、远志、柏子仁、酸枣仁；淋浊加萆薢、天台乌药、猪苓、泽泻；便溺加木通、石韦、萹蓄；遗精加龙骨、牡蛎、莲须②、莲子；燥热加滑石、石膏、青蒿、鳖甲；盗汗加浮麦子炒、牡蛎、黄芪、麻黄根。

巳字号太平丸　治劳证久嗽，肺痿肺痈，并皆噙服。

天门冬　麦门冬　知母　贝母　款冬花　杏仁各二两　当归
生地黄　熟地黄　黄连　阿胶珠各一两半　蒲黄　京墨　桔梗　薄
荷各一两　白蜜四两　麝香少许

上为细末和匀，用银石器先下白蜜炼熟，后下诸药末，搅匀，再上火，入麝香略熬三二沸，丸如弹子大，每日三服，食后细嚼一丸，煎薄荷汤缓缓化下，次噙一丸，临卧时，如痰盛先用饧糖拌消化丸吞下，却噙此丸，仰卧，使药流入肺窍，则肺清润，其嗽退除，七日病瘥。凡一切咳嗽，只服此药立愈。

庚子号沉香消化丸　治热痰壅盛。

青礞石煅黄金色　明矾飞研细　猪牙皂角　南星火炮　半夏姜制
白茯苓　陈皮各二两　枳壳一两半　枳实一两半　薄荷一两　沉香
黄芩各五钱③

上为细末，和匀，姜汁浸神曲，搅糊为丸，如梧桐子大，每服一百丸，每夜临卧，饧糖拌吞，次噙嚼太平丸，二药相攻，痰嗽除根。

辛字号润肺膏　治久嗽肺燥肺痿。

羊肺一具　杏仁一两，净研　柿霜　真酥　真粉各一两　白蜜

---

① 神：万历本作"苓"。
② 须：万历本作"芯"。
③ 各五钱：原无，据万历本补。

二两

上先将羊肺洗净，次将五味入水搅黏，灌入肺中，白水煮熟，如常服。食前与七药相间服之亦佳。

壬字号白凤膏 治一切久劳怯弱①虚惫，咳嗽吐痰，嗽血发热。

黑嘴白鸭一只 大京枣二升 参苓平胃散一升 陈煮酒一瓶

上将鸭缚定脚，量患人饮酒多少，随量以酒②烫温，将鸭项割开，滴血入酒，搅匀③，饮之，直入肺经，润补其肺，却将鸭干挦去毛，于胁边开一孔，取其肠杂，拭干，次将枣去核，每个中④纳参苓平胃散末，填满⑤鸭肚中，用麻扎定，以沙瓮一个，置鸭在内，四围用火慢煨，将陈煮酒，作三次添入，煮干为度，然后食⑥其枣子，阴干，随意食用，参汤送下。后服补髓丹，则补髓生精，和血顺气⑦。

癸字号补髓丹 一名十珍丸 治久劳虚败，髓干精竭，血枯气少，服前药愈后服此药。

猪脊膂一条 羊脊膂一条 团鱼一枚 乌鸡一只

四味制净，去骨存肉，用酒一大碗，于沙瓮内煮熟，擂细，

---

① 久劳怯弱：原作"久怯弱极"，据万历本改。
② 酒：万历本此下有"在器中"。
③ 匀：万历本此下有"一气"。
④ 中：此下原衍"实"字，据万历本删。
⑤ 满：崇祯本作"入"。
⑥ 然后食：万历本作"取出，先食鸭肉"。
⑦ 气：万历本此下有："制鸭以如上法，煮干为度，取出，用火焙干，连骨为末，取鸭腹内药、枣捣膏为丸，如丸不就，加炼蜜为丸，如梧桐子大，每服七八十丸，人参汤下。或作大丸，如鸡子黄大，用人参汤化下一丸，空心，日午、临卧各一服，如此制，曾验有效。"

再入后药：

大山药五条　莲肉半斤　京枣一百枚　霜柿十枚

四味修制净，用井花水一大瓶，于沙瓮内煮熟，擂细，与前熟肉一处再用慢火熬之，却下：

明胶四两　真黄蜡三两

上二味，逐渐下，与前八味和一处擂①成膏子，和平胃散末、四君子汤末、知母、黄柏末各一两，共一十两搜和成剂如十分硬，再入白蜜同熬，取起放青石上，用木槌打如泥，丸如梧桐子大，每服一百丸，不拘时候，枣汤下。

补损九十一　附诸虚

《丹溪心法》

大补丸　去肾经火，燥下焦湿，治筋骨软。气虚以补气药下，血虚以补血药下，并不单用。

川黄柏炒褐色

上以水丸服。

龙虎丸　补下焦。

白芍　陈皮各二两　锁阳②　当归各一两半　虎骨酒浸，酥炙。各一两　知母酒炒　熟苄各三两　黄柏半斤，盐炒　龟板四两，酒浸，酥炙

上为末，酒煮羊肉捣汁丸服。冬月加干姜半两。

补肾丸　治痿厥重者，汤使与大补丸同。此冬令之正药，春夏去干姜。

---

① 擂：万历本作"熬"。

② 锁阳：万历本此下注有"酥炙"二字。

干姜二钱　黄柏炒　龟板各一两半，酒炙　牛膝一两　陈皮半两

上为末，姜汁糊丸，或酒糊丸，每服七十丸，白汤下。

补天丸　治气血俱虚甚者，以此补之，多与补肾丸并行。若治虚劳发热者，又当以骨蒸药佐之。

紫河车净洗，用布缴干，同前补肾丸捣细，焙，碾末，酒米糊丸。夏加五味子半两。

虎潜丸　治痿，与补肾丸同。

黄柏半斤，酒炒　龟板四两，酒炙　知母三两，酒炒　熟芐　陈皮白芍各二两　锁阳一两半　虎骨一两，炙　干姜半两

上为末，酒糊丸或粥丸。一方加金箔一片，一方用生地黄，懒言语者加山药①、炒黄柏、知母、炙龟板各等分，干姜三分之一，酒糊丸，名补血丸。一方无干姜，冬月方加，有当归一两半，熟芐比前多一两，余同。

补虚丸

人参　白术　山药　枸杞　锁阳各等分②

上为末，面糊丸，如梧子大，每服五十丸，空心，盐汤下③。

汤药　补心肝脾肾。

莲肉去心　枸杞　山药炒　锁阳各等分

上为细末，沸汤调服，若加酥油些少尤妙。

补阴丸

侧柏　黄柏　乌药叶各二两　龟板酒炙，五两　苦参三两　黄连半两

---

① 药：此下原衍"加"字，据万历本删。
② 各等分：原无，据万历本补。
③ 如梧子大……盐汤下：原作"服"，据万历本改。

冬加干姜，夏加缩砂。

上为末，地黄膏丸，梧子大，每服五十丸，滚水下①。

又方

黄柏半斤，盐②酒炒　知母酒浸，炒　熟芐各三两　龟板四两，酒浸，炙③　白芍炒　陈皮　牛膝各二两　锁阳　当归各一两半　虎骨一两，酒浸，酥炙

上为末，酒煮羊肉为丸，每服五十丸，盐汤下。冬加干姜半两。

又方

下甲二两　黄柏炒　牛膝　人参各半两　香附　白芍各一两　甘草二钱　砂仁三钱，春不用

上为末，酒糊丸，如梧子大，每服五十丸，空心，盐汤下④。

又方

下甲一⑤两　黄柏一两

上细切，地黄酒蒸熟，擂细丸。

又方

龟板二两，酒炙　黄柏半两　知母三钱　五味二钱

上为末，酒糊丸，如梧子大，每服五十丸，空心，盐汤下⑥。

又方

白术　白芍　人参　莲肉　知母　黄柏各等分

---

① 每服五十丸滚水下：原无，据万历本补。
② 盐：崇祯本无此字。
③ 炙：崇祯本作"炒"。
④ 如梧子大……盐汤下：原无，据万历本补。
⑤ 一：万历本、崇祯本均作"二"。
⑥ 如梧子大……盐汤下：原无，据万历本补。

上为末，酒糊丸，朱砂为衣，空心服一百丸，盐汤下。

又方　治抑结不散。

下甲五两　侧柏一①两半　香附三两

上为末，姜汁浸地黄膏为丸，如梧桐子大，空心，盐汤下七八十丸②。

加减补阴丸

熟苄八两　菟丝子四两，盐酒浸一宿　当归三两，酒浸　白芍三两，炒　锁阳三两，酥炙　杜仲二两，炒③　牛膝四两，酒浸　破故纸　枸杞各④一两半　虎骨二两，酥炙　龟板三两，酥炙　黄柏⑤炒　山药　人参　黄芪各二两⑥

冬加干姜一两。

上为末，猪骨髓入蜜丸梧子大，空心服一百丸，盐汤下。

三补丸　治上焦积热，泄五脏火。

黄芩　黄柏　黄连各等分

上为末，蒸饼丸，如梧桐子大，每服五十丸，食远白汤下⑦。

一方　治酒色过伤少阴。

黄柏炒，一两半　黄连炒，一两　条芩炒，半两　龟板酒炒黑色，五两

冬加干姜炒黑色三钱，夏加砂仁三钱，五味五钱。

---

① 一：万历本作"二"。
② 如梧桐子……七八十丸：原作"空心服"，据万历本改。
③ 炒：万历本此下有"去丝"二字。
④ 各：原无，据万历本补。
⑤ 黄柏：此下原衍"二两"二字，据万历本删。
⑥ 两：万历本此下有"炙"字。
⑦ 如梧桐子大……白汤下：原无，据万历本补。

上为末①，蒸饼丸，如桐子大②，每三十丸，食前白汤下。

一方 治阴虚。

人参一钱　白术三钱　麦门冬半两　陈皮二钱

上作一服，水煎，吞补阴丸。

一方 治体弱，肌肥壮，血虚脉大。

龟板三两　侧柏七钱半，酒浸　生芐一两半　白芍一两，炒　乌药叶酒浸，七钱半

上除生芐细切熬膏，余皆作末，同捣为丸，以白术四钱，香附一钱半，煎汤下。

一方 益少阴经血，解五脏结气。

山栀子炒令十分有二分焦黑

上为末，以姜汁入汤煎饮之，此方甚验于他也。

五补丸

枸杞　锁阳各半两　续断　蛇床炒。各一两　两头尖二钱半

上为末，酒③糊丸，桐子大④，每服三十丸，淡盐汤下。

锁阳丸

龟板炙　知母酒炒　黄柏酒炒。各一两　虎骨炙　牛膝酒炙　杜仲姜炒　锁阳酒浸。五钱　破故纸　续断酒浸。各二⑤钱半　当归　地黄各一钱⑥

上为末，酒糊丸梧子大，每服五十丸。

---

① 为末：原作"用"，据万历本改。
② 如桐子大：原无，据万历本补。
③ 酒：原无，据万历本补。
④ 桐子大：原无，据万历本补。
⑤ 二：崇祯本作"三"。
⑥ 各一钱：原无，据万历本补。

诸补命门药，须入血药则能补精，阳生阴长故也，阳药若多则散火。

补心丸

朱砂二钱五分　瓜蒌五钱　黄连三钱　归身尾三钱五分

上为末，猪心血为丸，如绿豆大，食后白汤下三十丸①。

又方　宁心益智。

人参　茯苓　茯神　牡蛎　酸枣仁　远志　益智各半两　辰砂二钱半

上为末，枣肉丸，如绿豆大，每服三十丸，食后白汤下②。

大补丸　降阴火，补肾水。

黄柏炒褐色　知母酒浸，炒。各四两　熟苄酒蒸　龟板酥炙。各六两

上为末，猪脊髓和蜜丸，梧子大③，每服七十丸，空心，淡盐汤④下。

济阴丸

黄柏二两七钱，盐、酒拌炒　龟板炙，一两三钱五分　陈皮七钱　当归一两，酒浸　知母一两，酒炒　虎骨七钱，酥炙　锁阳一两　牛膝一两三钱半　山药　白芍　砂仁　杜仲炒断丝　黄芪盐水拌炒。各七钱　熟苄七钱　枸杞五钱　故纸三钱半，炒　菟丝子酒浸，一两三⑤钱半

上为末，以地黄膏为丸，如梧子大，每服七十丸，盐汤下⑥。

---

①　如绿豆大……三十丸：原无，据万历本补。
②　如绿豆大……白汤下：原无，据万历本补。
③　梧子大：原无，据万历本补。
④　淡盐汤：原作"盐白汤"，据万历本改。
⑤　三：万历本作"二"。
⑥　盐汤下：原无，据万历本补。

充按：丹溪书并无补损专条，诸补阴药兼见于各症之下，杨氏类集于此，又取燥热兴阳诸方混于其间，殊不知丹溪之补乃滋阴益血之药，与燥烈壮阳之剂其意天壤悬隔，今故去之不复录也。

【附诸贤论】

王节斋先生曰：男子阴痿不起，古方多云命门火衰，精气虚冷，固有之矣，然亦有郁火甚而致痿者。经云：壮火食气。譬如人在夏暑而倦怠痿弱，遇冬寒而坚强也。予尝亲见一二人，肾经郁火而有此证，令服黄柏、知母清火坚肾之药而效，故须审察，不可偏认作火衰也。

【附诸方】

补阴丸《明医杂著》　论曰：人之一身，阴常不足，阳常有余。况节欲者少，过欲者多，精血既亏，相火必旺，火旺则阴愈消，而劳瘵咳嗽、咯血吐血等证作矣，故宜常补其阴使与阳齐，则水能制火，而水升火降，斯无病矣。故丹溪先生发明补阴之说，谓专补左尺肾水也。古方滋补药皆兼补右尺相火，不知左尺原虚，右尺原旺，若左右平补，依旧火胜于水，只补其左，制其右，庶得水火俱平也。右尺相火固不可衰，若果相火衰者，方宜补火。但世之人，火旺而至病者十居八九，火衰成疾者百无二三。且人在少年，肾水正旺，似不必补，然欲心正炽，妄用太过，至于中年，欲心虽减，然少年斩丧既多，焉得复实，及至老年，天真渐绝，只有孤阳，故补阴之药自少以至老不可缺也。丹溪先生发明先圣之旨，以正千载之讹，其功甚哉！今立补阴丸方，备加减法于后。

黄柏去皮，酒拌炒褐色　知母去皮毛，酒拌炒，忌铁。各三两　琐阳酥炙干，二两　败龟板酥炙透，三两　熟地黄酒拌蒸，忌铁。五两　五味

子一两 枸杞子甘州者 天门冬去心 白芍药酒炒。各二两 干姜炒紫色，三钱，寒月加至五钱

上为极细末，炼净蜜和入猪骨髓二条，和药末杵极匀，丸如梧子大，每服八九十丸，空心，淡盐汤送下。寒月可用，温酒下。

愚按：干姜宜换作肉桂，盖肉桂引诸药入肾，又和知母、黄柏，为从治法也。

若有梦遗精滑病者，加牡蛎童便煅七次、白术各一两，山茱萸去核、椿根白皮炒过，各七钱；若有赤白浊病者，加白术、白茯苓各二两半，山栀仁、黄连各炒，各五钱；若有软弱无力者，加牛膝酒洗二两，虎胫骨酥炙透，二两，防己酒浸洗、木瓜各五钱；若有疝气病，加苍术盐炒，一两半、黄连生姜汁炒、山栀子仁炒，各六钱，川芎一两，吴茱萸炒、青皮去瓤，各五钱；若脾胃虚弱畏寒易泄者，加白术三两，陈皮一两，干姜炒，加至七钱；若眼目昏暗者，加当归酒洗、川芎、菊花各一两，柴胡、黄连酒炒、乌犀各五钱，蔓荆子、防风各三钱；若兼气虚之人，加人参、黄芪蜜炙，各二两；若左尺既虚，右尺亦微，命门火衰，阳事不举，加黑附子小便浸，炮，去皮、肉桂去皮，各七钱，沉香五钱。

金匮肾气丸即六味地黄丸 治形体瘦弱，无力多困，肾气久虚，久新憔悴，寝汗发热，五脏齐损，遗精便血，消渴淋浊等证，及妇人血虚无子者，服之有效。

干山药 山茱萸肉各四两 泽泻去芦① 牡丹皮去心 白茯苓去皮。各三两 熟苄八两

上为末，炼蜜为丸，如梧子大，每服五六十丸，空心，白汤下，寒月温酒下。如肾虚有饮作痰唾，生姜汤下。

---

① 芦：崇祯本作"毛"。

广按：肾恶燥而脾恶湿，前补阴药中多是湿药，若只肾虚而脾胃壮实者宜服，苟脾肾两虚则不可服也。惟此六味地黄丸及八味丸、八物肾气丸，虽专补肾虚，又兼理脾胃，不湿不燥，而于脾肾两虚者，甚得其宜也矣。

八味丸 治肾气虚乏，下元冷惫，脐腹疼痛，夜多旋溺，脚膝缓弱，肢体倦怠，面皮痿黄或黧黑，及虚劳不足，渴欲饮水，腰重疼痛，小腹急痛，小便不利。

熟苄八两　泽泻　牡丹皮　白茯苓各三两　山茱萸肉　山药各四两　附子炮　桂心各一两

上为末，炼蜜为丸，如梧子大，每服五十丸，温酒送下，或淡盐汤送下，妇人淡醋汤送下，空心服。

广按：六味地黄丸专补左尺肾水之药；八味丸既补左尺肾水，兼补右肾相火之药。少年水亏火旺宜服六味地黄丸，老年水火俱亏宜服八味丸。况老年肾脏真水既虚，邪水乘之而为湿热，以作腰痛足痿，痰唾消渴，小便不禁、淋闭等证，非桂、附之温散而能治之之乎？

八物肾气丸 平补肾气，坚齿驻颜。

熟苄半斤　山茱萸肉　山药各四两　泽泻　牡丹皮　白茯苓各三两　五味子　桂各二①两

上为末，蜜丸服②。

三一肾气丸古庵方　补心肾诸脏精血，泻心肾诸脏火湿。

广按：人之一身，阳常有余，阴常不足，气常有余，血常不

---

① 二：万历本作"一"。
② 服：万历本此下有"六七十丸，空心，白汤下"。

足，故滋阴补血之药，自幼至老不可缺也。古方如肾气丸、固本丸、补阴丸，俱是滋阴补血之剂。然固本丸胸满有痰者忌之，补阴丸脾虚有湿者忌之，惟肾气丸专于补血滋阴而兼理痰湿，最为切当。但品味数少，不足以尽其变，今广将三方合而为一，略用加减，名曰三一肾气丸，其间补泻兼施，庶乎可也。

熟地黄　生地黄　山药俱怀庆者　山茱萸肉各四两　牡丹皮　赤白茯苓　泽泻　琐阳　龟板各三两　牛膝川者　枸杞子甘州者　人参辽　麦门冬　天门冬各二两　知母　黄柏　五味子辽　肉桂各一两

上为细末，炼蜜为丸，如梧桐子大，每服五十丸，渐加至六七十丸，空心，淡盐汤下，或温酒下。虚甚加鹿茸一两，虎胫骨一两。

此药其间有补有泻，其故何哉？夫五脏藏精血者也，精血一虚，邪火乘之，而为湿热。补者，所以补其精血也；泻者，所以泻其湿热也。世人徒知五脏精血虚而生火，殊不知五脏精血虚而邪火得以乘之，此方既用知母、黄柏以泻火，又用茯苓、泽泻以渗湿，尤为备也。

补肾丸　有效无燥。

熟苄八两　菟丝子酒浸，八两　归身三两半　肉苁蓉酒浸，五两　破故纸酒炒，半两　山茱萸肉三两半　黄柏酒炒褐色，一两　知母酒浸，去毛炒，一两

上为末，酒湖丸，梧子大，每服五十丸，空心服①。

滋血百补丸

熟苄半斤，酒蒸　菟丝子半斤，酒蒸　当归酒浸　杜仲酒炒。各四

---

① 空心服：原无，据万历本补。

两　知母酒浸　黄柏酒炒。各二两　沉香一两

上为末，酒糊丸如梧桐子大，每服五十丸，空心，盐汤下①。

沉香百补丸

熟苄六两　菟丝子四两　杜仲炒，三两　知母炒，二两　黄柏酒炒，二两　人参二两　山药　当归　苁蓉各三两　沉香一两

上为末，酒糊丸如梧桐子大，每服五十丸，空心，盐汤下②。

滋肾百补丸

当归四两，酒浸　知母二两，酒浸　沉香五钱　黄柏酒炒褐色　山药　菊花　楮实各二两　青盐一两，炒　菟丝子四两，酒浸③　杜仲二两，炒　熟苄八两

上为末，酒糊丸，或炼蜜丸，桐子大，空心，白汤下五十丸④。

广按：以上三方兼补右尺之药也。

人参固本丸《简易方》　夫人心藏血，肾藏精，精血充实，则须发不白，颜貌不衰，延年益寿。其夭阙者，多由服性热之药，不能滋生精血也。而药之滋补精血者，无出于生熟二地黄。世人徒知服二地黄而不知服二门冬为引也，盖生地黄能生心血，用麦门冬引入所生之地；熟地黄能补肾精，用天门冬引入所补之地。四味互相为用，本草又以人参为通心气之主，故宜加焉。

生地黄　熟地黄各酒洗，浸　天门冬去心，酒浸　麦门冬去心，酒浸。各二两　人参一两

---

① 如梧桐子大……盐汤下：原无，据万历本补。
② 如梧桐子大……汤下：原无，据万历本补。
③ 浸：万历本、崇祯本均作"炒"。
④ 桐子大空心白汤下五十丸：原无，据万历本补。

上为末，炼蜜为丸，如梧子大，每服五十丸，空心，温酒、淡盐汤任下。如有痰者，生熟地黄各用姜汁炒过，恐泥膈故也。

鹿柏固本丸

鹿角霜半斤，以角之新者，寸截入布囊，置长流水中七日，瓦缶水煮，每角一斤入黄蜡半斤，缶口用露酒一壶掩之，别沸，流水旋添，勿令下竭，桑柴火足十二时，其角软矣，用竹刀切去黑皮，取白者，舂细为细霜　黄柏一斤，酒一制，乳二制，盐汤一制　天门冬四两，去心，酒浸　麦门冬四两，同上制　生地黄四两，酒洗浸　熟地黄四两，酒洗浸

上为细末，炼蜜为丸，如梧子大，每服五七十丸，温酒送下，不饮酒白汤下。

玄菟固本丸

生地黄酒浸　熟地黄酒浸，蒸，俱不犯铁器　天门冬去心　麦门冬去心　五味子去枝　茯神去皮木。各四两　干山药白者，微炒，三两　莲肉　人参去芦　枸杞子各①二两。甘州者佳　菟丝子一斤，酒煮数沸，捣烂，压作饼，晒干，净称八两

上为末，炼蜜丸，如梧子大，每服五十丸，渐加至八九十丸，空心，滚白汤下，或淡盐汤下、温酒下俱可。

冷补丸《济生方》　治肾水燥少，不受峻补，口干多渴，目暗耳聋，腰痛腿弱②，小便赤涩，大便或秘。

天门冬去心　麦门冬去心　熟干地黄酒蒸　生地黄酒蒸③　川牛膝去芦　白芍药　地骨皮　石斛去根　玄参　沉香另研，不见火　磁石火焙七次，研，水飞过。各等分

---

① 各：原无，据万历本补。
② 弱：万历本作"软"。
③ 蒸：万历本作"洗"。

上为末，炼蜜丸，如梧子大，每服七十丸，空心，盐汤盐酒下。

广按：此方云冷补丸者，盖因当时不明心属火而恶热，肾属水而恶燥，反用热燥之药见伤之意也。

明目益肾丸

枸杞甘州者，□两①　当归　菟丝子　生苄各一两。俱酒浸　五味子半两　知母　黄柏各七钱。酒炒　茯神一两　山药　巴戟去心　人参　甘菊　天门冬去心。各五钱

上为末，炼蜜丸，如梧子大，空心，盐汤下五十丸。

三才封髓丹　降心火，益肾水。

天门冬去心　熟地黄酒洗　人参各五钱　黄柏炒褐色，三两　砂仁一两半　甘草七钱半，一方无

上为末，水糊丸如梧子大，每服五十丸，用苁蓉半两，切作片子，酒一盏，浸一宿，次日煎三四沸，去滓，空心送丸子。

古庵心肾丸

论曰：予尝见年高之人，有患其无子者，有恶其发白者。予谓之曰：无子责乎肾，发白责乎心。何则？肾主精，精盛则孕成；心主血，血胜则发黑，今也嗜欲无穷而亏其本然之真，忧虑太过而损其天然之性。心，君火也；肾，相火也。君火动而相火翕然从之，相火动则天君亦瞀乱而不宁矣。是二者有相须之道焉！夫发白者，古方皆责之于心，盖以心之所藏者神，神之所附者血，血之所动者火也，心火动则血沸腾，血沸腾则神不安，神不安则梦寐纷纭而髭发渐白矣。虽然天地间不过阴阳五行而已，五行有

---

① □两：万历本、崇祯本无此二字。

相生者，有相制者，今心火上炎，由乎肾水亏之不能制耳，是发白不独由于心也。夫无子者，古方皆责之于肾，盖以肾之所藏者精，精盈则有子，精亏则乏嗣耳。今肾精之妄泄，由乎心火所逼而使之然，是无子不独由于肾也。予虽不敏，粗具一方，补血生精，宁神降火，庶乎兼治。

熟苄　生苄俱怀庆者，酒浸，竹刀切　山药　茯神去木。各三两　山茱萸肉酒浸，去核　枸杞子甘州者，酒洗　龟板去裙，酥炙　牛膝去芦。各二两　牡丹皮去心　鹿茸火去毛，酥炙，一两　当归去芦，酒洗　泽泻去毛　黄柏炒褐色，一两五钱　辰砂为衣　黄连去毛，酒洗。各一两　生甘草半两

上为细末，炼蜜为丸，如梧桐子大，每服五十丸，渐加至一百丸，空心，温酒或淡盐汤任下，辰砂为衣，不遍再加一两。

法曰：心恶热，肾恶燥，此方补精益血，清热润燥，治心肾之圣药也，不独施于发白、无子二者，其惊悸怔忡，遗精盗汗，目暗耳鸣，腰痛足痿，诸症无不治也。

五精丸《澹寮方》　治肾虚痿弱，大补元气。

秋石刚硬者　鹿角霜　茯苓去皮　阳起石　山药各等分

上为末，酒糊丸如梧子大，空心①服五十丸，须要常近火边使干燥，庶几服之，无恋隔之患。

鹿峻丸　鹿禀纯阳，一名班龙。峻者，天地初分之气，牝牡相感之精也。医书称鹿茸角血髓，大补益于人，此峻则入神矣。其法用初生牡鹿三五只，苑囿驯养，每日以人参煎汤，同一切料草任其饮食，久之以硫黄细末和入，从少至多，燥则渐减，周而复始，

---

① 空心：万历本、崇祯本均作"每"。

大约三年之内，一旦毛脱筋露，气胜阳极，别以牝鹿隔苑诱之，欲交不得，或泄精于外，或令其一交即设法取其精，置瓷器内，香黏如饧是甘①峻也，随人所宜。补药，古方如六味地黄丸、八味丸、补阴丸、固本丸之类，以此峻加炼蜜三分之一，同和丸剂，或和鹿角霜一味为丸，空心，盐酒送下，用起虚瘵危疾尤捷。子之躯羸，赖此再造，愿与人人共之。

异类有情丸 此方并前方，四川韩飞霞作也

鹿角霜制法见前鹿柏固本丸下　鹿茸新如紫茄者，熏干，酒洗数遇酥炙，炭火令透，为细末　龟板八字文具者，醇酒浸七日，酥炙，透黄为末　虎胫骨新而真者，长水浸七日，蜜酥和炙令透，为细末

上霜板末各三两六钱，茸胫末各二两四钱，重罗极细，火炼白蜜入獖猪脊髓九条，同春剂为丸，每空心，盐汤下五七八十丸，周而复始。丈夫中年觉衰者，便可服饵。此方鹿纯阳也，龟、虎阴也，血气有情，各从其类，非金石草木例也。如厚味善饮之人，可以猪胆汁一二合于和剂中，以寓降火之义。

广按：丹溪补损条中，多主滋心血而补肾精为事，夫心恶热而肾恶燥，故凡热燥之药，皆损心肾而亏精血也，今附以上诸②方，皆是补精益血、清热润燥之剂，或专补肾，或兼补心，或补肾左尺，或兼补肾右尺，在人分而用之。

诸虚 新增

【附脉理】

《脉理提纲》曰：气虚脉细，或缓而无力，右手弱；血虚脉

---

① 甘：万历本、崇祯本均无此字。
② 诸：原作"访"，据崇祯本改。

大，或数而无力，左手弱；阳虚脉迟，阴虚脉弦，真气虚脉紧指。男子久病，气口脉弱则死，强则生。女人久病，人迎脉强则生，弱则死。

【附诸方】

四君子汤《和剂方》　补气和胃进食。

白术　人参　茯苓　甘草各等分

上㕮咀，水煎服。

广按：四君子汤用白术、人参、茯苓、甘草者，白术则健脾燥湿，人参则补肺扶脾，茯苓则降气渗湿，甘草则补胃和中。譬如宽厚和平之君子而不为奸险卒暴之行也。《和剂》云等分，愚以为药之君臣、剂之大小，又人之所处何如也。

四物汤《和剂方》　补血，和血，调经。

当归　白芍药　地黄妇人用生，男子用熟　芎䓖各等分

上㕮咀，水煎服。

广按：四物汤用当归、芍药、地黄、芎䓖者，当归则和血归经，芍药则凉血补脾①，生芐则生血宁心，熟芐则补血滋肾，芎䓖则行血通肝，其性不同，所治亦异。《和剂》云等分，愚以为随其所在而轻重之，庶得通变之道也。

王节斋曰：气虚补气，用四君子汤；血虚补血，用四物汤。虚甚者，俱加熟附子。盖四君、四物，皆和平宽缓之剂，须得附子健悍之性行之方能成功。附子热药，本不可轻用，但当病，则虽在暑热时月亦可用也。予尝治一仆人，五月间病热，口渴唇干，谵语，诊其脉虚细而迟，用四君子汤加黄芪、当归、芍药、熟附

---

① 脾：万历本作"肾"。

子，进一服愈甚，狂言狂走，或曰附子差矣。脉之如旧，仍增附子，进一大服，遂汗出而热退，脉还四至矣。又尝治一妇人，亦夏间病热，初用和调气血兼清热和解之剂，服二三服不应，热愈盛，舌上焦黑，膈间如火，漱水不咽，诊其两手脉皆虚而迟，右手微甚，六七日内谵语撮空，循衣摸床，诸恶证俱见，后用四物汤加黄芩、人参、白术、陈皮、麦门冬、知母、熟附子，服之一二时，汗出而热退。次日复热，再进一服，又退。又次日复发，知其虚极也，遂连进十服，皆加附子，脉始复而病安。

八物汤 平补气血，调和阴阳。

白术 人参 茯苓 甘草 当归 白芍 地黄 川芎

上㕮咀，水煎服。

十全大补汤《和剂方》 治男子妇人诸虚不足，五劳七伤，此药性温平补，常服生血气，壮脾胃。

白术去芦① 人参去芦 茯苓去皮 甘草炙 当归酒洗 白芍酒浸，炒 地黄酒洗，蒸焙 川芎 黄芪去芦 肉桂去皮。各等分②

上为粗末，每服五钱，水一盏半，生姜三片，枣二枚，煎至八分，温服。

双和汤《和剂方》 治男子妇人五劳七伤，血气不足，面色痿黄，四肢倦乏，将为虚劳之证，常服养气益血。

白芍七两半 当归酒浸，洗焙 熟地黄酒洗 黄芪去芦，蜜炙 川芎去芦。各三两 甘草炙 肉桂去皮，不见火。各二两二钱五分

上㕮咀，每服五钱，水一盏，姜三片，枣一枚，煎七分③，空

---

① 芦：崇祯本作"梗"。
② 各等分：原无，据万历本补。
③ 七分：原无，据万历本补。

心温服。

双和散《拔粹方》 补益血气，治虚劳少力。

黄芪去芦 熟地黄 当归去芦 川芎各一两 官桂去皮，七钱半 白芍去皮，七①钱半 甘草七分半 人参二钱

上㕮咀，每服五钱，水二盏，生姜三片，枣一枚，煎至八分，去渣温服。大病之后，虚劳气乏者宜此。

太真丸《御药院方》 治一切亡血过多，形容枯槁，四肢羸弱，饮食不进，肠胃溏泄，津液枯竭，久服生血补气，暖胃驻颜。

羊肉七斤，精者为妙，洗去筋膜，去脂皮，扯开，入药末 肉苁蓉一两 湿山药去皮，十两 当归十二两，去芦，酒洗 天门冬去心，焙干，一斤

上四味为末，置之羊肉内裹定，以麻缕缠缚，用无灰好酒四瓶，煮令酒尽，再入水二升又煮，直候肉烂如泥，再入黄芪末五两，人参末三两，白术二两，热糯米饭焙干为末，将前后药末同剂为丸，如梧子大，一日二次，服三②百粒，温酒送下，须以渐而进。如觉难丸，入蒸饼五七枚，焙干为末，同入臼杵千百下丸之。

养血当归地黄汤《拔粹方》 治病久血气渐虚，邪气入肾③，和④气养血。

芍药 当归 川芎 地黄 藁本 防风 白芷各一钱 细辛七分

上㕮咀，每服一两，水二盏，煎至一盏，去渣，食后温服。

---

① 七：万历本作"一"。
② 三：万历本作"二"。
③ 肾：原作"胃"，据崇祯本改。
④ 和：原作"全"，据万历本改。

黄芪建中汤《和剂方》 治男子妇人诸虚不足，赢乏少力，此药大生血气，补益荣卫。

黄芪去芦 肉桂去皮。各三两 白芍六两 甘草炙，二两

上㕮咀，每服五钱，水一盏半，姜三片，枣一枚，同煎八分服。一法用炒浮小麦煎，去滓，入饧少许，再煎令溶，稍热服。虚甚加熟附子。

十四味建中汤《和剂方》 治荣卫失调，血气不足，积劳虚损，形体赢弱，短气嗜卧，欲成劳瘵。

当归去芦，酒焙 白芍药 白术 麦门冬 黄芪炙 甘草 肉苁蓉酒浸 人参去芦 川芎 肉桂去皮 附子炮，去皮脐 半夏汤洗熟地黄酒浸焙 茯苓去皮。各等分

上㕮咀，每服五钱，水一盏半，姜三片，枣一枚，煎至八分①，空心温服。

未病莲心散《简易方》 治虚劳，或大病后心虚脾弱，盗汗遗精。

人参 白茯苓 莲肉各一两 白术 甘草炙 白扁豆炒 薏苡仁炒 北桔梗炒 干葛炒 黄芪炒 当归各半两 桑白皮 百合半夏曲 干姜炮 山药炒 五味子 木香 丁香 杏仁去皮尖，炮② 白芷 神曲炒。各一两

上㕮咀，每服五钱，水一盏，姜枣同煎，空心温服。

黄芪益损汤《直指方》 治诸虚劳倦。

官桂 熟地黄 半夏制 甘草炙。各三钱 石斛酒浸 当归 川

---

① 分：万历本此下有"去滓"。
② 炮：万历本作"炒"。

芎　黄芪炙　白术各一两　白芍药一两半　北五味半两　木香三钱

上㕮咀，每服一两，水二盏，姜五片，枣二枚。有热加柴胡，煎至一盏，通口服。

以上诸方治气血新虚之剂。

鹿茸大补汤《和剂方》　治男子诸虚不足，妇人亡血，一切虚损。

鹿茸酒洗数遍，酥涂，炭火炙令透，为细末　黄芪　当归酒浸洗　白茯苓　熟地黄各一两　白芍　附子炮　人参　肉桂　半夏　白术　石斛　五味子各一两半　甘草半两　肉苁蓉酒浸焙　杜仲炒断丝。各二两

上㕮咀，每服四钱，姜三片，枣一枚，水一盏①，煎七分，去滓，空心热服。

究原双补丸《简易方》　治一切虚损，五劳七伤，面色黧黑，唇口干燥，目昏耳鸣，夜梦惊恐，四肢酸疼，烦热盗汗。

鹿角霜三两　熟地黄酒浸蒸　沉香　菟丝子酒浸，蒸焙　覆盆子去枝蒂　白茯苓去皮　人参去芦　宣木瓜　薏苡仁　黄芪炙　苁蓉酒浸洗　五味子去皮　石斛去根，炒　当归去芦，酒浸　泽泻切块再蒸。各一两　麝香一钱，别研　朱砂半两，别研为衣

上为末，炼蜜丸，梧子大，每服五十丸，空心，盐汤、盐酒任下。

究原心肾丸《简易方》　理水火不既济，心忪盗汗，夜梦遗精，目暗耳鸣，腰膝缓弱。常服调阴阳，补心肾。

牛膝酒浸　熟地黄酒洗蒸　苁蓉酒洗。各二两　鹿茸火去毛，酒涂

---

①　水一盏：原无，据万历本补。

炙　附子炮，去皮脐　人参去芦　远志去苗，甘草水煮，去骨　白茯神①去木　黄芪蜜炙　山药炒　当归去芦，酒浸　龙骨煅。各一两　菟丝子酒浸，蒸煨成饼。三两

上为末，用浸药酒煮面糊丸，如梧桐子大，每服七十丸，空心，枣汤下。

广按：此方补虚温寒燥湿，盖为虚中有寒者设也。然虚中有热者，又当以古庵心肾丸治之。

瑞莲丸《经验方》　定心暖肾，生血化痰。

苍术主脾，一斤，内酒浸四两，醋浸四两，米泔浸四两，生用四两　枸杞子主肝，二两，甘州者佳　北五味主肺，二两，去枝梗　莲肉去心，一斤，去心皮，酒浸软，入猪肚内煮极烂，取出焙干为膏，每一斤纳猪肚二②个　熟地黄主血，二两，酒浸蒸　破故纸主肾③，二两，炒

上为末，煮猪肚膏，同酒糊丸，如梧桐子，空心，温酒下四五十丸。

诜诜书**苁蓉丸**《简易方》　治丈夫禀受气血有偏胜者，气胜血则阳盛，宜服此药和阳助阴。

熟地黄酒浸洗蒸一次，焙干，一两　紫巴戟　嫩鹿茸酥炙　龙齿各一两　川当归洗焙，一两半　人参去芦　石莲肉　肉苁蓉洗焙　北五味　嫩黄芪蜜炙　白茯苓各一两　菟丝子蒸二次，研，一两半

上为末，炼蜜丸如梧子大，每服五十丸，温酒、盐汤任下。

鹿茸四斤丸《和剂方》　治肝肾虚损之极，以致筋骨痿弱，不能自持，起居无力，足膝酸疼，肌体瘦悴，气血不生。

---

① 神：万历本作"苓"。
② 二：崇祯本作"一"。
③ 肾：万历本作"脾"。

肉苁蓉酒浸　天麻　菟丝子酒浸，另研　牛膝酒浸　熟地黄　杜仲酒浸　鹿茸去毛，酥炙　干木瓜各①等分

上为末，蜜丸如梧子大，每服五十丸，米汤或酒，空心下。

五味子丸《本事方》　理肝肾俱虚，收敛精气，补真阳，止虚汗。

益智仁炒　肉苁蓉酒浸，焙　川巴戟去心　人参去芦　五味子去枝　骨碎补去毛　土茴香　白术　覆盆子　白龙骨　熟地黄　牡蛎童便煅淬七次　菟丝子各等分

上为末，炼蜜丸，如梧桐子，每服三十丸，空心，米汤下。《拔粹方》名巴戟丸。

广按：此方专为遗精盗汗已久、虚脱者设也。

金樱丹《御药院方》　治男子去血失精，妇人半产漏下，五劳七伤，衰惫之极，身体瘦削，四肢困乏，虚劳骨蒸等疾。

金樱取汁　仙术取汁　生地黄取汁　仙灵皮取汁　木香　肉苁蓉酒浸，研膏　菟丝子酒浸，另研　牛膝酒浸　生鸡头肉干　丁香　生莲子肉干　干山药　麝香别研，后入　柏子仁别研　甘草炒②　人参　茯苓去皮　陈皮去白　菖蒲各一两

上将菟丝子以下同为细末，入柏子仁并白砂蜜，入银石器中，于炉内置熟火五斤，炼蜜微解，入儿孩母乳汁二升，以篦搅，次入上项膏汁，同搅匀，勿令住手，倾入药末，一处搅熬，至火消，续续缓添熟火，勿令火紧，熬至膏成，取出就于银石器中，候稍温，入麝末一处搜和成剂，更于石臼中杵千余下，每两作十丸，

---

① 各：原无，据万历本补。
② 炒：万历本无此字。

每服一丸，空心，细嚼酒下。

无比山药丸《和剂方》　治诸虚百损，五劳七伤，肌体消瘦，耳聋目暗。常服壮筋骨，益肾水。

赤石脂　茯神去皮木　巴戟去心　牛膝去芦，酒浸　泽泻　干熟地黄酒蒸　山茱萸肉各一两　山药三两　杜仲去皮炒　菟丝子酒浸。各三两　苁蓉酒浸，四两　五味子拣，六两

上为末，炼蜜丸如梧子大，每服三十丸，空心，温酒下。

还少丸杨氏方　大补真气虚损，肌体瘦悴，目暗耳鸣，气血凝滞，脾胃怯弱，饮食无味。

干山药　牛膝酒浸一宿，焙干。各一两半　白茯苓去皮　山茱萸肉楮实　杜仲去皮，姜汁和酒炙香　五味子　肉苁蓉酒浸，焙　巴戟去心远志去心　茴香①各一两　石菖蒲　枸杞子　熟芐烧焙。各半两

上为末，炼蜜为丸，入蒸熟枣肉和匀，丸如梧子大，每服五十丸，空心，温酒、盐汤下。

是斋双补丸《简易方》　平补气血，不燥不热。

熟地黄半斤，补血　菟丝子半斤，补气

上为末，酒糊丸，如梧子大，每服七十丸，人参汤任下。气不顺，沉香汤下；心气虚，茯苓汤下；心气烦躁不得睡，酸枣仁汤下；肾气动，茴香汤下；小便少，车前子汤下；小便多，益智汤下。

小菟丝丸　治肾气虚损，目眩耳鸣，四肢倦怠，夜梦遗精。又云：心腹胀满，脚膝酸痿，小便滑数，股内湿痒，水道涩痛，小便出血，时有遗沥，并宜服之。

---

① 香：崇祯本此下注有"炒"字。

石莲肉二两　菟丝子酒浸，五两　白茯苓一两　山药二两七钱，打糊

上为末，山药打糊丸，如梧子大，每服五十丸，空心，盐汤下。脚无力，木瓜汤下。

叶氏十补汤《简易方》　治诸虚不足，安益心肾。

沉香不见火①　木香②　半夏汤泡七次　白芍药各一两　当归酒浸，一宿　黄芪蜜炙　生干地黄洗　茯神去木。各半两　肉桂去皮，四钱　北五味子　酸枣仁炒　陈皮去白。各三钱　天台乌药　麦门冬去心　人参　白术各二钱半

上㕮咀，每服五钱，水一盏，姜三片，枣二枚，煎七分，分温③服。

返本丸　补诸虚百损。

黄健牛肉不拘多少，去筋膜，切片，以河水洗数遍，令血水尽，仍浸一宿，次日再洗一二遍，水清为度，用无灰好酒入瓷器内，重泥封固，桑柴文武火一昼夜，取出如黄沙为佳，焦黑无用，焙干为末，每用末半斤，用后药末一斤为则　山药葱盐炒，去葱盐　莲肉去心，葱盐炒，去葱盐　白茯苓去皮　小茴香微炒。各四两

上为细末，和匀，用好红枣不拘多少，蒸之，候④烂，剥去皮核，研为膏，加好酒，入前药和剂为丸，如梧子大，晒干，空心，温酒下五十丸，日进三服，久服止一服。切忌用面糊米饮之类为丸，不效。

---

① 不见火：万历本无此三字。
② 香：崇祯本此下注有"煨"字。
③ 分温：万历本作"去滓"。
④ 候：原作"大"，据万历本改。

海藏大五补丸 补诸虚不足。

天门冬去心　麦门冬去心　茯神去木　菖蒲　人参　益智　枸杞　地骨皮　远志　熟苄各等分

上为末，炼蜜丸，如梧子大，空心，酒下三十丸。

茸珠丸《澹寮方》　昔西蜀药市中，尝有黑发朱颜道人，每大醉高歌万声，曰：尾闾①不禁沧溟②竭，九转灵丹都谩说，惟有斑龙顶上珠，能补玉堂关下穴③。即货此药也，朝野遍传。一名斑龙丸。

鹿角胶炒珠子　鹿茸去皮毛，切片，酥炙，或盐炒，或浊④酒炙　鹿角霜　阳起石煅，醋淬　大附子另研，半钱　当归　地黄九蒸九焙。各八钱　辰砂别研，半钱　肉苁蓉　酸枣仁去壳，捣膏　黄芪蜜炙　柏子仁去壳。各三钱⑤，同枣仁捣膏

上为细末，酒煮面为丸，如梧子大，每服五十丸，空心，温酒、盐汤任下。

养气丹　治诸虚百损，真阳不固，气不升降，或发喘促。方见风热

广按：古人补虚方中多是燥热之药，盖为虚中生寒者设也。然虚中生热者，十常八九，而虚中生寒者，百无一二。世俗好温而恶寒，好甘而恶苦，用药处方故至于斯，不可尽弃，谨录可用者于上。中间有用附子者，此又甚焉。然肥白人阳虚、气虚、脾

---

① 尾闾：原作"龙斗"，据《全唐诗·第八百六十二卷》改。
② 溟：原作"浪"，据《全唐诗·第八百六十二卷》改。
③ 穴：原作"血"，据《全唐诗·第八百六十二卷》改。
④ 浊：万历本无此字。
⑤ 各三钱：原无，据万历本补。

虚有湿，衰老人命门火衰，阳事不举，脉沉细而迟者，又不可舍附子也。

降心丹《和剂方》　治心肾不交，盗汗遗精，及服热药过多，上盛下虚，小便赤白浊①，常服镇心益血。

熟干地黄酒浸，焙干，三两　天门冬去心，三两　麦门冬去心　人参　茯神去木　山药　茯苓去皮　远志甘草煮，去芦②骨。各二两　当归去芦　肉桂去皮。各半两　朱砂半两，别研为衣

上为末，炼蜜丸如梧子大，每服三十丸，人参汤下。

平补镇心丹《和剂方》　治心血不足，时或怔忡，夜多异梦，如坠层崖，常服安心肾，益荣卫。

白茯苓去皮　五味子去梗　车前子　茯神去皮木　肉桂各③一两　麦门冬去心。各一两二钱半　远志去心，甘草煮，一两半　天门冬　山药洗，姜制　熟节酒蒸。各一两半　酸枣仁去皮，炒，二钱半　人参去芦，五钱　龙齿二两半　朱砂半两，别研为末

上为末，炼蜜丸如梧桐子大，每服二十丸，空心，米饮、温酒任下。

十四友丸《和剂方》　治心肾虚损，神志不宁。

白茯苓　白茯神去木　酸枣仁炒　人参各一两　龙齿别研，二两　阿胶蛤粉炒　黄芪　远志去心，汤酒焙　当归酒洗　熟地黄　柏子仁别研　肉桂　紫石英别研。各一两　辰砂别研，一钱

上为末，同别研四味细末，炼蜜为丸④，如梧子大，每服三十

---

① 浊：此下原衍"气"字，据万历本删。
② 芦：原作"若"，据崇祯本改。万历本无此字。
③ 各：原无，据万历本补。
④ 为丸：原无，据万历本补。

丸，食后，枣汤下。

天王补心丹 宁心保神，益血固精，壮力强志，令人不忘，清三焦，化痰涎，去烦热，除惊悸，疗咽干，育养心神。

熟地黄　白茯苓　人参　远志去心　石菖蒲　玄参　柏子仁桔梗　天门冬去心　丹参　酸枣仁炒　麦门冬去心　甘草炙　百部五味子　茯神　当归　杜仲姜汁浸，炒断丝

上各等分为细末，煮蜜丸如弹子大，每两作十丸，金箔为衣，每服一丸，用灯心枣汤化下，食远临卧服。或作小丸亦可。

广按：以上四方兼治心肾二经之药，以下诸方独治心经之药也。

妙香散 治男子妇人心气不足，精神恍惚，虚烦少睡，夜多盗汗，常服补益气血，安镇心神。方见发热类

宁志膏《和剂方》　治心气虚耗，神不守舍，恐怖惊惕，恍惚健忘，睡卧不宁，梦涉危险，一切心疾，并皆治之。

乳香五钱，坐水盆中，研　辰砂研细，水飞，半两　酸枣仁炒，去皮，取末，一两　人参取末，一两

上和匀，炼蜜丸如弹子大，每服一丸，温酒枣汤下①。

茯苓补心汤 治心虚耗不藏精②血，以致面色黄悴，五心烦热，咳嗽唾血，及妇人怀妊，恶阻呕吐，亦服之。方见咳血

灵砂宁志丸杨氏方　治男妇大病后，伤损荣卫，失血过多，精气虚损，心神恍惚，不得眠睡，饮食全减，肌体瘦弱。

辰砂二两，不夹石者，用夹绢袋盛，悬于银石器内，用椒红三两，取井

---

① 下：此下原衍"心下"二字，据万历本、崇祯本删。

② 精：原作"能"，据万历本改。

华①水调椒红，入于器内，可八分，别用锅子注水，置外砂器在内，重汤煮令鱼眼沸三昼夜为度，取出辰砂，细研，水飞　白术　鹿茸燎去毛，酥炙黄黄芪蜜炙　茯神去木　人参去芦。各三两　石菖蒲一两

上为末，次入辰砂研匀，用枣肉和杵一二千下，丸如梧桐子大，每服三十丸，温酒、米饮，空心任下。

叶氏镇心爽神汤《简易方》　治心肾不交，上盛下虚，心神恍惚，睡多惊悸，小便频数，遗精白浊，常服镇心安神。

石菖蒲去毛，半两　甘草炙，四钱　人参去芦　赤茯苓去皮。各三钱　酸枣仁汤浸，去壳，炒②，一钱半　当归酒浸焙，三③钱　南星炮，二钱半　陈皮去白　干山药　细辛去苗　紫菀去芦　半夏汤泡七次川芎不焙④　五味子各二钱　通草　麦门冬去心　覆盆子各一钱半柏子仁炒　枸杞子各一钱

上咬咀，每服四钱，水一盏，蜜一匙，煎五分，去滓取药汁，入麝香少许，再煎一二沸，温服不拘时。

辰砂远志丸《本事方》　安神镇心，消风化痰。

石菖蒲去毛　远志去心　人参　茯苓⑤去木。各一两　辰砂半两川芎　山药　铁粉　麦门冬去心。各一两　细辛半两　天麻　半夏曲南星炒黄　白附子生。各一两

上为末，用生姜五两，取汁入水煮糊丸，如绿豆大，别以朱砂为衣，每服二十丸，夜卧，生姜汤下。

---

① 华：原作"水"，据万历本改。
② 炒：万历本、崇祯本均无此字。
③ 三：万历本、崇祯本均作"二"。
④ 不焙：万历本无此二字。
⑤ 茯苓：万历本作"茯神"。

镇①心丹《济生方》 治男子妇人心气不足，神志不宁，一切心疾，并皆治之。

远志甘草煮，去心 熟地黄酒洗，蒸焙 新罗人参 木鳖子炒，去壳 白术各五两 麦门冬去心 当归去芦，酒浸焙 石菖蒲 石莲肉去心，炒 黄芪去芦 茯神去木 柏子仁拣净 茯苓去皮 益智仁各三两 朱砂五十②两

上将人参等十四味各如法修制，锉碎，拌匀，次将朱砂滚和，以夹生绢袋盛贮，用麻线紧系袋口，却用瓦锅一口，盛水七分，重安银罐一个于锅内，入白沙蜜十斤，将药袋悬之中心，不令着底，使蜜浸过药袋，以桑柴火烧令滚沸，勿使火歇，煮三日，蜜焦黑再换蜜煮，候七日足，住火取出，淘去众药，洗净朱砂，令干，入牛心内，入白沙蜜于重汤内蒸，如汤干，复以热水从锅弦添下，候牛心蒸烂，取砂再换牛心，如前法蒸，凡七次，其砂已熟，即用汤水淘净，焙干，入乳钵，玉杵研至十分细，米粽为丸，如豌豆大，阴干，每服二十丸，食后，人参汤、枣汤、麦门冬汤任下。

广按：本草云：此物镇养心神，但宜生使，炼服则有毒，少有不作疾者。以此观之，反不如生使之为愈也。

一方 治心气虚损。《百一选方》

猪腰子一枚，用水二碗，煮至一碗半，将腰子细切，入人参半两，当归身半两，同煎至八分，将腰子吃，以汁送下，久服为妙也。

---

① 镇：原无，据万历本补。
② 五十：万历本作"五"。

补心神效丸《百一选方》

黄芪蜜炙焙　茯神去木。各四两　人参去芦，四两　生干地黄①四两　柏子仁　酸枣仁泡七次，去壳　五味子各二两②

上为末，蜜丸，如梧桐子，每服五十丸，米饮、温酒任下。盗汗不止，麦麸汤③下；乱梦失精，人参龙骨汤下；卒暴心痛，乳香汤下；虚烦发热，麦门冬汤下；吐血，人参汤下；大便下血，当归地榆汤下；小便出血，茯苓车前子汤下；中风不语，薄荷生姜汤下；风痫涎潮，防风汤下。

八物定志丸《拔粹方》　补益心神，安定魂魄，去邪热，治风④痰。

人参一两半　石菖蒲　远志去心　茯苓去皮　茯神去心。各一两　朱砂一钱　麦门冬去心　白术各半两　牛黄二⑤钱，别研

上为细末，炼蜜为丸，如梧子大，米饮下五十丸，无时。

大归神丹　安镇心神，固济元气。

颗块朱砂入猪心内，酒蒸　酸枣仁⑥　当归　人参　白茯苓⑦去木。各二两　龙齿　远志姜汁炒　琥珀各二两　金箔　银箔各二十片

上为末，酒煮稀糊丸，如梧桐子大，每服二十丸至三十丸，麦门冬汤下。如寝不寐，乱梦，炒酸枣仁汤下。

---

① 生干地黄：万历本此下有"远志去心各四两"。
② 五味子各二两：万历本无此六字。
③ 麦麸汤：万历本作"浮麦汤"。
④ 风：原无，据万历本补。
⑤ 二：万历本作"三"。
⑥ 酸枣仁：崇祯本此下注有"去壳"二字。
⑦ 茯苓：崇祯本作"茯神"。

又方

石草蒲三分　茯神　人参各五①分　远志七分

上为细末，白汤调服方寸匕。

以上诸方治脏腑久损之剂。

广按：古方滋补虚损之剂，多不清切。夫心肾主阴血，心恶热而肾恶燥，则清热润燥之药是补心肾而泻肺脾也；肺脾主阳气，肺恶寒而脾恶湿，则温寒燥湿之药是补脾而泻心肾也。今一方而能通补之乎？五脏岂有齐损之乎？如《袖珍方》中三建汤、菟丝子丸、安肾丸、麝香鹿茸丸、椒附丸、苁蓉大补丸、橘皮煎丸、起痿丸、正元散、固真丸，《丹溪心法·附方》中价宝丹、延龄丹、添精补髓丹、巨胜子丸、如意丸、延生护宝丹、延寿丹等剂，皆是类聚辛香燥热之药，补阳而消阴，助气而耗血，殊不知人身中阳常有余，阴常不足，气常有余，血常不足，用此药损不足而益有余，实实虚虚之祸谁任其咎？今将此等偏方不录，外止录简当中和之剂，以便后人也抑尝论之。《局方》用辛香燥热之剂而不觉其非者，盖以其能健脾燥湿，多进饮食也。虽然，则阴血潜消而心肾暗损，容颜日改而寿算日偷矣。可不畏哉！可不谨哉！

或问曰：《长营集》一少年素好风月，今孟夏清河之时，赴宴笑谈间而卒，其故何也？予曰：此阴竭而阳暴绝也。何以明之？盖人之阴血为阳气之依附，此少年平日色欲过度，阴血已竭，一旦赴宴，马上劳后心中隐忿不无动火，火性炎上，阳无依附，遂随火而发越也。譬如树木赖土培养，平日土亏根露，一旦天地作变，则树木亦随风而倾倒矣。夫阳为阴之先导，阴为

---

① 五：崇祯本作“二”。

阳之依附，天先乎地，夫先乎妇，气先乎血，先导之义也；天倚乎地，夫倚乎妇，气倚乎血，依附之义也。不曰阳阴而曰阴阳，盖以阴有形，为阳无形之依附也。知此理者，可不以阴血为至宝乎哉！

卷之二十

妇人门上

经病_{九十二}

《丹溪心法》

妇人经水过期，血少也，四物加参、术，带痰加南星、半夏、陈皮之类。经水不及期而来者，血热也，四物加黄连。过期紫黑有块，亦血热也，必作痛，四物加香附、黄连。过期淡色来者，痰多也，二陈加川芎、当归。过期而来是血虚，宜补血，用四物加黄芪、陈皮、升麻。未及期先来乃是气血俱热，宜凉气血，柴胡、黄芩、当归、白芍、生芐、香附之属。经不调而血水淡白，宜补气血，参、芪、芎、归、香附、白芍。腹痛加胶珠、艾叶、玄胡索。经候过而作痛者，乃虚中有热，所以作疼。经水将来作疼者，血实也_{一云气滞}，四物加桃仁、黄连、香附。临行时腰疼腹痛，乃是郁滞，有瘀血，宜四物加红花、桃仁、莪术、玄胡索、香附、木香，发热加黄芩、柴胡。紫色成块者，热也，四物加黄连、柴胡之类。痰多，占住血海地位，因而下多者，目必渐昏，肥人如此，用南星、苍术、川芎、香附，作丸子服之。肥人不及日数而多者，痰多，血虚有热，亦用前丸药中，更加黄连、白术丸服。血枯经闭者，四物加桃仁、红花。躯脂满经闭者，以导痰汤加黄连、川芎，不可服地黄，泥膈故也，如用，以姜汁炒。肥胖饮食过度之人而经水不调者，乃是湿痰，宜苍术、半夏、滑石、茯苓、白术、香附、川芎、当归。临经来时肚痛者，四物汤加陈皮、玄胡索、牡丹皮①、甘草。痛甚者豆淋酒，痛缓者童便煮莎，入炒条芩末为丸。经水去多不能住者，以三补丸加莎根、龟板、金毛狗脊。阴虚经脉久不通，小便涩，身体疼痛，四物加苍术、牛膝、陈皮、生甘草。又用苍莎丸加苍耳、酒芍药为丸，就煎前药吞下。

又方 治经水过多。

黄芩炒 白芍炒 龟板炙。各一两 黄柏炒，三钱 椿树根皮七钱半 香附子二钱半

上为末，酒糊丸，空心，温酒或白汤下五十丸。

又方 治积痰伤经不行，夜则妄语。

瓜蒌子一两 黄连半两 吴茱萸十粒 桃仁五十个 红曲二钱 砂仁三两 麻秕木

上为末，生姜汁浸②，炊饼为丸，梧子大，服一百丸，空心，滚白水下③。

又方 治一切瘀血为痛。

香附四两④，醋煮 瓦垅子煅，二两，醋煮一昼夜 桃仁二两 牡丹皮 大黄熟蒸 当归各一两 川芎 红花各半两

上为末，蒸饼丸如梧子大，空心，温酒下三五十丸。

导痰汤 见痰类

三补丸 见补损

---

① 皮：原无，据万历本补。
② 浸：原作"化"，据万历本改。
③ 滚白水下：原无，据万历本补。
④ 两：万历本作"个"。

苍莎丸见咳嗽

【附诸方】

月经不调

加减四物汤 治冲任虚损，月水不调，脐腹疠痛。

当归　川芎　芍药　熟苄各①等分

上以水煎服。加减于后：若经候微少，渐渐不通，手足烦疼，渐瘦，生潮热，脉微数，本方去地黄、川芎，加泽兰叶三倍，甘草半分；经候过多，本方去熟苄，加生苄，或只加黄芩、白术；经行身热，脉数头昏，本方加柴胡、芩；经行数少，或胀或痛，四肢疼痛，加延胡、没药、白芷，与本方等为末②，淡醋汤调下末子。经候不调，心腹疠痛，只用芎、归二味，名君臣散；气冲经脉，故月事频并，脐下多痛，加芍药；经欲行脐腹绞痛，加玄胡、槟榔、苦楝、炒木香减半；经水涩少，加葵花、红花；经水适来适断，或有往来寒热，先宜服小柴胡汤，后以四物和之；经候过而作痛，血气俱虚也，宜本方对四君子汤服之。

大温经汤《和剂方》 治冲任虚损，月候不调，或来多不已，或过期不行，或崩中去血过多，或经损娠，瘀血停留，小腹急痛，五心烦热。

阿胶碎炒　芎劳　当归去芦　人参去芦　肉桂去皮　甘草炙　芍药　牡丹皮各二两　半夏二两半　吴茱萸二两。各汤洗七次　麦门冬去心，五两半

上㕮咀，每服五钱，水一盏，姜五片，煎七分，空心热服。

---

① 各：原无，据万历本补。
② 为末：原无，据万历本补。

南狱魏夫人济阴丹《和剂方》 治妇人血海虚冷，久无孕育，及数坠胎，一切经候不调，崩中漏下，积聚诸证。

秦艽二两 京墨煅，醋淬，研，一两 糯米炒，一斗 川芎一两半 熟地黄酒浸①，四两 茯苓去皮，三两 人参去芦，二两 石斛去根，酒浸，二两 苍术米泔浸，去粗皮，八两 香附炒，去毛，四两 木香炮，一两 藁本去芦，二两 当归去芦，酒浸，一②两五钱 肉桂去粗皮，一两半 干姜泡，一两半 山药七钱半 泽兰叶四两 川椒去目，炒，七钱半 细辛去苗叶，一两半 桔梗炒，二两 桃仁去皮尖，一两，炒 大豆黄卷炒，半斤 甘草炙，二两 蚕布烧灰，二两 牡丹皮一两半

上为末，炼蜜为剂，每两作六丸，每服一丸，细嚼，空心，温酒、醋汤任下。以醋糊为丸，如梧桐子亦可。

交加地黄丸 治经水不调，血块气瘕，肚腹疼痛。

生芐一斤 老生姜一斤 玄胡索 当归 川芎 白芍药各二两 没药 木香各一两 桃仁去皮尖 人参各一两半 香附子半斤

上将地黄、生姜各捣汁，以生姜汁浸地黄渣，地黄汁浸生姜渣，皆以汁尽为度。次将余药为末，共作一处，日干，同为末，醋糊丸如梧子大，空心服五十丸，姜汤下。

内灸散《和剂方》 治妇人血气虚损，崩中漏下，淋沥不已，或凝积血块，腰腹刺痛。凡月水不调，血晕头眩皆治。

藿香叶 丁香皮 熟干地黄洗焙 肉桂去皮。各一两半 甘草炙 当归去芦，洗 白术 山药 白芷各八两 茴香一两半 藁本去芦 干姜炮 川芎 黄芪去苗。各一两 木香一两 陈皮去白，四两 白芍

---

① 浸：万历本、崇祯本均作"蒸"。
② 一：万历本作"二"。

药一两

上为末，每服三钱，水一盏，姜五片，艾十叶，同煎，空心热服，温酒调下亦可。如产后下血过多，加蒲黄煎，恶露不快，加当归、红花煎；呕吐，加藿香、生姜煎。

活血散《御药院方》　治冲任经虚，经事不调，不以多少、前后，并皆治之。

当归　川芎　白芍药　玄胡索各四两　肉桂去皮，一两

上咬咀，每服四钱，水一盏，煎至七分，食后热服。

温经汤《大全良方》　治妇人血海虚寒，月水不利。

当归　川芎　芍药　桂心　牡丹皮　莪术各半两　人参　甘草牛膝各一两

上咬咀，每服五钱，水一盏半，煎至八分，温服不拘时。

醋煮香附丸《澹寮方》　治妇人经候不调，血气刺痛，腹胁膨胀，头晕恶心，崩漏带下，便血癥瘕，并宜服之。

大香附砂盆擦去皮，以米醋浸半日，用瓦铫慢火煮令醋尽，漉出，切薄片，焙研为末

上用米醋煮糊丸，如梧桐子，日干，每服五十丸，淡醋汤下。一方香附子一斤，艾叶四两，当归二两，制如前法，治证一同，名艾附丸。

如圣丹《圣惠方》　治妇人经脉不调，赤白带下。

枯矾四两　蛇床子二两

上为末，醋糊丸如弹子大，用干胭脂为衣，绵裹放阴中，如①热极再换。

---

① 如：原作"用"，据万历本改。

增损四物汤《宣明方》 治月经不调，心腹疼痛。补血脏，温经注颜。

川芎 芍药 当归 熟地黄 白术 牡丹皮各五钱 地骨皮一两

上㕮咀，每服五钱，水二盏，煎至一盏，去滓，通口服，食前。

丹参散《大全良方》 治妇人经脉不调，或前或后，或多或少。产前胎不安，产后恶血不下，并治之。兼治冷热劳，腰脊痛，骨节烦疼。

丹参去芦，不以多少

上为末，每服二钱，酒调下。经脉不调，食前；冷热劳，无时。

桃仁散《大全良方》 治妇人月水不调，或淋沥不断，断后复来，状如泻水，四肢虚弱①，不能饮食，腹中坚痛，不可行动，月水或前或后，或月水不来，举体沉重，惟欲眠，多思酸物。

桃仁 甘草 半夏各一两 赤芍药 生地黄各二两 泽兰 牛膝 当归 桂心 牡丹皮 人参 蒲黄 川芎各一两

上㕮咀，每服一两，水二盏，生姜三片，煎至八分，空心服。

四制醋附丸《瑞竹堂方》 治妇人女子经候不调。

香附子去毛，一斤，作四分：一分好酒浸七日，一分小便浸七日，一分盐水浸七日，一分米醋浸七日。各焙干

上为末，醋糊丸如梧桐子大，每服七十丸，空心食前，盐酒

---

① 弱：原作"翕"，据万历本改。

送下。肥人依方服，瘦人加泽兰叶、赤茯苓各二①两。

广按：香附子血中之气药也，妇人血用事，今用香附子开郁行气，盖气行而血亦行矣，何病之不瘳哉！

当归地黄丸　治妇人血气不和，月事不匀，腰腿疼痛。

当归　川芎　白芍药　熟苄各半两　牡丹皮　玄胡各二钱半

人参　黄芪各一钱二分半

上为末，炼蜜丸如梧桐子大，每服三十丸，食前米汤送下。

广按：月信趱②前为热，宜用凉药以清热；退后为虚，宜用温药以补虚。以上诸方不及分而为二用者，审之。

月经不通

王节斋曰：妇人女子经脉不行，多有脾胃损伤而致者，不可便认作经闭血死，轻用通经破血之药。遇有此证，便须审其脾胃如何，若因饮食劳倦损伤脾胃，少食恶食，泄泻疼痛，或因误服汗下攻克药伤其中气，以致血少而不行者，只宜补养脾胃，用白术为君，茯苓、芍药为臣，佐以黄芪、甘草、陈皮、麦芽、川芎、当归、柴胡等药，脾旺则能生血，而经自行矣。又有饮食积滞致损脾胃者，亦宜消积补脾，若脾胃无病，果有血块凝结，方宜行血通经。

红花当归散《和剂方》　治妇人血脏虚竭，经候不调，或断续不来，或积瘀块，腰腹刺痛，肢体瘦弱。

刘寄奴草五两　当归去芦　牛膝酒浸。各一两　肉桂去芦　红花

白芷各一两半　甘草炙，二两　赤芍药一两　紫葳即凌霄花　苏木各

---

① 二：崇祯本作"一"。

② 趱（zǎn 攒）：赶，加快，加紧。

二两

上为末，每服二钱，空心，热酒调下。如经闭，浓煎红花酒调下。

通经丸《济生方》　治妇人室女经候不通，脐腹疼痛，或成血瘕。

川椒炒去汗　蓬术炒去烟　干漆炒去烟　当归去芦　青皮去白　干姜炒　大黄炒　桃仁炒　红花　桂心各等分

上为末，将一半用米醋熬成膏，和余药一半成剂，白中杵之，丸如梧桐子，阴干，每服五十丸，醋汤、温酒，空心下。

千金桃仁煎《简易方》　治妇人血积癥瘕，月水不行等疾。

桃仁去皮尖麸炒　朴硝　大黄各二两　虻虫半两，炒令黑色

上和匀，以酽醋二升半，于银石器中慢火煎取一半，却以桃仁、大黄、虻虫末入内，不住手搅，度可丸时，却下朴硝，更不住搅，良久出之，丸如梧桐子，五更初温酒下五丸。至日午取下如赤豆汁、鸡肝、虾蟆各样，以尽为度。

六合汤《济生方》　治妇人经事不行，腹中结块，腰腿重痛。

当归　白芍药　官桂去皮　熟地黄酒洗　川芎　蓬术炮。各等分

上㕮咀，每服四钱，水一盏，煎七分，空心服。

凌花散《澹寮方》　治妇人月水不行，发热腹胀。

当归酒浸　凌霄花　刘寄奴　红花酒浸，候煎药一二沸，即入　官桂去皮　牡丹皮酒洗　川白芷　赤芍药　延胡索各等分

上㕮咀，每服四钱，水一盏，酒半盏，煎八分，再入红花煎，热服。

玉烛散张子和方

四物汤、承气汤、朴硝各等分，水煎，食前服。四物汤见补损，

承气汤见伤寒

三和汤张子和方

四物汤、凉膈散、当归各中停水煎服。凉膈散见温热

一方 治室女月经不通。

紫葳一两 干漆炒，二钱半 芍药 蓬莪术 当归梢各半两

上为末，每服二钱，空心，酒调下。

一方 疗月经不通，腹中痛。

牛膝六钱 大黄 细辛 桃仁去皮尖双仁，五钱，炒 川芎 当归四钱 水蛭三钱，糯米炒

上为末，炼蜜丸，梧子大，每服二十丸，空心，酒下。

通经散《圣惠方》 治室女月水不通。

雄鼠屎一两，烧存性，为末，空心，温酒调下一钱，神效。

导经丸《圣惠方》 治妇人经病不通，脐腹连腰腿疼痛。

当归 川芎 白芍药 甘草炒 官桂 桃仁炒，一两 大黄二两 血竭二钱半 红花少许 地胆二十个，去翅足

上为末，炼蜜丸梧子大，每服三十丸，空心，温酒下，量虚实加减服之。

温经汤《大全良方》 若经道不行，绕脐寒疝痛彻，其脉沉紧。此由寒气客于血室，血凝不行，又为气所冲，新气与故血相搏，所以作痛，宜温经汤及桂枝桃仁汤。

当归 川芎 芍药 官桂 牡丹皮 蓬莪术各半两 人参 甘草 牛膝各二钱①

上㕮咀，每服一两，水二盏，煎至一盏，去滓，食前温服。

---

① 各二钱：原无，据万历本补。

桂枝桃仁汤《大全良方》

官桂　芍药　生地黄各二两　甘草一两　桃仁去皮尖,五十个

上㕮咀,每服一两,姜三片,枣子一枚,水二盏,煎至一盏,去滓温服。

当归散《大全良方》　治血脉不通。

当归　川山甲灰焙　蒲黄炒。各五钱　辰砂一钱　麝香少许

上为末,研停,每服三钱,热酒调下,薄荷汤亦可。

琥珀散《经验方》　治心膈迷闷,腹脏撮痛,气急痞塞,月信不通等疾。

乌药二两　当归　蓬莪术各一两

上为细末,每服二钱,温酒调下,服后以食压之。大忌生冷、油腻等物。产后诸疾,用炒姜汤调下。

万病丸《拔粹方》　治女人月经淋闭,月候不来,绕脐寒疝痛彻,及产后血气不调,腹中生瘕,结而不散等疾。

干漆杵碎,炒令烟尽,须清白如此一时　牛膝去苗,酒浸一宿,焙干。各一两

上为细末,生地黄汁一升,入二味,银石器慢火熬,候可丸,如梧桐子大,每服二丸,空心,米饮或温酒下。

通经散杨氏方　治冲任不调,经脉闭塞,久而不通,渐成坚瘦。服寻常通经药不效者,正宜服之。

斑蝥去翅足,炒　虻虫　水蛭麸炒黑。各四十枚　杜牛膝半两　当归　红花各三钱　滑石一钱半

上为细末,每服一钱,用桃仁七个,研细末,温酒调下,食前服。

广按:此方善能通经,然月候不通,有血滞者,有血枯者。

此方用之于血滞者可矣，若用之于血枯者，是犹求千金于乞丐也。

瑞金散《大全良方》 治妇人血气撮痛，月经不行，预先呕吐疼痛。

片姜黄四两 牡丹皮 蓬莪术 红花 当归 赤芍药 川芎 延胡索 官桂各一两半

上㕮咀，每服八钱，水一盏，酒三分，煎至八分，食前温服。

一方 治经候闭塞，亦治干血气。

斑蝥二十个，糯米炒 桃仁五十个，炒 大黄锦纹者，半两

上为细末，酒糊丸如梧桐子大，空心，温酒服五丸，甚者十丸。如或血枯经闭者，用四物汤送下。

血竭膏 治干血气。

用锦纹大黄酒浸，干，四两为末，以好醋一升，熬成膏，丸如鸡蛋大，每服一丸，热酒化开，待温，临卧服。大便利一二行，红脉自下。此药调经水之仙药也。又方加香附。

千金散 治经候不通。

萹蓄 瞿麦各四钱 槟榔 麦蘗 小茴香各三钱 大黄锦纹者，六钱

上为细末，每服三钱，临卧，温酒调下。

经病疼痛

大乌金丸 治妇人三十六病，思虑过度，变生多疾，孕育不成，崩中带下，五心烦热，口苦咽干，饮食无味，身疼羸瘦，面目痿黄，手足酸软，经水不匀，脐腹胀痛，发鬓黄落，喜卧倦起，产后恶血上行，心腹刺痛，败血不止，及子宫一切恶疾。

大艾叶 当归醋炒 破故纸炒 茴香炒 熟地黄醋炒 南木香不见火 吴茱萸 三棱 莪术各二两 川芎醋炒 芍药醋炒。各三两

香附子六两　延胡索一两　紫荆皮四两，醋炒

上先将艾二两，香附子六两，米醋一升，浸一日一夜，冬月三昼夜，煮干，炒令赤黑色，入后十二味同为末，米醋煮糯米糊为丸，如梧桐子大，每服七八十丸，空心，盐酒汤任下，日二服。如崩中下血不止，加棕灰一两，绵灰五钱，蒲黄炒一两，百草霜七钱。

玄胡索汤《济生方》　治妇人室女七情所感，血气相并，心腹疼痛，或连腰胁，甚作搐搦。但是一切血气经候不调，皆治有效。

当归去芦　蒲黄　玄胡索　赤芍药　片子姜黄　官桂不见火。各半两　乳香　木香不见火。各三钱　甘草一钱半　没药三钱

上㕮咀，每服四钱，水一盏，姜七片，煎至七分，食前温服。吐逆加半夏、橘红各半两。

琥珀散《济生方》　治妇人室女月水凝滞，腹胁胀痛，及血逆攻心，眩晕不省，并皆治之。

刘寄奴去梗　牡丹皮去木　熟地黄酒浸　玄胡索炒，去皮　乌药　赤芍药　蓬莪术　京三棱　当归去芦，酒浸　官桂不见火。各一两

一方有菊花、蒲黄炒。各一两

上前五味用乌豆一升，生姜半斤切片，米醋四升，同煮豆烂为度，焙干，入后五味，同为末，每服二钱，空心，温酒送下。

三神丸《济生方》　治室女①血气相搏，腹中刺痛，经候不调。

橘红二两　玄胡索去皮，醋煮　当归去芦，酒浸炒。各一两

上为末，酒煮米糊丸，如梧桐子大，每服一百丸，空心，艾醋汤下。

---

① 女：原作"人"，据万历本、崇祯本改。

当归煎丸《大全良方》　治妇人久积血气，发作刺痛，肌瘦乏力，月候不调。

当归三两，别研末　槟榔　赤芍药　牡丹皮　玄胡索各一两

上同当归末、米醋熬膏，入药丸如梧桐子，每服二十丸，温酒下。

姜黄散《大全良方》　治血脏久冷，月水不调，脐腹刺痛。

片姜黄四两　蓬莪术　红花　官桂　川芎各一两　玄胡索　牡丹皮　当归各二两　白芍药三两

上㕮咀，每服一两，水二盏，酒少许，煎至一盏，去滓，通口服，食前。

蠲痛散《大全良方》　治妇人血气刺痛。

荔枝核烧存性，五钱　香附子炒，一两

上为末，米饮调二钱，食前服，盐汤亦可。

牡丹散《拔粹方》　治妇人月水不利，脐腹疼痛，不欲饮食。

牡丹皮　川大黄炒。各一两　赤茯苓　生地黄　桃仁　当归官桂　赤芍药　白术　石韦去皮　木香各半两

上㕮咀，每服一两，水二盏，生姜三片，煎至一盏，去滓，通口食前服。

牛膝散《拔粹方》　治妇人月水不利，脐腹疼痛。

牛膝一两　官桂　赤芍药　桃仁　玄胡索　当归　牡丹皮　川芎　木香各七钱半

上为细末，每服三钱，温酒调下，食前。

替灸丸《秘方》　治妇人久冷，赤白带下，肚腹疼痛，经脉不通，面色痿黄，脚手疼痛，四肢无力，久无子息。此药常服温中暖脐，调经有子，服药未尽，即时有效。

茯苓　艾叶各八两　香附子　当归各四两　吴茱萸三两，炒　川芎　白芍药各二两

上用酸醋五升，沙锅煮药干为末，醋糊丸如梧桐子大，每服五十丸，空心午前，日二服，用淡醋汤送下。

大延胡索散《宣明方》　治妇人经病疼痛，并产后腹痛，或腹满喘闷，或癥瘕癖块，及一切心腹暴痛，平心胃急痛，尤宜服之。

玄胡索　当归　赤芍药　京三棱煨　川楝子去核　蓬术煨　官桂去皮　厚朴制　木香　川芎各二钱半　桔梗　黄芩　大黄各五钱　甘草一两　槟榔二钱

上为末，每服三钱，水一盏，煎六分，去滓热服，食前，日三服。如恶物多，去大黄、官桂，加黄药子、染槐子、龙骨各五钱。

延胡索散《大全良方》　治妇人血气攻心腹疼痛。

延胡索　当归　川芎　官桂各七钱半　木香　枳壳　赤芍药　桃仁各五钱　熟地黄一两

上咬咀，每服八钱，水一盏，生姜三片，煎至八分，去滓，通口食前服。

当归散《大全良方》　治妇人久积血气疞痛，小便刺痛，四肢无力，不能食。

当归酒炒　赤芍药　刘寄奴　没药　枳壳　玄胡索
上等分为末，热酒调下二钱，不拘时候。

失笑散《和剂方》　治小肠气痛，妇人血气痛欲死者。

五灵脂　蒲黄各等分
上为末，每服二钱，用醋一合，熬药成膏，入水一盏，煎七分，热服。

异方济阴丹《秘方》 治妇人内有血积，经水不调，腰腹疼痛。

香附子 三棱 蓬术 陈皮去白 青皮 败姜各一两

上用黑豆半升，米醋五升，同煮豆烂，取出焙干，留余醋打糊。

官桂 当归 赤芍药 白芍药 生地黄 熟地黄 泽泻 片姜黄 牡丹皮 干姜 川芎 刘寄奴 泽兰 人参 蒲黄细炒 木香 白术 玄胡索

上各一两，焙干，与前药为末，醋糊丸如梧桐子大，每服五十丸，炒姜酒下，艾醋汤亦得，空心食前。经事不行酒下，心脾疼姜汤下，或酒下。

经病发热

逍遥散《和剂方》 治血虚烦热，月水不调，脐腹胀痛，痰嗽潮热。

甘草炙，半两 当归去芦，炒 茯苓去皮 芍药 白术 柴胡去苗①。各一两

上咬咀，每服五钱，水一盏，煨姜一块，薄荷少许，煎至七分，温服。

人参荆芥散《和剂方》 治妇人血风发热，身体疼痛，头昏目涩，烦渴盗汗，或月水不调，脐腹疼痛，痎癖块硬等症。

赤芍药五两 柴胡去苗，七两半 牡丹皮五两 荆芥穗 鳖甲醋浸，去裙，炙黄 羚羊角 酸枣仁 枳壳去穰，麸炒 生干地黄 人

---

① 苗：万历本作"芦"。

参去芦　白术　肉桂去皮。各七钱半　防风去叉①　当归　芎莪　甘草各五两

上㕮咀，每服四钱，水一盏，姜三片，煎六分，温服，不拘时。

油煎散《和剂方》　治妇人血风发热，喘满多汗，口干舌涩。

五加皮　牡丹皮　赤芍药　当归去芦。各一两

上为末，每服一钱，水一盏，将青铜钱一文蘸油，入前项药同煎七分。煎不得搅，吃不得吹，常服此药能肥妇人。

滋血汤《和剂方》　治妇人血热气虚，经候不调，血聚四肢，或为浮肿，肌体发热，疑为劳瘵，宜以此药滋养通利。

马鞭草　荆芥穗各四两　牡丹皮一两　赤芍药　枳壳去白。麸炒　肉桂去皮　当归去芦，炒　川芎各二②两

上㕮咀，每服四钱，水一盏，乌梅一个，煎服，以经调为度。

牡丹散《和剂方》　治血气虚损，内则月水不行，外发潮热，肌体羸困，渐成骨蒸，并宜服之。

桂心　牡丹皮　芍药　延胡索炒　没药别研　陈皮去白。各一两　真蓬莪术　鬼箭各二钱半　红花　当归去芦。各一两　干漆炒，半两　苏木二钱半　甘草　乌药各一两

上㕮咀，每服三钱，水一盏，煎七分，不拘时。

加味四物汤　治冲任虚损，月水不行，肌肤发热，如瘵状。

当归　地黄　芍药　川芎各一两　柴胡半两　黄芩二钱半

上㕮咀，每服四钱，水一盏，煎七分，空心温服。

---

① 叉：万历本、崇祯本均作"芦"。
② 二：万历本作"三"。

茯苓补心汤《澹寮方》　治妇人去血过多，虚劳发热。

四物汤一两半，参苏饮三两，和匀，生姜五片，煎八分，温服。

四物汤见前

参苏汤见胃寒

麦煎散《圣惠方》　治少男室女骨蒸，妇人血风攻疰四肢，心胸烦壅。

鳖甲醋炙　大黄煨　常山　赤茯苓　柴胡　白芍药　当归　干漆炒烟尽　生地黄　石膏各一两　甘草半两

上㕮咀，每服一两，水二钟，小麦五十粒，煎至一钟，去滓温服，食前。有虚汗加麻黄根一两，治骨蒸热，黄瘦口臭，肌热盗汗。

黄芪散《大全良方》　治妇人热劳羸瘦，四肢烦疼，心躁口干，不欲饮食。

人参　黄芩　当归各七钱半　柴胡一①两半　黄芪　地骨皮　赤茯苓　麦门冬　生地黄　赤芍药各一两　甘草二钱半

上㕮咀，每服一两，水二钟，生姜五片，煎至一钟，食前服。

麦门冬散《大全良方》　治妇人客热，四肢烦闷疼痛，饮食不下。

麦门冬去心　前胡　赤茯苓各一两　羚羊角　赤芍药　桑白皮黄芪各七钱半　生地黄　甘草各五钱

上㕮咀，每服一两，水二钟，生姜三片，煎一钟，通口服。

犀角散《拔粹方》　治妇人客热，四肢烦闷疼痛，不下饮食。

---

① 一：万历本作"二"。

犀角屑　赤芍药　地骨皮　红花　甘草各五钱　柴胡一两　黄
芪一两半　麦门冬　人参　枳壳　赤茯苓各七钱半

上咬咀，每服五钱，水二钟，生姜三片，煎至一钟，去滓，通
口服，不拘时候。一方有生地黄七钱半。

地骨皮散《大全良方》　治妇人血风气体虚，发渴寒热。

柴胡　地骨皮各一两　桑白皮　枳壳　前胡　黄芪各七钱半
雪白茯苓　五加皮　人参　甘草　官桂　白芍药各五钱

上咬咀，每服一两，水二钟，生姜三片，煎至一钟，通口服。

柴胡散《大全良方》　治妇人寒热体瘦，肢节疼痛，口干心烦，
不欲饮食。

北柴胡　黄芪　赤茯苓　白术各一两　人参　地骨皮　枳壳制
生地黄　桔梗　桑白皮　赤芍药各七钱半　鳖甲醋炙，二两　麦门冬
三两　甘草五钱

上咬咀，每服一两，水二钟，生姜三片，煎至七分，温服。

小柴胡汤《大全良方》　治妇人伤风七八日，续得寒热，发作
有时，经水适断，此为热入血室，其血必结，故如疟状。

柴胡八钱　半夏二钱　人参　甘草　黄芩　生地黄各三钱　麦
门冬二钱

上咬咀，每服八钱，水一钟半，姜五片，枣二枚，煎至八分，
去滓温服。

柴胡饮子《宣明方》　治一切骨蒸积热，口干烦躁，寒热往
来，肺痿喘嗽，妇人余疾，产后经病。

柴胡　人参　黄芩　甘草　当归　芍药　大黄各一钱
喘嗽者加半夏、桔梗、五味子各五分。

上作一服，水二钟，生姜三片，煎至一钟，去渣温服，食后。

柴胡四物汤 治妇人日久虚劳，微有寒热，脉沉而疕。

川芎　熟地黄　当归　白芍药各一两半　柴胡八钱　人参　黄芩　甘草　半夏曲各三钱

上每服一两，水一盏半，生姜三片，煎八分，温服。

广按：妇人经病，有月候不调者，有月候不通者，然不调不通之中，有兼疼痛者，有兼发热者，此分而为四也。然四者之中，若细推之，不调之中有趱前者，有退后者，则趱前为热，退后为虚也；不通之中有血滞者，有血枯者，则血滞宜破，血枯宜补也；疼痛之中有常时作痛者，有经前经后作痛者，则常时与经前作痛为血积，经后为血虚也；发热之中有常时发热者，有经行发热者，则常时为血虚，有积经行为血虚有热也。此又分而为八焉。大抵妇人经病，内因忧思忿怒，外因饮冷形寒，何则？人之气血周流，忽因忧思忿怒所触，则郁结不行；人之经前产后，忽遇饮冷形寒，则恶露不尽，此经候不调不通、作痛发热之所由也。调其气而破其血，开其郁而补其虚，凉其血而清其热，治之有道也。欤！抑尝论之，气行血行，气止血止，故治血病以行气为先，香附之类是也；热则流通，寒则凝结，故治血病以热药为佐，肉桂之类是也。

崩漏九十三

《丹溪心法》

血崩，东垣有治法，但不言热，其主在寒，学者宜寻思之。急则治其标，用白芷汤，调百草霜末。甚者用棕榈灰，后用四物汤加炒干姜调理。因劳者，用参、芪带升补药。因寒者，用干姜；因热者，黄芩。崩过多者，先用五灵脂末一服，当分寒热。盖五灵脂能行能止。紫色成块者，热，以四物汤加黄连之类。妇人血崩，用香附、白芷丸服。气虚、血虚者，皆以四物汤加参、芪。漏下，乃热而虚，四物加黄连。崩中白带，用椒目末，又用白芷（石灰炒）去灰为末，茜草少许，粥丸服。一方用生狗头骨，烧灰存性，或酒调服，或入药服。一方五灵脂半生半炒，为末，酒调服。经血逆行，或血腥，或吐血，或唾血，用韭汁服效。夫妇人崩中者，由脏腑伤损，冲任二脉血气俱虚故也。二脉为经脉之海，血气之行，外循经络，内荣脏腑，若气血调适，经下依时，若劳伤过极，脏腑①俱伤，冲任之气虚，不能约制其经血，故忽然而下，谓之崩中暴下。治宜当大补气血之药，举养脾胃，微加镇坠心火之药，治其心，补阴泻阳，经自止矣。

【附诸方】

胶艾汤《和剂方》　治劳伤血气，冲任虚损，月水过多，淋沥不断，及妊娠调摄失宜，胎气不安，或因损动，漏血伤胎，并宜服之。

阿胶炒　芎䓖　甘草炙。各二两　当归去芦②　艾叶③炒。各二两熟地黄　白芍药各四两

上㕮咀，每服三钱，水一盏，酒半钟，煎至八分，空心热服。

伏龙肝散《和剂方》　治血气劳伤冲任，脉虚，经血非时注下，或如豆汁，或成血片，或五色相杂，脐腹冷痛，经久不止。

川芎三两　肉桂去皮，五钱　当归去芦，炒　干姜炮。各七钱半赤石脂一两　艾叶炒，三两　熟地黄　甘草炙，半两　麦门冬一两

---

① 腑：原作"肺"，据崇祯本改。
② 去芦：万历本、崇祯本此下均有"炒"字。
③ 艾叶：万历本本药剂量为"一两"。

伏龙肝一两，即①灶心土

上㕮咀，每服四钱，水一钟，枣二枚，煎七分，食前温服。

神仙聚宝丹《和剂方》 治妇人血海虚寒，外乘风冷，搏结不散，积聚成块，血气攻注，腹胁疼痛，及经候不调，崩中带下，并宜服之。

没药 琥珀各别研，一两 辰砂别研，一钱 木香煨，末②，一钱 乳香别研，二钱半 当归洗焙，取末，一两 麝香别研，一两

上研细合匀，滴水为丸，每一两作十五丸，每服一丸，温酒磨下。如一切难产及产后败血冲心，恶露未尽，并入童子小便。

艾煎丸 治崩伤淋沥不已，小腹满痛，常服益荣调经。

食茱萸汤洗 当归各七钱半 熟地黄 白芍药各一两半 石菖蒲炒 川芎 人参 熟艾四两，熟米饮调，作饼焙

上为末，酒湖丸如梧桐子，每服五十丸，酒饮任下。

镇宫丸《济生方》 治妇人崩漏不止，或下五色，或如豆汁，或状若豚肝，或下瘀血，脐腹胀痛，头晕目眩。

代赭石 紫石英煅，醋淬 禹余粮煅，醋淬七次 川芎 阳起石炒红，研 鹿茸火去毛，醋蒸焙 蒲黄炒 香附子醋煮。各二两 当归去芦，酒浸。各一两

上为末，用艾煎醋汁打糯米糊丸，如梧子，每服七十丸，空心，米饮下。

柏子仁汤《济生方》 治妇人忧思过度，劳伤心经，不能藏血，遂致崩中下血不止。

---

① 即：万历本此下有"年久"二字。
② 末：万历本无此字。

鹿茸火去毛，酒蒸焙　柏子仁炒。各一①两　芎䓖一两　香附子炒，去毛，二两　当归一两　甘草炙，半两　川续断一两半　茯神去木，一两　小草一两　阿胶一两，炒成珠

上㕮咀，每服四钱，水一钟，姜五片，煎七分，空心温服。

一方　治妇人血崩屡验。

当归　白芍药　棕榈　干姜

上等分，各烧存性为末，醋汤调，以有节朱筋左搅四十九转，食前服。

一方　治月水不止。

用阿胶炒枯为末，用好酒空心调服，艾汤亦可。

一方

艾叶如鸡子大　阿胶半两　干姜一钱

上为粗末，用水五钟，先煮艾姜，后入胶洋消，分作二服，空心。

鹿茸丸《大全良方》　治冲任虚损，以致经候过多。又为风冷所乘，尺脉微细，甚者可灸关元百壮。

鹿茸火去毛，醋炙煮　赤石脂　禹余粮各一两　艾叶　柏叶　附子炮去皮脐。各半两　熟地洗焙　当归酒浸　续断各二两

上为末，酒糊丸如梧桐子，每服五十丸，空心，温酒下。

广按：此方用附子，的系虚寒者方可，然崩症多属虚热，其虚寒者容或有之，或当老年崩久，与夫寒冷所乘，不可一概作虚热论也。

以上数方补虚温寒之剂。

---

① 一：万历本作"二"。

凉血地黄汤《拔粹方》　治妇人血崩，是肾水真阴不能镇守包络相火，故血走而崩也。

生地黄　当归各五分　黄连　黄檗　知母　藁本　川芎　升麻各二分　柴胡　羌活　防风各三钱　黄芩　甘草炙　细辛　荆芥　蔓荆子各一①分　红花少许

上㕮咀，作一服，水二钟，煎至一钟，去滓，通口服，食前。

金华散《简易方》　治妇人经血得热，崩漏不止。

延胡索　当归　瞿麦　牡丹皮　威灵仙各七钱半　干葛五钱　蒲黄五钱　石膏二两　桂心三分

上为末，每服二钱，水一钟，姜三片，煎七分，食前温服。

黄芩汤《简易方》　治崩中下血，今人多用止血补血之药，少能见效，此是阳乘阴则经水沸溢，宜清之为愈。

黄芩研为细末，烧称锤淬酒，调下三钱，食前服。

一方　治妇人血崩不止。

槐花一两　棕毛灰五钱

上为末，水二钟，盐少许，煎至七分，去滓温服。

如神散《圣惠方》　治妇人血崩不止，赤白带下。

香附子　赤芍药

上等分为末，盐一捻，水二钟，煎至一钟②，去滓，食前温服。

当归龙骨丸《宣明方》　治月事失常，经水过多，及带下淋沥，无问久新，赤白诸证，并产后恶物不止，或孕妇胎动不安，

---

① 一：万历本作"二"。

② 煎至一钟：原无，据万历本、崇祯本补。

疼痛漏下，及大人小儿下痢，并宜服之。

当归　芍药　黄连　染槐子　艾叶炒　茯苓各五钱　龙骨　黄柏各一两　木香二钱半

上为末，滴水丸如小豆大，每服五十丸，食前米饮送下。

解毒四物汤　治妇人经脉不住，或如豆汁，五色相杂，面色痿黄，脐腹刺痛，寒热往来，崩漏不止，并宜服之。

黄连　黄柏　黄芩　山栀子　当归　川芎　白芍药　熟地黄各一钱

用水二钟，煎至一钟，去滓，食前温服。

柏黄散《永类钤方》　疗经血不止。

黄芩一两一钱半　当归　柏叶　蒲黄各一两　生姜半两　艾叶二钱五分　生地黄六两　伏龙肝二两

上㕮咀，每服一两，水二钟，煎至一钟，去滓，食前温服。

芩心丸《瑞竹》　治妇人四十九岁已后，天癸当住，每月却行，或过多不止。

黄芩新枝条者二两重，以米醋浸七日，炙干，又浸又炙，如此七次

上为末，醋糊丸如梧子大，每服七十丸，空心，温酒下，日三服。

黄药子散《宣明方》　治月事不止，烦渴闷乱，心腹急痛，肢体困倦，不美饮食。

黄药子　当归　芍药　生地黄　黄芩①　人参　白术　知母　石膏各一钱　川芎　桔梗　甘草　紫菀　柴胡　槐花子各二分半

上用水二钟，煎至一钟，去滓，温服食前。

---

① 黄芩：万历本、崇祯本均无此药。

小蓟汤 治崩中不止。

小蓟茎叶研取汁一钟　生苄汁一盏　白术半两

上三件，入水一钟，煎温服。

奇效四物汤《圣惠方》　治血崩。

四物汤　艾叶　阿胶炒　黄芩

上等分，水二钟，生姜三片，煎至一钟，去滓，空心，食前温服。

广按：此方与胶艾汤少异，但胶艾汤纯于补虚，而此方补虚中又兼退热也。崩证虚而有热者，用此方与黄药子散最当。

以上数方凉血清热之剂。

如圣散《经验方》　治妇人血崩。

棕榈　乌梅各一两　干姜一两半。并烧过存性

上为细末，每服二钱，乌梅汤酒空心调下，久患三服愈。

十灰丸《济生方》　治崩中下血不止。

黄绢灰　马尾灰　藕节灰　艾叶灰　蒲黄灰　莲蓬灰　油发灰　棕榈灰　赤松皮灰　绵灰各等分

上为末，用醋煮糯米糊丸，如梧桐子，每服一百丸，米饮下。

荆芥散《大全良方》　治妇人崩中，连日不止。

用荆芥穗以灯盏多着灯心，好麻油点灯，就上烧荆芥焦色为末，每服三钱，童子小便调下。

独圣散《大全良方》　治妇人血崩不止。

用防风去芦叉，随多少为末，酒煮面清调下二钱，空心，日二服，更以面作糊，酒投之，极验。

当归散《圣惠方》　治妇人血崩不止。

当归　龙骨烧赤　香附子炒。各一两　棕毛灰五钱

上为末，每服四钱，米饮调，空心服。忌油腻、猪、鱼、鸡等物。

一方《大全良方》

用乌梅烧灰为末，乌梅汤调下。

一方《大全良方》

用棕榈烧存性为末，汤泡，酒令淡，调下三钱，空心服。

一方《大全良方》

用棕榈、白矾煅为末，酒调二钱服。

必效散《保真集方》 治妇人月经不调，及崩漏不止。

棕皮烧 木贼去节，烧灰存性。各二两 麝香一钱，研

上为末，酒调二钱，空心服。

备金散 治女人血崩不止。

香附子四两，炒 当归一两二钱 五灵脂一两

上为细末，每服五钱，空心，淡醋汤调下，立效。

莲蓬散 经血不止。

用莲蓬烧灰存性，为细末，每服二钱，调下。

一方 治血崩。

当归 干姜 乌梅 清木绵 棕榈各等分

上并烧灰存性为末，烧秤锤淬酒，空心调服，日三次。

以上数方止血住崩之剂。

广按：血属阴也，静则循经荣内，动则错经妄行。盖人之七情过极，则动五志之火，五志之火亢甚，则经血暴下，失期而来，久而不止，谓之崩中。如风动木摇、火燃水沸类也。治崩次第，初用止血以塞其流，中用清热凉血以澄其源，末用补血以还其旧。若止塞其流而不澄其源，则滔天之势不能遏；若止澄其源而不复

其旧，则孤子之阳无以立，故本末勿遣，前后罔紊，方可以言治也。

带下九十四

《丹溪心法》

带下，赤属血，白属气，主治燥湿为先。漏与带，俱是胃中痰积流下，渗入膀胱，无人知此，只宜升提，甚者上必用吐，以提其气，下用二陈汤，加苍术、白术，仍用丸子。一本作瓦垅子。又云：赤白带下，皆属血出于大肠、小肠之分。肥人多是湿痰，海石、半夏、南星、炒柏、苍术、川芎、椿皮。一方无椿皮，有青黛。瘦人白带少，如有者多热，以炒黄柏、滑石、椿皮、川芎、海石。如无海石，以蛤粉亦可。一方有青黛作丸子服。赤白带下，炒黄荆子为末，酒调下二钱，或米汤亦可。又治心痛，罗先生法，或十枣汤，或神佑丸，或玉烛散，皆可服。实者可行，虚者不可峻攻。血虚者，加减四物汤。气虚者，参、术、陈皮间与之。湿胜者，用固肠丸。相火动者，于诸药中，少加黄柏。滑者，加龙骨、赤石脂；滞者，加葵花。葵花白者治白带，赤者治赤带。性燥者，加黄连。痰气带下者，苍术、香附、滑石、蛤粉、半夏、茯苓丸服。寒月少加干姜，临机应变。必须断厚味。

入方

良姜　芍药　黄柏各二钱。俱炒成灰　椿白皮一两半

上为末，粥丸，梧子大，每服四五十丸，空心。

又方　一妇人白带兼风痛。

半夏　茯苓　川芎　陈皮　甘草　苍术　黄柏酒炒　南星　牛膝酒洗

咬咀，水煎，空心服①。

治妇人上有头风鼻涕，下有白带。

南星　苍术　柏皮炒　滑石　半夏　川芎　辛夷　牡蛎粉炒　酒芩等分②

上咬咀，水煎，去渣，食前服。

又方　治白带。

龟板炙　枳子各二两　黄柏炒，一两　白芍药七钱半　香附半两　干姜炒，二钱半　山茱萸　苦参　椿根皮各半两　贝母二钱③

上为末，酒糊丸梧桐子大，空心，米汤下五十丸。

又方　治赤白带下，或时腹痛。

龟板酒炙，二两　黄柏炒，一两　干姜炒，一钱　枳子二钱半

上为末，酒糊丸如梧子大，每服七十丸，日服二次。

又方　治妇人有孕白带。

苍术三钱　白芷二钱　黄连炒，二钱　黄芩炒，三钱　黄柏炒，一钱半　白芍二钱半　椿根皮炒，一钱半　山茱萸二钱半

上为末，糊丸，空心，温酒下五十丸。

治结痰白带，先以小胃丹，半饥半饱，津液下数丸，候郁积开，却宜服补药。

白术二两　黄芩半两　红白葵花二钱半　白芍七钱半

上为末，蒸饼丸，空心，煎四物汤下三五十丸。

固肠丸　治湿气下利，大便血，白带。去脾胃陈积之疾，用此以燥其湿，亦不可单用，须看病作汤使。

---

① 咬咀水煎空心服：原无，据万历本补。
② 等分：原无，据万历本补。
③ 二钱：原无，据万历本补。

椿根白皮性凉而燥，须炒用

上为末，酒糊丸服。

又方

椿根皮四两　滑石二两

上为末，粥丸梧子大，空心，白汤下一百丸。

又方　治白带，因七情所伤，而脉数者。

黄连炒　扁柏酒蒸　黄柏炒。各半两　香附醋炒　白芍　白术各一两　椿根皮炒，二两　白芷烧存性，三钱

上为末，粥丸梧子大，每服七十丸，食前，米饮下。

又方　治赤白带湿胜而下者。

苍术盐炒　白芍　滑石炒。各一两　枳壳炒　甘草各三钱　椿根皮炒，一两　干姜炮，二钱　地榆半两

上为末，粥丸，空心，米饮下一百丸。

【附诸方】

补宫丸杨氏方　治妇人诸虚不足，久不妊娠，骨热形羸，崩中带下，并宜服之。

鹿角霜　白茯苓　香白芷　白术　乌贼鱼骨　白薇　白芍药牡蛎煅　山药各等分

上为末，面糊丸如梧桐子，每服五十丸，空心，米饮送下。

内金鹿茸丸杨氏方　治妇人劳伤血脉，胞络受寒，小便白浊，昼夜无度，脐腹疼痛，腰膝无力。

黄芪　鸡内金　牡蛎　鹿茸　远志　肉苁蓉　五味子　龙骨附子　桑螵蛸各等分

上为末，炼蜜丸如梧桐子，每服五十丸，温酒饮任下。

当归煎《济生方》　治妇人赤白带下，腹内疼痛，不欲饮食，

日渐羸瘦。

当归去芦，酒浸　赤芍药　牡蛎火煅，取粉　熟苄酒浸，蒸焙　阿胶　白芍药　续断酒浸。各一两　地榆半两

上为末，醋糊丸如梧桐子，每服五十丸，空心米饮下。

卷柏丸《济生方》　治妇人室女腹脏冷热相攻，心腹疼痛，赤白带下，面色痿黄，四肢羸乏。

黄芪　熟黄洗。各一两半　鹿茸　卷柏醋炙　白石脂　赤石脂煅，醋淬。各七次　川芎　鳖甲醋炙　艾叶　代赭石醋煅淬七次　桑寄生　当归去芦，酒浸，炒　地榆各一①两　木香不见火　龙骨各半两　干姜七钱半

上为末，醋煮糯米糊丸，如梧桐子，每服七十丸，空心，米饮下。

威喜丸《和剂方》　治妇人血海久冷，白带、白浊、白淫，下部常湿，小便如米泔，或无子息。

白茯苓去皮，四两　黄蜡四两一钱　猪苓二钱半，去皮，同茯苓丁瓷器内煮二十余沸出，日干，不用猪苓

上取茯苓为末，溶蜡丸弹子大，空心细嚼，满口生津，徐徐咽服。忌米醋及使性气。

白芷散《大全良方》　治妇人赤白带下。

白芷一两　海螵蛸二②个，烧　胎发一个，烧

上为末，空心，酒调服二钱。

麝香丸《御药院方》　治妇人阴中久冷，或成白带，淋沥不断，

久无子息。

零陵香　藿香各二钱　蛇床子五钱　吴茱萸　枯矾　木香各三钱 麝香二分半　丁香　韶脑一钱半　不灰木　白芷二钱半　龙骨五钱

上为末，炼蜜为丸，每两作四十丸，每用一丸，绵裹纳阴中。

大效拱辰丸《秘方》　治妇人血海虚冷，白带时下，脐腹刺痛，久服令人延年，精神充实，多子嗣。

琥珀二钱　当归酒浸　沉香　木香　官桂各不见火　人参　黄芪 鹿茸酥炙　乳香　没药各一两　酸枣仁半两　鹿角霜　干姜　延胡索　柏子仁各半两

上为细末，炼蜜丸如龙眼大，每服一丸，温酒化下，空心。

暖宫妙应丸《秘方》　治妇人赤白带下。

艾叶　龙骨　当归　川芎　牡蛎　白芍药　牡丹皮　茯苓 赤石脂　熟地黄

上等分为末，面糊丸如梧桐子大，每服五十丸，空心，艾醋汤下。

艾煎丸《经验方》　治妇人诸疾腹痛，赤白带下。

香附子净　艾叶各一两　蔓荆子　神曲　枳壳去穰　当归各二两 吴茱萸　蓬莪术各一两

上用醋一大碗，慢火煮香附、艾叶，以醋尽为度，拣去艾叶，入糯米糊捻作饼子，日干，同前药为末，醋糊丸如梧桐子大，每服二三①十丸，食前米饮下，醋汤亦可。

以上数方辛温去湿寒之剂。

---

① 三：崇祯本无此字。

戴人玉烛散①

当归　芍药　川芎　熟苄各五钱　芒硝　大黄三钱　甘草一钱半

上㕮咀，生姜三片，煎服。

十枣汤见胁痛类

神佑丸见中湿热

以上三方苦寒除湿热之剂。

广按：妇人赤白带下之症，多是怒气伤肝。夫肝属木，脾属土，肝邪乘脾，木气克土，则脾受伤而有湿，湿而生热，热则流通，所以滑浊之物渗入膀胱，从小便而出也。古人作湿寒而用辛温之药治之者非，而丹溪作湿热而用苦寒之药治之者是矣。虽然古人曾用辛温之药治之而愈者，殊不知用苦寒之药是正治之法也，用辛温之药是从治之法也。盖湿热怫郁于内，肚腹疼痛，赤白带下，非辛温之药从治而能开散之乎？然湿热未曾怫郁，但止赤白带下而无腹痛之症，不若用苦寒之药并治之为当也。

---

① 戴人玉烛散：本方中药物剂量原无，据万历本补。

卷之二十一

妇人门下

产前九十五

《丹溪心法》

产前当清热养血。产妇因火动胎，逆上作喘急者，急用条芩、香附之类为末调下。条芩水中取沉者为佳。坠胎，乃气虚血虚血热。黄芩安胎，乃上、中二焦药，能降火下行。益母草即茺蔚子，治产前产后诸病，能行血养血，难产可煎作膏。地黄膏、牛膝膏皆可用。怀妊受物，乃一脏之虚，假如肝脏虚，其肝气止能生胎，无余用也。又云：不能荣其肝，肝虚故爱酸物。产前安胎，白术、黄芩为妙药也。条芩，安胎圣药也。俗人不知，以为寒①而不敢用，反谓温热之药可养胎，殊不知产前宜清热，令血循经而不妄行，故能养胎。胎热将临月，以三补丸加炒香附、炒白芍药，蒸饼丸服。抑热，以三补丸，用地黄膏丸。有孕八九个月，必用顺气，须用枳壳、紫苏梗。凡妊妇，脉细匀易产；大、浮、缓，火气散，难产。生产如抱船过坝一般。

入方　固胎。

地黄半钱　归身　人参　白芍各一钱　白术一钱半　川芎五分
陈皮一钱　黄芩半钱　甘草三分　黄连少许　黄柏少许　桑上②牛儿

---

① 寒：原作"害"，据万历本、崇祯本改。
② 上：原作"生"，据崇祯本改。

藤七叶，圆者

一本无芩。

上咬咀，每二钱，入糯米二十粒煎服。血虚不安者用阿胶。痛者用砂仁，止痛安胎行气故也。

束胎散　第八个月可服。

炒黄芩夏一两，春秋七钱半，冬五钱　白术二两，不见火　茯苓七钱半，不见火　陈皮三两

上为末，粥丸如梧桐子大，每服五六十丸，食远，温水下①。

达生散　又名束胎散。

大腹皮三钱　人参　陈皮各半钱　白术　芍药各一钱　紫苏茎叶，半钱　甘草炙，二钱　归身尾一钱

上作一服，入青葱五叶，黄杨脑七个，此即黄杨树叶梢儿也，或加枳壳、砂仁，以水煎，食后服。于八九个月服十数贴，甚得力。夏月加黄芩，冬不必加，春加川芎。或有别证，以意消息于后。气虚加参、术，气实倍香附、陈皮，血虚倍当归加地黄，形实倍紫苏，性急加黄连，有热加黄芩，湿痰加滑石、半夏，食积加山楂，食后易饥倍黄杨脑②，有痰加半夏，腹痛加木香、桂。

又方　第九个月服。

黄芩一两，酒炒。不宜凉药，怯弱者减半　白术一两　枳壳炒，七钱半　滑石七钱半。临月十日前小便多者，减此一味

---

① 如梧桐子大……温水下：原作"服"，据万历本、崇祯本改。
② 黄杨脑：原作"杨黄脑"，据万历本、崇祯本乙转。黄杨脑，中药名，为黄杨科植物黄杨或雀舌黄杨的叶。具有清热解毒、消肿散结的功效。主治疮疖肿毒、风火牙痛、跌打伤痛。

上为末，粥丸梧子大，每服三①十丸，空心，热汤下，多则恐损元气，气实人宜服。

又方② 安胎。

白术上 黄芩上 炒曲炒，中

上为末，粥丸服。一本云：用条芩一二两，为末，每一钱或半钱，浓煎白术汤调下。每次用白术五七钱煎汤。

恶阻从痰治，多用二陈汤。

戴云：恶阻者，谓妇人有孕，恶心，阻其饮食者是也。肥者有痰，瘦者有热，须用二陈汤。

入方

白术不以多少

上为末，水丸，随所好，或汤或水下。

子肿。

戴云：子肿者，谓妇人手足或头面通身浮肿者是也。

入方

山栀子炒，用一合

上为末，米饮吞下，或丸服。

三因鲤鱼汤 治妊娠腹大，胎间有水气。

白术五两 茯苓四两 当归 芍药各三③两

上细锉，以鲤鱼一个，修事如食法，煮取汁，去鱼不用，每服四钱，入鱼汁一钟半，姜七片，陈皮少许，煎至七分，去滓，

---

① 三：万历本、崇祯本均作"五"。

② 又方：本方中药物下"上、中"及炮制方法原无，据万历本、崇祯本补。

③ 三：万历本、崇祯本均作"二"。

空心服。

胎漏，气虚、血虚、血热，可服固孕之药。

戴云：胎漏者，谓妇人有胎而血漏下者。

参术饮① 治妊娠转胞。

四物汤四钱加 人参八分 白术八分 半夏姜制②，五分 陈皮八分 甘草三分

上咬咀，入生姜煎，空心服。

治胎动不安，已有所见。

艾叶 阿胶 当归 川芎各三两 甘草一两

上每服五钱，水煎，次下胶令烊，温服。

难产，气血虚故也。此盖九月十月之际，不谨守者有之，亦有气血凝滞而不能转运者，临月时服野天麻，熬膏，白汤调下。油、蜜、小便和极匀，治难产。

入方③

砂仁中 香附醋煮，上 枳壳中 甘草下

上为末，汤调下，以香油、蜜、小便和匀各半钟，调益母草末。

催生④。

白芷灰中 百草霜中 滑石上

上为末，用芎、归煎汤调下，或姜汁服。

天麻丸 易产。

---

① 参术饮：本方中药物剂量原无，据万历本、崇祯本补。
② 姜制：原作"制"，据万历本、崇祯本改。
③ 入方：本方药物下所注"上、中、下"原无，据万历本、崇祯本补。
④ 催生：本方药物下所注"上、中"原无，据万历本、崇祯本补。

天麻即益母草，六月间连根采，阴干

上为末，不拘多少，炼蜜丸如龙眼大，临产时，温酒或白汤化一丸，能除产后百病。

【附诸贤论】

王节斋曰：妇人半产，多在三个月、五个及七个月，除跌扑损伤不拘外，若前次三个月而堕，则下次必如期复然，盖先于此时受伤，故后至期必应，乘其虚也。遇有半虚者，产后须多服养气血固胎元之药，以补其虚损。下次有胎，先于两个半月后，即服固胎药十数服，以防三月之堕。至四个半月后，再服八九服，防过五月。又至六个半月后，再服五七服，以防七月，及至九个月内服丹溪达生散十数服，可保无虞。其有连堕数次胎元损甚者，服药须多，久则可以留。方用四物汤加人参、白术、陈皮、茯苓、甘草、阿胶、艾叶、条芩，多气加香附、缩砂，有痰加姜制半夏。调理妊娠在于清热养血，条实黄芩为安胎圣药，清热故也，暑月宜加用之。养胎全在脾胃，譬犹钟悬于梁，梁软则钟下坠，折则堕矣，故白术补脾为安胎君药。或因气恼致胎不安者，宜用川芎、陈皮、茯苓、甘草，多加缩砂，少佐木香以行气。

【附脉理】

《脉诀举要》曰：男女之别，以左右取。左疾为男，右疾为女。沉实在左，浮大在右。右女左男，可以预剖。离经六至，沉细而滑。阵痛连腰，胎即时脱。血瘕，弦急而大者生，虚小弱者即是死形。半产漏下，革脉主之，弱即血耗，立见倾危。

【附诸方】

验胎方 经脉不行已经三月者。

用川芎为细末，空心，浓煎艾叶汤调下一钱。觉腹内微动，则有胎也，否则是经滞。

胎动不安

安胎散《济生方》 治妊娠自高堕下，或为重物所压，触动胎气，腹痛下血。缩砂不拘多少，于熨斗内炒令热，却去皮，研为细末，每服二钱，热酒调服，艾盐汤亦可。

川芎散《简易方》 治妊妇从高坠下，胎气不和，转动不能，腹脐疼痛。

南川芎

为末，每服二钱，温酒调下。

佛手散《大全良方》 治妊娠胎动不安，血气冲心欲绝者。

当归去芦，酒浸 芎劳各一两

每服四钱，酒一钟，煎干，再入水一钟，煎二三沸，温服。

胶艾汤 损动胎，下血腹痛。

艾叶二钱 阿胶三钱

上二味，水煎服。

胶艾汤《济生方》 治妊娠或因倒仆，胎动不安，腰腹疼痛。

熟地黄洗 艾叶炒 白芍药 川芎 黄芪去芦 阿胶蛤粉炒成珠 当归去芦，酒浸 甘草炙。各一两

上㕮咀，每服四钱，水一钟，姜五片，枣一枚，同煎，去滓，空心温服。

杜仲丸《济生方》 治妊娠三两月，胎动不安，防其欲坠，预宜服之。

杜仲去皮锉，姜汁炒去丝 川续断酒浸。各二两

上为末，枣肉煮烂杵和为丸，如梧桐子大，每服三十丸，米饮下。

安胎当归汤《大全良方》 疗妊娠五月，举动惊愕，胎动不安下坠，小腹痛引腰胁，小便疼痛下血。

当归　阿胶　川芎　人参各一①两　枣子二枚　艾一虎口

上细切，酒水各三升，合煮至三②升，内胶令烊，分二③服，腹中当安，小便当暖也。一方有甘草，无参、枣。

旋覆花汤《大全良方》 疗妊娠六七月间胎不安常处，亦名阻病。

旋覆花一两　厚朴　白术　枳壳　黄芩　茯苓各三两　半夏炒，一方无　芍药　生姜各二两

上㕮咀，每服一两，水钟半，煎至一钟，去滓温服，食前。忌羊肉、饧、醋、桃、李、雀肉。

芍药汤《大全良方》 治妊娠八月中，风寒有所犯触，身体尽疼，乍寒乍热，胎动不安，常苦头眩，痛绕脐下，寒时时，小便白如米泔，或青黄寒栗，腰背苦冷痛，面目视茫茫。

芍药一两　人参　当归　甘草各二两　白术一两　厚朴二两　葱白切，一升　生姜切，四两

上用水五升，酒四升，煮取三升，分三服，日再夜一。忌海藻、菘菜、桃、李、雀肉等物。

二香散《圣惠方》 疗妊娠胎动不安，气不升降，饮食不美，呕吐酸水，起坐觉重，宜服。

香附子一两　藿香叶　甘草各二钱

上为细末，每服二钱，盐沸汤调下。

---

① 一：万历本作"二"。
② 三：万历本作"二"。
③ 二：原作"一"，据万历本改。

当归汤《大全良方》 治妊娠胎动荡心，烦躁闷绝，口干，横生倒产，上冲下筑，迷闷，唇口青黑，手足厥冷，产科名保安饮。

当归 人参各一两半 阿胶一两，炒 甘草二两

上㕮咀，每服八钱，水一钟半，连根葱白一握①，煎至八分，去滓温服。一方无甘草，有川芎、厚朴，《产保方》有川芎。

阿胶散《大全良方》 治妊娠胎动，腹中㽲痛，不思饮食。

白茯苓 白术 川芎各七钱半 阿胶炒，七钱半 当归炒 陈皮各一两 甘草二钱半②

上㕮咀，每服八钱，水一钟半，生姜二片，枣二枚，煎至八分，食前温服。

龙骨散《大全良方》 因药损胎，下恶血不止。

龙骨 当归 地黄各八分 艾叶炒，四分 地榆 阿胶 芍药 干姜各六分 蒲黄五分 牛角䚡炙焦，三分

上为末，食前，米饮调二钱服。

当归散《大全良方》 疗妊娠被惊恼，胎向下不安，小腹痛连腰，下血。

当归 川芎各八分 阿胶炒 人参各六分 艾叶四分 大枣二枚 茯苓十分

上㕮咀，每服八钱，生姜三片，水一钟半，煎至八分，去滓，食前温服。

一方 治胎动出血，产门痛。

用黄连为末，酒调一钱，日三服。

---

① 握：万历本、崇祯本均作"茎"。
② 二钱半：此下原衍"生姜三片，枣二枚"七字，据万历本、崇祯本删。

立圣散　胎动不安，下血不止。

用鸡肝二具，好酒一斤，煮熟，共酒食之，大效。

金匮当归散　妊娠宜常服之。

当归　川芎　白芍　黄芩各一两　白术半两

上五味为末，酒饮调服方寸匕，日二次。或用酒糊为丸，如梧桐子大，每服五十丸，茶汤任下，空心，食前服，日三次。

此方养血清热之剂也。瘦人血少有热，胎动不安，素曾半产者，皆宜服之，以清其源而后无患也。

广按：妇人有妊娠则碍脾，运化迟而生湿，湿而生热，古人用白术、黄芩为安胎之圣药。盖白术补脾燥湿，黄芩清热故也，况妊娠赖血以养，此方又加当归、川芎、白芍以补血，尤为备也。服此剂之后，尤为易产，所生男女，兼无胎毒，则痘疹稀少，无病易育，而聪明智慧不假言矣。此端本澄源之事也，累试累验。

安胎饮《水类钤方》　治怀胎三四月至九月恶阻病者，心中溃闷，头重，目昏眩，四肢沉重，懒堕不欲动作，恶闻食气，欲吃咸酸，睡多少起，呕逆不食，或胎动不安，非时转动，腹肠疼痛，或时下血，及妊娠一切病疾，并皆治之。

甘草炙　茯苓去皮①　当归去芦　川芎　熟苄酒蒸焙　白术　黄芪去苗　白芍药　半夏汤泡七次　阿胶蛤粉炒　地榆各②等分

上㕮咀，每服八钱，水一钟半，姜四片，煎至八分，去滓，温服，不拘时候。一方无半夏、地榆，有人参、桑寄生。一方无白术、黄芪、半夏、地榆，有艾，是胶艾汤，加白茯苓。

---

① 皮：原作"芦"，据万历本、崇祯本改。

② 各：原无，据万历本、崇祯本补。

安胎和气饮《济生方》　治胎冷腹胀，痛引两胁，小便频数，大便虚滑。

诃子去核，面裹煨　白术各一两　陈皮去白　高良姜炒　木香不见火　陈米炒　甘草各半两

上㕮咀，每服四钱，水一钟，姜五片，煎服。忌食生冷之物。

大圣散《济生方》　治妊娠忪悸，睡里多惊，腹胁膨胀，坐卧不宁。

白茯苓去皮　川芎　麦门冬去心　当归去芦，酒浸。各一两　黄芪去芦，蜜炙　木香不见火　人参　甘草炙。各半两

上㕮咀，每服四钱，水一钟，姜五片，煎七分，去滓，温服。

芎劳补中汤《济生方》　治怀孕血气虚弱，不能卫养，以致数月而堕。

干姜炮，五钱　阿胶蛤粉炒　芎劳　五味子各一两　黄芪去芦，蜜炙　当归去芦，酒浸　白术　赤芍药各一两半　木香不见火　人参　杜仲去皮，炒　甘草各半两

上㕮咀，每服四钱，水一钟，煎至七分，不拘时服①。

益母丸《医方大全》　专治难产横逆，并安胎顺气。

用益母草，其叶类火麻叶，茎方花紫，色白者不是。五月五日采其叶茎，阴干，不见日，忌铁器，以石磨为末，炼蜜丸如弹子大，每服一丸，临产时以童子小便、温酒送下。若气不顺，木香人参汤或艾醋汤②下。

枳实槟榔丸《宣明方》　安养胎气，和调经候，破癥瘕癖块有

---

① 服：原无，据万历本、崇祯本补。
② 汤：万历本、崇祯本此下均有"化"字。

似妊孕，可以久服，血气通和，兼宽膈美食。

枳实生　槟榔　黄连　黄檗　黄芩　当归　阿胶灰炒研　木香各半两

上为末，水和丸如小豆大，温米饮下三十丸，日进三服。

黄芩汤《宣明方》　治妇人孕胎不安。

白术　黄芩各等分

上为末，每服①二、三钱，水二钟，入当归一根，同煎至一钟，温服。

黄芪散《大全良方》　疗妊娠胎不长，宜服安胎和气，思食利四肢。

川芎　甘草各五钱　黄芪　白术　陈皮　麦门冬　白茯苓　前胡　人参各三②钱

上㕮咀，每服八钱，生姜三片，枣二枚，水一钟半，煎至八分，食前服。

知母丸《圣惠方》　治月日未足而似欲产腹痛者。

用知母为末，炼蜜丸如鸡头大，每服一丸，温酒嚼下，日一服。一方如梧桐子大，每服二十丸，粥饮送下。

槐子丸《大全良方》　治妊娠月数未足而似欲产腹痛者。

槐子　蒲黄各③等分

上为末，用炼蜜丸如梧子大，温酒下三十丸，以痛止为度。

胎漏

如圣汤《济生方》　治胎动腹痛，或为漏胎。

---

① 每服：原作"水和"，据万历本、崇祯本改。
② 三：万历本、崇祯本均作"二"。
③ 各：原无，据万历本、崇祯本补。

鲤鱼皮　当归去芦，酒浸　熟地黄酒蒸　白芍药　阿胶蛤粉炒成
珠　川芎　川续断酒浸　甘草炙。各等分

上㕮咀，每服四钱，水一钟，苎根少许，姜五片，同煎
温下①。

桑寄生散《济生方》　治胎漏经血妄行，淋沥不已。

当归去芦，酒浸　桑寄生　川续断酒浸　川芎　白术　香附子
炒，去毛　阿胶蛤粉炒成珠　人参　茯神去木。各一两　甘草炙，五钱

上㕮咀，每服四钱，水一钟，姜五片，煎七分，去滓，不拘时
温服。

二黄散《拔粹方》　治妇人胎漏下血。

生地黄　熟地黄各等分

上为细末，煎白术枳壳汤调下二钱，食前服。

枳壳汤《拔粹方》　治妇人胎漏下血，及因事下血。

枳壳去穰，麸炒　黄芩各半两　白术一两

上为末，水煎，食前温服②。

秘传当归寄生汤　治妊娠胎漏，非时下血。

当归　川芎　艾叶　白术各一钱　人参　桑寄生　续断　熟地
黄各二钱

用水二钟，煎至一钟，去滓，空心温服。

厚朴散　无故卒下血。

阿胶二两，蛤粉炒成珠，为末　生地黄半斤，捣取汁

上以清酒三升，将二味搅匀，温热，分三服，饮之。

---

① 下：万历本作"服"，义胜。
② 服：万历本此下有"二钱"二字。

一方 无故尿血。

龙骨一两　蒲黄半两

上为末，酒调，每服二钱，日三服。

一方 胎动不安或腰疼，胞转撞心，下血不止。

用石菖蒲根捣汁，三升饮之。

一方 用槟榔一两为末，葱白汤调下一钱。

榆白皮散《简易方》　治妊孕漏胎去血，恐其难产，常宜服之。

榆白皮　葵根　火麻仁去壳　瞿麦各一两　木通半两　牛膝七钱半，去苗，酒浸焙

上㕮咀，每服四钱，水一钟，煎八分，温服。

地黄当归汤　治胎痛。

当归一两　熟地黄二两

上为末，每半两，水煎。《良方》[①] 等分为末，蜜丸，名内补丸。许学士云：大率妇人妊娠，唯在抑阳助阴。盖此等药甚多，然胎前药唯恶群队，若阴阳交错，别生他病唯是。枳壳散所以抑阳，四物汤所以助阴，故尔。然枳壳散苦寒，若单服之恐有胎寒腹痛之疾，以内补丸佐之，则阳不至强，阴不至弱，阴阳调停，有益胎嗣，此前人未尝论及也。愚详阴阳调停，不若不服为愈。

恶阻

半夏茯苓汤《和剂方》　治妊娠恶阻，恶闻食气，胸膈痰逆呕吐。

---

① 良方：万历本、崇祯本均作"大全良方"。

旋覆花　陈皮去白，麸炒　桔梗　白芍药　人参去芦　甘草炙
川芎各半两　半夏泡七次，二钱半①　赤茯苓　熟苄各七钱半

上咬咀，每服四钱，水一钟，姜四片，煎七分，空心热服。

茯苓丸《和剂方》　治妊娠恶阻停饮，忧闻食气，当与茯苓汤
兼服。

赤茯苓去皮　人参去芦　肉桂去皮　干姜炮　半夏洗七次，焙
陈皮各一两　白术　葛根　甘草炙　枳实去白，麸炒黄。各二②两

上为末，炼蜜丸如梧桐子，每服五十丸，空心，米饮下。

竹茹汤《和剂方》　治妊娠呕吐，头疼眩晕。

橘红去白，一两　人参一两　甘草二钱半　麦门冬去心，一两　白
术一两　厚朴姜制③　白茯苓各④半两

上咬咀，每服五钱，水一钟，姜五片，入竹茹一块，如弹子
大，同煎至八分，温服不拘时。

小地黄丸《和剂方》　治妊娠恶心，呕吐清水，腹痛不食。

人参去芦　干姜炮。各等分

上为末，用生地黄汁丸，如梧桐子，每服五十丸，白术汤下，
食前服⑤。

参橘散《和剂方》　治妊娠三月恶阻，吐逆不食，或心虚烦闷。

赤茯苓　橘皮去白。各三两　麦门冬去心　白术　厚朴姜制　甘
草炙。各五钱

---

① 泡七次二钱半：万历本作“炮，二两二钱半”。
② 二：万历本、崇祯本均作“一”。
③ 制：此下原衍“各半两”三字，据万历本、崇祯本删。
④ 各：原无，据万历本、崇祯本补。
⑤ 服：原无，据万历本、崇祯本补。

上咬咀，每服四钱，水一钟，姜七片，竹茹少许，煎七分，去
滓温服。

白术散《简易方》 治妊娠胎气不和，不进饮食。

白术炒 紫苏各一两 白芷炒 人参各一两 诃子 青皮去白
川芎各七钱半 甘草二钱半

上咬咀，每服四钱，水一钟，姜三片，煎七分，不拘时服。

旋覆半夏汤《济生方》 治妊娠恶阻，吐逆酸水，恶闻食气，
多卧少起。

旋覆花 川芎 细辛洗去土 人参 甘草炙。各半两 半夏汤洗
七次 赤茯苓去皮 当归去芦，酒浸 干生姜 陈皮各一两

上咬咀，每服四钱，水一钟，姜五片，煎七分，去滓温服。

人参半夏丸《济生方》 治妊娠恶阻醋心，胸腹冷痛，吐逆
不食。

半夏汤泡七次 人参 干生姜各半两

上为末，以生地黄汁浸，蒸饼丸如梧桐子大，每服四十丸，
米饮下。

白术散《大全良方》 治恶阻，吐清水甚害①十余日，粥浆不
入者。

白术一两 人参五钱 丁香二钱半 甘草一钱

上咬咀，每服一两，生姜五片，水二钟，煎至一钟，去滓温
服，食前。

人参橘皮汤《圣惠方》 治恶阻病，呕吐痰水。

---

① 甚害：万历本、崇祯本均无此二字。

人参去芦　橘皮　白术　麦门冬　甘草各①三钱　厚朴制　白茯苓各半两

上㕮咀，每服一两，水二钟，姜三片，竹茹弹大一块②，煎至一钟，去滓，食前温服。《集验方》无茯苓、麦门冬，有甘草。

人参丁香散《大全良方》　治妊娠恶阻，胃寒吐逆，翻胃吐食，及心腹刺痛。

人参五钱　丁香　藿香各二③钱半

上㕮咀，每服五钱，水一钟，煎至八分，去滓，温服无时。

保生汤《大全良方》　治妇人经候不调，或不行，身无病似病，脉滑大而六脉俱匀，乃是孕妇之脉也。精神如故，恶闻食气，或但嗜一物，或大吐，或时吐清水，此名恶阻，切勿作寒病治之，宜服此药。如觉恶心呕吐，加丁香、生姜煎服④。

人参　甘草各二钱半　白术　香附子　乌药　橘红各五钱

上㕮咀，每服一两，水一钟半，生姜三片，煎七分，去滓温服，不拘时服。或为末调服亦可。

子烦

竹叶汤《简易方》　治妊娠心惊胆怯，终日烦闷，证曰子烦。

白茯苓四两　防风　麦门冬去心　黄芩各三两

上㕮咀，每服四钱，水一钟，竹叶五片，煎服，不拘时。

知母饮《简易方》　治妊娠心脾壅热，咽膈渴，苦烦闷，多惊。

赤茯苓　黄芩　黄芪各三两　知母　麦门冬　甘草各二两

---

① 各：原无，据万历本、崇祯本补。
② 弹大一块：原作"一弹"，据万历本、崇祯本改。
③ 二：万历本作"一"。
④ 服：原无，据万历本补。

上咬咀，每服四钱，水一钟，入桑白皮煎熟，再入竹沥同服。

竹茹汤《大全良方》　疗妊娠烦躁，或胎不动。

淡青竹茹一两

上用水一大升，煮四合，徐徐服尽为度。

麦门冬散《济生方》　治妊娠心惊胆怯，烦闷，名曰子烦。

麦门冬去心　防风　白茯苓各一两　人参半两

上咬咀，每服四钱，水一钟，姜五片，淡竹叶十片，煎七分，温服。

归凉接命散《济生方》　治妊娠面赤口苦，心烦腹胀。

川芎　苎根　白芍药　麦门冬去心　当归去芦，酒浸　白术各一两　糯米半合　甘草炙，五钱

上咬咀，每服四钱，水一钟半，煎至一钟，去滓温服。

麦门冬散《圣惠方》　疗妊娠心烦愦闷，虚燥吐逆，恶闻食气，头眩，四肢沉重，百节疼痛，多卧少起。

麦门冬　子芩　赤茯苓　柴胡　赤芍药　陈皮　人参　桔梗　桑寄生　甘草　旋覆花各半两　生地黄二两

上咬咀，每服八钱，水一钟半，生姜三片，煎至八分，去滓，食前温服。

柴胡散《圣惠方》　治妊娠心烦，头目昏重，不思饮食，或呕吐。

柴胡一两半　赤茯苓　麦门冬各一两　枇杷叶去毛　人参　橘皮　甘草各三钱

上咬咀，每服八钱，水一钟半，生姜三片，煎至八分，去滓，温服无时。

人参散《圣惠方》 治妊娠热气乘于心脾，津液枯少，烦躁壅热①，口舌干渴。

人参 麦门冬 赤茯苓 地骨皮 家葛根 黄芩 犀角屑各七钱半 甘草五钱

上㕮咀，每服八钱，水一钟半，煎至八分，去滓温服。

子痫

羚羊角散《永类钤方》 治妊娠中风，头项强直，筋脉挛急，言语蹇涩，痰涎不利，或时发搐，不省人事，名曰子痫。

羚羊角镑 川独活 酸枣仁炒 五加皮各半钱 薏苡仁 防风 当归 川芎 茯神 杏仁各四分 木香 甘草各二分半

上㕮咀，每服四钱，水一钟，姜五片，煎七分，不拘时服。

防风汤《大全良方》 治妊娠中风卒倒，心神闷乱，口禁不能言，四肢强直②。

防风 桑③寄生 葛根各一两 菊花 防己 细辛 秦艽 当归 官桂 茯神 甘草 羚羊角各半两

上㕮咀，每服八钱，水一钟半，生姜三片，煎至八分，去滓，加竹沥半合，温服不拘时候。

葛根汤《圣惠方》 疗妊娠临月因发风痉，忽闷愦不识人，吐逆，眩倒少醒，复发，名曰子痫。

葛根 贝母 牡丹皮去心 防风 防己 当归 川芎 白茯苓 官桂 泽泻 甘草各二两 石膏 独活 人参各三两

---

① 热：原作"干"，据万历本、崇祯本改。
② 直：原作"急"，据万历本、崇祯本改。
③ 桑：原无，据万历本补。

上咬咀，每服八钱，水二钟，煎至八分，去滓，温服无时。

防风葛根汤 妊娠中风，腰背强直，时复反张。

防风　葛根　川芎　生地黄各二①两　杏仁制②　麻黄去节。各一两半　桂心少许　独活　甘草　防己各一两

上每服八钱，水一钟半，煎八分，不拘时③温服。

一方 妊娠中风，角弓反张，口噤语涩调之。风痉亦名子痫。

麻黄去节　防风　独活各一两　桂心少许　羚羊角　升麻　甘草　酸枣仁　秦艽各半两　川芎　当归　杏仁制。各七钱

上每服八钱，水一钟半，姜四片，煎至八分，加竹沥一合温服。

子肿

全生白术散《简易方》　治妊娠面目虚浮，肢体肿如水气，名曰子肿。

白术一两　生姜皮　大腹皮　陈皮　白茯苓皮各半两

上为末，每服二钱，米饮调下，不拘时。

五皮散《大全良方》　治胎水。寻常脾虚肿满亦治。

大腹皮　桑白皮　茯苓皮　陈皮　生姜皮等分

上咬咀，每服八钱，水一钟，浓磨木香水一钟，同煎至八分，去滓，不拘时④。一方空心服。

防己汤 脾虚通身浮肿，心腹胀满，喘促，小便不利。

防己七钱半　木香二钱　赤茯苓　桑白皮　紫苏茎叶各一两

---

① 二：万历本、崇祯本均作"一"。
② 制：万历本、崇祯本均作"去皮尖"。
③ 时：原无，据万历本、崇祯本补。
④ 时：万历本、崇祯本此下均有"温服"二字。

上每服八钱，水一钟半，姜四片，煎至八分，食前温服。如大便不通，加枳壳、槟榔。

子气

李氏天仙藤散　治妊娠自三月成胎之后，两足自脚面渐肿腿膝以来，行步艰辛，以至喘闷，饮食不美，状似水气，至于脚指间有黄水出者，名曰子气。

天仙藤洗，略炒　香附子炒　陈皮　甘草　乌药各①等分

上为末，每服三钱，水一钟半②，姜三片，紫苏三叶，木瓜三③片，同煎，空心，食前服，日三次。肿消止药。

肾著汤《大全良方》　治妊娠腰脚肿。

茯苓　白术各四钱　杏仁　甘草各三钱

上㕮咀，每服八钱，水二钟，煎至一钟，去滓，通口食前服。

子淋

安荣散《济生方》　治妊娠小便涩少，遂成淋沥，名曰子淋。

麦门冬去心　通草　滑石各三钱　当归去芦，酒浸　灯心　甘草各半两　人参　细辛各一两

上为细末，煎麦门冬汤调下，不拘时。

大腹皮散《济生方》　治妊娠大小便赤涩。

枳壳去白，麸炒　大腹皮　甘草炙。各一钱　赤茯苓去皮，三钱

上为末，每服一钱，浓煎葱白汤调下，不拘时。

冬葵子散《济生方》　治妊娠小便不利，身重恶寒，起则眩晕

---

① 各：原无，据万历本、崇祯本补。

② 一钟半：原作"煎"，据万历本改。

③ 三：万历本、崇祯本均作"二"。

欲倒。

冬葵子三钱　赤茯苓去皮，二钱

上为末，每服二钱，米饮调服，不拘时。如小便不通，恐是转胞，加发灰少许极妙。

转胞

八味丸　治妊娠小便不通，名曰转胞，亦治子淋。方见补损

全生茯苓散《简易方》　治妊娠小便不通。

赤茯苓　葵子各等分

上㕮咀，每服五钱，水二钟，煎至一钟，空心温服。《济生方》加发灰少许同服，极妙。

子悬

紫苏饮《济生方》　治胎气不和，凑上心腹，胀满疼痛，谓之子悬。

大腹皮　川芎　白芍药　陈皮去白　紫苏叶　当归去芦，酒浸。各一两　人参　甘草各半两

上㕮咀，每服四钱，水一钟，生姜五片，葱白七寸，煎至七分，空心温服。

香木散《大全良方》　治妊娠五个月已后，常常胸腹间气刺满痛，或肠鸣，以致呕逆减食。此由忿怒忧思过度，饮食失节所致。蔡元度宠人有子，夫人怒欲逐之，遂成此病，医官王师复处此方，三服而愈。

莪术煨，一两　丁香五钱　甘草一钱半

上为细末，每服一钱，空心，盐汤调服。觉胸中①如物推下之状。

广按：此方所言，妇人忿怒忧思过度，以致胸腹之间气刺满痛，此言良是。盖妇人上有舅姑丈夫，事触物忤不能自决，而忧思忿怒沉郁于中。丹溪云：气郁便成火。火载胎上，荣卫不通，则心腹之间胀满痛俱作也，宜矣。

儿在腹中哭《经验方》

用多年空屋下鼠穴中土一块，令孕妇嚼之，即止。

又方《经验方》

用川黄连浓煎，令母哈之。

鬼胎

斩鬼丹 鬼胎如抱一瓮。

吴茱萸　川乌②　秦艽　柴胡　白僵蚕③

上为末，炼蜜丸如梧桐子大，每服七丸，蜜酒送下，取出恶物，愈。

风寒热病

表虚六合汤《圣惠方》　若妊娠伤寒中风，表虚自汗，头痛项强，身热恶风，脉浮而弱，太阳经病，宜服。

四物汤四两　桂枝　地骨皮各七钱

表实六合汤《圣惠方》　若妊娠伤寒头痛，身热无汗，脉浮紧恶寒，太阳经病，宜服。

---

① 中：原无，据万历本、崇祯本补。
② 川乌：万历本、崇祯本此下均注有"炮"字。
③ 白僵蚕：万历本、崇祯本此下均注有"各等分"三字。

四物汤四两　麻黄　细辛各半两

风湿六合汤《圣惠方》　　若妊娠伤寒，中风湿之气，肢节烦疼，脉浮而涩，头痛，太阳标病也，宜服。

四物汤四两　防风　苍术制。各七钱

升麻六合汤《圣惠方》　　若妊娠伤寒下后，过经不愈，温毒发斑如锦纹，宜服。

四物汤四两　升麻　连翘各七钱

柴胡六合汤《圣惠方》　　若妊娠伤寒，胸胁满痛而脉弦，少阳头昏项强，宜服。

四物汤四两　柴胡　黄芩各七钱

大黄六合汤《圣惠方》　　若妊娠伤寒，大便硬，小便赤，气满而脉沉数，阳明、太阳本病也，急下之，宜服。

四物汤四两　大黄五钱　桃仁十个，去皮尖麸炒

人参六合汤《圣惠方》　　若妊娠伤寒汗下后，咳嗽不止者，宜服。

四物汤四两　人参　五味子各五钱

厚朴六合汤《圣惠方》　　若妊娠伤寒汗下后，虚痞胀满者，阳明本虚，宜服。亦治咳嗽喘满。

四物汤四两　厚朴　枳实麸①炒。各五钱

栀子六合汤《圣惠方》　　若妊娠伤寒汗下后，不得眠者，宜服。

四物汤四两　栀子　黄芩各五钱

石膏六合汤《圣惠方》　　若妊娠伤寒，身热大渴，蒸热而烦，

---

①　麸：万历本、崇祯本均作“姜”。

脉长而大者，宜服。

四物汤四两　石膏　知母各五钱

茯苓六合汤《圣惠方》　若妊娠伤寒，小便不利，太阳本病也，宜服。

四物汤四两　茯苓　泽泻各五钱

琥珀六合汤《圣惠方》　若妊娠伤寒，太阳本病，小便赤如血状者，宜服。

四物汤四两　琥珀　茯苓各五钱

胶艾六合汤《圣惠方》　若妊娠伤寒汗下后，血漏不止，胎气损者，宜服。

四物汤四两　阿胶　艾叶各半两

一方有甘草，同上。一方加干姜、甘草、黄芪。

附子六合汤《圣惠方》　若妊娠伤寒，四肢拘急，身凉微汗，腹中痛，脉沉而迟，少阴病也，宜服。

四物汤四两　附子炮，去皮脐　桂各半两

四物大黄汤《圣惠方》　若妊娠伤寒蓄血证，不宜坠胎药下，宜服。

四物汤四两　生地黄　大黄酒浸。各五钱

芎苏散《济生方》　治妊娠外感风寒，浑身壮热，眼晕头旋，心胸烦闷。

紫苏叶　川芎　白芍药　白术　麦门冬去心　陈皮去白　干葛各一两　甘草炙，半两

上咬咀，每服四钱，水一盏，姜五片，葱白三①寸，煎服。

---

① 三：万历本作"二"。

白术散《拔粹方》　治妊娠伤寒，烦热头痛，胎气未安，或时吐逆不下食。

白术　橘红　人参　前胡　川芎　麦门冬　赤茯苓各一两　甘草　半夏汤泡七次，姜汁炒。各半两

上咬咀，每服四钱，姜四片，竹茹二钱半，水煎，去滓，温服无时。

升麻散《拔粹方》　治妊娠伤寒，头痛，身体热。

升麻　苍术　麦门冬　麻黄去节。各一两　黄芩　大青各半两　石膏二两

上为粗末，每服四钱，生姜四片，竹叶二①七片，水同煎。

芍药汤《拔粹方》　治妇人妊娠伤寒，自利，腹中痛，食饮不下，脉沉者，太阴也，宜服此药。

芍药　白术各一两　甘草　茯苓各五钱　黄芪二两

上锉细，每服一两，水煎服。

麻黄散《圣惠方》　治妊娠五六月伤寒，头痛壮热，四肢烦疼。

麻黄　桂心　柴胡　赤芍药各一两　甘草半两

上咬咀，每服八钱，生姜三片，水一盏半，煎至八分，去滓，通口服。

前胡汤《大全良方》　治妊娠伤寒，头痛壮热，肢节烦疼。

石膏一钱二分　前胡六分　甜竹叶三分　黄芩　大青各五分　知母　栀子各四分

上咬咀，每服八钱，水一盏半，葱白三寸，煎至八分，去滓温

---

① 二：万历本作"五"。

服，不拘时。《外台》无甜竹叶。

黄龙汤《圣惠方》　治妇人妊娠寒热头痛，嘿嘿不欲食，胁下痛，呕逆痰气，及产后伤风，热入胞宫，寒热如疟，并经水适来适断，病后劳复，余热不解，宜服。

柴胡去芦，一两　黄芩　人参　甘草各三钱七分半

上㕮咀，每服八钱，水一盏半，煎至八分，去滓，温服无时。

枳实散《圣惠方》　治妊妇伤寒四日至六日以来，加心腹胀上气，渴不止，饮食不多，腰疼体重。

枳实炒，一两　陈皮七钱半　麦门冬去心，半两

上㕮咀，每服一两，水一盏半，生姜半钱，葱白七寸，煎至八分，温服。

麦门冬汤《圣惠方》　治妊娠伤寒壮热，呕逆头疼，不思饮食，胎动不安。

人参　石膏各一两　前胡　黄芩各七钱半　家葛根　麦门冬各五钱

上㕮咀，每服一两，水二盏，生姜三片，枣一枚，竹茹一钱半，煎至一盏，去滓温服，不拘时。

秦艽散　伤寒五六日不得汗，口干多饮水，狂语呕逆。

秦艽　柴胡　石膏　前胡　赤茯苓　甘草节　葛根　犀角屑　升麻各等分

上每服八钱，水二盏，姜三片，竹茹三钱，煎至八分，温服。

广按：此方云伤寒五六日不得汗，口干多饮水，狂语吐逆，此即温热病之证候也。古方温热病皆谓之伤寒，多不分也，用者审之。

黄芪解肌汤《圣惠方》　治妊娠伤风自汗。

人参　黄芪　当归　川芎　甘草各半两　芍药六钱

上咬咀，每服八钱，水二盏，煎至八分，去滓温服，不拘时。加苍术、生地黄亦可。

柴胡散《圣惠方》　治妊娠热病，骨节烦痛，头痛壮热，若热不治则损胎。

柴胡　葛根　知母　栀子　甘草各五钱　石膏三两　大青　茯苓　升麻各七钱半

上咬咀，每服八钱，水一盏半，葱白三寸，煎至八分，去滓通口服，不拘时候。一方有黄芩，无茯苓。

栀子仁饮子《大全良方》　治妊娠热病，斑出黑色，小便如血，气急，绝胎欲落。

栀子仁　升麻　石膏　地黄各二两　黄芩　大青各一两　豆豉四十九粒

《救急方》有杏仁，无地黄、石膏。

上咬咀，每服半两，水一盏，葱白七寸，煎至五分，去滓，温服无时。一方加青黛，无大青。又方以陈艾如鸡子大，酒煮服，救妊妇危困。

大黄饮子《圣惠方》　治妊娠热病六七日，热入腹中，大小便秘涩，烦热。

大黄微炒　石膏各一两　知母　前胡　赤茯苓各二钱　栀子仁　甘草　黄芩各五钱

上咬咀，每服八钱，水一盏，生地黄二钱半，煎至七分，去滓，温服食前。

柴胡石膏汤《圣惠方》　治妊妇伤暑头痛，恶寒身热，烦躁闷乱，四肢疼痛，项背拘急，口干舌燥，宜服。

柴胡四两　甘草二两　石膏八两

上咬咀，每服八钱，水一盏半，生姜五片，煎至八分，去滓，温服无时。若气虚体冷，加人参四两。

伤寒热病护胎法：

一方，用白药子不拘多少为末，以鸡蛋清调，摊于纸上，如碗大，贴脐下胎存处，干以温水润之。

一方，以灶心土水调涂脐下，干又涂之，就调服一钱。

一方，壮热甚，井底泥敷心下，令胎不伤。

杂病

消风散《济生方》　治妊娠肝脏热毒上攻太阳穴，头眩目晕，腮项肿核，胸膈涎壅。

石膏煅　甘菊花去枝梗　防风去芦　荆芥穗　川羌活去芦　川芎　羚羊角镑　大豆黄卷炒　当归去芦，酒浸　白芷各一两　甘草炙，半两

上咬咀，每服四钱，水一盏，入好茶半钱，煎至八分，去滓，食后温服。

天门冬饮子《济生方》　治妊娠肝经风热上攻眼目，带吊失明。

天门冬去心　知母　茺蔚子各一两　防风去芦，半两　五味子　茯苓去皮　川羌活去芦　人参各七钱半

上咬咀，每服四钱，水一盏，姜三片，煎至八分，去滓，食后温服。

百合散《济生方》　治妊娠风壅咳嗽，痰喘满闷。

百合蒸　紫菀茸洗　贝母去心　白芍药　前胡去芦　赤茯苓去皮　桔梗去芦，炒。各一两　甘草炙，五钱

上哎咀，每服四钱，水一盏，姜五片，煎至八分，去滓温服，不拘时。

百合散《圣惠方》 治妊娠咳嗽，心胸不利，烦满不食。

川百合 紫菀 麦门冬 桔梗 桑白皮各一两 甘草半两 竹茹一两①

上哎咀，每服八钱，水一盏半，煎至八分，去滓，入蜜半匙，再煎一二沸，去滓，食后温服。

紫菀汤《永类钤方》 治妊娠咳嗽不止，胎动不安。

甘草 杏仁 桑白皮各二钱半 紫菀 天门冬去心。各一两 桔梗半两

上哎咀，每服八钱，水一盏半，竹茹一团，煎至八分，去滓，入蜜半匙，再煎一二沸，温服。

马兜铃散《大全良方》 治妊娠胎气壅滞，咳嗽喘急。

马兜铃 桔梗 人参 甘草 贝母各五钱 陈皮 大腹皮 紫苏 桑白皮各一两 五味子七钱

上哎咀，每服八钱，生姜三片，水一盏半，煎至八分，去滓，食后温服。

平安散《济生方》 治妊娠上气喘急，呕吐不食，腹胁胀痛。

厚朴 生姜各二钱 干姜泡 陈皮去白。各一钱 川芎半钱 木香二钱半 干地黄洗，一钱半 甘草炙，四钱

上哎咀，每服四钱，水一盏，入烧盐一捻，煎服，不拘时。

驱邪散《济生方》 治妊娠停食感冷，发为疟疾。

高良姜炒 白术 草果仁 橘红 藿香叶 缩砂仁 白茯苓去

---

① 两：万历本、崇祯本均作"团"。

皮。各一两　甘草炙，半两

上㕮咀，每服四钱，水一盏，姜五片，枣一枚，煎服，不拘时。

柴胡散　治妊娠疟疾。

黄芩一钱半　甘草一钱　柴胡　生大黄各二钱

上作一服，水煎，临发日五更温服，取利为度。如胎上逼心，可服枳壳散。忌油、面、辛酸之物。

一方　治疟疾发热口干，渴饮无度。

生地黄一两半　黄芩　麦门冬去心　人参　知母　干葛各一两

石膏二两　甘草半两

上每服一两，水一钟半，乌梅半个，煎至一钟，温服。

一方　治疟疾。

常山　石膏各一两　甘草炙　黄芩各半两　乌梅七个，炒

上作二服，每服酒水各一碗，浸一宿，平旦煎服。

蒙姜黄连丸《济生方》　治妊娠下痢赤白，谷道肿痛，冷热皆可服之。

干姜泡　黄连去须　缩砂仁炒　川芎　阿胶蛤粉炒　白术各一两

乳香三钱，别研　枳壳去白，麸炒，半两

上为末，用盐梅三个，取肉，少入醋糊，同杵丸如梧桐子大，每服四十丸，白痢干姜汤、赤痢甘草汤下，赤白痢干姜甘草汤下。

当归芍药汤《济生方》　治妊娠腹中疞痛下痢。

白芍药　白茯苓去皮　当归去芦，酒浸　泽泻　川芎各一两　白术一两半

上为末，每服三钱，空心，温酒、米饮任下。

白术汤　治孕妇下痢脓下血。

白术　黄芩　当归以上各四钱

用水二盏，煎至一盏，去滓，温服食前。

大龙散《拔粹方》　治妊娠气痛。

艾叶末盐炒，一两半　茴香　川楝子各一两

上为末，每服二钱，水一盏，煎至七分，食后服。

白术汤《千金方》　治妊娠卒心痛欲死，不可忍者。

白术三两，去黑心　赤芍药二两　黄芩一两，去黑心

上㕮咀，每服八钱，水一盏半，煎至八分，去滓，不拘时①。忌桃、李、雀肉。

当归散《大全良方》　治妊娠中恶，心腹疔痛。

当归　丁香　川芎各三两　青皮二两　吴茱萸半两，去梗，汤泡三次

上为末，无时酒调一钱服②。

芎归汤《拔粹方》　治妊娠先患冷气，忽冲③心腹，痛如刀刺。

川芎　人参　茯苓　官桂　吴茱萸　当归各三两　厚朴制　白芍药各二两

上㕮咀，每服一两，水二盏，煎至一盏，去滓，温服，不拘时候。一方有桔梗，无官桂。

广按：丹溪云：凡心腹诸痛，不可用参术补气，其痛愈甚。则此方与前白术汤中皆犯药禁，未知果乎？否乎？

仓公下气汤《大全良方》　治妊娠心腹胀满，两胁妨闷，不下

---

① 时：万历本、崇祯本此下均有"温服"二字。

② 无时酒调一钱服：万历本、崇祯本均作"温酒调一钱服无时"。

③ 先患冷气忽冲：原作"先忽患中"，据《医方类聚》引《拔粹方》改。

饮食，四肢无力。

羌活　赤芍药　甘草　槟榔　青皮　大腹皮　陈皮　赤茯苓
半夏　桑白皮　官桂各五钱　紫苏二两

上㕮咀，每服八钱，生姜五片，枣一枚，水一盏半，煎至八
分，去滓，温服食前。

胜金散《济生方》　治妊娠脾胃气冷，小腹虚胀。

吴茱萸酒浸，炒　陈皮去白　生姜　干姜炮　川芎　厚朴去皮
缩砂仁炒　甘草各等分

上为末，每服二钱，盐汤调服，不拘时。

通气散《大全良方》　治妊娠腰痛，状不可忍，此药神妙。

破故纸不以多少，瓦上炒令香熟

上为末，嚼胡桃肉半个，空心，温酒调下二钱。

消热饮子《圣惠方》　治妊妇时气，六七日热甚，大小便不
利，最宜服之。

川芒硝一两，研细　葵子三两，捣

上为末，每服五钱，温水调下无时。一方水二大盏，煎至一
盏三分，去滓，不拘时温服。

一方　治孕妇大便秘涩。《大全良方》

枳壳麸炒，三两　防风去芦，二两　甘草炙，一两

上为末，每服二钱，白汤调下，空心食前，日三服。

桑螵蛸散《济生方》　治妊娠小便不禁。

桑螵蛸二十个，炙为细末，每服二钱，空心，米饮调下。

白薇散《济生方》　治妊娠遗尿不禁。

白薇　白芍药各等分

上为末，每服三钱，食前，温酒调服。

瘦胎

瘦胎枳壳散《简易方》 治妊孕七八月，常宜服，滑胎易产。

粉甘草一两半，炙　商州枳壳五两，去白，麸炒赤

上为末，每服一钱，空心，白汤点服。一方加香附子尤佳。

广按：前人云：枳壳散性苦寒，若单服之，恐有胎寒、胎痛之疾，以地黄当归汤蜜丸佐之可也。说见前

地黄当归汤 补血养胎，与枳壳散间服。盖枳壳散破气有余，而地黄当归汤补血不足也。方见前

救生散《济生方》 治胎气本怯，不宜瘦胎，合服此药，安胎益气易产。

人参　诃子煨，去核　白术　神曲　陈皮各等分

上为末，每服二钱，水一盏，煎至七分，空心温服。

催生

催生如圣散

黄葵花不以多少，焙干

上为末，热汤调下二钱，神效。一或有漏血，胎脏干涩，难产痛剧者，并进三服，良久腹中气宽胎滑，即时产下。如无花，只以蜀葵子研烂小半合，以酒调尤妙。亦治打扑伤损。如胎死不下，煎红花，温酒调下。《经验方》用子四十九粒，或三十粒。歌曰：黄金丙子三十粒，细研酒调能备急，命若悬系在须臾，即令眷属不悲泣。

催生如圣散《济生方》

用黄蜀葵子为细末，每服二钱，热酒调下，热汤亦可。

催生神妙佛手散《大全良方》 治妇人妊娠五七月，因事筑磕

着胎，或子死腹中，恶露下疼痛不已，口噤欲绝，用此药探之。若不损则痛止，子母俱安；若胎损，立便遂下。

当归六钱　川芎四钱

用水一盏半，煎令泣欲干，投酒一大盏，止煎一沸，去滓温服，口噤灌之，如人行五里再服，不过二三服便生。

催生如意散《圣惠方》　临产腰疼方可服。

人参为末，一钱　乳香一钱　辰砂五分

上将一处研，临产之时，急用鸡子清一个调药末，再用姜汁调开冷服。如横生倒产即时顺，子母平安。

催生神效七宝散《大全良方》　临产腰痛方可服。

玄胡索　没药　白矾　香白芷焙　姜黄焙　当归　桂心各①等分

上为细末，每服三钱，烧犁头令红，淬酒调下，临阵疼时服，一二服立产。

催生如神散《圣惠方②》　治逆产横生，瘦胎，兼产前、产后虚损，月脉不调，崩漏等证。一名催生黑散子，一名乌金散，一名二神散。

百草霜　白芷不见火，为末

上等分，研匀，服二钱，于临产之时，以童子小便并少米醋打为膏，沸汤调下。《集验方》用童便、酒各半盏，煎沸，即调停热服。甚者不过再服。

催生丹《简易方》　治产妇生理不顺，临蓐艰难。

① 各：原无，据万历本、崇祯本补。
② 方：原无，据万历本、崇祯本补。

丹溪心法附余

八七四

十二月兔脑髓去皮膜，研　乳香研如粉，一分　母丁香末，一钱
麝香细研，一字

上研匀，用兔髓和丸，如鸡头大，阴干，油纸各封贴①，每一
丸研破②后，温水下。即时产下，随男左女右，手握药出是验。

催生铅丹《济生方》　治横逆难产。

用黑铅一钱，将小铫子火上溶，投水银一钱，急搅结成砂子，
倾出，以熟绢衣角纽作丸子，如绿豆大，临产时，麝香水吞下二
丸，立下。

催生散　怀孕不曾行动，舒伸忍痛，曲身久卧，故子在腹中，
不能动转，致有横逆难产，甚则子死腹中。

蛇退一条　蝉退二七个　人退即男子头发一团，如鸡蛋大

上俱烧为末，酒调下，分作三服。

一方

用蛇退一条全者，烧灰，入麝香一字，酒调二钱，面东服。
如横生逆产，以余滓涂所出手足，即顺也。

一方

用草鞋鼻绳路上者，洗净，烧灰末，童便和酒调服。一名千里马。

滑胎散《圣惠方》　催生神效。

益元散一两，方见暑门　蛇退一条，烧灰存性，墙篱上者好　男子
乱发香油一两熬化　蝉退全者，五个，烧灰　穿山甲一片，烧灰存性

上为细末，用虀水一碗，和药煎二沸，入油头发拌匀，冷定
服之，立下。

---

①　贴：万历本、崇祯本均作"贮"。
②　研破：原作"破水"，据万历本、崇祯本改。

产难

无忧散《济生方》　治胎肥气逆，或人瘦血少，胎弱临蓐难产。

当归　川芎　白芍药各一两　枳壳炒，半两　乳香三钱　木香　甘草各一钱半　血余灰二①钱

上为末，每服二钱，水一盏，煎至八分，温服②不拘时。

金液丸《济生方》　治胎气太肥，横逆难产。

飞生③毛火烧，如腋下毛尤佳　血余灰无病女人发　朱砂别研　公母羊粪烧灰。各半钱　灶心土一钱　黑铅二钱，用铫子火上溶，投水银半钱，急搅，结成砂子，倾出，研令极细

上为末，用粽子角为丸，如绿豆大，遇难产，以倒流水吞五丸。

来苏散《济生方》　治临产用力太过，气脉衰微，精神困倦，头眩目晕，口噤，面青发直，不省人事。

木香　神曲炒　陈皮　麦蘖　黄芪去芦　生姜切，炒黑　阿胶　白芍各一钱　苎根三钱　甘草三钱　糯米一合半

上用水三盏，煎至一盏半，斡开口灌之，连进为妙。

二退散　治产难。

蛇退一条，全者　蚕退纸方圆一尺

上各烧存性为细末，酒调服。

云母散　横生逆产。

用云母石挼④成粉，每服一钱，酒调下⑤。

---

① 二：万历本、崇祯本均作"三"。

② 温服：万历本无此二字。

③ 飞生：即"鼺鼠"。《本经》谓："主堕胎，令产易。"

④ 挼（ruó挪）：揉搓。万历本、崇祯本均作"研"。

⑤ 下：万历本、崇祯本此下均有"不拘时服"四字。

救生散 横生逆产。

用桂心为末，童便酒调一钱，服之神效。

一方 治产难。

用腊月兔头一枚，烧灰为末，葱白汤调二钱，立生。又或吞鸡子黄三个，并少苦酒，服之立生。又或用赤小豆二升，水九升，煮取一升，汁入炙了明黄胶一两，同煎少时，一服五合。又用槐子十四枚，即下。又方当归为末，酒调方寸匕，服之。

一方 治难产三日不下。

用伏龙肝细研，每服一钱，酒调服之。

一方 治胞衣不下。

取皂屋黑尘，研为细末，酒调方寸匕。

黑龙丹《济生方》 治妊娠临产难生，或胎衣不下，产后血晕，不省人事，状如中风，血崩恶露不止，腹中刺痛，血滞浮肿，血入心经，语言颠倒，如见鬼神，血风相搏，身热头痛，或类疟疾，胎前产后，一切声急狼狈垂死，以此药灌三四丸，无不救活者。

五灵脂　当归酒浸　生地黄　川芎　良姜各三①两

上锉，入砂锅内，纸筋盐泥固济，炭火煅通红，候火灭，冷取出，研细，入后药：

百草霜三钱②　乳香　生硫黄　琥珀　花蕊石各二钱③

上五味计一两一钱，细末，同前药和匀，米醋煮面糊为丸，如弹子大，每要服，用炭火煅药通红，投入生姜自然汁浸碎之，以无灰酒并合童便顷服，神效不可尽述。

内灸散《和剂方》 治妇人产前、产后一切血疾，血崩虚惫，腹胁疼痛，气逆呕吐，冷气凝积块硬刺痛，泄下青白，或下五色，胳中虚鸣，气满坚胀，沥血腰疼，口吐清水，频产血衰，颜色青黄，劳伤劣弱，月经不调，下血坠胎，血迷血晕血瘕，时发疼痛，头目眩晕，恶血上心，闷绝昏迷，恶露不干，体虚多汗，手足逆冷，并宜服之。

死胎

香桂散《大全良方》 下死胎。

麝香五分，另研 官桂三钱半①

上共为末②和匀，用温③酒一盏调服，须臾如手推下。

一方 治胎死腹中，或半产不下。《产宝》方

官桂五钱，去皮 牡丹皮 川芎 葵子各一钱二分半

上为细末，每服三钱，煎葱白汤下。

一字神散《大全良方》 治子死腹中，胎不下，胞破不生，此方累有效验。

鬼臼不拘多少，黄色者，去毛

上研为末，以手指捻之如粉，极细为度，此药不用罗，每服三钱，用无灰酒一盏同煎至八分，通口服，立生如神。

一方 死胎不出，产妇面青，指甲青，舌青口臭。

用朴硝为末，每服二钱，顺流水调下，甚者温童子小便调服，胎下母活，亦治胎衣不下。

---

① 三钱半：万历本、崇祯本均作“二钱”。
② 为末：原无，据万历本补。
③ 用温：万历本无此二字。

霹雳夺命丹《济生方》　治临产蓦然气痿，目翻口噤，面黑唇青，沫出口中，子母俱损，两脸微红，子死母活，修合时勿令妇妾、鸡犬见之。

蛇退一条，入瓦罐内煅　金银箔各七片　丁香半钱，别研　发灰一钱　马鸣即蚕退，烧，一钱　黑铅二钱半　水银七分半，依前法作用　千里马路上左脚旧草鞋一只，取鞋鼻洗净，烧灰，一钱

上为末，以獖猪心血丸如梧桐子，倒流水灌下二丸，如灌不下，研开亦得。

如圣膏《大全良方》　治难产，兼治胞衣不下，亦治死胎。

用蓖麻子七粒，去壳，细研成膏，涂脚心，胞衣即下，速洗去，不洗肠出，却用此膏涂顶上，肠出①缩入，如圣之妙。一方用四十九粒。

广按：产前诸证，皆因胎气所致，夫胎动胎漏皆下血，而胎动有腹痛，胎漏无腹痛为异尔。故胎动宜行气，胎漏宜清热也。恶阻者，恶心而阻隔饮食也；子烦者，烦躁而闷乱心神也；子痫者，痰涎潮搐，目吊口噤也；子肿者，面目虚浮，肢体肿满也；子气者，两足浮肿也；子淋者，小便涩少也；转胞者，小便不通也；子悬者，心胃胀痛也。盖脾主运化水谷，妇人有胎则脾运化水谷不利而生湿，湿则生痰，痰生热，热生风也。子肿、子气者，湿也；恶阻者，痰也；子烦、子淋者，热也；子痫者，风也；子悬者，气也；转胞者，虚也。湿则渗之，痰则消之，热则清之，风则平之，气则散之，虚则补之，何为而不愈哉！外有风寒热病、杂病之条者，用药要去邪保胎之并行；有催生、难产、死胎之目

---

① 出：万历本、崇祯本均作"即"。

者，治法有缓急轻重之少异。业医者其可忽乎？

产后九十六

《丹溪心法》

产后无得令虚，当大补气血为先，虽有杂证，以末治之。一切病多是血虚，皆不可发表。产后不可用芍药，以其酸寒伐生发之气故也。产后血晕，因虚火载血上行，渐渐晕来，方用鹿角烧灰出火毒，研极细末，好酒同童便灌下，一呷即醒，行血极快。又方，以韭叶细切，盛于有嘴瓶中，以热醋沃之，急封其口，速以嘴塞产妇鼻孔中，可愈眩冒。产后中风，切不可作风治，必大补气血为主，然后治痰，当以左右手之脉，分其气血多少而治。产后中风，口眼㖞斜，切不可服小续命汤。产后水肿，必用大补气血为主，少佐苍术、茯苓，使水自利。产后大发热，必用干姜。轻者用茯苓淡渗其热，一应寒苦并发表之药，皆不可用。产后发热恶寒，皆属血虚。左手脉不足，补血药多于补气药。恶寒发热腹痛者，当去恶血。腹满者不是。产后发热，乳汁不通及膨者，无子当消，用麦蘖二两，炒，研细末，清汤调下，作四服。有子者用木通、通草、猪蹄煎服。凡产后有病，先固血气。前条云：产后大热，必用干姜，或曰：用姜者何也？曰：此热非有余之热，乃阴虚生内热耳，故以补阴药大剂服之，且干姜能入肺和肺气，入肝分引血药生血，然不可独用，必与补虚药同用，此造化自然之妙，非天下之至神，孰能与于此乎？产后脉洪数，产前脉细小涩弱，多死。怀孕者，脉主洪数，已产而洪数不改者，多主死。

入方 产后补虚。

人参　白术一钱　茯苓　归身尾　陈皮　川芎各半钱　甘草炙，三分有热加黄芩一钱。

生姜三片，水煎服①。

产后消血块方。

滑石三钱　没药二钱　血竭二钱，如无，以牡丹皮代之

上为末，醋糊丸。如恶露不下，以五灵脂为末，神曲丸，白术陈皮汤下。瓦垄子能消血块。

又方②

血竭一钱　五灵脂一钱

上为末，消产后血块极妙。

又方③　治产后泄泻。

黄芩下　白术上　川芎中　茯苓上　干姜炮，下　滑石上　陈皮中　炒芍药中　甘草炙，下

上㕮咀，水煎服④。

又方⑤　治产后恶露不尽，小腹作痛。

五灵脂中　香附上

一方加蛤粉下。

上为末，醋糊丸，甚者入桃仁不去尖用⑥。

独行丸　治妇人产后血冲心痛，及治男子血气，心腹痛。有孕者忌服。

---

① 　生姜三片水煎服：万历本、崇祯本均作"上作一服，生姜三片，水一钟半，煎服，不拘时"。

② 　又方：本方中药物剂量原无，据万历本、崇祯本补。

③ 　又方：本方药物下所注"上、中、下"原无，据万历本、崇祯本补。

④ 　服：万历本、崇祯本此下有"食远温服"四字。

⑤ 　又方：本方药物下所注"中、上、下"原无，据万历本、崇祯本补。

⑥ 　用：万历本、崇祯本均作"温水服三十丸"。

五灵脂①去土，半炒半生

上为末，水丸弹子大，每一丸，或酒或姜汤化下。

参术膏 治产后胞损成淋沥证。

人参二钱半　白术二钱　桃仁②　陈皮各一③钱　黄芪一钱半　茯苓一钱　甘草炙，半钱

上㕮咀，先用④水煎猪羊胞，后入药，作一服⑤。

【附诸贤论】

王节斋曰：凡妇人产后阴血虚，阳无所依而浮散于外，故多发热。治法用四物汤补阴血，而以炙干姜之苦温从治，收其浮散，使归依于阴。然产后脾胃虚多，有过服饮食伤滞而发热者，误作血虚，则不效矣。但遇产后发热者，须审问服何饮食，有无伤积、胸膈饱闷、嗳气恶食、泄泻等证，只作伤食治之。若发热而饮食自调者，方用补血正法。

【附诸方】

花蕊石散 治产后胎衣不下，极有神效。方见前跌扑损伤类

夺命丹《济生方》　治产后血入衣中，胀满冲心，久而不下，或去血过多，肺气喘促，谓之孤阳绝阴，亦难治之证，宜急取鞋底炙热，小腹上下熨之，次进此药。

附子炮，去皮脐，半两　牡丹皮去心　干漆炒令烟尽。各一两

上为末，用酸醋一升，大黄末一两，同熬成膏，和药丸如梧

---

① 五灵脂：万历本、崇祯本此下均注有"不拘多少"四字。
② 桃仁：万历本、崇祯本此下均注有"去皮尖"三字。
③ 一：万历本、崇祯本均作"二"。
④ 先用：原无，据万历本、崇祯本补。
⑤ 后入药作一服：万历本、崇祯本均作"熟汤二钟，入药煎一钟，温服"。

桐子大，每服五十丸，温酒送下。

一方 产后恶血冲心，胞衣不下，腹中血块。

用绵纹大黄一两为末，以好醋半升，熬成膏，丸如梧桐子大，以醋大半钟，化五丸服之，须臾即下。

一方 治产后生肠不收。

用枳壳二两，去穰煎汤，温浸良久，即入。

一方① 治妇人子宫不收。

荆芥穗中　藿香叶中　臭椿皮上

上等分，㕮咀，煎汤熏洗子宫，即入。

一方 治妇人子宫太痛不可忍。

五倍子　白矾各等分②

上为末，温汤泡洗，干糁亦可。

一方 治下胎或产后，血上冲心已死。

用郁金烧灰存性为末，每服二钱，米醋一呷，调灌之立活。

芎归汤《和剂方》　治产后去血过多，晕烦不省，一切去血并宜服之。

芎藭　当归去芦，酒洗焙。各等分

上㕮咀，每服四钱，水一盏，煎至七分，去滓，热服不拘时。腹中刺痛加白芍药，口干烦渴加乌梅、麦门冬，发寒热加干姜、白芍药，水停心下微有呕逆加茯苓、生姜，虚烦不得眠加人参、竹叶，大便秘涩加生地黄、橘红、杏仁，小便不利加车前子，腹胁膨胀加厚朴，血崩不止加香附子，咳嗽痰多加紫菀、半夏、生

---

① 一方：本方中药物下所注"中、上"原无，据万历本、崇祯本补。
② 各等分：原无，据万历本补。

姜，腰疼膝痛加牛膝，心下疼痛加玄胡索，恶血不下腰腹重痛加牡丹皮。

返魂丹　治生产一十六证。一名益母丸。

野天麻一名益母草，方梗，四五月节间开紫花时采花叶子，阴干，半斤　木香五钱　赤芍药六钱　当归七钱

上同为细末，炼蜜丸如弹子大，每服一丸，随饮子下。子死腹中冷痛，小便流出，腹胀，四肢冷，爪甲青黑，童便、酒和匀煎沸化下；产后恶血不尽，脐腹刺痛，童便和酒化下；产时面垢颜赤，胎衣不下，败血自下如带，或横生不顺，心闷欲死，童便、酒、薄荷自然汁和匀化下，盐酒亦可；产后三四日，起卧不得，眼暗生花，口干烦躁，心乱，见鬼狂言，不省人事，童便、酒、薄荷汁下；产后三四日，起卧不得，眼暗生花，口干烦躁心乱，见鬼狂言，不省人事，童便、酒、薄荷汁下；产后烦渴，呵欠，不思饮食，手足麻疼，温米饮下；产后浮肿，气喘，小便涩，咳嗽恶心，口吐酸水，胁痛无力，酒下；产后寒热如疟，脐腹①作痛，米汤下，桂枝汤亦可；产后中风，牙关紧急，半身不遂，失音不语，童便和酒下；产后大便秘，心烦口渴，童便酒化下，薄荷自然汁亦可；产后痢疾，月未满食，冷物与血相击，或有积，枣汤化下；产后身体百节痛，温米饮下；产后崩中漏下，盖是伤酸物，状如鸡肝，脊背闷倦，糯米秦艽汤下，桂枝汤下亦可；产后食热面壅结成块，四肢无力，睡后汗出不止，月水不调，久成骨蒸劳，童便和酒下；产后呕逆虚胀，酒下；产后鼻衄，口干舌黑，童便酒下；产后赤白带下，秦艽同糯米煎汤下。

---

① 腹：原作"肠"，据万历本、崇祯本改。

广按：返魂丹功效不可具述，其于产前清热养血，产后推陈致新，无不可也。有事之家，理宜预备。

黑神散《和剂方》 治妇人产后恶露不尽，胞衣不下，血气攻心，眩晕等证。

黑豆炒，半斤 熟地黄 当归去芦，酒浸 肉桂去皮 干姜炮 甘草炙 芍药 蒲黄各四钱

《济生方》除蒲黄，加附子。

上为末，每服二钱，热酒调下。入童子小便尤佳。

广按：败血见热则行，见寒则凝，理也。此方姜、桂俱用，已是热矣，而《济生》又加以附子，不无热之太过乎？世俗好温恶寒之弊，于此见之也！

黑龙丹 治妊娠临产临生，或胎衣不下，产后血晕，不省人事，及恶露不尽，腹中刺痛，血入心经，语言恍惚，并宜服之。方见产前

四味汤《圣惠方》 疗产后一切诸疾，才方分娩，宜服。

当归 玄胡索 血竭 没药各五分

上共二钱为细末，用童子小便一①盏，煎六分②，通口服。如心膈烦，加当归五分；如气闷喘急，加玄胡索五分；如恶露不快，加血竭五分；如心腹撮痛，加没药五分。

神仙索金散《医方大成》 治妇人产后血晕血虚，积血不散，寒热往来，胸膈不快，气喘，不进饮食，骨节疼痛，生血风疮。此药逐恶血，生新血，止肚痛。

---

① 一：万历本、崇祯本均作"半"。
② 煎六分：万历本、崇祯本均作"煎热调"。

当归　川芎　赤芍药　熟地黄　金藤　川牛膝　麻黄　玄胡
索炒　官桂　神曲炒　荆芥　粉甘草　雄黑豆各一两

上为末，每服二钱，温酒调下，或当归汤、童子小便任下，
不拘时候。

一方　治产后血晕，心闷气绝。

用红花一两，坏子者为末，作二服，酒二盏，煎取一盏，并
服。如口噤，斡开口灌之。

血竭破棺散《秘方》　治妇人产后血闭、血迷、血晕、血劳、
嗽血，男子伤力，劳嗽吐血。

乳香　血竭　箭头砂①各一钱

上为末，巴豆仁研泥，共②为膏，瓷器盛之，如用丸如鸡头子
大。妇人狗胆调③，冷酒下。男子止用④冷酒下。

清魂散《济生方》　治产后血晕，昏不知人，更宜先取干漆，
或漆器烧烟，鼻中熏之，频置醋炭房内，次进此药。

泽兰叶—两⑤　人参去芦，一两　荆芥穗四两　甘草炙⑥，八钱
川芎二两

上为末，每服二钱，热汤、温酒各半盏，调匀灌下。

夺命散《大全良方》　治产后血晕，血入心经，语言颠倒，健
忘失志，及产后百病。

---

① 箭头砂：即朱砂。《本草蒙筌·石部·丹砂》："大类芙蓉头（有四
五两至十两一块者），小若羽箭簇（俗呼箭头砂）。"
② 共：原无，据万历本、崇祯本补。
③ 调：原无，据万历本、崇祯本补。
④ 止用：原无，据万历本、崇祯本补。
⑤ 一两：原无，据万历本补。
⑥ 炙：万历本、崇祯本均无此字。

没药　血竭

上等分为末，才产下便用童便与细酒各半盏，煎一二沸，调下二钱，良久再服。其恶血自此下行，更不冲上，免生百病。专治妇人方，只用白汤调下。

七珍散《大全良方》　论曰：产后不语者何？答曰：人心有七孔三毛，产后虚弱，多致停积，败血闭于心窍，神志不能明了，又心气通于舌，心气闭塞则舌亦强矣，故令不语。如此即服此药。

川芎　人参　石菖蒲　生干地黄各一两　细辛一钱　防风　辰砂另研。各半两

一方加甘草半两，名八珍散。

上为末，每服一钱，薄荷汤调下，不拘时候。

胡氏孤凤散《大全良方》　治产后闭口不语。

用白矾研细，熟水调下一钱。

广按：产后不语，有热血迷塞心窍者，有热痰迷塞心窍者。前方七珍散治热血，此方孤凤散治热痰也。肥人多是热痰，瘦人多是热血。

卷荷散《拔粹方》　治产后血上冲心，血刺血晕，血气腹痛，恶露不快，并皆治之。

初出卷荷一两　红花一两　当归一两　蒲黄纸炒，一两　牡丹皮一两

上为细末，每服三钱，空心，盐酒送下。二腊①内用童子小便调下。

大严蜜汤《济生方》　治产后血气冲心，时发疼痛。甚者宜进

---

① 二腊：指婴儿出生后十四日。

玄胡索汤。方见经病类

熟地黄酒蒸焙　当归去芦，酒浸　川独活去芦　白芍药　细辛洗　吴茱萸炒　桂心不见火　小草　干姜各一两　甘草炙，半两

上㕮咀，每服四钱，水一钟，煎服，不拘时。

当归血竭丸《圣惠方》　治妇人产后恶物不下，结聚成块，心胸痞闷，及脐下坚痛。

当归炒　血竭　蓬术　芍药各一两　五灵脂四两①

上为末，醋糊丸，如梧桐子大，每服五六十丸，温酒送下，或粥清下，空心，食前服②。

荷叶散《圣惠方》　疗产后恶露不下，腹中疼痛，心神烦闷。

干荷叶二两　桃仁半两，去皮尖，麸炒　刘寄奴　蒲黄各一两

上㕮咀，每服四钱半，童子小便一大盏，生姜三片，生地黄一分，煎至六分，去滓热服，不拘时。

失笑散　治产后心腹绞痛欲死者。方见经病类

紫金丸《大全良方》　治产后恶露不快，腰痛，小腹如刺，时作寒热，头痛，不思饮食③；亦治久有瘀血，月水不调，黄④瘦，不思饮食；亦疗心痛。与失笑散同。

五灵脂水淘去石，炒干，秤为末　真蒲黄

上以好米醋调五灵脂末，慢火熬成膏子，次以蒲黄末搜和，丸如樱桃大，每服一丸，水与童子小便各半盏，煎七分，令药化温服，少顷再一服，恶露即下。久有瘀血成块，月信不利者，并

---

① 五灵脂四两：万历本、崇祯本均无此五字。
② 服：万历本此下有"一方加五灵脂四两"。
③ 不思饮食：万历本、崇祯本均无此四字。
④ 黄：万历本、崇祯本均作"羸"。

用酒磨下。

一方 治产后血块腹痛。

荆芥炒 川当归炒 干地黄洗 芍药各半两 蒲黄二钱半，铫内隔纸炒赤色

上同为细末，每服三钱，空心，温酒调服。

地黄散《拔粹方》 治产后恶物不尽，腹中疞痛。

生干地黄 当归并①炒。各二两 生姜半两，细切，如蝇头大，新瓦上炒令焦黑

上为细末，姜酒调下二钱服②。

四神散《和剂方》 治产后瘀血不消，积聚不散，作块，心腹切痛。

当归 干姜泡 川芎 赤芍药各等分

上为细末，每服二钱，温酒调下。

当归养血丸《和剂方》 治产后恶血不尽，发热身痛，经闭者，并皆治之。

肉桂一两 当归去芦 牡丹皮 玄胡索 赤芍药各二两

上为末，炼蜜丸如梧桐子大，每服五十丸，空心，用温酒米饮下。

天仙藤散《圣惠方》 治产后腹痛不止，及一切血气腹痛。

天仙藤炒焦，五两

上为末，每服二钱，产后腹痛用炒姜，小便和酒调下。常患气血，用温酒调下。

---

① 并：万历本、崇祯本均无此字。
② 服：万历本此下有"不拘时"三字。

玉烛散　治产后恶露不尽，脐腹疼痛，发寒热。

当归　川芎　赤芍药　熟地黄　大黄　甘草　朴硝各一钱半

上作一服，水二盏，煎至一盏，去滓，食前温服。

广按：诸方治败血作痛，皆是温剂，热则流通之理。惟此一方却是凉剂，盖为败血凝滞发热，大便燥结者设也，非大便燥结者慎不可用。

一方　治产后败血不止。

生干地黄一两

用石器内捣为末①，每服二钱，食前，热酒调服，连进三服。

瑞莲散《圣惠方》　治产后恶血崩漏，状如泉水。

瑞莲一百枚，烧灰存性　棕榈烧灰存性　当归各一两　官桂半两　槟榔二枚　鲤鱼鳞炒　川芎各七钱半

上为细末，每服三钱，煨生姜，酒调。如未止，更进一服。或时血崩，此药可治，但进三服即止。

红花散　产后血昏血崩，月事不调，远年干血气。

干荷叶　牡丹皮　当归　红花　蒲黄炒。各等分

上为细末，每服一钱，酒调温服。若胞衣不下，以榆白皮煎汤调服半两，立效。

虎珀散《圣惠方》　治产后经脉不调，四肢烦疼，饮食减少，日渐羸瘦。

琥珀　牛膝　生地黄　当归各一两　桃仁　赤芍药各五钱

上㕮咀，每服八钱，水二盏，生姜三片，煎至八分，去滓，无时温服。一方加桂心半两。

---

① 末：万历本作"细末"。

调经散《济生方》 治产后败血停积五脏，流入四肢，令人浮肿，不可作水气治之，但调其经而肿自消。又有去血过多，心虚易惊，加生龙脑一握煎服。

没药研 肉桂不见火。各一钱 赤芍药 细辛洗，半钱 琥珀别研，一钱 麝香别研，半钱 当归去芦，酒浸。各一两 同芍药、甘草炙，二钱

上为末，每服二钱，生姜汁、温酒任意调下。

趁痛散《济生方》 治产后血滞，筋脉拘挛，腰背强直，遍身疼痛。

当归去芦，酒浸 官桂不见火 白术 川牛膝去芦，酒浸。各半两 甘草炙，三钱 黄芪去芦 独活去芦 生姜各半两 薤白三钱半

上㕮咀，每服四钱，水二盏，煎服。加桑寄生半两尤佳。

愈风散《圣惠方》 疗产后中风，不省人事，口噤牙紧，手足瘈疭，如角弓状，口吐涎沫。亦治血晕，四肢强直，或筑心眼倒，吐泻欲死。

荆芥穗略焙 当归身尾各等分

上为末，每服三钱，豆淋酒调下，用童子小便亦可，其效如神。口噤者，斡开灌之，或吹鼻中皆效。一方用蜜丸，或面糊丸，如梧子大，每服五十丸，空心，米汤下。

血风汤① 产后诸风挛急，或痿弱无力。

川芎上 芍药中 当归上 熟地黄上 秦艽中 羌活中 防风下 白芷中 白术上 茯苓上

上为细末，一半炼蜜为丸，如梧桐子大，每服五七十丸，温

---

① 血风汤：本方中药物下所注"上、中、下"原无，据万历本补。

洒下；一半末，温酒调下①。

交加散《济生方》　治产后中风，胁不得转动。

生地黄五两，研取汁　生姜五两，研取汁

上交互以汁浸渣一夕，次日渍取尽汁，各炒黄，焙为末，酒调服②。

以上诸方行血去邪之剂。

四顺理中丸《和剂方》　治新产血气俱伤，脾胃不调，百日内宜常服。

甘草炙，二两　人参去芦　干姜炮　白术各一两

上为末，炼蜜丸如梧桐子大，每服三十丸，空心，米饮下。

千金散　治产后虚劳不能食。

白术　茯苓　黄芪各二两　人参　川芎　芍药　熟地黄　当归各一两　肉桂一两半　甘草炒，半两

上㕮咀，每服一两，水二盏，生姜五片，枣三枚，同煎至一盏，空心温服。

人参当归散《和剂方》　治产后去血过多，血虚则阴虚，阴虚生内热，其证心胸烦满，吸吸短气，头痛闷乱，晡时转甚，与大病后虚烦相类，急宜服之。

干地黄　人参去芦　当归去芦　肉桂去皮③　白芍药二两　麦门冬去心。各一两

上㕮咀，每服四钱，水二盏，先以粳米一合，淡竹叶十片，

---

① 每服……温酒调下：原作"一半末，温酒调下五七十丸"，据万历本、崇祯本改。

② 服：万历本、崇祯本此下均有"不拘时"三字。

③ 去皮：万历本、崇祯本均作"去粗皮"。

煎至一盏，去米叶，入药并枣三枚，煎温服。血热甚者，加生地黄。

当归黄芪汤《和剂方》　治产后失血过多，腰脚疼痛，壮热自汗。

当归去芦，三两　黄芪　白芍药各二两

上咬咀，每服四钱，水一盏，姜五片，煎七分，温服不拘时。

增损四物汤《济生方》　治产后阴阳不和，乍寒乍热，如有恶露未尽，停滞胞络，亦能令人寒热，但小腹急痛为异。

当归去芦，酒浸　白芍药　川芎　干姜　人参各一两　甘草炙，半两

上咬咀，每服四钱，水一盏，姜三片，煎服，不拘时。

当归羊肉汤《济生方》　治产后发热，自汗，肢体疼痛，名曰蓐劳。

当归去芦，酒浸　人参各七钱　黄芪去芦，一两　生姜半两

上咬咀，用羊肉一斤，煮清汁五大盏，去肉，入前药煎四盏，去滓，作六服，早晚频进。

猪腰子粥《济生方》　治产后蓐劳发热。

用猪腰子一只，去白膜，切作柳叶片，用盐酒拌之，先用粳米一合，入葱椒煮粥，盐醋调和，将腰子铺盆底，用热粥盖之，如作盒生粥状，空心服之。

熟地黄汤《澹寮方》　治产后虚渴不止，少气脚弱，眼眩，饮食无味。

熟地黄一两，净洗，酒浸蒸焙　人参去芦　麦门冬去心。各二两　甘草炙，半两　瓜楼根四两

上咬咀，每服四钱，水一盏半，糯米一撮，姜三片，枣二枚，

煎八分，不拘时服。

人参汤《永类钤方》 治产后诸虚不足，发热盗汗。

归身 人参去芦

上等分为末，猪腰子一个，去膜，切作片子，以水三升，糯米半合，葱白二茎，煮米熟，取清汁一盏，入药二钱，煎至八分，不拘时服。

大调经散《圣惠方》 治产后血虚，恶露未消，气为败浊凝滞，荣卫不调，阴阳相乘，增寒发热，或自汗，或肿满，皆气未平之所为也。

大豆一两半，炒，去①皮 茯神一两，去皮 琥珀一钱

上为末，每服三钱，浓煎乌豆紫苏汤调下。

白茯苓散《圣惠方》 治产后蓐劳，盖因生产日浅，久坐多语，运动用力，遂致头目四肢疼痛，寒热如疟状。

白茯苓一两 当归 川芎 桂心 白芍药 黄芪 人参 熟地黄各半两

上㕮咀，先用水二盏，入猪肾一只，去脂膜，细研，生姜三片，枣子二个，同煎至一盏，去肾、姜、枣，入没药五钱②，煮取七分，去滓，食前分二服，温服。

佛手散《大全良方》 治产后血虚，劳倦盗汗，多困少力，咳嗽有痰。

当归 川芎 黄芪各一两 柴胡 前胡各二钱半

上㕮咀，每服五钱，水一大盏，桃柳枝各三寸，枣子、乌梅各

---

① 去：原作"入"，据万历本、崇祯本改。
② 钱：万历本、崇祯本均作"分"。

一枚，生姜一①片，煎至六分，去滓温服。如有痰，去乌梅。

黄龙汤《大全良方》　治妇人寒热头痛，嘿嘿不欲食，胁下痛，呕逆痰气，及产后伤风，热入胞室，寒热如疟，并经水适来适断，病后劳复，余热不解。

柴胡四钱八分　黄芩　人参　甘草各一钱八分

上作一服，用水二盏，煎至一盏，去滓温服，不拘时。

增损柴胡汤《圣惠方》　治产后经水适断，感于异证，手足搐牵，咬牙昏胃，系属上焦。

柴胡八钱　黄芩四钱半　人参三钱　甘草四钱　石膏四钱　知母二钱　黄芪五钱　半夏三钱

上咬咀，每服八钱，生姜三片，枣一枚，水一盏半，煎至八分，去滓，温服无时。

增损柴胡汤《济生方》　治产后血羸，发寒热，饮食少，腹胀。

柴胡　人参　甘草　半夏　陈皮　川芎　白芍药

上等分，咬咀，每服八钱，水一盏半，生姜五片，枣二枚，煎至八分，去滓，不拘时，通口服。

三之一汤《济生方》　治产后虚劳，虽日久而脉浮盛疾。

柴胡八钱　黄芩　人参　半夏洗　甘草炙　川芎　芍药　熟地黄　当归各三钱

上咬咀，每服八钱，水二盏，生姜三片，枣一枚，煎至八分，去滓温服。

三圣散《济生方》　治产后日久虚劳，针灸、服药俱不效者。

---

① 一：万历本、崇祯本均作"三"。

川芎　当归　熟地黄　白芍药　白术　白茯苓　黄芪各一两
柴胡　人参各一两六钱　黄芩　半夏　甘草各六钱

上㕮咀，每服八钱，水一盏半，生姜三片，枣一枚，煎至八分，去滓，通口食前服。一方无姜、枣。

广按：以上五方小柴胡汤加减法也。学者对证而用，则中肯綮矣。

以上诸方补虚退热之剂。

豆蔻理中丸　产后元气虚弱，脐腹疼痛，泄泻不止。又治男子脾胃虚弱，久泄不止。

人参一两　白术二两，煨　干姜　甘草炙。各五钱　肉豆蔻七钱，面裹煨

上为细末，炼蜜丸如梧桐子大，每服四五十丸，空心，米汤下。酒煮面糊为丸亦可。

调中汤《济生方》　治产后肠胃虚怯，冷气乘之，腹胁刺痛，洞泄不止。

良姜炒　当归去芦，酒浸　肉桂不见火　白芍药　附子炮，去皮川芎各一两　甘草炙　人参各半两

上㕮咀，每服三钱，水一盏煎服。

白术散《圣惠方》　治产后霍乱吐泻，腹痛烦渴，手足逆冷。
白术　橘皮　麦门冬　人参　干姜泡。各一两　甘草炙，半两
上㕮咀，每服八钱，水一盏半，生姜五片，煎至八分，去滓，服无时。

枳实芍药汤《圣惠方》　治产后腹痛，烦满不得卧。
枳实烧存性　芍药
上㕮咀，等分，每服八钱，水一盏半，煎至八分，去滓，温服

无时。一方为末，服方寸匕，日三服。

抵圣汤《济生方》　治产后血气伤于脾胃，腹胁痛闷，呕逆恶心。

赤芍药　半夏汤泡　泽兰叶　陈皮去白　人参各二两　甘草炙，一两

上㕮咀，每服四钱，生姜七片，煎服，不拘时。

觊睆丸《济生方》　治产后血气虚弱，饮食停积，口干烦闷，心下痞痛。

高良姜炮　姜黄洗　荜澄茄　陈皮去白　蓬术泡　人参　京三棱炮。各一两

上为末，用萝卜慢火煮令极熟，研烂，将余汁煮面糊丸，如梧桐子，每服五十丸，就用萝卜汤送下。

广按：以上六方皆为产后脾胃虚弱，饮食过伤，遂成诸疾而作也。

旋覆汤《和剂方》　产后感冒风寒，咳嗽喘满，痰涎壅盛，鼻塞声重。

麻黄去节　柴胡　杏仁去皮尖，麸炒　五味子去梗　旋覆花　甘草炙　茯苓　赤芍药　荆芥去梗　半夏各等分

上㕮咀，每服四钱，水一盏，姜五片，枣一枚，同煎七分，温服。

芎乌散　治产后头痛。

天台乌药　川芎藭

上为末，各等分，每服三钱，烧秤锤淬酒服。

二母散《圣惠方》　治产后恶露上攻，流入肺经，咳嗽，如伤风痰嗽，用寻常伤风药不效，宜服。

知母　贝母　白茯苓　人参各五钱　桃仁去皮尖　杏仁去皮尖。
各一两

上㕮咀，每服八钱，水一盏半，煎至八分，去滓，食后温服。

参苏饮《圣惠方》　治妇人产后血入于肺，面赤发喘欲死者。

人参一两，为末　苏木二两，槌碎

上用水二碗，煎苏木①一碗，去滓，调人参末，随时加减服。

丁香散《圣惠方》　治产后心烦，咳噫不止，脾胃虚寒，卫气厥逆。

白豆蔻　丁香各五钱　伏龙肝一两

上为细末，煎桃仁、吴茱萸汤调下一钱，如人行五里再服。

石莲散《圣惠方》　治气吃②噫。又治吐逆，心怔目晕，不③思饮食。

石莲子一两半　白茯苓一两　丁香半两

上为细末，每三钱，米饮调下，不拘时服④。

汉防己散《大全良方》　治产后风虚，气壅上攻，头面浮肿。

汉防己　猪苓　枳壳　桑白皮各一两　商陆　甘草各七钱半

上㕮咀，每服八钱，水一盏半，生姜三片，煎至八分，去滓，温服无时。一方空心服。

调导散《圣惠方》　治妇人产前产后大便不通。

当归　川芎　防风　枳壳各四钱，制　甘草炙，二钱

---

① 煎苏木：原作"煮取"，据万历本、崇祯本改。
② 吃：万历本、崇祯本均作"咳"。
③ 不：原作"可"，据万历本改。
④ 服：原无，据万历本、崇祯本补。

上㕮咀，每服一两，用姜三片，枣子一枚，水二盏，煎至①一盏，去滓温服，不拘时。忌动风物。

麻仁丸② 《济生方》 治产后去血过多，津液枯竭，不能转送，大便闭涩。

麻子仁另研，上 枳壳去白，麸炒，上 人参中

上为末，炼蜜丸，如梧桐子大，每服五十丸，温酒米饮任下。

橘杏丸 治产后体弱，大便虚秘。方见燥结类

一方 产后小便数及遗尿。

龙骨一两 桑螵蛸半两，炙

上为细末，米饮调下二钱，空心服。

漏芦散 《济生方》 治乳妇气脉壅塞，乳汁不行。

漏芦二两半 蛇蜕炙，十条 瓜蒌十个，急火烧存性

上为细末，每服二钱，温酒调下，不拘时候，仍吃热羹助之。

猪蹄汤 《澹寮方》 治奶妇气少力衰，脉涩不行，绝乳汁。

猪蹄一只 通草五两

上将猪蹄净洗，依食法事治，次用水一斗，同通草浸煮，得四五升取汁饮之。

玉露散 《大全良方》 治产后乳脉不行，身体壮热疼痛，头目昏痛，大便涩滞，悉能治之，凉膈压热下乳。

人参 白茯苓 甘草各半两 桔梗炒 川芎 白芷各一两 当归二钱半 芍药七钱半

上㕮咀，每服四钱，水一钟半，煎至七分，去滓温服，食后。

---

① 至：原作"去"，据万历本、崇祯本改。

② 麻仁丸：本方药物下所注"上、中"原无，据万历本、崇祯本补。

如头热甚，大便秘，加大黄二钱半。

涌泉散 因气乳汁少。

瞿麦穗 麦门冬去心 王不留行 紧龙骨 川山甲炮黄。各等分

上为细末，每服一钱，热酒调下，先食猪蹄羹，后服药，以木梳左右乳上梳三十余下，日三服。

皂角散 治乳汁不通，及乳结硬疼痛。

歌曰：妇人吹乳意何如，皂角烧灰蛤粉和；热酒一杯调八字，须臾揉散笑呵呵。

一方 治产后阴肿痛。

用桃仁去皮尖，细研，四五次抹之。

一方 治产后用力太过，阴门突出。

用四物汤煎熟，入龙骨末少许，空心连进二服，用麻油和汤熏洗。

一方 治妇人阴冷。

用吴茱萸入牛胆中令满，阴干百日，每取二十粒，研碎，帛裹纳阴中，良久如火热。

以上诸方调理杂证之剂。

广按：产后诸证，其源有三，曰血虚火动，曰败血妄行，曰饮食过伤。何以明之？气属阳也，血属阴也。经曰：阳虚生外寒，阴虚生内热。盖产后去血过多，血虚火动而为烦躁发热之类，一也。血犹水也，水之就下，性也。孟子云：今夫水，搏而跃之可使过颡，激而行之可使出山。非水之性也，势使之然也。盖产后虚火上载，败血妄行而为头晕、腹痛之类，二也。经云：少火生气，壮火食气。东垣云：火为元气之贼，火与元气不两立，一胜则一负。盖产后火伤元气，脾胃虚弱，若饮食过伤，则为痞满吐

泻之类，三也。治之之法，血虚火动则补之，败血妄行则散之，饮食过伤则消之，何患乎不愈哉！虽然元气有虚实，疾病有浅深，治疗有难易，又不可一概论也。

子嗣九十七　附诸虚　断子法

《丹溪心法》

若是肥盛妇人，禀受甚厚，恣于酒食之人，经水不调，不能成胎，谓之躯脂满溢，闭塞子宫，宜行湿燥痰，用星、夏、苍术、台芎、防风、羌活、滑石，或导痰汤之类。若是怯瘦性急之人，经水不调，不能成胎，谓之子宫干涩无血，不能摄受精气，宜凉血降火，或四物加香附、黄芩、柴胡，养血养阴等药可宜。东垣有六味地黄丸，以补妇人之阴血不足无子，服之者能使胎孕。出《试效方》

【附脉理】

《脉诀举要》曰：阴搏于下，阳别于上，血气和调，有子之象。手之少阴，其脉动甚，尺按不绝，此为有孕。少阴属心，心主血脉，肾为胞门，脉应于尺。或寸脉微，关滑尺数，往来流利，如雀之啄。或诊三部，浮沉一止，或平而虚，当问月水。妇人有病，而无邪脉，此孕非病，所以不月。

【附诸方】

六味地黄丸见补损

女金丹①韩飞霞方

白芍药　当归　川芎不见火　赤石脂白亦可　藁本　人参　白薇　牡丹皮　桂心　白芷　白术　白茯苓　玄胡　没药各一两　甘

---

① 女金丹：本方中药物剂量原无，据万历本、崇祯本补。

草五钱

十五味除石脂、没药另研外，其余皆以醇酒浸三日，烘干为细末，足彀①十五两

香附子十五两，以水醋浸三日，略炒为细末，足十五两

上十六味和合，重罗数过，炼蜜丸如弹子大，瓷银器封收，每取七丸，空心，鸡未鸣时服一丸，先以薄荷汤或茶灌漱咽喉，后细嚼，以温酒或白汤送下，咸物干果压之。服至四十九为一剂，以葵水调平，受胎为度。胎中三日一丸，产后二日一丸，百日止，尽人事而不育焉，天矣！人为鲁莽，诿曰天命。予每于世之乏嗣者惜焉。

诜诜丸《和剂方》 治妇人冲任虚寒，胎孕不成，或多损坠。

泽兰叶一两半 肉桂去皮，五钱 当归洗焙 熟地黄洗焙。各一两 白术一两半 川芎 石斛酒浸，炒。各一两 干姜泡，半两 白芍药 牡丹皮 延胡索各一两

上为末，醋糊丸，如梧桐子大，每服五十丸，空心，温酒下。

乌鸡丸 治妇人羸弱，血虚有热，经水不调，崩漏带下，骨蒸等疾，不能成胎。

用白毛乌骨公鸡一只，重二斤半许，闭死，去毛肠净，用艾四两，青蒿四两，锉碎，纳一半在鸡肠，用酒坛一只，纳鸡并余艾蒿在内，用童便和水灌令没鸡二寸许，煮绝干取出，去骨，余俱捣烂，如薄饼状，焙干，研为细末

南香附去毛净，一斤，分作四分，米泔水浸一分，童便浸一分，醋浸一分，酒浸一分，春秋二夏一冬四日取出晒干 熟地黄四两 生地黄三两，

---

① 彀（gòu 构）：古同"够"。

俱怀庆者，勿犯铁　当归酒浸洗，三两　川芎三两半　白芍药三两　辽
人参三两　白术二两　黄芪二两　川牛膝去芦，二两　柴胡去芦①，二
两　黄连炒，一两　牡丹皮去心，二两　白茯苓去皮②，二两半　秦艽
一两半　鳖甲三两，醋浸，炙黄色　知母二两　贝母二两　地骨皮一两
干姜一两　玄胡索一两

上并香附共为细末，并鸡末酒醋糊为丸，如梧子大，每服五
六十丸，渐加至七八十丸，温酒下，或米饮下亦得。忌煎炒辛辣
之物及苋菜。

补虚③新增

【附诸方】

当归建中汤《和剂方》　治妇人一切血气不足，虚损羸乏④。
当归去芦，四两　肉桂去皮　甘草炙。各⑤二两　白芍药六两
上咬咀，每服三钱，水一盏，姜五片，枣一枚，同煎，空心
热服。

人参养血丸《和剂方》　治女人禀受素弱，血气虚损，常服补
冲任，调月候，暖下元，生血气，令人有子。
乌梅肉三两　熟干地黄五两　当归去芦，二两　人参去芦　赤芍
药　川芎　蒲黄炒。各二两
上为末，炼蜜为丸，如梧桐子，每服八十丸，温酒、米饮
任下。

---

① 去芦：万历本、崇祯本均无此二字。
② 皮：原作"白"，据万历本改。
③ 补虚：万历本、崇祯本均作"补血"。
④ 乏：万历本、崇祯本均作"瘦"。
⑤ 各：原无，据万历本、崇祯本补。

六神汤《御药院方》 治血气不足，肌体烦热，四肢倦怠，不进饮食。

当归 地黄 芍药 川芎① 地骨皮 黄芪各一两

上㕮咀，每服四钱，水一盏，煎七分，空心温服。

补中丸《圣惠方》 治妇人虚损诸疾，宜常服。

川芎 白芍药 黄芪 当归 人参 陈皮各五钱 白术 地黄各一两

上为末，炼蜜为丸，如梧桐子大，每服五七十丸，温水下。

八珍散《瑞竹堂方》 调和荣卫，理顺阴阳，滋血养气，进美饮食。

四物汤 四君子汤

上等分，姜三片，枣子一枚，水二盏，煎至一盏，去滓，温服食前。

滋血汤②《御药院方》 治妇人皮聚色落，心肺俱损，血脉虚弱，月水过期，益气养血，调进饮食。

人参中 白茯苓去皮，中 川芎中 当归上 白芍药 山药上 黄芪上 熟地黄上

上㕮咀，每服一两，水二盏，煎至一盏，去滓，温服食前③。

滋血汤《大全良方》 滋养荣血，补妇人诸虚，治血海久冷。

当归 川芎 芍药 人参 麦门冬 牡丹皮 阿胶各二两 琥珀七钱半，另研 酸枣仁炒 官桂 甘草各一两 半夏曲一两半

---

① 川芎：此下原衍"各一两"三字，据万历本删。

② 滋血汤：本方药物下所注"上、中、下"原无，据万历本、崇祯本补。

③ 前：万历本、崇祯本此下均有"不拘时"三字。

上㕮咀，每服一两，水二钟，生姜三片，煎至八分，去滓，通口服，食前，日三服。

乌鸡煎丸《秘方》 治妇人百病，虚劳血气，赤白带下等证。

当归 黄芪各六两 生熟①地黄 香附子各四两 茯苓三两 人参 官桂 地骨皮各一②两

上用乌骨白鸡一只，男用雌，女用雄，笼住，将黄芪末和炒面丸鸡头子大，喂鸡服，生眵吊死，肠肚洗净，捋毛捶碎骨，入前药鸡腹内，用酒、醋各一瓶，煮一宿，取骨焙枯研，共为细末，用汁打糊丸，如梧桐子大，每服五十丸，盐汤下。

断子法：用白面曲一升，无灰酒五升，作糊煮至二升半，滤去滓，可分作三服，候经至前一日晚，次早五更及天明各吃一服，经即不—无不字行，则终身无子矣。

广按：妇人无子之因，或经不匀，或血不足，或有疾病，或交不时，四者而已。调其经而补其血，去其病而节其欲，夫如是则经调血足，无病而交有时，岂有不妊娠者乎？虽然人之后嗣系乎天命，亦或人事未之尽者，可不究其心欤？

诸病九十八 新增

【附诸方】

加减四物汤 治妇人诸病。

熟地黄 川芎 芍药 当归各等分

上㕮咀，每服六钱，用水一钟半，煎八分，不拘时服。骨蒸劳热加地骨皮、知母、柴胡、黄芩；妊娠胎动不安，下血不止，加

---

① 熟：万历本、崇祯本均无此字。
② 一：万历本、崇祯本均作"二"。

艾叶、阿胶、黄芪；血脏虚冷，崩中去血过多，加阿胶、艾叶；血崩加生地黄、蒲黄、黄芩，一方加阿胶、艾叶、黄芩；血虚腹疼，微汗恶风，加莪术、官桂；风虚眩晕，加秦艽、羌活；气虚无力，加厚朴、陈皮；发热心烦不得卧，加黄连、栀子；虚寒脉微，自汗气短，自利，加干姜、附子；中湿身重无力，身凉微汗，加白术、茯苓；筋骨肢节疼及头疼增寒，加羌活、防风、藁本、细辛；脐中虚冷，腹疼，腰脊间痛，加玄胡索、川楝子；经水过多，加黄芩、白术；经水涩少，加葵花、红花；虚劳气弱，咳嗽喘满，加厚朴姜制、枳实麸炒；经水暴下，加黄芩；血积块痛，加莪术、三棱、官桂、干漆炒；赤白带下，加香附、官桂；血痢加阿胶、艾叶、黄连；产后血痢腹疼，加槐花、黄连、罂粟壳；血热相搏，舌干口渴，加瓜蒌根、麦门冬；大渴引饮，加知母、石膏；脏腑秘涩，加大黄、桃仁；呕吐，加白术、人参、藿香、生姜；虚寒滑泄，加官桂、附子炮；虚烦不眠，加竹叶、人参、酸枣仁；目暴赤作翳疼，加防风、羌活、防己、酒浸龙胆草。

加减四物汤《大全良方》 治妊娠产前腹痛，及治月事或多或少，或前或后，胎气不安，产后血块不散，或亡血过多，或恶露不下，宜服。

当归 川芎 白芍药 熟地黄各一两

上㕮咀，每服一两，水二盏，煎至一盏，去滓，食前温服。妊娠下血，即入艾叶六七片，阿胶末一钱，同煎。病势甚大，散药不及，以四味各半两，用水四盏，煎至二盏半，去滓，分四服，食前热服，一日中令尽，以止为度。产乳服至三腊①止。如虚弱血

---

① 三腊：旧时人称生子第二十一日为三腊。

脏不调，至一月止。因虚致热，热与血搏，口舌干渴，欲饮水者，加天花粉一两、麦门冬七钱半；腹中刺痛，恶露不下，加当归、芍药各二钱半；血崩加生地黄、蒲黄各一两；因热生风，加川芎二钱半，柴胡五钱；身热脉燥，头昏项强，加柴胡、黄芩各半两；大便秘结，加大黄半两，桃仁二钱半炒；如大便滑泄，加桂心、熟附子各二钱半；发寒热，加干姜、牡丹皮、芍药各二钱半；呕者，加白术、人参各半两；腹胀，加厚朴、枳实各二钱半；虚烦不得眠，加竹叶、人参各二钱半；烦躁大渴，加知母、石膏各五钱；水停心下，微吐逆，加猪苓、茯苓、防己各二钱半；虚寒状类伤寒，加人参、柴胡、防风各七钱半。

经验加减四物汤《医方大成》 治妇人诸虚不足。

当归酒浸一宿，用身　熟地黄　白芍药　川芎各一两

上咬咀，锉为①散，看病证加减后药煎服。血气不调，加吴茱萸一两，甘草半两；胎动下血，加熟艾一块，阿胶末一钱；补下元，加干姜半两，甘草七钱；血崩淋沥不断，加炮附子一个，赤石脂一两；便血及带下，加荆芥、地椒；血气滞，腹内刺痛，加桂；产后伤风，头痛，加石膏一两，甘草半两；血风劳，加荆芥、柴胡；潮热，加前胡、干葛、人参、黄芩；虚热口干，加麦门冬半两，黄芩一两；呕吐不止，加藿香、白术半两，人参一钱；产后虚备，血热烦闷，加生地黄；产后腹胀，加枳壳、肉桂各三钱；产后恶露，腹痛不止，加桃仁、苏木、牛膝；产后寒热往来，加柴胡、麦门冬各半两；经血淋沥不断，加干瑞莲房，炒入药；血滞不通，加红花、桃仁各二钱半；产后闷乱，加茯苓、远志各半

---

① 锉为：原作"为锉"，据万历本、崇祯本乙转。

两；虚而多汗，加煅牡蛎、麻黄根各半两；妊娠心腹烦，加竹茹一块；如有败血，则用当归近上节，白芍药以赤易，熟地黄以生者易之；大便闭，加大黄、桃仁各二钱半。

八物汤《圣惠方》 若经事欲行，腹脐绞痛者，血涩也，宜服。

四物汤四钱 玄胡索 苦楝碎，炒黑 槟榔 木香各一两

若经水过多，别无证，宜服黄芩六合汤：四物汤四两，黄芩、白术各一两；若经水涩少，宜四物汤加葵花煎，又加红花、血见愁；若虚劳气弱，咳嗽喘满，服厚朴六合汤：四物汤四两，厚朴制一两，枳实炒五钱；若经水暴下，加黄芩一两；若腹痛者，加黄连，如夏月，不去黄芩；若经水如黑豆汁者，加黄芩、黄连各一两；若经水少，面色和者，四物汤加熟地黄、当归各一两；若经水适来适断，或有往来寒热者，先服小柴胡汤以去其寒热，后以四物汤和之；若妇人血积者，四物汤内加京三棱、桂、广茂、干漆各二两。

八物汤《圣惠方》 若妇人伤寒汗下后，饮食减少，血虚者，宜服。

四物汤四两 黄芪 甘草 茯苓 白术各一两

若赤白带下，宜服香桂六合汤：四物汤四两，桂、香附子各五钱；若虚热病，四物与参苏饮相合，名补心汤主之；若四肢肿痛，不能举动，四物、苍术各半汤主之；若治燥结，四物汤与调胃承气汤各半，名玉烛散；若流湿润燥，宜四物汤、理中汤各半；若大渴者，加知母、石膏；若保胎气，令人有子，四物汤加缩砂、四君子汤各半，名八珍汤；若热与血相搏，口舌干渴，饮水，加瓜蒌、麦门冬；若腹中刺痛，恶物不下，加当归、芍药；若血崩

者，加生地黄、蒲黄、黄芩；若脏秘结涩者，加大黄、桃仁；若头昏项强者，加柴胡、黄芩；若滑泻者，加官桂、附子；若因热生风者，加川芎、柴胡、防风；若呕者，加白术、人参、生姜；若发寒热者，加干生姜、牡丹皮、芍药、柴胡；若水停心下，微吐逆者，加猪苓、茯苓、防己；若虚寒似伤寒者，加人参、柴胡、防风；若产妇诸证，各随六经，以四物与仲景药各半服之，其效如神；若妇人或因伤酒，或因生产去血，或虚劳，五心烦热者，宜服四物二连汤：四物汤内用生地黄、黄连、胡黄连真者，温饮清服；若虚烦不得睡，加竹叶、人参；若妇人血虚，心腹痞痛，不可忍者，去地黄，加干姜，名四神汤；若诸痛，有湿者，四物与白术相半，加天麻、茯苓、川山甲酒煎。

　　广按：妇人外感内伤一切疾病与丈夫同治，惟月候、孕产、崩漏、带下数证与丈夫异治也。夫妇人以血为海，妇人伏于人者，凡事不得专行，每多忧思忿怒也。医书云：气行则血行，气①止则血止。盖妇人忧思过度则气结，气结而血亦结矣。又云：气顺则血顺，气逆则血逆。盖妇人忿怒过度则气逆，气逆而血亦逆矣。气血结逆于脏腑经络之间，所以妇人多腹胁诸痛，内外烦热也。然疼痛、烦热二者，不可不分。疼痛者，血滞也；烦热者，气滞也。血滞以辛温之剂治之，气滞以辛凉之剂治之，气血俱滞而疼痛烦热齐作者，又当以辛平之剂治之。大抵妇人血用事，气行则无病，而古人治妇人之病多用香附、缩砂、木香、槟榔、青皮、枳壳者，行气故也。抑尝论之，凡治妇人之病，先问月候紧要，

---

　　① 气：原作"血"，据万历本、崇祯本改。

以月候如期为安，先期而来者，血热也；过期而来者，血虚也；或疼痛，或发热者，气血郁结也。凡妇人之病多是血气郁结，故治妇人之病，以开郁行气为主，郁开气行而诸病自瘥矣烦热是二意，烦者内烦也；热者，外热也。

卷之二十二

小儿门上

小儿诸病九十九

《丹溪心法》

乳下小儿，常多湿热食积，痰热伤乳为病，大概肝与脾病多。小儿易怒，肝病最多，大人亦然。肝只是有余，肾只是不足。

小儿初生，未经食乳，急取甘草一寸，火上炙熟，细切，置地上出火毒一时许，用水一小盏，熬至三分之一，去滓，用新绵蘸滴儿口中，令咽尽，须臾吐痰及瘀血，方与乳食，年长知睿无病。

小儿急慢惊风，发热口禁，手心伏热，痰热咳嗽痰喘，此类证，并用涌法吐之，重剂瓜蒂散，轻剂用苦参、赤小豆末，须虾蟆汁调服之，后用通圣散为末，蜜丸服，间以桑树上牛儿，阴干，焙末调服，以平其气。惊有二证，一者热痰主急惊，当吐泻之。一者脾虚，乃为慢惊，所以多死，当养脾。急惊只用降火、下痰、养血。慢惊者，先实脾土，后散风邪，只用朱砂安神丸，更于血药中求之。

小儿蓦然无故大叫作发者，必死，是火大发，则虚其气故也。

入方

黑龙丸　治小儿急慢惊风。

牛胆南星一两　青礞石焰硝等分煅。一两　天竺黄半两　青黛半两

芦荟二钱半　辰砂三钱　僵蚕半钱　蜈蚣一钱半，烧存性

上为末，甘草煎膏，丸如鸡头大，每服一二丸，急惊煎姜蜜薄荷汤下，慢惊煎桔梗白术汤下。

治惊而有热者①。

人参五分　茯苓八分　白芍酒炒，一钱　白术一钱

上㕮咀，姜水②煎，夏月加黄连、生甘草、竹叶。

通圣散见斑疹类

朱砂安神丸见惊悸类

瓜蒂散见疸类

疳病或肚大筋青

胡黄连丸　治疳病腹大。

胡黄连半钱，去果子积　阿魏一钱半，醋浸，去肉积　神曲二钱，去食③积　麝香四粒　炒黄连二钱，去热积④

上为末，猪胆汁丸如黍米大，每服二三十丸，白术汤送下。又云，胡黄连丸十二粒，白术汤下。

五积丸　治小儿诸般疳积。

丑头末一两　黄连半两　陈皮一两　青皮半两　山楂半两

上炒焦黑色，为末，每用巴豆霜半钱，前药末半钱，宿蒸饼丸，麻子大，小儿二岁十丸，五更姜汤下，至天明大便泄为度，温粥补之。未利再服三五丸。

乌犀丸

丑头末三两　青皮三两　使君子肉七钱半　白芜荑一钱半　鹤虱

---

① 治惊而有热者：本方中药物剂量原无，据万历本、崇祯本补。

② 水：原无，据万历本、崇祯本补。

③ 食：万历本、崇祯本均作"面"。

④ 积：原无，据万历本、崇祯本补。

五钱　芦荟一钱，烧红醋淬，另研　苦楝根皮五钱

上炒令焦黑色，为末，曲丸麻子大，每三五十丸，米饮送下，食前，量小儿大小加减。

黄龙丸

三棱三两　黑角莪术三两　青皮一两半　山楂肉七钱半　干姜七钱半

上用曲丸麻子大，日晒干，食后，姜汤下，量儿大小加减。

乌犀、黄龙间服，食前服乌犀，食后服黄龙。

肥儿丸　治小儿疳积。

芦荟另研　胡黄连三钱　炒曲四钱　黄连　白术　山楂炒，半两　芜荑炒，二钱

上为末，芦荟和匀，猪胆汁丸粟米大，每六十丸，食前米饮下。

疳黄食积。

白术　黄连　苦参　山楂等分

上为末，曲糊丸麻子大，食后，白汤下十五丸。

食伤胃热熏蒸。

白术一两　半夏半两①　黄连半两　平胃散

上用粥丸，食后，白汤下二十丸。

《心法·附录》曰：小儿疳病者，小儿脏腑娇嫩，饱则易伤。乳哺饮食一或失常，不为疳者鲜矣。疳皆因乳食不调，甘肥无节而作也。或婴幼缺乳，粥饭太早，耗伤形气，则疳之根生。延及岁月，五疳病成，甚者胸陷喘哕，乳食直泻，肿满下利，腹胁胀

---

①　半两：原无，据万历本、崇祯本补。

疼，皮发紫疮，肌肉光紫。与夫痄劳，渴泻而槁，色夭骨露，齿张腹硬不食者，皆危笃矣。凡此等类，卢扁复生，难施其巧。

子热

炒芍药　香附　滑石一两　甘草三钱　黄连二钱

上作四服，水一盏半，生姜三片煎，乳母服。

风痰

南星一两，切，用白矾末半两，水泡一指厚浸，晒干，研细入　白附子二两

上为末，飞白面糊丸如芡实大，每服一二十丸，姜蜜薄荷汤化下。

白附丸

牛胆南星一两，须用黄牯牛胆，腊月粉南星，亲手修合，风干，隔一年用，牛胆须入二三次者佳　大陈半夏半两　粉白南星一两，切作片，用腊月雪水浸七日，去水晒干　枯白矾二钱半

上为末，宿蒸饼，丸如梧子大，用姜汁蜜汤送下。有热加薄荷叶。

紫金丸　治小儿哮喘不止，端午日修合。

黑椒四十九粒，浸透去皮，研如泥次入　人言一钱　鹅管石一钱

上为末，丸如黍米大，朱砂为衣，每一丸或二丸，量儿大小，空心，冷茶清下。当日忌生冷、荤腥、热物。服药病止后，更服白附丸三五贴。

小儿腹痛多是饮食所伤

宜①：白术上　陈皮中　青皮中　山楂中　神曲炒，中　砂仁下

---

① 宜：本方药物下所注"上、中、下"原无，据万历本、崇祯本补。

丹溪心法附余

九一四

麦糵中　甘草下

受寒痛者加藿香、吴茱萸，有热加黄芩，水煎服①。

小儿腹胀

萝卜子蒸　紫苏　干葛　陈皮等分　甘草减半

食减者，加白术煎服。

小儿好吃粽，成腹胀疼。用白酒曲末，同黄连末为丸，服之愈。

又方　治小儿腹胀。

茯苓皮　陈皮　赤小豆　萝卜子炒　木通各半钱　木香二分　甘草些少

上咬咀，姜一片，煎服。

小儿吐泻黄疸②

三棱中　莪术中　青皮中　陈皮上　神曲炒，中　茯苓上　麦糵下　黄连下　甘草下　白术上

上为末，调服。伤乳食吐泻加山楂。时气吐泻加滑石，发热加薄荷。

夏月小儿肚泻，用益元散，钱氏五补、五泻之药俱可用。吐泻腹痛吐乳，调脾以平胃散，入熟蜜，加苏合香丸，名万安膏，用米汤化下。

夏月热病，六一散最妙。

---

①　水煎服：原无，据万历本、崇祯本补。
②　小儿吐泻黄疸：下方药物中所注"上、中、下"原无，据万历本、崇祯本补。

小儿痢疾①

黄连下　黄芩下　陈皮上　甘草中

上以水煎服。赤痢加红花、桃仁。白痢加滑石末。

又方②　治小儿食积痢。

炒神曲中　苍术中　滑石中　白芍上　黄芩中　白术上　甘草
炙，上　陈皮下

上㕮咀，水煎，下保和丸。一方加茯苓。

小儿赤痢壮热

用蓝青捣汁，每服半盏，与之妙。

小儿黑斑、红斑疮痒瘾疹

并宜用防风通圣散为末，调服。

小儿口糜

戴云：谓满口生疮者便是。

江茶二钱③　粉草二钱④

上为末敷之。一方用黄丹一钱炒过，敷之⑤。

又方⑥

苦参一钱　黄丹一钱　五倍子二钱　青黛一钱

上等分，为末敷之。

---

①　小儿痢疾：下方药物中所注"上、中、下"原无，据万历本、崇祯本补。

②　又方：本方药物中所注"上、中、下"原无，据万历本、崇祯本补。

③　二钱：原无，据万历本、崇祯本补。

④　二钱：原无，据万历本、崇祯本补。

⑤　一钱炒过敷之：原无，据万历本、崇祯本补。

⑥　又方：本方中药物剂量原无，据万历本、崇祯本补。

又方①

青黛二钱　芒硝一钱

上为末，敷口中②。

又方③

黄柏二钱　细辛三钱　青盐五分

上等分为末，噙之，吐出涎，不过三日愈。亦治大人。

治胎毒口疮，五倍子、黄丹、甘草、江茶、芒硝等分为末，敷之。

龟胸④

苍术中　酒柏中　酒芍药上　陈皮上　防风中　威灵仙下　山楂中　当归上

痢后加生芐中，水煎服。

小儿夜啼

此是邪热乘心。

黄连姜汁炒，一钱半　甘草三分⑤

上用竹叶二十片煎服。又方加人参二钱半，作二服。入姜一片，煎⑥。

又法　夜啼不止，潜取捕鸡窠草一握，置小儿身下。

---

① 又方：本方中药物剂量原无，据万历本、崇祯本补。
② 中：万历本、崇祯本此下有"吐咽俱宜"四字。
③ 又方：本方中药物剂量原无，据万历本、崇祯本补。
④ 龟胸：下方药物中所注"上、中、下"原无，据万历本、崇祯本补。
⑤ 三分：原无，据万历本、崇祯本补。
⑥ 煎：原无，据万历本、崇祯本补。

小儿脱肛

戴云：脱肛者，大肠脱下之说。

脱囊

即外肾肿大。

戴云：脱囊者，阴囊肿大坠下，不收上之说。或云：溃烂，阴丸脱出。

入方①

木通中　甘草下　黄连炒，中　当归上　黄芩炒，中

上以水煎服。

又方　治脱肛。

用东北方陈壁土泡汤，先熏后洗。

又方　治脱囊。

紫苏茎为末，干敷。如烂②，用香油调，鹅翎刷。又用青荷叶包。

小儿木舌

戴云：木舌者，舌肿硬不和软也。又，重舌者亦是。此类二者，皆是热病。

入方③

百草霜下　芒硝下　滑石上

上为末，酒调敷之。

---

① 入方：下方药物中所注"上、中、下"原无，据万历本、崇祯本补。

② 干敷如烂：万历本、崇祯本均作"如烂，干敷，如未破"。

③ 入方：下方药物中所注"上、下"原无，据万历本、崇祯本补。

重舌，用好胆矾研细敷之。

咯血

戴云：咯红者，即唾内有血，非吐血，与咳血同。

又方①

黑豆上　甘草中　陈皮中

上煎服②。

小儿尿血

甘草汤调益元散，加升麻煎服尤妙。

小儿吃泥

胃气热故也。

入方③

软石膏中　黄芩中　陈皮中　茯苓上　白术上　甘草下

上用水煎服。

又方

腻粉一钱，砂糖和丸如麻子大，米饮下一丸，泻出土立瘥。

小儿解颅

乃是母气虚热多耳。

戴云：即初生小儿，头上④骨未合而开者。

入方

四君子与四物，子母皆可服。有热加酒炒黄芩、黄连、生甘

---

① 又方：下方药物中所注"上、中"原无，据万历本、崇祯本补。
② 上煎服：万历本、崇祯本均作"上水煎，食后服"。
③ 入方：下方药物中所注"上、中、下"原无，据万历本、崇祯本补。
④ 上：万历本、崇祯本均作"二"。

草煎服。外用帛束紧，用白蔹末敷之。

小儿吐蛔虫

以苦楝根为君，佐以二陈汤煎服。

小儿冬月吐蛔，多是胃寒、胃虚所致，钱氏白术散加丁香二粒。

钱氏白术散

藿香　白术　木香　白茯苓　甘草　人参各二钱　干葛二钱

上为末，每一钱至二钱，水煎服。

小儿口噤

治法，用搐鼻方①。

郁金下　藜芦中　瓜蒂下

上为末，水调搐之。

小儿秃头

用白炭烧红，淬长流水令热，洗之，内又服酒制通圣散，除大黄，另②用酒炒，入研为末，再用酒拌干，每服一钱，水煎频服。外又用胡荽子、伏龙肝、悬龙尾即梁上灰尘、黄连、白矾为末，油调敷。

又方

松树厚皮烧灰，二两　黄丹水飞，一③两　寒水石一两，细研　白矾枯　黄连　大黄各半两　白胶香熬，飞倾石上，二两　轻粉四钱。或云四分

---

① 方：下方药物中所注"中、下"原无，据万历本、崇祯本补。
② 另：原作"而"，据万历本改。
③ 一：崇祯本作"二"。

上为末，熬热油调敷疮上，须先洗了疮痂，敷之佳。

又方 治小儿癞头，并身癞等证。

松皮烧灰　白胶香　枯矾　大黄　黄柏等分①

上为末，用热油调敷。

小儿头疮

腊猪油半生半熟　雄黄　水银等分

上研和匀，洗净，敷疮上。

又方

川芎　酒片芩　酒芍药　陈皮半两　酒白术　酒当归一两半
酒天麻　苍术　苍耳七钱半　酒柏　酒粉草四钱　防风三钱

上为末，水荡起煎服，日四五次，服后睡片时。

又方 单治头疮。

松树皮厚者，烧炭，二两　白胶香熬沸倾石上，二两　黄丹一两，
水飞　白矾火飞，半两　黄芩　黄连　大黄各三钱　蛇床子　寒水石
三钱　白芷　无名异炒，少许　木香少许，痛者用　轻粉

上为极细末，熬熟油调敷疮上，须洗净疮，去痂敷之佳。

又小儿疮。

猪牙皂角去皮　胡椒些少　枯矾　轻粉

上为末，樟脑、烛油搽七日。如樱桃脓寒去椒。

小儿脐肿汁出

用枯白矾末敷，或黄柏为末敷之。又，小儿脐不干，伏龙肝
涂。或用枯矾煅过，白龙骨等分敷之。

---

① 等分：原无，据万历本补。

小儿天火丹

脐腹起者，赤瘤不妨。

蚯蚓泥炒调敷。

小儿赤瘤

主热伤血。

用生苄、木通、荆芥，苦药带表之类，外以芭蕉油涂患处，芒硝浓煎汁洗之。又方，鸡子清调伏龙肝，敷之。

小儿耳后月蚀疮

黄连　枯白矾等分

上为末，敷之。

小儿鼻赤①

雄黄中　黄丹下

上同为末，无根水调敷之。又苍耳叶，酒蒸焙干，为末调服，最解食毒。又鼻下一道赤者，名曰䘌，以黄连末敷之。

辛夷膏　专治小儿鼻流清涕不止。

辛夷叶一两，洗净焙干　细辛　木通　白芷各半两　杏仁一两，去皮，研如泥　木香半两

上为细末，次用杏仁泥、羊骨髓、猪脂各一两，同诸药和匀，于瓦石器中熬成膏，赤黄色为度，于地上放冷，入脑、麝各一钱，拌匀，涂囟门上，每用少许涂鼻中。

小儿变蒸

是胎毒散也。

---

① 小儿鼻赤：下方药物中所注"中、下"原无，据万历本、崇祯本补。

乳儿疟疾痞块

川芎二钱　生苄　白芍一钱半　陈皮　半夏　炒芩一钱　甘草二分

上作一服，姜三片，就煎下穿山甲①末半钱。

胎热胎寒_{新增}

【附诸方】

酿乳方_{杨氏方}　解胎中受热，生下面赤，眼闭不开，大小便不通，不能进乳食。

泽泻二两半　猪苓　赤茯苓　天花粉　茵陈　甘草各一两　生地黄二两

上㕮咀，每服二钱，水一盏，煎至半盏，食后令乳母捏去宿乳，却服。

生地黄汤_{杨氏方}　治小儿生下遍体皆黄，状如金色，身上壮热，大小便不通，乳食不进，啼叫不止，此胎黄之候，皆因母受热而传于胎也。凡有此证，乳母宜服此药，并略与些儿服。

生干地黄　当归　赤芍药　川芎　天花粉各等分

上㕮咀，每服五钱，水一盏，煎服。

当归散_{杨氏方}　治小儿胎中受寒，生下再感外风，面色青白，四肢厥冷，大便青黑，及腹疼盘肠内吊病，并皆治之。

当归锉，微炒　黄芪蜜炙　细辛　黄芩　龙骨细研　桂心　赤芍药各半两

上为末，每服以乳汁调下一字，日三服，看儿大小加减。

---

①　川山甲：原作"甲"，据万历本、崇祯本改。

钓藤膏_{杨氏方} 治内吊腹疼。

没药　乳香各三钱　木香　姜黄各四钱　木鳖十一①个

上先将后三味为细末，同煎二味，拌和，炼蜜成剂，收沙罐内，量儿大小加减，煎。钓藤汤化下，次服魏香散。

魏香散_{钱氏方}

蓬莪术半两　真阿魏一钱

上先用温水化阿魏，浸蓬莪术一昼夜，焙干为末，每服一字，煎紫苏米饮，空心调下。

胎寒伤气痛_{杨氏方}

方用没药、乳香各少许，研细，用木香一块，于乳钵内磨水半盏，调乳香、没药末。煎数沸服之，立效。

茴香散《宣明方》　治小儿盘肠气痛。

茴香炒　木香　黑附子　金铃子去核，用皮　萝卜子炒　槟榔破故纸炒　白豆蔻煨。各等分

上㕮咀，每服二钱，水盏半，入盐煎服。

木香散《经济方》　治小儿盘肠气痛不已，面青手冷，日夜啼叫，尿如米泔。

川楝子二个去皮核，用巴豆三十五粒，去皮同炒令豆黄，去豆不用　木香　黄使君子肉　延胡索　茴香各一钱

上同为末，清米饮，空心调下，量儿大小服之。

匀气散　治气滞不匀，宿食不消，心腹刺痛，呕吐恶心。调脾胃，进饮食。

丁香　檀香　木香　白豆蔻各四钱　藿香　甘草各八钱　砂仁

---

① 十一：万历本、崇祯本均作"十"。

四钱　沉香三钱　陈皮四钱

上为细末，用盐汤调，不拘时服。

脐风撮口_{新增}

【附诸方】

宣风散　治初生小儿脐风撮口，多啼不乳，口出白沫。

全蝎二十一个，头尾全者，去毒，用好酒涂炙，为末　麝香一字，别研

上同和为细末，用半字，金银煎汤调服。

辰砂僵蚕散　治小儿脐风撮口。

辰砂　白僵蚕直者，去丝嘴，炒，一钱　蛇蜕皮一钱，炒　麝香半分，别研

上为细末，少许，用蜜调敷唇口。

治撮口_{张氏方}　治小儿断脐，为风湿所乘，或尿在抱裙之内，遂成脐风，面赤喘急，啼声不出，名曰撮口，并皆治之。

赤脚金头蜈蚣一枚　蝎梢四尾　僵蚕七个　瞿麦半钱

上为末，先将鹅毛①管吹药入鼻内，使嚏喷啼哭为可。医后用薄荷汤调服之。

定命散_{陈氏方}　治因剪脐伤于风湿，致令唇青撮口。

赤脚蜈蚣半条，酒炙　川乌头三个，生　麝香少许，另研

上为末和匀，每服半字，金钱薄荷汤调下。

治撮口。_{汤氏方}

用白僵蚕为末，蜜调涂口唇内，即瘥。白僵蚕要自死者

治撮口。《圣惠方》

---

①　毛：万历本、崇祯本均作"翎"。翎，鸟翅和尾上长而硬的羽毛。

用牛黄一钱研，竹沥一合调匀，滴入口中。

一方

取活蝎虎一个江南名壁虎，装瓶①内，朱砂细末，不拘多少，亦入②瓶内，封口食砂。月余取出，其身赤色，阴干为细末，每服一二分，酒下大效。

一方

用川山甲尾上甲三片，羊油炙黄色，蝎梢七个，共为极细末，用人乳汁调涂乳上，令儿吮之，用厚衣包裹，须臾小儿冷汗出愈。

一方

小儿落胎之时，视其脐软者，无脐风，即不须治。脐硬直者，定有脐风，速用簪尖于脐根傍刺破一二处，入麝香末少许，灸三炷，后无脐风。

又方 同前。

珍珠四十九粒，研极细　白矾飞过　蛤粉　黄丹　血竭各五分 枣猫儿飞虫，青灰色，枣子大，头上有两角，枣树③有之，阴干，三枚，无此味亦可

上六味为细末，凡人家新生小儿，绵裹脐带，离肚五六寸处先用软线缯住，却于线外将脐咬断，片时去线，待血流尽，用鹅翎管送药一二分入脐大孔内近肚处脐有三孔，一孔大，以手指轻轻揉散，艾灸脐头三炷，结作疙瘩，软帛腰裹，切不可常时揭看，待脐落去自无风矣。此方万不失一。又云：脐硬直者，宜用此法；脐软者，不必用此法。

---

① 瓶：原无，据万历本、崇祯本补。
② 不拘多少亦入：原无，据万历本、崇祯本补。
③ 树：万历本作“子”，崇祯本作“上”。

一方

儿初生七日，若有脐风，必自发出青筋一道，行至肚却生两岔，待行至心不治必死。知者常视其青筋初发，速照青筋头上灸三炷，或行至生两岔处，亦照两岔头上截灸六炷，青筋自消，儿必活矣。

一方

小儿初生七日，急患脐风撮口，百无一活。父母坐视其死而无救，良可悯哉！一秘法极有神验，世罕知之。凡儿患此者，齿龈之上有小泡子如粟米状，急以温水蘸青熟绵裹手指轻轻擦破，即开口便安，不用服药。

鹅口口疮 新增

【附诸方】

保命散 治小儿鹅口。

白矾煅，一钱　马牙硝五钱　朱砂水飞，一钱

上为细末，每用一字，取白鹅粪以水搅取汁，调涂舌上颌颊内，未用药时先以手指缠乱头发揩舌上，拭舌上垢，然后用药敷。

一捻金散 治小儿鹅口口疮。

雄黄三钱　鹏砂一钱　龙脑少许　甘草半钱

上为末，干掺患处，或用蜜调搽。

一方 小儿白屑满舌状如鹅口。葛氏方

用发缠指头，蘸井花水拭口上，如不脱，浓煮粟米汁，以绵缠筋头拭之，却用煅过黄丹掺之。

一方 小儿初生，舌下有膜，如石榴子，连于舌根，令儿言语不发。可摘断之，微有血无害。如不止，烧发灰掺之。葛氏方

泻心汤 钱氏方　治小儿口疮。

用黄连去芦，为末，蜜水调服。洗心散尤妙。方见火门

朱矾散《和剂方》　治口疮鹅口，不能乳者。

用朱砂细研，白矾等分为末，使乱发缠指揩舌上，令净，以药敷之。

一方　治小儿口疮。

枯过白矾一两　黄丹一钱半，微炒　乳香半钱

上件炼蜜为丸，如枣①子大，临卧，噙化，小儿用筋头点。

一方　治小儿心有客热，满口生疮。杨氏方

用天南星末醋调贴脚心。又有用吴茱萸末，米醋调涂亦可。

又方

用巴豆一粒，去壳，捣烂，黄丹少许，和捏饼，外用纸护贴眉心，立止。

真黄散　治小儿走马疳。

鸡肫腔黄皮不以多少，油灯上烧存性，研细末，入黄柏、枯矾、麝香一字，用米泔水搅，口内贴。

立效散　同前。

青黛　黄柏末　白矾煅　五倍子各一钱

上为细末，用米泔水搅，口内贴。

牙疳散

珍珠七个　铜青一分　白矾煅，二②钱　千里沉石灰半钱

上为细末，米泔水搅，口贴。

一方　治小儿牙疳。

---

① 枣：原作"皂"，据万历本改。
② 二：万历本、崇祯本均作"三"。

用白矾装于五倍子内，合烧过，为末贴之。

重舌木舌_{新增}

【附诸方】

青液散　治婴孩小儿鹅口、重舌及口疮。

青黛一钱　龙脑一字　朴硝一钱

上为细末，用蜜调鹅翎少许敷上。

一方　治小儿舌下生舌，名曰重舌。_{杨氏方}

用针刺去恶血即愈。

治小儿重舌。《千金方》

用竹沥清、黄檗无时点舌上。亦有用真蒲黄涂亦可。

一方　治小儿舌肿塞口欲满者。

用紫雪一分，竹沥半合，细研和匀，频置口中，以尽为度。

胎惊夜啼_{新增}

【附诸方】

一方　治小儿在胎中受惊，故生未满月而发惊。_{杨氏方}

用朱砂研细，同牛黄少许，取猪乳汁调稀，抹入口中，入麝香、当门子者尤妙。

治胎痫惊风。_{汤氏方}

用全蝎头尾全者，以生薄荷叶裹之，以绵扎定，火上炙燥研为末，入麝香、朱砂少许，麦门冬汤下。

真珠散_{汤氏方}　治小儿客忤惊风痰热，心烦恍惚，睡卧惊跳，时或咬牙，啼叫不已，小便赤涩，或吐黄沫。

真珠末　海螵蛸　滑石各一钱　茯苓　人参　白附子各二钱甘草　全蝎各半钱　朱砂一钱　脑子　麝香各半钱　金银箔五片

上为末，每服半钱，灯心麦门冬煎汤，入蜜少许调下。

金箔镇心丹 治婴孩小儿，镇心解热，退惊安神，除烦躁，止啼。

全蝎七个，用薄荷包缚，慢火上炙干 天麻煨 防风去芦 羌活去芦 牛黄 赤茯苓去皮 犀角 甘草各一钱 麝香 辰砂水飞，一钱 金箔二十片

上为细末，炼蜜丸如皂角子大，薄荷煎汤，不拘时候服。

治小儿夜啼。

用蝉蜕二七枚，全者，去翅足，为末，入朱砂一字，蜜调为丸，使咽之。

灯花散《三因方》 治邪热在心，内燥夜啼。

用灯花三两颗，研为末，灯心煎汤，调末口中，以乳汁送下，日二服。

龙齿散《澹寮方》 治小儿夜啼不住。

蝉蜕去翅足，洗泥土 钩藤有钩子者 龙齿 茯苓去皮 人参各等分

上为末，每服一钱，水半钟，煎服①。

乳头散汤氏方 治夜啼不止，腹中疼痛。

黄芪 当归 甘草炙 赤芍药 木香各等分

上为末，每挑少许，着乳头上，使咽乳，就服之。

变蒸发热新增

【附诸方】

惺惺散汤氏方 治小儿变蒸发热，或咳嗽痰涎，鼻塞声重，相

---

① 服：万历本、崇祯本此下有"不拘时"三字。

似伤寒者，此药宜服。

人参去芦，半两　白术　白茯苓　甘草　白芍药　天花粉　桔梗去芦。各半两　细辛二钱半，去叶，只用根

上为末，每服二钱，水半盏，姜一片，薄荷一叶，煎服。

神仙黑散子陈氏方　治小儿变蒸，与伤寒相似者，当详其证，若上唇中心有白点子者，为变蒸，宜服此药。

麻黄去节　大黄　杏仁和皮。各一钱

上烧灰存性为末，每服一字，水半盏煎服，抱男于温暖处，连进之，有微汗身凉即瘥。

生犀散　骨蒸肌热，瘦悴颊赤，口干，日晚潮热，夜有盗汗，五心烦热。

犀角锉末，二钱　地骨皮　赤芍药　柴胡　干葛各一两　甘草炙，二两

上每服三钱，水一钟，煎半钟，食远温服。

丹毒蕴热新增

【附诸方】

四顺青凉饮子《和剂方》　治一切丹毒，积热壅滞，咽喉肿闭。方见火门

牛黄散《和剂方》　治五种丹毒。

郁金　桔梗去芦　天花粉　甘草　葛粉各等分

上为末，每服一钱，薄荷汤入蜜调下。

白玉散钱氏方　治赤游丹肿。

白芷一两　寒水石二两

上为末，米醋调敷患处，或肿至外肾有破处，只用水调。

生料四物汤汤氏方　治血热生疮，遍身肿痒。

生干地黄　赤芍药　川芎　当归去芦，此本方防风续加。各等分
黄芩减半

上咬咀，每服三钱，水一盏，煎服。

防己散汤氏方　治小儿伏热毒之气，遍身赤肿，入腹入肾，切
防其杀人。

汉防己半两　朴硝　犀角　黄芩　黄芪　川升麻各二钱半

上咬咀，每服三钱，水一钟，加竹叶同煎半钟，温服。

漏芦散汤氏方　治五肿丹毒，并诸疮疖。

漏芦　麻黄去根节　连翘　川升麻　川芒硝　黄芩各二钱半
白蔹七钱半　甘草二钱半　川大黄一两①

上咬咀，每服二钱，水一盏，煎服②。

一方　治丹毒发作，恐其入腹，一时无药。

急以针于红点处刺出恶血，使毒于此而散。

一方　治走马火丹。

用景天，一名慎火草，一名仙指甲，不拘多少，捣烂，取汁
涂之即效。

土黄散　治赤流丹毒。

先用小针刀子刺去流头赤晕、恶血毒汁。次用：

土硝一两　大黄末，一两

上二件相合，新汲水调拌匀，用鸡翎蘸药，时时涂扫。

伏龙肝散《应验方》　治赤肿赤毒，火毒走注。

伏龙肝不拘多少，用鸡子清调敷赤肿处，大效。

---

① 两：万历本、崇祯本此下有"炒"字。
② 服：万历本、崇祯本此下有"不拘时"三字。

升麻饮《经验方》 治小儿一切丹毒，遍身壮热，烦渴。

升麻 黄芩 大黄各一钱 麦门冬去心 葛根 朴硝

上为末，和匀，熟水调下半钱，或咬咀作一服，白水煎服。

五福化毒丹《和剂方》 治小儿蕴积热毒，惊惕狂躁，颊赤咽干，口舌生①疮，夜卧不宁，谵语烦渴，头面身体多生疮疖。

玄参水洗 桔梗各二钱 白茯苓二钱半 人参去芦 牙硝枯 青黛各一钱 甘草炙，七分半 麝香二厘半

上为末，炼蜜丸如鸡头大，金银箔为衣，薄荷汤化下一丸。

消毒犀角饮《和剂方》 治大人小儿内蕴邪热，咽膈不利，痰涎壅嗽，眼赤脸肿，腮项结核，肿壅毒聚，遍身风疹，瘴毒赤瘰，及疮疹已出未出，不能快透，并皆治疗。小儿疹痘欲出已出，热尚未解，急进此药三四服，快透消毒，应手神效。

鼠粘子四钱，微炒 荆芥 甘草各一钱 防风去芦，半钱

一方加黄芩一钱，犀角镑五分。如无以升麻代之。

上用水一钟，煎至半钟，温服。

牛黄丸《圣惠方》 治小儿心经积热，两颊红如涂胭脂，手足常热，口干燥。上焦热壅。

牛黄一钱 天竺黄二钱 郁金三钱 大栀子四钱

上除牛黄、天竺黄二味另研外，再同四味研极细，炼蜜为丸。一周儿黄米大，服三十丸，乳下；三岁小儿绿豆大，服三十丸，薄荷汤下。

导小赤散钱氏方 治大人小儿心经内虚，邪热相乘，烦躁闷乱，传流下部，小便赤涩，淋闭，脐下满痛。

---

① 生：原作"出"，据万历本、崇祯本改。

生地黄　木通　甘草各二钱

一方加黄芩二钱。

上用水一钟，竹叶十片，煎至半钟，温服。

大连翘饮《活幼方》　治小儿心经邪热，心与小肠受盛，乃水窦之处，常宜通利。壅则结，滑则脱，热则涩，盛则淋，平凉心火，三焦自顺，不待疾作而解，证成而疗者，疏怠有之矣。一十五味加汤使用，才觉蕴热客热、寒邪风邪，冒入肺经，心将受之，心不受触，传于小肠，或闭或涩，或赤或白，淋沥不通，荣卫不顺，壅之作疾，其发多端，以至膈热，眼目肿赤，唇口白疮，津液不生，涕唾稠盛，须在表里俱得其宜，惊风悉能散之，痰热亦自消除，连翘之功可谓大矣。

连翘　瞿麦穗　滑石　车前子　牛蒡子　赤芍药各八分　山栀子　木通　川当归　防风各四分　黄芩一钱二分　柴胡　甘草各一钱六分　荆芥穗一钱二分　蝉退半钱

上用水一钟半，竹叶十片，灯心十茎，煎至一钟服，无时。

天一丸韩飞霞方　治小儿百病。

灯心用十斤，以米粉浆洗，晒干，研末，入水澄之，浮者为灯心，取出，入药二两五钱，沉者乃米粉不用　赤①茯苓去皮，兼用茯神去木，五两　滑石水飞过，五两　猪苓去皮，五两　泽泻去须，三两　人参一斤，去芦，切片，煮浓汤，去渣，漉净，炼成膏如饴糖，可以入药

一方人参六两，白术六两，甘草四两，同熬膏亦妙。

上灯心等五味各足分两，为细末，以人参膏和成丸，如圆眼大，朱砂为衣，贴金箔，任病换引。大段小儿生理，本天一生水

---

① 赤：万历本、崇祯本此下均有"白"字。

之妙。凡治病以水道通利为捷径也。

广按：小儿阴不能配阳，血不能配气，故凡疾作皆属火。韩先生定此方，清心而利小便，正所以散火也。凡小儿蕴热丹毒、惊风痰热、变蒸发热之症，用此最当。而呕吐泻痢诸症，无不治也。

人参生犀散　解时气寒壅，咳嗽痰喘，心忪惊悸，脏腑或秘或泻，及一切风热。

前胡七钱　杏仁去皮尖，麸炒　桔梗各二①钱　人参三钱　甘草炙，二钱

上每服三钱，水一钟，煎半钟，食后温服。

天竺黄散　凉膈退潮热。

天竺黄七分　大黄　蝉蜕各三分　白僵蚕二分，去丝②　川羌活全蝎去毒　甘草各五分

上为细末，每服一钱，麦门冬煎汤调下。

辰砂汤　退虚热，和胃进饮食，去心惊邪热。

白芍药　人参　甘草炙。各一钱　茯苓一钱半　朱砂五分　石莲肉五钱

上为末，次入朱砂研匀，每服五分，薄荷汤调服。

甘露饮　解五毒，治烦热。

寒水石　石膏各一两　甘草半两，炙

上为末，如解诸毒气，用生姜自然汁调服。伤寒时气作热发狂，新汲水滴姜汁调服。

---

① 二：万历本作"三"。
② 去丝：万历本无此二字。

泻青丸钱氏方　治小儿肝经风热，目赤肿痛。

当归　龙胆草　川芎　山栀子　大黄湿纸裹煨　羌活　防风各二钱半

上为末，炼蜜丸如鸡头大，竹叶沙糖汤化下一丸。

三黄丸《全婴方》　治小儿诸热，兼治身黄黄疸，衄血便血。

黄芩　黄连去须　大黄各一钱半

上为末，滴水为丸，茶清下三五十丸。

地肤子汤《千金方》　治小儿热毒入膀胱中，忽患小便不通，欲便则涩痛不出，出少瘀血，须臾复出。

地肤子　瞿麦　知母　黄芩　枳实　升麻　葵子　猪苓各六分　海藻　橘皮　通草各三分　大黄一钱八分

上用水一盏，煎至半盏，去渣温服。

石韦散《活幼方》　治小儿热淋、沙淋、石淋。

石韦　海金沙　水通　滑石各一钱

上用水一盏，煎至半盏，去渣，不拘时温服。

八正散　治小儿心经蕴热，脏腑秘结，小便淋涩。方见火类

栀子仁散汤氏方　治小便不通，心神烦热。

栀子仁五枚　茅根　冬葵根各半两　甘草炙，二①钱半

上为末，每服二钱，煎服。

匀气散《御药院方》　治小儿脾肺气逆，喘嗽面浮，胸膈痞闷，小便不利。

桑白皮二两　陈皮去白，一两半　桔梗炒，一两　甘草炙，一两　藿香叶半两　木通四两　赤茯苓去皮，一两

---

① 二：万历本、崇祯本均作"一"。

上咬咀，每服三钱，水一盏，姜二片，煎半盏，温服。

中恶天吊 新增

【附诸方】

苏合香丸《和剂方》 治小儿卒中恶毒，心腹刺痛。方见气滞

辟邪膏 杨氏方 治小儿卒中恶毒，心腹刺痛，闷乱欲死。凡腹大而满，诊其脉紧细而微者生，紧大而浮则死。急服苏合香丸，再以皂角末搐鼻，次服沉香降气汤加人参、茯苓，不愈，进以辟邪膏，无不效者。客忤亦可服。

降真香　白胶香　沉香　虎头骨　鬼臼　龙胆草　人参　茯苓各半两

上为末，入雄黄半两，麝香一钱，炼蜜为丸，乳香汤化下。及令儿带烧卧内①，尤妙。

沉香降气汤 方见气滞

九龙控涎散 汤氏方 治小儿蕴热，痰塞经络，头目仰视，名为天吊。

滴乳香一钱，别研　天竺黄二钱半　雄黄二钱，别研　腊茶二钱　白矾一钱，煅　甘草二钱，炙　荆芥穗一钱，炒　绿豆一百粒，半生半炒　赤脚蜈蚣一条，酒浸，炙

上为末，每服半钱至一钱，煎人参薄荷汤下。

钓藤散 汤氏方 治小儿天吊潮热。

钓藤　人参去芦　犀角屑各半两　全蝎二钱半　甘草炙，一钱一分半　天麻二钱半

上为末，每服一钱，煎至半盏，温服。

① 内：万历本、崇祯本均作"处"。

牛黄膏　治小儿风痫迷闷，抽掣涎潮。

牛胆南星依前制　全蝎去毒，炒　蝉蜕去足。各二钱半　僵蚕去丝嘴，炒　白附子　防风　天麻煨。各一钱半

上为细末，蒸枣去皮核，取肉研为丸，如小豆大，用荆芥、生姜同煎汤研化，食远服。

断痫丹杨氏方　治痫即愈而复作者。

黄芪蜜涂炙　钓藤钓子　细辛去苗叶　甘草炙。各半两　蛇退三寸，酒炙　蝉壳四个，去土　牛黄一字，别研

上为末，枣肉为丸，如麻子大，煎人参汤下，一岁十丸，大小加减用。

细辛大黄汤汤氏方　治风痫热痫。

细辛去苗土　大黄炮　防风去芦。各一两　甘草炙，二钱半

上㕮咀，每服二钱，水半盏，加犀角屑少许，煎服。

竹沥膏汤氏方　治小儿诸痫。

白术蜜炒，二钱半　大附子去皮脐　犀角镑末。各一钱　厚朴甘草水煮，焙干，二钱半　全蝎七个，每一个用大叶薄荷裹，汤泡麻黄令软，缠定，慢火炙黄色

上为末，取竹沥为膏，丸黑豆大，每服用金钱薄荷汤化下一丸，随儿大小加减。

至宝丹钱氏方　治诸痫急惊，卒中客忤，并宜服之。

安息香一两半，为末，无灰酒飞过，滤过沙石，约取一两，慢火熬成膏，入药内用　琥珀研　朱砂　雄黄各一两，研，水飞　银箔五十片，研　龙脑　麝香各二钱半　牛黄半两。各研　生乌犀角　生玳瑁硝各一两　金箔五十片，一半为衣

上生犀玳瑁捣罗为细末，入余药令匀，将安息香膏以重汤煮，

凝成，和搜为剂，如干即入少熟蜜，丸如梧子大，二岁服二丸，人参汤化下，大小量意加减。

一方《医方集成》　治小儿癫痫，及妇人心风诸疾。

用甘遂末一钱，猪心一个，取三管头血三条，和甘遂末，将猪心批作两半，以药入在内，用线缠定，以皮纸包裹，水湿，入文武火内煨熟，不可过度，除纸以药细研，辰砂末一钱和匀，分作四丸，每服一丸，猪心煎汤化下再服，别取猪心煎汤。此方神效。

龙脑地黄膏《宣明方》　治小儿急慢惊风，痰涎上潮心胸，天吊惊，缠喉风，小儿胸膈不利，一切热毒，大有神效。如病不愈，与分肢散一二服，吐利得快，常服此药。

川大黄别捣　甘草各半两，别捣　雄黄水窟者，一分，别研　麝香一钱，别研　生脑子一钱，别研

上五味各制了，再入乳钵内同研细，炼蜜为膏，油单①裹，如有前病，煎薄荷汤下，旋丸如皂子大化下；如小儿、大人睡惊，及心神恍惚，煎金银汤下一丸。常服新汲水下，大解暑毒。如孕妇人常服，永生男，妇亦无疾病②。如有大人阳毒伤寒，加轻粉二匣子、龙脑少许，水化下一丸，杏核大，小儿看年纪大小加减服，立效。

分肢散《宣明方》　治小儿卒风，大人口眼㖞斜，风涎裹心，惊痫，天吊，走马喉闭，急惊，一切风热等疾。

巴豆半两，不出油　川大黄一两　朴硝半两

---

①　油单：涂油的布。万历本、崇祯本均作"油纸"。

②　妇亦无疾病：原作"女永无疾病"，据万历本、崇祯本改。

上大黄为末，后入巴豆霜、朴硝一处细研，用油单贴起①，如有前患，每服半钱，热茶下，吐下顽涎立愈。如小儿胸喉惊吊等，先服龙脑地黄膏一服，次服此药一字，茶下。时上吐下泻，微泻以吐利得快为效。大人半钱，小儿一字，看虚实加减，只是一二服见效，不宜频服。如吐泻不定，以葱白汤立效。

急慢惊风_{新增}

【附诸方】

牛黄清心丸　治小儿诸病，狂乱惊痫，痰涎壅塞，精神昏愦。_{见中风}

一方　治小儿口噤，牙关不开，诸药②不效者。

用天南星末一钱，脑子少许，研匀，用纸蘸生姜自然汁，搵③药于左右大牙根上，搽之便开。

金箔镇心丸《和剂方》　治风痰壅热，心神恍惚，急惊搐搦。

紫荷车黑豆末，煮软，二钱半　山药一两半　甘草五钱　牙硝一钱半　人参五钱　麝香研，半钱　金箔十二片，为衣　龙脑一钱　茯苓五钱　朱砂研飞，一两

上为末，炼蜜成剂，每两作五十丸，以金箔为衣，每服一丸，薄荷汤化下，常服安心止惊，散邪凉膈。

抱龙丸　抱龙之义，抱者，保也；龙者，肝也。肝应东方，青龙木，木生火，谓生我者父母也。肝为母，心为子，母安则子安，况心藏神，肝藏魂，神魂既定，惊从何生？故曰抱龙丸。理

---

① 油单贴起：万历本、崇祯本均作"油纸包起"。

② 药：原作"病"，据万历本、崇祯本改。

③ 搵（wèn 问）：揩拭。

婴孩诸惊，四时瘟疫邪热，以致烦躁不宁，痰嗽气急，疮疹欲出发搐，并宜投此，其药性温平，不僭不燥，常服驱风化痰，镇心解热，和脾胃，益精神。

琥珀　人参　天竺黄　檀香　白茯苓各七钱半　甘草炙，一两枳壳麸炒　枳实麸炒。各五钱　辰砂水飞，二两半　白山药八两，炒牛胆南星炒，五钱　金箔五十片

上各味为细末和匀，取新汲水丸如芡实大，阴干，用葱白煎汤，或薄荷汤。痰壅嗽甚，姜汤调①化服。

南星膏　治小儿精神不定，恍惚不宁，恐畏多哭，常服去风退热，消痰镇心，除百病。

牛胆南星腊月黄牛胆，将南星研，和汁盛胆内，挂当风处，干用，五钱，炒　人参　白术　山药　白茯苓　茯神去木　羌活　甘草炙。各三钱　白僵蚕去嘴，炒　全蝎去毒，薄荷汁浸，炙。各三钱　辰砂二钱，水飞，别研　麝香一字

上为细末，入辰砂、麝香研匀，炼蜜丸如芡实大，金箔为衣，薄荷汤调化，食后服。

天麻丸汤氏方　治急惊风，四肢拘急，壮热口噤。

天麻　雄黄　乌蛇肉　蝉壳　干蝎　麝香细研　天竺黄细研桂心　天南星　白附子　腻粉　白芷　半夏汤泡七次。各一分

上为末，煮枣肉丸，如绿豆大，每服三五丸，薄荷酒送下。

珍珠丸《全婴方》　治小儿急惊风发搐，涎潮壮热，及痰嗽拥塞，肚腹胀硬。

白附子一钱，炮　滑石一钱　巴豆十五粒，去油　轻粉一钱　天南

---

① 调：万历本、崇祯本均作"研"。

星一钱，制

上为末，面糊丸如绿豆大，三岁一二丸，葱白汤送下。一方加蝎尾半钱炒。

牛黄夺命散《拔粹方》 治小儿肺胀喘满，胸高气急，两胁扇动，陷下作坑，两鼻窍张，闷乱嗽渴，声嗄不鸣，痰涎潮塞，俗云马脾风。若不急治，死在朝夕。

白牵牛半生半熟 黑牵牛半生半熟。各一两 川大黄二两 槟榔半两 广木香三钱

上为一处，研作细末，入轻粉少许，每服二钱，用蜜水或浆水调下，不拘时候，微利为度。

驱风膏《全婴方》 治小儿肝风，筋脉拘急，面赤目青，眼惊搐连劄，及胎风。

辰砂 蝎尾炒 当归 草龙胆 川芎 山栀子 川大黄 羌活防风去芦 甘草各一钱

上为末，入麝香少许，炼沙糖丸如鸡头子大，三岁一丸，薄荷竹叶蜜汤化下。

泻青丸《圣惠方》 治小儿肝脏实热，手寻衣领乱捻物，目直视不搐，得心热则搐，身反折强直，目连劄①，或目内青，或脏腑餐泄，诸药不止，脾虚肝盛者。见丹毒

广按：以上二方皆泻肝经风热之剂也。夫小儿肝常有余，脾常不足，故急惊风乃肝气有余，宜用泻青丸之类泻之；慢惊风乃脾气不足，宜用醒脾散之类补之。

大效疏风散《活幼方》 治婴孩小儿惊、热、痰、风四证，聚

---

① 目连劄：即目连札，病证名。指两眼不自主地连续眨动。《审视瑶函》卷四："目札者，肝有风也，风入于目，上下左右如风吹，不轻不重而不能任，故目连札也。"

结于胸臆之间，令儿昏困沉重，关窍不通，诸脉气闭，所以默默欲食不食，欲起不起，倦伏不知其证候者，但不经吐利，宜与服之，立见苏省。

锦纹大黄一钱半　鸡心槟榔一钱　朴硝半钱　黑牵牛七分半，炒熟　陈橘皮去白，一钱

上为末，二岁儿服半钱，蜜少许，薄荷汤调下，看大小加减服之。

红绵散汤氏方　治夹惊伤寒。

麻黄去节　全蝎炒　甘草炙　天麻　大黄湿布裹煨　白附子　苏木炒。各等分

上为末，每服一钱，水半盏，煎服。

全蝎观音散　治慢惊。慢惊者，因久吐泻而脾胃先虚，脾胃与肝母子也，母虚亦令子衰，二经俱虚，则生顽涎。顽涎者，脾肺所出也，涎则溢流在于咽喉，如水鸡之声，时复瘈疭是也，此方主之。

全蝎去毒，十个，炒　天麻煨　防风　白芷　黄芪蜜炙　甘草茯苓各二钱半　人参二钱　白扁豆姜汁去皮炒，二钱半

上为细末，用枣肉煎汤调匀，不拘时候。

乌蝎四君子汤　治小儿慢惊、慢脾风，吐泻不止。

人参　白术　茯苓　甘草　川乌去皮尖，炮　全蝎去毒炒。各等分

上㕮咀，姜三片，枣一枚，水一钟，煎五分①，食前服。

理中汤　治小儿吐泻，手足厥冷，加附子名附子理中汤，回

----

① 水一钟煎五分：原作"去核，同煎"，据万历本、崇祯本改。

卷之二十二

九四三

阳。_{方见中寒}

八仙散_{汤氏方}　治慢惊虚风。

天麻　白附子　花蛇肉　防风_{去芦}　南星_炮　半夏曲　冬瓜子
全蝎_{各等分}

上㕮咀，每服一钱，水半盏，姜枣薄荷煎服，加川乌尤妙。

酿乳法_{汤氏方}　治慢惊，睡多惊啼，凡面黄脉细者，难治。

人参　木香　藿香　沉香　陈皮　神曲　麦糵_{各等分}　丁香
_{减半}

上㕮咀，每服四钱，水一碗，姜十片，紫苏十叶，枣三枚，砂
瓶内煮至半碗，乳母食后捏奶汁服之。即便卧，霎时令药入乳之
络，次令儿吮，不可过饱，亦良法也。

吉州醒脾散_{汤氏方}

人参_{去芦}　橘红　甘草_炙　白术　白茯苓　全蝎_{各半两}　木香
半夏曲_{各二钱半}　白附子_{四个，炮}　南星_{一个，炮}　陈仓米_{二百粒}

上为末，每服一钱，水半盏，姜三片，枣三枚，煎服。

术附汤《幼幼方》　治慢脾风，身弓发直，吐乳贪睡，汗流
不已。

大附子_{一个，炮}　白术_{一两，煨①}　木香_{半两}　肉豆蔻_{一个，面煨}
甘草_{半两}

上㕮咀，每服二钱，水半盏，姜三片，枣三枚，煎服。

广按：此方用附子不必疑。盖小儿慢惊风，皆由吐泻后脾气
大虚，时作瘛疭，非若急惊搐搦之紧猛也。此方温寒燥湿，行气
健脾，适合其宜。

---

① 煨：万历本无此字。

神效万金丹《瑞竹堂方》 治小儿慢惊风、急惊风，十无一失。

朱砂研细末 真轻粉研细末

上二味，各等分，不以多少，用青蒿内虫儿取出，于净瓷盏内将朱砂、轻粉以虫汁就成，丸如黄米大，量儿大小，加减服之。半岁、一岁小儿服一丸，乳汁送下。如取虫时法，止于七月初五日，取蒿虫则灵验。

一方 治急慢惊风，神效。

朱砂一分 轻粉一分 僵蚕七个，炒 全蝎三个，去毒炒

上为细末，用人乳汁调服。诗曰：七个僵蚕三个蝎，一粒朱砂一片雪，不论急风与慢风，用时须用生人血。

天麻防风丸《和剂方》 治一切惊风壮热，痰盛惊怖。

僵蚕自死者，去丝嘴炒，半两 天麻煨 防风 人参各一两 牛黄一钱，研 全蝎去毒炒，半两 朱砂 雄黄 麝香各一钱半。细研 甘草炙，二两

上为末，炼蜜丸如梧桐子大，每服三丸，薄荷汤化下。

大天南星丸《和剂方》 治小儿急慢惊风，涎潮发搐，目睛上视。

天南星牛胆制，半两 朱砂三钱，别研 脑子 人参 乳香各半两。别研 全蝎十四个，去毒炒 麝香一钱半 牛黄 天麻 防风各二钱半

上为末，炼蜜丸如鸡头大，每服一丸，荆芥薄荷汤下。

夺命散汤氏方 治急慢惊风，痰潮壅盛，滞塞于咽喉间，命在须臾，服此药者无有不愈。

青礞石一两，入沙锅内，同焰硝一两，用白炭火煅令通红，须消尽为灰，候药冷如金色，取去研为细末

上为末，急惊风痰发热者，薄荷自然汁入蜜调服；慢惊脾虚

者，以青州白丸子再碾煎稀糊，入熟蜜调下神效。

青州白丸子方见中风

抱龙丸　治痰嗽惊风，时作潮热。

牛胆南星一两　天竺黄半两　雄黄　辰砂各二钱半　麝香一钱，别研

上为末，炼蜜丸如芡实大，甘草薄荷汤化下一丸。

生珠膏《幼幼方》　治急慢惊风。

天麻二钱半　朱砂二钱　僵蚕二钱　白附子煨，二钱　全蝎二十一个　黑附子二钱，煨　麝香半字　蜈蚣一条，酒浸　南星一钱半，煨　花蛇酒浸，炙干，二钱

上为末，和匀，炼蜜丸如鸡头大，每服一丸，金银箔薄荷汤化下。

广按：用附子者，热则流通痰火之理也。

大青膏钱氏方

全蝎尾去毒，生，半钱　朱砂研，一字　青黛一钱，研　天麻一钱　天竺黄一字匕　白附子生，一钱半①　麝香一字匕　乌梢蛇肉酒浸，焙干，取末，半钱

上为末，蜜和成膏，每服一丸，如皂角子大，同牛黄膏，温薄荷汤化一处服之。五岁以上同甘露散服。方见中暑

牛黄膏《圣惠方》　治小儿惊风作热，凉膈镇心，除咳嗽，止烦热。

甘草末二钱半　雄黄一钱，研　川甜硝二钱半，研　绿豆粉半两　寒水石生，一钱，别研　片脑二钱②　郁金末一钱③

---

① 一钱半：万历本作"一钱"。
② 钱：万历本此下有"研"字。
③ 一钱：万历本此下有"为末"二字。

上研匀，炼蜜和成膏，薄荷水化半皂角子大，食后。

辰砂保命丹《秘方》

麝香一钱　南星炒　白附子炮　朱砂各半两　蛇含石四两，煅七次，用米醋淬后，用瓦焙

上件为末，用端午粽尖为定，用金箔点号。若急惊，薄荷汤下；慢惊，荆芥汤化下；热惊，薄荷汤下；风惊，荆芥汤下。

备急丸《应验方》　治急慢惊风。

上以五月五日取地龙数条，用竹刀分中截作两段，看地龙跳得急者、慢者，各另一处研烂，用朱砂末同研，和匀，得所丸如小绿豆大。急惊用急跳者，慢惊用慢跳者，用金钱薄荷汤送下，量大小加丸数。如合药后分明写记急慢，各另包裹收贮。

愈风丹《儒门事亲》方，王景颜用　治大人小儿一切诸风。

芍药　川芎　白僵蚕炒　桔梗　细辛去叶　羌活各半两　麻黄去节　防风去芦　白芷　天麻　全蝎各一两　甘草三钱　天南星半两，姜制　朱砂半两，为衣

上为细末，炼蜜为丸，如弹子大，每服一丸，细嚼，茶、酒任下。

全蝎散《直指方》　治小儿惊风。

人参　陈皮各一钱　全蝎炙，三个　甘草炙，半钱　南星湿纸裹煨，三钱

上㕮咀，每服一钱，水半钟，紫苏、姜、枣煎服。有热加防风。

朱砂丸《宣明方》　治小儿急慢惊风及风热生涎，咽喉不利，取惊积。

朱砂　天南星　巴豆霜各半钱

上为末，面糊和丸，黍粒大，看病虚实大小，每服二丸。或

天吊戴上，每服四五丸，薄荷水下，立愈。

珍珠丸《宣明方》　治小儿虚中，积热惊痫等疾。

巴豆霜　腻粉各①二钱　滑石三钱　天南星　粉霜各一②钱半
蝎梢　续随子去皮。各二十四个

上为末，研令极细，以糯粥为丸，如黄米大，小儿二岁以下
每服三丸至五丸，十五岁每服五丸至十丸，茶汤下，荆芥汤亦得，
量虚实加减。

祛风羌活散　散风邪，止惊搐，退肌热。

羌活　粉草　天麻　茯苓　川芎各③二钱　荆芥穗　白僵蚕炒
白术　白附子炮。各一钱　桔梗二钱半　防风一钱半　全蝎半钱，去
刺，炒　朱砂五分　天南星一字，炮熟

上为细末，薄荷汤调下。如伤风鼻塞流涕，葱白汤下；喘嗽
气促，桑白皮汤调下；若常服，白汤亦可。

真珠天麻丸　惊风痰热壅盛及撮口。

南星炮　天麻炮　白附子炮。各一钱　巴豆霜十七粒，去油　全
蝎炮　滑石一④钱半　防风　半夏姜汁炒。各一钱

上为细末，面糊丸如小豆大，百草霜为衣，每服五六十丸，
淡姜汤下。

至圣保命丹　胎惊吊眼，目上视，手足抽掣，角弓反张，痰
盛急慢惊风。

全蝎十四枚，去毒　防风五钱　白附子炮　南星炮　蝉蜕去土

---

① 各：原无，据万历本、崇祯本补。
② 一：万历本、崇祯本均作"二"。
③ 各：原无，据万历本、崇祯本补。
④ 一：万历本、崇祯本均作"二"。

僵蚕直者。各一两　天麻五钱　朱砂　麝香各一钱　金箔十片

上为末，后入朱砂、麝香和匀，以粳米饭①为丸，如芡实大，每服一丸，金钱薄荷煎汤化下，急者二丸。

青珠丸　急慢惊风，痰热往来。

天麻　半夏　南星　白附子　川乌各一钱　干蝎头尾全，七枚僵蚕七枚　青黛一钱　羌活二钱　朱砂一钱，为衣

上用研入巴豆七粒，去油研匀，面糊为丸，如黍米大，每服五丸，金钱薄荷汤下。如惊睡，泻得青色是惊积，白色是疳积，赤色是热积。

安神散　治搐搦。

用全蝎四个，塘水浸一宿，南星大者一个，开一穴，入蝎在内，以南星末盖其口，用面裹，火煨令赤色，取出放地坑土宿，去南星，用蝎为末，每服一字，磨刀水调下。

犀角散　虚风有涎，胃气弱，或吐乳，喉中作声。

酸枣仁　麦门冬去心　人参　白附子　茯苓去皮。各二钱　朱砂一钱

上为细末，每服半钱，磨犀角汤下，日二服。此药厌惊退热，安心定神。

睡惊丸《和剂方》　治心蕴邪热，怔忡不安，睡中惊啼，风痰壅盛。

茯苓去皮　铁粉　蛇黄煅，醋淬　南星炮　使君子去核。各半两脑子半两，别研

上为末，糯米糊丸，如皂荚子大，朱砂为衣，薄荷汤调下。

---

① 饭：原作"饼"，据万历本、崇祯本改。

安神丹《御药院方》　治小儿心神不宁，困卧多惊，痰涎壅盛。

朱砂二钱半　人参二钱半　乳香半两。各别研　酸枣仁炒，去皮，一两　远志去心，一①钱半

上为末，蜜丸如榛子大，金箔为衣，每服一丸，人参汤化下。

宁眠散《御药院方》　治小儿风痰搐搦，夜卧多惊。

天南星炮制　人参去芦　白附子炮。各半两　干蝎二十个，生用干赤头蜈蚣一条，酒浸酥炙，微黄　乳香　血蝎各二钱半

上为末，每服一字，用水酒少许浸，薄荷酒下。

宁心膏《全婴方》　治小儿精神不定，恍惚不宁，恐畏多哭，如人将扑，眠睡惊魇，常服镇心除百病。

人参去芦　白术　白茯苓去皮　茯神　山药　羌活　甘草各一钱　朱砂二②钱　脑　麝各一字

上为末，炼蜜丸如鸡头大，一岁一丸，薄荷汤化下。

五疳五软 新增

【附诸方】

芦荟丸汤氏方　治脾胃积热，遂成疳疾，宜服此药。

黄连去须　龙胆草　芜荑各一两。去皮，先炒黄色，次入前药，一处炒赤色

上各件为末，别入芦荟末二钱半，和匀，饭饮丸如黍米大，随大小③人加减，空心，米汤下。

鳖甲散汤氏方　治疳劳骨蒸。

---

① 一：万历本、崇祯本均作"二"。
② 二：万历本、崇祯本均作"一"。
③ 小：原无，据万历本、崇祯本补。

鳖甲九筋者，沸汤浸洗，用童子小便涂炙　黄芪蜜炙　白芍药各一两生熟地黄　当归去芦，洗　人参去芦。各半两　地骨皮半两

上㕮咀，每服二钱，水半盏，煎服①。

猪肚丸汤氏方　治骨蒸疳瘵，肌体黄瘦。

木香半两　宣黄连　生地黄　银州柴胡　鳖甲九筋者，沸汤浸，洗令净，次用童子小便涂炙　青皮各一两

上为末，猪肚一枚，入药于内，麻绳缠定，于沙钵②内悬泡煮熟，取出，细研肚子为丸，如麻子大，米饮下，大小加减，不拘时。

大胡黄连丸汤氏方　治惊疳腹胀，虫动多睡，肌体黄瘦，五心烦热。

胡黄连　黄连　苦楝子各一两　白芜荑去皮，半两，炒　干蟾头二钱半，烧存性　芦荟二钱半　麝香二钱　青黛一两半

上将前四味为末，猪胆汁和为剂，每一胡桃大，入巴豆仁一枚在内，却用油单纸一层裹之，蒸熟，又入后四味面糊丸，如麻子大，每服十四五丸，清米饮下，食后卧时，日三服。

龙胆丸《和剂方》　治小儿疳发热。

龙胆草去芦　黄连　青皮　使君子去壳。各一钱

上为末，猪胆汁丸如萝卜子大，每服二十丸，以意加减，临卧温水下。

胡黄连丸《直指方》　治小儿热疳。

胡黄连　川黄连各半两　朱砂二钱半，另研

---

① 服：万历本、崇祯本此下均有"不拘时"三字。
② 钵：万历本、崇祯本均作"锅"。

上为末，入猪胆内系定，虚悬于铫中煮一时，又取出，入芦荟、青黛各二钱半，去足虾蟆灰二钱，麝香少许，粳米饮丸如麻子大，每服十丸，米饮汤下。

芦荟丸陈氏方　治小儿五疳。

芦荟　芜荑去皮　青黛各二钱半　真麝香少许　槟榔　宣连各二钱半　胡黄连半两　獖猪胆一个　蝉壳二十个

上为末，猪胆丸如麻子大，每服五十丸，饭饮吞下。

肥儿丸《和剂方》　治小儿疳病。夫小儿疳病者，多因阙乳，吃食太早，以致脾胃受伤，虚而生湿，湿而生热，湿热太甚，所以生虫，日渐羸瘦，腹大发竖，不能行步，面黄口臭，发热，面无精采，此药杀虫退热进食。

神曲炒　黄连各一两　麦蘖炒　肉豆蔻煨　使君子肉各半两　槟榔　木香各二钱

上为细末，猪胆汁并面糊为丸，如粟米大，每服四五十丸，用米汤送下，食前服。

褐丸子《瑞竹堂方》　治小儿阴阳不和，脏腑怯弱，乳食不消，心腹胀满，呕逆气急，或肠鸣泄泻频并，腹中冷痛，食癥乳癖，疢气痞结，积聚肠胃，或秘或痢，头面浮肿，不思乳食，及疗五肿疳疾，八种痢疾，肌肉消瘦，气粗腹大，神色昏愦，情意不乐。常服散冷热气，调和脏腑，进饮食，生肌肉，悦颜色，功效非常，不能尽述。

萝卜子一两，微炒　陈皮去白　青皮去白　三棱炮　蓬术炮。各半两　黑牵牛七钱半①，半生半熟　胡椒二钱半　木香一钱半分

---

① 半：万历本无此字。

上为末，曲糊和丸如绿豆大，空心，用萝卜子煎汤送下，或生姜汤亦可，量儿大小，加减丸数。

广按：此药紧峻，去病有功，病退则已，不可过服，恐伤正气。

芦荟丸《和剂方》　治疳气羸瘦，面色痿黄，腹胁胀满，头发作穗，揉鼻咬甲，好吃泥土，利色无定，寒热往来，目涩口臭，齿龈黑烂，常服长肌肉，退黄，杀疳虫，进食。

大皂角　干虾蟆以上等分，同烧存性为末，一两，入下项药　青黛二钱半　芦荟　朱砂　麝香各一钱

上研匀，汤浸蒸饼和丸，如麻子大，每三岁儿服二十丸，不计时，米汤下，量大小加减服。

使君子丸《和剂方》　治小儿五疳，脾胃不和，心腹膨胀，时复①疞痛，不进饮食，渐致羸瘦，并宜服之。

使君子去皮，一两　厚朴制　陈皮去白　川芎各二钱半

上为末，炼蜜为丸，如皂子大，三岁一丸，陈米饮化下。

广按：此方用药平和，可以久服。

六神丸《全婴方》　治小儿疳气消瘦，脏腑怯弱，泄泻虚滑，乳食减少，饮食无度，心腹胀满。

木香　丁香　肉豆蔻面裹煨　诃子炮，去核　使君子炮，去皮。各半两　芦荟一两

上为末，枣肉和丸，如绿豆大，三岁三十丸，米汤下。

广按：疳本湿热，宜用苦寒药，今此方用苦温药，何也？殊不知疳久泄泻虚滑则为湿寒，宜用苦温药。本草云"苦寒去湿热，

---

① 复：万历本作"作"。

苦温去湿寒"是也。

大芦荟丸《发明》 治疳杀虫，和胃止泻。

胡黄连　黄连　芦荟研　木香　白芜荑　雷丸　青皮去白　鹤虱微炒。各半两

上为细末，粟米饭和丸，如绿豆大，米汤送下二十丸，无时。

集①圣丸 治小儿疳病通用。

芦荟　五灵脂　好夜明砂焙　砂仁　陈皮　青皮　莪术煨　木香　使君子煨。各一钱　黄连　虾蟆日干炙焦。各三分

上为末，用雄猪胆二枚，取汁和药入糕糊丸②，麻子大，每服十五丸，米饮送下。

大芦荟丸 治诸疳。

芦荟　芜荑　木香　青黛　槟榔　黄连炒。各二钱半　蝉壳二十四枚　胡黄连半两　麝香少许

上为末，猪胆汁二枚，取汁，浸糕为丸，麻子大，每服二十丸，米饮下。

黄连丸 治疳疾。

黄连半两　芜荑去皮　使君子去壳，半两，洗净，研

上为末，用雄猪胆丸如绿豆大，每服二十丸，米饮空心送下。

芦荟丸 治疳杀虫。

芦荟半两　使君子焙　三棱生　石榴皮焙　草龙胆生。各五分　苦楝根焙，少许

上为细末，面糊丸如萝卜子大，每服五丸，量大小加减，米

① 集：万历本、崇祯本均作"杰"。
② 入糕糊丸：万历本、崇祯本均作"调匀为丸"。

饮送下。疳热，麦门冬汤下。

布袋丸 治诸疳疾，面黄腹大，饮食不润肌肤。

夜明砂拣净 芜荑炒，去皮 使君子肥白者，微炒，去皮。各二两
白茯苓去皮 白术无油者，去芦 人参去芦 甘草 芦荟细研。各
半两

上为细末，汤浸蒸饼和丸，如弹子大，每用一丸，以生绢袋
盛之，次用精猪肉二两，同药一处煮，候肉熟烂，提取药于当风
处悬挂，将所煮肉并汁令小儿食之，所悬之药第二日仍依前法煮
食，只待药尽为度。

六神丸 治诸疳。

木香湿纸裹煨① 黄连去须 神曲 川楝子肉 芜荑 麦蘖炒。
各等分

上为细末，以雄猪胆蒸熟为丸，如麻子大，每服三四十丸，
量大小加减，米饮送下。

肥儿丸 疳病蒸热，腹胁胀满，面色萎黄，饮食迟化，大小
便涩滞。

麦蘖炒 川黄连 大芜荑 神曲炒 胡黄连各半两

上为末，以雄猪胆汁丸如麻子大，每服三十丸，食前米饮送
下。乳母忌食酒、面、生冷。

如圣丸 冷热疳泻。

胡黄连 川黄连 芜荑 使君子各一两。去皮 麝香五分，研
干虾蟆五个，锉碎，酒熬成膏

---

① 湿纸裹煨：万历本无此四字。

上为末，以虾蟆膏子丸如麻子大，每服一二①十丸，人参汤送下。

肉枣丸 因疳而疮侵入口鼻。

用肉枣二枚，去核，入青矾如核大在内，以火煅存性为末，入麝香少许，清油调涂。

煮肝散 疳眼翳膜，羞明不见物。

夜明砂　蛤粉　谷精草各一两

上为末，每服一钱，五七岁以上二钱，用雄猪肝如匙大一片，批开，糁药在内，摊匀，以麻扎定，米泔水半碗，煮肝熟，捞出肝，倾汤碗内熏眼，分肝作三次嚼食，仍用肝汤咽下，日三服，不拘时。如大人雀目，空心服，至夜便见物；如患目久不效，日作二服，见效。

小茸丸《幼幼方》 治胎中受热，遍身筋软。

鹿茸　川牛膝　肉苁蓉　木瓜　杜仲　菟丝子　当归　熟地黄　天麻　青盐各等分

上为末，用炼蜜为丸，如绿豆大，盐汤、温酒化下皆可。

羚羊角散《幼幼方》 治小儿面红唇白，肌热项软。

熟地黄酒浸　白茯苓　羚羊角　酸枣仁炒　虎胫骨酒炙　肉桂　防风　甘草各等分

上为末，温酒盐汤化下皆可。

羚羊角丸杨氏方 治小儿五六岁骨气虚，筋脉弱，不能行者。

羚羊角屑　白茯苓去皮　防风去芦　虎胫骨涂醋炙黄　酸枣仁炒生苧各半两　黄芪　桂心　当归炒。各二钱半

---

① 一二：万历本作"三"。

上为末，炼蜜丸如绿豆大，食前以温酒研破三五丸，服之一月，渐渐即可行也。

吐泻痢疟^①新增

【附诸方】

观音散《和剂方》 治小儿外感风冷，内伤饮食，呕逆吐泻，不进乳食。

石莲肉炒，去心，二钱半 白扁豆一钱 茯苓一钱半 人参一两，去芦 神曲炒，二钱 白芷 绵黄芪 木香 甘草各一钱

全蝎观音散《和剂方》 治小儿外感风冷，内伤饮食，脾胃受伤，呕逆吐泻，不进乳食，久则渐渐羸瘦。大抵脾虚则泻，胃虚则吐，脾胃俱虚吐泻不已。此药大能温养脾胃，进饮食，及治吐泻致虚，将成惊风。

石莲肉 人参去芦 白扁豆各一钱二^②分半 全蝎炒 天麻 木香 甘草炙，去皮 羌活 防风去芦 白芷 黄芪各半钱 神曲一钱 白茯苓去皮，七分半

上为末，每二钱，乳汁调服。或㕮咀，每服五钱，用水一盏，枣子煎服。

人参白术散钱氏方 治小儿脾胃久虚，呕吐泄泻，频并不止，津液枯竭，发热烦渴多燥，但欲饮水，乳食不进，羸困失治，变成风痫，不问阴阳虚实，并宜服之。

人参去芦 白术 白茯苓去皮 木香 藿香去土 甘草各五分 干葛一钱

---

① 疟：万历本无此字。

② 二：万历本、崇祯本均作"三"。

上咬咀，用水一盏，煎至半盏，去滓温服。

异功散钱氏方　温中和气，治吐泻不思食。凡治小儿虚冷病，先与数服，以正其气。

人参去芦　白术　白茯苓去皮　甘草炙，去皮　橘红各一钱

上用水二盏，生姜三片，枣子一枚，煎至七分，去滓温服。

醒脾散《集成》　治小儿吐泻不止，痰作惊风，脾困昏沉，默默不食。

木香　天麻　人参去芦　白茯苓去皮　白术　甘草炒　白僵蚕炒　白附子各半钱　全蝎二分半，炒

上用水一盏，生姜三片，枣子一枚，煎至七分，去滓温服。

辰砂益元散《应验方》　治小儿中暑吐泻，小便赤少，夜卧不宁，心烦作渴，常服宁心解热。

益元散一两　辰砂一钱半

上研匀，每服五钱，用灯心竹叶汤调服。如呕吐，生姜汤调服。

黄连香薷饮《全婴方》　治小儿阴阳不顺，清浊相干，霍乱吐泻，体热烦躁，昏冒多渴。

厚朴去皮，姜制，一钱五分　黄连二味与生姜汁拌，炒作紫色，七分半　香薷三钱

上咬咀，一服用水一盏，酒半盏，煎至七分，去滓，水中顿冷服。一方加白扁豆炒，七分半。

黄龙丸《全婴方》　治小儿中暑，吐泻冒闷，烦渴昏迷，身热有痰。

半夏二两，米醋半升，煮干① 白茯苓 甘草各半两

上为末，生姜汁煮面糊为丸，如小豆大，每服二十丸，煎生姜灯心汤送下，量大小加减丸数。

五苓散《全婴方》 治大人小儿中暑，伏热烦渴，身热头痛，霍乱吐泻，小便赤少，心神恍惚。

泽泻一钱 白术一钱五分 猪苓一钱半 肉桂一钱 赤茯苓一钱半

上为细末，每服一钱，热汤调下，不拘时服。加辰砂名辰砂五苓散。去辰砂加生料平胃散，用苍术、橘皮、甘草、厚朴，二方共一处，生姜、枣子同煎，名胃苓散。

香朴饮子《集成》 治小儿伏热吐泻，虚烦闷乱，如发惊状。

人参去芦 白茯苓去皮 甘草炙，去皮 紫苏 木瓜 泽泻 香薷 半夏曲 白扁豆 陈皮去白 乌梅 厚朴各四分

上用水一盏，煎至七分，去滓温服。

玉露散一名甘露饮 治小儿中暑昏迷，烦渴不止，心躁体热，头疼，或伏热吐泻，亦作伤风，体热烦渴。

石膏 寒水石各一两 甘草半两

上为细末，每服五钱，灯心汤调下。暑热冷水下，吐不止生姜汤下。

人参散《宣明方》 治小儿虚热烦渴，因吐泻烦渴不止。

人参一两半 茯苓二两 生犀 桔梗各二钱半 甘草 干葛各半两

上为末，每服用二大钱，水一钟，加入灯心五茎，同煎至六分，温服无时。烦渴者，以新竹叶汤下，量年纪加减服。

---

① 干：万历本此下有"炒"字。

内救散 调气进食，止泻呕。

木香　人参　白术　茯苓　甘草　茯神各等分　藿香减半①

上为末，每服一钱，米饮调下。

益黄散钱氏方　治脾胃虚寒，呕吐不止，或泄泻腹痛，并皆治之。

丁香四钱，不见火　诃子炮，去核　青皮去白。各一两　甘草炙

陈皮去白，二两

上为末，每服二钱，水半盏煎，食前服。

藿香散《经济方》　治小儿吐呃②呕逆，身热面青，不进乳食。

藿香一钱　丁香　人参　白术　茯苓　神曲　扁豆各半钱

上为末，每服半钱，白汤调下。一方用紫苏木瓜汤调下。

朱沉煎《拔粹方》　治小儿呕吐不止。

朱砂二钱，飞过　沉香二钱　藿香二钱　滑石半两　丁香十四个

上为细末，每服半钱，用新汲水一盏，芝麻油点成花子，炒药在上，须臾坠，滤去水，却用别水送下。

助胃膏汤氏方　治小儿冷气入胃，呕吐不已。

白豆蔻十四个　木香炮，二钱　缩砂仁四十个　干山药一两　肉豆蔻四个，炮　人参去芦　白术　白茯苓　甘草炙。各半两

上为末，每服一钱，陈紫苏木瓜汤调下。一方炼蜜为丸，如芡实大，一岁一丸，米汤调下。

诃子汤汤氏方　治脏寒泄泻。

诃子炮，取肉　人参去芦　白茯苓去皮　白术各一两　木香炮

---

① 减半：原无，据万历本补。

② 呃（xiàn县）：不作呕而吐，亦泛指呕吐。

陈皮去白　甘草炙　肉豆蔻各半两

上为末，每服二钱，水一盏，姜三片，煎半盏，温服。寒甚者加附子。

白术丁香丸　水泻脾虚，饮食不进，水谷不化。

白术不油者，二钱半，泔水浸半日，切焙　半夏一钱半，汤泡七次

丁香半钱，微炒

上为细末，用生姜自然汁煮糊为丸，如梧桐子大，十岁上下可服二十五丸，七八岁二十丸，五六岁十四五丸，二三岁十丸，周岁五七丸，用姜汤或米汤无时送下。一服不止，日进二服，新泄一服见效，旧泄三服即止。

乳豆丸《应验方》　治小儿伤冷泄泻，滑肠不禁，面青腹痛。

肉豆蔻面裹煨，三个　乳香二钱

上为末，面糊为丸，如绿豆大，米汤下三十丸。

紫霜丸　治宿滞不化，胸腹痞满，泄泻如痢，当以药推利。

杏仁五十个，去皮尖，别研　代赭石火煅，醋淬研，一两　巴豆去皮心膜油，炒令紫黑，三十粒　赤石脂末，一两

上研匀，汤浸蒸饼丸，如黍米大，三岁以上服三丸，以乳汁或米饮下。

玉饼子　吐泻惊疳，乳食不消，肚胀潮热，咳嗽，急慢惊风及痢疾。

半夏大者，十二个　巴豆五十粒，去壳另研　滑石　寒食面各一两

上为末，滴水丸如绿豆大，捏作饼，每服五七饼，或八九饼，或十一二饼，姜汤送下，看大小加减。一方加轻粉。

木香槟榔丸　治小儿初得痢疾，赤白相杂，里急后重。方见痢疾

广按：小儿痢疾，皆因感寒停积饮食所致，初得一二日间，元气未虚，宜用此丸，与玉饼子分寒热利之。日子既久涉虚，宜用香连丸、木香散之类和之，继用豆蔻香连丸、水煮木香丸之类服之。

香连丸 治冷热不调，下痢赤白，里急后重。方见痢疾

胃风汤 治风冷乘虚客于肠胃，水谷不化，泄泻不利，肠鸣疠痛，或下如豆汁，或顿下瘀血。方见胃风

木香散《经济方》 治诸般泻痢，日久不安，并皆治之。

白术用曲炒 麦芽 木香 人参 当归 陈红曲各一钱，同白术炒 茯苓 神曲 甘草 青皮各二钱

上为末，每服半钱或二钱，白汤调下。一方用紫苏木瓜汤调下。

豆蔻香连汤《和剂方》 治小儿乳食不节，肠胃虚弱，冷热之气客于肠间，下痢赤白，腹内疠痛，日夜频并，不欲饮食。

黄连微炒，二钱五分 肉蔻二个，面裹煨 木香半两 丁香二钱半 诃子炮，去核，半两

上为细末，粟米粥和丸，黍米大，每服三十丸，米汤下，大小加减丸数。

水煮木香丸 治下痢赤白，里急后重。

真人养脏汤 治冷热不调，下痢赤白，或如脓血鱼脑，里急后重，脐腹绞痛，并皆治之。并见痢疾

木香散汤氏方 治冷痢腹痛不食。

木香炮，一钱半 厚朴姜制，半两 白术一钱半 龙骨 当归净洗，熔。各半两 干姜炮 诃子肉各二钱半

上为末，水半盏，姜三片，煎服，随大小加减。

一方　治休息痢及痳泻，日久不能安者。汤氏方

用鸡子一枚，打破，用黄蜡一块如指大，铫内溶，以鸡子拌和炒熟，空心食之。

赤石脂散钱氏方　治因泻痢后肛门不收。

真赤石脂刷去土　伏龙肝各等分

上为末，每用半钱，敷肠头上，频用。

又方　治泻利后脱肛。

用陈槐花不拘多少为末，陈米汤调下。

养胃汤　治内伤生冷，外感风寒，增寒壮热，或发寒热。方见疟类

草果饮张氏方　治发疟寒多热少，或遍身浮肿者。

厚朴　青皮去白　草果　藿香　半夏曲　甘草炙　丁香皮　神曲炒　良姜各等分

上㕮咀，每服二钱，水一盏，姜三片，枣一枚，空心煎服。

广按：以上二方治小儿疟疾，寒多热少无汗者。

清脾汤　治因食伤脾，停滞痰饮，发为寒热。方见疟类

常山饮张氏方　治一切疟疾。

常山一钱　人参　草果　知母　甘草　厚朴姜汁制一宿，炒令黄色　贝母　半夏曲　茯苓各五分

上㕮咀，每服二钱，水半盏，姜三片，枣一枚，空心煎服。忌鸡肉、牛肉、诸般毒食。

广按：以上二方治小儿疟疾，热多寒少有汗者。

鬼哭饮汤氏方　治疟疾久未愈者。

常山　大腹皮　茯苓　鳖甲醋炙　甘草炙。各等分

上为末，用桃柳枝各七寸同煎，临发时服之，略吐出涎不妨。

露星饮汤氏方　治久疟成劳。

秦艽去芦　白术　柴胡去芦　茯苓去皮　半夏曲　槟榔　黄芩　常山　甘草　官桂各等分

上㕮咀，每服三钱，酒醋各一盏，姜三片，煎露一宿，次早服。

感冒四气新增

【附诸方】

麻黄汤钱氏方　治伤寒发热，咳嗽喘急。

麻黄去根节，锉，三①钱，水煮　肉桂去粗皮，一钱　甘草一钱　杏仁四钱，去皮尖，炒令黄色

上㕮咀，每服四钱，水一盏煎服。有汗不宜服。

人参羌活散《和剂方》

羌活　白独活　柴胡去芦　川芎　人参　甘草炙　白茯苓各一两　前胡　桔梗去芦　地骨皮　天麻酒浸焙。各半两　枳壳去穰，麸炒，一两

上㕮咀，每服二钱，水半盏，姜一片，薄荷一叶，枣半枚，煎服。疮疹未发亦可服。

解肌汤汤氏方　治伤寒发热，心烦躁渴。

麻黄去节半两，或用七钱半　人参　芍药　独活各半两　川芎　前胡各二钱半

上㕮咀，每服二钱，薄荷一叶，姜一片，水半盏，煎服。

七宝散汤氏方　治感寒头昏，体热，小儿乳母同服。

紫苏叶　香附子炒，去毛　橘皮　甘草　桔梗　白芷　川芎各

---

①　三：万历本、崇祯本均作"二"。

一两

加麻黄半两。

上哎咀，每二钱，水一盏，姜一片，枣半枚，煎服。

参苏饮《和剂方》　治感冒发热头疼，或因痰饮凝结为热。此药解肌退热，宽中快膈，止呕吐，开胃进食。

紫苏叶　干葛　半夏制　前胡去苗　人参去苗　白茯苓各六分 枳壳去穰，麸炒　桔梗去芦　甘草炙，去皮　陈皮各四分

一方加木香少许。

上用水一盏，生姜三片，枣一枚，煎温服。

不换金正气散《和剂方》　治四时伤寒感冒，风湿瘴疫时气，头疼壮热，或霍乱吐泻，脏腑虚寒，下痢赤白，并宜服之。

厚朴制　藿香去土　甘草去皮，炙　半夏制　苍术制　陈皮各八分

上用水一盏，姜三片，枣子一枚，煎至半盏，温服。

黄连香薷散　治伏暑发渴，或作疟痢，并宜服之。方见中暑

红绵散　治夹惊伤寒。方见惊风

金沸草散《和剂方》　治风化痰，除头目昏痛，项颈强急，往来寒热，肢体烦疼，胸膈满闷，痰涎不利，咳嗽喘满，涕唾稠黏，及时行寒疫，壮热恶风。

旋覆花去梗　前胡各七分半　荆芥一钱　麻黄七分半　甘草炙 半夏制　赤芍药各二分半

上用水一盏，生姜三片，枣子一枚，煎至八分，温服。

薄荷散汤氏方　治热极生风，痰涎壅盛。

薄荷叶半两　羌活　全蝎　麻黄去节　甘草一钱二分半　僵蚕 天竺黄　白附子炮。各二钱半

上为末，每服一钱，水半盏，煎服。加竹叶少许尤妙。

华盖散　治肺感寒邪，咳嗽鼻塞声重。方见咳嗽

润肺散《和剂方》　治肺感风寒，咳嗽喘急，鼻流清涕。

贝母麸炒黄　杏仁去皮，麸炒。各二两半　麻黄去根节　人参各二

两　阿胶炒，半两　陈皮二钱半　甘草一两　桔梗半两

上㕮咀，每服二钱，水一盏，食后煎服。

人参散《经济方》　治咳嗽发热，气喘吐红。

人参　天花粉各等分①

上为末，每服半钱，蜜水调下。

百部丸汤氏方　治小儿感寒咳嗽。

百部焙干，秤　麻黄去节。各二钱半　杏仁四十个，去皮尖，微炒，

另研

上为末，炼蜜丸如芡实大，熟水化下。一方加松子肉五十粒，

同杏仁入沙糖为丸，嚼化尤妙。

泻肝散钱氏方　治肺气壅盛，咳嗽不已。

桑白皮　地骨皮各一两　甘草炙②，二钱半

上为末，每服四钱，水一盏，粳米同煎，食后服。

补肺散钱氏方　治肺气不足，咳嗽喘急。

阿胶炒，一两半　牛蒡子　甘草各半钱　马兜铃半两　杏仁七个，

去皮尖　糯米四两

上为末，每服四钱，水一盏，煎至六分，食后服。

流金丸《全婴方》　治小儿咳嗽痰盛。

---

①　各等分：原无，据万历本、崇祯本补。

②　炙：原作"各"，据万历本改。

半夏一钱，制　白矾枯，二钱　寒水石煅，六钱　朱砂一钱　雄黄一钱

上为末，面糊为丸，绿豆大，生姜汤下，每服二十丸，大小加减丸数。

雄黄丸　治小儿诸般咳嗽，盐醋等哮，兼治大人。

雄黄五钱　半夏一两　人言明者　明矾　巴豆另研。各二钱

上用明矾火化开，入信末同枯干，再研为末，再炒成砂，同前药为末，和匀，面糊丸如粟米大，每服三十丸，大小加减，临睡桑白皮汤冷送下，或冷茶汤下亦可。

升麻葛根汤钱氏方　治大人小儿时气温疫，头痛发热，肢体烦疼，及疮疹未发疑似之间，并宜服之。

升麻　白芍　甘草各一钱　葛根二钱

上用水一盏，煎至半盏，去渣，稍热服，日二三服。

柴胡升麻汤《和剂方》　治时行瘟疫，壮热恶风，头痛体疼，口燥咽干，心胸烦满，寒热往来，咳嗽痰盛，涕唾稠黏。

柴胡去苗　前胡去苗　干葛　石膏　赤芍药各七分　升麻三①分半　桑白皮微炒　黄芩各四分半　荆芥五分半

上咬咀，作一服，水一钟半，煎八分，食后服②。

人参前胡汤汤氏方　治小儿感冒发热。

前胡一钱四分，去苗　柴胡去苗　半夏汤泡七次　黄芩　人参去芦桔梗去芦　甘草各七分

上用水一盏，生姜三片，枣子一枚，煎至半盏，温服。治疟

---

① 三：万历本、崇祯本均作"二"。
② 上咬咀……食后服：原无，据万历本、崇祯本补。

加地骨皮去土半钱。

柴苓散汤氏方　治腹中伏热候如温状。

柴胡去苗　麦门冬去心　人参去芦　赤茯苓去皮　甘草各一钱
黄芩去芦，四分

上用水一盏，入小麦二十粒，青竹叶七片，煎服。

地骨皮散《集成》　治虚热潮作，亦治伤寒壮热。

知母　柴胡去苗　甘草炙，去皮　人参去芦　地骨皮去土　赤茯
苓去皮　半夏制。各七分

上用水一盏，生姜三片，煎至半盏，去滓温服。

加减建中汤汤氏方　治伤寒发热，自汗虚烦。

熟地黄　甘草炙　人参各半两　黄芪一两　白芍药三两

上㕮咀，每服二钱，水半盏，煎服。

田方导赤散《拔粹方》　治小儿伤寒烦热，小便赤色，大便褐
色，面赤。

生地黄　木通　甘草各等分

上为末，每服四钱，水一小钟，竹叶三五片，同煎温服。

益黄散《拔粹方》　治小儿客热在内，不思乳食，宜服导赤
散，次服此药。方见小儿吐泻

柴苓汤　治小儿伤寒烦热，小便赤色，大便褐色，面赤。

柴胡去苗，一钱　半夏　人参　黄芩　甘草　白术　茯苓　泽
泻　猪苓各五分　桂三分

上㕮咀，水一盏，生姜三片，煎至半盏，去渣温服，无时。

三黄犀角散汤氏方　治脏腑热秘。

犀角屑　大黄酒蒸　钩藤　栀子仁　甘草　黄芩各半两

上为末，看儿大小加减，热汤调服。

广按：小儿多有郁热，因外感风寒、内伤乳食而郁热发于外。鼻塞者，是因外感而发，以麻黄汤、人参羌活汤以后之类治之；鼻不塞者，是因内伤而发，宜升麻葛根汤、柴胡升麻汤以后之类治之。

虫痛疝气新增

【附诸方】

化虫散　治婴孩小儿蛔厥腹痛。《幼幼方》曰：蛔厥多似慢惊，但唇口紫是蛔厥。汤氏曰：每月初五日已前，虫头向上可取，已后可安。

雷丸三钱　使君子去壳，十个　鹤虱三钱　甘草　大黄各三钱

上为细末，用猪肉煮汁调，空心服。大者二钱，小者一钱①。

槟榔遣虫散　治婴孩蛔虫咬心，吐涎疼痛，恶哭不止。

槟榔炒存性　鹤虱　贯众　干漆炒存性　芜荑　川楝子　使君子肉　雷丸　雄黄　黄丹炒　锡灰炒，不见星如灰　木香各二钱　巴豆去皮心油，七个　轻粉一钱

上为细末，酒煮糊丸如黍米②大，五更早用猪肉葱油煎，将肉细嚼莫吞，引虫头向上，吐去肉，用猪肉汁调化虫散，送服槟榔丸，至巳时取下虫积，可进食。五岁可服七分，十岁服一钱，大人亦可服。

化虫丸《和剂方》　治一切疳虫攻刺心腹，疼痛不已，叫哭合眼。

胡椒炒　鹤虱　槟榔　苦楝皮各五钱　白矾枯，一钱二分半

---

① 大者二钱小者一钱：原无，据万历本、崇祯本补。
② 米：原作"子"，据万历本、崇祯本改。

上为末，面糊丸如麻子大，量儿大小加减，米饮下。

灵矾散_{钱氏方} 治小儿虫咬，心痛欲绝者。

五灵脂_{末，二钱} 白矾_{火枯，半钱}

上为末，每服二钱，水一盏煎服，不拘时，当吐出虫即愈。

安虫散_{钱氏方} 凡虫不可尽去，宜安之。

槟榔 胡粉_{炒黄} 川楝子_{去皮核，秤} 鹤虱_{炒黄。各二两} 白矾_{枯过，二钱半}

上为末，每服一钱，温米饮调下。

川楝丸_{钱氏方} 治上中二焦虚，或冒寒虫动作痛。

干漆_{五钱，杵碎①，炒烟出尽} 雄黄_{二钱半} 巴豆霜_{一钱}

上为末，面糊丸如黍米大，看儿大小与服。取东向石榴根煎汤下。痛者煎有子苦楝根汤下，或芜荑汤下亦可。

芜荑散_{钱氏方} 治诸虫作痛。

白芜荑_{去扇} 干漆_{炒令烟尽。各等分}

上为末，每服一钱，米饮调下，临发时服。

化虫丸_{汤氏方} 治因疳生虫，五心烦热。

芜荑 黄连 神曲_炒 麦蘖_{炒。各等分}

上为末，面糊丸如黍米大，空心，米饮下。

三棱散_{汤氏方} 治积气肚痛。

缩砂仁 甘草_炙 益智_{炒，去壳} 三棱 莪术 青皮_{去穰炒。各等分}

上为末，白汤点下。

治疝气方。_{汤氏方}

---

① 杵碎：万历本无此二字。

芫花醋浸，炒　木香　槟榔　三棱炒。各半两　附子炮　茯苓去皮　青皮去白　全蝎　肉桂　硇砂各二钱

上为末，将硇砂浸，洗去土，顿在汤瓶上，候成膏子，和糠醋打面糊丸，如绿豆大，每服三十丸，空心，温酒下，未效再服。

一方

小儿心痛欲绝，一时无药可疗，急用艾灸足大拇指中，男左女右。

小儿疝痛，可灸足大拇指甲后一韭叶聚毛间，名大敦穴，男左女右。

积聚癖块新增

【附诸方】

快膈消食丸《集成》　消食积。

缩砂仁　橘皮　京三棱　莪术　神曲　麦芽各半两　香附子一两，略炒

上为末，面糊丸如麻子大，食后白汤下，随大小加减。

紫霜丸　治乳哺失节，宿滞不化，胸膈痞满，呕吐恶心，便利不调，乳食减少。又治伤寒传里，大便酸臭，乳食不消，或已得汗身热不除，及变蒸发热，多日不解，因食成痫，先寒后热，并宜服之。方见吐泻痢疟

十全丹汤氏方　治小儿乳哺不调，伤于脾胃，丁奚哺露。

枳壳去白，炒　槟榔　青皮　陈皮各半两　木香二钱半　蓬术　三棱　砂仁各半两　丁香二钱半　香附子炒，一两

上为末，神曲打面糊和丸，如黍米大，空心，米汤送下五十丸。

异香散　治小儿疳积肿胀，调理脾胃。

三棱　莪术　青皮　陈皮　半夏曲　藿香　桔梗　益智仁　枳壳　香附子　砂仁　丁香　甘草各等分①

上锉散，生姜三片，枣一枚，同煎，食远服。

香棱丸　治小儿积气发热，肚腹膨胀，肢体瘦弱，饮食不为肌肤。

木香　丁香　槟榔去脐　枳壳去穰，麸炒　甘松　使君子去壳　神曲炒②　麦芽炒。各二钱半　三棱煨　莪术煨　青皮　陈皮　香附炒。各五钱　胡黄连一钱

上为细末，蒸饼丸如黍米大，用米饮送下，食远服。

三棱散

三棱　莪术　甘草　益智去壳　青皮　陈皮　神曲　麦芽各二钱

上为细末，用白汤调化下，不拘时候。

七圣丸汤氏方　消积滞，调脾胃。

芫花先用醋浸一宿，炒渐干，加入三棱、莪术同炒令赤色，入陈皮、川楝同炒微焦，取出用　陈皮去白　蓬莪术　京三棱　川楝取肉　青皮去白　杏仁去皮尖。各等分

上件为细末，入巴豆二十粒去油膜，和白醋糊丸如粟米大，每岁常服二丸，临卧熟水送下。常服宜去巴豆。

六味三棱丸　五六个月小儿未吃谷食有癖积者。

莪术煨　三棱煨　神曲炒　麦蘗炒　青皮　陈皮各等分

上为细末，稀面糊丸如绿豆大，每服三十丸，白汤下。

---

① 各等分：原无，据万历本、崇祯本补。
② 炒：万历本无此字。

三棱煎丸 饮食过多，痞闷疼痛，食不消化，久而成癖。又治妇人血积血块，干血气，经闭。

莪术黑角者　三棱各一两。二味湿纸包煨　大黄去皮，八两

上为末，先以大黄银石器内好醋渍令平，慢火熬微干，入二味为丸，如绿豆大，每服十丸至二十丸，食后温白汤送下，虚实加减服。大人如梧子大，每服四十丸。

月蟾丸《秘方》　治小儿脾癖癥瘕。

木香　人参　黄芪　当归　桔梗　黄连　三棱炮　蓬术①　鳖甲酥炙　夜明砂　绿矾　枳实　使君子　苦楝根皮　诃子各一两　虾蟆烧存性，七钱半

上件为末，如绿豆大，每服三四十丸，食前米饮下。忌生冷、杂果子、发脾之物。大人癥瘕丸如梧桐子大，空心服。减夜明砂、虾蟆、黄连，服五七十丸。

一方　治小儿癖积膏药。

用水红花子炒二钱，大黄、朴硝、山栀子、石灰各一钱，酒酵鸡旦大一块，共捣和为膏，用青绵布摊贴，再用汤瓶热熨，用手帕勒之，三日后揭起，肉黑如墨是其效也。

一方　治小儿癖积丸药。

用三棱、莪术、阿魏、芦荟、白术、陈皮各二钱，水红花子炒三钱，大黄三钱，为细末，枣肉捣为丸，如绿豆大，每服三十丸，空心，米饮下。

甘遂散汤氏方　治胸膈伏热，内停饮食，以致脏腑不舒，气结胀满。

---

①　蓬术：万历本此下注有"煨"字。

甘遂煨令赤　青皮去白　黄芩　大黄炒。各等分

上咬咀，每服二钱，水半盏，煎服，以利为度。

取水方汤氏方　积水、瘠水并皆治之。

甘遂　青皮去白　陈皮去白　木香炮。各一两　槟榔一个，生用

上为末，紫苏木瓜汤点下。忌服甘草。

退肿消毒散汤氏方　治积水、惊水，或饮水过多，停积于脾，或四肢肿而身热，宜用药内消之，其肿自通。

萝卜子　赤小豆　甘草炙　陈皮各半两　木香二钱半

上咬咀，每服二钱，水一小盏，姜枣煎服。

匀气散《御药院方》　治脾肺气逆喘嗽，面浮，胸膈痞闷，小便不利。

桑白皮二两　陈皮去白，两半　桔梗炒，一两　甘草炙，一两　藿香叶半两①　木通四两　赤茯苓去皮，一两

上咬咀，每服二钱，水一小盏，姜二片，煎服。

木香散汤氏方　治心经伏热，小便不通。

木通一两　牵牛半两，炒②　滑石一两

上为末，灯心葱白煎服③。

调理脾胃

【附诸方】

参苓白术散　治小儿脾胃虚弱，不进饮食。方见调补脾胃

四君子汤　调脾胃，进饮食。见补损

---

① 半两：原作"等两"，据万历本、崇祯本改。

② 炒：万历本无此字。

③ 煎服：万历本、崇祯本均作"水煎二钱，不拘时服"。

温脾散《和剂方》 治脾胃不和，腹胁虚胀，不进饮食，困倦无力。

诃子炮，去核 人参各七钱半 白术 木香 桔梗各半两 茯苓 藿香 陈皮 黄芪各半两 甘草二钱半

上咬咀，每服二钱，水半盏，姜枣煎服，不拘时。

丁香散《和剂方》 治胃虚气逆，呿乳不食。

人参半两 丁香 藿香叶各二钱半

上咬咀，每服二钱，水半盏，煎热，入乳汁少许，前服。

和中散《和剂方》 治脾胃不和，呕逆恶心，乳食不进。

厚朴六两，姜制 干姜炮 甘草各二两 白术三两

上咬咀，每服四钱，水一小盏，姜二片，煎，空心热服。

调中散汤氏方 治脾胃不和。

人参去芦 白茯苓去皮 木香 白术 甘草炙 干姜炮 藿香叶 缩砂仁 香附子炒，去毛 丁香等分

上为末，每服一钱，姜枣煎汤下。如肚疼，以白汤点下。

醒脾散汤氏方 治小儿脾胃怯弱，为风冷所乘，体热头疼，霍乱。

天南星二个，重八钱者 人参去芦 丁香四十粒 白茯苓 藿香叶 白术 甘草炙。各半两

上为末，生姜、冬瓜子煎服。

加减观音散汤氏方 调理脾胃，宜常服之。

白术炒 人参去芦 白扁豆蒸 白茯苓去皮① 麦蘖炒 黄芪蜜水炙 甘草 干山药 神曲 香附子炮，去毛。各等分

---

① 去皮：万历本无此二字。

上为末，每服一钱，空心，米汤调下。

平胃散《经济方》　治吐逆频并，手足心热，不进饮食。

红曲三钱半，年久者　甘草炙，一钱　白术一钱半，麸炒

上为末，每服半钱，煎枣子米饮下。

银白散《简易方》　治小儿百病。

藿香去土　天麻炒　糯米炒，一方用糯粟。各半两　僵蚕炒，去丝嘴　川升麻　甘草炒。各二钱半　白附子半钱　木香湿纸裹煨，一钱半①　白术锉，以绿豆同炒令香，不用豆　山药　黄芪炒　人参各一两　白茯苓一两半　白扁豆一两

上为末，随证加减，常服沸汤或米饮调下。慢惊搐搦，麝香饭饮下；急惊定后吐不止，陈米饮下；夹惊伤寒发搐，薄荷葱白汤下；壮热面赤，干葛金钱薄荷汤下；天柱倒，行步脚软，浓米饮下；疳气，腹急多渴，百合汤下；饮食不知饱饥，不生肌肉，炒麦芽生姜煎汤下；神气脱，语言不正，及吐泻，藿香汤下；暴泻，紫苏木瓜汤下；白赤痢，不进饮食，米饮煎罂粟壳汤下；禀受怯弱，每日一服，常服调理脾胃，姜枣汤下。《和剂》云：木香、黄芪、白附子、僵蚕、糯米、藿香，加知母，共味各等分。

泻黄散《拔粹方》　泻脾热，目黄，口不能吮乳。

藿香七钱　山栀子二两　甘草半两　石膏半两　防风四两

上锉，用蜜酒微炒香为细末，每服一钱至二钱，水一盏，同煎，清汁服。

异功散《拔粹方》　温中和气，治吐泻不思饮食。凡小儿虚冷病，先与数服，以正其气。方见吐泻痢疟

---

① 一钱半：万历本、崇祯本均作"一钱"。

进食散　进食神效。

白扁豆微炒　石莲肉炒，去心　人参焙。各二钱半　茯苓一钱半
神曲二钱，炒　甘草炙　白芷　木香　黄芪蜜水涂炙。各一钱

上为细末，每服婴孩一字，二三岁半钱，四五岁一钱，用水
半钟，生姜一片，枣子半枚，煎十数沸，调末服之。

人参沉香散　治脾气虚。

人参　木香　白术　沉香各五钱　茯苓二两　甘草　白芷各三钱

上为末，每服一钱，米饮调下。呕吐，藿香汤下。

小儿杂方_{新增}

【附诸方】

小儿初生回气法《保生要方》

小儿初生，气欲绝，不能啼哭者，必是难产或冒寒所致，急
以绵絮包裹抱怀中，未可断脐带，急捻大纸捻，蘸油点灯于脐带
上，往来遍带熏烧之。盖脐带连儿腹，待火气由脐入腹，更以热
醋汤荡洗脐带，须臾气回，啼哭如常，方可浴洗。浴洗了，方断
脐带。

通小儿大小便法《保生要方》

小儿初生，大小便不通，腹胀欲绝者，急令妇人以温水先嗽
了口，吸咂儿前后心，并脐下、手足心，共七处，每一处凡三五
次，嗽口吸咂，取红赤为度，须臾自通。不尔无生意。有此证知
此法可得再生。

炼脐法

尝闻子在母腹中，胞胎十月，止于脐中与母通气。初降生之
时，虽曰胎胞已破，始于儿口鼻中，接天地之气而呼吸之，其脐
中所通之气犹未尽绝。况收生之母不明通气之大理，不知断脐之

细功，粗心妄意，以致断脐之初，因所通之气招风入内者有之，其法新生小儿绵裹脐带，离肚五六寸处，先用软绵缯住，却于线外将脐咬断，片时去线，待血流尽，以手轻轻揉散，艾灸脐头三五炷，结作疙瘩，软帛腰裹，切不可常时揭看，待脐根落去，自然无事。一法：小儿降生之后，即将软线贴脐根缯住，待第三日离肚二指，将脐剪断，用生姜自然汁或香油和面脐四围，将脐头铺艾灸三炷，谓之熏脐，后不招风。

封囟法《医方集成》

麝香　蜈蚣末　牛黄末　青黛末。各一字匕　薄荷半字匕　蝎尾去尾毒，为末，半钱。一方作半字匕

上为末，熟枣肉和成膏，新绵上涂匀，贴于囟上四方，可出一指许，火上灸，火频熨，百日里外，小儿可用此涂，并浴法。

浴体法钱氏方

天麻二钱　蝎尾去毒　朱砂各半钱　乌蝎肉酒浸，焙　青黛　白矾各三钱　麝香一字匕

上为末，每用三钱，水一碗，桃枝一握，同煎，温热浴儿，勿浴背上。

雄黄解毒丸　治小儿痰热上攻，发作缠喉风、喉痹，双蛾肿痛，汤药不下，及咽痛颏肿等证，用此药吐之。

雄黄一两　巴豆去油，十四个　郁金一钱

上为末，醋糊丸如黍米大，热茶清下七丸至十丸，吐出顽涎即甦，大效。如口噤，以物斡开灌之下咽，无不活者。

吐风散　治小儿急中风，口噤不开，不省人事。

全蝎一个，炒　瓜蒂十个，炒　赤小豆三十粒

上为末，一岁一字，温米饮调下，未出再服。

广按：丹溪云：小儿急慢惊风，发热口噤，手心伏热，痰热，咳嗽痰喘，此类证并宜涌法吐之。则此方可以通用。

救生散

猪牙皂角炮　天南星生　半夏生　荆芥穗　川乌　天麻　防风僵蚕去嘴，炒　细辛　全蝎去毒，炒。各一钱　草乌炮　薄荷各五分雄黄五分

上为末，入麝香一字，药少许，研匀，用竹管盛药，吹入鼻中开关，再用生姜汁调药，搽牙根上。

疏风散

治小儿五脏中风，身体不能自收，冒闷不知疼痛，口不能言，筋脉拘急，手足抽掣。

防风　犀角　麻黄去节　人参　当归　川芎　羌活　远志去心茯神去木　甘草炙。各等分

上㕮咀，用水煎，食前服，永除病根，不成痫疾。

白饼子钱氏方

治小儿停乳以致呕吐泄泻，腹胀潮热，惊疟①疳喘嗽等证，用此药下之。

巴豆二十四个，去皮，用水一斗，煮水尽为度　天南星炮　半夏汤炮七次，焙，为末　轻粉　滑石各一钱

上研匀巴豆后，入众药，以糯米饭为丸，小豆大，捻作饼子，煎葱汤下。

广按：人乳味甘恋膈，易于停积，所以小儿之病多系于此。此方用南星、半夏以豁痰饮，用轻粉、滑石以泻湿热，用巴豆以通利积滞，推陈致新之妙用也。

宝鉴三棱煎丸

治小儿饮食过多，痞闷疼痛，宿食不化，久

---

① 疟：万历本、崇祯本均无此字。

而成癖。

广术黑角者　荆三棱二味湿纸裹煨为末。各一两　大黄去皮，八两，锦纹者

上将大黄为末，银石器内以好醋浸令透，慢火熬成膏，和二药为丸，麻子大，或绿豆大，每一二十丸，食后温水下。

广术化癖丸　治乳食不消，心腹饱胀，壮热喘粗，呕吐痰涎，食癥乳癖。

代赭石醋淬煅　当归炒　朱砂研　枳壳炒　广术炮　荆三棱炮。各半两　木香一两　麝香　巴豆去皮。各二钱半

上为末，研匀，面糊丸如麻子大，每一岁儿二丸，米饮下。

广按：以上二方消导之剂也。但有寒热轻重之分，宜选用为妙。

一方　治小儿外肾肿硬及阴疮。

用干地龙为末，先葱椒汤于避风处洗，次用津唾调敷其上。

三白散《和剂方》　治小儿膀胱蕴热，风湿相乘，阴囊肿胀，以致大小便不利，皆治。

白牵牛二两　桑白皮　木通去节　白术　陈皮各五钱

上为末，每服二钱，姜汤调下，空心服。

牡丹散《济生方》　治小儿外肾偏坠。

防风去芦　牡丹皮去木。各等分

上为末，每服二钱，温酒调服。如不饮酒，盐汤点服亦可。

痔疮方

白矾煅　五倍子各一钱

上为末，韲水洗净贴患处。

金华散钱氏方　治小儿一切湿疮、疳癣等疮。

黄檗　黄连各半两。并为末　黄丹一两，水飞　轻粉一钱　麝香一字，同研①

上同研匀，先以温水洗，然后贴之。

一方汤氏方　治湿癣疮。

用蛇床子为末，先以韭根煎汤洗，次用腊月猪脂调药敷之。

羊蹄散　小儿头癣久不瘥者。

白矾半两　羊蹄根四两　黄丹少许

上擂烂，入米醋半盏调均，候癣极痒搽之，至疼即止，隔日洗去再搽。

治大肠虚弱，肛门脱下。汤氏方

龙骨　诃子肉各一两　没石子大者二枚　罂粟壳去穰，醋涂。各二钱

上为末，白汤点服，仍用葱汤熏洗令软，款款②以手托上，又用砖一片烧红，以醋浇之，气上即用脚布叠数层压定，使热气上透，不可过热，令病者臀坐布上，如觉布温，逐旋减之，常得温热为度，并常服前药。

治鼻衄。汤氏方

用生萝卜去叶捣汁，仰头滴入鼻中。或血妄行，取汁饮之，立效。

白蔹散汤氏方　治小儿冻耳成疮，或痒或痛。

黄檗　白蔹各等分

上为末，先以汤洗疮，后用生油调涂。

---

①　麝香一字同研：万历本、崇祯本均无此药。

②　款款：慢慢地。杜甫《曲江》诗："穿花蛱蝶深深见，点水蜻蜓款款飞。"

生附散汤氏方　治冻烂脚成疮。

用生附子为末，面水调贴之即愈。

香薷煎汤氏方　治小儿白秃不生发，燥痛。

陈香薷二两　胡粉一两　猪脂半两

上用水一大盏煎香薷，取汁三分，去滓，入胡粉、猪脂相和令匀，涂冷头上，日日频用之。

芎黄散汤氏方　治小儿齿不生。

大芎䓖　干地黄各半两　山薯蓣　当归　芍药　甘草炙。各二钱五分

上为末，热汤调服，用搽齿脚。

黄连散张子和方　治头疮。

川黄连　黄柏去粗皮　真轻粉　草决明各等分

上为末，用生小油调药于疮上涂，立效。

一方　治小儿耳边、鼻下赤烂湿痒，名曰蚀疳疮。《幼幼方》

黄丹　绿豆粉一钱　白矾一钱，飞过

上研细末，敷疮上，唾调亦可。

软青膏　治一切风热及小儿头疮。

巴豆七个　沥青　黄蜡　香油各五两　腻粉一钱

上先将沥青、香油、黄蜡熬，次入巴豆，不住手搅，候巴豆焦黑色，去巴豆，却入腻粉令匀，放冷敷疮上。

大乌散　治小儿痈疖肿毒。

南星　赤小豆　草乌　黄柏各等分

上为末，生姜自然汁调，贴患处，或用米醋调，尤佳。

槲皮散　治婴孩小儿解㿀疬作疼痛。

槲皮去粗皮，此树在处处有，即包盐树叶木也

上不拘多少，切碎，用水煎，温汤频洗。

白及散 治小儿瘰疬，脓汁不干。

白及 贝母去心。各五钱 轻粉二钱

上为末，先用槲皮散洗过，后用清油调敷。

龙骨散 治小儿停耳。

白矾煅，一钱 龙骨煅，一钱半 黄丹炒，一钱 干胭脂半钱 麝香一字

上为末，以绵杖子展却耳中脓水，用药末一字糁在耳中，勿令风入。

耳疮方

黄连去须 蛇床子各一钱 轻粉一字

上为末，鹅毛管吹药入耳内。

连床散 治婴孩小儿满头如癞疮毒，及手足身上阴器肤囊痒则抓烂，黄水汁淋漓，燥痛。

黄连去须，五钱 蛇床子去土，二钱五分 五倍子一①钱二分 轻粉二十五帖

上为末，先以荆芥、葱煎汤洗，拭干，后用清油调敷。

金银散 治婴孩小儿眉间生疮，名炼银疮。

煅金银锅一个 轻粉五分

上为末，用麻油调敷。

泽泻散 治小儿鼻下、两膀疮湿痒烂。

泽泻 郁金 甘草炙 出栀子各一钱

上为末，用甘草煎汤调，食后服。

---

① 一：万历本作"二"。

地黄汤 治小儿鼻衄。

川芎　生地黄　赤芍药　当归各等分　蒲黄少许

上㕮咀，用水煎，不拘时。

蒲黄散 治初生小儿大小便下血。

生蒲黄　油头发烧灰。各一钱

上为末，用生地黄汁或米饮调，乳食①前服。

立效散 治小儿溺血。

蒲黄　生地黄　生甘草　赤茯苓去皮。各等分

上㕮咀，用水煎，入发灰调匀，食前服。

《圣惠方》 治小儿龟胸。

大黄煨，三钱　天门冬去心　百合　木通　杏仁去皮尖，麸炒
枳壳炒　桑白皮蜜炒　葶苈隔纸炒　朴硝各五钱

上为末，炼蜜丸如芡实大，用温汤调化，食后。仍用灸两乳前各一寸半，上两行三骨间六处，各灸三壮，春夏从下灸起，秋冬从上灸起，依法灸之。

枳壳丸 治小儿龟背。

枳壳炒　防风去芦　独活去芦　大黄煨　前胡去芦　当归　麻黄去节。各三钱

上为末，面糊丸如黍米大，用米饮食后服。仍用灸肺俞穴（在三椎下两傍各一寸半）、心俞穴（五椎下两傍各一寸半）、膈俞穴（七椎下两傍各一寸），各灸三壮。

芎黄散 治小儿齿迟。

川芎　山药　当归　芍药炒　甘草炙。各二钱半

---

① 食：原无，据万历本、崇祯本补。

上为末，用白汤调化，食后服，将干药末糁齿根。

菖蒲丸　治小儿语迟。

人参　石菖蒲　麦门冬去心　远志去心　川芎　当归　乳香

朱砂各二钱

上为末，炼蜜丸如黍米大，用米饮，食远服三十丸。

虎骨丸　治小儿行迟。

虎胫骨酥油炙　生地黄酒洗　白茯苓去皮　酸枣仁去壳，炒　肉

桂去粗皮①　防风　当归酒洗　川芎　牛膝酒洗，去芦。各五钱

上为末，炼蜜丸如黍米大，服②三十丸，木瓜汤食前服。

牡蛎散　治小儿盗汗。

牡蛎煅，二钱　黄芪蜜炙，一两　生地黄一两

上㕮咀，分作三服，水煎，不拘时。

广按：小儿如草头之露水上之泡，用药不可不谨也。夫小儿之病多因脾胃娇嫩，乳食伤积，痰火结滞而然，其证不一，且举其尤③者而言。乳食伤胃则为呕吐，乳食伤脾则为泄泻，吐泻既久则成慢惊，或为疳病，乳食停积则生湿痰，痰则生火。痰火交作则为急惊，或成喉痹；痰火结滞则成痫吊，或为喘嗽。胎热、胎寒者，禀受有病也；脐风撮口者，胎元有毒也；鹅口口疮者，胃中有湿热也；重舌木舌者，脾经有实火也；胎惊夜啼者，邪热乘心也；变蒸发热者，胎毒将散也。丹毒者，火行于外也；蕴热者，火积于中也；中恶者，外邪乘也；睡惊者，内火动也；痫者，腹

---

① 酸枣仁……去粗皮：原作"酸枣仁去粗皮肉桂去壳炒"，据万历本、崇祯本乙转。

② 服：原作"用"，据万历本、崇祯本改。

③ 尤：奇怪。《小尔雅》："尤，怪也。"

中食积也；疟者，膈上痰结也；外感发热者，鼻塞声重也；内伤发热者，口苦舌干也；心痛者，虫所啮也；疝痛者，寒所郁也。积有常所，有形之血也；聚无定位，无形之气也。胃者主纳受也，脾者主运化也，脾胃壮实则四体安康，脾胃虚弱则百病蜂起。业童科者，可不以调理脾胃为切要哉！

卷之二十三

小儿门下

痘疮一百

《丹溪心法》

痘疮分气虚、血虚，用补。气虚者人参、白术加解毒药，血虚者四物汤中加解毒药。酒炒黄芩、黄连名解毒药。

凡痘疮初出之时，色白者，便用大补气血；人参、白术、黄芪、川芎、升麻、干葛、甘草、木香、丁香、酒洗当归、白芍药。若大便泻，加诃子、肉豆蔻。但见红点，便忌葛根汤，恐发得表虚也。

吐泻食少为里虚；不吐泻能食为里实。里实而补，则结痈毒。

陷伏倒靥为表虚，灰白者亦表虚，或用烧人屎。红活绽凸为表实，表实而更复用实表之药，则要溃烂，不结痂。

吐泻、陷伏二者俱见为表里俱虚。

黑陷甚者，亦用烧人屎，蜜水调服。出子和方

痘疮初出时，或未见时，有患者，宜预服此药，多者令少，重者令轻。方以丝瓜近蒂三寸，连皮子烧灰存性，为末，沙糖拌，干吃。入朱砂末尤妙。

痘疮分人清浊，就形气上取勇怯。

黑陷二种，因气虚而毒气不能尽出者，酒炒黄芪、酒紫草、人参。

颜色正者如上治。将欲成就，却色淡者，宜助血药，用当归、川芎、酒洗芍药之类，或加红花。

将成就之际，却紫色者属热，用凉药解其毒，升麻、葛根、黄连、黄芩、桂枝、连翘之类，甚者犀角大解痘毒。

炉灰白色，静者怯者，作寒看；勇者燥者，焮发者，作热看。

痘疮，鼠粘子、连翘、山楂、甘草，此四味始终必用之药。

全白色将靥时，如豆壳者，盖因初起时，饮水多，其靥不齐，俗呼倒靥，不好，但服实表之剂，消息以①大小便，如大便秘通大便，小便秘通小便。

有初起烦躁谵语，狂渴引饮，若饮水则后来靥不齐，急以凉药解其标，如益元散之类亦可服。

痒塌者，于形色脉上分虚实，实则脉有力，气壮；虚则脉无力，气怯。轻者用淡蜜水调滑石末，以羽润疮上。

虚痒者，以实表之剂加凉血药。

实痒，如大便不通者，以大黄寒凉之药，少许与之，下其结粪。

疏则无毒，密则有毒，宜凉药解之，虽数十贴，亦不妨，无害眼之患。

疮干者宜退火，湿者用泻湿。退火只用轻剂，荆芥、升麻、葛根之类，泻湿乃肌表间湿，宜用风药，白芷、防风之类。

如痘疮伤眼，必用山栀、决明、赤芍药、当归尾、黄连、防风、连翘、升麻、桔梗，作小剂末调服。如眼无光，过百日后，血气复自明。

---

① 以：原作"他"，据《丹溪医集》改。

痘痈多是实毒，血热成痈，分上下用药，一日不可缓。已成脓必用凉药为主，赤芍、甘草节、连翘、桔梗。上引用升麻、葛根，下引用槟榔、牛膝，助以贝母、忍冬草、白芷、瓜蒌之类。大便燥用大黄，发寒热用黄芩、黄柏。

痘疮黑属血热，凉血为主；白属气虚，补气为主。中黑陷而外白起得迟者，则相兼而治。

初起时自汗不妨，盖湿热熏蒸而然故也。

痘风分气血虚实，以日子守之，多带气血不足。虚则黄芪，生血活血之剂助之，略佐以风药；实则白芍为君，黄芩亦为君，佐以白芷、连翘、续断之类。

若属寒，陈氏方亦①可用。

入方 解痘疮毒。

丝瓜　升麻　酒芍药　生甘草　黑豆　山楂　赤小豆　犀角等分

上㕮咀，每服三钱，水一盏，煎六分，温服。

又方 治痘疮已出未出，皆可服。

朱砂

上为细末，蜜水调服，多者可减，少者可无。

痘疮敷药：

贝母　南星　僵蚕　天花粉　寒水石最多　白芷　草乌　大黄猪牙皂角各等分②

上为末，醋调敷之。

---

① 亦：原无，据万历本、崇祯本补。

② 各等分：原无，据万历本补。

【附诸方】

补虚

黄芪紫草人参汤　治痘疮表虚黑陷。即前丹溪方

黄芪酒炒　紫草酒炒　人参各等分

上为粗末，每服五钱，水一大盏，煎六分，加酒服。

小异功散　治痘疮里虚吐泻，及和胃助气。杨氏方

人参　茯苓　白术　甘草　陈皮　木香各等分

上为末，每服五钱，水一大盏，姜、枣同煎六分，服。

白术散　治里虚，吐泻烦渴，除身热，清神，生津，痘无颜色首尾可服。

人参　白术　茯苓　甘草　木香　藿香各七分　干葛一钱四分，一方作干姜，止泄泻用

上为粗末，水一大盏，姜枣同煎至六分，温服。

大补汤　实表里，补气血，治痘疮陷伏不红者。

当归　川芎　白芍药　生地黄　人参　白术　白茯苓　甘草黄芪　官桂各等分

上㕮咀，大小儿每服五钱，小小儿三钱，水煎服。

痘疮治例①

《心法·附录》曰：小儿凡觉身热，证似伤寒，若末经疮痘，疑似未明，且先与惺惺散、参苏饮，或人参羌活散。

热甚者，则与升麻葛根汤、人参败毒散。

痘疮已出，则少与化毒汤。

---

①　痘疮治例：崇祯本此下注有"出陈文中方"五字。

出不快者，加味四圣散、紫草饮子、紫草木香汤、紫草木通汤，或快斑散、丝瓜汤。

出太甚者，人参败毒散、犀角地黄汤。

小便赤涩者，大连翘汤、甘露饮、麦门冬五苓散。

大便秘结，内烦外热者，小柴胡汤加枳壳最当，或少与四顺清凉饮。

若咽喉痛者，大如圣汤、鼠粘子汤。

喘满气壅者，麻黄黄芩汤。

胸腹胀满者，枳壳桔梗汤、二陈加枳壳汤。

烦渴者，甘草散、乌梅汤。

若下痢呕逆者，木香理中汤、甘草干姜汤。

若陷入者，加味四圣散，更以胡荽酒薄敷其身，厚敷其足，喷其衣服，并以厚绵盖之。若犹未也，独圣散入麝香、老①酒调剂，或不用酒，则木香煎汤。若其疮已黑，乃可用钱氏宣风散加青皮主之。

然而疮疹用药固有权度，大小二便不可不通，其有大便自利所下黄黑，则毒气已减，不必多与汤剂，但少用化毒汤可也，或不用亦可。若大小二便一或闭焉，则肠胃壅塞，脉络凝滞，毒气无从而发泄，眼闭声哑，肌肉爇然，不旋踵而告变矣。

发热

惺惺散 治小儿风热及伤寒时气，疮疹发热。

白茯苓　细辛　桔梗　瓜蒌根　人参　甘草炙　白术　川芎各等分

上为末，每二钱，水煎，入薄荷三叶，同煎服。

---

① 老：万历本作"陈"。

参苏饮 治小儿时气伤风，伤寒发热，恶寒咳嗽，未明痘症，是与不是疑似之间，此药甚为稳当。杨氏调解散即是此方。

前胡　人参　紫苏叶　干葛　半夏汤泡七次，姜汁制　茯苓各三分　枳壳　陈皮　甘草　桔梗各二分

上咬咀，姜枣煎，微热服。

人参羌活散

羌活　独活　柴胡　人参　川芎　枳壳　茯苓各三分　前胡北梗　天麻　地骨皮　甘草炙。各一分半

加麻黄、薄荷、葱白煎服。汗后尚热，宜服此，去麻黄加紫草；如已见三五点，加紫草、陈皮、赤芍，使热退，疮出亦轻，更调辰朱末半钱以制胎毒。

消毒救苦散《拔粹方》　治斑疹悉具，消化便令不出，如已出稀者，再不生斑。

麻黄　羌活　防风各五钱　川芎　藁本　葛根　苍术　酒黄芩生黄芩　柴胡各二钱　细辛　橘皮　红花　苏木　生地黄　酒黄柏连翘各五分　黄连三分　生甘草一分　吴茱萸半分

上锉如麻豆大，每服五钱，水一盏煎，去渣热服。

三豆子汤　治天行豆疮，但觉有此证即服之。

赤小豆　黑豆　绿豆各一两　甘草节五钱

上淘净，水煮熟，任意食豆饮汤①，十七日自不发。

恶实膏

用恶实子②为末，蜜调贴囟门上，免有患眼之疾。

---

① 汤：原无，据万历本补。
② 恶实子：即牛蒡子。

热甚者

升麻葛根汤　加山楂、大力子，其疮稀疏而易愈。

川升麻　甘草　白芍药各一钱　葛根一钱半

上咬咀，作一服，水一盏半，煎八分，温服。

人参败毒散方见前

凉膈散　治小儿疮疹末出，三焦积热，烦躁多渴，及面赤面热，头昏咽燥，喉咽肿痛，口疮，便溺赤涩，狂言谵妄，睡卧不安，并宜服之。

大黄　朴硝　甘草　栀子仁　黄芩　薄荷叶各一两　连翘四两

上为末，每服二钱，竹叶五片，蜜些少，水一盏，煎六分，温服。若疮疹已出，发热作渴，脉实，闷乱便实者，亦宜服此。便不实者，切不可服，恐内虚而毒气不能发外也。

谨按：疮疹已发，有寒热温凉不同，形气盛衰之异，虚寒者用异功散，实热者用凉膈散，有起死回生之效。若以实热为虚寒用异功散，虚寒为实热用凉膈散，死生在反掌之间。慎之！慎之！

已出

化毒汤　治疮痘已发，以此消毒。

紫草茸半两　升麻　甘草炙。各二钱半

上锉散，每服二钱，粳米五十粒，同煎服。

出不快者

四圣散《简易方》　治小儿疮疹出不快透及倒靥，一切恶候。

紫草茸　木通去节　甘草　枳壳去白，麸炒。各等分

上咬咀，每服二钱，水一盏，煎服。

加味四圣散

紫草　木通　黄芪　川芎　木香各①等分　甘草炙，减半

上为粗末，水煎服。大便秘，加枳壳；大便如常，加糯米百粒。杨氏曰：糯米能解毒发疮。

紫草木香汤　治疮出不快，大便泄利。

紫草　木香　茯苓　白术等分　甘草炙，少许

入糯米煎服。杨氏云：紫草能利大便，白术、木香佐之。

紫草木通汤

紫草　人参　木通　茯苓　糯米等分　甘草减半

上锉，煎二钱温服。内虚大便利者，可入南木香，去紫草。

快斑散

紫草　蝉壳　人参　白芍各二钱半　木通一钱　甘草炙，半钱

上锉散，煎二钱温服。

又方

紫草茸五钱　陈皮二钱　黄芪三钱　赤芍五钱　甘草炙，三钱②

上锉，加糯米百粒煎，三岁以上服三钱，以下一钱，服后疮偏匀四肢住服。

丝瓜汤

丝瓜连皮烧存性，为末，汤调。杨氏云：发痘疮最妙。或加甘草、紫草。

消毒散《和剂方》　治毒饮壅遏，壮热心烦，疮疹难出，未能匀透。

---

① 各：原无，据万历本补。
② 甘草炙三钱：万历本无此五字。

牛蒡子炒，六两　荆芥穗一两　甘草炙，二两　防风　升麻各一两半

上㕮咀，每服二钱，水一盏煎服。如大便利者，不宜服。

出太甚者

人参败毒散方见前

犀角地黄汤

犀角一两　生苄二两　赤芍七钱半　牡丹皮一两

上㕮咀，三岁儿三钱，水煎。

稠密者

加味犀角消毒散

恶实四两，炒①　甘草炙，一两　防风半两　荆芥穗二两

宜加山楂酒、黄芩酒洗、紫草；减食，加人参。

上为末，煎紫草、糯米，芫荽汤调服，食后、临卧，日三②。

黍粘子汤《拔粹方》　治斑子已出稠密，身表热，急与此药，以防已后青干黑陷。

黍粘子炒香　当归身酒洗　甘草各一钱，炙　柴胡　连翘　黄芩　黄芪各一钱半　地骨皮二钱

上为粗末，每服二钱，水煎，去渣温服，空心，药进且休与乳食。

小便赤涩者

大连翘汤

连翘　瞿麦　荆芥　木通　车前　当归　防风　柴胡　赤芍

---

① 炒：万历本无此字。
② 三：崇祯本作"二"。

滑石　蝉蜕　甘草炙。各一钱　黄芩　山栀子各半钱

上咬咀，作一服，用姜三片，水一钟，煎五分，不拘时服①。

甘露饮子

生苄　熟苄　天门冬去心　麦门冬去心　枇杷叶去毛　枳壳麸炒，去穰　黄芩　石斛　山茵陈　甘草炙。各等分

上锉，每二钱，水一盏，煎八分，食后服。

五苓散

加麦门冬煎服。方见中暑

大便闭结内烦外热者

小柴胡汤

加枳壳同煎服。方见温热②类

四顺清凉饮子

当归　赤芍　大黄虚者煨，实者生　甘草各等分

一方加陈皮、粳米煎。

咽喉痛者

如圣饮子

桔梗　甘草生　鼠粘子炒。各二钱　麦门冬五③钱

上为末，竹叶同煎二三钱。一方加荆芥、防风，重者竹沥同煎。

鼠粘子汤

鼠粘子炒，四钱　荆芥穗二④钱　甘草一钱　防风半钱

---

① 上咬咀……不拘时服：原无，据万历本补。
② 温热：万历本作"伤寒"。
③ 五：万历本、崇祯本均作"三"。
④ 二：万历本作"一"。

上为细末，沸汤点服。去防风名消毒散。

喘满气壅者

麻黄黄芩汤

麻黄三钱　赤芍　黄芩各二钱半　甘草炙①　桂枝各五分

上㕮咀，作一服，用姜三片，水一钟，煎五分，不拘时服②。

胸腹胀满者

桔梗枳壳汤

枳壳　桔梗各二两　甘草炙，半两

上锉，姜煎。

二陈加枳壳汤

半夏　橘红　茯苓　甘草　加枳壳各等分③

上锉，姜煎。

烦渴者

甘草汤

甘草　瓜蒌根等分

上为末，每一钱，煎服。

乌梅汤

小黑豆　绿豆各一合　乌梅二个

上㕮咀，新汲水一碗，煎取清汁旋服。

人参麦门冬散《集验方》　治发热烦渴。

麦门冬一两，去心　人参去芦　甘草炙　陈皮　白术　厚朴姜

---

① 甘草炙：万历本无此三字。
② 上㕮咀……不拘时服：原无，据万历本补。
③ 各等分：原无，据万历本补。

制。各半两

上㕮咀，每服二钱，水一盏，煎六分，去渣温服，不拘时。

下利呕逆者

木香理中汤

本方中加木香、甘草、干姜。方见中寒

陷入者

加味四圣散方见前

胡荽酒

以芫荽煎酒，薄敷其身，厚敷其足，喷其衣服，并以厚绵盖之。

独圣散

牛蒡子炒，五钱　白僵蚕二钱半

上末，入紫草三茎同煎，连进三服。前条云：独圣散入麝香、陈酒调剂，如不用酒，则木香煎汤调服。

又方

穿山甲汤洗净，炒焦黄为末，每服半钱，入麝香少许，木香煎汤调下。或紫草煎汤，入红酒少许调下。

黑陷者

宣风散

槟榔二个　陈皮　甘草各半两　黑丑四两，半生半熟

上为末，每一钱，量大小与服，蜜汤调下。

无价散《御药院方》　治斑疮不出，黑陷欲死者。

人猫猪犬膴晨烧，少许微将蜜水调，百者救生无一死，黄金万锭也难消。

上将前四物于腊日早晨日未出时贮于银锅内，用炭火煅令烟尽白色为度，但是疮发不快，倒靥黑陷者，及一切恶疮，每用一字，蜜汤调服，其效如神。

一说人粪用九岁以下无疾童子者，猪、猫、犬粪用未破阳雄者，先于重九日各置于净处，饲之以饮，勿令杂食，过旬日换尽肠之宿垢，方收其粪，阴干，候腊八日日未出时烧。

百祥丸

红芽大戟不以多少，阴干，浆水煮极软，去骨，日中暴干，复纳元汁中，煮汁尽焙为末，水丸如粟米大，每服一二十丸，研，赤芝麻汤下。

又汤氏方　治小儿痘疹黑陷者。

羌活一两　川山甲醋炒黑　生人骨火煅存性。各半两，即人牙　麝香少许

上四味为细末，麻黄、薄荷煎汤调一钱，只用一服便起，万不失一。

乳香散　治痘疮既收，心痛不可忍者。余毒归心，急煎乳香散服之。

乳香半钱或一钱

上用水一盏，煎服。一方加没药、赤芍药、当归同煎。

疔毒

四圣丹　治痘疮中有长大紫色者，为疔毒，把住痘疮不起发，急用簪尖挑破，纴入此丹。

珍珠三五粒，犂尖铁器上煿微黄色，研　豌豆四十九粒，烧灰存性头发烧灰存性

上为细末，用搽面油、胭脂调成膏子，将儿在温暖处安存，

忌风寒秽气。先用簪尖平拨开疔口，将药纴入疔内，即时变为红白色，余疮皆起。又尝见有疔痘者，但挑破，出其黑血即愈。或挑开，用口咂去黑血，或用绵裹指甲搯出黑血，展去，亦可盖。自疔痘破而毒气得散也。

愈后诸疾

五福化毒散_{汤氏方} 治疹痘余毒未解，并上焦热壅，口齿出血。

玄参一两　桔梗去芦，八钱　赤茯苓　人参　牙硝别研。各半两　青黛二钱半　甘草一钱　麝香半钱，别研

上为末，入青黛和匀，炼蜜为丸，如芡实大，金银箔为衣，磨生犀水化下。齿血臭气，用生地黄汁化下。

人参白术散_{钱氏方} 治痘已靥，身热不退。此药清神生津，除烦止渴。

人参　白术　藿香叶　木香　甘草　白茯苓各一两　干葛二两

上㕮咀，每服三钱，水一盏，煎六分，温服不拘时。

雄黄散《集验方》 治小儿因痘疮牙龈生疳蚀疮。

雄黄一两　铜绿二钱①

上同研极细末，量疮大小，干糁其上。

绵茧散_{陈氏方} 治因痘疮身体节上有疳蚀疮，脓水不绝。

用出蛾绵茧不拘多少，以生白矾槌碎，置其内，炭火烧令矾汁尽，取细研，干糁疮上。

谷精草散《陈氏方》 治痘已靥，眼目翳膜，或瘾涩多泪。

谷精草一两　生蛤粉二两

---

① 雄黄一两铜绿二钱：原无，据崇祯本补。

上为末，猭猪肝一叶，竹刀批作片子，糁药在内，用苎绳缚定，于瓷瓦器内贮水，慢火煮熟，令儿食之。

一方　治斑疮入眼。张子和方

麸炒蒺藜炙甘草，羌活防风等分捣，每服二钱将水下，拨云见日直到老。

又方张子和方

朱砂　脑子　水银　麝香各等分

上四味研为细末，用水银调滴耳中。

一方　治小儿出疮疹，眼①内有云翳《瑞竹堂方》。

轻粉　黄丹各等分

上为末，竹筒吹入耳内，左眼有翳吹右耳，右眼有翳吹左耳，即退。

麦汤散　治水痘。陈氏方

地骨皮半分，炒②　麻黄一分，去节　甘草炙，半分　人参一分　滑石半分　大黄一分，湿纸裹煨　知母各一分　甜葶苈一③分，用纸隔炒　羌活一分

上为末，每服半钱，水一盏，小麦七粒，同煎十数沸服。

陈氏痘疹证治④

凡小儿疮疹未出已出之间，有类伤寒之状，其疮疹病证自然憎寒壮热，身体疼痛，大便黄稠，此乃是正病也，若无他疾，不宜服药。

---

① 眼：原作"耶"，据万历本、崇祯本改。
② 炒：崇祯本无此字。
③ 一：崇祯本作"半"。
④ 陈氏痘疹证治：崇祯本作"痘疹治法"。

凡疗疮疹，先分表里虚实，若虚实不分，则无所治。如表里俱实者，其疮易出易靥也；如表实里虚者，其疮易出难靥也。

凡初觉痘疮，可用胡荽酒绕房喷之，以辟秽浊之气，则豆疮易收。又急干胭脂用蜜调涂儿两眼眶，则痘疮不入眼内。

若痘疹已出未出之时，或泻渴，或腹胀，或气促，谓之里虚，速与十一味木香散治之，以和五脏之气。

若痘疹已出未愈之间，其疮不光泽，不起发，根窠不红，谓之表虚也，速与十二味异功散治之，以表六腑之气。

若痘疹已出未愈之间，其疮不光泽，不起发，根窠不红，或腹胀，或泻渴，或气促，是表里俱虚也，速与十二味异攻散送下七味豆蔻丸治之，以助五脏六腑表里之气。

若才觉伤风，身热未明，是与不是疮疹，便宜发散，可服四味升麻葛根汤。

若疮疹始出一日至五七日之间，虽身热，或腹胀，足稍冷者，或身热泄渴者，或身热惊悸腹胀者，或身热汗出者，皆不宜服升麻葛根汤。以上四证，宜服十一味木香散治之。

若疮疹始出一日至十日，浑身壮热，大便黄稠，是表里俱实也，其疮必光泽起发，肥满易靥而不致损伤也。

若痘疮已出，发热口干，烦渴不止者，切不可饮冷水，亦不可食蜜及红柿、西瓜等冷物，又不可妄投清凉饮、消毒散等药，恐冷气内攻，湿损脾胃则腹胀喘闷，寒战咬牙则难治。咬牙者，齿桥也，乃血气不荣，不可妄作热治之。

若痘疮虽出不快，皆言毒气壅盛，妄谓其热，以药宣利解散，致令脏腑受冷，荣卫涩滞，则气血不能冲贯皮肤肌肉，其疮不得起发，不得充满，不得结实，不能成痂，故多痒塌，烦躁喘渴而死，皆因宣利解散之过也，纵得其生，而必罕矣。

若泻水谷，或泻白色，或泻淡黄色者，煎十一味木香散，送下七味肉豆蔻丸治之。如泻止住服，不止者多服。

若泻频，多津液内耗，血气不荣，其疮虽是起发，亦不能靥也。如身温腹胀，咬牙喘渴者，难治。缘水谷去多，津液枯竭，而欲饮水不止者，荡散真气，故多死矣，速与十一味木香散救之。

若四五日不大便者，可用肥嫩猪脬一块，以淡白水浸，火煮软熟，取出切如豆大，或皂子大，与小儿食之，令脏腑滋润，使疮痂易落，百无滞碍。切不可妄投宣药，恐内虚疮毒入于里，伤儿真气。

若六七日身壮热不大便，其脉紧盛，与三味消毒散，微得利即住。

若小儿神气软弱，疮疹自初出两三日至十三日，当忌外人，恐有卒暴风寒，秽恶之气触儿疮疹。

若身反发热烦渴者，宜服六味人参麦门冬散治之。如不愈者，只服七味人参白术散。

若痘疮欲靥已靥之间，或不能靥，腹胀烦渴者，不可与水蜜。若饮者，转渴而死，急煎十一味木香散救之。

若痘疮欲靥已靥之间，头温足指冷，或腹胀泻渴气促者，不可与水蜜。若饮者即死，急煎十二味异攻散救之。

若十日至十一日当靥不靥，其身不壮热，闷乱不宁，卧则哽气，烦渴咬牙，急煎十二味异攻散，更加木香、当归以救阴阳表里。若与水蜜、西瓜等冷物，食之速死。

若十二日十三日疮痂已落，其疮瘢犹黯，或凹或凸，肌肉尚嫩，不可澡浴，亦不宜食炙煿物，又不宜食五辛、五味并有毒之物，恐热毒熏于肝膈，眼目多生翳障。若不依此禁忌，必为小儿终身之患，用两味谷精草散治之。

若痘疮已靥，其痂欲落不落，烦渴不止，切不可与水蜜、西瓜、红柿等冷物食之。若食之转生焦渴，或头温足冷，或腹胀，或时泻，或咬牙，以致难愈，速与十一味木香散救之即瘥。

若身壮热经日不除，别无他证，以六味柴胡麦门冬散治之。热退住服，如不愈只服七味人参白术散治之。

若身壮热，大便坚实，或口舌生疮，咽喉肿痛，皆是疮气余毒未尽，以四味射干鼠粘子汤治之。如不愈者，以七味人参白术散主之。

若风热咳嗽，咽膈不利，三味桔梗甘草防风汤治之。如不愈者，以七味人参白术散主之。

若涕唾稠黏，身热鼻干，大便如常，小便黄赤，以十六味人参清膈散治之。如不愈，只服七味人参白术散，立效。

若痰实壮热，胸中烦闷，大便坚实，卧则喘急，以五味前胡枳壳汤治之。

凡痘疮首尾不宜与水吃，少与冷，热汤则可。若误与之，疮靥之后，其痂迟落，或身生痈肿。若针之成疳蚀疮，血水不绝，甚则面黄唇白，以致难愈者，何也？盖脾胃属土，外主身之肌肉，只缘饮水过多，湿损脾胃，搏于肌肉，其脾胃肌肉虚则津液衰少，津液衰少则荣卫涩滞，荣卫涩滞气血不能周流，凝结不散，故疮痂迟落而生痈肿也。

若微作渴者，以六味人参麦门冬散治之。如不愈者，只服七味人参白术散治之。

若身热大渴，以七味人参白术散治之。如不愈者，只服十一味木香散治之。

若腹胀渴者，或泻渴者，或足指冷渴者，或惊悸渴者，或身温渴者，或身热面㿠白色渴者，或寒战渴不止者，或气急咬牙渴者，或饮水转渴不止者，以上九证即非热也，乃脾胃肌肉虚，津液衰少故也，宜服十一味木香散治之。如不愈者，更加丁香、官桂多煎服。丁香攻里，官桂发表，其表里俱实而疮不致于痒塌、喘渴死矣。

若痘疹已靥未愈之间，五脏未实，肌肉尚虚，血气未得平复，忽被风邪搏于肤腠之间，则津液涩滞，故成疳蚀疮也，宜用雄黄散、绵茧散等药治之。久而不愈者，溃骨伤筋，以至杀人。

凡斑驳疹毒之病，俗呼疹子，是肺胃有热也。其肺胃蕴积热毒，或以时气所作，熏发于皮肤，状如蚊蚤①所咬，故赤斑遍体也。凡发赤斑者，十生一死；发黑斑者，十死一生，难治。葛根麦门冬散、生地黄散主之。

广按：丹溪斑疹、豆疮各立病目，所治不同，而陈氏疮疹混同立论，岂不误哉！夫豆疮出于脾，其间有热燥者，有寒湿者；而斑疹出于心肺，心肺属阳，多是风热兼痰而作，宜于通圣散中消息之。陈氏此篇却言斑疹乃是肺胃蕴积热毒，每因时气所触而作，用葛根麦门冬散、生地黄散治之，方合病情，可见疮疹不可一途而治也，明矣。

凡豆疮或误抓成疮，脓血淋漓，缘血气衰、肌肉虚故也。切

---

① 蚤：万历本作"虫"。

不可用新牛粪烧灰贴之，其臭秽反触其疮，宜用败草散治之，仍服十一味木香散，加丁香、肉桂煎服。

黄帝问曰：饮有阴阳，何也？好饮冷者，冰雪不知寒；好饮热者，沸汤不知热。岐伯对曰：阳盛阴虚，饮冷不知寒；阴盛阳虚，饮汤不知热。治之何如？故阳盛则补阴虚，用木香散加丁香、官桂治之；阴盛则补阳虚，用异功散加木香、当归，每一两药共加一钱。异攻散能除风寒湿痹，调和阴阳，滋养气血，使豆疮易出靥，不能痒塌；木香散性温平，能和表里，通行津液，清上实下，挟阴助阳之药也，善治小儿腹胀泻渴，其效如神，不能尽述。大抵天地万物遇春而生发，至夏而长成，乃阳气熏蒸，故得生长者也。今疮疹之病，脏腑调和，则血气充实，自然易出易靥。盖因外常和暖，内无冷气之所由也。

凡痘疹五不治：一，痒塌寒战不止者；二，紫黑色喘渴不宁者；三，灰白色陷顶，腹胀喘渴者；四，头温足冷，闷乱饮水者；五，咬牙气促，泄泻烦渴者。皆难治。

若痘疮已出七日之间，其疮不光泽，不起发，根窠不红，痒塌抓搔，谓之表虚也，可随证服药。盖脾主身之肌肉，肺主身之皮毛，今痘疮出，是肌肉皮毛受其证也，治法先当调和脏腑，滋养血气，使脾不虚而肺不寒，表里冲和，其疮自然易出靥也。故经云：表病里和，不治而自愈也。

今将痘疹轻重开具于后：

轻者：作三次出　大小不一等　头面稀少　眼中无　根窠红肥满光泽

重者：一齐并出　如蚕种　稠密　泻渴　灰白色　头温足冷身温腹胀

轻变重：犯房事　不忌口　先曾泻　饮冷水　饵凉药

重变轻：避风寒　常和暖　大便稠

今将痘疹方开具于后：

胡荽酒

以芫荽煎酒，绕房喷之，以避秽浊之气。

胭脂膏

以干胭脂用蜜调，涂儿两眼眶，则痘疮不入眼内。

升麻葛根汤四味　方见前

木香散十一味

木香　大腹皮　人参去芦　桂心　赤茯苓去皮①　青皮去穰　前胡去芦　诃梨勒去核　半夏姜制　丁香　甘草各三钱

上㕮咀，每服二钱，水一盏，姜三片，同煎，空心温服，量儿大小加减。一方去桂心、丁香，加桂枝、藿香。

异攻散十二味

木香　当归各三钱半②　官桂去粗皮　茯苓去皮　白术各二钱　人参　厚朴姜炒　肉豆蔻　丁香　陈皮各二钱半　半夏姜制　附子炮，去皮。各一钱半

上㕮咀，每服二钱，水一盏，姜五片，肥枣三枚，同煎，空心温服，量大小加减。一方去丁香、附子，加藿香、干姜。

肉豆蔻丸七味

木香　缩砂仁各三钱　白龙骨　诃子肉　肉豆蔻各半两　赤白脂　枯白矾各七钱半

---

① 去皮：万历本无此二字。

② 半：万历本无此字。

上为细末，面糊为丸黍米大，一岁服三五十丸，三岁服百丸，米饮汤下。泻甚者，煎异攻散吞下；泻不止，多服；或泻水谷白色、淡黄色，木香散送下。

消毒散　出后身壮热，不大便，其脉紧盛，用此微利。

牛蒡子四两，炒　荆芥穗　甘草炙。各一两

上㕮咀，每服二钱，水一盏，煎温服，量大小加减。

人参麦门冬散六味　出后身反发热，烦渴者。方见前

人参白术散七味　出后身壮热，大渴，呕吐泄泻。方见前

柴胡麦门冬散六味　出后身壮热，经日不除。

柴胡　甘草炙　人参去芦　黑参各二钱半　龙胆草一钱半　麦门冬去心，三钱

上㕮咀，每服二钱，水一盏煎，温服，量大小加减。

射干鼠粘子汤四味　壮热便实，口舌生疮，咽喉肿痛。

鼠粘子四两，炒香　甘草炙　升麻　射干各一两

上每服二钱，水一盏煎，温服，量儿大小加减。

桔梗甘草防风汤三味　治风热咳嗽，咽膈不利。

桔梗　甘草炙　防风各等分

上每服二钱，水一盏煎，温服，量儿大小加减。

人参清膈散十六味　治涕唾稠黏，身热鼻干。

人参　柴胡　当归　芍药　知母　桑白皮　白术　黄芪　紫菀　地骨皮　茯苓　甘草　桔梗各一两　黄芩半两　石膏　滑石各一两半

上每服二钱，水一盏，姜三片，同煎，温服，量大小加减。

前胡枳壳汤五味　疾实壮热，胸中烦闷，大便坚实。

前胡一两　枳壳　赤茯苓　大黄　甘草炙。各半两

上㕮咀，每服二钱，水一盏，煎温服，量大小加减。如身温脉微并泻①者，不可服。

雄黄散 因痘疮牙龈生疳蚀疮。方见前

绵茧散 因痘疮身体肢节上有疳蚀疮，脓水不绝者。方见前

败草散 用盖房多年烂草，或盖墙烂草亦可，其草经霜露，感天地阴阳之气，善解疮毒，其功不能尽述。取草不以多少，晒干，或焙干为末，干贴疮上，若浑身疮破，脓水不绝，粘贴衣裳，难以坐卧，可用二三升摊于席上，令儿坐卧，其效如神。仍服木香散加丁香、官桂同煎服。

韶粉散 痘疮全②愈而毒气尚未全散，疮痂虽落，其瘢犹黯，或凹凸内起，当用此药涂之。

韶粉一两　轻粉一钱

上和研匀，入炼过猪脂油调和如膏，薄敷疮上。如痘疮欲落不落，当灭瘢痕。

又方

用羊骱骨髓一两，入轻粉一钱，研成白膏，以瓷盒盛之，涂疮上。如痘疮痒甚，俱搔成疮，及疮痂欲落③不落，用上等白蜜涂之，其痂落，亦无紫黑瘢痕。

谷精草散 治热毒熏于肝膈，眼目多生翳障。方见前

苍术散 治痘疮入眼。

苍术　干葛各一两　槐花　藁本　蛇蜕　防风　枸杞　白蒺藜各三钱　黄芩　川芎各半两　白菊花　木贼　甘草各二两　蝉蜕四钱

---

① 泻：崇祯本作"渴"。
② 全：崇祯本作"才"。
③ 落：原作"疮"，据万历本、崇祯本改。

乳香　没药各半钱　硬石膏煅，半两　谷精草三钱

上为末，每服二钱，白水煎，食后服。

菊花散　治豆疮入眼。

白菊花三两　绿豆壳　密蒙花　旋覆花　谷精草　甘草各一两

上为末，每服二钱，用干柿一枚，粟米泔一盏，煎干为度，取干柿，食后服之。

蝉菊散　痘疮入目，或病后生翳障。

蝉蜕去土，净洗　白菊花各等分

上为末，每服二钱，水一钟，入蜜少许，同煎，乳食后温服，量儿大小加减。

葛根麦门冬散　治小儿热毒斑疹，头痛壮热，心神烦闷。

葛根　麦门冬去心。各三钱　人参去芦，二钱　石膏半两　川升麻二钱　甘草　茯苓各二钱　赤芍药一钱

上每服二钱，水一盏煎，温服，看儿大小加减。

生地黄散　治斑驳毒，身热口干，咳嗽心烦。

生地黄半两　麦门冬去心，七钱　杏仁汤泡，去皮　款冬花　陈皮各三钱　甘草二钱半，炙

上每服二钱，水一盏，煎服，量儿大小加减。

麦汤散　治水痘。方见前

广按：疮疹之源，盖由母妊娠之时，饮食煎炒炙煿、厚味醇酒，儿在腹中浸渍，食母血秽蕴而成。毒伏于五脏之间，及生之后，或因外感风寒，内伤生冷，跌扑惊恐，时气流行，触动郁火，发于肌肤之间。心脏之毒为斑，肺之毒为疹，肝脏之毒为水泡疮，脾脏之毒为脓泡疮。小儿禀厚毒少，气血调匀，表里充实，则易发易靥。苟或禀弱毒盛，表里虚，气血弱，必须医药调治，庶几

有生。前辈明医钱仲阳氏出，究其病源，是热是燥，故用辛凉之药以清热润燥。及陈文中氏出，又见病源之中有寒湿者，故用辛温之剂以温寒散湿。此二先生两得之，后之宗钱氏者，惟知辛凉之是务，而寒湿者不宜；宗陈氏者，惟以辛温之是从，而热燥者不可。小儿罹此祸患可胜计哉，苟能用二子之长而无二家之弊斯可也。故丹溪朱先生曰：痘疮看气血虚、表里虚，用补。又曰：疮干者是火，宜退火；疮湿者是湿，宜泻湿。又曰：炉灰白色，静者、怯者作寒看；勇者、燥者、焮发者作热看。先生之言可谓活泼泼地矣。以此观之，小儿痘疮表里充实者，固不必于药，而虚中有寒湿者，与夫虚中有热燥者，必须于药也。今将附方补虚及痘疮治例具之于前，使小儿痘疮属热燥者宗之。又以陈氏痘疹证治附之于后，使小儿痘疮属寒湿者宗之。后之业是科者，必以补虚为主，视其形色脉证、寒湿热燥及天时寒暄而分治之，婴孩之幸也。

又按：王节斋论曰：丹溪痘疮治法最为明备，近世通用陈文中木香、异功等方，乃一偏之术。若痘疮陷伏，淡白色及内泻渴腹胀者，此属虚寒，宜用陈文中方；若勇盛稠密，红紫色及大便燥结者，此属热毒，急宜凉血解毒。自陈文中方盛行后，属虚寒者率得生，属热毒者悉不救。痘是胎毒，古人治法只解毒，然吐泻里虚，则使①毒气不出，及不能成就，故陈文中之法亦千载妙诀，补前人之未备者，但温补之法既行而解毒之旨遂隐，故救得一边，又害了一边，必须详究，丹溪、陈文中二法通用，斯无弊也。痘疮属虚寒者，直可延至十数日后方死；属毒盛转紫色者，

---

① 使：原作"送"，据万历本改。

不过七八日。盖痘是胎毒，自内出外，一二三日方出齐，毒气尚在内，出至六日则当尽发于表，七八九日成脓而结痂矣。若毒气盛不能尽出，过六日毒反内入脏腑，故须于六日以前毒气该出之时，急服凉血解毒之药以驱出之，六日以后，医无及矣，故其死最急。若虚弱毒气少者，只是气血不足，不能贯脓成就，故绵延日久而后死，此虚实轻重之分也。痘疮多者，是毒气多，便先宜解毒。然多则恐气血周贯不足，故随后亦宜兼补药以助成脓血。

卷之二十四

杂 治 门

论倒仓法—百有一

《丹溪心法》

倒仓法，治瘫劳蛊癞等证，推陈致新，扶虚补损，可吐可下。用黄色肥牤牛腿精肉二十斤或十五斤，顺取长流急水，于大锅内煮，候水耗少再添汤，不可用冷水，以肉烂成渣为度，滤去渣，用肉汤再熬如琥珀色。隔宿不吃晚饭，大便秘者，隔宿进神芎丸，不秘者不用。五更于密室不通风处，温服一钟，伺膈间药行，又续续服至七八钟。病人不欲服，强再与之，必身体皮毛皆痛，方见吐下。寒月则重汤温之。病在上，欲吐多者，须紧服，又不可太紧，恐其不纳；病在下，欲利多者，须疏服，又不可太疏，恐其不达，临时消息。大抵先见下，方可使吐，须极吐下，伺其上下积俱出尽，在大便中见如胡桃肉状、无臭气则止。吐利后或渴，不得与汤，其小便必长，取以饮病者，名曰轮回酒，与一二碗，非惟可以止渴，抑且①可以涤濯余垢，睡一二日，觉饥甚，乃与粥淡食之，待三日后，始与少菜羹自养，半月觉精神焕发，形体轻健，沉疴悉安矣。大概中间饮至七八钟时，药力经涉经络骨节，搜逐宿垢，正邪宁不抵牾②，悉有急闷，似痛非痛，自有恶况，此

---

① 且：原作"者"，据万历本改。
② 抵牾：抵触，矛盾。

皆好消息，邪不胜正，将就擒耳。尤须宁耐忍受，又于欲吐未吐，欲泄未泄交作，皆有恼括意思，皆须欢喜乐受，一以静处之，此等有大半日景象，不先说知，便方寸了然，鲜有不张皇者矣。未行此法前一月，不可近妇人，已行此法半年，不可近妇人，五年不可吃牛肉。性急好淫，不守禁忌者，皆不可行此法。倒仓全在初起三钟慢饮最紧要，能行经隧中去。

法曰：肠胃为市，以其无物不有，而谷为最多，故曰仓。仓，积谷之室也。倒者，倾去积旧，而涤濯使之洁净也。经曰：胃为受盛之官。故五味入口，即入于胃，留毒不散，积聚既久，致伤冲和，诸病生焉。今用黄牝牛肉，其义至矣。夫牛，坤土也；黄，土之色也。以顺为德，而效法乎健以为功者，牝之用也。肉者，胃之乐也，熟而为液，无形之物也，横散入肉络，由肠胃而渗透，肌肤、毛窍、爪甲无不入也。积聚久则形质成依附，肠胃回薄曲折处，以为栖泊①之窠臼，阻碍津液气血，熏蒸燔灼成病，自非剖肠刮骨之神妙孰能去之！又岂合勺铢两之丸散所能窍犯其藩墙户牖②乎！夫牛肉全重厚和顺之性，润枯泽槁，岂有损也。其方出于西域之异人。人于中年后，行一二次，亦却疾养寿之一助也。

【附诸方】

霞天膏韩飞霞方　此方即倒仓古法，传自西域。有人指予投煎剂治痰③，而遂推广之。

---

① 栖泊：居留；停泊；寄居。
② 藩墙户牖：篱笆墙和窗户。喻为屏障。藩墙：篱落，垣墙。户牖：门窗。
③ 痰：崇祯本作"疾"。

黄牡牛一具选纯黄、肥泽、无病、才一二岁者

上洗净，取四腿项脊去筋膜，将精肉切成块子，大栗大，秤三十斤或四五十斤，于静①室，以大铜锅无则用口新铁锅加长流水煮之，不时搅动。另以一新锅煮沸汤旋加，常使水淹肉五六寸，掠去浮沫，直煮至肉烂如泥，尽去渣，却将肉汁以细布漉入小铜锅，用一色桑柴文武火候，不住手搅，不加熟水，只以汁渐加，如稀锡，滴水不散，色如琥珀，其膏成矣。此节火候最要用心，否则坏矣。大段每肉十二斤，可炼膏一斤，为度，瓷器盛之，是名霞天膏也。用调煎剂，初少渐多，沸热自然溶化。用和丸剂，则每三分搀白面一分，同煮成糊，或用炼蜜，寒天久收，若生微，用重汤煮过，热天冷水窨之，可留三日。

广按：治痰之药，用南星、半夏者，所以燥之也；用橘红、枳壳者，所以散之也；用茯苓、猪苓者，所以渗之也；用黄芩、黄连者，所以降之也；用巴豆、附子者，流通之义也；用竹沥、瓜蒌者，润下之义也。虽然实痰、新痰之为病宜此，而虚痰、老痰之为病所不宜也。夫老痰稠黏，胶固于胸臆之间，依附盘薄于肠胃之处，苟非霞天膏之浸润流动，而能从上从下以出之乎！夫用霞天膏，吐泻以去痰积，则不致虚损元气，所以为美也。前条云倒仓法，能治痈②劳鼓噎。夫痈③劳鼓噎之症，乃虚中有痰积也，愚意治此四证，于补虚药中加霞天膏以去痰积，必然安愈，无人知此之妙诀也。

---

① 静：崇祯本作"净"。
② 痈：崇祯本作"瘫"。
③ 痈：崇祯本作"瘫"。

《丹溪心法》

凡药能升动其气者皆能吐。如防风、山栀、川芎、桔梗、芽茶，以生姜汁少许，醋少许，入齑汁捣服，以鹅翎勾引之。附子尖、桔梗芦、人参芦、瓜蒂、藜芦、砒不甚用、艾叶、末茶，此皆自吐之法，不用手探，但药但汤，皆可吐，吐时先以布褡膊①勒腰腹，于不通风处行此法。一法用萝卜子五合，擂，入浆水滤过，入清油、白蜜少许，旋半温，用帛紧束肚皮，然后服，以鹅翎探吐。其鹅翎，平时用桐油浸，皂角水洗，晒干待用。又法，用虾带壳半斤，入酱葱姜等料物煮汁，先吃虾，后饮汁，以鹅翎勾引即吐，必须紧勒肚腹。又法，苦参末、赤小豆末各一钱，齑汁调，重则宜用三钱。吐法取逆流水。益元散吐湿痰。白汤入盐方可吐。人参芦煎汤吐虚病。凡吐，先饮二碗隔宿桔梗半两、陈皮二钱、甘草二钱煎汤。凡吐不止，麝香解藜芦、瓜蒂。葱白汤亦解瓜蒂。甘草总解诸药。白水总解。

充按：三法中，惟涌剂为难用，有轻重卷舒之机，汗下则一定法也，故先生特注吐为详者，恐人不深造其理，徒仓皇颠倒，反有害于病耳。今总列诸法于此，使临病随机应变，披卷了然，不必搜检，而便于施治也。

【附诸方】

独圣散 治中风痰迷心窍，颠狂烦乱，人事昏沉，痰涎壅盛，及治五痫心风等证。

---

① 褡膊：一种长方形的布袋，中间开口，两端可盛钱物，系在衣外作腰巾，亦可肩负或手提。

瓜蒂不拘多少

上为细末，每服一钱，以齑汁调下。

二神散 治证同前。

常山一两 葱管藜芦半两

上为粗末，用水一钟，煎二钱至七分，食后温服。

三仙散 治证同前。

防风去芦 瓜蒂微火烘，细锉，研为细末。各五钱 葱管藜芦一两

上为粗末，每服三五钱，以齑水二钟，煎七八沸，去渣，将渣又用齑水一钟，煎至半钟，却将先二钟药汁合作一处，再熬五七沸，去渣，澄清，放温，徐徐服之，不必尽剂，以吐为度。

四灵散 治证同前。

瓜蒂一钱 人参芦二钱 赤小豆 甘草各一钱半

上为细末，每服一二钱，或少至半钱，量情与之，食后齑汁调下。

五玄散 治证同前。

猪牙皂角不蛀者，去皮弦，炙 绿矾各一钱 明矾二钱 赤小豆一钱 葱管藜芦五钱

上为细末，每服半钱或一二钱，浆水调下。如牙关紧闭，斡开灌之。

六应散 治证同前。

郁金 滑石 川芎各等分

上为细末，每服一二钱，量虚实加减，以齑汁调，空心服。

凡服吐药，不须尽剂，服药后约人行十里未吐，以温茶一钟入香油数点投之，良久以鹅翎喉内徐徐牵引。得吐即止，未吐再投吐药。如服吐药呕吐不止者，以麝香少许研，水饮之即解。

救急诸方—百有三

《丹溪心法》

鱼骨鲠，用砂糖、白炭皮末、紫苏叶、滑石末和丸，含口中，津液咽下，骨自随下。

蕈毒，用木香、青皮等分，作汤饮之。

众药毒，用五倍子二两重，研细，用无灰酒调服。毒在上即吐，在下即泻。

解一切毒，用粉草五两重，细切，微炒，捣细，量病人吃得多少酒，取无灰酒一处研，去渣温服，须臾大吐泻，毒亦随去。虽十分渴，不可饮水，饮水难救。

解九里蜂，用皂角钻孔，贴在蜂叮处，就皂荚孔上，用艾灸三五壮即安。

天蛇头，用落苏即金丝草、金银花藤、五叶紫葛、天荞麦切碎，用十分好醋浓煎，先熏后洗。

又方　用人粪、雄黄泥捣之，裹在患处即安。

又方　用扑蛇烧为炭存性，地上出火毒，研为细末，用香油调敷。如洗只用井花水。

天火带，用白鳝泥炒研细，香油敷之。

又方　雄鸡毛及鹅毛烧灰敷之。

治蜈蚣全蝎伤，方同九里蜂灸法。

治一切蛇咬，用金线重楼，水磨少许敷咬处。又为细末，酒调饮。

又方　柏树叶、鱼腥草、皱面草①、草决明，一处研细，敷咬

---

①　皱面草：原作"皱面草"，据万历本、崇祯本改。皱面草，天名精的别名。具有祛痰清热、破血止血、解毒杀虫的作用。

处佳。

中牛马肉毒，方同解一切毒法。

狗咬，以紫苏口嚼碎涂之。

疯狗咬，取小儿胎发炒新香附、野菊花研细，酒调服，尽醉。

【附诸方】

救自缢法《三因方》

凡自缢高悬者，徐徐抱住解绳，不得截断，上下安被卧之，以一人用脚踏其两肩，手挽其发，常令弦急，勿使缓纵，一人以手按据胸上，数摩动之，一人摩捋臂胫屈伸之，若已强直，但渐屈之，并按其腹。如此一时顷，虽得气从口出，呼吸眼开，仍引按不住，须臾以少桂汤及粥清灌，令喉润，渐渐能咽乃止。更令两人以管吹其两耳，此法最好，无不活者。自旦至暮，虽冷亦可救；自暮至旦，阴气盛，为难救尔。

又法：以一人两手掩其口，勿令透气，一人用手摩其颈痕两时，气急则活。

半夏散《三因方》　治魇寐卒死，诸暴绝证。

用半夏不拘多少，汤洗七次，为末，每用少许，吹入鼻中，心头温者可治。仓卒无药，急于人中穴及两脚大拇指内离甲一薤叶，各灸三五壮，即活。

救冻死法《经验方》　四肢直，口噤，只有微气者。

用大釜炒灰暖，以囊盛，熨心上，冷即换之。目开气出，然后以粥清稍稍进之，若不先温其心，便①将火灸，则冷气与火争，必死。

---

① 便：原作"使"，据万历本、崇祯本改。

孙真人救落水法《医方大成》

急解死人衣带，艾灸脐中，即活。

救溺水法《经验方》

凡人溺水者，救上岸即将牛一头，却将溺水之人将肚横覆在牛背上，两边用人扶策，徐徐牵牛而行，以出腹中之水。如醒，以苏合香丸之类，或老姜擦牙。若无牛，以活人于长板凳上仰卧，即令溺水人如前法，将肚相抵活人身上，水出即活。苏合香丸见中风

治绞肠沙证　手足厥冷，腹痛不可忍者《医方大成》

以手旋温水于病者膝湾内拍打，有紫黑点处，以针刺去恶黑、紫血，即愈。

治骨鲠《医方大成》

以野苎根洗净，捣烂如泥，每用龙眼大，如被鸡骨所伤，以鸡羹化下；如被鱼骨所伤，以鱼汁汤化下。

治一切骨鲠《医方大成》

用金凤花子嚼烂噙下。无子用根亦可。

治鱼骨入喉《百一选方》

缩砂　甘草各等分

上为末，以绵裹少许噙之，旋旋咽津，久之随痰吐出。

金钩钓食丸　治诸鲠。

用威灵仙根不拘多少，以好米醋浸一二日，晒干为末，醋糊为丸，如梧桐子大，每服一丸或二丸，半茶半汤下。如要吐，转用沙糖、铜青为末，半匙，滴油一二点，同茶汤调服，即吐出原物。如药性来迟，令患人两手伏地，用清水一盆，以鹅翎口中搅探，即吐出于盆内。

又方 治鱼刺并骨鲠在喉内。

用山楂树独根向下者，与玉簪花根同捣，取自然汁，用匙或竹筒盛汁送入口内，不可着牙，着牙皆化。

太乙神丹 一名追毒丹，又名紫金丹。

雄黄一两　文蛤一名五倍子，捶碎，洗净焙，三两　山茨菰去皮，洗净，焙，二两　红芽大戟去皮，洗净，焙干，一两半　千金子一名续随子，去壳研，去油取霜，一两　朱砂五钱　麝香三钱

上除雄黄、朱砂、千金子、麝香另研外，其余三味为细末，却入前四味再研匀，以糯米糊和剂，杵千余下，作饼子四十个，如钱大，阴干，治一切医所不疗之疾，毒药、虫毒、瘴气、狐狸、鼠莽、恶菌、河鲀等毒，吃死牛、马肉，毒蛇、犬、恶虫所伤、中恶、瘟疫、伤寒结胸发狂、缠喉诸风、瘾疹赤肿、丹瘤，生姜薄荷汁入井花水磨服。大人中风、诸痫，用酒磨服。小儿急慢惊风、五疳八痢，一饼作五服，入薄荷一叶，同井花水磨服，牙关紧者，涂之即开。痈疽、发背、疔肿，一切恶疮，用井花水磨服，及涂患处，未溃者觉痒，立消。头疼用酒入薄荷同研烂，以纸花贴太阳穴上，立效。体实者，一饼作二服；体虚者，一饼作三服。凡服此丹，但得通利一二行，其效尤速。如不要行，以米粥补之。若用涂疮立消。孕妇不可服。

解毒丸《三因方》 治误食诸毒草，并百物毒，救人于必死。

板蓝根干者，四两　贯众去土，一两　青黛别研　生甘草各二两

上为末，蜜丸如梧桐子，以青黛别为衣，如稍觉精神恍惚、恶心，即是误中诸毒，急取药十五丸，烂嚼，新吸水下。

青黛雄黄散《三因方》 凡中毒及蛇虫咬伤，即服此药，乃令毒气不得聚。

上好青黛　雄黄各等分

上为末，新汲水调服二钱。

矾茶散《济生方》　治中诸物毒。

晋矾　建茶各等分

上为末，每服二钱，新吸水调下，得吐即效，未吐再服。

丹砂丸《济生方》　治蛊毒。

雄黄别研　朱砂别研。各半两　藜芦略炒　鬼臼　巴豆去壳、心、膜、油。各二①钱半

上为末，蜜丸如大豆，每服三丸，空心，干姜汤下，当转下恶物并蛊等。如烦闷，后以鸭为羹食之。

雄射散《济生方》　治五种蛊毒。

雄黄末　麝香末。各等分

上取生羊肺如指大，以刀开，内裹药吞之。

又方　治蛊毒。

用升麻末三钱，溪水调服。

又方　治中毒下血者。

用猬皮烧为灰，细研，以水调下二钱，日进三服，立愈。

又方　治五种蛊毒。

以马兜铃根三两，捣筛，分为三贴，用一贴以水一大盏，煎至五分，去渣，空心顿②服。当时吐蛊出，未快再服之，以快为度。

《袖珍方》云：蛊之为毒，医书所载虽有数种，而中土少见

---

① 二：万历本、崇祯本均作"一"。
② 顿：崇祯本作"频"。

之。今古相传，多是闽广深山之人。于端午日以蛇虺、蜈蚣、虾
蟆三物同器贮之，听其自相食啖，俟一物独存者，则谓之毒，欲
害其人，密取其毒，于酒食中啖之，若中其毒者，令人心腹绞痛，
如有虫咬，吐下血皆如烂肉，若不即①治，食人五脏即死。然此毒
中人，有缓有急，急者十数日便死，缓者待以岁月，气力羸败，
食尽五脏而后死。死则其毒流注于傍人，亦成蛊注。大抵验试蛊
毒之法，令病人咳唾水中，沉者是毒，浮者非也。或含一大豆，
其豆胀皮脱者蛊也，豆不胀皮不脱又非也。又以鹄②皮至病人卧
下，勿令知觉，病甚者是，否则非也。治疗之法，必须审而后行，
试而后可。今人凡有积聚胀满之病，类乎蛊者，便以为蛊，尤为
非也。世说闽广深山之人，专有以蛊行毒于人者，若欲知其姓名，
呼唤将云，其病自愈。又一说病者善能知原中毒是何物，终身不
服此物，其毒亦不复作。虽相传如此，俱未之见，谨用载之，以
备搜览。

解砒毒《百一选方》

汉椒四十九粒　黑豆十四粒　乌梅二个，打碎　甘草节二寸，碎之

上㕮咀，用水一碗，煎至七分，温服。

又方《百一选方》　解砒毒。

白扁豆　青黛　甘草各等分　巴豆一钱，去壳，不去油

上㕮咀为末③，以沙糖一大块，水化开，调一大盏饮之，毒随
利去，却服五苓散之类。五苓散见中暑类

中砒毒《医方大成》

---

①　即：万历本作"急"。
②　鹄（hú 湖）：即天鹅。
③　上㕮咀为末：万历本作"上为极细末"。

以地浆调铅粉，服之立解。豉汁亦①佳。

解砒毒《经验方》

用早禾秆烧灰，新汲水淋汁，绢帛滤过，冷服一碗，毒从利下即安。

又方　用花水调豆②粉吞之，或草豆掳水服，皆可。

解砒毒、鼠莽毒《医方大成》

用旋刺下羊血或鸡鸭血，热服效。又有用乌桕根擂水亦好。

解鼠莽草毒

用大黑江豆煮汁服之。如欲试其验，先用鼠莽草叶以豆汁浇其根，从此败烂，不复生矣。

又方　解鼠莽毒。

用枯过明矾同极等好茶末少许，新汲冷水调服，今人用之累效。

解诸毒《医方大成》③

用玉簪花根擂水服。

又方　解诸毒。《医方大成》

用黄连、甘草节，水一碗，煎服。

治食河豚鱼中毒《医方大成》。

一时用治仓卒无药，急以清油多灌之，使毒物尽吐为愈。

中乌头、天雄、附子毒《医方大成》。

用大豆汁解。远志、防风、枣肉、饴糖并能解。

中巴豆毒《医方大成》

---

① 亦：原作"又"，据崇祯本改。
② 豆：原作"水"，据万历本改。
③ 医方大成：万历本无此四字。

以黄连、大豆、菖蒲汁并解之。

解砒毒及巴豆毒《经验方》

用蓝根、沙糖二味相和，擂水服之，或更入薄荷汁尤妙。

治中诸药毒《百一选方》

生甘草　黑豆　淡竹叶各等分

上㕮咀，用水一碗，浓煎连服。

解一切菌毒《百一选方》

掘新地窟，以冷水于内，搅之令澄清，取饮之即解，谓之地浆。

又方　解食野菌中毒。

用甘草不拘多少以，麻油一盏，煎数沸，冷服，其毒即解。

治毒蛇、恶犬、蜈蚣、蝎子①咬伤。

细辛　白芷各二钱　雄黄一钱　麝香少许

上为②末，以好酒调服一钱。

治一切蛇虫作伤《百一选方》

用贝母为末，酒调令病者尽量饮之，少顷酒自伤处为水流出，候水尽，却以药滓敷疮上，即愈。

治蛇虺、蜈蚣咬伤《百一选方》

用艾于伤处灸三五壮，拔去毒即愈。

治蜈蚣、诸毒虫所伤《经验方》

用清油、灯心点灯，以伤处于烟上熏之，其痛即愈。又方用鸡粪涂之。

---

① 子：万历本作"螫"。
② 为：万历本此下有"细"字。

一方 治蛇伤。

雄黄　五灵脂　贝母　香白芷各等分

上为末，每服二钱，热酒调服。又方用白矾，以滚水泡洗其伤处。

治恶蛇所伤《秘方》

用青木香不拘多少煎服，其痛即止。

治蜈蚣咬《秘方》

用香附子嚼搽患处，立效。

一方 治误吞马蝗腹痛。即水蛭。

用田中泥为丸，水吞下，其虫必随吐泻出。

治狗咬《百一选方》

用杏仁去皮尖，同马兰根研细，先以葱汤洗，然后以此涂伤处。

治犬咬伤《经验方》

用蓖麻子五十粒，去壳，以井花水研成膏，先以盐汤洗伤处，后以此膏敷贴。一方用虎骨屑敷之。

一方 治颠犬咬伤，及经久复发者。

雄黄黄明者，五钱　麝香五分

上研匀，以酒调服二钱，服后得睡为佳，俟其自醒，利下恶物，再进一服即见效。

定风散 治疯狗咬伤。

南星生　防风各等分

上为末，先以口噙浆水洗净伤处，用绵拭干，以药糁上，更不发，无脓易瘥。

又方 治疯狗咬伤。《经验方》

此病虽为小可，乃九死一生之病，可急用斑蝥七个，去翅足为末，酒调服，于小便盆内见衣沫似狗形者为效。知无，再服七次，无狗形亦不再发也。此方屡试屡①验。

又方 治疯狗咬伤。《秘方》

用斑蝥七个，去翅，以糯米一撮炒黄，去米不用，将斑蝥研为细末，面糊丸如绿豆大，每服七丸，温酒下。

又方 治颠犬所伤。《医方大成》

用斑蝥，大者二十一只，去头翅足，用糯米一勺，先将斑蝥七只入米内，于微火上炒，不令米赤，去此斑蝥，别以七只再于前米内炒令斑蝥色变，复去之，又别用七只如前法炒，以米出青烟为度，去斑蝥不用，以米研为粉，用冷水入清油少许，空心调服，须臾又再进一服，以小便利下恶毒为度。如不利，再进一服，利后肚腹疼痛，急用冷水调青黛服之，以解其毒，否则有伤，或煎黄连水亦可，不宜便食热物。

又方 治疯犬伤。《经验方》

随用虾蟆后两腿捣烂，酒调服，或醋亦可。先于头顶上拔血发三二根，小便内见衣沫。

又方 治疯狗咬伤。《秘方》

用葱白心四十九根，捣烂如膏，用生蜜一同调和，用竹②筒儿盛放，用纸封一七日，如有人被伤，用此膏贴伤处疮口上七日，又用葱白皮封着，如疮口大，再换膏子贴，共二七日，切忌诸般荤腥一百日。外用消风散一钱，用熟糯猪肉七片，葱白七茎，蜜

---

① 屡：原作“经”，据万历本改。
② 竹：原作“湿”，据万历本改。

一小匙，和扑再入原煮猪肉汁泡，使葱白熟，方可患人热食。小儿用肉七小片，消风散一钱，蜜半匙，煮服。消风散方见头风类

十危病方—百有四　新增

【附诸方】

华佗十件危病方。《经验方》

汉神医华佗，字元化，尝云：人有危病，急如风雨。命医不及，须臾不救。观其横夭，实可哀怜。予因暇日，选十件危病，处三十妙方以救横夭，详录于后，不可不知。

一、霍乱吐泻

其证始因饮冷，或胃寒，或失饥，或大怒，或乘舟车伤动胃气，令人上吐，吐不止，令人下泻，吐泻并作，遂成霍乱，头旋眼晕，手脚转筋，四肢逆冷，用药迟缓，须臾不救。

吴茱萸　木瓜　食盐各五钱

上三味，同炒焦，用瓷罐盛水三升，煮令百沸，却入前药同煎至一二升以下，倾一盏，随病人意冷热服之，药入即醒。如仓卒无药，用枯白矾末，每服一钱，用百沸汤点服。如无白矾，只用盐一撮，醋一盏，同煎八分，温服。或盐梅，咸酸皆可，煮服。

二、缠喉风喉闭

其证先两日胸膈气紧，出气短促，蓦然咽喉肿痛，手足厥冷，气闭不通，顷刻不治。

巴豆七粒，三生四熟，生者去壳生研，熟者去壳炒，去油存性　雄黄皂子大，明者研　郁金一个，蝉肚者，研为末

上三味，研①，每服半字，茶调细呷。如口噤咽塞，用小竹管

---

① 研：万历本此下有"末"字。

纳药吹喉中，须臾吐利即醒。如无前药，用川升麻四两，锉碎，水四碗，煎一碗，灌服。又无升麻，用皂角三锭，捶碎，挼水一盏灌服。或吐或不吐，即安。

三、吐血下血

其证皆因内损，或因酒色劳损，或心肺脉破，血气妄行，血如涌泉，口鼻俱出，须臾不救。

侧柏叶蒸干　人参焙干。各一两

上二味为末，每服二钱，入飞罗面二钱，新水调和如稀糊服。如无前药，用荆芥一握，烧过，盖地上，要出火毒，碾如粉，陈米饮调下三钱，不过二服。如无荆芥，用釜底墨研如粉，服三钱，米饮下，连进三服。

四、中砒霜毒

其证烦躁如狂，心腹搅痛，头旋欲吐不吐，面口青黑，四肢逆冷，命在须臾。

用黑铅四两，磨水一碗灌之。如无前药，青蓝两握，研，井水调一碗灌之。如无蓝，用清油二升许，灌服，其毒即解。又无油，掘地，用水作浆，浓吃一二碗，土用黄色者佳。

五、尸厥

其证奄然死去，四肢逆冷，不省人事，腹中气出如雷鸣。

焰硝五钱　硫黄二两半①

上研如粉，作三服，每服用好陈②酒一大盏煎，觉焰硝起，倾于盏内，盖着服，如人行五里，又一服，不过三服即醒。兼灸百

---

① 半：万历本、崇祯本均无此字。
② 陈：原作"旧"，据万历本改。

会穴四十九壮，脐下气海、丹田三百壮，身温止。如无前药，用附子七钱重，炮热去皮脐为末，分作二服，用酒三盏，煎一盏服。又无附子，用生姜自然汁半盏，酒一盏，同煎令百沸，并灌二服，仍照前灸。

六、中忤、中恶、鬼气

其证暮夜或登厕，或出郊野，或游冷屋，或行人所不至之地，忽然眼见鬼物，鼻口吸①着恶鬼气，蓦然倒地，四肢逆冷，两手握拳，鼻口出清血，性命逡巡②，须臾不救，此证与尸厥同，但腹不鸣，心腹俱暖。凡中恶蓦然倒地，切勿移动其尸，即令亲戚众人围绕打鼓烧火，或烧麝香、安息香、苏合香、樟木之类，直候醒，记人事，方可移归。

犀角末，五钱　麝香　朱砂各二③钱半

上为末，每服二钱，井水调下。如无前药，用雄黄末服一钱，煎桃枝叶汤调灌。又无雄黄，用故汗衣，或触衣汗衣者，着在身上多时，久遭汗者佳。触衣者，久着内衣、衬衣也，妇用男衣，男用妇衣，烧存性，服二钱，百沸汤调下。

七、脱阳

其证多因大吐大泻之后，四肢逆冷，元气不接，不省人事，或伤寒新瘥，误与妇人交，其证小腹紧痛，外肾搐缩，面黑气喘，冷汗自出，亦是脱阳证，须臾不救。先以葱白数茎，炒令热，熨脐下，次用：

附子一枚，重一两，锉八片　白术　干姜各半两　木香二钱半

---

① 吸：原作"及"，据崇祯本改。
② 逡（qūn）巡：顷刻，极短的时间。
③ 二：万历本作"一"。

上四味，各研末，用水二碗，煎八分，碗放令冷，灌服，须臾又进一服，合滓并服。如无前药，用桂皮二两，好酒二升，煎一升，分作二服灌之。又无桂皮，用葱白连须三七根，细锉，沙盆内研细，用酒五升，煮至二升，分作二服灌之，阳气即回。先用炒盐熨脐下气海，勿令气冷。又无葱白，用生姜二七片亦好，依前法服。

八、鬼魇鬼打

其证初到客舍馆驿，及久无人居冷房，睡中觉鬼物魇打，但其人吃吃①作声，便令人叫唤，如不醒，此乃鬼魇也，不救即死。

牛黄一钱　雄黄一钱　朱砂半钱

上研为末，和匀，每挑一钱，床下烧，次挑一钱，酒调灌之。如无前药，用桃柳枝东边者，各折七寸，煎汤灌下。又无桃柳枝，用灶心土捶碎末，服二钱，并水调灌，更挑半指甲许，吹入鼻中，更用艾灸人中，次并灸两脚大拇指内，离甲一韭叶，各灸七壮。

九、孕妇逆生

其证孕妇欲产时，遇腹痛，不肯舒伸行动，多曲腰眠卧忍痛，其儿在腹中不得转动，故脚先出，谓之逆生，须臾不救，子母俱亡。

乌蛇退一条　蝉退十四个　血余胎发，一毯

以上各烧灰服二钱，酒调下，并进二服，仰卧，霎时儿即顺生。如无前药，用槐子二七粒，并井花水吞下。又无槐子，用小绢针于儿脚心刺三五针，急用盐少许涂脚心刺处，即时顺生，子母俱活。

---

① 吃吃：万历本作"嗤嗤"。

十、胎衣不下，恶血凑心

其证心头迷闷，胎衣上逆冲心，须臾不治，其母即亡。

干漆五钱，为末① 　 大附子一枚，炮去皮脐，为末

以上用大黄末五钱，酒醋熬干，即入前二味为丸，梧桐子大，每服三十丸，淡醋汤吞下，须臾又进二服，胎衣立下。此药可预先合下妙。如无前药，用赤小豆一升炒过，用水三升，煮二升，去豆取汁，温服，其胎衣立下。又无豆，用妇人自己手足指甲，烧灰，酒调，须臾又进一服，更令有力。妇人抱起，将竹筒于心上赶下妙。

备用要方—百有五　新增　出《明医杂著》

【附诸方】

夏月伤暑发热，汗大泄，无气力，脉虚细而迟，此暑伤元气也，服后方。

人参一钱 　 黄芪一钱，蜜炙 　 麦门冬一钱，去心 　 黄连五分，炒黄柏三分 　 白术一钱二②分 　 白芍药一钱 　 甘草五分，炙 　 陈皮一钱白茯苓一钱 　 香薷七分 　 知母七分

上用水一钟半，生姜三片，煎七分，食前温服。

夏秋暑热，因热过饮食冷物，茶水伤其内，又过取凉风伤其外，以致恶寒发热，胸膈饱闷，饮食不进，或兼呕吐泄泻，此内外俱伤寒冷也。

人参一钱 　 白术一③钱半 　 干姜一钱，炒紫色 　 甘草五分，炙 　 厚朴一④钱，姜汁炒 　 陈皮一钱 　 羌活一钱 　 枳实一钱 　 白茯苓一钱

---

① 为末：万历本无此二字。
② 二：崇祯本作"五"。
③ 一：万历本作"二"。
④ 一：崇祯本作"二"。

上用水二盏，生姜三片，煎至八分，食前温服。

夏暑若在途中，常服以壮元气，清热驱暑，服之免中暑霍乱、泄泻痢疾等证。

人参二①钱二分　麦门冬一钱，去心　五味子十粒，杵碎　白术一钱半　白芍药一钱，炒　甘草五分，炙　知母七分，炒　白茯苓一钱　黄芩二分，炒　陈皮七分　香薷七分

上用水一盏半，生姜三片，煎至七分，食前温服。

人遇劳倦辛苦，用力过多，即服后方二三服，免生内伤发热之病。此方主于补气。

黄芪一钱半，蜜炙　人参一钱　甘草五分，炙　五味子二十粒，杵碎　麦门冬一钱半　陈皮一钱　白术一钱

劳倦甚加熟附子四五分，煎法同上。

人遇劳心思虑，损伤精神，头目眩昏，心虚气短，惊怪烦热，即服后方，补血为主。

人参一钱二分　五味子十五粒　当归酒浸，一钱　麦门冬去心，一钱　白芍药一钱，炒　山栀子五分，炒　茯神一钱，去心　酸枣仁一钱，炒　生地黄五分，酒洗　甘草五分，炙　陈皮五分　川芎五分

上用水一盏半，生姜三片，煎至七分，食前温服。

体气—百有六　新增

《丹溪心法》

狐臭用硇砂、密陀僧、明矾、铜青、白附子、辰砂为末，先以皂角水洗二三次，后敷上，不过三次全好。又方加黄丹、水银，用白梅肉为丸，擦之。又方：飞黄丹、密陀僧、明矾，以蒸饼蘸

---

① 二：万历本、崇祯本均作"一"。

药擦之。

【附诸方】

田螺散 治体气。患此疾者，耳内有油湿是①。

用大田螺一枚，水中养之，俟靥开，以巴豆一粒去壳，将针挑巴豆放在内，取去拭干，仰顿盏内，夏月一宿，冬月五七宿，自然成水，取搽腋下，绝根。一方先用胭脂搽腋下，其出狐臭之处，黄色，就将前说巴豆由螺去靥，掩于狐臭之上，绢帛勒紧，其狐臭从大便出，则绝根矣。

一方 用热蒸饼一个，擘开作两边，掺密陀僧细末一钱，急夹在腋下，略睡少时，候冷弃之，除根。

汗瘢—百有七 新增

【附诸方】

一方 治汗瘢紫白色者。

上用白附子、硫黄各等分为细末，以茄蒂蘸醋粘末擦之。

又方

用夏枯草浓煎水，日洗数次。

肥皂丸方 去白瘢、黑点、白癣，诸般疮痕，令人面色好。

白芷　白附子　白僵蚕　白及　猪牙皂角用　白蒺藜　白蔹草乌　山奈　甘松　白丁香　杏仁　豆粉②　轻粉　肥皂去里外皮筋并子，只要净肉，一茶盏　密陀僧各半两　孩儿茶三钱　樟脑半两

上先将净肥皂肉捣烂，用鸡子清和，晒去气息，将各药为末，同肥皂鸡清和为丸。

---

① 患此疾者耳内有油湿是：万历本无此句。

② 豆粉：崇祯本此下注有"各一两"三字。

一方 点疗，涂瘤，去痣。

人言一钱　雄黄一钱　巴豆一个　蟾酥二分

上为细末，将疮口用针拨开，以药点上，如贴瘰疬疮，去蟾酥，用轻粉。

乌髭发<small>一百有八</small>　新增

【附诸方】

犀皮膏《御药院方》　治髭发干燥，能令润泽。

小麦麸半斤　半夏汤洗　沉香半两　生姜一两，和皮

上用水一碗，生姜一两，和皮细切，同煎去滓，取清汁入脑射少许搅匀，洗髭发自然润泽。

洗发菊花散

干菊花　蔓荆子　干柏叶　川芎　白芷　细辛去苗　桑白皮去黄渣皮，生用　旱莲根茎花叶。各一两

上㕮咀，每用药二两，浆水三碗，煎至二碗，去滓洗发。

三圣膏《御药院方》　治髭发脱落，能令再生。

黑附子　蔓荆子　柏子仁各半两

上为末，乌鸡脂和捣研干，置瓦合内，封固百日，取出涂在髭发脱处，三五日即生，自然少壮不脱。

乌①云散《御药院方》　治髭发黄白不黑。

胆矾　五倍子　百药煎　青胡桃皮　酸石榴皮　诃子皮　木瓜皮　猪牙皂角　何首乌　细辛各等分

上为末，炼蜜丸如钱大，常于木炭内培养，勿得离灰，如要

---

① 乌：原作"巫"，据万历本及《御药院方》改。

乌髭发，时用热酒化开，涂鬓发上，好热醋①亦可。

一方

生姜半斤　生地黄半斤。各洗净，研自然汁，留滓

上用不蛀皂角十茎，去黑皮并筋，将前药汁蘸皂角慢火炙黄，用药汁尽为度。前药滓同入罐内，用火煅存性，为末，用铁器盛药末三钱，汤调停一②日，临睡将药蘸汁，髭鬓即黑。

乌须方

针砂一钱一分，洁净者，用好醋浸过一七，捞起晒极③干，用好醋少许，慢火炮④砂三二遍，起紫色为度　诃子皮五分　百药煎五分　白及五分　皂矾三分半

上各捣为末，用好醋调匀，如烂泥为度，至晚调涂须上。匀济却用青菜叶，预先用火烘软，包须上，再加油纸护包，却用手帕或用绢包裹令紧，勿令透风，延过一夜，至清晨解脱，用肥皂角洗去即黑，极妙。用核桃肉油润之。如连肌肉黑了，用无浆粉白布一擦即去。

黑须散《延生至宝》

官粉　真蛤粉　黄丹　密陀僧各三钱　石灰一钱三分

上为细末，水调搽上。如干，水洗去药，核桃油润之。

华山处士摘须发白日　　每日辰时面东摘

正月　初四　十七

二月　初八　二十

---

① 醋：万历本作"酒"。
② 一：万历本、崇祯本均作"二"。
③ 极：万历本无此字。
④ 炮：万历本作"炒"。

三月　初八　初十　十二

四月　初三　十六　十八　十九

五月　十一　十六

六月　初四　十四　十七

七月　初三　初四　十八

八月　十五　十九　二十

九月　初二　初四　十五

十月　初七　十二　二十二

十一月　十五　十七　二十

十二月　初七　十六　三十

旱莲花　没石子　荷叶　活猪鬃

各等分，先将猪鬃铁铫内炒，次将余药并炒令焦黑，存性为末，以柳枝自然汁调少许，拔白即蘸入药，以柳枝蘸药，妙不可言。

乌须发方

用大水蛭一①个，放瓷碗中，饿一七，将水蛭洗净，用白毛乌骨雄鸡血，以好清烟、京墨磨浓，倾尿胞内，任水蛭吮饱，将针刺破水蛭，流出血汁，搽髭发留根二分，其汁浸渍入肉，髭发一年茂黑不退，且柔软不损，极妙。

一方

五倍子炒黑色，青绵布包裹脚跟，踏成饼子，三钱　铜末银锅内煅成灰，六分　白矾枯，三分　诃子皮三分　硇砂三分　细辛三分

上各为细末，对和一处，次用石榴皮一个，乌梅三个，细茶

---

① 一：崇祯本作“二”。

一撮，水二盏，煎至七分，去渣，用瓷茶盏盛，将前末药汁纳放锅内，重汤煮药至皱面取起，至晚间用抿子蘸药刷上，次早温水洗脸，须发如漆。

又方

五倍子用杆杖在板上，杆为绿豆大小块，次拣去虫窠粗滓，用新砂锅内炒黑色成稀粥，白烟出时为度，用青①布一块，水湿了，包倍子，稀粥撮住，用脚跟踏良久令定，取出成饼，擘破，看查纯黑色好，间黄色不好，纵染亦不上色，每次用三钱二分为极细末，五倍子饼旋取为末，如都为末，放二三日，亦不上色　铜末五分，用打铜器上起薄皮，研为细末，用水研，淘五六次，澄去泥渣，只用净末，如画匠淘颜色一般　白矾五分　硇砂四分　没石子一分半

共为极细末，用煮乌梅水调和，如稠糊，搽时临晚，先将须发用绿豆粉和，水洗，再用碱水洗，如无减水，用淋灰水洗，只要洗去油腻，仍将白须用矾水洗过，然后搽前药匀遍，方才上色。

以上诸方外敷之剂。

驻颜小丹炼方_{韩飞霞方} 此有古方，主乌须不验方。外一衲报一炼法。

茯神四两，去木　赤石脂红润五色者，炒，火煅存性，四两　辰砂墙壁镜面精神者佳，水飞，二两　滴乳香二两，灯草研　川椒二两，净，先以炭烧黄土地通红，扫净置椒于上，以瓦缶盖之，令为出汗

上五味为细末，以人乳和稀剂，入鹅鸭蛋壳内，糊纸封固，加以绛袋，令体洁，妇人带于胸乳之间四十九日，旦夕不离，取出干透则成，否则坏。再研，用枣肉和丸如绿豆大，每日空心，

---

① 青：万历本作"新"。

人乳送下，或人参麦门冬汤代之，卧时酒下亦可。凡心血不足，
怔忡健忘等疾，皆宜。

一方：前药五味各一两，用鸡蛋二个，去清黄，只将辰砂、
乳香各装一蛋内，用纸糊七层，以青绢袋盛之，令精壮妇人怀于
肚上，辰砂怀三十五日，乳香怀四十九日，取出各为细末，枣肉
为丸，用庚申甲子之夜幽静处修合，忌妇人鸡犬见之。每日清晨，
空心，好酒服三十丸，至一月外，加至四十丸，服至十次，须发
自然发黑，百日通稍发黑。

诗曰：遐龄万寿丹，服食魂魄安。养药鸡抱卵，日期要周全。
修合宜深室，一切人勿观。甲子庚申夜，为丸不见天。一返增六
十，二返百廿年。服药非凡骨，寿同天地间。秘之深秘之，玄之
又更玄。

一秤金

熟地黄二两　甘州枸杞　莲蕊　槐角子去黑皮，俱用酒浸，晒干。
各三两　没石子一两　人参　木香各五钱　薄荷三两，一半入药，一半
为衣

上为细末，炼蜜为饼，鳖棋子大，每日空心嚼化一饼，日进
三饼，久之须发皆黑。凡酒浸者，春秋三日，夏一日，冬六日。

七仙丹　此药补心肾，注容颜，黑髭发之圣药。

何首乌甜瓜瓣者，九蒸九晒，四两　人参去芦，二两　生地黄二两，
酒洗　熟地黄二两，酒洗　麦门冬去心，二两　天门冬去皮心，二两
小茴香二两，炒黄色，秋冬用　白茯苓去皮，二两，春夏用

上为细末，炼蜜为丸，如弹子大，每服一丸，嚼烂，好黄酒
送下，盐汤亦可。或丸如梧子大，每服五十丸，空心，酒送下亦
可。忌三白、房事，合时勿犯铁器，有奇效。三白者，葱、蒜与

萝卜也。

古奄心肾丸 补心肾，乌髭发。方见补损

以上诸方内服之剂。

　　　　　　　驻容颜一百有九　新增

【附诸方】

煮香汤《百一选方》

木香　丁香　檀香　沉香　人参　甘草各一两　槟榔五钱　白茯苓去皮，一两

上日干①为末，沸汤点②服。此药香能散气，不可久服。

橙子汤《百一选方》

橙子十斤③　干山药一两　盐四两，炒　甘草二两　盐白梅四两，打碎，去仁不去核

上先用五味，一处烂研作饼子，焙干，再碾为末，百沸汤调服④。

橄榄汤《百一选方》

百药煎三两，切片　甘草炙，二钱半　檀香　白芷各五钱

上为细末，沸汤点服。

桂香汤《百一选方》

桂花旋摘三升，拣去蒂，细研，瓷罐成，覆罐口略蒸　干姜二钱　甘草三钱

上为末，同桂花拌匀，入炒盐少许，瓷器盛贮，沸汤点服。

---

① 日干：万历本无此二字。
② 沸汤点：万历本作"每用二钱，滚水"。
③ 斤：万历本作"两"。
④ 服：原无，据万历本补。

洞庭汤《百一选方》

用薄皮黄柑子二斤，于盆内薄去核留汁，生姜去皮半斤，甘草四两，盐三两，炒神曲、麦芽各四两拌和，奄一宿，以橘汁尽为度。取出焙干，碾为细末，沸汤点服。

杨梅煎《医方大成》

取熟杨梅于瓦器内罨一宿，即烂，用绢袋搦出汁，慢火熬成膏，瓦罐贮，每用入蜜少许，沸汤点服。

金樱煎《医方大成》　能活血驻颜。

霜时取金樱子先擦去刺，洗净，然后去穰捣烂，用酒下。取汁绢帛滤过，慢火熬成膏，后入檀香、诸香在内，瓦罐收贮，沸汤点服，酒调亦可。

木瓜煎《医方大成》

用木瓜去穰子蒸过，烂研如泥，入盐少许，用瓦罐盛贮，每用入蜜少许，沸汤点服。

梅花汤《医方大成》

旋摘梅花半开者，溶蜡封花口，投蜜罐子，过时用之，以匙桃花一二朵，连蜜一匙，沸汤斟服。

集香汤《秘方》

白豆蔻锉，一两　缩砂锉，一两五钱　白檀一两，不见火　人参一两，切　胡椒泡，滤干，半两

上六味除檀香、人参、胡椒泡干外，将白豆蔻、甘草、白盐四两相合，盦一宿，次日就慢火上铁器内炒干，不可火急，恐作火气，与檀香三味共碾细，用瓷器收汤点服①。

---

① 服：原无，据万历本补。

分气丸《秘方》

糖毬子即山楂　甘草二斤　香附半斤　藿香叶　甘松各一两

上为末，炒面糊丸如梧桐子大，每服四五丸，嚼茶清下，不拘时服。

补真丹

蜜半斤，炼熟，以帛滤去沫　酥油四两　牛髓四两　杏仁四两，去皮尖　核桃仁四两，汤去皮　山药四两　白茯苓四两，为末

先炼蜜酥并髓匀，后下诸药拌匀，或丸或散，空心，汤点服之。

白砂丹

茯苓三五斤，去黑皮，为细末，须要①坚实者，其赤筋最损目，亦宜去之

用水淘三五遍，去筋膜，用白砂密封，分拌匀，固封坛口。锅内悬煮一昼夜，土埋三日去火毒，白汤调服，补虚补心。

琼玉膏

生地黄一百六十斤，取汁重罗虑过，熬成，煎去浮沫，再滤过，二十四斤　辽人参二斤半，去头芦，取净末，二十八两　白茯苓四斤，去皮蒸烂，去木去筋丝晒干，取净末，五十六两　白沙蜜十斤，重汤炼熟去粗沫，滤过入药

上四味共入一处搅匀，重罗滤过，纳瓷坛内，用蜜蜡打成绵纸固封坛口七八层，悬于大锅内，用桑柴火煮三②昼夜，如水涸旋添热水。煮毕取出，沉于井中，水浸一昼夜，出火毒，取出，又

---

① 要：原作"到"，据万历本、崇祯本改。
② 三：万历本作"一"。

煮一时出水气。如遇夏热，放阴凉所在，或埋地中，其制时要静处，不闻鸡犬妇人方妙。药成，先用此祭过天地方可自用，每日用黄酒纳药一二匙，搅匀饮之，不用酒，白汤下，日进二三服。有能服过一料者，活百余岁，白发变黑，老返童颜，妙不可言矣。

地黄煎

生地黄不拘多少，取汁熬成煎　生麦门冬不拘多少，取汁熬成煎

上二煎入作一处，滤过，入砂锅内同熬一时四分，入蜜一分再熬一时，取出纳瓷罐内收之，亦照前服琼玉膏法服之。

人参膏

治伤寒汗吐下后坏证，及行倒仓法吐下后，用此补之。韩飞霞曰：人参炼膏，回元气于无何有之乡，王道也。又：肺虚嗽，亦宜人参膏补之。如肺虚兼有火邪者，人参膏与天门冬膏对服之妙。

人参去芦，锉细，如煎常药法，量水于银石器内，煎至一半，渣再煎两度，去渣，通以所煎汁，文武火熬稠而止。诸药煎膏仿此。

地黄膏

男妇血虚者用之。

牛膝膏

男子肾虚及腰膝疼痛，或痿弱者用之；女人血虚及有血病者用之。

八仙茶 韩飞霞方

粳米　黄粟米　赤小豆　黄豆　绿豆五者炒香熟。各一斤　细茶一斤　芝麻净，五合　花椒净，一合　小茴香净，二合　干白姜泡，一两　白盐炒，一两

以上十一味俱为极细末，和合一处，外用小麦面炒黄熟，与前药等分拌匀，瓷罐收之，胡桃仁、肉枣、松子仁、瓜仁、白砂糖之类，随意加入，每用二三匕①，白汤点服。

长松酒_{韩飞霞方}

长松此酒中之圣药。产太行西北皮诸山，似独活而香，用一两五钱　黄芪酒制，七钱　熟地黄酒浸，八钱　生地黄酒浸，七钱　苍术米泔浸，去粗皮，三钱　陈皮去白，七钱　枳壳去穰，四钱　当归身五钱　白芍煨，四钱　天门冬五钱　半夏姜制，三钱　厚朴姜制，半两　甘菊花五钱　麦门冬三钱　砂仁三钱　木香二②钱　人参四钱　蜀椒二钱　酥七钱　黄柏五钱　黄连三钱　小红枣去核，八个　胡桃仁去衣，二钱　老米一撮　灯草五寸长，一百二十根

一料分十剂，绢袋盛之，凡米五升，造酒五罐，煮一袋，窨久用之。

枸杞酒_{韩飞霞方}　治火症，酒性热，三药制之。

枸杞五钱　黄连炒，五钱　绿豆一钱

上作一剂，绢袋盛之，用米五升，造酒五罇③，用前药煮，窨久用之。

固本酒_{古庵方}

生地黄怀庆新肥者，竹刀切　麦门冬二味各一斤半，用淡酒浸二日，去心　熟地黄怀庆肥者，竹刀切　天门冬二味各一斤半，用酒④浸二日，

---

① 匕：万历本、崇祯本均作"匙"。

② 二：万历本、崇祯本均作"三"。

③ 罇（zūn 尊）：酒器。《正字通》："《说文》酒器，字本作尊。后加缶，加木，加瓦，加土者，随俗所见也。"

④ 酒：崇祯本作"淡酒"。

去心膜并皮　辽人参四两，去芦头　川牛膝去芦酒浸，四两　甘州枸杞
二两　川黄柏去粗皮，锉，酒炒褐色，三两　广木香半两　缩砂仁半两

　　一料分作十剂，绢袋盛之，每剂用糯米一斗，挤醉酒纳瓦罐
坛中，纳药于内，煮熟，窨久用之，每次冷饮一二杯，或三五杯
为止。

　　仙家酒　大能益心气，补脑髓，治消渴劳怯及风火症，老人
尤宜。

　　拣洁净妇人乳，每用一吸，即以指塞鼻孔，按唇贴齿，而漱
乳与口津相和，然后以鼻内引上吸，使气由明堂入脑，方可徐徐
咽下，凡五七次为一度。不漱而服者，何异饮酪止于胃肠尔。

　　班龙宴_{韩飞霞方}

　　养牡鹿一二只，每日煎人参一两，汤饮之，渣和草料饲之，
每用预夜减食，次晨空心，以布缚鹿于床，首低尾高，用三棱针
刺眼大眦前毛孔，名天池穴，银管三寸许插[1]向鼻梁，吮其血，和
以药酒任意，或八珍散加沉香煮者，尽量月可一鹿无恙。若有屠
刺鹿血，乘热和酒一醉亦妙。

　　小刀圭　此方所授与古方小异。_{韩飞霞方}

　　用黄牛犊一只，未知阴阳者，肥嫩纯黄色，先期辨后开药料，
至腊月初八日，或本月戊巳日，宰取血挦毛[2]，留皮，碎切脏腑，
分寸不遗，用长流水大锅煮至半熟，下后项药肉以半斤为块，每肉
十斤，入：

　　人参二两　茯苓去皮，三两　绵黄芪刮净，五两　良姜去梗　肉桂

---

① 插：原作"种"，据万历本、崇祯本改。
② 挦毛：原作"毛挦"，据万历本、崇祯本乙转。

去粗皮。各半两　陈皮去白，三两五钱　甘草去皮，一两　花椒去目，一两　白盐临漉斟酌，八分　醇酒二斗上下

上各件同牛肉煮，文武火旋添熟水，常以八分为节，牛肉烂如泥，槌骨内之，髓煎化入汁中，漉去渣，但存稠汁如稀饧，待冷入蜜瓮，掘黄土坑埋，齐甕口封固，凡早食不拘何样，饮食加此，每每调和。人事劳苦并房欲之后，以醇酒调服，造酒至醇来之日，加此甚佳。

拾遗杂论一百一十

《丹溪心法》

小便黄用黄柏。涩者、数者，或加泽泻。又云：小便不利，黄柏、知母为君，茯苓、泽泻为使。若湿热流注下焦，小便赤黄，兼以涩滞，用黄柏、泽泻甚当。若禀受甚壮，酒食过度，寡欲无虑之人，小便涩滞不利，茎中痛甚，却不宜用寒凉药并渗利之药，只宜升麻、柴胡、羌活、甘草梢，服后却用鹅翎探，而人呕吐数十声，其小便自通。若是下焦无血，小便涩数而赤，宜四物加黄柏、知母、牛膝、甘草梢。

凡用引经药，正药六两，引经药只可用半两。

白腊属金，禀收敛坚凝之气，外科之要药，生肌止血定痛，接骨续筋补虚，与合欢树皮同入长肌肉膏药，用之神效。

凡制玄明粉，朴硝一斤，萝卜一斤，同煮萝卜熟为度，取出，用白皮纸滤在瓷器中，露一宿收之，冬月可制。

凡治上升之气，大概用香附、黄连、黄芩、山栀。

凡补中气药，必多服而效迟，劫药必速效，如汗下之法。

白芍药酒浸炒，与白术同用则补脾，与川芎同用则泻肝，与参术同用则补气，能治血虚腹痛，余腹痛皆不可用。

凡面黑人不可多服黄芪，以其气实而又补之也。面白人不可多发散，以其气虚而又亏之也。面白人不可饮酒，耗血故也。气实人因服黄芪过多喘者，用三拗汤以泻其气。

用椒叶升起胃气之后，胸中满闷，旧有痰之故，以二陈加白术、香附炒、神曲。

二陈汤治浊，加升提之药，能使大便润而小便长。

腰曲不能伸者，针人中妙—作委中。

恶寒久病，亦可解郁。

中焦有食积与痰而生病者，胃气不虚，卒不便死。

人有病，面皮上忽见红点者多死。

凡治病，必先问平日起居饮食如何。

气属阳，无寒之理，上升之气觉恶寒者，亢则害承乃制故也。

人卧则气浮于肺。

凡治病，必先固正气。

升降浮沉即春夏秋冬。

升降浮沉即顺之，此必先藏岁①气，毋伐天和。

寒热温凉则逆之，以寒治热之法。

凡看脉，如得恶脉，当覆手取，如与正取同，乃元气绝，必难治矣。如与正取不同者，乃阴阳错综，未必死。

弦坚之脉，虽是有积，亦带阴虚。脉无水，不软之意。脉紧指者，其②气大虚，多死，峻补气。无水，参、术、归之类。形脱者，必补气，参、术。面白补气，肥人补气。

① 岁：原无，据万历本补。
② 其：万历本、崇祯本均作"真"。

针法浑是泻而无补，妙在押死其血气则不痛，故下针随处皆可。

灸法有补泻火，若补火，艾灭至肉。若泻火，不要至肉，便扫除之，用口吹风主散。

点三里穴，随意依古法点，但趺阳脉不应即是穴，盖三里属阳明经也。

灸疮不收口，用黄连、甘草节、白芷、黄丹、香油煎膏贴。

一妇人十九岁，气实多怒，事不发，一日忽大叫而欲厥，盖痰闭于上，火起于下而上冲，始用香附五钱，生甘草三钱，川芎七钱，童便、姜汁煎服。又用青黛、人中白、香附末为丸，稍愈不除，后用大吐乃安。吐后用导痰汤，加姜炒黄连、香附、生姜煎，下龙荟丸。

金钗石斛，每二钱洗净，生姜一片，擂细末，荡起，煎沸去渣，食前饮之，补脾清肺甚妙。

治赤游风，用二蚕砂炒研细，用剪刀草根自然汁调匀，先涂腹了，却涂患处，须留一面出处，患处移动为效。剪刀草根即野茨菇。

酒风多搐，用白术半两，人参二钱半，甘草三钱，陈皮、苍术、天麻细切，酒浸白芍一钱，酒浸防风、川芎二钱半，若小便多，加五味子。上为细末，作丸服①。

医论一百一十　新增

附：《名医杂著》

或问：仲景、东垣、河间、丹溪诸书孰优？学之宜何主？曰：

---

① 服：万历本此下有"亦可"二字。

丹溪心法附余

一〇四八

宜专主《内经》，而博观乎四子，斯无弊矣。盖医之有《内经》，犹儒道之六经，无所不备；四子之说，则犹《学》《庸》《语》《孟》，为六经之阶梯，不可缺一者也。四子之书，初无优劣，但各发明一义耳！仲景见《内经》载伤寒，而其变迁反复之详未备也，故著论立方，以尽其变。后人宗之，传用既久，渐失其真，用以通治温暑、内伤诸症，遂致误人。故河间出而始发明治温暑之法，东垣出而始发明治内伤之法。河间之论，即《内经》五运六气之旨：东垣之说，即《内经》饮食劳倦之义。仲景非不知温暑与内伤也，特其著书未之及。河间、东垣之于伤寒则遵用仲景，而莫敢违矣。至于丹溪出，而又集诸医之大成，发明阴虚发热类乎外感，内伤及湿热相火为病甚多，随证著论，亦不过阐《内经》之要旨，补前贤之未备耳！故曰：外感法仲景，内伤法东垣，热病用河间，杂病用丹溪。一以贯之，归于《内经》，斯医道之大全矣。

或问：仲景处方，药品甚少，及东垣用药，多至二十余味。丹溪云：予每治病，用东垣之药，效仲景处方，庶品味数少，则药力专精。丹溪何以不法东垣而效仲景耶？曰：明察药性，莫如东垣，盖所谓圣于医者也。故在东垣则可多，他人而效其多，斯乱杂矣。东垣如韩信将兵，多多益善；丹溪不过能将十万，故不敢效其多。

或问：人言东南气热，可服寒药：西北气寒，须服温药。然今东南之俗，胡椒、姜、桂，人常食之，不见生病，而北京士夫，畏食胡椒辛热之物何也？曰：东南虽热，然地卑多湿，辛热食药亦能劫湿；西北虽寒，然地高多燥，辛热食药却能助燥故耳！治病用药者，亦识此意。

凡治诸病，时常审察有无饮食伤积，但见胸膈饱闷，或噫气咽酸，腹痛肠泄，恶食少食，便问曾何饮食，审知伤积，即便先调脾胃，消导饮食，然后用本病之药，或于本病药内加入消导饮食药。若不知审此，则药虽对证而不效。盖人以脾胃为主，脾胃自伤，则不能运化药味以成功也。亦有食后即药，或药后即睡，或服药太多者，谓之伤药，要须识此。吾妻常病胎漏，忽日血大崩尽晕去，即①服小便而醒，少顷复晕，急煎服荆芥，随醒随晕，服止血止晕之药不效，忽然呕吐，予以其童便药汁满于胸膈也，即以手探吐之，末后吐出米饭及薤②菜碗许，询问，适方午饭后着恼，少顷即崩不止。予悟曰：因方饱食，胃气不行，故崩甚。血既大崩，胃气益虚而不能运化，宜乎崩晕不止，而血药无效也。急宜调理脾胃，遂用白术五钱，陈皮、麦芽各二钱，煎服之。服未半而晕止，再服而崩止，遂专理脾胃服数十服，胃气始还，然后加血药服之而安。若不审知食滞而专用血崩血晕之药，岂不误哉？书此以例其余。

饮食过伤，变为异常急暴之证，人多不识。尝有一壮年人，忽得暴疾，如中风状③，口不能言，目不识人，四肢不举，急投苏合香丸不效。予偶过闻之，因询其由，曰：适方陪客饮食后，忽得此症。遂教以煎生姜淡盐汤，多饮探吐之，吐出饮食数碗，即时病愈。又一妇人，先伤饮食损胃，后夜饭早卧，因事复起，少穿衣服，觉虚冷，少顷，忽得厥逆，昏迷不省，予曰：此必有食也。令煎姜盐汤吐之，吐出夜饭遂醒，后服白术、陈皮、半夏、

---

① 即：原无，据万历本补。
② 薤：原无，据万历本补。
③ 状：原无，据万历本补。

麦芽汤调理而愈。大抵此等证，多因饮食醉饱之后，或感风寒，或着气恼，而得饮食填塞，胃气不行，内伤时重。若误作中风、中气证，而用驱风解表、行气散气之药，则胃气重伤，死在旦夕。尝见人有卒暴病多作中风中气，用药须臾不救，莫知其由，《内经》虽有暴病暴死之证，但恐多有因于食者，前辈不曾明言，故人不识耳！今后遇有此等急证，须要审问明白。若方饮食醉饱，或屡伤饮食，重复受伤，但觉胸膈有食滞者，只作伤食治之。

南方人称发热为劳发，盖谓劳苦而发热，即东垣内伤之旨也。此病轻者一二发自愈，重者用东垣法补之，重甚者可加熟附子。人若因劳力辛苦而发热，切不可误作外感，轻易发汗也。

内伤发热，是阳气自伤，不能升达，降下阴分而为内热，乃阳虚也，故其脉大而无力，属肺、脾。

阴虚发热，是阴血自伤，不能制火，阳气升腾而为内热，乃阳旺也，故其脉数而无力，属心、肾。经曰：脉大而无力为阳虚，脉数而无力为阴虚。无力为虚，有力为实。

伤寒发热，是寒邪入卫，与阳气交争而为外热。阳气主外，为寒所伤而失其职，故为热。其脉紧而有力，是外之寒邪伤卫也。治主外。

伤暑发热，是火邪伤心，元气耗散，而邪热入客于中，故发为热，汗大泄，无气以动，其脉虚迟而无力，是外之热邪伤荣也。治主内。

病有感，有伤，有中。感者在皮毛，为轻；伤者兼肌肉，稍重；中者入脏腑，最重。寒有感寒、伤寒、中寒，风有感风、伤风、中风，暑有感暑、伤暑、中暑，当分轻重表里，治各不同。

又如中湿、中气、中毒，皆云中。中者，中也，谓邪直入于中也，故为重病。

凡伤寒时气大病热退之后，先服参、芪甘温之药一二服，以扶元气，随后便服滋血生津润燥之药。盖大病后汗液外耗，水谷内竭，必有小便赤涩、大便秘结等证，须识此意，预药防之。

丹溪云：气病则治气，血病则治血，兼痰则行痰，兼郁则开郁。斯言尽之矣。近世治病，多不知分气血，但见虚病，便用参、芪，属气虚者固宜矣，若是血虚，则助气而反耗阴血耶！是谓血病治气，则血愈虚耗，甚而至于气俱虚者也。故治病用药，须要分别气血明白，不可混淆！此第一义也。

凡泄泻病误服参、芪等甘温之药，则病不能愈，而或变为黄疸。盖泄属湿，甘温之药能生湿热，故反助病邪，久则湿热甚而为疸矣。惟用苦温苦寒之药以治之则愈，苦寒泻湿热、苦温除湿寒也。泄止后脾胃虚弱，方可用参、芪等药以补之。

凡酒色过度，损伤肺肾真阴，咳嗽吐痰，衄血吐血，咳血略血等症，误服参、芪等甘温之药，则病日增，服之过多则死，不可治。盖甘温助气，气属阳，阳旺则阴愈消。前项病证，乃阴血虚而阳火旺，宜服苦甘寒之药以生血降火。世人不识，往往服参、芪以为补，予见服此而死者多矣。

东垣、丹溪治病，多自制方，盖二公深明本草药性，洞究《内经》处方要法，故能自制。自宋以来，《局方》盛行，人皆遵用，不敢轻率自为。《局方》论证治病，虽多差谬，丹溪曾论辨之，然方皆名医所制，其君臣佐使、轻重缓急、大小多寡之法则不差也。近因东垣、丹溪之书大行，世医见其不用古方，也率皆效颦，治病辄自制方，然药性不明，处方之法莫究，卤莽①乱杂，反致无生，甚有变症多端，遂难识②治！且夫药之气味厚薄不同，如五味子之味厚，故东垣方少者五六粒，多者十数粒，今世医或用二三钱；石膏味淡薄，故曰白虎汤用半两，今世医不敢多用。补上治上剂宜轻小，今不论上下，率用大剂；丸散汤液各有攸宜，今不论缓急，率用汤煎。如此类者多矣。今之医者，若非熟读本草，深究《内经》而轻自制方，鲜不误人也！

　　或问：今人有言，东垣之法宜用于北，丹溪之法可行于南，如何？曰：东垣北医也，罗谦甫传其法，以闻于江浙；丹溪南医也，刘宗厚世其学，以鸣于陕西。果如其言，则本草、《内经》皆神农、皇帝、岐伯之说，亦止宜施于北方耶？夫五方所生异病，及治之异，宜《内经·异法方宜论》《五常政大论》已详言之矣。又如北方多寒，南方多热，江湖多湿，岭南多瘴，谓其得此气多，故亦多生此病，非谓北病无热、南病无寒也。至于治寒以热，治热以寒，则五方皆同，岂有南北之异耶？但人之脏腑，火各居二，天之六气，热居三分又半，故天下之病，热多而寒少，观《内经·至真要大论》病机一篇可见。又湿热相火致病甚多，自王太仆注文湮没，以致《局方》偏用温热之药，故丹溪出而阐《内经》之旨，辨《局方》之偏，论湿热相火之病，以补前人之未备耳！后人不识，见其多用芩、连、栀、柏等苦寒之药，遂以为宜用于南，浅矣哉！

　　昔人有云，我但卧病，即于胸前不时手写死字，则百般思虑

---

　　① 卤莽：粗率冒失，不郑重。宋·王安石《答司马谏议书》："不宜卤莽。"

　　② 识：原作"诚"，据万历本、崇祯本改。

俱息，此心便得安静，胜于服药，此真无上妙方也。盖病而不谨，则死必至。达此理者，必能清心克己，凡百谨慎，而病可获痊。否则虽有良药，无救也。世人遇病而犹恣情任性，以自戕贼者，是固不知畏死者矣。又有一等明知畏死，而怕人知觉，讳而不言，或病已重，而犹强作轻浅态度以欺人者，斯又知畏死而反以取死，尤可笑哉！

用药大略一百一十二 新增

附：《乾坤生意》

君臣佐使

论曰：上药为君，中药为臣，下药为佐使。为君者主养命，无毒，多服皆能去病，但其势力和缓，不为仓卒之效，岁月悠久，必获大益；为臣者主养性，无毒，纵有微毒，斟酌得宜，疗病之功稍深，轻身之说颇缓；佐使者主治病，有毒，除寒热邪气，破积聚，主攻击，毒烈之气倾损中和，不可常服，病愈即止。大抵养命之药则多君，养性之药则多臣，疗病之药则多佐使。用药之法如朝廷之制，若多君、少臣、少佐使，则气力不可周也。药有君臣佐使以相宣摄，合和宜用一君、二臣、三佐、五使，又可一君、三臣、九佐使也。犹依本性所使，自有定主。详用此者，益当为善。又恐上品君中犹有品列，譬如春秋诸侯，虽并得称王，然犹宗周，臣佐之中亦当如此。凡合和之体，不必偏用，自随人之聪明参而用之，但君臣佐使务要配隶得体，毋相反者。若单一味服之，不论凡药，合三百六十五种应三百六十五度，有单行者，有相须者，有相使者，有相畏者，有相杀者，有相恶者，有相反者。药单行者七十一种，相须者一十二种，相使者九十种，相畏者七十一种，相杀者三十六种，相恶者六十种，相反者十八种。人参、紫参、玄参、丹参、芍药、细辛，并反藜芦；白及、白蔹、半夏、栝蒌、贝母，并反乌头；大戟、芫花、海藻、甘遂，并反甘草。

药性反治

治病之法莫不以寒疗热，以热疗寒，塞则通之，通则塞之，益所不胜，损其胜气，平邪伏病，反乃良也。然疾势有大小，药力有轻重，圣贤制立方论，必求其所，自以伏其所主。譬犹火也，人间之火遇草熵得木而燔，可以湿伏，可以水灭。疾之小者似之疾之大者，则如神龙之火得湿反熵，得水反燔，寒与热相扼，热与寒相违，不可以常法治之，故经有热因寒用，寒因热用，通因通用，塞因塞用之法。治热者，以豆豉①浸酒，此因热用寒者也；治寒者，以蜜浸乌头，此因寒用热者也。久痢通滑，必当先去其积；中满实塞，必当峻补其下。经云：塞积内凝，久病泄溏，愈而复发，连历岁时，以热下之，结散痢止。此因通治通之法也。下虚中满之病，补虚则满甚于中，宣导则虚弱转甚，古当疏启其中，峻补其下，此因塞治塞之法也。

用药增减

夫众病积聚，皆起于虚，虚生百病。积者，五脏之所积；聚者，六腑之所聚。宣可以去壅，姜、橘之属；通可以去滞，通草、防风之属；补可以去弱，人参、羊肉之属；泻可以去闭，葶苈、大黄之属；重可以去怯，磁器、铁粉之属；轻可以去实，麻黄、葛根之属；涩可以去脱，牡蛎、龙骨之属；滑可以去着，冬葵、

---

① 豆豉：崇祯本作"黄连"。

榆皮之属；燥可以去湿，桑白皮、赤小豆之属；湿可以去枯，白石英、紫石英之属。

药象主治五脏

肝苦急，甘以缓之，甘草；肝欲散以辛者，川芎；补以辛者，细辛；泻以酸者，白芍药。

心苦缓，酸以收之，五味子；心欲耎以咸者，芒硝；补以咸者，泽泻；以甘者，人参、甘草、黄芪。

脾苦湿，苦以燥之，白术；脾欲缓以甘者，甘草；补以甘者，人参；泻以苦者，黄连。

肺苦气上逆，苦以泻之，黄芩；肺欲收以酸者，白芍药；补以酸者，五味子；泻以辛者，桑白皮。

肾苦燥，辛以润之，黄檗、知母；肾欲坚以苦者，知母；补以苦者，黄檗；泻以咸者，泽泻。

用药身梢

凡根在土者，中半以上气脉上行也，以生苗者为根；中半以下气脉下行也，以入土者为梢。病在中焦者用身，在上焦者用根，在下焦者用梢。盖根升而梢降也。大凡用药以头、身、梢分为上、中、下，病在人身半以上者，天之阳也，用头；在中焦者，用身；在人身半以下者，地之阴也，用梢，述类象形者也。

用药丸散

仲景云：锉如麻豆大与㕮咀同意。夫㕮咀者，古之制也。古者无铁刀，以口咬细令如麻豆，为粗药，水煎之，使药清饮于腹中则易升易散也，此所谓㕮咀也。今人以刀器锉如麻豆，此㕮咀之易成也，若一概为细末，不分清浊矣。经云：清阳发腠理，浊阴走五脏。果何谓也。又曰：清阳实四肢，浊阴归六腑。是也。㕮咀之药，取汁清易循行经络故也。若治至高之病，加酒煎；如去湿，加生姜煎；补元气，以大枣煎；发散风寒，以葱白煎；去膈上病，以蜜煎。散者，细末也，不循经络，止去膈上病及脏腑之病。气味厚者，白汤调服；气味薄者，煎之和渣服。丸者，治下部之疾，其丸极大而光且圆，治中焦者次之，治上焦者极小也。稠面糊丸者，取其迟化直至下焦；或酒或醋丸者，取其收散之意也。犯半夏、南星欲去湿者，以生姜汁煮糊为丸，制其毒也；稀糊丸者，取其易化也；水浸①炊饼为丸者，及滴水为丸者，皆取易化也；炼蜜为丸者，取其迟化而气循经络也；蜡丸者，取其难化而旋旋取效也。大抵汤者荡也，去大病者用之；散者散也，去急病者用之；丸者缓也，不能速去其病，用药舒缓而治之意也。

用药分两

为君者最多，为臣者次之，佐使者又次之。药之于证所主同者，则各等分也。主治病者为君，佐君者为臣，应臣者为佐使也，非上中下三品之谓也。

古今方剂分两

古今方剂锱铢②分两今不同谓。如㕮咀者，即今锉如麻豆大是也；云一升者，即今之大白盏是也；云铢者，六铢为一分，即今之二钱半也，二十四铢为一两也；云三两者，即今之一两也；云二两者，即今之六钱半也；料例大者，只合三分之一足矣。凡煎药用银石器微火煎，不可火猛。表汗下药煎至八分，对病药煎至七分，滋补药煎至六分，不可极热，亦不可猛火骤干，致伤药

---

① 浸：此下原衍"宿"，据万历本删。
② 锱铢（zīzhū 资朱）：锱、铢，极小的重量单位。比喻极其微小的数量。

力也。

附：《汤液本草》

夫药有寒热温凉之性，酸苦辛咸甘淡之味。各有所能，不可不通也。药之气味不比同时之物，味皆咸，其气皆寒之类是也。凡同气之物必有诸味，同味之物必有诸气。互相气味，各有厚薄，性用不等。制其方者，必且明其为用。经曰：味为阴，味厚①为纯阴，味薄为阴中之阳；气为阳，气厚为纯阳，气薄为阳中之阴。然味厚则泄，薄则通；气薄则发泄，厚则发热。又曰：辛甘发散为阳，酸苦涌泄为阴；咸味涌泄为阴，淡味渗泄为阳。凡此之味，各有所能。然辛能散结、润燥；苦能燥湿、坚软；咸能软坚；酸能收缓收散；甘能缓急；淡能利窍。故经曰：肝苦急，急食甘以缓之；心苦缓，急食酸以收之；脾苦湿，急食苦以燥之；肺苦气上逆，急食苦以泄之；肾苦燥，急食辛以润之，开腠理，致津液通其气也。肝欲散，急食辛以散之；心欲软，急食咸以软之；脾欲缓，急食甘以缓之；肺欲收，急食酸以收之；肾欲坚，急食苦以坚之。凡此者，是明其气味之用也。若用其味，必明其气之可否；用其气，必明其味之所宜。识其病之标本、脏腑、寒热、虚实、微甚、缓急而用其药之气味，随其证而制其方也。是故方有君臣佐使、轻重缓急、君臣大小、反正逆从之制也。主治病者为君，佐君者为臣，应者为使。用此随病之所宜，而又赞成方而用之。君一臣二，奇之制也，君二臣四，偶之制也；君二臣三，奇

---

① 厚：原作"浓"，据《黄帝内经素问·阴阳应象大论篇》及万历本、崇祯本改。

之制也；君二臣六，偶之制也。去咽嗌，近者奇之，远者偶之。汗者不奇，下者不偶。补上治上，制之以缓；补下治下，制之以急。急者气味厚也，缓者气味薄也；薄者少服而频食，厚者多服而频食。又当明五气之郁：木郁达之，谓吐，令条达也；火郁发之，谓汗，令疏散也；土郁夺之，谓下，无壅滞也；金郁泄之，谓解表，泄小便也；水郁折之，谓制其冲逆也。通此五法，乃治病之大要也。

制造药法一百一十四 新增

议：《医通纂要》

制香附法

香附主气分之病，香能窜，苦能降，推陈致新，故诸书皆云益气。而俗有耗气之讹，女科之专药也。治本病略炒，兼血以酒煮，痰以姜汁，虚以童便浸，实以盐水煮，积以醋浸、水煮。妇人血用事，气行则无疾；老人精枯血闭，惟气是资①；小儿所气②日充，形乃日固。大凡有病则气滞而馁，故香附子气分为君药，世所罕知。佐以木香散滞泄肺，以沉香无不升降，以小茴香可行经络，而盐炒则补肾间元气。香附为君，参、芪为臣，甘草为佐，治虚怯甚速。佐以厚朴之类，决壅积；莪棱之类，攻其甚者。予尝避诸香药之热而用檀香佐附，流动诸气极妙。

制当归法

当归主血分之病，川产力刚可攻，秦产力柔宜补。凡用本病，酒制；而痰，独以姜汁浸透；导血归源之理，熟地黄亦然；血虚，

① 资：万历本作"质"。
② 气：原无，据《韩氏医通》补。

以人参、石脂为佐；血热，以生地黄、条芩不绝生化之源；血积，配以大黄。妇形肥血化为痰，二味姜汁浸，佐以利水道药要之。血药不能舍当归，故古方四物汤以为君，芍药为臣，地黄分生熟为佐，芎为使，可兴要云。

制半夏法

痰分之病，半夏为主。脾主湿，每恶湿，湿生痰，而寒又生湿，故半夏之辛①燥湿也。然必造而为曲，以生姜自然汁、生白矾汤等分共和造曲，枯②叶包裹，风干，然后入药。风痰以猪牙皂角煮汁去渣，炼膏如饧；火痰、黑色老痰胶，以竹沥或荆沥入姜汁；湿痰、白色寒痰清，以老姜煎浓汤，加煅白矾三分之一，<small>如半夏三两，煅过白矾一两。</small>俱造曲如前法。予又以霞天膏加白芥子三分之二，姜汁、矾汤、竹沥造曲，治痰积沉痼者，日能使腐败随大小便出，或散而为疮，此半夏曲之妙也。古方二陈汤以此为君，世医因辛反减至少许，而茯苓渗湿，陈皮行气，甘草醒脾，皆臣佐使而反多，其铢两盖不造曲之过。观法制半夏，以姜、矾制辛而能大嚼是也。佐以南星治风痰；以姜汁酒浸，炒芩、连及瓜蒌实、香油拌曲略炒之类治火痰；以麸炒枳壳、枳实，姜汁浸蒸海粉之类治老痰；以苍术、白术俱米泔姜汁浸炒，甚至干姜、乌头皆治湿痰。而常用有脾泄者，以肉豆蔻、半夏曲，加曲糵作丸，尤有奇效。厚养之人酒后多此，而苦湿为病者十常八九也。方书谓天下无逆流之水，身中有倒上之痰，气乱血余化而为痰，故治痰以行气调③血为要。<small>霞天膏方见倒仓法后。</small>

---

① 辛：原作"者"，据万历本、崇祯本改。
② 枯：万历本、崇祯本均作"楮"。
③ 调：原作"杀"，据万历本改。

制黄连法

火分之病，黄连为主，五脏皆有火，平则治，病则乱。方书有君火、相火、邪火、龙火之论，其实一气而已。故丹溪云气有余便是火，分为一类。凡治本病，略炒以从：邪实火，以朴硝汤；假火，酒；虚火，醋；痰火，姜汁，俱浸透炒。气滞火，以茱萸；食积泄，黄土；血疾癥瘕痛，干漆，俱水拌同炒，去萸、土、漆。下焦伏火，以盐水浸透焙；目疾，以人乳浸蒸，或点或服。生用为君，佐官桂少许，煎百沸，入蜜，空心服，能使心肾交于顷刻。入五苓、滑石大治梦遗，以土、姜、酒、蜜四炒者为君，使君子为臣，白芍酒煮为佐，广木香为使，治小儿五疳；以茱萸炒者加木香等分，生大黄倍之，水丸，治五痢；以姜汁酒煮者为末，和霞天膏治颠痫、诸风眩晕、疮伤，皆神效。非彼但云泻心火，而与芩柏诸苦药例称者比也。

造神曲法

六月六日谓诸神集会之晨，故名神曲。如过此日造者，非神曲也。或用此日办药料，至上寅日踏曲亦是。

白虎即白面，一百斤　勾陈即苍耳，自然汁三升　滕蛇即野蓼，自然汁四升　青龙即青蒿，自然汁三升　玄武即杏仁，四升，去皮尖，捣如泥　朱雀即赤小豆，三升，煮软熟，捣如泥

上共修合，三伏内用上寅日踏极实为度。或甲寅、戊寅、庚寅日乃三奇也。近时神曲只以面蓼为之，入药多不效也。一方加豨莶草自然汁尤妙。

造海粉法

择取紫口蛤蜊不计多少，三月取以炭火银罐内煅成粉收贮，候至秋深待瓜蒌熟时摘取，连皮带子捣烂如泥，和匀，干湿得宜，

团如鸡蛋大，用篾穿之，悬透风处，阴干，次年听用。入末药、丸药，研极细，入汤药不宜细。

广按：丹溪云：海粉即海石，热痰能降，湿痰能燥，结痰能软，顽痰能消。王节斋本草云：海石即海蛤，因蛤蜊壳在泥沙日久，风波淘洒，圆净如石，故名海石。其味苦咸，故能软坚化痰，今以蛤蜊、瓜蒌造法虽妙，恐不如原物之味咸也，宜加朴硝方可。

炼蜜法

以白沙蜜一斤，大瓷碗盛，重汤煮，不住手搅，文武火汤干加水，以蜜滴水不散为度，大率蜜一斤，炼成半斤，罐封，埋土七日。凡和丸剂，止以药末一半，入蜜春万余杵，干糁，以布包裹，入甑蒸软，又加未尽之药，如此三次，则丸剂可以久收不回润。一法治蜜丸不回润，用火一盆，水一盆，将蜜丸筛盛，先放火盆上烘溶，即便放水盆上收干，如此数番，以干为度，瓷罐盛之，永不回润。切记不可烘焦了丸药。此水火炼蜜之法，热则流通，寒则收凝之理。

医略一百一十五 新增

附：西川周氏论

血荣气卫论

人之一身，所以得全其性命者，气与血也。盖气取诸阳，血取诸阴。人生之初，具此阴阳，则亦具此血气，血气者，其人身之根本乎。血何以为荣？荣行脉中，滋荣之义也。气何以为卫？卫行脉外，护卫之义也。然则荣与卫岂独无所自来哉？曰：人受谷于胃，胃为水谷之海，灌溉经络，长养百骸，而五脏六腑皆取其气。故清者为荣，浊者为卫。荣卫二气周流不息，一日一夜脉行五十度，平旦以来复会于气口。所谓阴阳相贯，如环之无端，则是二气者，常相随而不相离也。夫惟血荣气卫常相流通，则于人何病之有？一窒碍焉，百病由此而生矣。故气之作恙，发而为怒、喜、悲、恐、寒、热、惊、思、劳，聚而为积痞、癥瘕、痃癖。上为头旋，中为五膈，下为脐间动气，或喘促，或咳噫。聚则中满，逆则足寒。凡此者，气使之然也。血之为患，其妄行则吐衄，其衰涸则虚劳。蓄之在上，其人忘；蓄之在下，其人狂。逢寒则筋不荣而挛急，挟热则毒内瘀而发黄。在小便者，为淋痛；在大便者，为肠风。其于妇人月事进退，漏下崩中，病犹不一。凡此者，血使之然也。夫血譬则水也，气譬则风也，风行水上有血气之象焉，盖气者，血之帅也，气行则血行，气止则血止，气温则血滑，气寒则血凝，气有一息之不运，则血有一息之不行。病出于血，调其气犹可以导达病源。于气，区区调血何加焉？故人之一身调气为上，调血次之，是亦先阳后阴之意也。若夫血有败瘀滞泥乎诸经，则气之道路未免有所壅遏，又当审所先而决去之。经所谓先去其血，而后调之，又不可不通其变矣。然而调气之剂，以之调血而两得；调血之剂，以之调气而乖张。如木香，如官桂，如细辛，如厚朴，以至乌药、香附、莪术、三棱之类，治气可也，治血亦可也。若以当归、地黄辈论之，施之血证无以逾此，然其性缠滞，于胃气有亏焉。胃气既亏，则五脏六腑之气亦馁矣。善用药者，其间剂量而佐助之。

火湿分治

肥人气虚生寒，寒生湿，湿生痰。瘦人血虚生热，热生火，火生燥。故肥人多寒湿，瘦人多热燥也。夫以人形分寒湿热燥，此得之于外，然其中脏腑为病，亦有寒湿热燥之殊，不可不知。《玉匮金钥》曰：肝脏由来同火治，三焦包络都无异，脾胃常将湿处求，肺与大肠同湿类，肾与膀胱心小肠，寒热临时旋商议，恶寒表热小膀湿，发热表寒心肾炽。十二经，最端的，四经属火四经湿，四经有热有寒时，攻里解表细消息，里热表寒宜越竭，表热表寒宜汗释。湿同寒，火同热，寒热到头无两说，六分分来火热寒，寒热中停真浪舌，热寒格拒病机深，亢则害兮承乃制，紧寒数热脉正邪，标本治之真妙诀。休治风，休治燥，治得火时风燥了。当解表时莫攻里，当攻里时莫解表。表里如或两可攻，后先内外分多少。治湿无过似决川，此个筌蹄最分晓。感谢轩岐万世恩，争奈醯鸡①笑天小。

虚实分治

夫疾病之生也，皆因外感内伤，生火生湿，湿而生热，火而生痰，四者而已。审其为少壮新病，是湿则燥之，是火则泻之，是湿而生热则燥湿而兼清热，是火而生痰则泻火而兼豁痰，无余蕴矣。审其为老衰久病，又当半攻半补焉。如气虚而有湿热痰火，则以四君子汤补气而兼燥湿清热、豁痰泻火；如血虚而有痰火湿热，则以四物汤补血而兼泻火豁痰、清热燥湿。如此则补攻兼施，庶乎可也。予故曰：少壮新病攻邪为主，老衰久疾补虚为先。以上二条古菴补入。

杂论

大抵人之生也，十六岁为春，十六岁为夏，十六岁为秋，十六岁为冬，以至六十四岁以配六十四卦。且如一年四季之内，岂

---

① 醯鸡：即蠛蠓，虫名，体微细。比喻小人物。

无阴晦晴明，以人身方之，岂无疾病。盖人之一身，血脉通贯，如乾坤之转旋，江河之流注，一有不通，则滞而成病，虽圣人亦不能免。但常人则自致之，所以有赖于药之功也。

气血偏胜而成疾，药者偏胜之气，以此之偏济彼之偏，而使之平，此用药之功也。药优于伐病而不优于养生，食优于养生而不优于伐病。

治病之法，先去病根，然后可用收涩。如瀚衣然，先去垢腻，然后可加粉饰也。所以粟壳、龙骨之药不可轻用。

养病之人必得吾儒主一居敬之方，仍知勿忘勿助之戒，则心火易平，不忘生而狗欲，疾不期愈而自愈矣。

闻之老寿者言，人得元气以生，谷气以养，肉气以辅。肉气胜则滞谷气，谷气胜则滞元气，元气充行者寿。此言深得养生之要，敢赘于此。

东坡先生云：予于平时细察医之工，拙至于疾必先尽告以所患，而后诊视，故中医疗疾常愈。吾病予求疾愈而已，岂以困医为事哉！今之人往往以脉试医，医者亦不屑问，孟浪一诊，以自挟其所长，宁能免实实虚虚之祸哉？盖脉理精微必尽得其所患，庶几可以意求！

察脉之法，先须六部齐诊，看何部异于众者，便是此部有病，然后每部另诊，方可得其精微。无病之人，左手弱右手强是血虚；右手弱左手强是气虚。有病之人左手大右手小是外感，右手大左手小是内伤。如邪气盛，脉大医而使之小；正气虚，脉小医而使之大者，皆效也。此条古菴补入。

脉者幕也。诊脉者如幕外之人，而欲知其幕内之事也。考之字韵可见矣。

宋景濂先生云：扁鹊、华佗天下固不常有，使有之，而值浅易之疾，遇难语之人，上之不足展吾术，次之不能从吾所欲，为法宜针而责我以砭，为病是实而究我以虚，何以成其功哉！此言深足为任医者，劝敢并及之。

大凡治病，当识本末。假如呕吐痰涎，胃虚不食，以致发热。若与凉剂退热，则胃气愈虚，热愈不退。惟先以助胃止吐为本，其热自退，纵热不退，但得胃气已正，亦可旋与解热之剂。又有伤寒发大热，屡经寒凉疏转，其热仍前，但用和调胃气，自然无事。

大抵人之虚，多是阴虚火动，脾胃衰弱。真阴者，水也；脾胃者，土也。土虽喜燥，然太燥则草木枯槁；水虽喜润，然太润则草木湿烂。是以补脾胃补肾之剂，务在润燥得宜，随病加减。

谚有之曰：人无根本，水食为命。盖脾胃属土，主纳水谷，人之根本也。脾土虽曰恶湿，然太干何以生物，是非恶湿，恶太湿也。土能克水，水大土崩，理之必然，甚而肿胀，盖由于斯医用枳术丸以理之宜矣。然多服致燥，恐亡①津液，用者审之，理中汤去术加桂，治奔豚动气者可见矣。

经曰：形不足者，温之以气。温者养也，温之者所以调其饮食，适其起居，澄心息虑，从容以待，其真气之复常也。《礼记》所谓"柔色以温之"，此温字正与彼同。或以药扶助之，亦温养也。东垣乃以温为温凉之温，谓宜温药以补元气而泻火邪。世人相循而用热药，流弊尚未尽去也。请因此而复举前人之说以赘之，盖欲申明其义也。

---

① 亡：原作"忘"，据万历本改。

温药之补元气，散火邪者，亦惟气温而味甘者斯可矣。盖温能益气，甘以助脾而缓火，故元气复而火邪息矣。

东垣补中益气汤中加炒曲、生芩，名益胃升阳汤，血脱益气，古圣人之法也。先补胃气以助生发之气，阳生阴长，诸甘药为之先务。举世皆以为补气，殊不知甘能生血，此阳生阴长之理。故先调胃气，人之身内水谷为宝，气虚血弱，又当求长沙①血虚以人参补之之法，阳旺则生阴，气旺则生血也。

经云：肾气动气五脏六腑之本，十二经脉之根，呼吸之门，生气之原，不可不知也。

凡肾虚血寒，气逆而胀，胸腹走痛，中脘痞满，两眼多泪，此寒泣血也，须用官桂、当归以温其血。盖寒伤荣，官桂、当归温血之上药，古人所以致意于寒泣血者，以此。然必察脉情，而问病审方可用之。若血热轻用，为害匪轻。

肝者脾之贼，木能胜土，古人虑之。经曰：肝肾气虚，为病泄泻。亦孰知肾者所守司于下，而肝者又门户要束之，其束则不泄也。泄泻而面色青惨者，古书谓肝经受伤②所致，特设当归厚朴汤主之。

心为血之主，肝为血之脏，肺为气之主，肾为气之脏，诚哉是言也。学者惟知血之出于心，而不知血之纳于肝，惟知气之出于肺，而不知气之纳于肾，用药模棱，往往南辕而北辙矣。假如血痢作恙，以五苓、门冬等剂行其心，以巴豆、大黄等剂逐其积。而其痛独存者，血之所藏无以养也，必佐以川芎，或芎归汤，则

---

① 沙：原作"法"，据崇祯本改。
② 伤：崇祯本作"寒"。

其痛止。假如喘嗽气鸣，以姜、橘、枳、梗、苏、桂调其气，以南星、半夏、细辛豁其痰，而终不下降者，气之所藏无以收①也，必佐以补骨脂或安肾丸辈，则其气归元。病有标本，治有先后，纲举而目斯张矣。噫！此传心吃紧之法也！耳目所接，敢不与卫生之家共之。

气血冲和，万病不生，一有拂郁，诸病生焉。故人身诸病多生于郁。苍术、川芎总解诸郁，越菊丸解诸郁。如妇人并多忧虑者，必加去心贝母。盖贝母开胸中郁结之气，诗所谓言采其虻者是也。

退热之法全在清心，必用麦门冬、灯草、白术、茯苓。盖心者一身之主宰，而万事之本根。万令从心，心不清则妄动而热不退。然热久能伤血，血滞则气郁而热愈不退。退热之法所以又在调血，法用川芎、当归，若夫阳浮于外，则当敛而降之，法用参苓白术散，姜枣煎服。

痰在人身，非血非气，生于脾土，谓之津液，周流运用，血气由之，如道路然，不可无者。但湿盛痰多，加以外感，固滞于中，斯为患耳。故风寒客之，煽以相火，则上攻心目而为暗风痰厥；暑湿乘之，血气相著，则附于筋骨而为肿毒瘫痪。又有心风者，何也？盖君火在心，因怒发之，相火助盛，痰动于中，协气上攻，迷其心窍，则为狂为癫，所怒之事，缪固于心，辄自言谈失其条序，谓之心风，与风何干也？若痰不盛者，则有感亦轻，初在皮肤，以传经络，若是治疗，依时或汗或下，由是解矣。凡有怪证，莫不由兹，丹溪十病九痰之论，岂欺我哉？故智者觉其

---

① 收：万历本作"散"。

湿盛，除以二陈之类，亦非未病而治之理乎？

伤寒内实大热，通利之后，已经得瘥，且可进白粥，两三日未可，遂与和胃之剂，热气得之，又复作也。经此旋以易简温胆汤，入竹茹与之，或二陈汤加前胡亦可矣。二药伤寒瘥后通用，无热者只守本方。世俗以四君子汤以贵细循习用之，不思内有白术，温而闭气，往往因此而燥闭①矣。

寒疾，人皆知用附子、干姜以温气，而少知用肉桂、当归以温血。

治疟之法，全在去水饮，清瘀血。惟水饮，所以作寒热；惟瘀血，所以增寒热。寒热不歇有根，惟癖为疟之母，惟瘀血为暑热之毒。有汗以扶正气为主，无汗以散邪气为主。疟在阴分者，须用红花，方用二陈汤加枳壳、枳实、猪苓、泽泻、柴胡、黄芩、苍术、神曲、麦芽、山楂、香附②、木通、川芎、荆芥；有癖加三棱，无汗加青皮、紫苏，有汗、泄泻俱加白术，暑毒加香薷，人壮气实者加常山、草果，若无内热而有里寒者，加肉桂、干姜。

禁口痢，必先理胸膈而后可以及肠胃，盖痢久伤阴血，虚火上攻于胸膈之间③故也。

酒虽与水同体，然伤于肠胃则升之不散，降之不下者，郁于气分无形之位，盖逐气升降而半有消耗之矣。今人饮醇酒则便少，此其可验，故治法宜汗宜利小便。东垣以为无形之物固不可，后人以伤饮食同治亦不可④。

---

① 闭：原作"闳"，据崇祯本改。
② 附：原作"用"，据万历本、崇祯本改。
③ 间：原作"朋"，据万历本、崇祯本改。
④ 可：原无，据万历本、崇祯本补。

酒醉宜热汤嗽口，盖其毒在齿，大醉则以热汤于密室洗面数次，梳头数十梳，即醒。

四君子汤用人参、白术、茯苓、甘草四味，固补气之要药。然人参动肺火，吐血久嗽，面黑气实，血虚阴虚之人忌之，以沙参代之可也。盖人参味甘，补五脏之阳；沙参味苦，补五脏之阴。白术补中燥湿，动气者不宜；茯苓淡渗行水，目病者不宜；甘草缓中，中满者不宜。须要识得监制。

四物汤用熟地黄、当归、芍药、川芎四味，固补血之要药。然地黄、当归恋膈，引痰损胃气；芍药酸寒，血虚寒人禁用。古人云：减芍药以避中寒。诚不可忽。川芎能散真气，久服令人暴亡。亦须识得监制。

二陈汤用半夏、陈皮、茯苓、甘草四味，固治痰之要药。然半夏能燥阴血、燥津液，渴者禁用；陈皮留白补胃和中，去白消痰利气，有白术则补脾胃，无白术则泻脾胃，有甘草则补肺，无甘草则泻脾。亦须要识得监制。

三补丸用黄芩、黄柏、黄连三味，固降火之要药。然黄连大忌猪肉，黄柏峻下，黄芩大寒，皆能损胃气，用之宜斟酌。亦要识得监制。

补中益气汤内用柴胡、升麻固善。然天倾西北，地不满东南，东南人阴易升，恐未为相宜。

补阴丸必以地黄为主。然地黄见铜铁，服之令人肾消，男子损荣，女子损卫，且大忌莱菔，皆能白人髭发。

枳术丸用荷叶包饭为丸，恐不能尽荷叶之味。不若以荷叶煮粥，夏月则以米置荷筒中，数日取出，再以荷叶煮粥更妙。盖荷叶内虚中空，象震之体，震者动也，人感之则生少阳甲胆也。

《传》曰：履端于始，序则不愆。

理中汤肾气动者去术加桂。考之本书，增补药只复云动气者去术加桂，以桂能泄奔豚也。肾恶燥，故去术也。愚按：奔豚因土克水而致。去术者，恐土旺克水，肾气虚不能安而愈动也。若止曰肾恶燥，故云去术则未明白耳。盖奔豚者，肾之积也。其人素有肾积，因伤寒之邪冲下焦，致其发动，所以如江豚之奔冲，或因汗吐之后，心气虚而攻动肾积也。多用桂者，以桂能泄奔豚；用茯苓者，以其能伐肾邪也。脐下有动气，亦曰奔豚。若上下左右动气者，难治也。若素无肾积之人，则正宜服术，故枳术丸为常用之药也，东垣、丹溪治病何常离术。

《仁斋直指·伤寒证》治奔豚动气类有云：动气者，脏气不调，筑触跳动，随脏所主而形见于脐之左右上下也。大抵真气内虚，水结不散，气与之搏，即发奔豚，以其走痛冲突，如豚之奔，虽有发表攻里之证，汗之下之皆不可也。愚按：仁斋不言当脐动气者，何耶？盖胃为中州，以主津液，妄施汗下，必先动脾，是以不言而喻也。举此动气，非问证何以知之，然则调理伤寒，贵乎纤悉问证，动气通用理中汤去术加桂，盖桂利小便，泄奔豚故也。奔豚一名肾气，白术燥肾闭气，是以去之。本草云：白术敛虚汗。可见其为收敛之药也。

气不归元，破故纸为主。白术亦可者，以其能和胃，胃和则气归元。但惟内邪尽去，实是阳浮于外，方可用此以敛之。不然，则白术能闭气，反成不美。

甘草炙、干姜炮，各等分，每服三钱者，治男女诸虚出血，胃寒，不能引气归元，无以收约其血，虚极而壅，气不归元，甚效也。

补脾胃药内必用心经药，盖火能生土故也。古方用益智仁是此意。

肾气痛用川椒，引而归经即安。

外科药内须去白术，白术能生脓。

治病药内多用辛苦甘之剂，但能于三者中识得彼此相制气味、相资之法，便是良医也。

凡人四时以胃气为本。然治病必须先诊六脉，皆有胃气，外证虽重，病亦可治。胃气未绝，则药力运行而输散于皮毛、经络，故易治而生；胃气既绝，则药虽对证，不能使其运用，以输精于皮毛、经络，真脏独见①而药不及矣，遂成不治之证也。东垣曰：脉贵有神。有神者，有胃气之谓也。故诸经万论皆曰有病早治疗，不令邪气深入，所以圣人治未病不治已病，正谓此也。

凡药内用苦寒，如黄檗之类，必须以辛热如姜桂之类佐之。所以《兰室秘藏》调中益气汤后加减法云：如夏月有此证为太热也，此病随四时为寒热温凉也，宜以黄连酒洗、黄柏酒浸、知母酒浸，以上各等分，上为细末，热汤为丸，如梧桐子大，每服一百丸，白汤送下，空心服，仍多饮热汤。服毕少时便以美食压之，不令胸②中停留，直至下元，以泻冲脉之邪也。观此立法，皆是恐苦寒之药泄其元气，损其脾胃，脾胃虚则五脏六腑之气皆馁而火愈盛矣，所以山精膏、山药、薏苡、山精散为最妙之药也。

论药

粳米大能和胃，胃和则血气自生，血气足则调而能使真气归元，但不能治痰。和气治病宜以陈皮为主，以川芎、补骨脂收其气血之藏，用黄芩、柴胡调行其热血，他药宜以类而推。然凡热

---

① 独见：原无，据崇祯本补。
② 胸：崇祯本作"胃"。

皆出于心，心血不可不清，麦门冬不可缺也。以灯草为引子。

柴胡治热在半表里，既不可汗，又不可下，非小柴胡一剂孰能内和而外解之。

升麻，似落新妇①根，而彼亦解毒意者，其一物乎？

独活、羌活，疗风宜用独活，兼水宜用羌活。

柏忌取塚上者，今出乾州者最佳。则乾州柏茂大者，皆是乾陵所出也，他处皆无大者。但取其州土所宜，子实气味丰美可也。

胡黄连忌猪肉，食之者漏精。

厚朴忌豆，食之者动气。

玄参犯铜饵之后，噎人喉，丧人目。

神曲者，六神之曲也，必六物备而后可以谓之神。

薄荷，骨蒸热劳用其汁，与众药和为膏。

牛胆南星，用南星为末，入牛胆内，腊月酿成。

当归，珍云：头止血，身和血，尾破血。雷公云：若要破血，即使头一节，硬实处；要止血，即用尾。若一时用，不如不使。易老云：用头则破血，用尾则止血，若全用，一破一止，则和血也。如此纷纷不定，大抵无大补血之功，惟使气血各归其经。圣人立当归之名，必因此矣。

桔梗与木梗真相似，但木梗甚腥涩。又与荠苨相乱，而梗有心，苨无心，用须去头上尖硬二三分已来，并两畔附枝子。

人参，夏月多服发心痃，荠苨能乱人参。荠苨虽似人参，但其功专解百药毒，故味甚甜，不若人参味甘而微苦，得其中和，

---

① 落新妇：中药名，又名小升麻，具有祛风、清热、止咳的作用。《本草经集注》："（根）解毒。"

但恐卖人煮而淡之。

麦门冬、远志不去心，令人烦。远志苗为小草。

肉果忌铜。

干姜，辛，多用则耗散元气，是壮火食气故也。须以生甘草缓之。

苍、白二术忌桃、李、雀、蛤及三白青鱼、鲊、菘菜、胡荽。

薏苡仁，凡使勿用糯米，颗大无味，其糯米时人呼为粳糯是也。若薏苡仁粒小、色青、味甘、咬着粘人齿。

贝母能治恶疮。江左有一人左膊上有疮如人面，亦无他苦，其人戏滴酒口中，其面赤色，以物食之亦能食，食多则觉膊内肉胀起。有善医者教以历试诸药，金石草木之类悉试之无苦，至贝母，疮乃聚眉闭口，其人喜曰：此药可治也。因以小帛筒毁其口，数日成痂遂愈，然不知何疾也。贝母中有独颗团，不作两片无皱者，误服令人筋脉永不收。

芍药稍有金、木二芍不同，然救病止宜用金芍。金芍色白多脂，木芍色紫多脉。

茯苓捣令细，于水盆中搅令独浮者，去之，是茯苓筋，若误服之，令人眼中瞳子并①黑睛点小，兼盲目，甚忌之。

白芷，凡采得后，勿用四条作一处生者，此名丧公藤，兼勿用马兰，并不入药。

牛膝忌牛肉。

天门冬忌鲤鱼。

甘草、桔梗忌猪肉。

---

① 并：原作"白"据《雷公炮炙论·茯苓》改。

香附、知母、菖蒲皆忌铁。

甘草忌食菘菜，食之令人病永不除。

山药勿用平田生二二纪者，或经十纪者。山中生、皮赤、四面有髭生者妙。

川芎大块圆辏，色白不油，嚼之微辛甘者佳。

木香形如枯骨油重者良。行中下二焦气，须用槟榔为使。

山栀子小而七棱者佳。长大者亦可用，但无力耳。

天南星无疑，但市人多以由跋小者似南星，殊不知南星素柔腻肌细，炮之易裂，差可辨尔。

滑石白者佳，余色杀人。

天花粉即瓜蒌根，必以人乳汁蒸，竹沥晒过，能去上焦痰热渴，又能止嗽润肺。

秘方

久嗽不已，加百部为主则已。

久泻不已，加破故纸、肉果、山药则止。

久汗不出，加青皮、紫苏则出。

久患血证，血不归元，及久服药无效者，以川芎为君则效，或服芎归汤。

久患气证，气不归元，及久服药无效者，以破故纸为君则效，或服安肾丸。

芎归汤

川芎一钱二分　当归一钱

水二盏，姜三片，枣一枚。中满者不加枣，煎至七分，食前热服。

安肾丸

破故纸　怀香子　乳香要真者，不得真者则不如不用，以没药代之上为末，炼蜜为丸，空心，白汤送下四十丸，或以煎药吞之最妙。

肝气不达，用青皮以疏通肝气。

身热不退，加黄芩即退，或兼柴胡。

遗精不止。

山药四两　乌药二两　益智仁一两半

上为末，蜜和丸，空心，白汤下四十丸。脾经湿热，脾精不收，加苍术；肾经湿热，肾精不收，加黄柏。

败脓不去，加白芷则去。

经络不通，元脉不接，孔窍不疏，加木通以达之。

肾火不除，无根之火加玄参以除之。

火妄动，夏日加滑石、甘草重坠之物以镇之，益元散亦好。

益元散

滑石六两　甘草半两，原方一两今减去一半

上为末，每服二①匙，白汤调下。

水胀不除，用香薷则除。盖香薷治水，有彻上彻下之功。

疟疾久者，须加白豆蔻，以寒药佐之。盖白豆蔻能消能磨，流行三焦，补上焦元气，馨香之气味上行胃气而疾自愈矣。

吐血大作，无可奈何，究其源②，有实火则以大黄下，从大肠去。盖果是正气虚而全无邪，则当不吐衄。

治心漏方　胸前有孔，常出血水，谓之心漏，此病医书少载，人多不知。又能去腰痛。

---

① 二：万历本作"三"。
② 源：原作"还"，据万历本改。

嫩鹿茸去毛，酥炙微黄　附子炮，去皮脐　盐花

上三味，等分为末，枣子肉为丸，每服三十丸，空心酒服。

治悬痈方　此疮在谷道、外肾之间，医书不载，人所罕知。初发甚小状，如松子，渐大如莲实。治医若迟，则破，大小便皆从此出，不可治矣，服此有效。

横文大甘草截长三寸

上用山涧东流水，河水不中用，以甘草蘸涧水文武火慢炙之，不可性急，炙至表里湿润透彻，每一两用无灰酒二碗煮半碗，温服，一日一服，至消尽为度。

半夏丸　治痰盛中恶欲吐。

半夏一味切破，香油炒黄

上为末，曲糊为丸，如梧桐子大，每服十丸至三十丸，姜汤送下，量痰轻重，加减用之。

治火眼方。

腊月羖羊胆一枚

以蜂蜜灌满挂阴干，用时取一粒，瓷盏内水化开①点之。

枳术丸用白术，须以紫苏、薄荷、黄芩、肉桂汤煮过。东垣加陈皮，名橘皮枳术丸；加橘、半，名橘半枳术丸；加曲蘖名曲蘖枳术丸。

二陈汤加枳壳、桔梗，名枳桔二陈汤，开胸膈去痰更效。加芩、连名芩连二陈汤，降热痰更妙。

补阴丸方

黄柏三两，酒炒褐色　天门冬去心，二两　牛膝去芦，二两　杜仲

---

①　开：原作"内间"，据万历本改。

去粗皮，炒断丝，三两　　菖蒲一两五钱　山药四两　麦门冬去心，三①两
知母去毛，酒炒，二两

加甘草少许，冬月加干姜少许。

上为末，天门冬炼膏为丸，淡盐汤下四十丸。

十全补阴丸

人参半两　甘草四钱　破故纸一两　桂二钱　山栀四钱　麦门冬
一两，去心　黄芩五钱　当归八钱　白术三钱　苦参二钱　菖蒲五钱
酸枣仁②三钱，去核③　牛膝一两，去芦　山茱萸八钱，去核　败龟板
五钱，酥炙　五味子三钱　川芎三钱　陈皮七钱　麋鹿角三钱

上为末，炼蜜丸梧子大，淡盐汤送下。或加茴香、干姜。

人参汤　治吐血咯血。

新罗人参慢火煎服。人参又能益血。此方说见劳瘵类，劳瘵治例
之下。

桂枝酒　治打扑伤坠，瘀血溷闷，身体疼痛。

辣桂

上为末，每二钱，温酒下。或末有药，仓卒且用米醋一小盏，
亦散瘀血。

白术散　治脾胃虚弱。

白术八分　莲肉一钱　黄芩二分　山药八分　神曲一钱　陈皮一
钱　甘草二分

上为末，白汤调下二匙，或加菖蒲、苍术，主山岚瘴气。

加减参苓白术散　补脾胃进饮食。

---

① 三：万历本作"二"。
② 仁：原无，据万历本补。
③ 去核：万历本无此二字。

白术三钱　茯苓三钱　山药二①两　甘草一钱　薏苡仁二两　白扁豆七钱　陈皮七钱　麦门冬八钱，去心

上为末，每服二匙，食前白汤调下。一方加菖蒲。

加减二陈汤　能治痰、火、气三者。

陈皮一钱　苍术八分　茯苓一钱　甘草二分　白术四分　枳壳七分　枳实三分　桔梗五钱　紫苏三分　薄荷三②分　香附七分　菖蒲一钱　荆芥六分　木通四分　川芎一钱　麦门冬五分

上用水二盏，姜三片，煎至八分服。随病加减药味。

柔金丸　治脾与大肠，为最解五脏结气，补少阴经血。

用山栀子去皮炒焦黑为末，面糊为丸。

山精丸

用苍术米泔浸为末，面糊为丸，或神曲糊为丸。

青金丸　治肺火降痰。

用黄芩半枯半实，炒黑色，天门冬膏为丸。

调胃妙方。

日间常用小茴香最妙。脾肾俱虚，破故纸、肉果妙，粳米尤妙。脾气虽强而肾气不足，故饮食下咽而六腑为之餐泄也。脾肾之气交通，则水谷自然克化。

降火妙方。

用黄芩、川芎，芎能调血，心血一调，其热自退，心平则血不妄行。

降火滋阴妙方。

---

① 二：万历本、崇祯本均作"一"。
② 三：万历本、崇祯本均作"二"。

故纸、山栀，清晨吞下。一升一提，其气归脐；一降一咽，水火相见。天与地隔八万四千里，人心与肾隔八寸四分，黄庭界于二者之间。

膏子药 补阴虚。

天门冬去心，二两　麦门冬去心，一两半　黄柏蜜炙，二两　知母一两半　当归身一两　白芍药一两　白术八钱　菖蒲一两半　甘草半两

大约药一两，用水二大碗，煎至一碗，去楂，再熬成膏，食前白汤调下二匙。中满者去甘草。

浸酒方 熬膏亦用。

黄柏一两　牛膝一两　当归一两二钱　玄参一两　沙参一两　白芍一两　山药二两　蜜一两　甘草三①钱　山栀子一两　天门冬②一两　麦门冬③一两半　黄芩一两　天花粉一两　绿豆二两

用好酒、烧酒浸皆可。或加白术。

散郁汤

茯苓一钱　苍术八分　陈皮一钱　甘草二分　白芍药八分　川芎八分　枳壳七分　香附七分　山栀子八分

水二钟，姜三片，煎七分，食前热服，随病加减。

法曰：郁则胃热。郁散则上焦行，下脘通，水谷之阴自滋沛，身中之阴气自生矣，何阳盛而阴衰乎！何阴虚生内热乎！阴气不复，加沙参、山栀、黄柏一二贴后，加白术、当归，久服用阴虚生内热方。

阴虚生内热方。

① 三：万历本作"二"。
② 冬：原无，据万历本补。
③ 冬：原无，据万历本补。

当归八分　白芍煨锉，或酒浸、姜汁浸。六分　川芎八分　白术七分　苍术八分　黄柏三分　陈皮八分　玄参五分　甘草二分　沙参七分　麦门冬七分，夏月多用　天花粉用六分，治痰热渴　栀子热者用①，炒焦用，六分

或以山药代参、术。

水二钟，姜三片，煎至七分，食前热服。久服去川芎，冬月加破故纸。此方与下阴分生阳汤义相发明。

阴分生阳汤　此方与上阴虚生内热方相为表里。

白术七分　白芍制，同前六分　当归一钱　甘草二分　苍术五分　陈皮八分

或加参、苓，或以山药代参、苓，姜枣煎服，入蜜亦可。加肉果、破故纸亦可，冬日尤宜用故纸。盖以三焦者，乃下焦元气生发之根蒂也。

升阳益胃养荣汤　可常服，正平人用的。

当归全用，随参、术大能补血，一钱　白芍炒，随白术大能理脾，八分　人参七分　山栀子炒，八分　甘草如食荙菜，以蜜代之，五分　木通五分，以渐而退　白术五分

水二盏，姜三片，带皮米一撮，枣二枚，食前热服。

苍术、山栀大能除郁，因食冷物郁火于脾胃者，故属脾。脾者土也，热伏地中，此病多因血虚而得之也。又有胃虚过食冷物，郁遏阳气于脾土之中，并宜服之。

肉果、补骨脂二物，冬月可服。

---

①　用：万历本无此字。

八物汤

白术七分　白芍五分　山药一钱　山茱萸七分　牡丹皮七分　当归一钱　杜仲八分　五味四分

水二钟，姜带皮三片，枣二枚，煎七分，食前热服。加远志、小草、麦门冬、生地黄、牛膝。

八味丸

白芍七钱　黄柏六钱　当归一两二钱　山药三两五钱　山茱萸八钱牡丹皮八钱　五味子五钱　杜仲一两

上为末，炼蜜丸如梧桐子大，加远志小草、麦门冬、生地黄、牛膝。其生地黄、牛膝另用酒浸，捣为膏，入药。

疥疮方。

用花椒、硫黄为末，以槟榔一个，用香油摩搽之，一扫光神效。

《医略》一书，乃予师新添①。周汝鸣先生旧日所言，而予私或杂记者，中间皆切实理到之言，人所当共理会，因附于此。若夫先生之全书与其独得之妙，则既非浅陋所能窥，亦非草率所能悉记录也。方广谨识！

医指一百一十六　新增

附：古庵方氏赋

窃谓：医虽小道，乃寄死生。最要变通，不宜固执。

明药脉病治之理，<small>药性、脉诀、病机、治法。</small>悉望闻问切之情。

---

① 添：原作"淦"，据万历本改。

望色、闻声、问故①、切脉。

药推寒热温凉平和之气，辛甘淡苦酸咸之味，升降浮沉之性，宣通泻补之能；脉究浮沉迟数滑涩之形，表里寒热实虚之应，阿阿嫩柳之和，弦钩毛石之顺。

药用君臣佐使，主病之谓君最多，辅君之谓臣次之，应臣之谓佐使又其次之。脉分老幼瘦肥。老人脉濡，小儿脉数，瘦者脉大，肥者脉细。

药乃天地之精，药宜切病；药不泛用则切病矣。脉者气血之表，脉贵有神。脉中有力谓有神也。

病有外感内伤，风寒暑湿燥火之机；治用宣通泻补，滑涩湿燥重轻之剂。

外感异乎内伤，外感乃有余之症，内伤乃不足之症。寒证不同热证。伤寒直中之邪为寒，伤寒传经之邪为热。

外感宜泻而内伤宜补，寒证可温而热证可清。

补泻得宜须臾病愈，温清失度顷刻人亡。

外感风寒宜分经而解散外感风寒传变不一，宜分经络解散方可，内伤饮食可调胃以消溶内伤饮食只在一处，不过调胃消导而已。

胃阳主气司纳受，阳常有余；脾阴主血司运化，阴常不足。

胃乃六腑之本，能纳受水谷方可化气液。脾为五脏之源。能运化气液方可充荣卫。

胃气弱则百病生，脾阴足而万邪息。

调理胃脾为医中之王道，节戒饮食乃却病之良方。

病多寒冷郁气，气郁发热寒谓风寒外感，昼夜发热；冷谓生冷内伤，

---

① 故：万历本作"病"。

午后发热；或出七情动火，火动生痰。有因行藏动静以伤暑邪，或是出入雨水而中湿气。亦有饮食失调而生湿热，倘或房劳过度以动相火。以上六条言病机①。

制伏相火要滋养其真阴以下六条言治法，祛除湿热须燥补其脾胃。外湿宜表散，内湿宜淡渗；阳暑可清热，阴暑可散寒。寻火寻痰分多分少而治，究表究里或汗或下而施。是风寒则汗之，谓温散也；是生冷则下之，谓温利也。

痰因火动，治火为先；火因气生，理气为本。

治火轻者可降，重者从其性而升消；理气微则宜调，甚则究其源而发散。

实火可泻，或泻表而或泻里指外感也；虚火宜补，或补阴而或补阳指内伤也。

暴病之谓火，怪病之谓痰。

寒热湿燥风，五痰有异，温清燥润散，五治不同。寒痰温之，热痰清之，湿痰燥之，燥痰润之，风痰散之。

有因火而生痰，有因痰而生火；或郁久而成病，或病久而成郁。

金木水火土，五郁当分；泄折达发夺，五法宜审。金郁泄之，水郁折之，木郁达之，火郁发之，土郁夺之。

郁则生火生痰而成病；病则耗气耗血以致虚。

病有微甚，治有逆从。微则逆治以寒药治热，以热药治寒，甚则从攻以寒药治热，佐以热药；以热药治寒，佐以寒药。

病有本标，急则治标，缓则治本；法分攻补，虚而用补，实

---

① 机：原无，据崇祯本补。

而用攻。

少壮新邪，专攻是则；老衰久病，兼补为规。

久病兼补虚而兼解郁，陈癥或荡涤而或消溶。

积在胃肠，可下而愈；块居经络，宜消而痊。

女人气滞于血，宜开血而行气；男子阳多乎阴，可补阴以配阳。

苁蓉、山药，男子之佳珍_{补阴故也}；香附、缩砂，女人之至宝_{补气故也}。

气病、血病，二者宜分；阳虚、阴虚，两般勿紊。

阳虚气病，昼重而夜轻_{自子至巳为昼}；血病阴虚，昼轻而夜重_{自午至亥为夜}。

阳虚生寒，寒生湿，湿生热_{阳为气，为真火}；阴虚生火，火生燥，燥生风_{阴为血，为真水}。

阳盛阴虚则生火，火逼血而错经妄行；阴盛阳虚则生寒，寒滞气而周身浮肿。

阳虚畏外寒_{阳气虚不能卫外，故畏外寒}，阴虚生内热_{阴血虚不能配气，故生内热}。

补阳补气用甘温之品，滋阴滋血以苦寒之流。

调气贵用辛凉_{气属阳，无形者也，气郁则发热，故宜用辛凉药以散之}，和血必须辛热_{血属阴，有形者也，血积则作痛，故宜用辛热之药以开之}。

阳气为阴血之引导，阴血乃阳气之依归。

阳虚补阳而阴虚滋阴，气病调气而血病和血。

阴阳两虚，惟补其阳，阳生而阴长；气血俱病，只调其气，气行而血随。

藏冰发冰以节阳气之燔，滋水养水以制心火之亢。

火降水升斯人无病，阴平阳秘我体长春。

小儿纯阳而无阴，老者多气而少血。

肥人气虚有痰，宜豁痰而补气；瘦者血虚有火，可泻火以滋阴。

膏粱无厌发痈疽，热燥所使；淡薄不堪生肿胀，寒湿而然。

北地耸高，宜清热而润燥；南方洿下，可散湿以温寒。

病机既明，用药勿忒。

麻黄汤发腊月寒伤荣，桂枝汤散冬天风伤卫。

九味羌活汤发三时之表_{三时伤寒，春夏秋也}，六神通解散理晚发之邪_{三月天行谓之晚发}。

香苏散、十神汤、参苏饮发表调中_{平和之药，外感内伤兼治}，葛根汤、解肌汤、小柴胡和解半表。

大柴胡、三承气攻热邪传里，理中汤、四逆汤散寒中阴经。_{以上治外感。}

补中益气汤治饱饥劳役，升阳顺气汤疗怒恐忧思，调中益气汤调胃脾失协，参术调中汤治脾肺俱伤，升阳散火汤升散热邪_{凡言热者，指外热也}，升阳益胃汤分消湿气。_{以上治内伤。}

和解散、金沸草散治时行寒疫，神术散、定风饼子疗暴中风邪。

人参败毒散、升麻葛根汤解温疫而身热，阳毒升麻汤、雄黄解毒丸散天行而咽疼。

宣明双解散主温热始终之要药，藿香正气散治暑湿内外之良方。

香薷饮、清暑益气汤、人参白虎汤、益原散、缩脾饮能驱实虚暑气，平胃散、羌活胜湿汤、升阳除湿汤、五苓散、术附汤善解外内湿邪。

生料五积散解湿温寒_{治表里之寒湿}，防风通圣散清热润燥_{治表里之热燥}。

搜风顺气丸、神芎丸润大肠燥症，黄连解毒汤、三黄丸泻三焦火邪。_{凡言火者，指内火也。}

当归六黄汤泻火滋阴，防风当归饮补虚退热。

舟车丸、三花神佑丸能除湿热_{湿则生热}，秦艽汤、羌活愈风汤善解燥风_{燥则生风}。

胃苓汤主伤暑泄泻腹疼，柴苓汤治伤寒泄泻身热。

桂苓白术散疗霍乱而口发渴，加减理中汤治吐泻而咽不干。

苍术汤、胃风汤治湿伤气分，白痢便脓；地黄汤、芍药汤主热伤血分，赤痢下血。

万安散、七宝饮治疟，无汗而寒多热少；清脾饮、六和汤疗疟，有汗而寒少热多。

华盖散、五拗汤主喘嗽因寒外袭；洗肺散、贝母散治咳嗽由火内生。以上发表和中，以治风寒暑湿燥火。

白虎汤泻胃火有余，八珍汤补脾阴不足。

白术和胃丸能养胃脾，宽中进食丸善滋形气。

治中汤、枳术丸、和中丸、大安丸、保和丸健脾消食，香壳丸、香棱丸、积气丹、妙功丸、消块丸破积除癥。

木香枳壳丸疗食停久发黄，神妙列仙散治酒积陈成疸。

木香枳术丸、化滞汤调气进食，七转灵应丹、万应丸取积追虫。

丁香脾积丸、妙应丸治心腹诸疼，大黄备急丸、三阳散主卒暴百病。

三棱消积丸治新伤生冷硬物内用巴豆，木香槟榔丸疗久患气食痞膨内用大黄。

巴豆斩关，去时新之冷积可仗；大黄破结，推陈久之热癥宜遵。

气病宜调气，用木香、槟榔、香附、枳壳；血病宜和血，以川芎、当归、桃仁、红花。

越鞠丸、木香流气饮，开郁气之无形；蟠葱散、撞气阿魏丸，破积血之有质。

神砂一粒丹疗气郁而为心疼，神圣代针散治血积而作疝气。

独活寄生汤开气血结滞在腰，当归拈痛汤散湿热沉凝于足。

控涎丹、小胃丹治湿热流注四肢作疼，金枣丹、虚骨散疗气血怫郁遍体为病。以上调胃消食，并治气血湿热郁积。

二陈汤以豁痰，三补丸而泻火。

六君汤豁痰补气调胃，六物汤降火补血滋阴四物汤加黄柏、知母是也。

当归龙会丸善降阴火，兼治胁痛；人参养胃汤能开结痰，并疗久疟。

太平丸、消化丸治痰嗽有功，左金丸、香连丸除热疼必效。

洗心散、洗肝散泻心肝之火，滚痰丸、化痰丸蠲热燥之痰。

四七汤、黑锡丹开痰结心胸，清空膏、凉膈散除火升头膈。

石膏羌活散祛风明目，川芎石膏汤泻火定眩。

川芎茶调散治风热上攻头目，葛花解醒汤疗湿痰中满胃肠。

龙脑鸡苏丸除肺心虚烦，人参泻肺汤散胸膈实火。

犀角地黄汤、桃仁承气汤、茯苓补心汤、阿胶丸、小建中汤治火载血而上出，当归承气汤、瑞竹浦黄散、当归和血散、聚金丸、伏龙肝散疗阳逼阴而下行。

红花当归散、千金桃仁煎、六合汤理经脉不通，凉血地黄汤、解毒四物汤、胶艾汤治崩漏不止。

金匮当归散清热安胎而易产，丹溪天麻丸活血保产而无惊。

女金丹、乌鸡丸调气血，令老妇妊娠；天一丸、连翘饮泻火湿，主小儿百病。

醒脾散、玉饼子、肥儿丸、香棱丸治婴孩脾气不足而致疾，泻青丸、夺命散、抱龙丸、槟榔丸疗童稚肝邪有余而生灾。

金箔镇心丸、金箔镇心丹安神定惊，五福化毒丹、犀角消毒饮清热解毒。

异攻散补痘疮之虚寒，通圣散泻斑疹之实热。

内疏黄连汤、千金漏芦汤主阳痈肿掀向外，内托复前煎散、渊然夺命丹治阴疽毒蕴于中。

立马回疗丹、万灵夺命丹疗疔疮而有殊功，神效太乙膏、散肿溃坚汤治瘰疬而收实效。

紫金丹治药食众毒兼痈疽疔肿主解利，如圣散疗风湿诸邪及瘫痪痛风主发散。

香壳丸、芎归丸疗痔而清热凉血，槐角丸、乌玉丸治漏而散湿补虚。

清心莲子饮、八正散治小便淋浊，有虚实之分；导滞通幽汤、三和散疗大肠燥结，有血气之异。

海藏五饮汤散五等之饮，开结枳实丸消诸般之痰。

导痰汤、三生丸豁痰疏风，千缗汤、四磨汤下气定喘。

苏子降气汤消痰利气，三因七气汤解郁开心。

瓜蒂散、稀涎散、四灵散吐涎而祛风，苏青丹、星香汤、涤痰汤豁痰而顺气。

苏合香丸、乌药顺气散、匀气散善开结气，小省风汤、青州白丸子、搜风丸能散风痰。

牛黄清心丸治诸痰热而类风，诸小续命汤疗真中风而在脉。

三化汤主风入腑，推陈润燥；至宝丹治邪入脏，散热消风。

龙星丹疏风清热豁痰，愈风丹润燥祛风泻火。

接骨丹、续命丹治风痰充塞经络而为瘫痪。

清燥汤、健步丸疗湿热熏蒸筋骨而成痿疲。

南星治风痰，苍术治湿痰，天花粉治热痰，海石治燥痰，半夏治寒痰。

柴胡泻肝火，黄连泻心火，白芍药泻脾火，黄芩泻肺火，黄柏泻肾火。

天门、麦门、知母、石膏、竹茹、童便、玄明粉、上清丸能散虚火，荆沥、竹沥、贝母、瓜蒌、韭汁、姜汁、霞天膏、二沥汤善开虚痰。

气虚加以四君，血虚加以四物。以上治痰火气风。

四君补气并益脾，四物补血兼滋肾。

八物汤、十全大补汤补气血两虚，固本丸、古菴心肾丸滋心肾不足。

钱氏白术散、参苓白术散、竹叶石膏汤补脾胃诸虚，丹溪补阴丸、金匮肾气丸、三一肾气丸滋真阴久损。

崔氏八味丸补阴与阳，天王补心丹宁神定志。

朱砂安神丸凉血清心，八味定志丸补虚开窍。

茯菟丸、萆薢分清饮除浊止淋，固精丸、固真太宝丸秘精收脱。

保和汤、知母茯苓汤、黄芪鳖甲汤止嗽宁肺，保真汤、十味人参散、人参养荣汤除热补虚。

一秤金、七仙丹乌发驻颜，琼玉膏、固本酒延年益寿。以上补气血脏腑。

以①方加减存乎人，要审病而合宜；用药补泻在于味，须随时而换气。

奇偶复七方须知七方者，奇、偶、复、大、小、缓、急也，初中末三治要察初则发攻，中则调和，末则收补。

寒因热用，热因寒用，通因通用，塞因塞用。通因通用者，通其积滞而下焦自然闭涩②也。

高者抑之，下者举之，外者发之，内者夺之。塞因塞用者，塞其下流，而上焦自然开豁也。

寒则坚凝，热则开行；风能胜湿，湿能润燥。

辛能散结，甘能缓中，淡则利窍；苦以泄逆，酸以收耗，咸以软坚。

升降浮沉则顺之谓顺其升降浮沉之性也，寒热温凉宜逆也谓以寒治热，以热治寒也。

病有浅深，治有难易。

初感风寒，乍伤饮食，一药可愈；旧存痃癖，久患虚劳，万方难瘳。

---

① 以：万历本作"依"，义胜。
② 涩：万历本、崇祯本均作"密"。

履霜之疾亟疗，无妄之药勿试。

病若挟虚，宜半攻而半补；医称多术，或用灸而用针。

针有劫病之功，灸获回生之验。

针能去气病而作痛，灸则消血癥以成形。

脏寒虚夺者，治以灸焫；脉病挛痹者，疗以针刺。

血实蓄结肿热者，宜从砭石；气滞痿厥寒热者，当仿导引。

经络不通，病生于不仁者，须觅醪醴；血气凝泣，病生于筋脉者，可行熨药。

病慓悍者，按而收之谓按摩也；干霍乱者，刮而行之谓刮沙也。

医业十三科，宜精一派；病情千万变，仔细推评。

姑撮碎言以陈管见，后之学者庶达迷津。

【附诸方】

麻黄汤见伤寒

桂枝汤见伤寒

九味羌活汤见伤寒

六神通解散见伤寒

香苏饮见伤寒

十神汤见伤寒

参苏饮见伤寒

葛根汤见伤寒

解肌汤见伤寒

小柴胡汤见伤寒

大柴胡汤见伤寒

调胃承气汤见伤寒

小承气汤见伤寒

大承气汤_{见伤寒}

理中汤_{见中寒}

四逆汤_{见中寒}

补中益气汤_{见内伤}

升阳顺气汤_{见诸气}

调中益气汤_{见调胃}

参术调中汤_{见内伤}

升阳散火汤_{见火类}

升阳益胃汤_{见内伤}

和解散_{见伤寒}

金沸草散_{见伤风}

神术散_{见伤风}

定风饼子_{见伤风}

人参败毒散_{见伤风}

升麻葛根汤_{见伤寒}

阳毒升麻汤_{见斑疹}

雄黄解毒丸_{见喉痹}

宣明双解散_{见伤寒}

藿香正气散_{见伤寒}

香薷饮_{见中暑}

清暑益气汤_{见中暑}

人参白虎汤_{见中暑}

益原散_{见中暑}

缩脾饮_{见中暑}

平胃散_{见中湿}

羌活胜湿汤_{见中湿}

升阳除湿汤_{见中湿}

五苓散_{见伤寒}

术附汤_{见中湿}

生料五积散_{见中寒}

防风通圣散_{见中风}

搜风顺气丸_{见中风}

神芎丸_{见中湿}

黄连解毒汤_{见伤寒}

三黄丸_{见火类}

当归六黄汤_{见盗汗}

防风当归饮子_{见火类}

舟车丸_{见中湿}

三花神佑丸_{见中湿}

大秦艽汤_{见中风}

羌活愈风汤_{见中风}

胃苓汤_{见泄泻}

柴苓汤_{见伤寒}

桂苓白术散_{见中暑}

加减理中汤_{见霍乱}

苍术汤_{见痢疾}

胃风汤_{见痢疾}

地黄汤_{见痢疾}

芍药汤_{见痢疾}

万安散_{见疟类}

七宝饮见疟类

清脾饮见疟类

六和汤见疟类

华盖散见咳嗽

五拗汤见咳嗽

洗肺散见咳嗽

贝母散见咳嗽

白虎汤见伤寒

八珍汤见调胃

白术和胃丸见调胃

宽中进食丸见调胃

治中汤见调胃

枳术丸见痞类

大安丸见伤食

和中丸见调胃

保和丸见积聚

消化香壳丸见伤食

香棱丸见积聚

积气丹见积聚

妙功丸见积聚

消块丸见积聚

木香枳壳丸见积聚

神妙列仙散见伤食

木香枳术丸见诸气

木香化滞汤见诸气

七转灵应丹_{见积聚}

万应丸_{见积聚}

丁香脾积丸_{见腹痛}

妙应丸

大黄备急丸_{见伤食}

三阳散

三棱消积丸_{见伤食}

木香槟榔丸_{见鼓胀}

越鞠丸_{见六郁}

木香流气饮_{见诸气}

蟠葱散_{见诸气}

撞气阿魏丸_{见诸气}

神砂一粒丹_{见疝痛}

神圣代针散_{见疝痛}

独活寄生汤_{见腰痛}

当归拈痛汤_{见脚气}

控涎丹_{见痛风}

小胃丹_{见痰类}

金枣丹_{见痛风}

虎骨散_{见痛风}

二陈汤_{见痰类}

三补丸_{见补损}

六君子汤_{见调胃}

六物汤_{见劳瘵}

当归龙会丸_{见胁痛}

人参养胃汤见伤寒

太平丸见劳瘵

消化丸见劳瘵

左金丸见火类

香连丸见痢疾

洗心散见火类

洗肝散见眼目

滚痰丸见痰类

化痰丸见痰类

四七汤见痰类

黑锡丹见痰类

清空膏见头痛

凉膈散见伤寒

石膏羌活散见眼目

川芎石膏汤见中风

川芎茶调散见伤风

葛花解醒汤见伤食

龙脑鸡苏丸见火类

人参泻肺汤见火类

犀角地黄汤见吐血

桃仁承气汤见吐血

茯苓补心汤见咳血

阿胶丸见吐血

小建中汤见吐血

当归承气汤见溺血

瑞竹蒲黄散见溺血

当归和血散见下血

聚金丸见下血

伏龙肝散见下血

红花当归散见经病

千金桃仁煎见经病

六合汤见经病

凉血地黄汤见崩漏

解毒四物汤见崩漏

胶艾汤见崩漏

金匮当归散见产前

丹溪天麻丸见产前

女金丹见子嗣

乌鸡丸见子嗣

天一丸见小儿

连翘饮见小儿

醒脾散见小儿

玉饼子见小儿

肥儿丸见小儿

香棱丸见小儿

泻青丸见小儿

夺命散见小儿

抱龙丸见小儿

槟榔丸见小儿

金箔镇心丸见小儿

金箔镇心丹见小儿

五福化毒丹见小儿

犀角消毒饮见小儿

异功散见痘疮

通圣散见斑疹

内疏黄连汤见痈疽

千金漏芦汤见痈疽

内托复煎散见痈疽

渊然夺命丹见痈疽

立马回疔丹见疔疬

万灵夺命丹见疔疬

神效太乙膏见疔疬

散肿溃坚汤见疔疬

紫金丹见救急

如圣丹见中风

香壳丸见痔疮

芎归丸见痔疮

加味槐角丸见漏疮

乌玉丸见漏疮

清心莲子饮见淋类

八正散见淋类

导滞通幽汤见燥结

三和散见燥结

海藏五饮汤见痰类

开结枳实丸见痰类

导痰汤见痰类

三生丸见中风

千缗汤见痰类

四磨汤见喘类

苏子降气汤见痰类

三因七气汤见诸气

瓜蒂散见伤寒

稀涎散见中风

四灵散见吐法

苏青丹见中风

星香汤见中风

涤痰汤见中风

苏合香丸见中风

乌药顺气散见中风

匀气散见中风

小省风汤见中风

青州白丸子见中风

搜风丸见中风

牛黄清心丸见中风

小续命丹见中风

三化汤见中风

至宝丹见中见

龙星丹见中风

愈风丹见中风

换骨丹见中风

续命丹见中风

清燥汤见痰类

健步丸见痿类

玄明粉见火类

上清丸见风热

霞天膏见倒仓

二①沥汤

四君子汤见补损

四物汤见补损

八物汤见补损

十全大补汤见补损

人参固本丸见补损

古菴心肾丸见补损

钱氏白术散见伤寒

参苓白术散见调胃②

竹叶石膏汤见补损

丹溪补阴丸见补损

金匮肾气丸③见补损

三一肾气丸见补损

崔氏八味丸见补损

茯菟丸见赤白浊

萆薢分清饮见赤白浊

---

① 二：万历本、崇祯本均作"竹"。
② 调胃：万历本作"补损"。
③ 丸：万历本作"汤"。

固精丸_{见梦遗}

固真大宝丸

保和汤_{见劳瘵}

知母茯苓汤_{见肺痿}

黄芪鳖甲汤_{见劳瘵}

保真汤_{见劳瘵}

十味人参散

人参养荣汤

一秤金_{见乌髭}

七仙丹_{见乌髭}

琼玉膏_{见驻颜}

固本酒_{见驻颜}

广既类集此书，以为医道玄奥高深，苟非指引门路，何由而升堂入室哉！于是不揣疏庸，辄将平生管见及采各证良方为赋一篇，纲目悉具，名曰《医指》，盖欲初学先熟乎此，而入医不难矣。吁！知我者，其惟此赋乎！罪我者，其惟此赋乎！《药鉴》《医指》二书，别有全本，在广家。

附　　录

故丹溪先生朱公石表辞

丹溪先生既卒，宗属失其所倚藉，井邑①失其所依凭，嗜学之士失其所承事②，莫不彷徨遥慕，至于洒涕。濂闻之，中心尤摧，咽不自胜。盖自加布于首③，辄相亲于几杖④间，订义质疑，而求古人精神心术之所寓，先生不以濂为不肖，以忘年交遇之，必极言而无所隐，故知先生之深者，无逾于濂也。方欲聚厥事行，为书以传来世，而先生之子玉汝、从子⑤嗣泹，忽踖⑥濂门，以先生从弟⑦无忌所为状，请为表以勒⑧诸墓上，濂何敢辞。

先生讳震亨，字彦修，姓朱氏。其先出于汉槐里令云之后，居平陵，至晋永兴中，临海太守泛，始迁今婺之义乌。子孙蝉联，多发闻于世，郡志家乘载之为详。当宋之季，有东堂府君者，讳

---

① 井邑：故里。

② 承事：治事，受事。《左传·成公十二年》："百官承事，朝而不夕。"

③ 加布于首：古代男子二十岁行加冠之礼。《仪礼》："某将加布于某之首。"这里宋濂指自己二十岁时。

④ 相亲于几杖间：这里是指宋濂与丹溪间的友谊甚深，交往十分亲近。相亲：互相亲爱，相亲近。几杖：坐几和手杖，皆老者所用，古常用为敬老者之物，亦用以借指老人。

⑤ 从子：侄子。

⑥ 踖（jí吉）：后脚紧跟着前脚。

⑦ 从弟：堂弟。

⑧ 勒：雕刻。《礼·月令》："孟冬，命工师效功，物勒工名，以考其诚。"

良祐，懿①然君子人也，盖以六经为教，以弘其宗，府君生某，某生迪功郎②桂，迪功生乡贡进士环，先生之大父③也。父讳元，母某氏。先生受资爽朗，读书即了大义，为声律之赋，刻烛而成，长老咸器之，已而弃去，尚侠气，不肯出人下，乡之右族④咸陵⑤之，必风怒电激求直于有司⑥，上下摇手相戒，莫或轻犯。时乡先生文懿许公，讲道东阳八华山中，公上承考亭⑦朱子四传之学，授受分明，契证真切，担簦⑧而从之者，亡虑数百人，先生叹曰：丈夫所学，不务闻道，而唯侠是尚，不亦惑乎？乃抠衣⑨往事焉。先生之年，盖已三十六矣。公为开明天命人心之秘，内圣外王之微，先生闻之，自悔昔之沉冥颠隮⑩，汗下如雨，由是日有所悟，心扃融廓，体肤如觉增长，每宵挟册坐至四鼓，潜验默察，必欲见诸实践，抑其疏豪，归于粹夷⑪，理欲之关，诚伪之限，严辨确守，

---

① 懿：美德。《诗·大雅·庶民》："好是懿德。"

② 迪功郎：古代官名，始于宋。《宋史·职官志八》："迪功郎……为从九品。"

③ 大父：祖父。

④ 右族：豪门大族。唐·白居易《和州刺史吴郡张公神道碑铭序》："或以人物著，或以闾阀称，迄今为江南右族。"

⑤ 陵：古同"凌"，侵犯，欺侮。《礼记》："在上位，不陵下。"

⑥ 有司：官吏。古代设官分职，各有专司，故称。

⑦ 考亭：在今福建建阳西南。相传五代南唐时黄子稜筑，以望其父（考）墓，因名望考亭，简称考亭。南宋理学家朱熹晚年居住与讲学于此，建竹林精舍，后改名沧洲精舍。宋理宗为了崇祀朱熹，于淳祐四年（1244）赐名考亭书院。此后因以"考亭"称朱熹，称其学派为"考亭学派"。

⑧ 担簦（dēng 登）：谓奔走，跋涉。

⑨ 抠衣：提起衣服前襟。古人迎趋时的动作，表示恭敬。

⑩ 沉冥颠隮（jī 济）：沉冥，沉沦；颠隮，衰败、困顿、坠落。

⑪ 粹夷：纯洁平和。

不以一毫苟且自恕。如是者数年，而其学坚定矣。岁当宾兴①，先生应书秋闱②，幸沾一命，以验其所施，再往，再不利，复叹曰：不仕固无义，然得失则有命焉。苟推一家之政，以达于乡党州间③，宁非仕④乎？先是，府君置祭田三十余亩，合为一区，嗣人⑤递司穑事⑥，以陈时荐。然有恒祭而无恒所，先生乃即适意亭遗址，建祠堂若干楹⑦，以奉先世神主，岁时行事，复考朱子家礼，而损益其仪文，少长咸在，执事有恪，深衣大带，以序就列，宴私洽比⑧，不愆于礼。适意亭者，府君所造，以延徐文清公之地，先生弗忍其废，改创祠堂之南，俾诸子姓肄习⑨其中。包银⑩之令下，州县承之，急如星火，一里之间，不下数十姓，民莫敢与辨。先生所居里，仅上富氓二人。郡守召先生，自临之曰：此非常法，君不爱头乎？先生笑曰：守为官，头固当惜，民不爱也，此害将毒子孙，必欲多及，民愿倍输吾产当之。守虽怒，竟不能屈。县有暴丞，好诡渎鬼神，欲修岱宗祠以徼福，惧先生莫己与，以言尝之曰：人之生死，岳神实司之，欲治其宫，孰敢干令。先

---

① 宾兴：科举时代，地方官设宴招待应举之士。亦指乡试。这里指到了乡试时期。

② 秋闱（wéi 围）：秋天的乡试。

③ 乡党州间：泛指乡里。乡党：家乡，乡里。州间：古代地方基层行政单位州和间的连称。

④ 仕：原作"是"，据万历本、崇祯本改。

⑤ 嗣人：子孙。唐·韩愈《柳子厚墓志铭》："是惟子厚之室，既固既安，以利其嗣人。"

⑥ 穑事：农事。

⑦ 楹：量词，古代计算房屋的单位。

⑧ 宴私洽比：宴私，谓公余闲居之时；洽比，融洽、亲近。

⑨ 肄习：学习；练习。

⑩ 包银：元代对汉民户所征收的赋税项目之一。

生曰：吾受命于天，何庸媚土偶为生死计耶？且岳神无知则已，使其有知，当此俭岁①，民食糠核②不饱，能振吾民者，然后降之福耳，卒罢其事。赋役无艺，胥吏高下其手，以为民奸。先生集同里之人谓曰：有田则科徭③随之，君等入胥吏饵而护相倾，非策之上也，宜相率以义，絜④其力之朒⑤赢而敷之。众翕然从。每官书下，相依如父子，议事必先集。若苛敛⑥之至，先生即以身前，辞气恳款，上官多听，为之损裁。县大夫劝耕于乡，将有要于民，先生惧其临境，邪幅⑦扉屦⑧，往迎于道左。大夫惊曰：先生何事乃尔耶？先生曰：民有役于官，礼固应尔。大夫曰：劝耕善乎？先生曰：私田不烦官劝，第公田生青刍⑨耳。是时圭田赋重，种户多逃亡，故先生以此为风，大夫一笑而去。乡有蜀墅塘，周围凡三千六百步，溉田至六千亩而赢，堤坏而水竭，数以旱告，先生倡民兴筑，置坊庸，凿为三窦，时其浅深而舒泄之，民食其利。后十年，山水暴至，堤又坏，先生命再从⑩子漳力任其事，以嗣其成。县令长或问决狱得失，先生必尽心为之开导。东阳郭氏父子

---

① 俭岁：荒年，歉收的年岁。

② 糠核（hé 颌）：指粗劣的食物。

③ 科徭：科征徭役。

④ 絜：量物体的周围长度，也泛指衡量。

⑤ 朒（nǜ 女）：亏缺；不足。

⑥ 苛敛：滥征赋税。

⑦ 邪幅：古代缠裹足背至膝的布。《诗·小雅·采菽》："赤芾在股，邪幅在下。"

⑧ 屦（jù 巨）：古代用麻葛制成的一种鞋。

⑨ 青刍：新鲜的草料。

⑩ 再从：次于至亲而同祖的亲属关系叫从。又次一层，同曾祖的亲属关系叫再从。

三人，虐殴小民几毙，又贯①针鳅腹，逼使吞之。事移义乌鞫问②，当其子父皆死。先生曰：原其故杀之情，亦一人可偿尔。二子从父之令，宜从末减，若皆杀之，无乃已重乎？事上从先生议。张甲行小径中，适李乙荷任器③来，几中甲目，甲怒拳其耳而死。甲乙皆贫人，甲又有九十之亲。先生曰：贳④甲罪则废法，徇⑤法甲必瘐死，亲无以养亦死，乙尸暴于道，孰为藏之？不若使竟其葬埋，且慰其亲，徐来归狱，服中刑耳。或曰：甲或逃，奈何？先生曰：若以诚待之，必不尔也。县如先生言，后会赦免。细民有斩先生丘木者，先生讯之，民弗服，先生闻于县将逮之。人交让民曰：汝奈何犯仁人耶？民曰：计将安出？人曰：先生，长者也，急舁⑥木还之，当尔贷。民从之，先生果置而不问。先生客吴妙湛院，尼刻木作人形，以为厌蛊⑦，馆客陈庚得之，欲发其事，尼惧甚，先生知之，以计绐⑧陈出，碎其木刻，陈归怒且罥，先生徐曰：君乃士人，获此声于吴楚间，甚非君利，傥乏金，吾财可通用，勿忧也。尼后辇⑨金帛为谢，先生叱而去。方岳重臣及廉访使者，闻先生名，无不愿见，既见无不欲交章⑩荐之，先生皆力

---

① 贯：穿。
② 鞫问：审讯。
③ 任器：器具。
④ 贳（shì 市）：宽纵，赦免。
⑤ 徇：顺从，曲从。
⑥ 舁（yú 鱼）：抬。
⑦ 厌蛊：谓以巫术致灾祸于人。
⑧ 绐：欺骗；欺诈。
⑨ 辇（niǎn 捻）：古代用人拉着走的车子。
⑩ 交章：谓官员交互向皇帝上书奏事。

辞，唯民瘼①吏弊，必再三蹙额告之，不啻亲受其病者。覃怀郑公持节②浙东，尤敬先生，以尊客礼礼之，众或不乐，竞短其行于公，公笑曰：朱聘君盛举诸公之长，而诸公顾反短之，何其量之悬隔耶？皆惭不能退。初，先生壮龄时，以母夫人病脾，颇习医，后益研磨之，且曰：吾既穷而在下，泽不能至远，其可远者，非医将安务乎？时方盛行陈师文、裴宗元所定大观一百九十七方，先生独疑之，曰：用药如持衡，随物重轻而为前却，古方新证，安能相值乎？于是，寻师而订其说，渡涛江走吴，又走宛陵，走建业，皆不能得，复回武林，有以罗司徒知悌为告者。知悌字子敬，宋宝祐中寺人，精于医，得金士刘完素之学，而旁参于李杲、张从正二家，然性倨③甚，先生谒④焉，十往返不能通。先生志益坚，日拱立于其门，大风雨不易。或告罗曰：此朱彦修也，君居江南而失此士，人将议君后矣。罗遽修容见之，一见如故交，为言学医之要，必本于《素问》《难经》，而湿热相火为病最多，人罕有知其秘者。兼之长沙之书详于外感，东垣之书详于内伤，必两尽之，治疾方无所憾，区区陈、裴之学，泥之且杀人。先生闻之，凤疑为之释然。学成而归，乡之诸医，始皆大惊，中而笑且排，卒乃大服相推尊，愿为弟子。四方以疾迎候者无虚日，先生无不即往，虽雨雪载途，亦不为止。仆夫告痡⑤，先生谕⑥之曰：

---

① 民瘼：民众的疾苦。

② 持节：拿看旄节。古代使臣奉命出行，必执符节以为凭证。

③ 倨：傲慢。《说文》："倨，不逊也。"

④ 谒：拜见。

⑤ 痡（pū 仆）：疲劳致病。《尔雅·释诂》孙注："痡，人疲不能行之病。"

⑥ 谕：告诉，使人知道。

疾者度刻如岁，而欲自逸耶？窭人①求药无不与，不求其偿；其困厄无告者，不待其招，注药往起之，虽百里之远弗惮也。江浙省臣往讨闽寇，深入瘴地，遂以病还钱塘，将北归，先生脉之曰：二十日死。使道经三衢时召吾，可使还燕，然亦不能生之也。如期卒于姑苏驿。权贵人以微疾来召，危坐中庭，列三品仪卫于左右。先生脉已，不言而出，或追问之，先生曰：三月后当为鬼，犹有骄气耶。及死，其家神先生之医，载粟为寿，先生辞之。一少年病热，两颧火赤，不能自禁，躁走于庭，将蹈河，先生曰：此阴证也。制附子汤饮之。众为之吐舌，饮已，其疾如失。先生治病如神，若此甚多，门人类证有书，兹不详载。先生孤高如鹤，挺然不群，双目有小大轮，日出明，虽毅然之色不可凌犯，而清明坦夷②，不事表襮③，精神充满，接物和粹，人皆乐亲炙④之，语言有精魄，金锵铗铿，使人侧耳耸听，有蹶然兴起之意，而于天人感应、殃庆类至之说，尤竭力戒厉，反覆不厌，故其教人也，人既易知，昏明强弱，皆获其心。老者则爱慈祥，幼者则乐恭顺，莫不皆知忠信之为美，固未能一变至道，去泰去甚，有足观者，或有小过，深掩密覆，唯恐先生之知。凡先生杖屦⑤所临，人随而化。浦阳郑太和，十世同居，先生为之喜动颜面，其家所讲冠婚丧祭之礼，每咨于先生而后定。盖先生之学，稽诸载籍，一以躬行为本，以一心同天地之大，以耳目为礼乐之原，积养之久，内

① 窭人：穷苦人。
② 坦夷：坦率平易。
③ 表襮（bó 泊）：亦作"表暴"。自炫。
④ 亲炙：谓亲受教育熏陶。
⑤ 杖屦（jù 据）：对老者、尊者的敬称。杖，手杖；屦，鞋子。

外一致，夜寐即平昼之为，暗室即康衢①之见。汲汲孜孜，耄而弥笃，每见夸多斗靡②之士，辄语之曰：圣贤一言，终身行之弗尽矣。以为多，至于括英摘艳之辞，尤不乐顾，且以吾道蟊贼目之，及自为文，率以理为宗，非有关于纲常治化，不轻论也。居室垣墉，敦尚俭朴，服御唯大布宽衣，仅取蔽体，藜羹糗饭，安之如八珍，或在豪大姓家，当其肆筵设席，水陆之羞③，交错于前，先生正襟默坐，未尝下箸。其清修苦节，能为人之所不能为，而于世上所悦者，澹然无所嗜，惟欲闻人之善，如恐失之，随闻随录，用为世劝。遇有不顺轨则者，必诲其改，事有难处者，又导之以其方，晚年识见尤卓，尝自括苍还，道过永康，谓人曰：青田之民嚚悍④，值此法弛令乖之时，必依险阻啸聚⑤为乱，已而果然。又尝告亲友曰：吾足迹所及广矣，风俗浇漓⑥甚，垂髫⑦之童，亦能操狡谋罔上，天怒已极，必假手歼之，盍力善以延其胤⑧乎？时方承平，闻者咸笑先生之迂。言未几，天下大乱，空村无烟，火动百余里。先生著书，有《宋论》一卷，《格致余论》若干卷，《局方发挥》若干卷，《伤寒论辨》若干卷，《外科精要发挥》若干卷，《本草衍义补遗》若干卷，《风水问答》若干卷，凡七种，微文奥义，多发前人之所未发。先生尝曰：义理精微，礼乐制度，

---

① 康衢：四通八达的大路。

② 斗靡：谓以词藻华丽竞胜。

③ 羞：同“馐”。美味的食品。

④ 嚚（yín 银）悍：愚蠢而蛮横。《明史·解缙传》：“椎理嚚桀之辈，朝捐刀锯，暮拥冠裳，左弃筐篚，右绾组符。”

⑤ 啸聚：互相招呼着聚集起来。

⑥ 浇漓：亦作“浇醨”。浮薄不厚。多用于指社会风气。

⑦ 垂髫（tiáo 迢）：古时儿童不束发，头发下垂，因以“垂髫”指儿童。

⑧ 胤（yìn 饮）：后代。

吾门师友论著已悉，吾可以无言矣。故其所述，独志于医为多。先生生于至元辛巳十一月二十八日，卒于至正戊戌六月二十四日。濒卒无他言，独呼嗣汜，谓曰：医学亦难矣，汝谨识之。言讫，端坐而逝，享年七十有八。娶戚氏，道一书院山长象祖之女，先三十五年卒。子男二：嗣衍、玉汝。嗣衍亦先三年卒①。女四，适②傅似翁、蒋长源、吕文忠、张思忠。孙男一，文③椐。女二，一适丁榆，一尚幼。其年十一月日，始葬先生于某山之原，卒后之五月也。先生所居曰丹溪，学者尊之而不敢字，故因其地称之曰丹溪先生云。夫自学术不明于天下，凡圣贤防范人心，维持世道之书，往往割裂摭拾④，组织成章，流为哗世取宠之具。间有注意遗经，似若可尚，又胶于训诂之间，异同纷拿⑤，有如聚讼⑥。其视身心，皆藐然若不相关，此其知识反出于不学庸人之下。于戏⑦！秦汉以来，则或然矣。然而灵豸⑧不鸣，孽狐之妖弗息；黄钟不奏，瓦缶⑨之音日甚。天开文运，濂洛⑩奋兴，远明九圣⑪之

---

① 嗣衍亦先三年卒：原脱，据《丹溪医集·故丹溪先生朱公石表辞》补。

② 适：旧指女子出嫁。《玉篇》："适，女子出嫁也。"

③ 文：原无，据《丹溪医集·故丹溪先生朱公石表辞》补。

④ 摭（zhí 直）拾：收取；采集。

⑤ 纷拿：混乱貌；错杂貌。

⑥ 聚讼：众说纷纭，久无定论。

⑦ 于戏：感叹词，犹于乎。

⑧ 灵豸（zhì 至）：即獬豸。传说中的神兽，相传能辨曲直。

⑨ 瓦缶：古代陶土制的打击乐器。

⑩ 濂洛：宋代理学的主要学派。濂，指原居道州营道濂溪的周敦颐；洛，指洛阳二程（程颢、程颐）。

⑪ 九圣：指伏羲、神农、黄帝、尧、舜、禹、文王、周公、孔子。

绪，流者遏而止之，胶者释而通之，一期闿廓①其昏翳，挽回其精明而后已。至其相传，唯考亭集厥大成，而考亭之传，又唯金华之四贤，续其世胤之正，如印印泥，不差毫末，此所以辉连景接而芳猷②允著也。先生少负任侠③之气，不少挠屈，及闻道德性命之说，遽变之而为刚毅，所以局量④弘而载任重，癙瘝先哲，唯日不足，民吾同胞之念，须臾莫忘，虽其力或弗支，苟遇惠利少足以濡物，必委蛇周旋，求尽其心，应接之际，又因人心感发之机，而施仁义之训，触类而长，开物成化。所谓风雨霜露，无非君子之教者，要亦不可诬也。致思于医，亦能搜隐抉秘，倡明南方之绝学，婴疢之家，倚以为命。先生一布衣耳，其泽物有如此者，使其得位于朝，以行其道，则夫明效大验，又将何如哉？呜呼！先生已矣，其山峙渊澄之色，井洁石贞之操，与其不可传者，弗能即矣。徒因其遗行而诵言之，见闻不博，恶能得十一于千百之间哉！虽然，舍是又无足以求先生者，敢摭⑤状之概叙而为之铭曰：

濂洛有作，性学复明。考亭承之，集厥大成。化覃荆杨，以及闽粤。时雨方行，区萌毕达。世胤之正，实归金华。绵延四叶，益烨其葩。辟诸上尊，置彼逵路。随其志分，不爽其度。有美君子，欲振其奇。血气方刚，畴能侮予。七尺之躯，忍令颠越。壮龄已逾，亟更其辙。更之伊何？我笈有书。负而东游，以祛所疑。

---

① 闿（kǎi 凯）廓：消除。闿，开。《说文》："闿，开也。"廓，清除。
② 芳猷：犹美德。
③ 任侠：以抑强扶弱为己任。
④ 局量：气度，气量。
⑤ 摭：拾取，摘取。

非刻非厉，曷图曷究。岂止惜阴，夜亦为昼。昔离其置，今廓其朦。始知人心，与宇宙同。出将用世，时有不利。孚惠家邦，庶亨厥志。勤我祠事，以帅其宗。况有诗书，以陶以礲。以畅其施，期寿夫物。苟躬可捐，我岂遑恤。仁义之言，绳绳勿休。昭朗道真，释除欲仇。上帝有赫，日注吾目。天人之交，间不容粟。听者耸然，如闻巨镛。有声铿鍧①，无耳不聪。旁溢予医，亦绍绝躅。开阐玄微，功利尤博。敛其豪英，变为毅弘。所以百为，度越于人。咕咕世儒，出入口耳。竞藻斗华，柝门殊轨。以经为戏，此孰甚焉。不有躬行，其失曷镌。世涂方冥，正资扬燎。梦梦者天，使埋其耀。精神上征，定为长庚。与造化游，白光煌煌。表德幽墟，遵古之义。金曰允哉，是词无愧。

宋太史濂撰

丹溪翁传

　　丹溪翁者，婺之义乌人也，姓朱氏，讳震亨，字彦修，学者尊之曰丹溪翁。翁自幼好学，日记千言。稍长，从乡先生治经，为举子业。后闻许文懿公得朱子四传之学，讲道八华山，复往拜焉。益闻道德性命之说，宏深②粹密，遂为专门。一日，文懿谓曰：吾卧病久，非精于医者不能以起之，子聪明异常人，其肯游艺于医乎？翁以母病脾，于医亦粗习，及闻文懿之言，即慨然曰：士苟精一艺，以推及物之仁，虽不仕于时，犹仕也。乃悉焚弃向所习举子业，一于医致力焉。时方盛行陈师文、裴宗元所定大观

---

　　① 铿鍧（kēnghōng 坑轰）：形容声音响亮或语出有力。班固《东都赋》："钟鼓铿鍧，管弦烨煜。"李周翰注："铿鍧，声也。"

　　② 宏深：宏大渊深，博大精深。

二百九十七方，翁躬昼夜是习，既而悟曰：操古方以治今病，其势不能以尽合。苟将起度量、立规矩、称权衡，必也《素》《难》诸经乎。然吾乡诸医，鲜克知之者。遂治装出游，求他师而叩之。乃渡浙河，走吴中，出宛陵，抵南徐，达建业，皆无所遇。及还武林，忽有以其郡罗氏告者。罗名知悌，字子敬，世称太无先生，宋理宗朝寺人，学精于医，得金刘完素之再传，而旁通张从正、李杲二家之说。然性偏甚，恃能厌事，难得意。翁往谒①焉，凡数往返不与接。已而求见愈笃，罗乃进之，曰：子非朱彦修乎？时翁已有医名，罗故知之。翁既得见，遂北面再拜以谒，受其所教。罗遇翁亦甚欢，即授以刘、张、李诸书，为之敷扬三家之旨，而一断于经，且曰：尽去而旧学，非是也。翁闻其言，涣然无少凝滞于胸臆。居无何②，尽得其学以归。乡之诸医泥陈、裴之学者，闻翁言，即大惊而笑且排，独文懿喜曰：吾疾其遂瘳矣乎？文懿得末疾，医不能疗者余数③年，翁以其法治之，良验。于是，诸医之笑且排者，始皆心服口誉。数年之间，声闻顿著。翁不自满足，益以三家之说推广之。谓刘、张之学，其论脏腑气化有六，而于湿、热、相火三气致病为最多，遂以推陈致新泻火之法疗之，此固高出前代矣。然有阴虚火动，或阴阳两虚、湿热自盛者，又当消息而用之。谓李之论饮食劳倦，内伤脾胃，则胃脘之阳不能以升举，并及心肺之气，陷入中焦，而用补中益气之剂治之，此亦前人之所无也。然而天不足于西北，地不满于东南。天，阳也；地，阴也。西北之人阳气易于降，东南之人阴火易于升。苟不知

---

① 谒：拜见，拜访。《增韵》："谒，访也。"

② 无何：不久，很短时间之后。

③ 数：原作"余"，据万历本改。《丹溪医集·丹溪翁传》作"十"。

此，而徒守其法，则气之降者固可愈，而于其升者亦从而用之，吾恐反增其病矣。乃以三家之论，去其短而用其长，又复参之以太极之理，《易》《礼记》《通书》《正蒙》诸书之义，贯穿《内经》之言，以寻其指归①。而谓《内经》之言火，盖与太极动而生阳，五性感动之说有合；其言阴道虚，则又与《礼记》之养阴意同。因作相火及阳有余阴不足二论以发挥之。其论相火有曰阳动而变，阴静而合，而生水火木金土。然火有二焉，曰君火，曰相火。君火者，人火也；相火者，天火也。火内阴而外阳，主乎动者也，故凡动皆属火。以名而言，形质相生，配于五行，故谓之君；以位而言，生于虚无，守位禀命，故谓之相。天生物恒于动，人有此生，亦恒于动。然其所以恒于动者，皆相火助之也。见于天者，出于龙雷则木之气，出于海则水之气也；具于人者寄于肝肾二部，肝属木而肾属水也。胆者肝之腑，膀胱者肾之腑，心胞络者肾之配，三焦以焦言，而下焦司肝肾之分，皆阴而下者也。天非此火不能生，人非此火不能以有生。天之火虽出于木，而皆本乎地。故雷非伏、龙非蛰、海非附于地，则不能鸣、不能飞、不能波矣。鸣也，飞也，波也，动而为相火者也。肝肾之阴，悉具相火，人而同乎天也。或曰相火，天人所同，东垣何以指为元气之贼？又谓火与元气不两立，一胜则一负，然则如之何而可使之无胜负乎？曰：周子曰神发知矣。五性感动而万事出，五者之性，为物所感，不能不动，谓之动者，即《内经》五火也。相火易动，五性厥阳之火又从而扇之，则妄动矣。火既妄动，则煎

---

① 指归：主旨，意向。

熬真阴,阴虚则病,阴绝则死。君火之气,经以暑与热①言之,而相火之气,则以火言,盖表其暴悍酷烈有甚于君火也。故曰相火元气之贼。周子曰:圣人定之以中正仁义而主静。朱子亦曰:必使道心常为之主,而人心每听命焉。此善处乎火者也。人心听命于道心,而又能主之以静,彼五火将寂然不动,而相火者,惟有扶助造化,而为生生不息之运用尔,夫何元气之贼哉!或曰:《内经》相火注,言少阴少阳矣,未尝言及厥阴太阳,而吾子言之何也?曰:足太阳少阴,东垣尝言之,治以炒柏,取其味辛,能泻水中之火。戴人亦言胆与三焦,肝与胞络,皆从火治,此历指龙雷之火也。余以天人之火皆生于地,如上文所云者,实广二公之意耳。或曰:《内经》言火者非一,往往于六气中见之,而言脏腑者未之有也。二公岂他有所据耶?曰:经以百病皆生于风寒暑湿燥火之动而为变者。岐伯历指病机一十九条,而属火者五,此非相火为病之出于脏腑者乎?考之《内经》,诸热瞀瘛,则属之火;诸狂躁越,则属之火;诸病胕肿,痛酸惊骇,则属之火。又《原病式》曰:诸风掉眩,属于肝火之动也;诸气膹郁病痿,属于肺火之升也;诸湿肿满,属于脾火之胜也;诸痛痒疮疡,属于心火之用也。是皆火之为病,出于脏腑者然也。噫!以陈无择之通敏,犹以暖炽论君火,日用之火论相火,是宜后人之聋瞽哉!其论阳有余阴不足,有曰:人受天地之气以生,天之阳气为气,地之阴气为血。然气常有余,而血常不足,何为其然也?天,大也,为阳,而运于地之外;地,居天之中为阴,而天之大气举之。日,实也,属阳,而运于月之外;月,缺也,属阴,而禀日之光以为

---

① 热:原作“湿”,据《丹溪医集·丹溪翁传》改。

明者也。则是地之阴已不胜夫天之阳，月之阴亦不敌于日之阳，天地日月尚然，而况于人乎？故人之生也，男子十六岁而精通，女子十四岁而经行。是有形之后，犹有待于乳哺水谷之养，而后阴可与阳配成乎人，而为人之父母。古人必近三十、二十而后嫁娶者，可见阴气之难于成，而古人之善于保养也。钱仲阳于肾有补而无泻，其知此意者乎？又按《礼记》注曰：人惟五十，然后养阴者有以加。《内经》曰：年至四十，阴气自半，而起居衰矣。男子六十四岁而精绝，女子四十九岁而经断。夫以阴气之成，止为三十年之运用，而竟已先亏，可不知所保养哉！经曰：阳者，天也，主外；阴者，地也，主内。故阳道实阴道虚，斯言岂欺我哉！或曰：远取诸天地日月，近取诸男女之身，曰有余，曰不足，吾已知之矣。人在气交之中，今欲顺阴阳之理而为摄养之法，如之何则可？曰：主闭藏者，肾也；司疏泄者，肝也。二脏皆有相火，而其系上属于心。心，君火也，为物所感，则易于动，心动则相火翕然而随。圣贤教人收心养心，其旨深矣。天地以五行更迭衰旺而成四时，人之五脏六腑，亦应之而衰旺。四月属巳，五月属午，为火大旺，火为肺金之夫，火旺则金衰；六月属未，为土大旺，土为水之夫，土旺则水衰。况肾水尝藉肺金为母，以补助其不足。古人于夏月，必独宿而淡味，兢兢业业，保养金水二脏，正嫌火土之旺尔。《内经》又曰：冬不藏精者，春必病温。十月属亥，十一月属子，正元①气潜伏闭藏，以养其本然之真，而为来春升动发生之本。若于此时，不恣欲以自戕，至春升之际，根本壮实，气不轻浮，尚何病之可言哉！于是，翁之医益闻。四方

---

① 元：原作"火"，据《丹溪医集·丹溪翁传》改。

以病来迎者遂辐辏①于道，翁咸往赴之。其所治病凡几，病之状何如，施何良方，饮何药而愈，自前至今，验者何人，何县里、主名，得诸见闻，班班可纪。浦江郑义士病滞下，一夕忽昏仆，目上视，溲注而汗泻。翁诊之，脉大无伦，即告曰：此阴虚阳暴绝也，盖得之病后酒且内，然吾能愈之。急命治人参膏，而且提灸其气海。顷之手动，又顷而唇动。及参膏成，三饮之苏矣。其后服参膏尽数斤病已。天台周进士病恶寒，虽暑亦必以绵蒙其首，服附子数百，增剧。翁诊之，脉滑而数，即告曰：此热甚而反寒也。乃以辛凉之剂，吐痰一升许，而蒙首之绵减半。仍用防风通圣饮之，愈。周固喜甚。翁曰：病愈后，须淡食以养胃，内观以养神，则水可生，火可降，否则附毒必发，殆②不可救。彼不能然，后告疽发背死。浙省平章③南征闽粤还，病反胃，医以为可治。翁诊其脉，告曰：公之病不可言也。即出，独告其左右曰：此病得之惊后，而使内火木之邪相挟，气伤液亡，肠胃枯损，食虽入而不化，五脏皆无所禀，去此十日死。果如言。郑义士家一少年，秋初病热，口渴而妄语，两颧火赤，医作大热治。翁诊之，脉弱而迟，告曰：此作劳后病温，惟服补剂自已。今六脉皆搏手，必凉药所致，竟以附子汤啜之，应手而瘳。浙东宪幕傅氏子，病妄语，时若有所见，其家妖之。翁切其脉，告曰：此病痰也。然

---

① 辐辏：辐集于车毂上。形容人或物聚集一起。

② 殆：危。

③ 平章：古代官名。唐代以尚书、中书、门下三省长官为宰相，因官高权重，不常设置，选任其他官员加同中书门下平章事之名，简称"同平章事"，同参国事。唐睿宗时又有平章军国重事之称。宋因之，专由年高望重的大臣担任，位在宰相之上。金元有平章政事，位次于丞相。元代之行中书省置平章政事，则为地方高级长官。简称平章。明初仍沿袭，不久废。

脉虚弦而沉数，盖得之当暑饮酸，又大惊。傅曰：然，尝夏因劳而甚渴，恣饮梅水一二升，又连得惊数次，遂病。翁以治痰补虚之剂处之，旬浃愈。里人陈时叔，病胀，腹如斗，医用利药转加。翁诊之，脉数而涩，告曰：此得之嗜酒。嗜酒则血伤，血伤则脾土之阴亦伤，胃虽受谷，不能以转输，故阳升阴降而否矣。陈曰：某以嗜酒，前后溲见血者有年。翁用补血之剂投之验。权贵人以微疾来召，见翁至，坐中堂自如。翁诊其脉，不与言而出。使诘①之，则曰：公病在死法中，不出三月，且入鬼录，顾犹有骄气耶！后果如期死。一老人病目无见，使来求治。翁诊其脉微甚，为制人参膏饮之，目明如常。时后数日，翁复至，忽见一医在庭炼礞石，问之，则已服之矣。翁愕然，曰：此病得之气太虚，今不救其虚，而反用礞石，不出此夜必死。至夜参半，气奄奄不相属而死。一男子病小便不通，医治以利药，益甚。翁诊之，右寸颇弦滑，曰：此积痰病也，积痰在肺。肺为上焦，而膀胱为下焦，上焦闭则下焦塞，譬如滴水之器，必上窍通而后下窍之水出焉。方以法大吐之，吐已病如失。一妇人病不知人，稍苏，即号叫数四而复昏。翁诊之，肝脉弦数而且滑，曰：此怒思所为，盖得之怒而强酒也。诘之，则不得于夫，每遇夜，引满自酌解其怀。翁治以流痰降火之剂，而加香附以散肝分之郁，立愈。一女子病不食，面北卧者且半载，医告术穷。翁诊之，肝脉弦出左寸，曰：此思男子不得，气结于脾故耳。叩之，则许嫁，夫入广且五年。翁谓其父曰：是病惟怒可解。盖怒之气击而属木，故能冲，冲其土之结，今第触之使怒耳。父以为不然。翁入

---

① 诘：追问。

而掌其面者三，责以不当有外思，女子号泣大怒，怒已进食。翁复潜谓其父曰：思气虽解，然必得喜，则庶不再结。乃诈以夫有书，且夕且归。后三月，夫果归，而病不作。一妇人产后，有物不上如衣裙①，医不能喻②。翁曰：此子宫也，气血虚故随子而下。即与黄芪、当归之剂，而加升麻举之，乃用皮工之法，以五倍子作汤洗濯，皱其皮。少顷，子宫上。翁慰之曰：三年后可再生儿，无忧也。如之。一贫妇寡居，病癫，翁见之恻然，乃曰：是疾也，号难治者，不守禁忌耳。是妇贫而无厚味，寡而无欲，庶几可疗也。即自具药疗之，病愈。后复投四物汤数百剂，遂不发动。翁之为医，皆此类也。盖其遇病施治，不胶于古方，而所疗皆中，然于诸家方论，则靡所不通。他人靳靳③守古，翁则操纵取舍，而卒与古合。一时学者咸声随影附，翁教之亹亹④忘疲。一日，门人赵良仁问太极之旨，翁以阴阳造化之精微与医道相出入者论之，且曰：吾于诸生中，未尝论至于此，今以吾子所问，故偶及之，是盖以道相告，非徒以医言也。赵出，语人曰：翁之医，其始橐籥⑤于此乎！罗成之自金陵来见，自以为精仲景学。翁曰：仲景之书，收拾于残篇断简之余，然其间或文有不备，或意有未尽，或编次之脱落，或义例之乖舛⑥，吾每观之，不能以无疑，因略摘疑义数条以示。罗尚未悟，又遇治一疾，翁以阴虚发热，而用益阴补血之剂疗之，不三日而愈。罗乃叹曰：以某之所见，未

---

① 裙：衣服的大襟。
② 喻：明白，了解。
③ 靳靳：固执；坚持。
④ 亹（wěi 伟）亹：勤勉不倦貌。
⑤ 橐籥（tuóyuè 沱月）：喻指本源。
⑥ 乖舛（chuǎn 喘）：不齐；谬误；差错。

免作伤寒治，今翁治此，犹以芎、归之性辛温，而非阴虚者所宜服，又况汗下之误乎？翁春秋①既高，乃徇②张翼等所请，而著《格致余论》《局方发挥》《伤寒辨疑》《本草衍义补遗》《外科精要新论》诸书，学者多诵习而取则焉。翁简悫③贞良，刚严介特，执心以正，立身以诚，而孝友④之行，实本乎天质。奉时祀⑤也，订其礼文而敬泣之；事母夫人也，时其节宣⑥以忠养之。宁歉于己，而必致丰于兄弟；宁薄于己子，而必施厚于兄弟之子。非其友不友，非其道不道。好论古今得失，慨然有天下之忧。世之名公卿多折节下之，翁每⑦直陈治道，无所顾忌。然但语及荣利事，则拂衣而起。与人交，一以三纲五纪为去就。尝曰：天下有道，则行有枝叶；天下无道，则辞有枝叶。夫行，本也；辞，从而生者也。苟见枝叶之辞，去本而末是务，辄怒溢颜面，若将浼焉。翁之卓卓如是，则医又特一事而已。然翁讲学行事之大方，已具吾友宋太史濂所为翁墓志，兹故不录，而窃录其医之可传者为翁传，庶使后之君子得以互考焉。

论曰：昔汉严君平，博学无不通，卖卜⑧成都。人有邪恶非正之问，则依蓍龟⑨为陈其利害。与人子言，依于孝；与人弟言，依

---

① 春秋：年龄。
② 徇（xùn 训）：顺从。
③ 悫（què 确）：诚实，谨慎。
④ 孝友：事父母孝顺、对兄弟友爱。
⑤ 时祀：四时的祭祀。
⑥ 节宣：或裁制或布散以调适之，使气不散漫，不壅闭。
⑦ 每：原作"谓"，万历本同。据《丹溪医集·丹溪翁传》改。
⑧ 卖卜：以占卜谋生。
⑨ 蓍龟：古人以蓍草与龟甲占卜凶吉，因以指占卜。

于顺；与人臣言，依于忠。史称其风声气节，足以激贪而厉俗①。翁在婺，得道学之源委而混迹于医，或以医来见者，未尝不以葆精毓神开其心。至于一语一默，一出一处，凡有关于伦理者，尤谆谆训诲，使人奋进感慨激厉②之不暇。左丘明有云：仁人之言，其利博哉！信矣。若翁者，殆古所谓直谅多闻之益友③，又可以医师少之哉？

戴九灵良撰

---

① 激贪而厉俗：激贪，抑制贪婪；厉俗，激励世俗。

② 激厉：勉力，刺激使奋发。《后汉书·阴识传》："帝敬重之，常指识以勑戒贵戚，激厉左右焉。"

③ 直谅多闻之益友：为人正直、学识广博之良友。《论语·季氏》："益者三友，损者三友。友直，友谅，友多闻，益矣。友便辟，友善柔，友便佞，损也。"直：正直；谅：信实；多闻：学识渊博。直谅多闻，为人正直信实、学识广博。

校注后记

一、方广与《丹溪心法附余》

《丹溪心法附余》为明代医家方广所撰。方广,字约之,号古庵,休宁(今安徽休宁)人。方广早年习儒,因其母病,时医误以天疱疮治之,遽然而卒。事后,知其母亲的病是因前医误治,悲愤之余,"由是心之于医"。方氏曾旅居河南洛阳、陈留等地,以医术闻名于时。其由儒而医,尤其推崇丹溪之学,常取丹溪著述研读。其在研读《丹溪心法》时,体会到程充(用光)所校定的《丹溪心法》中赘列了有悖于丹溪的附论,遂对《丹溪心法》进行了修订,前后历时五年,编撰成《丹溪心法附余》一书。

《丹溪心法附余》加卷首共二十五卷。卷首为丹溪《本草衍义补遗》以及相关的医论等。卷一至卷二十四均为临证各科,分外感门、内伤门、风门、寒门、暑门、湿门、湿热门、痰门、痰热门、火门、风热门、燥门、郁门、寒郁门、火郁门、湿郁门、积门、虚损门、妇人门、小儿门、杂治门共二十一门,分一百种病予以论述,并有杂病之治法治方,"可谓博而约且要矣"。《丹溪心法附余》是以丹溪之"正法正方"为纲,各书"切合病情之剂附于后",并将方广之发明以"广按"的形式附于各篇中,对于传播和研究丹溪之学起到了积极的作用。

二、版本流传考

《丹溪心法附余》是一本传丹溪之学而又有所发挥的综合性医书,该书刊印后,深受历代医家所喜爱,影响较大,历代翻刻者众,刊本颇多。据《中国医籍考》《中国医籍通考》《中国中医古籍总目》《中国古籍善本书目·子部》《三百种医籍录》等介绍，本书现存最早的版本为明嘉靖十五年丙申（1536）姚（文清）、陈（讲）刻本，此外还有明隆庆六年壬申（1572）施笃臣刻本、明万历二十八年庚子（1600）沈九畴刻本、明万历天启间金陵唐鲤耀刻本、明崇祯八年乙亥（1635）彭塓重修本及清大兴堂、大文堂、多文堂、宝章堂等明清刻本，以及上海文瑞楼、浙江绍兴墨润堂、上洋海左书局石印本等共20余种。

在本次整理研究中，我们曾赴北京、上海、南京、陕西、重庆等各地，对本书的版本进行了广泛的调研与考证。从调研的情况看，本书虽有多种版本，但其版本主要有明刻本（姚文清陈讲刻本、施笃臣刻本、沈九畴刻本、彭塓刻本、叶观刻本、书林唐鲤耀刻本、四君馆杨君临刻本等）、清刻本（大业堂、大兴堂、大文堂、多文堂、宝章堂等）、石印本（古越徐氏、上海文瑞楼、绍兴墨润堂等）。本次校勘整理，选择明嘉靖十五年丙申（1536）姚（文清）、陈（讲）刻本为底本，本明万历二十八年庚子（1600）沈九畴刻本为主校本，明崇祯八年乙亥（1635）彭塓重修本为参校本，《丹溪医集》《医方类聚》等为他校本进行校勘整理。

三、主要学术思想

1. 删附录以正丹溪之学

方广"读书之余，恒取医书《丹溪心法》览之"，通过认真的研读，体会到"得医道之全者，丹溪一人；发丹溪之蕴者，《心法》一书"。认为丹溪能够"贯通乎诸君子，尤号集医道之大成者也"。但是在研读过程中，他体会到《丹溪心法》中赘列了一些与朱丹溪学术理论相矛盾的"附录"，影响了丹溪学术的传承，于是对《丹溪心法》进行了重新修订。首先，增补了丹溪《本草衍义补遗》置于书的首卷，"使人获见丹溪用药之旨也"，同时将《丹溪心法》之《十二经见证》《论五篇》，以及《刘河间风热湿燥寒论》《诊家枢要》《十二经脉歌》《古庵药监》等相关病机、脉理、经络、药性等内容列于卷首，以明临证审证求因之旨。同时，他还删除了《丹溪心法》中有悖于丹溪学术的附录，将崔紫虚的《脉诀举要》、王节斋之《明医杂著》中的相关内容分归于各门各类中，强调"附脉理庶知病之阴阳、表里、虚实、寒热之情也"，"盖节斋深得丹溪之旨，故备载以俟参考焉"，又因《丹溪心法》详于法而略于方，于是选取了诸家方论缀于《丹溪心法》各门之后，所选诸论大多能与朱氏学术经验互相发明、补充，"附诸方以辅丹溪所不及"。并且将方广之经验以"广按"形式予以发挥，如此既突出了丹溪医论及治法治方，同时在此基础上对丹溪之学又有发挥与补充，体现了方广对丹溪之学的继承与发扬。

不仅如此，本书编撰时，方氏仍然遵循《丹溪心法》的编撰体例，将临床病证概定为一百个病种，"病目谨依《丹溪心法》之旧"，认为《丹溪心法》如此确定病目，虽然较"医经所言，人有四百四病"大大地减少，但其"可谓约矣，然简约之中，又有枢要存焉"。方广还进一步阐述道："医之末流虽繁，其本源也不过外感、内伤二者而已，故今定门类先之以外感、内伤。然外感又有风寒暑湿致疾之殊，故继之以风寒暑湿；内伤又有湿热痰火为病之异，故继之以湿热痰火。况外感、内伤久而不治，则成郁积，故郁积次之；郁积之久而无以解，则致虚损，故虚损又次之。至于妇人、小儿有病不同于男子、大人者，故妇人、小儿又其次之，可谓博而约且要矣。"所以《丹溪心法附余》的编撰中，除卷首的

《本草衍义补遗》以明丹溪用药之旨及部分医论外，其余二十四卷均以《丹溪心法》之目次为纲，间有发明者则归于各门类下新增以阐述之，如外感门新增了"冒寒""温热病"，内伤门新增了"调补脾胃"，痰门新增了"痰热"，在外感门温疫中增加了"岭南诸病"、运气证治等，在《丹溪心法》的基础上，对临床病证的治疗又进行补充与完善，更加丰富了该书的内容，切合临床实用。

2. 传丹溪"阳有余阴不足"论

丹溪作为滋阴学派的创始人，提出了"阳常有余，阴常不足"的学术思想，方广承丹溪之学，十分重视人体阴血的存亡，尝言："夫阳为阴之先导，阴为阳之依附……不曰阳阴而曰阴阳，盖以阴有形，为阳无形之依附也。知此理者，可不以阴血为至宝乎哉。"强调了人体中阴血的重要性，这也充分体现在各种疾病的治疗中。如论述中风的治疗，方广认为，少壮之人不治者，其主要是由于"男子乃色欲过多，下元水亏，不能制火；女人乃经后产后，去血过多不能配气，适因忿怒动火，而阳气无所依附，则随火而发越矣"。阴亏于下，阳无所附，有余于上，则中风难疗。基于这一观点，方广在治疗用药上也强调须时时顾护阴液，"人之一身，阳常有余，阴常不足，气常有余，血常不足，故滋阴补血之药，自幼至老不可缺也"。故书中其所附之经验方也以滋阴津为主，兼以祛邪。如虚损门中创造的三一肾气丸，即是在古方肾气丸、固本丸、补阴丸的基础上加减而成。"夫五脏藏精血者也，精血一虚，邪炎乘之，而为湿热。补者，所以补其精血也；泻者，所以泻其湿热也……此方既用知母、黄柏以泻火，又用茯苓、泽泻以渗湿，尤为备也。"又如对民间用刺青筋治疗霍乱的方法，方广颇不认同，他认为刺青筋虽能散气，但同时造成血因之而伤，人身本是气有余而血不足，刺青筋的方法又伤其血，使本不足之阴血更为亏虚，"今阴血既乏，则阳气失其依附，必然发越，不死何待？"不仅如此，有鉴于当时《局方》之风盛行，香燥耗津之药滥用，对病人因此而损亡者也非常痛心。他告诫曰："殊不知人身中阳常有余，阴常不足，气常有余，血常不足，用此药损不足而益有余，实实虚虚之祸谁任其咎。"实乃对丹溪"阴常不足，阳常有余"思想的进一步发挥。

3. 临证发丹溪之未备

方广临证秉承丹溪之经验以治，并结合自己的体会而有所阐发。如对于外感、内伤的治疗，他认为张仲景与李东垣等诸家都已有论述，世之医者，有矩可循，但对于内伤挟外感的治疗，"未有言之者"，提出了自己的见解：外感乃有余之证，当发不当补；而内伤乃不足之证，当补不当发；至于内伤挟外感者，又当补发兼施。"外感内伤不同，发表补中有异，如冰炭之相反，天壤之悬隔，学者苟无定见于中，临证投剂鲜不眩惑也矣。"在治疗用药上，对丹溪所说"皆以补元气为主，看所挟而兼用药"的治疗原则十分赞同，鉴于"先生之言引而未发"，对此，方广进一步阐发："如内伤挟外感者，则于补中益气汤内，春加川芎、防风、柴胡、荆芥、紫苏、薄荷之类；……如内伤挟热郁于内而发者，则于补中益气汤内加火郁汤之类；……如内伤挟痰者，则于补中益气汤内加半夏、竹沥、姜汁之类……"从而使丹溪重视扶正，辨证治疗的用药原则得以更具体的体现。在临证组方上，丹溪有曰："予每治病，以某药为主治，以某药为引经，以某药为监制是也。"对此方氏作了进一步的发挥，如其对论述肺虚咳嗽的证治，认为："治嗽方中多用人参，以其肺虚故也……亦须知母、贝母、天门冬、麦门冬、瓜蒌之类择其一二味监制可也。"以自己的临床经验对丹溪的组方原则进行了补充。

又如对痞证的治疗，方广认为张洁古枳术丸（枳实、白术）补多而消少，李东垣橘皮枳术丸（枳实、白术、橘皮）则补消相半，方广在此基础上，结合丹溪"心下痞，须用枳实炒黄连"的观点，创制了橘连枳术丸（枳实、白术、橘皮、黄连），"补多消少，又兼清热也"，使治痞证之方更加完善。又如对于噎膈翻胃的治疗，丹溪云："此证切切不可用香燥之药，若服之必死，宜薄滋味。"对此方氏予以疏解："夫证属热燥，固不宜用香燥之药，又香散气、燥耗血，而滋味助火而生痰也。"明确了丹溪治疗本病的立法原则。针对丹溪所说翻胃"年高者不治"的观点，他进一步阐述："盖少年气血未虚，用药劫去痰火，病不复生；老年气血已虚，用药劫去痰火，虽得暂愈，其病复作。"明确了临证治病，当因人而异，辨证论治。同时还结合自己的临证体会：用霞天膏加于补虚药中以治此证，"一人则吐泻以去积血，一人则吐泻以去积痰，俱获病安思食"，但由于此证挟虚，虽说病去，而脾胃尚弱，"若用霞天膏吐泻后，宜用人参炼膏补之"。方广不仅对丹溪述而未发之论予以诠解，而且结合自己的临证经验予以补充，对当今临床具有积极的指导作用。

4. 承丹溪杂病治痰之经验

丹溪认为杂病的发生与痰有着密切的关系，尝云："百病中多有兼痰者。""凡痰之为患，为喘为咳，为呕为利，为眩为晕，心嘈杂，怔忡惊悸，为寒热痛肿，为痞隔，为壅塞，或胸胁间辘辘有声，或背心一片常为冰冷，或四肢麻痹不仁，皆痰饮所致。"在《丹溪心法》中，处处体现了丹溪论治痰证的诊疗经验。方广继承丹溪之学，认为痰是引起各种病症的主要原因，"痰之为物，随气升降，无处不到，或在脏腑，或在经络，所以为病之多也"。不仅专门列有"痰门"进行论述，且在其他疾病的论述中也多次论及"痰"的致病作用。如曰："中风、中暑而卒倒不省人事者，亦由痰之所致也。""疟疾发作而僵仆不省人事者，盖由顽痰、老痰胶固于中，荣卫不行故也。"同时他体会到丹溪治病，以痰为重，所以《丹溪心法附余》中多处强调了治痰的重要性，如对中风病的治疗，"若是泻热散风而不豁痰，则病何由而止哉！"倡用清痰、化痰、降痰、燥痰、豁痰、消痰等法，并且根据"寒痰温之，热痰清之，湿痰燥之，燥痰润之，风痰散之"的原则选择药物。丹溪治痰，每以二陈汤为基本方，并强调随证加减，"二陈汤一身之痰都治管，如要下行，加引下药，在上加引上药"。对此，方氏予以进一步阐发："二陈汤治痰之主药也，如寒痰加附子、姜、桂，湿痰加苍、白二术，食积痰加曲蘖、山楂，热痰加芩、连、栀子，风痰加南星、皂角，燥痰加瓜蒌、青黛，郁痰加枳壳、香附，老痰加海石、朴硝，乃合其宜。"使二陈汤的加减运用更加明确和实用。同时，方广还结合自己的临证经验，对治痰用药予以疏解："南星治风痰，苍术治湿痰，天花粉治热痰，海石治燥痰，半夏治寒痰。""治痰之药，用南星、半夏者，所以燥之也；用橘红、枳壳者，所以散之也；用茯苓、猪苓者，所以渗之也；用黄芩、黄连者，所以降之也；用巴豆、附子者，流通之义也；用竹沥、瓜蒌者，润下之义也。"对治痰之药如此的衍义发挥，对指导后世临床用药确实起到了积极的作用。

5. 调理脾胃乃治病王道

脾胃为后天之本，五脏六腑之海，对此《内经》早有论述，方广也充分认识，"若夫饮食有节，寒温适宜，则脾胃壮实而能纳受水谷，运化精微，充溢五脏六腑，荣卫四肢百骸，以供给日用动作云为；若夫饮食失节，寒温不适，则脾胃虚弱不能纳受水谷，运化气液，则五脏六腑失其所禀受，四肢百骸失其所荣卫，而日用动作云为失其所供给也。"对"饮食有节"与"饮食失节"的生理病理也予以阐述，认为多种疾病的发生与脾胃功能的盛衰有着密切的关系。如论述湿热之病："湿热之原，盖因寒温饥饱失常，喜怒劳役过度，以伤脾胃，夫脾胃乃水谷之海也，今脾胃受伤而动火，火则熏蒸水谷而为湿热者也。"又曰："胃司纳受，脾司运化，今脾不能运化饮食，饮食停积而生湿热，亦良多矣。"痰湿之作，也是由于"脾胃气虚则不能运化水谷，水谷停积则为湿痰"。因此临证治疗非常重视对脾胃的调理，强调"调理胃脾为医中之王道，节戒饮食乃却病之良方。"《丹溪心法附余》中新增了"调补脾胃"条予以论述，"欲人知节饮食、适寒温为养脾胃之本"，同时缓引《内经》之旨阐明"古人以扶持脾胃为王道之药"，"苟得脾胃壮实，则外邪不能侵，内邪不能起，固本澄源之事也"。旨在使后人能够明白顾护后天脾胃的重要。然调理脾胃之药又当分新久而治："初时则为寒湿，宜用辛香燥热之剂以散之……苟饮食停积日久，湿能生热，热化为火，火能伤气耗血，则为燥热，宜用辛甘苦寒之剂以润之……故调补脾胃之剂，知新久之异，燥润之宜可也。"

6. 明药性强调灵机活法

"医之为道，曰药性，曰脉理，曰病机，曰治法，曰经络，曰运气，六者不可缺一焉。"然这六者中，方广认为药性是首当其冲的，因为只有明确了药物的性味功效，临床应用时才会心中明了，

"俾药性与病情相对……则药无不效，病无不瘳者也"，"良医用药如良将之用兵，良医知药之性则可以处方而愈疾，良将知兵之法则可以破敌而取胜，其理一也"。故其在本书卷首先列丹溪《本草衍义补遗》以明丹溪用药之旨，并附以《古庵药鉴》强调用药法则。"治风多行气开表药……治热多阴药……（治湿）宜用补气除湿药，又宜调中消导药、行湿利大小便药……（治燥）宜用解热生津药及滋血润燥药……治寒多阳药。"阐明风、热、湿、燥、寒五气的治疗大法及药物性味与用药原则，除此以外，《古庵药鉴》另有"诸疮门"详列外用治疗方法，以补前五气治法之不足。方广的这些用药经验，对后学临床治疗用药起到了提纲挈领的作用。

方广承丹溪"阳常有余，阴常不足"的思想，临证非常重视人体的阴液存亡，针对古方及《丹溪心法·附方》中的某些辛香燥热之剂，他认为皆是"补阳而消阴，助气而耗血"之剂，如果经常服用这类香燥之剂，必将造成"阴血潜消而心肾暗损，容颜日改而寿算日偷矣"。所以在编撰《丹溪心法附余》时，"将此等偏方不录，外止录简当中和之剂，以便后人也抑尝论之"。尽管如此，方广也不是毫无原则地一概摒弃温热峻烈之药，他强调要辨脉理，明病机，"病机既明，用药勿忒"。书中多处提及用温热峻烈之药的原则。如诸虚门中方广认为，古人治疗诸虚证多用燥热之剂，而其中有用附子者，其弊更甚也，但如果辨证确是"肥白人阳虚、气虚、脾虚有湿，衰老人命门火衰，阳事不举，脉沉细而迟者，又不可舍附子也"。又如对中风病的治疗，方广对丹溪"肥白人多湿，少用乌头、附子行经是也"之旨评述道："用附子取效者，因肥白人多湿，故中节耳。"乃其病机所需也，但由于附子之性温热，强调"非肥白人，决不可用"。又如对痹证治疗用附子者，认为非附子性浮不沉而不能散寒湿之邪。再如在治疗伤食中云："用巴豆、大黄者，盖取其推逐积滞，积滞去而正气自复矣。如用石灰于田中杀稂莠，稂莠死而禾苗自茂也。夫巴豆性大热，号为斩关夺门之将，若伤生冷硬物不能消化，用之推逐可也，若施之于伤湿热之物，则是以火济火而反助病邪矣！大黄性寒，号为将军，若伤湿热之物不能转运，用之推逐可也，若施之于伤生冷之物，则是以寒治寒而扞格不入矣！"临证用药，以病机为准则，有是症则用是药，是选方用药的原则，故曰："善用药者，天下无弃物；善用兵者，天下无弃人。"但是同时方氏也多次强调："药乃气之偏，可用于暂而不可用于久，有病则病当之，无病则正气当之，所以不可久也。""中病则已，不可过服。""此药紧峻，去病有功，病退则已，不可过服，恐伤正气。"这就告诫我们，药乃祛病之利器，病已则停，以免虚虚实实地耗伤正气，使旧病刚去，新恙又起。

方广钻研医学，治学态度严谨，对先贤"学者必务知要，知要则能守约，守约则足以尽博矣"的认识极为赞同，认为探求事物的原理，"不独可施于读书穷理而已，今予于医道亦然"。临床用药，不仅要掌握"滋阴补血之药，自幼至老不可缺也"的治疗原则，在具体治疗时，还强调辨证论治，根据地域之不同、人之老幼、病之新旧而分别治之。"地土有南北下湿高燥之殊，人之赋质有肥白黑瘦之异，所养有膏粱淡食之别，所病有寒湿热燥之差，不可不详审而明辨也。"如"西北之地高燥，又兼居人多食葱蒜、油烙、面食及煎炒、鱼肉、烧酒，以致内火燔盛"，在治疗上就当以清泄内火为主。"少年水亏火旺宜服六味地黄丸，老年水火俱亏宜服八味丸"，同是阴亏，年少之人多阴亏火旺，故治疗以滋阴而降火；年老之人往往伴有阳气不足，治疗当滋阴壮阳。"瘦人血虚多热燥，肥人气虚多寒湿，宜仔细分类治之"，强调了素体禀赋治疗上的差异。又如治疗伤食病人，"若夫少壮新病者，固当用药推逐，急去为美；若夫衰老久病者，又当用药消导，渐去为佳"，年少新病，正气末虚，荡涤积食，病去而安；年老久病，正气已亏，缓以消导，扶正祛邪。一以推逐急去，一以消导渐去，其重视正气存亡，因人而异的治疗方法昭然若揭。临证强调"不可不详审而明辨""宜仔细分类治之"的用药原则，体现了方广临证重视辨证，用药强调灵动的治疗经验，对后世有很大启发。

总之，《丹溪心法附余》是方广在《丹溪心法》的基础上删补完成的，不仅传承了丹溪的学术思想与诊治经验，并且对丹溪的学说进行了很好的补充与发挥，对于传承与弘扬丹溪学术起到了积极的作用，对当今临床治疗具有很好的指导作用，不失为一部内容丰富、切合实用的综合性医书，影响深远。

方名索引

八　画

总 书 目

I

本　草

鼎刻京板太医院校正分类青囊药性赋

方　书

医便

卫生编

袖珍方

内外验方

仁术便览

古方汇精

圣济总录

众妙仙方

李氏医鉴

医方丛话

医方约说

医方便览

乾坤生意

悬袖便方

救急易方

程氏释方

集古良方

摄生总论

辨症良方

卫生家宝方

寿世简便集

医方大成论

医方考绳愆

鸡峰普济方

饲鹤亭集方

临证经验方

思济堂方书

济世碎金方

揣摩有得集

亟斋急应奇方

乾坤生意秘韫

简易普济良方

名方类证医书大全

南北经验医方大成

新刊京本活人心法

临证综合

医级

医悟

丹台玉案

玉机辨症

古今医诗

本草权度

弄丸心法

医林绳墨

医学碎金

医学粹精

医宗备要

医宗宝镜

医宗撮精

医经小学

医垒元戎

医家四要

证治要义

松厓医径

济众新编

扁鹊心书